骨科疾病护理与康复

主　编　王慧文　金　环　高兴莲
副主编　刘　静　徐瑞璟　王剑桥　胡梅园　王　佳　罗思斯
编　者　（以姓氏笔画为序）

马舒晨　华中科技大学同济医学院附属协和医院
王　佳　华中科技大学同济医学院附属协和医院
王　爽　华中科技大学同济医学院附属协和医院
王星星　华中科技大学同济医学院附属协和医院
王剑桥　华中科技大学同济医学院附属协和医院
王娇娇　华中科技大学同济医学院附属协和医院
王慧文　华中科技大学同济医学院附属协和医院
付玉芳　华中科技大学同济医学院附属协和医院
朱佩佩　华中科技大学同济医学院附属协和医院
刘　莉　华中科技大学同济医学院附属协和医院
刘　静　华中科技大学同济医学院附属协和医院
李雨萱　华中科技大学同济医学院附属协和医院
李雪丹　华中科技大学同济医学院附属协和医院
杨　艳　华中科技大学同济医学院附属协和医院
吴翠萍　华中科技大学同济医学院附属协和医院
何　燕　华中科技大学同济医学院附属协和医院
邹　玲　华中科技大学同济医学院附属协和医院
邹　琳　华中科技大学同济医学院附属协和医院
汪　艳　华中科技大学协和京山医院
宋红燕　华中科技大学同济医学院附属协和医院
张隽雅　华中科技大学同济医学院附属协和医院
林　玲　华中科技大学同济医学院附属协和医院
罗思斯　华中科技大学同济医学院附属协和医院
金　环　华中科技大学同济医学院附属协和医院
周爽悦　华中科技大学同济医学院附属协和医院
郑茜茜　华中科技大学同济医学院附属协和医院
胡　甜　华中科技大学同济医学院附属协和医院
胡　琼　华中科技大学同济医学院附属协和医院
胡梅园　华中科技大学同济医学院附属协和医院
袁飞骏　华中科技大学同济医学院附属协和医院
晏　蓉　华中科技大学同济医学院附属协和医院
徐瑞璟　华中科技大学同济医学院附属协和医院
高兴莲　华中科技大学同济医学院附属协和医院
曾　莉　华中科技大学同济医学院附属协和医院
谢　芬　华中科技大学同济医学院附属协和医院
谢　馨　华中科技大学同济医学院附属协和医院

华中科技大学出版社

中国·武汉

内 容 简 介

　　本书分为三篇,共十四章,内容包括骨科疾病护理与康复概述、骨科疾病的常用康复方法、骨科并发症的预防及护理、脊柱外科疾病的护理与康复、肿瘤骨科疾病的护理与康复、创伤骨科疾病的护理与康复、关节外科疾病的护理与康复、运动医学疾病的护理与康复、足踝外科疾病的护理与康复、小儿骨科疾病的护理与康复、手外科疾病的护理与康复、骨科护理评估技术、骨科专科护理技术、骨科常用康复评定技术。

　　本书可作为骨科护士专科护理操作和康复技术的培训教材,也可供骨科临床护理人员在日常护理康复实践中学习。

图书在版编目(CIP)数据

　　骨科疾病护理与康复 / 王慧文,金环,高兴莲主编. -- 武汉 : 华中科技大学出版社,2024. 6. -- ISBN 978-7-5772-1041-4

　　Ⅰ. R473.6

　　中国国家版本馆 CIP 数据核字第 202436ZC98 号

骨科疾病护理与康复　　　　　　　　　　　　　　　　　　　　王慧文　金　环　高兴莲　主编
Guke Jibing Huli yu Kangfu

策划编辑：黄晓宇
责任编辑：李艳艳　李　佩
封面设计：廖亚萍
责任校对：刘　竣
责任监印：周治超
出版发行：华中科技大学出版社(中国·武汉)　　　电话：(027)81321913
　　　　　武汉市东湖新技术开发区华工科技园　　邮编：430223
录　　排：华中科技大学惠友文印中心
印　　刷：武汉科源印刷设计有限公司
开　　本：889mm×1194mm　1/16
印　　张：36.75
字　　数：1081 千字
版　　次：2024 年 6 月第 1 版第 1 次印刷
定　　价：149.00 元

网络增值服务

使 用 说 明

欢迎使用华中科技大学出版社医学分社资源网

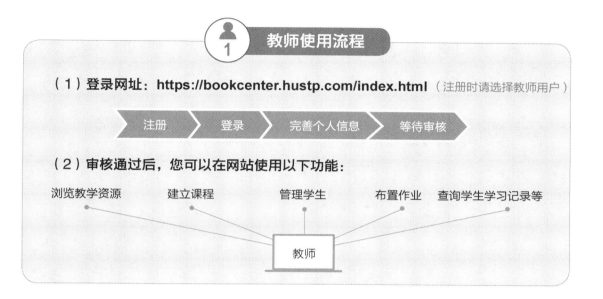

① 教师使用流程

（1）登录网址：**https://bookcenter.hustp.com/index.html** （注册时请选择教师用户）

注册 〉 登录 〉 完善个人信息 〉 等待审核

（2）审核通过后，您可以在网站使用以下功能：

浏览教学资源　　建立课程　　　管理学生　　　布置作业　查询学生学习记录等

教师

② 学生使用流程

（建议学生在PC端完成注册、登录、完善个人信息的操作）

（1）PC 端学生操作步骤

① 登录网址：https://bookcenter.hustp.com/index.html （注册时请选择普通用户）

注册 〉 完善个人信息 〉 登录

② 查看课程资源：（如有学习码，请在个人中心－学习码验证中先验证，再进行操作）

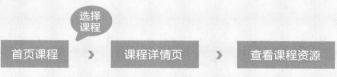

选择课程

首页课程 〉 课程详情页 〉 查看课程资源

（2）手机端扫码操作步骤

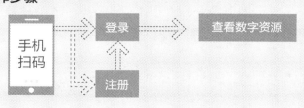

手机扫码 → 登录 → 查看数字资源

注册

随着医学科技的日新月异,骨科疾病的治疗与康复已成为现代医学领域的重要分支,且其实践与应用也在日益拓宽。尽管我国骨科事业在机构建设、人才培养以及技术创新等方面取得了显著进步,但在骨科疾病的护理与康复领域,与发达国家尚存在明显差距,尤其是在该领域的深入发展和实践应用上存在明显短板。在骨科疾病的治疗与康复过程中,专业、细致的护理对于患者的恢复至关重要。鉴于国内骨科疾病护理与康复领域教材相对匮乏,以及现有教材质量参差不齐,在一定程度上制约了骨科疾病护理与康复的专业化、系统化发展。因此,编撰一本全面的、深入的骨科疾病护理与康复创新型教材显得尤为迫切和必要,这将有助于推动骨科疾病护理与康复事业的全面发展。

本书的编写团队在骨科疾病护理与康复领域拥有深厚的学术造诣和丰富的实践经验,经过不断的探索和实践,形成了一套科学、实用的骨科疾病护理与康复方法。为了推动骨科疾病护理与康复的建设与发展,编写团队将自身的宝贵经验与国内外最新的研究成果和临床实践相结合,精心编写了本书。本书实现了内容的数字化拓展,特别增设了与纸质书内容配套的视频,以促进学生和骨科临床护理人员的有效学习。本书内容全面,结构清晰,为康复学与骨科护理学架起了一座沟通桥梁。在总论部分,本书深入阐述了骨科疾病护理与康复的核心概念,探讨了骨科疾病的常用康复方法,涵盖物理治疗、作业治疗、功能训练、康复护理及心理疗法等方面;此外,还重点介绍了骨科并发症的预防及护理。在各论部分,详细论述了各亚专科骨科疾病的护理措施和康复指导等。在骨科常用的护理与康复技术部分,深入介绍了骨科护理评估技术、骨科专科护理技术以及骨科常用康复评定技术。

本书紧密结合国际最新的骨科护理学及康复学理念和技术,内容新颖独特,资料翔实可靠,理论与实践相辅相成,结构严谨缜密,文字表达流畅,极具参考价值。本书不仅能够为我国广大骨科疾病患者带来更加先进、有效的护理服务及康复技术,还有助于推动我国骨科康复事业与国际接轨,对推动我国骨科疾病护理与康复事业的发展产生积极而深远的影响。

　　以此书出版为契机,期待广大教师、相关专业学生以及骨科临床护理人员能够从中获益,为提高我国骨科疾病护理与康复的水平做出更大贡献。

华中科技大学同济医学院附属协和医院

2024 年 3 月

　　随着医疗技术的进步和人口老龄化的加剧,骨科疾病已成为影响人体健康的重大疾病。为应对新时期骨科疾病护理与康复领域的挑战,提高相关理论与实践技能的先进性,本书的编写响应了《"健康中国 2030"规划纲要》《健康中国行动(2019—2030 年)》等国家政策,结合高等学校护理专业人才培养目标,系统呈现了最新的骨科疾病护理与康复知识。本书在继承《骨科护理学》和《骨科康复学》的成熟内容以及基本框架基础上,紧密围绕骨科疾病的特点与护理实践,旨在培养学生掌握理论知识及临床实用技能,以适应不断发展的骨科护理服务水平和护理服务需求。骨科疾病护理与康复领域日新月异,新知识、新技术不断涌现,行业标准持续更新,因此教师、学生以及骨科临床护理人员需紧密关注并掌握最新临床实践规范,以确保为患者提供高质量护理与康复服务。本书的编写正是基于这一背景,力求为读者提供科学、专业、前沿的学习指南。

　　在编写本书之前,我们深入调研了相关教材在实际教学中的使用情况,并充分吸纳一线教师、学生以及临床护理人员的宝贵意见,使本书在内容和形式上更加符合骨科疾病护理与康复专业的教学与实践需求。

　　在本书的编写过程中,我们始终坚守三个核心理念:首先,夯实专业基础。我们将骨科疾病护理与康复领域的基础理论、知识和基本技能作为重中之重,确保学生能够建立坚实的知识体系。其次,紧密对接临床实践。鉴于骨科疾病护理技术的迅速发展和操作的不断创新,我们在巩固基础知识的同时,积极引入最新的临床护理操作技术和实践成果,以提升学生的实践能力和职业适应性。最后,强化康复技术的培育。我们深知康复技术在骨科疾病治疗与恢复中的重要性,因此在书中加大了对康复技术的推广和实践指导,旨在使学生掌握科学、规范的康复技能,更好地服务于患者。

　　本书在编写中突显两大特色:一是强化创新性和互动性。本书引入"导入案例与思考"模块,借助真实骨科病例引导学生深入思考和探讨护理与康复的实践问题,帮助学生在思考中检验自己的学习成效,巩固所学知识。此外,我们还特别重视图文结合,精选了 400 多张与骨科疾病护理与康复有关的图片,力求在确保图片内容科学、准确、美观和实用的基础上,使本书内容更加生动、易懂。二是推动教材内容数字化。为适应现代教育需求,我们提供与纸质书配套的 100 多节视频资源,由资深护理教师讲解,旨在加深学生对知识的理解,助力骨科疾病护理与康复教育的蓬勃发展。

在本书编写期间，我们得到了医院相关领导、同仁以及学术界同道的鼎力支持与协助，他们的宝贵建议和无私奉献为本书的编写提供了重要保障，在此向他们表示衷心的感谢。

虽然编者精益求精，但由于骨科疾病护理与康复领域的知识日新月异，且由于编者自身认知的局限性，书中可能存在不足之处，希望广大教师、学生以及骨科临床护理人员在使用时，能够提出宝贵建议。我们将认真听取并吸纳，不断修订和完善，以使本书成为一本精品教材，为骨科疾病护理与康复领域的教育和实践提供有力支撑。

编　者

目 录

MULU

第二篇 各 论

第四章 脊柱外科疾病的护理与康复

第五章 肿瘤骨科疾病的护理与康复

第六章 创伤骨科疾病的护理与康复

第三篇　骨科常用的护理与康复技术

第十二章　骨科护理评估技术

第十三章　骨科专科护理技术

第十四章　骨科常用康复评定技术

第一篇 总 论
第一章 骨科疾病护理与康复概述

第一章 学习目标

第一节 骨科疾病基础护理知识

一、骨科疾病概述

骨科疾病是指影响骨骼、关节、肌肉、韧带及其神经和其他软组织的一系列疾病和损伤。骨科疾病包括骨折、骨质疏松、骨关节炎、脊柱病变、骨肿瘤、软骨损伤、颈椎病、关节病变、发育畸形、先天结构异常和运动损伤等。骨科疾病可能影响骨骼的结构和功能，导致患者出现疼痛、肿胀、僵硬、运动受限、神经受压、姿势异常，甚至残疾等临床表现，严重危害患者的身心健康。

二、骨科疾病护理对象

根据各亚专科骨科疾病，将骨科疾病护理对象分为以下几类。

1. 脊柱外科疾病患者 脊柱外科疾病患者常见于各个年龄段。颈椎病、颈椎间盘突出症、腰椎间盘突出症、腰椎滑脱症、腰椎管狭窄症、脊柱侧凸是常见的脊柱外科疾病。治疗方法包括保守治疗（如物理疗法、药物治疗）、手术治疗及康复护理。脊柱外科疾病患者需要面对生理和心理等多方面挑战，需积极配合治疗及护理，以获得最佳疗效。

2. 肿瘤骨科疾病患者 肿瘤骨科疾病患者主要包括良、恶性骨肿瘤和骨转移瘤患者。治疗方法主要包括手术切除肿瘤、放疗、化疗等。若骨转移瘤转移到其他器官，则需要制订更为复杂的治疗方案。对于肿瘤骨科疾病患者而言，除了接受针对性的生物医学治疗，更需获得综合的生理、心理护理及社会支持体系，以全面促进其康复。

3. 创伤骨科疾病患者 创伤骨科疾病患者常见于各种意外伤害，如交通事故、跌倒等。意外伤害可能导致骨折、关节脱位，患者可能出现疼痛、肿胀、功能障碍等症状。治疗需要快速而有效的急救、手术治疗和康复护理，以促进骨折愈合和功能恢复。对于创伤骨科疾病患者，生理康复仅是治疗的一部分，他们还需要专业的心理干预，以应对由创伤所引发的心理应激反应，包括处理康复过程中可能出现的焦虑、恐惧及其他情绪障碍。

4. 关节外科疾病患者 关节外科疾病患者主要包括骨关节炎患者和关节置换术后患者，治疗方法涵盖药物治疗、物理疗法和手术治疗等。关节置换术是一种常见的治疗方法，用于缓解严重的疼痛和改善关节功能，而针对关节外科疾病患者的全面关节护理和功能康复尤为重要，以维持或改善患者的日常生活活动能力。

5. 运动医学疾病患者 运动医学疾病患者常见于各类运动损伤，如肌肉拉伤、韧带损伤等。患者的各类损伤通常发生在运动过程中，可能由运动不当、过度训练或意外事故引起。治疗包括休息、物理疗法和康复锻炼。对于运动医学疾病患者而言，个性化的运动损伤护理和康复计划非常重要，以减轻疼痛并预防再次受伤。

6. 足踝外科疾病患者　足踝外科疾病主要包括足部骨折、足踝扭伤等,主要表现有疼痛、肿胀、步态异常等。治疗涵盖保守治疗和手术治疗,如石膏固定、内固定术等。其康复重点是个性化的足踝康复护理和功能训练,以恢复足踝的功能和日常生活活动能力。

7. 小儿骨科疾病患者　小儿骨科疾病主要包括儿童骨折、发育畸形等。与成人相比,儿童的骨骼发育仍在进行中,因此需要特别关注骨骼的发育情况和情感需求。治疗过程需要特别考虑儿童的生理特点和心理需求,并提供针对性的护理和康复训练,以促进骨折愈合和正常骨骼生长。

8. 手外科疾病患者　手外科疾病包括手部骨折、腕关节疾病等,主要症状包括手部疼痛和功能受限。治疗策略应综合考虑手术干预和康复治疗,并根据患者的身体状况和个性化需求制订治疗计划和康复护理计划(如手部功能训练),这对于促进患者手部功能的恢复、提高其日常生活活动能力至关重要。

三、骨科疾病护理人员承担的角色

1. 护理者　维护患者全面健康的重要保障,护理人员需监测患者疾病的进展,进行全面病情评估,制订并实施合理的护理方案。

2. 计划者　综合考虑患者的独特个性、身体情况及其整体护理需求,以设计出个性化的护理措施,并动态调整护理计划,以期达到最佳护理效果。

3. 管理者　负责优化医疗资源的分配和利用,确保护理团队的工作得到有效监督,使护理资源得到合理的规划和分配。

4. 教育者　提供个性化的健康教育,充分考虑患者的认知能力和个人需求,向患者详尽阐释治疗计划、康复策略及其预期效果,使患者及其家属能够深入理解疾病管理和治疗过程。

5. 协调者　负责搭建多学科团队成员之间的沟通桥梁,包括医生、康复治疗师、营养师、心理咨询师等,以确保医疗资源的高效整合和患者接受综合性的医疗服务。

6. 咨询者　承担着向患者及其家属提供准确医疗信息的责任。

7. 维护者　负责监测患者的生理状态和疾病进程,以便及时调整护理计划,确保患者的身心健康。

8. 研究者和改革者　致力于不断更新专业知识,积极吸收最新的科研成果和临床经验。

四、骨科疾病护理步骤

1. 护理评估　通过对患者的功能状态及潜在能力进行客观、精准地评估,系统收集和分析患者的身体、心理和社会信息,以全面了解患者的病情、需求和资源状况,预判患者疾病的发展趋势、预后和转归,为制订个性化的护理方案提供依据。

2. 护理诊断　通过对患者的综合评估和分析,以确定其护理问题和护理需求,制订相应的护理目标及护理干预措施。通过对患者的护理问题进行分类和归纳,提高护理工作的系统性和综合性。

3. 护理计划　在护理诊断的基础上,通过制订具体的目标和计划,规划护理工作的过程,从而成为对患者实施护理的行动指南。

4. 护理实施　根据护理计划,将护理干预措施付诸行动的过程。它是护理工作的重要环节,通过实施各项护理干预措施,帮助患者恢复各项功能,提高患者生活质量,促进患者康复和回归社会。

5. 护理评价　通过系统、客观的方法对实施护理计划后的患者进行综合评估,以比较患者的康复状况与制订的康复护理目标,从而优化康复护理方案。康复护理评价可以客观地评估患者的康复进展情况、质量和进展效果,为科学合理地调整和优化康复护理计划提供依据。同时,康复护理评价结果能帮助患者及其家属了解康复进展情况,提高患者康复治疗的积极性和合作性。此外,康复护理评价还可以为医护人员提供科学的数据支持,为医疗决策和康复护理质量的提升提供参考依据。

（王慧文）

第二节　骨科疾病基础康复知识

一、骨科康复的概述

骨科康复主要致力于通过康复治疗,促进骨科疾病患者在手术、创伤或疾病后的身体功能及生活质量的全面恢复。骨科康复通过综合应用医学、教育、社会和职业等多种手段,最大限度地恢复和重建骨科疾病和残疾患者的功能,使他们在身体、精神、社会和经济层面能够得到最大可能的恢复。骨科康复不仅关注疾病本身,而且关注整个个体的康复,从生理、心理、社会和经济方面进行全面的恢复,涵盖了医学康复、教育康复、职业康复和社会康复。其最终目标是提高骨科疾病患者的生活质量,恢复其独立生活、学习和工作的能力。

二、骨科康复的发展史

1. 物理治疗学阶段(1880—1919 年) 　开始利用物理手段进行治疗,包括按摩、矫正体操、直流电、感应电、日光疗法、太阳灯和紫外线等。

2. 物理医学阶段(1920—1945 年) 　在这一阶段,电诊断和电疗等物理治疗方法不仅用于治疗,还应用于诊断和预防残疾,逐渐发展成为物理医学。

3. 物理医学与康复医学阶段(1946—20 世纪末) 　康复中心成立并引入物理治疗、作业疗法和功能训练等新技术,帮助战争伤员的康复和社会复员。20 世纪 60 年代,超声波和电疗等现代物理治疗技术开始被广泛应用于骨科康复领域,有效地促进了软组织和骨骼的康复,提高了康复效果。20 世纪 80 年代,运动医学的兴起为骨科康复注入了新动力。医疗技术的不断创新,运动训练、康复工程和运动学分析等的应用,进一步提高了康复治疗效果和运动适应能力。

4. 现代综合康复(21 世纪) 　随着科技的不断进步,骨科康复进入了一个全新阶段。个性化康复计划、虚拟现实技术、智能康复设备等新技术的应用,使康复治疗更加精确、高效和便捷。

三、骨科康复的重要性与意义

骨科康复是指针对骨骼系统疾病、创伤或手术后的康复治疗,旨在恢复患者的功能、减轻疼痛、提高生活质量。骨科康复的重要性和意义体现在以下几个方面。

(1)帮助患者恢复受损的骨骼、肌肉和关节功能,扩大活动范围和提高肌力,减轻疼痛,改善步态和姿势。

(2)帮助患者重新适应生活,提高日常生活活动能力和社会融入能力,提高生活质量。

(3)帮助患者逐步恢复运动功能,提高体能水平,增强抗压能力和运动适应能力,为患者日常运动、体育锻炼和活动提供支持。

(4)帮助患者减少并发症的发生,减轻康复过程中可能出现的其他健康问题。

(5)帮助患者重新适应工作和社会生活,提高其社会适应能力,促进其康复后重返社会。

(6)通过心理治疗和心理支持,帮助患者面对疾病和康复过程中的心理压力,提高心理韧性和应对能力。

四、骨科康复的目标及内容

康复目标的制订是康复治疗过程中的关键环节,直接影响着患者的康复效果和生活质量。骨科康复目标的制订需遵循一定的原则,并结合患者的具体情况和治疗阶段采用相应的手段。常见的骨科康复目标和实施过程如下。

1. 提高关节的活动能力

(1)目标内容:改善关节的活动范围、力量和稳定性,提高关节的活动能力。

(2)实施过程:通过物理治疗、康复训练和功能锻炼等手段,包括关节活动训练、肌力训练、平衡训练等,逐步提高关节的活动能力。

2.减轻疼痛和炎症

(1)目标内容:减轻骨科疾病或手术后的疼痛和炎症,提高患者的舒适度。

(2)实施过程:通过物理治疗、药物治疗和疼痛管理等手段,如热敷、冷敷、电疗、按摩等,减轻疼痛和炎症,提高患者的舒适度。

3.恢复日常生活活动能力

(1)目标内容:帮助患者恢复日常生活中的各项功能,如行走、上下楼梯、穿脱衣物等。

(2)实施过程:通过康复训练和功能锻炼等手段,包括步态训练、功能性活动训练、日常生活技能训练等,帮助患者逐步恢复日常生活中的各项功能。

4.提高生活质量和心理健康

(1)目标内容:提高患者的生活质量和心理健康水平,增强患者的自信心和积极性。

(2)实施过程:通过心理支持、康复心理辅导和康复教育等手段,帮助患者积极应对康复过程中的困难和挑战,提高其生活质量和心理健康水平。

5.预防再伤和复发

(1)目标内容:提供相关的康复指导和教育,帮助患者了解如何预防再伤和复发。

(2)实施过程:通过康复教育、运动指导和生活方式的调整等手段,向患者传授相关的知识和技能,帮助患者学会正确的姿势和动作,预防再伤和复发。

五、骨科康复运动治疗

(一)骨科康复运动治疗概述

骨科康复的主要治疗手段之一是运动治疗,它与骨科患者的康复密切相关。作为物理治疗的一部分,运动治疗利用物理学的力学原理来治疗和预防疾病,促进功能的恢复。运动治疗包括主动运动治疗和被动运动治疗两个方面。

1.主动运动治疗 要求患者主动参与的运动,例如关节的运动、提高肌力的训练以及日常生活动作的训练等。这种类型的运动鼓励患者积极参与,通过主动运动来增强关节灵活性、提高肌力以及改善日常生活活动能力。

2.被动运动治疗 利用机械力或徒手的方法进行治疗,适用于患者无法主动活动或无须主动活动的情况,如牵引、按摩、关节松动手法以及肌肉牵拉等。这些手段通过外部的力量和技术来辅助患者恢复功能,为患者提供必要的治疗和支持。

(二)骨科康复运动治疗的方法

1.维持和增加关节活动度的训练

(1)被动运动:适用于骨科早期手术患者,通过外力辅助进行关节活动,有助于保持关节的灵活度和防止关节僵硬。

(2)主动和主动助力运动:患者主动进行的运动,有助于增加关节的活动度和改善肌力。

(3)牵伸活动:适用于骨科早期手术患者,通过拉伸关节和周围组织,有助于恢复关节的正常运动范围。

2.增强肌力和肌肉耐力的训练 在有一定负荷的情况下进行肌肉收缩的锻炼,有多种形式,如渐进抗阻练习、等速练习、慢速练习、耐力练习等。

3.肌力训练

(1)等长收缩:肌肉在长度保持恒定的状态下产生张力的一种收缩方式。

(2)等张收缩:肌肉在张力恒定的情况下,通过改变长度来完成运动的收缩方式。

4. 恢复平衡能力训练

（1）坐位平衡训练：通过坐姿调整和核心肌肉训练，提高患者处于坐位时的平衡能力。

（2）手膝位平衡训练：通过采取手膝位进行平衡练习，以提高身体的核心稳定性和协调性。

（3）跪位平衡训练：通过跪姿进行平衡练习，以提高核心稳定性和下肢的支撑能力。

（4）立位平衡训练：在站立下进行平衡练习，以提高身体在直立状态下的稳定性和控制能力。

（三）骨科康复运动治疗的作用

1. 促进骨折愈合和骨骼稳定　通过适当的活动和负重训练，刺激骨细胞的生长和修复，加速骨折的愈合过程，并增强骨骼的稳定性。

2. 恢复肌力和功能　通过针对性的肌肉训练，增加肌肉的力量和耐力，帮助患者恢复肌肉的正常功能，提高关节的稳定性和活动能力。

3. 增加关节活动度和灵活性　通过关节活动和拉伸训练，增加关节的活动度和灵活性，预防关节僵硬和功能限制，促进康复过程。

4. 减轻疼痛和炎症　通过适当的运动和伸展，促进血液循环，减轻炎症反应，缓解疼痛，提高患者的舒适度和康复效果。

5. 提高平衡和协调能力　骨科康复运动中的平衡训练和协调练习可以提高患者的平衡能力和姿势控制，降低摔倒风险，提高日常生活的安全性。

（四）骨科康复运动治疗的注意事项

（1）根据患者的具体情况和康复目标，进行综合评估，并制订个性化的运动训练计划。

（2）康复运动应从低强度和小范围开始，逐渐增加强度、持续时间和挑战度，避免过度运动和损伤。

（3）患者应掌握正确的姿势和运动技术，确保运动的有效性和安全性，避免姿势不正确导致的伤害。

（4）患者应密切关注自身的疼痛和不适等感受，在进行运动时如出现剧烈疼痛或不适，应立即停止并咨询专业康复人员。

（5）应定期进行康复运动训练效果评估，根据患者的康复进展和身体反应，及时调整训练计划和运动方式，以获得更好的康复效果。

（6）根据需要，合理选择和使用辅助工具和装置（如助行器、关节支具等），提供支持和保护。

六、骨科康复与护理的关系

骨科康复与护理的关系密不可分，两者相辅相成，共同助力患者恢复健康。

1. 护理人员在康复过程中提供专业护理服务　包括监测生命体征、给药和伤口护理等，帮助患者快速康复。此外，护理人员通过健康教育指导患者进行正确的功能锻炼和活动，促进肌力恢复和关节活动度的增加。

2. 护理人员负责康复计划的执行和监督　护理人员与医生、物理治疗师合作，制订个性化的康复计划，并定期进行评估和记录。指导患者及其家属正确使用助行器和避免错误姿势等，确保康复计划的顺利进行。

3. 护理人员扮演情感支持者的角色　护理人员关心患者的身心健康，通过聆听和鼓励，帮助患者应对情绪困扰和康复过程中的挑战，给予其关怀和关爱，让患者感到温暖和支持，增强康复信心。

4. 护理人员关注患者的营养和饮食　护理人员与营养师合作，制订合理的饮食计划，确保患者获得充足的营养支持。同时，帮助患者及其家属了解康复需求，协助调整康复环境，以促进患者康复。

5. 护理人员在骨科康复中实施疼痛管理　疼痛是骨科疾病康复中面临的一个重要问题，护理人员需根据患者的疼痛评估结果,制订有效的疼痛管理方案,包括药物治疗、物理疗法等,以减轻疼痛并提高康复效果。

综上所述,骨科康复与护理密切相关,护理人员在康复过程中承担着重要的角色,通过提供专业护理服务、执行和监督康复计划、给予情感支持、关注营养与饮食等,全面护理和关心患者,促进患者恢复健康。

七、骨科康复的护理管理与质量控制

1. 制订康复护理政策或指南　由骨科护理团队编写骨科康复护理的政策和指南,明确康复护理的目标、原则和标准,为护理人员提供统一的工作指导和行为准则,使护理人员更好地协同合作,提供高质量的康复护理服务。

2. 建立质量管理体系　建立骨科康复护理的质量管理体系,包括制订质量管理标准、建立质量评估和监测机制,以及持续提高康复护理质量。

3. 康复评估与个性化护理计划　建立全面的康复评估体系,包括患者的功能状况、康复需求和康复目标等,制订个性化的康复护理计划,以更好地满足患者的康复需求,确保康复护理的针对性和有效性。

4. 团队合作与协调　建立多学科的骨科康复护理团队,团队成员之间密切合作,相互协调,共同制订康复计划,交流康复进展,确保康复护理的连贯性和一致性。

5. 护理质量监测与评估　建立康复护理质量监测和评估机制,包括康复效果评估、患者满意度调查等,及时发现问题并改进不足,提高康复护理的质量和效果。

6. 持续教育与培训　应创造持续教育和培训机会,为护理人员提供学习和成长的平台,提高护理团队的整体护理水平,以更好地满足患者的康复需求。

7. 患者安全管理　建立完善的患者安全管理制度,包括风险评估、预防跌倒等措施,确保患者在康复过程中的安全。

8. 患者参与与提供教育　鼓励患者积极参与康复护理的决策和治疗过程,为患者提供教育和康复指导,增强患者的主动性、依从性和满意度。

9. 持续改进与反馈机制　建立持续改进与反馈机制,及时调整和改进康复护理计划,为患者提供更加优质的康复护理服务。

(王慧文)

第三节　骨科疾病护理与康复工作模式

一、骨科疾病护理与康复的重要性

1. 促进术后康复　骨科疾病术后的医疗护理过程,需要进行个性化、全面的康复训练,如术后早期活动、康复锻炼等指导,以有效减少手术并发症的发生,促进患者身体功能恢复、加速康复速度,并提高治疗效果。

2. 预防并发症　骨科疾病术后常伴有多种并发症的风险,如感染、压力性损伤、坠积性肺炎、泌尿系统感染、静脉血栓栓塞、骨-筋膜室综合征、关节僵硬等。通过全面的康复训练可以帮助患者维持肌力、增加关节活动度,减少并发症的发生,提高患者的生活质量。

3. 促进病情稳定　在骨科疾病治疗中,患者通常需要接受持续性的康复护理,以促进其康复进程。为了更好地满足患者的康复需求,全面的康复评估和个性化的康复方案至关重要。通过提供个

性化的康复计划和持续的随访服务,帮助患者调整康复方案,提高康复效果。

4. 促进心理健康　骨科疾病常常伴随疼痛和功能受限,给患者身体和心理造成一定的负担。为患者提供心理支持和情绪疏导,帮助患者应对疾病带来的压力和焦虑,以积极的心态面对疾病,促进其心理健康。

5. 增强患者自我管理能力　患者在康复阶段面临诸多挑战,如疼痛管理、功能锻炼、生活方式调整等,通过增强自我管理能力,可以提高患者的治疗依从性,主动配合治疗和执行康复计划,减少并发症的发生,并在更短的时间内达到最佳康复状态。

6. 促进健康生活方式　通过积极采取健康生活方式,如合理饮食、适度运动、充足休息和降低健康风险等措施,不仅可以帮助患者恢复身体功能,还可以减轻其疼痛、增加肌力和关节活动度,促进心理及社交健康。通过个性化的康复计划、综合的康复服务,可以使患者重新融入社会,享受健康的生活。

7. 增加社会支持力度　社会支持包括医院、医护人员、家庭、亲友、社区等对患者的理解、关心、鼓励和支持,提供相关的社会支持和资源链接,以增强患者的自信心,促进患者康复。

二、骨科疾病护理与康复工作模式的实施细则

1. 全面评估　包括基本信息的收集、疾病和手术情况、疼痛评估、功能状态评估、心理状态评估、社会支持评估、营养状态评估、并发症风险评估、康复评估等,通过客观的功能评定,尽早发现现存及潜在问题,为制订全面科学的康复护理计划提供依据。

2. 落实功能锻炼　功能锻炼是骨科疾病康复护理工作模式中的关键环节,旨在帮助患者恢复受伤部位的功能,提高身体的活动能力。根据患者的具体情况如年龄、性别、疾病类型、受伤部位、骨折类型等和评估结果,制订包括锻炼的类型、频率、强度、时间等的个性化功能锻炼计划,并及时调整。

3. 并发症的预防　对患者进行全面评估,注重早期评估和风险筛查,及时识别患者并发症的风险因素。同时,积极推行术后快速康复措施,以促进患者的康复,减少并发症的发生。

4. 强调安全管理　通过健康教育和指导,让患者了解康复过程中可能存在的风险和应对措施,提高患者的安全意识和自我保护能力。为患者提供安全环境和设施,康复场所应具备良好的安全设施,以减少意外伤害的发生。同时,康复设备的使用应符合国家安全标准,并定期检查和维护,及时处理隐患,确保其安全性能,以保障患者的安全。

5. 加强营养管理　根据患者的病情和个体差异,通过营养评估和筛查,了解患者的营养状况,发现潜在的营养问题,制订个性化的营养方案,提供合理的饮食建议。注重饮食指导和营养教育,向患者及其家属讲解健康饮食知识,使其了解食物的营养成分和搭配原则,根据患者的口味偏好和营养状况,提供个性化的营养方案。

6. 提高自我管理能力　应对患者进行全面的疾病和康复教育,使其能深入了解自身的健康状况并积极参与康复计划。协助患者设定实际可行的康复目标,增强患者对康复计划的依从性。

7. 重视心理康复　通过与患者建立良好的沟通和信任关系,倾听患者的心声,了解其心理状态和需求,提供温暖、关怀和支持。注重患者的心理知识健康教育,通过开展心理健康知识宣教,帮助其树立积极的心态,增强自我调适能力,以应对康复过程中存在的心理压力。同时,应重视对患者的心理干预和治疗,为患者提供专业的心理咨询、心理疏导等服务,以疏解患者的负面情绪,帮助患者重建自信。

8. 营造康复环境　通过合理的空间布局和装饰设计,营造出宽敞明亮、温馨舒适的康复环境,为患者提供安静、个性化的康复空间。注重康复环境的安全管理,制订严格的安全操作规范,定期进行安全巡查和隐患排查,确保康复设施设备的正常运行,保障患者的人身安全。注重康复环境的卫生管理,定期进行清洁消毒,保持康复环境的整洁和卫生,预防感染的发生。

(王慧文　曾　莉)

第四节　骨科疾病护理与康复展望

一、骨科疾病护理与康复的现状与挑战

骨科疾病护理与康复是一个重要的领域,旨在帮助患者恢复功能、减轻疼痛,并提高其生活质量。然而,目前骨科疾病护理与康复仍面临着一些挑战。

1. 资源不足　在许多地区,骨科疾病护理与康复的专业人员、设备和设施都不足,这导致患者在接受康复治疗时面临长时间的等待。此外,康复设施的分布也不均衡,很多患者无法获得离家近的康复服务,这给他们的康复过程带来了不便。

2. 个体差异　不同患者在疾病类型、病情严重程度、康复需求等方面存在差异,个体差异需要专业人员进行全面的评估和分析,以制订适合患者情况的康复方案。

3. 缺乏综合性的康复评估和跟踪机制　康复评估是康复护理的基础,它可以帮助医护人员了解患者的康复需求和康复进展情况。然而,目前缺乏统一的康复评估标准和跟踪机制,导致评估结果的客观性和可比性不足。

4. 康复知识和技术的更新换代　随着科技的不断进步,新的康复技术和治疗方法不断涌现。然而,将这些新技术和方法应用到临床实践中需要时间和资源,也需要专业人员不断学习和更新知识。

5. 缺乏全社会的关注和支持　骨科疾病对患者的生活和工作能力造成了严重的影响,但在公众意识中,对于骨科疾病的关注度相对较低,因而针对骨科疾病护理与康复的资源和政策支持不足,限制了其发展和提高服务质量的能力。

二、骨科疾病护理与康复的技术创新与进展

1. 手术技术的改进　随着医疗技术的发展,骨科手术技术得到了很大的改进。微创手术通过小切口或经皮穿刺的方式进行,减小了手术创伤,术后恢复时间明显缩短。计算机辅助设计和导航系统可以让医生在术前进行精确规划,并在术中进行实时导航,提高手术的准确性和安全性。

2. 康复辅助器具的应用　随着材料科学和工程技术的发展,康复辅助器具的设计和制造也得到了很大的改进,结构更加合理,可以更好地适应患者的需要。例如,智能康复辅助器具通过传感器和计算机技术,可以实时监测患者的运动状态和康复进展,为患者提供个性化的康复方案和指导。

3. 物理治疗技术的发展　随着医学科技的发展,物理治疗技术也得到了不断创新。例如,激光治疗是一种非侵入性的治疗方法,通过激光的作用可以促进组织的修复和再生,缓解疼痛和炎症。激光治疗在骨折、关节炎等骨科疾病的康复中得到了广泛应用。

4. 护理与康复的创新与发展

(1)护理路径管理系统:通过信息技术的应用,建立标准化、规范化的骨科疾病护理的路径管理系统,提高护理质量和效率,降低医疗风险。

(2)专科护理团队建设:建立骨科疾病护理的多学科、专科护理团队,包括骨科护士、康复治疗师、营养师等,为患者提供全方位、个性化的护理服务。

(3)疼痛管理技术:引入先进的疼痛评估工具和多模式疼痛管理技术,包括药物治疗、物理疗法、心理疗法等,有效缓解患者术后疼痛,促进康复。

(4)信息化护理平台:建立骨科疾病护理的信息化平台,实现患者信息管理、护理记录、护理指导等工作的电子化,提高护理工作效率和质量。

(5)患者教育与自我管理:利用多媒体技术和个性化教育手段,帮助患者了解疾病、手术、康复知识,提高患者的自我管理能力和康复效果。

（6）互联网＋护理服务：结合互联网技术，开展骨科疾病护理的远程指导、在线康复服务、健康管理等，拓展护理服务的空间，提高护理的可及性和便捷性。

三、骨科疾病护理与康复的延续护理

1. 社区护理模式　根据患者在社区护理中的特点和需求，探讨建立适合骨科疾病患者的社区护理模式，包括社区康复中心建设、社区护理服务网络构建等内容。

2. 家庭护理指南　提供针对不同骨科疾病的家庭护理指南，包括术后伤口护理、康复锻炼指导、饮食营养建议等内容，帮助患者及其家属更好地进行家庭护理。

3. 康复设备与辅助器具的家庭应用　指导家庭如何正确选择和使用康复设备与辅助器具，提高患者的康复效果。

4. 家庭心理健康支持　探讨骨科疾病患者及其家属在家庭护理过程中可能面临的心理健康问题，提供相关的心理支持和干预指导，促进家庭成员的心理健康。

5. 社区康复资源整合　介绍社区中与骨科疾病护理与康复相关的资源与利用方法，包括社区康复机构、社会支持组织、志愿者服务等，促进社区康复资源的共享和互动。

6. 家庭护理的挑战与对策　分析骨科疾病患者在家庭护理过程中可能面临的挑战，如康复环境、护理技能、家庭支持等，提供相应的解决方法。

四、骨科疾病护理与康复的展望

（一）骨科疾病护理与康复的挑战

（1）随着人口老龄化趋势的加剧，骨科疾病的发病率也在增加。老年人群体骨密度下降、骨折风险增加，同时骨科疾病的治疗和康复过程也更为复杂，对骨科疾病护理与康复提出了更高的要求。

（2）骨科疾病护理与康复需要多学科的合作，包括骨科医生、骨科护理人员、康复治疗师、营养师等。这些专业人员需要密切协作，共同制订治疗方案和康复计划，以提供全面的护理和康复服务。然而，不同学科之间的协同工作难度较大，需要解决协作沟通、权责划分等问题。

（3）在一些地区，康复设备、康复机构和康复人员的不足限制了骨科疾病患者的康复效果和质量。患者可能面临等待康复资源的时间过长、康复设备不足、康复机构服务不足等问题，影响了患者的康复进程。

（4）骨科疾病的护理和康复需要护理人员具备较高的专业素质和丰富的临床经验。然而，一些地区的护理人员培训水平和素质参差不齐，缺乏相关知识和技能，影响了患者的护理质量。

（5）骨科疾病患者在治疗和康复过程中可能面临心理健康问题，如焦虑、抑郁等。然而，目前对于骨科疾病患者心理健康问题的关注和干预还不够，缺乏专业的心理支持和干预措施。

（二）骨科疾病护理与康复的机遇

1. 医疗技术的创新　随着医疗技术的不断进步，骨科疾病的治疗和康复领域涌现出许多新技术，如微创手术技术、3D打印技术、生物材料应用等。这些新技术为骨科疾病的治疗和康复提供了更多选择，为患者带来了更好的治疗效果和康复体验。

2. 多学科协作模式的发展　骨科疾病的治疗和康复需要多学科的协作，随着多学科协作模式的发展，不同专业人员之间的合作更加紧密，治疗方案和康复计划更加全面，为患者提供了更优质的护理和康复服务。

3. 康复设施和资源的提升　在一些地区，随着医疗卫生事业的发展，康复设施和资源得到了提升。康复设备、康复机构和康复人员的增加，为骨科疾病患者提供了更充足的康复资源，促进了患者的康复效果和康复质量的提升。

4. 护理人员培训水平的提高　随着护理教育的不断完善和护理人员培训水平的提高，骨科疾病的护理人员具备了更高的专业素质和更丰富的临床经验。这些护理人员能够更好地满足患者的护

理需求,提高了患者的护理质量。

5.心理健康问题的关注 随着社会对心理健康问题的重视,骨科疾病患者心理健康问题得到了更多的关注。专业的心理支持和心理干预措施逐渐得到应用,为患者提供了更全面的护理和康复服务。这些机遇为提高骨科疾病患者的护理和康复水平提供了更多的可能性。通过充分利用这些机遇,可以进一步提高骨科疾病患者的治疗效果和生活质量。

（王慧文　曾　莉）

第二章　骨科疾病的常用康复方法

第一节　物　理　治　疗

物理治疗(physical therapy,PT),国际上又称3M治疗,是通过运动治疗、物理因子治疗和手法治疗,重点改善肢体功能的一种治疗手段。具体包括声、光、电、磁、力、热、冷等。

一、运动治疗

运动治疗是以运动学、生物力学和神经发育学为基础理论,以功能训练为主要手段,以手法和器具(器械)为载体,达到改善、恢复或重建躯体功能的治疗方法,是物理治疗的主要组成部分。其主要治疗作用:改善运动组织的血液循环和代谢能力;扩大关节活动范围、放松肌肉、纠正躯体畸形、镇痛;提高肌力、耐力、心肺功能和平衡协调能力;提高神经-肌肉运动控制能力等。基本种类包括关节活动技术、软组织牵伸技术、肌力训练技术、平衡功能训练技术、协调性训练技术、步行训练技术、神经发育疗法、运动再学习疗法、运动处方等。

(一)关节活动技术

1.概念　对于两个长骨所构成的关节,关节活动度(range of motion,ROM)就是关节的远端骨朝向或离开近端骨运动的过程中,远端骨所达到的新位置与开始位置之间的夹角,即远端骨所移动的度数。关节活动度训练是指利用各种方法,以维持和改善关节活动度的训练。

2.分类

(1)被动运动:指在患者完全不用力的情况下,借助外力来完成关节活动范围训练的方法,外力主要来自康复治疗师、患者健肢以及各种康复训练器械。持续被动活动(continuous passive motion,CPM)是相对间断被动活动而言的,即在一定时间内,在患者耐受的情况下不间断地重复进行被动关节活动训练。术后可立即行患肢训练,根据情况在20°~30°的范围内活动,以后视病情改善程度每日或每次训练时对关节活动度进行调整,逐步增大活动范围。禁忌证:各种原因所致的关节不稳、骨折未愈合、骨关节肿瘤、全身状况极差、病情不稳定等。若运动破坏愈合过程、造成新的损伤、导致疼痛、炎症等症状加重时,训练也应禁忌。

(2)主动助力运动:指患者在外力的辅助下主动收缩肌肉来完成关节活动的运动训练,助力可由康复治疗师、患者健肢、各种康复训练器械以及引力或水的浮力提供。主动助力运动适用于可进行主动肌肉收缩但肌力相对较弱,不能完成全关节活动范围的患者。

(3)主动运动:由患者肌肉主动收缩产生的关节活动范围,通常与肌力训练同时进行。其适用于可主动收缩肌肉且肌力大于3级的患者。通过主动关节活动训练达到改善和扩大关节活动范围,改善和恢复肌肉功能以及神经协调功能的目的。

(4)机器人引导的运动:随着高科技向临床的日益渗透,越来越多的康复机器人应用于临床康复

Note

治疗之中。机器人由计算机控制程序,可以将前述的主动运动、主动助力运动及被动运动融为一体,将分散的关节活动、肌力训练整合为以功能为导向的模式化运动,使用时操作者可以根据患者的需要启动不同的程序,是一种非常有应用前景的康复医疗设备。

3. 护理要点 ①评估患者的一般情况。②帮助患者做好治疗部位的准备,如局部创面的处理,矫形器、假肢的处置。③活动中关注患者情况,出现疼痛时,酌情调整关节活动范围并记录治疗效果,改进训练方法。④熟悉关节活动技术的适应证与禁忌证。⑤使用机器人引导运动时,需告诉患者治疗目的、方法和预期结果,以及操作要点和注意事项,并做好相应的配合护理。

(二)软组织牵伸技术

1. 概念 通过外力牵伸并拉长挛缩或短缩的软组织,并且做轻微的超过组织阻力和关节活动范围的运动训练,以达到改善或重新获得关节周围软组织的伸展性,防止发生不可逆的组织挛缩,调节肌张力,恢复或增加关节活动范围,预防或降低躯体在活动或从事某项运动时出现的肌肉、肌腱损伤。

2. 分类 根据牵伸力量的来源、方式和持续时间,软组织牵伸技术可分为手法牵伸、器械牵伸和自我牵伸 3 种。

(1)手法牵伸:康复治疗师通过手力牵伸发生紧张或挛缩的组织或活动受限的关节,控制牵伸的方向、速度和持续时间来增加挛缩组织的长度和活动受限的关节活动范围。

(2)机械牵伸:利用小强度的外部力量,较长时间作用于短缩的软组织。

(3)自我牵伸:一种由患者自己完成的肌肉伸展性训练,可以利用自身重量作为牵伸力量。

3. 护理要点 ①评估患者的一般情况。②协助患者取舒适、放松的体位。③牵伸力量的方向应与肌肉紧张或挛缩的方向相反。④牵伸力量必须足够拉紧软组织的结构,但不致疼痛或损伤,在牵伸过程中患者感到轻微疼痛是正常的,要以患者能够耐受为原则,如果第 2 日被牵伸部位仍然有肿胀和明显的疼痛,说明牵伸强度太大,应降低牵伸强度或休息 1 日。⑤避免过度牵伸肌力较弱的肌肉或水肿组织。

(三)肌力训练技术

1. 概念 肌力是指肌肉收缩时能产生的最大力量,与肌肉收缩时的张力有关。肌力训练是根据超量负荷的原理,通过肌肉的主动收缩来改善或增强肌肉的力量。

2. 分类 根据肌肉的收缩方式,分为等长收缩和等张收缩等;根据是否施加阻力,分为非抗阻力运动和抗阻力运动。非抗阻力运动包括主动运动和主动助力运动,抗阻力运动包括等张性抗阻力运动和等速性抗阻力运动。

(1)等张收缩训练:肌肉收缩时,肌肉长度有变化而肌张力不变,产生关节运动,分为向心性收缩和离心性收缩。根据患者的肌力和功能的需要,可将阻力施加在肌肉拉长或缩短时。

(2)等长收缩训练:肌肉收缩时,肌张力增加而肌肉长度不变,不发生关节运动,但肌张力明显增加。在运动中,等长收缩训练是增强肌力的有效方法,特别适用于关节疼痛和关节不允许活动的情况下进行肌肉增强训练,以延缓和减轻肌肉失用性萎缩。

(3)等速训练:该训练需要在专门的等速训练仪上进行。由于仪器限定了肌肉收缩时肢体的运动速度,根据运动过程中肌力大小的变化调节外加阻力。主要特点是受训肢体在运动全过程中始终保持相等的角速度(单位时间移动的角度度数),而阻力是变化的,在整个运动过程中只有肌肉张力和输出力矩增加。

3. 肌力训练方法选择 当肌力为 1 级或 2 级时,进行徒手助力肌力训练。当肌力达到 3 级或以上时,进行主动抗阻力肌力练习。此类训练根据肌肉收缩类型分为抗等张阻力运动、抗等长阻力运动以及等速运动。

4. 护理要点 ①肌力训练应按助力运动、主动运动、抗阻力运动的顺序逐步进行。当肌力在 2

级及 2 级以下时，一般选择助力运动；当肌力达到 3 级时，让患肢独立完成全范围关节活动；肌力达到 4 级时，按渐进性抗阻力原则进行肌力训练。②有高血压、冠心病或者其他心血管疾病的患者，在进行抗等长阻力运动训练时，尤其是抗较大阻力时，医护人员应时刻提醒患者保持呼吸顺畅，避免屏气而增加心血管负担。③阻力通常加在需要增强肌力的肌肉远端附着部位，但在肌力较弱时，也可加在靠近肌肉附着的近端，以减小阻力。阻力的方向与肌肉收缩时关节发生运动的方向相反。④肌力训练后应观察患者全身心血管反应以及局部有无不适，如有酸痛情况，可给予热敷或按摩等，以助消除训练后的局部疲劳。如疼痛显著，应及时联系康复治疗师，调整次日训练量。

（四）平衡功能训练技术

1. 概念　平衡功能训练是指改善人体平衡功能的训练，用以锻炼本体感受器、刺激姿势反射，适用于治疗神经系统或前庭器官病变所致的平衡功能障碍。

2. 训练内容　主要包括静态平衡训练和动态平衡训练。

（1）静态平衡训练的顺序：前臂支撑俯卧位、前倾跪位、跪座位、半跪位、坐位、站立位（扶平行杠站立、独自站立、单腿站立）。

（2）动态平衡训练：在支撑面由大到小、重心由低到高的各种体位下，逐步施加外力的情况下完成，具体可通过摇晃平衡板训练、大球或滚筒上训练以及通过平衡仪进行训练。

（3）自动动态平衡是指患者在取坐位或立位时，自己改变重心的平衡功能。

（4）他动动态平衡是指患者在外力破坏其平衡的作用下，仍能恢复平衡。

3. 护理要点　①训练时要求患者放松、消除紧张及恐惧心理。医护人员要时刻注意患者安全，预防跌倒，避免造成患者再次损伤和增加心理负担。②训练必须由易到难，注意保护。③从静态平衡训练开始，逐步过渡到自动动态平衡，再过渡到他动动态平衡。④训练时所取的体位应由最稳定的体位，逐步过渡到最不稳定的体位。逐步缩减患者的支撑面积和提高患者的身体重心，在保持稳定性的前提下逐步进行头颈和躯干运动，由注意保持平衡到不注意也能保持平衡，由睁眼训练保持平衡过渡到闭眼训练保持平衡。

（五）协调性训练技术

1. 概念　协调性训练是以发展神经肌肉运动控制协调能力为目的的训练，常用于神经系统和运动系统疾病的患者。它是利用残存部分的感觉系统，以视觉、听觉和触觉来管理随意运动，其本质在于集中注意力，进行反复正确的练习。

2. 训练方法　要适合患者现有功能水平，上肢着重训练动作的准确性、节奏性与反应速度，下肢着重训练正确的步态。训练顺序：①先易后难，先卧位、坐位、立位，再步行。②先单侧肢体，再双侧肢体同时运动。③先做对称性运动，再做不对称性运动。④先缓慢，后快速。⑤先睁眼，再闭眼。

3. 护理要点　①可指导患者利用一些生活动作来辅助强化协调动作，例如可采用作业疗法、竞赛等趣味性方法进行训练。②操作时切忌过分用力，以避免兴奋扩散。③所有训练要在可控范围内进行，医护人员要时刻注意保护患者，避免患者再次受伤和心理负担增加。

（六）步行训练技术

因伤病损害而出现步行障碍的患者为其主要训练对象，如偏瘫、截瘫、截肢以及下肢损伤或者术后的患者。

1. 步行训练前必需的训练和准备　①ROM 训练。②健侧及上肢肌力的维持和增强。③耐力训练。④平衡及协调训练。⑤下肢承重训练。⑥合理选择辅助用具：包括矫形器、助行器、拐杖、手杖和轮椅等。

2. 步行训练基本动作　步行的基本动作训练通常利用平行杠、拐杖、手杖在训练室中进行。其顺序：平行杠内步行→平行杠内持杖步行→杠外持杖步行→弃杖步行→应用性步行。

3. 护理要点　①提供必要保护，以免跌倒。②掌握训练时机，不可急于求成。如偏瘫患者未完成平衡、负重、下肢分离动作训练时,不可过早进入步行训练,以免造成废用综合征。③患者能完成的动作,应鼓励患者自己完成,不要过多辅助,以免影响康复训练进程。

(七)神经发育疗法

神经发育疗法是20世纪40年代开始出现的治疗脑损伤后肢体运动障碍的方法,其典型代表为Bobath技术、Brunnstrom技术、Rood技术、Kabat-Knott-Voss技术(又称为PNF技术)。

1. 治疗要点

(1)治疗原则:以神经系统作为重点治疗对象,将神经发育学、神经生理学的基本原理和法则应用到脑损伤后肢体运动障碍的康复治疗中。

(2)治疗目的:将治疗与功能活动,特别是日常生活活动能力(activities of daily living,ADL)结合起来,在治疗环境中学习动作,在实际环境中使用已经掌握的动作并进一步发展技巧性动作。

(3)治疗顺序:基本动作的练习应按照运动发育的顺序进行,按由头到尾、由近端向远端的顺序治疗,将治疗变成学习和控制动作的过程。在治疗中强调先做等长练习,后做等张练习;先练习离心性控制,后练习向心性控制;先掌握对称性的运动模式,后掌握不对称性的运动模式。

(4)治疗方法:强调早期治疗、综合治疗以及各相关专业的全力配合。应用多种感觉刺激,包括躯体、语言、视觉等,并认为重复强化训练对动作的掌握、运动控制及协调具有十分重要的作用。

2. 护理要点 ①由于感觉对运动的重要性,训练中一定要患者主动注意训练的过程,更好地体验运动觉和视觉的反馈信息,有助于动作的完成和改进。②强调重复学习的重要性,要求患者尽可能在日常动作中反复练习。③有顺序地组合其他方法。④在治疗进行过程中和完成后给予患者适当鼓励。

(八)运动再学习疗法

1. 概念 将中枢神经系统损伤后运动功能的恢复训练视为一种再学习或再训练的过程,以神经生理学、运动科学、生物力学、行为科学等为理论基础,以脑损伤后的可塑性和功能重组为理论依据。实现功能重组的主要条件是进行针对性的练习活动,练习得越多,功能重组就越有效,特别是早期练习有关的运动。而缺少练习则可能产生继发性神经萎缩或形成不正常的神经突触。该疗法主张通过多种反馈(视、听、皮肤、体位、手等)的引导来强化训练效果,充分利用反馈在运动控制中的作用。

2. 内容 ①上肢功能。②口面部功能。③仰卧到床边坐起。④坐位平衡。⑤站起与坐下。⑥站立平衡。⑦步行。

3. 步骤 ①了解正常的活动成分并通过观察患者的动作来分析缺失的基本成分。②针对患者丧失的基本成分,通过简洁的解释和指令,反复多次练习,并配合语言、视觉反馈及手法指导,重新恢复已经丧失的运动功能。③将所掌握的运动成分与正常的运动结合起来,不断纠正异常,使其逐渐正常化。④在真实的生活环境中练习已经掌握的运动功能,使其不断熟练。

(九)运动处方

1. 概念 运动处方是对准备接受运动治疗或参与运动锻炼的患者,由专科医生通过必要的临床检查和功能评估后,根据所获得的资料和患者的健康状况,为患者选择一定的运动治疗项目,规定适宜的运动量,并注明注意事项。

2. 运动治疗项目

(1)耐力性项目:以健身、改善心脏和代谢功能,防治冠心病、糖尿病、肥胖等为目的,如医疗行走、健身跑、骑自行车、游泳、登山,也可以做原地跑步、跳绳、上下楼梯等运动。

(2)力量性项目:以训练肌力和消除局部脂肪为主要目的,如各种支持医疗器械体操、抗阻力运动训练,一般适合骨骼肌和外周神经损伤引起的肌力减弱。

(3)放松性项目:以放松肌肉和调节神经为主要目的,如医疗步行、医疗体操、保健按摩、太极拳、气功等,多适合心血管和呼吸系统疾病患者、老年人及体弱者。

(4)矫正性项目：以纠正躯体解剖结构或生理功能异常为目的，如脊柱畸形、扁平足的矫形体操、增强肺功能的呼吸体操、治疗内脏下垂的腹肌锻炼体操、骨折后的功能锻炼等。

3. 运动总负荷

(1)治疗强度：因心率和运动强度之间呈线性关系，故常以心率表示运动强度。在制订运动治疗处方时，应注明运动治疗中允许达到的最高心率和应该达到的适宜心率，即靶心率(靶心率＝170－年龄)。

(2)治疗时间：取决于运动治疗的强度。对耐力性和力量性运动治疗项目，一次运动治疗时间可分为准备、练习、结束 3 个部分。准备部分通常采用小强度的活动使心肺功能、肌肉韧带以及血压逐渐适应练习部分的运动治疗，避免在突然的大强度运动后，出现内脏器官的不适应和肌肉韧带的损伤。练习部分是治疗的主要部分，至少维持 20 min。结束部分主要是做一些放松性的活动，防止在运动治疗完成后，由于血液聚集于肢体，回心血量减少而出现心血管症状。

(3)治疗频率：每周参与或接受治疗的次数，取决于运动强度和每次运动持续的时间。小治疗运动量每日 1 次，大治疗运动量隔日 1 次。如间隔时间超过 3 日，运动治疗效果的蓄积作用就会消失。

4. 注意事项

(1)掌握好适应证：对不同的骨科疾病应选择不同的运动治疗项目，心脏病和高血压患者应该以主动运动为主，如有氧训练、医疗体操等。

(2)渐进性：在实施运动治疗处方时，内容应该由少到多，程度由易到难，运动量由小到大，使患者逐渐适应。

(3)持续性：大部分的运动疗法项目需要持续一段时间才能显现出疗效，尤其是对年老体弱患者或神经系统损伤的患者。因此，在确定运动治疗方案后，要坚持才能蓄积治疗效果，切忌操之过急或中途停止。

(4)个性化：虽然运动治疗的适用范围很广，但在具体应用时，仍需要根据不同的骨科疾病、不同的对象，制订个性化治疗方案。运动处方实施后，需定时评估，及时调整。

二、物理因子治疗

(一) 电疗法

电疗法是指应用电治疗骨科疾病的方法。电流频率的基本计量单位为赫兹(Hz)。根据所采用电流频率的不同，通常分为直流电疗法、低频电疗法($0 < f < 1$ kHz)、中频电疗法(1 kHz$\leqslant f < 100$ kHz)、高频电疗法(100 kHz$\leqslant f < 300$ GHz)等。

1. 直流电疗法与直流电药物离子导入法

(1)治疗作用：①促进局部小血管扩张、改善血液循环，反射性调节异常的冠状动脉舒缩功能。②镇静和兴奋作用。③直流电阴极有促进伤口肉芽组织生长、软化瘢痕、松解粘连和促进消散等作用，而阳极有脱水作用，可以减轻组织水肿和渗出。④促进静脉血栓溶解的退缩作用。⑤促进骨折愈合。⑥用直流电电极下产生的强酸和强碱杀死癌细胞。

(2)治疗特点：①兼有药物与直流电的双重作用。②导入药物的有效成分，为组织和器官所吸收后可直接发挥药理作用。③病灶局部浓度高，对表浅病灶的应用特别有利。④药物离子在体内蓄积时间较长，发挥作用的时间亦较长。该疗法的缺点是导入的药量较少。

(3)临床应用：①适应证有神经炎、神经损伤、慢性溃疡和窦道等。②禁忌证有恶性肿瘤(电化学疗法除外)、高热、意识障碍、有出血倾向、急性化脓性炎症等。

(4)护理要点：①应保持皮肤完整，避免造成皮肤灼伤。②正极组织下含水量减少，皮肤较为干燥，治疗后局部可应用润肤霜。

2. 低频电疗法

(1)治疗作用：①兴奋神经肌肉组织。②促进局部血液循环。③镇痛。

（2）临床应用。①适应证：经皮神经电刺激疗法可用于各种疼痛，如偏头痛、幻肢痛、关节痛、术后切口痛，以及骨不连患者等；神经肌肉电刺激疗法可用于肌痉挛疼痛等，神经失用、各种原因所致的失用性肌萎缩、肌腱移植术后、姿势性肌肉软弱等；功能性电刺激疗法可用于减轻痉挛，加速协调运动和随意活动控制能力的恢复，适用于治疗中枢性麻痹患者，包括脑瘫、偏瘫、截瘫、四肢瘫，还包括痉挛型、弛缓型、共济失调型等患者。②禁忌证：不适用于出血性倾向疾病患者、恶性肿瘤患者、局部金属植入者、意识不清者等。

（3）护理要点：①治疗前做好宣教，告知患者治疗中可能会出现的感觉。②协助患者做好治疗部位的准备，如局部创面的处理，支具、石膏托、假肢的处置。③治疗部位如有创伤或遇其他有创检查之后的 24 h 内，应停止该项治疗。④治疗中要询问患者的感觉，老年人、儿童、体弱者的治疗时间应相对缩短，输入强度相对降低。

3. 中频电疗法　目前临床上常用的中频电疗法有等幅中频正弦电流疗法、干扰电疗法和正弦调制中频电疗法、高频电疗法等。

（1）等幅中频正弦电流疗法：也称"音频"电疗法。由于幅度无变化，易为人体所适应。

①治疗作用：a. 镇痛、止痒。b. 促进局部血液循环、消炎、消肿。c. 分解粘连，软化瘢痕。

②临床应用。a. 适应证：各类软组织扭挫伤疼痛、关节痛、神经痛等，瘢痕、注射后硬结节等。b. 禁忌证：急性炎症、出血性疾病、恶性肿瘤等。

（2）干扰电疗法。

①治疗作用：a. 改善周围血液循环。b. 镇痛。c. 治疗和预防肌肉萎缩。d. 促进内脏平滑肌的活动，提高其张力，改善内脏血液循环，调整支配内脏的自主神经。e. 对自主神经有调节作用。

②临床应用。a. 适应证：各种软组织创伤性疼痛、肩周炎、神经炎、皮神经卡压性疼痛等，特别适用于各种内脏疾病，如胃痉挛、尿路结石、肠功能紊乱、肠痉挛、胃下垂、术后尿潴留等。b. 禁忌证：急性炎症病灶、深静脉血栓形成、出血性倾向疾病、结核病灶、恶性肿瘤等。

（3）正弦调制中频电疗法：兼具低、中频电疗的特点，减小人体的电阻，增大治疗用的电流量，增加电流的作用深度，不同波形和频率的电流交替变换出现，可以克服机体对电流的适应性。适应证和禁忌证同干扰电疗法，护理要点同低频电疗法。

4. 高频电疗法　最常用的高频电疗法为短波疗法、超短波疗法、微波疗法。

（1）治疗作用：①镇痛。②消炎消肿。③解痉。④扩张血管，促进血液循环。⑤增强机体的免疫防御功能。⑥高频电刀可治疗表浅癌肿。

（2）临床应用。①适应证：采用中、小剂量的高频电疗可治疗各种特异性或非特异性慢性、亚急性或急性炎症等。②禁忌证：恶性肿瘤、有出血倾向、高热、心肺功能衰竭、装有心脏起搏器、体内有金属异物、颅内压增高、活动性肺结核等情况。

（3）护理要点：①体温超过 38 ℃者，应停止治疗。②女性患者经期及下腹部不宜进行治疗。③治疗部位如有创伤或遇其他有创检查之后的 24 h 内不宜进行。④治疗部位伤口有渗液者，应处理伤口后再治疗。⑤治疗中注意特殊部位的保护，如眼、生殖器、儿童骨骺端。

（二）光疗法

利用日光或人工光线作为防治疾病、促进机体康复的重要方法称为光疗法。

1. 红外线疗法

（1）治疗作用：表浅组织产热后通过热传导或血液传送可使较深层的组织温度升高、血管扩张、血流加速，并降低神经系统的兴奋性，因而有改善组织血液循环、增强组织营养、促进水肿吸收和炎症消散、镇痛、解痉的作用。

（2）临床应用。①适应证：各种亚急性和慢性组织损伤，软组织炎症吸收期，各种慢性关节炎和关节病。②禁忌证：恶性肿瘤、急性炎症、有出血倾向、高热、重症动脉硬化、活动性结核患者。③下列情况谨慎使用:水肿患者(可能会因组织温度升高而加重)、感觉失常不能明确判定热度的患者、意识障碍患者。

(3)护理要点:①红外线照射眼睛可导致白内障和视网膜烧伤,故照射头面部或上胸部时应让患者佩戴深色防护眼镜或用棉花蘸水敷贴于眼睑上。②急性创伤 24～48 h 局部不宜用红外线照射,以免加剧肿痛和渗血。③下列情况照射时要适当拉开照射距离,以防烫伤:植皮术后;新鲜瘢痕处;感觉障碍者,如老年人、儿童、瘫痪患者等。④治疗过程中患者不得随意移动,以防触碰灯具引起灼伤,医护人员应随时询问患者的感觉,观察局部反应。治疗中如患者诉头晕、心慌、疲乏无力等不适,应停止治疗并对症处理。⑤多次治疗后,治疗部位皮肤可出现网状红斑,以后会有色素沉着。

2. 紫外线疗法 ①长波紫外线:波长 320～400 nm,会有色素沉着,荧光反应作用强。②中波紫外线:波长 280～320 nm,红斑反应最强。③短波紫外线:波长 180～280 nm,对细菌和病毒的杀灭和抑制作用强。

(1)治疗作用:杀菌、消炎、促进维生素 D_3 形成、镇痛、脱敏、促进组织再生、调节机体免疫功能、光致敏作用等。

(2)临床应用。①适应证:风湿性疼痛、骨质疏松疼痛、急性神经痛、急性关节炎、皮肤或皮下急性化脓性感染、佝偻病、软骨病等。②禁忌证:恶性肿瘤,心、肝、肾衰竭,活动性肺结核,系统性红斑狼疮,光过敏性疾病等。

(3)护理要点:①照射时应注意保护患者及操作者的眼睛,以免发生电光性眼炎。②严密遮盖非照射部位,以免超面积、超量照射。

3. 激光疗法 激光是一种因受激辐射而发出的光。激光既具有一般光的物理特性,又有方向性强、亮度高、单色性好、相干性好等特点。

(1)治疗作用:激光的治疗作用随其能量的大小而不同。非破坏性的低能量激光主要有抗炎、镇痛、刺激组织生长、影响内分泌功能、调节神经及免疫功能等作用。高能量破坏性的激光主要用作光刀以供外科的切割、焊接或烧灼之用。

(2)临床应用。①适应证:低强度激光用于皮肤皮下组织炎症、伤口愈合不良、慢性溃疡、窦道、口腔溃疡、脱发、面肌痉挛、过敏性鼻炎、耳软骨膜炎、带状疱疹、肌纤维组织炎、关节炎、神经炎等。②禁忌证:恶性肿瘤(光敏治疗除外),皮肤结核,活动性出血,心、肺、肾衰竭等。

(3)护理要点:①烧灼治疗后应保持局部干燥,避免局部摩擦,尽量使其自然脱痂。②照射治疗时,不可直视光源,治疗时医护人员须戴护目镜,患者面部治疗时也应戴护目镜。③治疗过程中,医护人员应随时询问患者的感觉,以感觉舒适为宜,并根据患者的感觉随时调整照射距离,患者不得随意变换体位或移动激光管。

(三)磁疗法

(1)治疗作用:具有较好的镇痛作用,对中枢神经系统具有抑制作用,具有抗渗出和促进吸收的双重作用。对慢性炎症和急性炎症均有一定的消炎作用。对自主神经功能有调节作用,对早期高血压有降压作用。

(2)临床应用。①适应证:软组织扭挫伤、血肿、神经痛、关节炎、颈椎病、肩周炎等。②禁忌证:高热、有出血倾向、心力衰竭、极度虚弱、皮肤溃疡、妊娠等。

(3)护理要点:①眼部磁疗时,应采用小剂量,时间不宜过长。②密切观察磁疗不良反应的出现。常见的磁疗不良反应有头晕、恶心、嗜睡、失眠、心慌、心跳加速、治疗区皮肤瘙痒、皮疹、疱疹等。发生不良反应后,停止治疗,症状即可消失。③对年老、体弱、儿童、急性病、头部病变者,一般均从小剂量开始,逐渐加大剂量。

(四)超声波疗法

(1)治疗作用:缓解肌肉痉挛、软化瘢痕、镇痛,以及加强组织代谢、提高细胞再生能力、促进骨痂生长、消炎。

（2）临床应用。①适应证：瘢痕、注射后硬结、扭伤、关节周围炎、肌肉血肿、骨膜炎、肩周炎、腱鞘炎、类风湿脊柱炎、坐骨神经痛等。②禁忌证：急性化脓性关节炎、严重心脏病、局部血液循环障碍、骨结核、椎弓切除后的脊髓部位、小儿骨髓部位等。③慎用：头、眼、生殖器等部位慎用。

（3）护理要点：①告知患者治疗过程中酸胀、温热的感觉为正常反应，如有灼热或刺痛的感觉为异常反应，要及时告诉康复治疗师，调整超声波剂量。②孕妇腰腹部、颈交感神经节、小儿骨折端、动脉硬化血管、曲张静脉禁用超短波。有心脏起搏器的患者慎用。对脑、心、眼、性腺的治疗剂量宜小，患者若发热，应停止治疗。③糖尿病患者不宜在餐前治疗，并注意使用小剂量治疗，以免引起低血糖反应。

（五）低温疗法

低温疗法可分为两类：利用低于体温与周围空气温度但在 0 ℃ 及以上的低温治疗疾病的方法称为冷疗法；0 ℃ 以下的低温治疗方法称为冷冻疗法，其中 −100 ℃ 以下的治疗称为深度冷冻疗法。

（1）治疗作用：镇痛、止血、降低体温等。

（2）临床应用。①适应证：高热、中暑、脑损伤和脑缺氧、软组织损伤早期、鼻出血、神经性皮炎等。②禁忌证：动脉血栓、雷诺病、系统性红斑狼疮、血管炎、动脉硬化、皮肤感觉障碍等。③慎用：老年人、婴幼儿、恶病质者慎用。

（3）护理要点：①向患者解释冷疗的目的、方法、注意事项。嘱患者过冷时告诉康复治疗师，防止过冷时造成组织冻伤。②治疗时对非治疗部位保暖，腹部、足底不可冷敷。③治疗时观察患者全身及局部症状，出现寒战、冷痛觉、头晕、心慌、心动过速及冷疗处皮肤水肿、苍白时，应立即中止治疗，给予保暖。④创伤超过 48 h 不宜使用低温疗法，否则会引起冻伤及延长伤口愈合过程。⑤应用低温疗法时应严格把握治疗时间，观察局部情况，防止过冷造成组织冻伤。局部冷疗时偶见寒战等全身反应，此时可在身体其他部位同时施行温热治疗（如热敷、红外线疗法等）。⑥局部血液循环障碍者慎用，动脉硬化患者，血管栓塞患者，严重心、肺、肾功能不全患者，严重恶病质患者，慢性炎症患者或深部有化脓者及冷过敏者禁用。

（六）水疗法

（1）治疗作用。

①温度作用：温水浴与热水浴可使血管扩张充血，促进血液循环和新陈代谢，使神经兴奋性降低，肌张力下降，疼痛减轻。热水浴有发汗作用；不感温水浴有镇静作用；冷水浴与凉水浴可使血管收缩，神经兴奋性升高，肌张力增高，精力充沛。

②机械作用：静水压可增强呼吸运动和气体代谢，可压迫表浅静脉和淋巴管，促使血液和淋巴液回流，有利于减轻水肿。水的浮力可使浸入水中的身体部位受到向上的支托而漂浮起来，可减轻负重关节的负荷，便于活动和进行运动功能训练。缓慢的水流对皮肤有温和的按摩作用。水射流对人体有较强的机械冲击作用，可使血管扩张，肌张力增高，神经兴奋性增高。

③化学作用：水是良好的溶剂，可以溶解许多物质。水中加入某种药物或气体时，对皮肤、呼吸道具有化学刺激作用，可使机体产生相应的反应。

（2）临床应用。①适应证：用于脊髓不全损伤、脑血管意外偏瘫、肩-手综合征、肌营养不良、骨折后遗症、骨关节炎、强直性脊柱炎、类风湿性关节炎、肥胖、神经衰弱等的辅助治疗。②禁忌证：过高或过低温度浸浴疗法的禁忌证有动脉硬化、心力衰竭、高血压等。

（3）护理要点：①解释水疗法的目的、配合方法。备好衣裤，热水浴应备一条小毛巾冷敷额头。②不能在空腹或餐后 1 h 内进行。③治疗期间可适量饮水，出现头晕、心慌、多汗等不适症状，立即终止治疗，保温休息。④出浴后在地面行走时应小心，注意防止跌倒，最好有人搀扶。

（七）生理反馈疗法

应用电子技术和训练使人能对自己体内异常的不随意生理活动进行自我调节的治疗疾病的方法称为生物反馈治疗。

(1)治疗作用：采用电子仪器将人体内肌电、血管紧张度、汗腺分泌、心率、脑电等不随意活动的信息转变为可直接感知的视听信号，再通过患者的学习和训练对这些不随意活动进行自我调节，改变异常的活动，使之正常化。

(2)临床应用：可应用于神经系统功能性病变与某些器质性病变所引起的局部肌肉痉挛、抽动、不全麻痹等；与焦虑症、恐怖症及与精神紧张有关的一些身心疾病；紧张性头疼、血管性头痛；原发性高血压、心律不齐；其他病症，如雷诺病、消化性溃疡、哮喘病、性功能障碍、抑郁症、失眠等。

(3)护理要点：①向患者解释治疗的目的和配合方法。②环境安静、舒适，让患者躯体和精神完全放松，配合治疗。③治疗开始前告知患者在松弛状态下，可能出现一过性的躯体感觉，如沉重感、温暖感、飘荡感等，以免患者在治疗过程中担心和不安。④治疗时指导患者集中注意力，仔细体会肌肉放松与紧张的感觉，注意视听信号和康复治疗师或录音带的指导语。

（朱佩佩　胡　琼）

第二节　作业治疗

作业治疗（occupational therapy，OT）是康复医学的重要组成部分，是一个相对独立的康复治疗专业。世界作业治疗联盟把OT定义为通过选择性的作业活动以治疗有身体或精神疾病的伤残人士，使患者在各方面达到较高程度的功能水平和独立性。

扫码看视频

一、作业治疗概述

1. 特点　OT和运动疗法中功能锻炼的侧重点有所不同。运动疗法以恢复关节活动度，增强肌力，以及提高身体的协调和平衡功能为主；OT则是在运动疗法的基础上，强调恢复上肢的精细协调动作，以适应日常生活活动及工作、职业的需要。OT不仅是功能锻炼的延续，而且是获得日常生活活动能力及职业能力的过程。

2. 目标　①维持患者现有功能，最大限度发挥其残存功能。②提高患者日常生活活动能力。③为患者提供职业前的技能训练，帮助其回归家庭和社会。④为患者设计及制作个性化的与日常生活活动及职业相关的各种自助器具。⑤通过适宜的作业活动训练，增强患者的自信，促进其重返家庭和社会。

3. 内容　①以患者为中心，设计和选择有目的性的作业活动，全面调动患者的积极性，主动参与选择性活动。重点在于增强手的灵活性、眼和手的协调性、对动作的控制能力和工作耐力，以达到有目的地利用时间、空间进行日常生活活动、工作和娱乐，进一步改善和提高日常生活活动能力。②每种作业活动都应符合患者的需求并能被患者所接受，使其能积极主动地参与。③应以治疗患者躯体和精神疾病为主，着眼于帮助患者恢复或获得正常、健康、独立、有意义的生活方式和生活能力。

二、作业治疗分类

1. 按内容分类　日常生活活动训练、矫形制作及训练、假肢训练、功能性作业活动等。

2. 按治疗的目的和作用分类　用于减轻疼痛的OT、增强肌力的OT、增强肌肉耐力的OT、改善关节活动度的OT、增强协调性的OT、改善步态的OT、改善整体功能的OT、调节心理和转移注意力的OT、提高认知能力的OT等。

3. 按功能分类　主要分为功能性OT、职业OT、心理性OT、作业宣教和咨询、环境干预以及辅助技术。

三、作业治疗作用

1.增加躯体的感觉和运动功能 结合神经生理学疗法来改善躯体的感觉和运动功能,如增加关节活动度、增强肌力和肌肉耐力,增强身体的协调性、平衡能力以及手指的精细功能等。

2.改善认知和感知功能 提高大脑的高级功能,如定向力、注意力、认识力、记忆力等。

3.提高生活活动自理能力 通过生活活动自理能力的训练,矫形器和自助器具的使用,提高患者自行活动能力、自我照料能力、环境适应能力以及工具使用能力等。

4.改善参与社会的程度及心理能力 改善患者进入社会和处理情感的能力,如自我观念、价值、介入社会、人际关系、自我表达、应对能力等,帮助患者克服自卑、孤独、无助等心理,并且调动患者的积极性,积极参与社会活动。

四、作业治疗处方

康复治疗师和作业治疗师根据患者的性别、年龄、职业、生活环境、个人喜好、身体状况、功能障碍的特点、残疾程度、禁忌证等情况,拟定一张详细的 OT 处方。处方内容包括 OT 的评定内容和结果、现阶段治疗目标、现阶段训练方案以及训练强度、持续时间、频率和注意事项等。

(一)作业治疗的评定

收集资料时,对患者的作业活动能力及对影响作业活动的各种因素进行评定,包括躯体、精神和各种环境因素。通过全面检查,发现患者的日常生活活动受到影响的情况,并且找出原因,制订个性化、针对性的 OT 计划。

1.运动功能检查 包括关节活动度测量、徒手肌力评定、运动协调性检查等。

2.感觉功能检查 ①痛觉检查:用针轻刺患者皮肤,要求患者在感受到疼痛时立刻给予回应,并指明疼痛部位。②触觉检查:患者紧闭双眼,评定者用毛笔或棉花触及患者体表,刺激要双侧对称进行。③温度觉检查:将分别装有 5～10 ℃冷水和 40～50 ℃热水的器皿置于患者面前,嘱其紧闭双眼交替碰触,并且指出冷、热的感觉,双侧都要进行。④位置觉检查:患者紧闭双眼,评定者将患侧肢体被动运动到一定位置,让患者利用健侧肢体模仿相应的动作。⑤形体觉检查:患者紧闭双眼,将生活中熟悉的物品放在患者手中,让其进行辨认。

3.认知综合功能 指运用脑的高级功能能力,包括定向力、注意力、认识记忆力等能力。

4.日常生活活动能力 指日常生活中的功能性活动能力,分为基本日常生活活动和工具性日常生活活动两大类。

5.社会心理功能 指进入社会和处理情感的能力,包括自我概念、价值、兴趣、介入社会、人际关系等。

(二)作业治疗的功能训练

OT 的功能训练是指根据不同的个体,选择对其躯体和社会心理功能有一定帮助的、适合其需求的作业活动,同时应考虑患者的兴趣爱好、文化背景、生活、工作环境和社会地位等因素,主要包括以下内容。

1.治疗性功能训练 传统意义上的康复医学是以运动功能障碍为中心,所有的治疗性活动都是为作业活动准备的。

(1)增强肌力的训练:OT 中不仅要进行患侧肌群的肌力训练,而且要训练健侧肌群,使之超过原有的正常肌力,以提高代偿能力。增加肌力训练的方式包括:①抗阻力等张运动训练,如抗阻力的斜面磨砂板活动训练。②主动等张运动训练,如使用锤子训练上肢肌力,使用橡皮泥训练手的力量。③主动助力训练,如上肢借助悬吊带进行一些活动。④被动牵拉训练。⑤主动牵拉训练,利用主动肌的力量牵拉拮抗肌。⑥无抗阻力的紧张运动训练。⑦抗阻力等长运动训练,适用于肌力 2 级或 3级,如抬高上肢绘画。⑧神经-肌肉控制训练。

（2）增加耐力的训练：低负荷、重复多次的练习，可增加肌肉耐力。

（3）增加心肺功能的训练：主要为有氧训练，需要达到最大耗氧量的 $58\% \sim 85\%$。

（4）增加关节活动度的训练：主动运动和被动运动均可以增加关节活动度与灵活性。可以设计患者感兴趣的增加关节活动度的作业活动，一方面使患者产生兴趣坚持训练，另一方面能够达到维持和不断扩大关节活动度的目的。

（5）增强灵活性的训练：对于上肢精细运动障碍的患者，可以组织编织、制陶等公益活动等。一方面能够锻炼患者上肢的灵活性，另一方面可以增强患者的自信。

（6）增强协调性和平衡功能的训练：协调性是由本体感觉反馈所控制的自动反应，因此通过多次练习，患者的神经系统可以自发地控制肌肉的运动。如套圈、扔沙包等活动可增强上肢和下肢的协调和平衡能力，可根据患者的实际情况，让患者变化站立的姿势，如双脚前后位、双脚并拢位等，或者逐渐由静态平衡向动态平衡过渡，循序渐进，充分发挥 OT 的创造性、灵活性、适应性强等特点，为患者制订个性化训练方案。

（7）感觉训练：对存在感觉障碍的患者要认真进行评估，区分深浅感觉障碍，有针对性地进行健侧和患侧的同步治疗，强化正确感觉的输入，包括触觉、疼痛觉、固有感觉、温度觉等，反复训练，以达到较好效果。

2. 个人日常生活活动 个人卫生、进食、床上活动、更衣、转移训练以及站立、室内外步行、跨门槛、上下楼梯、乘公共汽车或骑自行车等。

3. 家务活动 烹调配餐、清洁卫生、管理家庭经济等。

4. 教育性技能活动 通常适用于儿童或感官残疾者。必备的学习用具包括各种图片、动物玩具、各种大小型的积木和玩具等。在受到教育的同时对具有感官障碍者进行知觉和运动功能的训练，如皮肤触觉和本位感觉训练、感觉运动觉训练等。

5. 职业前活动训练 包括职业前评估和职业前训练两部分。在患者回归社会、重返工作岗位之前，对其身体、精神及现有的功能进行测定和评价，根据个人爱好和职业技能要求选择相应的作业技能训练。

6. 心理性作业活动 通过心理性作业活动给予患者精神上的支持，减轻患者的不安和焦虑。要设法创造条件，促进患者、家属、康复治疗师之间的交流，充分调动患者的积极性，转移注意力，增强自信，使其主动参与社会活动。

7. 辅助器具配置和使用活动训练 辅助器具是患者在日常生活中，为了充分利用残存功能，弥补丧失的功能而研制的一种简单、实用，帮助患者自理的器具。辅助器具大多是康复治疗师根据患者存在的问题予以设计、研制并制作的简单器具，如防止饭菜洒落的盘档、帮助完成抓握动作的万能袖等。

8. 假肢的使用活动训练 假肢是为了补偿、矫正或增强患者已缺失的、畸形的或者功能减弱的身体部分或器官，使患者最大限度地恢复功能和独立生活的能力。在安装假肢前后均需进行功能训练，如站立、行走、左右平衡训练、上下楼梯训练以及穿戴前后的使用训练等。

9. 认知综合功能训练 对觉醒水平、定向力、注意力、认识力、记忆力、顺序、定义、关联、概念、归类、解决问题、安全保护、学习概括等分别进行训练。如每天进行空间、时间的问答，提高患者的定向力；帮助患者回忆熟悉事物，提高患者的记忆力；阅读书刊，逐步使患者理解定义、概念等。

（三）作业治疗的注意事项

（1）必须根据患者功能障碍的特点选择适宜的 OT 内容，即选择对躯体和社会心理功能起到一定治疗作用的方法，因此，选择的内容需具有明确的目的性和针对性。

（2）OT 是从临床康复治疗向日常生活活动能力和社会劳动的过渡。因此，所选择的各种作业活动应具有现实性和实用性，符合患者的生活环境和社会背景，适应患者的文化教育背景和就业需求。

（3）尽量采用集体活动治疗的形式，以增强患者之间的交流，有助于促进患者的社会参与程度和交往能力。尽可能根据患者的兴趣和患病前的职业内容选择适宜的OT内容，以提高其主动参与性，有助于其回归工作岗位。

（4）OT应遵循循序渐进的原则。根据患者个体情况，对时间、强度、间歇次数等进行适当的调整，以不产生疲劳为宜。

（5）必须详细记录OT的医嘱、处方、进度、反应、患者完成能力和阶段性的治疗及评估。

五、新技术及应用

随着科技的发展，近年来有许多新技术应用在OT中，包括虚拟现实（virtual reality，VR）技术、上肢机器人及远程认知康复技术等。

1. VR技术　用一个虚拟的系统模仿另一个真实系统的技术，是一种新兴且迅速发展的技术。它利用计算机的专业软硬件和外围设备，形成逼真的视觉、听觉、触觉、嗅觉，使用者能与虚拟世界产生交互作用。VR技术已广泛应用于多感官教学、飞行员训练、医疗训练、心理治疗以及康复训练等领域。在OT中，常见的包括日常活动模拟环境训练、上肢功能及手功能训练、娱乐休闲活动训练、治疗性活动训练以及精神、心理社交技巧训练等。

（1）日常生活活动训练：要求康复训练的环境和内容与真实生活密切相关，患者将训练习得的技能迁移运用到实际生活中。VR技术在模拟真实生活场景、提供日常生活技能训练方面具有不可比拟的优越性，它可以提供丰富的作业场景，从而打破医院或者康复机构实际环境的限制。在虚拟环境中跟随计算机程序进行日常生活活动训练，可以保证训练的一致性和可重复性，提供了大量的实践机会，并降低错误操作导致危险的可能性。

（2）脑卒中患者的运动功能评定和训练：VR技术应用的一个新领域就是脑卒中患者的康复，国内外许多研究组织已经利用VR技术在该领域进行了许多研究，并取得了一定的治疗成效。

（3）认知康复：通过VR技术结合各种软件，可以提供各种认知成分训练，如注意力训练游戏、计算以及各种定向训练等。这种训练方式内容丰富，难度易于调节，并具有即时反馈的特点，使患者有更好的依从性，更容易从训练中获益。有学者将一些认知评定的内容整合到VR技术中，使得评定更容易进行并且可以严格控制参数，保证评定的一致性和准确性。

（4）精神心理疾患的康复：VR技术容易进行场景控制，因此康复治疗师能够根据患者的需求控制活动场景，定制互动游戏，并通过调节相应的参数而虚拟一系列的治疗用环境，从而安全有效地进行康复训练。VR游戏可用于恐高症、幽闭恐怖症、飞行恐怖症、社交恐怖症患者，也可通过一系列的游戏缓解患者的焦虑和抑郁情绪。

2. 上肢机器人技术　外骨骼式上肢康复机器人是近年来应用于偏瘫患者上肢功能康复训练的新器材，此设备由一部甚至多部电机驱动，保证了机器人可动关节的独立运动，可使脑卒中、偏瘫患者完成部分或全部分离运动的训练，使运动更为精确。OT的应用主要体现在以下方面。

（1）机器手臂可以为肌力较差的上肢提供重力补偿，为肌力3级以上的上肢提供阻力作用，并可以针对性地进行特定关节单独训练或多个关节复合训练。

（2）电脑多媒体系统结合平面及三维人机互动软件，可以给患者提供在多种环境下进行有益的、重复的、强烈的以及功能特定性的运动训练。

（3）多维空间的游戏活动综合了上肢的肌力、关节活动度、眼手协调功能的训练，且活动的难度也可根据患者的功能进步程度及时调节，极大提高了患者的依从性。

（4）机器人辅助训练过程中，由于视觉、听觉的实时、针对性的反馈，让患者能及时看到自己的成绩，可激励患者积极参与OT。

3. 远程认知康复技术　也称电子康复或在线康复，是指应用电脑交流和信息技术改善功能障碍者、残疾者享受康复服务的权力，支持其独立的生活。这种电子康复服务远程认知康复技术包括远程监测、教育、环境控制、社区接入、评估与再训练,可在一定距离传送医疗康复服务。

（1）内容：①通过电子交流系统,向康复治疗师、残疾者个人和家属提供"正在进行"的康复教育和训练服务。②通过电子手段遥测康复进展。③在一定距离通过由电子手段传送的策略与设备进行治疗干预。

（2）分类：①家庭远程康复模式。②远程指导的家庭康复模式。③社区远程康复模式。④远程指导的社区康复模式。

（朱佩佩　胡　琼）

第三节　功能训练

功能训练(functional training)是物理疗法中重要的组成部分,是徒手以及应用器械和仪器进行运动训练,是对身体的功能障碍和功能低下起到预防、改善和恢复作用的一种特殊疗法。

扫码看视频

一、关节活动度训练

（一）影响关节活动度的因素

1. 正常的生理因素　包括拮抗肌的肌张力,如髋关节的外展动作受到内收肌张力的限制,使其不能过度外展;软组织相互接触,如髋膝关节屈曲与胸腹部相接触而影响髋膝关节的过度屈曲;关节韧带的张力,如膝关节伸展时会受到前交叉韧带、侧副韧带等的限制;关节周围组织的弹性情况,关节囊薄且松弛,关节的活动度就大;骨组织的限制,如肘关节伸展时,会因骨与骨的接触而限制肘的伸展。

2. 病理性因素　包括关节周围软组织挛缩,临床上由于关节长期制动、创伤、烫伤等造成肌肉皮肤短缩,形成瘢痕而导致挛缩;神经性肌肉挛缩,包括反射性挛缩、痉挛性挛缩和失神经支配性挛缩;粘连组织的形成,如关节受损后会有浆液纤维组织渗出,局部出现胶原纤维,导致粘连的形成;关节内异物;关节疾病,如类风湿性关节炎、异位骨化等疾病都会致使关节活动度受限;疼痛性肌肉痉挛,关节损伤后由于疼痛而限制关节的活动以及引发保护性痉挛,产生继发性粘连和挛缩,造成关节活动度受限。

（二）提高关节活动度训练的基本原则

1. 反复原则　关节活动度训练采用反复多次或持续一定时间的牵张方式;训练要循序渐进,以防发生软组织损伤。

2. 安全原则　关节活动度训练应在无痛及患者可耐受的范围内进行,尽量避免过力过量,使患者尽可能地放松,应在活动关节及相邻关节稳定性许可的范围内进行,避免继发损伤,如腰椎骨折患者早期康复训练时屈髋不宜超过 $90°$。

3. 顺序原则　按照"固定近端,活动远端"的原则进行,从近端到远端的逐个关节进行训练。

4. 综合治疗原则　关节活动度训练中还可以配合理疗或者药物等措施,达到增强疗效的目的。

（三）关节活动度的训练方法

通常我们将关节活动度训练分为被动和主动关节活动度训练,当患者的被动活动达到全范围关节活动度后,就可逐渐过渡到辅助主动甚至主动关节活动度的训练。辅助主动关节活动度训练的辅助力可以由康复治疗师、患者健肢、训练器械等提供。目前康复治疗师结合患者的具体情况进行被动、辅助主动和主动关节活动度的训练仍是关节活动度训练的基础和主要方法。

1. 肩关节

（1）屈曲：患者取仰卧位,康复治疗师一手握住患者肘关节下方手臂使其呈伸展位,另一只手握住腕关节,然后慢慢把患者上肢沿矢状面向上高举过头,完成肩关节的屈曲动作(图 2-3-1)。

(2)外展:患者取仰卧位,康复治疗师一手握住患者肘关节下方手臂,另一只手握住腕关节,肘关节可屈曲,然后慢慢把患者上肢沿额状面向躯体外侧展开。注意:若要达到肩关节最大外展活动度,须将肱骨外旋后再继续移动至接近患者同侧耳部(图 2-3-2)。

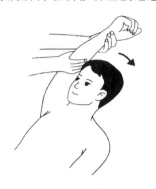

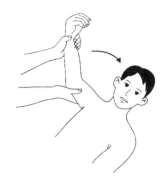

图 2-3-1　肩关节屈曲　　　　　　　　　　　　　　　图 2-3-2　肩关节外展

(3)内、外旋:患者取仰卧位,肩关节外展 90°伴肘关节屈曲 90°,康复治疗师一手固定肘关节,另一只手握持患者的腕关节,以肘关节为轴,将前臂向前、后运动,做肩关节的内、外旋运动(图 2-3-3)。

2. 肘关节屈曲、伸展　患者取仰卧位,上肢外展,康复治疗师一手固定肘关节,另一只手握持患者的腕关节,做肘关节的屈伸运动(图 2-3-4)。

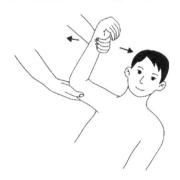

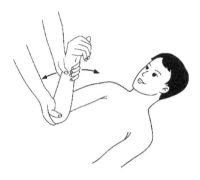

图 2-3-3　肩关节内、外旋　　　　　　　　　　　　　图 2-3-4　肘关节屈曲、伸展

3. 前臂旋前、旋后　患者肘关节屈曲 90°,康复治疗师一手固定肘关节,另一只手握住患者前臂远端,旋转前臂,做前臂的旋前和旋后运动(图 2-3-5)。

4. 腕关节掌屈、背伸　康复治疗师一手握住腕关节下方,另一只手四指握患手的掌面,拇指在患手背侧,做腕关节的掌屈、背伸运动(图 2-3-6)。

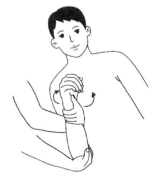

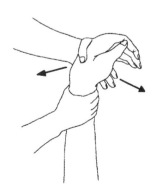

图 2-3-5　前臂旋前、旋后　　　　　　　　　　　　　图 2-3-6　腕关节掌屈、背伸

5. 髋关节

（1）屈曲：患者取仰卧位，康复治疗师一手托住患者腘窝处，另一手托住足跟，双手将患者大腿沿矢状面向上弯曲，进行髋关节的屈曲活动（图 2-3-7）。

（2）伸展：患者取俯卧位，康复治疗师一手握住患者踝关节上方，另一只手托住膝关节前部，将患者大腿沿矢状面向上抬，进行髋关节的伸展活动（图 2-3-8）。

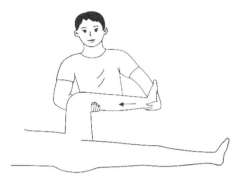

图 2-3-7 髋关节屈曲

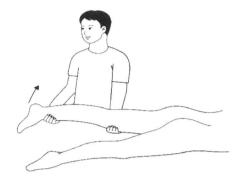

图 2-3-8 髋关节伸展

（3）外展：患者仰卧位，康复治疗师一手托住患者腘窝处，另一只手握住踝关节，将患者大腿沿额状面方向进行外展运动（图 2-3-9）。

（4）内、外旋：患者取仰卧位，髋关节屈曲，康复治疗师一手扶持小腿近端，另一只手握住足跟，以髋关节为轴，向内、外侧摆动小腿，完成髋关节的外、内旋动作（图 2-3-10）。

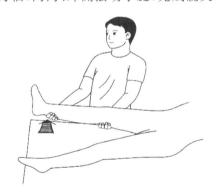

图 2-3-9 髋关节外展

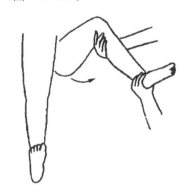

图 2-3-10 髋关节内、外旋

6. 踝关节

（1）背屈、跖屈：患者取仰卧位，下肢伸展。进行踝关节背屈时，康复治疗师一手固定踝关节上方，另一只手握住足跟，利用前臂贴住患者脚掌及外侧，用力向上方拉动。进行踝关节跖屈时，康复治疗师一只手握持足背，另一只手固定足跟，往下压足背（图 2-3-11）。

（2）内翻、外翻：患者取仰卧位，下肢伸展。康复治疗师一手固定踝关节，另一只手握住足前部，完成踝关节的内翻、外翻动作（图 2-3-12）。

（四）关节松动技术

1. 概念　关节松动技术也称麦特兰德（Maitland）手法，是康复治疗师在患者关节活动允许范围内完成的徒手操作技术，通常用于治疗关节功能障碍，如疼痛、可逆的活动受限或者僵硬，具有针对性强、见效快、痛苦小、患者易于接受的特点，是骨科疾病患者关节活动受限较为常用的治疗方法。

2. 原理　关节松动技术的基本原理是利用关节的生理运动和附属运动作为治疗手段。

（1）关节的生理运动：关节在生理范围内完成的运动，如关节的屈曲、伸展、内收、外展及旋转等。

Note

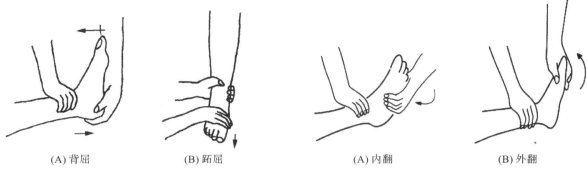

(A) 背屈　　　　　(B) 跖屈

图 2-3-11　踝关节背屈、跖屈

(A) 内翻　　　　　(B) 外翻

图 2-3-12　踝关节内翻、外翻

关节的生理运动可由患者主动完成,也可以由康复治疗师被动完成。

(2)关节的附属运动:关节在自身及其周围组织允许范围内完成的运动,是维持关节正常活动不可缺少的一种运动,一般不能主动完成,需要由他人帮助才能完成。关节的附属运动主要包括滚动、滑动、旋转、挤压和牵引。

①滚动:特点是两骨骼面不相吻合,滚动的结果是产生角运动(摆动),滚动的方向与关节面的凹凸无关,常与骨骼的角运动方向相同。滚动一般不能单独发生,会伴随着关节的滑动和旋转。在运用关节松动技术时,滚动往往导致关节受压而不单独使用。

②滑动:特点是两骨骼面必须非常吻合,如果骨表面是曲面,两骨表面的凹凸程度就要相同。滑动的方向取决于移动面的凹凸形状,即我们通常所说的"凹凸定律":运动的关节面为凸面时,滑动的方向与骨骼角运动的方向相反;运动的关节面为凹面时,滑动的方向与骨骼角运动的方向相同。这也是关节松动技术中使用滑动手法时判断施力方向的基础。

③旋转:特点是骨骼围绕静止的机械轴进行旋转,很少单独发生,常与滑动和滚动一起进行。

④挤压:指两骨骼间关节腔减小。在肌肉收缩时,会发生一定程度的挤压,可保证关节的稳定性。当挤压异常增强时,会使关节软骨发生退行性病变。

⑤牵引:指关节面的牵开或分离。沿骨的长轴进行的牵拉称为长轴牵引;当骨的运动方向与骨的长轴方向不同而与关节面方向成直角时,称为关节牵引或关节分离(图 2-3-13)。牵引手法常与其他手法组合使用。

(3)治疗平面(treatment plane,TP)与施力方向:TP是指与运动轴中心至关节凹面中心的线相垂直的一个平面。关节牵引技术的施力方向垂直于 TP,滑动技术的施力方向平行于 TP,骨骼滑动的方向是由凹凸定律决定的(图 2-3-14)。

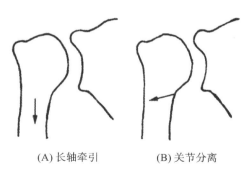

(A) 长轴牵引　　　　(B) 关节分离

图 2-3-13　关节松动牵引技术

3.手法分级　按照关节的活动范围和康复治疗师所应用手法幅度的大小,将手法划分为 4 级(图 2-3-15)。具体的分级方法:① Ⅰ 级,治疗者在关节活动的起始端,小幅度、节律性地来回推动关节。② Ⅱ 级,治疗者在关节活动允许范围内,大幅度、节律性地来回推动关节,但不接触关节活动的始端和终端。③ Ⅲ 级,治疗者在关节活动允许范围内,大幅度、节律性地来回推动关节,每次均要接触到关节活动的终端,并能感觉到关节周围软组织的紧张。④ Ⅳ 级,治疗者在关节活动的允许范围内,小幅度、节律性地来回推动关节,每次均接触到关节活动的终端,并能感觉到关节周围软组织的紧张。

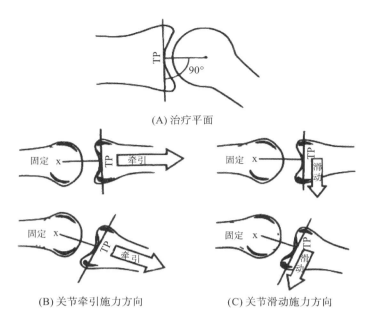

(A) 治疗平面

固定 x — 牵引

固定 x — 滑动

固定 x — 牵引

固定 x — 滑动

(B) 关节牵引施力方向　　　　(C) 关节滑动施力方向

图 2-3-14　治疗平面与施力方向

4. 治疗作用

(1)恢复关节内结构的正常位置或无痛性位置,改善关节活动度。

(2)促进关节液的流动,改善并提供软骨的营养,防止关节退变,缓解疼痛。

(3)增加本体反馈,提高机体的平衡反应。

5. 治疗原则

(1)患者取舒适的姿势,并尽可能地放松。康复治疗师选择便于操作且能够充分利用重力完成关节运动的位置。

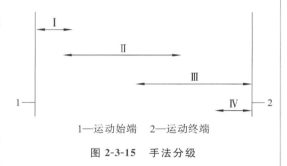

1—运动始端　2—运动终端

图 2-3-15　手法分级

(2)康复治疗师扩大与患者的身体接触范围,使受力广泛。特别需要注意的是固定近端关节,活动远端关节。

(3)治疗前后均应进行评定,以观察治疗效果。

(4)应根据患者存在的问题来确定手法,如一般疼痛比较适合使用振动手法。

6. 适应证和禁忌证

(1)适应证:①脱位关节的复位,如肩关节半脱位。②关节内错乱组织的复位。③关节内及周围组织的粘连。

(2)禁忌证:①关节活动过度。②外伤或疾病引起的关节肿胀。③关节炎。④恶性疾病。⑤未愈合的骨折。

二、肌力增强训练

肌力是指在肌肉骨骼系统负荷的情况下,肌肉为维持姿势、启动或控制运动而产生一定张力的能力,即肌肉收缩时所能产生的最大力量。

(一)肌肉收缩的类型

1. 等长收缩　肌肉收缩时肌张力明显增高,但肌长度无变化,亦不发生关节运动。

2. 等张收缩　肌肉收缩时肌张力基本保持不变,但肌长度发生变化,产生关节运动。等张收缩又可分为向心收缩和离心收缩。向心收缩是指肌肉收缩时,肌肉的起止点彼此靠近,肌肉长度缩短的收缩形式。离心收缩是指在拮抗肌的作用下,肌肉收缩时肌肉的起止点彼此远离,肌肉长度增加的收缩形式。

(二)影响肌力的因素

(1)肌肉的横截面积:肌肉的横截面积越大,肌力越大。

(2)肌纤维类型:骨骼肌纤维可分为白肌纤维、红肌纤维和中间肌纤维,当白肌纤维所占比例越大时,肌力越大。

(3)肌肉收缩类型及收缩速度:离心收缩过程中产生的肌力最大,其次为等长收缩,最小的是向心收缩。

(4)肌肉的初长度:指肌肉收缩前的长度,一般认为肌肉的初长度为其静息长度的 1.2 倍时产生的肌力最大。

(5)肌腱和结缔组织的完整性。

(6)中枢和外周神经系统的调节。

(7)个体状况,如年龄、性别、心理因素等。

(三)肌力训练的原则

1. 阻力原则　在无阻力状态下的训练不能达到增强肌力的目的,因此在训练中必须给予一定的阻力。阻力可来自肢体自身的重量或肌肉运动时外加的阻碍力量等。施加的阻力应达到足以使患者发挥最佳能力,但又不能过大而阻止患者完成活动,要根据患者的情况逐渐加大。

2. 超量负荷原则　只有使运动强度、运动时间、运动频率、运动周期这 4 个基本条件达到一定水平,才能达到增强肌力的目的。

(1)运动强度:常用最大肌力的比例或相对 1RM 或 10RM 的比例为患者选择合适的运动强度。1RM 即 1 次抗阻力运动的最大值,指受测试者仅能完成 1 次全关节活动度时对抗的最大阻力。10RM 即 10 次抗阻力运动的最大值,指受测试者能连续完成 10 次全关节活动度时对抗的最大阻力。当肌肉收缩强度相当于最大收缩强度的 40% 时,对增强肌肉耐力有效,收缩强度增加时对增强肌力有效。

(2)运动时间:包括肌肉收缩时间和运动时间。增加肌肉收缩时间常用等长收缩的训练方法。运动时间是指 1 次训练所需要的时间。

(3)运动频率:包括肌肉收缩频率和运动频率。肌肉收缩频率是指 1 次训练中肌肉收缩的次数,等于收缩时间加上休息时间除以运动时间。运动频率是指每日、每周或每个月的训练次数,一般肌力增大训练的频率以每周 3 次为佳。

(4)运动周期:运动周期长短对训练效果起着重要的作用。

3. 反复训练原则　必须进行多次的重复收缩训练,才能达到增强和巩固肌力水平的目的。

4. 适度疲劳原则　疲劳的标志为肌力不增加反而减少、运动速度减慢、运动幅度下降、运动协调性明显降低、患者主诉疲乏劳累。一旦出现疲劳现象,原则上应停止训练。因此,肌力训练要特别注意掌握适宜的训练频度,训练间隔太短时,易引起肌肉劳损;间隔太长时,就无从积累而无法使肌肉收缩力增强。

(四)肌力训练的方法

1. 辅助主动运动　在外力的辅助下通过患者主动收缩肌肉来完成的运动,助力可由患者健肢或康复治疗师提供,也可借助器械、引力或水的浮力。

(1)适应证:适用于肌力较弱,尚不能独立完成主动运动的患者,即 2 级及以下肌力的患者。

(2)方法:包括徒手辅助主动运动、悬吊辅助主动运动和滑车辅助主动运动。

①徒手辅助主动运动:助力来自康复治疗师,利用其手法来帮助患者进行主动运动。例如,患者

一侧的股四头肌肌力为 2 级,不能在抗重力条件下完成膝关节伸展的全关节活动度的运动,可采取辅助主动运动的方式。训练时患者呈患侧卧位,膝关节屈曲,康复治疗师面向患者站立,一手托起健肢,让患者的患肢主动伸展膝关节,同时康复治疗师的另一只手在患肢小腿后方施加助力。根据患者的进展情况,可以对助力进行调整,通过逐渐减少助力而增大肌力。

②悬吊辅助主动运动:借助器械给予助力,如利用绳索、挂钩、滑轮等简单装置,将运动的肢体悬吊起来,以减轻肢体的自重,然后在水平面上进行训练。如训练股四头肌的肌力时,患者取侧卧位,患肢在上方,在膝关节和踝关节位置上固定悬吊带,使小腿悬空,令患肢完成膝关节屈伸的全关节活动度的运动(图 2-3-16)。注意训练时应固定膝关节,动作要充分、缓慢,避免下肢因惯性做钟摆样运动。根据患者的情况,可通过调节运动面的倾斜度等方法来增加训练的难度。

③滑车辅助主动运动:不方便使用悬吊训练的身体部位,也可利用滑车进行训练,由于肢体下面的滑轮使摩擦减小,进行辅助主动运动。此方法较徒手和悬吊的辅助方法在难度上有所提高。

2. 主动运动 患者通过肌肉主动收缩而完成的运动,既无助力,也不用克服阻力。

(1)适应证:适用于肌力达到 3 级的患者。

(2)方法:在训练中应采取正确的体位和姿势,肢体处于抗重力位。运动中避免外加阻力,完成动作时要缓慢,防止代偿运动,并注意训练的安全。例如,训练上肢肱二头肌的肌力时,患者取坐位,将上肢置于台面上,肘关节伸展,前臂旋后位,手掌朝上,完成肘关节屈曲的动作。如能反复完成全关节运动,可适当增加阻力(图 2-3-17)。

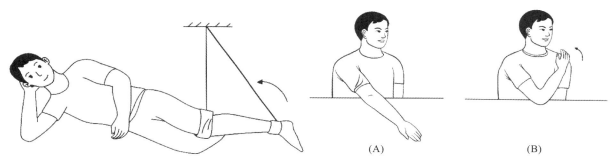

图 2-3-16　膝关节悬吊辅助主动运动　　　　图 2-3-17　肘关节屈伸的主动运动

3. 抗阻力主动运动 在肌肉收缩过程中,同时克服外来阻力完成的运动。

(1)适应证:适用于肌力达到 4 级或 5 级的患者。

(2)方法:包括徒手抗阻力主动运动、重物抗阻力主动运动、弹簧抗阻力主动运动和水中抗阻力主动运动。

①徒手抗阻力主动运动:阻力来自康复治疗师,因此可以根据患者的具体情况随时调整阻力的大小,效果较好。运动时要固定关节的近端,缓慢施加阻力,阻力的方向与运动的肢体成直角。例如,进行股四头肌徒手抗阻力主动运动时,患者取坐位,下肢自然下垂,康复治疗师一手固定其大腿远端,另一只手在小腿远端给予阻力,使患者抗阻力完成膝关节伸展的全关节活动度的运动(图2-3-18)。

②重物抗阻力主动运动:直接拿起重物或把重物系在身体某部位进行练习。例如,进行股四头肌重物抗阻力主动运动时,患者取坐位,下肢自然下垂,将大腿固定,在踝关节处绑沙袋,让患者抗重物完成膝关节伸展的全关节活动度的运动(图 2-3-19)。

③弹簧抗阻力主动运动:如利用弹簧作为阻力进行膝关节伸展的肌力增强训练。

④水中抗阻力主动运动:利用浮力可以辅助运动,对抗浮力的运动就是抗阻力主动运动。

4. 等长运动 肌肉等长收缩时长度基本不变,不产生关节活动,故也称静力收缩,是肌力与阻力相等时的一种收缩形式。以等长收缩为肌肉收缩形式的运动即为等长运动。

(1)适应证:几乎适用于肌力从 1 级到 5 级的所有患者。由于等长运动是肌肉的静态收缩,不引

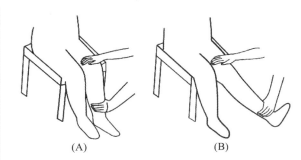
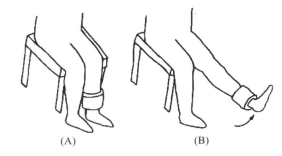

图 2-3-18　膝关节伸展的徒手抗阻力主动运动　　　图 2-3-19　膝关节伸展的重物抗阻力主动运动

起关节的运动,所以特别适用于骨折、关节炎以及因疼痛而关节不能活动的患者。

（2）方法:包括徒手等长运动和利用器械的等长运动。

①徒手等长运动:受训肢体不承担负荷而保持肌肉的等长收缩的运动。

②利用器械的等长运动:利用墙壁、拉手、肋木、床、桌子、地面等固定物进行肢体肌肉的等长收缩运动。如患者在床上取仰卧位,用脚钩住床头的栏杆,用力上抬下肢,进行股四头肌等长收缩运动训练。

5. 注意事项

（1）选择适当的训练方法:根据训练目的、疾病类型、时期及肌力级别等的不同,选择不同的训练方法。

（2）阻力的施加与调节:注意施加阻力的部位、方向和强度。

（3）科学设计运动量:根据超量负荷原则,结合患者具体情况,设计足够的运动量。

（4）固定:充分固定关节的近端,提高肌力训练效果。

（5）正确设计姿势与肢位。

（6）防止出现代偿运动。

（7）对患者进行运动讲解和鼓励,取得患者的合作。

三、肌肉耐力训练

肌肉耐力是指肌肉能够持续长时间收缩或重复收缩的能力,它需要充足的能量供应和正常的神经支配,可以用肌肉开始收缩到出现疲劳时收缩的次数或所用的时间来衡量肌肉耐力的大小。

1. 影响肌肉耐力大小的因素　包括肌纤维的类型、肌红蛋白的储备、酶的作用以及肌力的大小等。肌肉耐力与运动强度也有一定的关系,即运动强度越大,肌肉耐力就越小。若肌群收缩超过其最大随意收缩程度的 $15\% \sim 20\%$,则它的血供将会减少而转为无氧代谢,肌肉易疲劳、收缩能力下降,可出现痉挛、灼痛、震颤等症状。

2. 肌肉耐力训练

（1）与肌力训练的区别:加强肌肉耐力的同时必然会提高肌力,但是增强肌力与增强肌肉耐力的训练方法并不完全相同。以增强肌力为主要目的时,要求在短时间内对抗较大的负荷,但重复次数并不需要很多,即高强度,少重复;而以提高肌肉耐力为主要目的时,则要求在较低负荷下,较长时间内多次重复,即低强度,多重复。

（2）与肌力训练的联系:肌肉耐力训练与肌力训练是密切联系的,肌力和肌肉耐力之间明显呈正相关,当肌力增强时,在较低负荷的运动中,肌肉耐力也会增加;如果在较低负荷运动时肌肉耐力有所增加,虽然并不能明显增强肌力,但会对增强肌力起到良好的作用。在增强肌力的训练中,如果重复次数过多或持续时间过久,必然导致运动速度或力量下降;在增强肌肉耐力的训练中,如果不对抗负荷,则不可能较快地增强肌肉耐力,对增强肌力也不利。因此,增强肌肉耐力与增强肌力的训练方法基本相同,临床上通常会将二者结合起来进行训练,并统称力量训练。

3. 等速运动训练　在康复医学领域中,等速运动训练可以应用于康复评定和康复治疗两个方面。在康复治疗方面,可用于肌肉耐力训练与肌力训练,以及进行定量的训练及康复疗效评定。

四、平衡能力训练

1. 平衡能力训练的原则 平衡能力训练是指针对造成患者平衡障碍的关键原因,提高患者维持身体平衡能力所采取的各种训练措施。通过平衡能力训练可以促进关节的本体感觉,诱发姿势反射。平衡能力训练应遵循如下基本原则。

(1)支撑面积由大到小:支撑面大,体位稳定性好,维持平衡比较容易。平衡能力训练要从稳定的体位训练逐步过渡到不稳定的体位,由易到难。例如,患者由双足站立体位→单足站立体位→足尖站立体位等。

(2)身体重心由低到高:身体重心随着训练体位的改变而逐渐升高,平衡训练的难度也逐步加大。例如,训练从比较稳定的坐位开始,逐步过渡到站立位。

(3)由静态平衡到动态平衡:应从保持身体稳定、静态的姿势开始,逐步加大难度,过渡到动态平衡的训练,防止患者精神紧张。例如,开始时让患者维持静态姿势的稳定,逐步加大平衡难度,在平衡板上进行训练。

(4)由自我保持平衡到平衡被破坏时维持平衡:例如,先让患者保持端坐位进行训练,逐步过渡到康复治疗师用外力破坏其平衡,要求患者仍然保持端坐位。在训练中应注意安全,防止跌倒。

(5)由睁眼到闭眼训练:例如,先让患者睁眼保持站立位的稳定,随其平衡能力的提高,逐渐过渡到闭眼站立的训练,要注意保护患者,防止跌倒。

2. 平衡能力训练的方法 目前广泛应用各种器械进行平衡能力训练,但在临床使用中,由康复治疗师结合患者的具体情况进行不同体位的静态和动态平衡训练仍是平衡能力训练的基础和主要方法。

(1)坐位平衡能力训练。

①长坐位平衡:训练时,在患者面前放一面姿势镜,以便于观察自己的姿势随时进行调整。首先,患者应进行静态平衡的保持训练,让患者取长坐位,双手可支撑在身体两侧,康复治疗师在患者身后用大腿抵住其背部,用手扶住肩部给予辅助(图 2-3-20)。随着患者的进步,康复治疗师可逐渐减少辅助量,仅在患者的肩部或在患者的前面拉着患者的手给予少量辅助,再逐渐过渡到康复治疗师松开患者的手,让患者自己维持身体平衡。若刚开始患者长坐位平衡保持得不太好,可以抓住自己的大腿来保持平衡,慢慢进展到不用任何辅助手段、独立维持长坐位平衡。还可让患者将双上肢从侧方、前方抬起至水平位或从前方举过头顶,保持长坐位。待患者可独立保持长坐位的静态平衡后,就可进行长坐位的动态平衡训练。如康复治疗师可以从前后左右推动患者或对患者进行抛、接球的训练,但在训练中康复治疗师要注意保护患者安全。在以上训练的基础上,还可让患者进行push-up 动作的训练,即患者取长坐位,双手放在支撑器上,头及躯干尽量前倾,双手用力支撑将臀部抬起并保持几秒钟,再坐下。

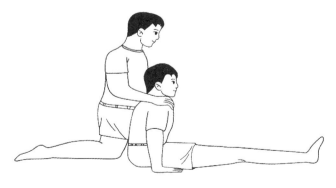

图 2-3-20 静态平衡训练

②端坐位平衡:患者坐在床边,用手握住床栏,康复治疗师还可用双手支撑患者肩部给予辅助,让患者保持端坐位。随着患者的进步,康复治疗师应适当减少辅助量,患者也可慢慢松开握着床栏的手,尝试自己保持平衡,如果要歪倒,可以手扶被褥或扶自己的腿来支撑。待患者能独立完成端坐位平衡时,康复治疗师可从前后左右方向推动患者,让其努力维持平衡。当患者的端坐位平衡较好时,还可进行躯干前屈、侧屈及左右旋转运动的练习,强化端坐位的动态平衡。

(2)跪位平衡能力训练:训练时,患者呈双膝跪位,康复治疗师给予适当辅助,让患者维持此体位的平衡。当掌握平衡后,可进行身体重心的前后左右移动动作。之后,还可训练患者进行单膝跪位的保持动作,此动作稳定后,可加入躯干左右旋转等运动的练习,增加难度。

(3)立位平衡能力训练:只有当患者的坐位平衡、跪位平衡及耐力改善后,才能开始立位平衡能力训练。可以让患者在平衡杠内进行训练,患者双手扶杠站立,要求抬头、挺胸,双腿同等承重,体会下肢负重的感觉。逐渐让患者分开双腿,与肩同宽,骨盆在水平位左右移动,双下肢交替负重,进行重心的侧方移动。随着患者的进步,还可进行重心的前后转移训练,在平衡杠内双手扶杠站立,双眼平视前方,一只腿向前迈一步,然后进行躯干的前后移动。躯干前移的幅度以后脚跟抬起为准,后移的幅度要达到前足尖抬起,注意患者身体的左右平衡。慢慢可以过渡到单足的平衡训练,即把身体重心完全移到一侧腿,另一只腿抬起,双腿可交替进行,注意躯干不能侧屈。

3. 平衡能力训练的适应证和禁忌证

(1)适应证:因中枢性瘫痪或其他神经疾病所致的感觉、运动功能受损或前庭器官病变引起的平衡功能障碍的患者等。

(2)禁忌证:严重认知功能损害者;中枢性瘫痪伴有重度痉挛者;骨折、关节脱位未愈者等。

五、站立、移乘及轮椅操作和恢复步行功能训练

(一)站立训练

骨科疾病患者,特别是下肢损伤及脊柱脊髓损伤患者,多需卧床一段时间,在离床乘坐轮椅进入康复训练前,需进行一定时间的站立训练,包括斜台站立、床旁站立、平衡杠站立等。

当患者摇床半坡坐位80°可维持30 min时,开始进行站立训练,但颈髓损伤患者因存在体位性低血压,在摇床半坡坐位30°可先进行斜台站立,逐渐增加斜床角度至80°,每次站立时间不得少于30 min。近年来,将斜床站立与下肢运动、负载相结合,可在患者早期站立训练的同时进行下肢功能的训练,避免长期制动引起的并发症及不适当被动运动导致的损伤,而且功能运动和感觉刺激反馈有助于神经功能恢复(图2-3-21)。当患者(颈髓损伤和手不能抓握者除外)完成坐位平衡能力训练及耐力改善后,可开始立位平衡能力训练。可以让患者在平衡杠内或床旁应用助行器进行训练。

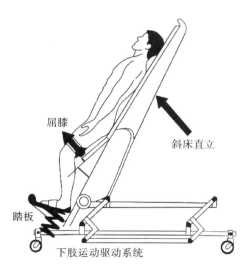

图 2-3-21 斜床站立与下肢运动系统

(二)移乘及轮椅操作训练

1. 移乘训练 移乘是指身体在轮椅和床之间的转换动作,它对患者日常的生活起着关键作用。

(1)前方移乘:首先驱动轮椅靠近床,在能将腿放在床边的地方停住,刹闸后将双下肢放在床上,再开闸驱动轮椅尽量贴近床,然后刹闸,用支撑动作将身体移至床上。对于训练初期、上肢支撑能力较差的患者多采用前方移乘的方法。

(2)侧方移乘:驱动轮椅使其侧方靠近床边,然后取下轮椅侧方挡板,将双腿放在床上,用支撑动

作将身体移至床上。

(3)斜方移乘：驱动轮椅使其斜向 30°左右靠近床边，刹闸后双脚平放于地面，取下轮椅侧方挡板，用支撑动作将臀部移至床上。

2.轮椅操作训练　当患者由于下肢疾病不能负重行走转移时，就应当进行轮椅操作训练。首先应掌握轮椅前进、后退及转弯等基本驱动动作，然后进行实用动作的训练。

(1)驱动轮椅开关门动作：患者驱动轮椅停在门把手的斜前方，一只手开门，另一只手驱动轮椅进门，然后反手把门关上。

(2)抬轮椅前轮训练：双手握手动轮，将手动轮向后轻拉，然后用力快速向前推，将脚轮抬起。抬轮椅前轮的动作具有一定的技巧性，需要经过一段时间的练习才能掌握。在练习过程中，康复治疗师应注意在轮椅后方保护患者的安全。待患者能够独立完成抬轮椅前轮的动作后，还可进行抬前轮前行、后退及转弯动作的训练。

(3)上下斜坡动作：在上斜坡时，身体重心前移，躯干前倾，双手握住手动轮的后方用力向前推。在下坡时，身体重心靠后，躯干后仰，靠在轮椅靠背上，双手握住手动轮控制下坡的速度，或者采用抬起轮椅前轮的方法下斜坡。

(三)恢复步行功能训练

针对不同的患者，步行训练也有不同的方法。下面以单侧大腿假肢患者的步行训练为例进行简要介绍。

1.平行杠内步行训练　首先是健侧腿向前迈步，重心前移到健肢上，然后假肢膝关节屈曲的同时向前摆动小腿再使膝关节伸展，假肢膝关节充分伸直的同时将重心再移到健肢足尖。后期训练可不双手扶杠。

2.平行杠外步行训练　在平行杠外，可让患者持手杖进行如上动作的练习。要注意，健侧腿迈步要大，以带动假肢侧髋关节充分伸展。当基本掌握以上步行动作后，还可以进行双侧交叉步行训练。

3.上下台阶步行训练　上台阶时，健肢先上一层，假肢腿轻度外展迈上一级台阶，然后患侧进行瞬间负重的同时健肢再迈上一级台阶。下台阶时，假肢腿先下一级台阶，躯干稍前倾，然后健侧腿下台阶，可让患者扶扶手独立完成上下台阶的步行训练。

4.上下斜坡步行训练　上斜坡时，健侧腿先向前迈出一大步，然后身体稍前倾，假肢侧向前跟一步。注意假肢侧的步幅要比健肢小。下斜坡时，假肢侧先迈一小步，注意残端要后伸，然后健侧腿向前迈一大步。

5.跨越障碍物步行训练　健侧靠近障碍物，假肢侧负重，健侧腿跨越障碍物，然后健侧负重，假肢向前抬高并跨越障碍物。或者面对障碍物站立，假肢侧负重，健侧腿跨越障碍物，然后健侧腿再负重，身体前倾同时假肢侧髋部后伸，再向前摆动跨越障碍物。

六、协调性功能训练

协调性功能训练是指恢复平稳、准确、高效运动能力的锻炼方法，即利用残存部分的感觉系统以及视觉、听觉和触觉来促进随意运动的控制能力。协调性功能训练的重点在于集中注意力，进行反复正确的练习。训练应从简单的动作逐渐过渡到复杂动作，由睁眼完成动作到闭眼完成动作。临床上，协调性训练可采用如下方法。

1.双上肢交替运动　交替摸肩上举，即一侧上肢屈肘、鹰嘴向下，手摸同侧肩后上举，并尽量伸直肘关节，左右交替进行；前臂交替旋转，即两上肢向前平举，快速进行左右前臂的交替向前旋转；掌心掌背拍腿，即将手放在大腿上，交替完成掌心、掌背拍腿的动作，快速进行；两手在胸前，左右手 5个手指指腹相继碰触，快速轮替进行。

2.双下肢交替运动　坐位两腿伸直，外展、内收时左腿放在右腿上，交替进行；坐位时，左右腿交替伸膝、屈膝，快速进行。

3.定位、定向性运动　如抛接球练习;触摸康复治疗师的手指,康复治疗师要不时变换位置;纸上画圆圈练习。

4.全身协调性运动　如原地摆臂踏步运动、跳绳及太极拳活动等。进行协调性功能训练时要避免过劳或不适而使运动不协调性加重,进而影响训练的继续。对两腿运动失调的患者,应特别注意防止跌倒,减少患者紧张和恐惧的心理,创造安全和放松的环境。

(朱佩佩　吴翠萍)

第四节　康复护理

扫码看视频

康复护理(rehabilitation nursing,RN)是护理学和康复医学结合产生的一门专科护理技术,是在康复计划实施的过程中,由护士配合康复治疗师等康复专业人员,对康复对象进行基础护理和实施各种康复护理专门技术,以预防继发性残疾,减轻残疾的影响,使患者达到最大限度的功能改善。

一、康复护理概述

(一)康复护理的内容

康复护理涉及护理学与康复医学两个专业,是为了适应康复治疗的需要,从基础护理中发展起来的一门专科护理技术。因此,康复护理内容既要体现基础护理的内容,又要突出康复护理的特色。

1.基础护理　基础护理是康复护理的基础,例如:①对患者进行基础护理中的一般评估(如体温、脉搏、呼吸、血压、压力性损伤等);②观察患者的病情并做好相应的记录;③执行康复治疗师开出的相关临床诊疗的医嘱(如完成各类检查,给予必要的药物治疗等);④完成基础护理中的健康教育(如合理饮食、出院后按时随诊)等。

2.康复护理特色　在基础护理的基础上,康复护理必须突出康复医学的专科特色,即紧密围绕改善或提高功能这一核心实施专科护理。

(1)预防继发性功能障碍:继发性功能障碍是指患者病、伤、残后,由于没有得到康复治疗或适宜的康复护理所导致的功能障碍。适时介入康复护理技术,可以有效预防继发性功能障碍。

(2)协助实施相关的康复治疗:在康复医生或治疗师的指导下,康复护士可以积极协助或监督患者完成一些适宜技术。这些适宜技术包括:各种疾患的正确体位摆放,在监督或指导下的体位转移或肢体的主动训练以及膀胱功能再训练等。

(3)给予心理支持:观察病情和功能变化及改善情况,鼓励患者主动参与康复治疗,对有心理障碍的患者给予适当的心理咨询,及时将患者在康复治疗的过程中出现的问题反馈给康复治疗师。

(4)鼓励患者"自我护理":传统的护理模式是一种"替代"护理,主张"我为患者提供优质服务",如帮助患者完成日常生活中的洗漱、修饰、穿衣、进食等功能性活动。而康复护理模式强调的是"参与"护理,"主动"护理或"自我"护理,即在确保康复患者安全的前提下,在康复护士的监督和指导下,充分发挥患者及家属主动参与的积极性,从"我为患者做"到"患者自己做",护士在必要的时间、通过必要的方式(如言语的提示或身体的接触)给予必要的帮助。这种主动护理或自我护理最能体现 RN 的特色。

3.康复护理重点

(1)疾病的早期:此期多为疾病的急性期,患者多在 ICU、急诊以及相关的临床专科。此期康复护理的重点是及时做好各种护理观察和评定,采取积极措施预防各种继发性并发症,适时开展床边简单、有效的康复护理。

(2)疾病的恢复期:此期为功能恢复的理想时期,患者及家属参与康复的积极性较高,期望值较大,是功能改善的关键时期,也是康复护理介入的好时机。此期康复护理重点是在康复治疗师的指导下,协助康复治疗师积极开展各种功能训练,加强心理支持,鼓励主动参与,尽可能改善肢体功能,提高患者生活自理能力,尽早回归家庭和社会。

(二)康复护理的原则

1.预防继发性功能障碍 康复护理的首要原则,并应贯穿于康复护理的始终。

2.掌握自我护理方法 康复护理的核心要素,加强自我护理,使康复护理从传统护理中的"替代"护理转变为康复护理中的"主动"护理,体现康复护理特色。

3.重视心理支持 康复护理发挥作用的保障。鼓励伤残者,使他们正确面对各种功能障碍,积极参与康复治疗,确保康复治疗的成效。

4.提倡团队协作 康复护理正常运作的必要环节。康复科与临床其他专科最大的区别是康复治疗师参与治疗,医生、护士、康复治疗师组成了一个治疗团队,相互之间的协调和合作是康复治疗的可靠保障。

(三)护士在康复治疗中的角色

1.病情的观察者 观察患者的心理状态、功能训练的恢复进度以及对康复的需要等。同时,通过言语、态度和行为,在精神上给予患者鼓励。

2.康复治疗的实施者 在整个康复流程中,根据康复计划,落实护士的职责,应用护士可以实施的技术为患者服务。同时,教给患者必要的医学知识和自我护理的技术,为出院回归家庭和社会做准备。

3.治疗组的协调者 康复计划由医生、护士、康复治疗师共同完成,在实施康复治疗的过程中,护士需要根据康复对象的治疗时间来协调各项工作,尤其是与护理有关的工作,如静脉用药的时间需要错开患者参与康复治疗的时间,以保证康复训练措施的落实。

4.病房管理者 护士在病房管理中承担管理的角色,负责病房及周围环境的管理,协调各方面的关系。

二、常用的骨科康复护理技术

康复护理技术包括基础护理技术和专科护理技术。基础护理技术是指临床护理工作中最常用、普遍性的操作技术,如测量生命体征、给药、标本采集等。专科护理技术是指专门应用于患者的康复护理中的操作技术,包括体位的摆放、呼吸训练与排痰、膀胱功能训练等。随着康复护理学的发展,康复护理技术的内涵也在不断地扩大。下面主要介绍临床上骨科常用的康复护理专科技术。

(一)体位摆放与转移技术

1.体位摆放 包括脑损伤、脊髓损伤患者抗痉挛体位摆放和骨与关节疾病患者的功能位摆放等,目的是预防或减轻痉挛和畸形的出现,保持躯干和肢体的功能状态,预防并发症及继发损害的发生。

1)体位摆放方法

(1)脑损伤患者抗痉挛体位:长时间的痉挛会造成关节挛缩畸形、关节半脱位、关节及周围软组织损伤等并发症的发生。早期实施抗痉挛体位摆放可有效预防各种并发症的发生,为肢体功能的后期康复奠定基础。脑损伤患者的抗痉挛体位摆放方法包括患侧卧位、健侧卧位、仰卧位及床上坐位等。

①患侧卧位:患侧在下,健侧在上,头部垫枕,患臂外展前伸后旋,患侧肩部尽可能前伸,以免受压和后缩畸形,前臂旋后,肘与腕关节均处于伸直位,掌心向上,五指分开,健侧上肢放在胸前的枕上或躯干上。患侧下肢稍屈曲放在床上,踝关节保持90°,健侧腿屈髋屈膝向前放于长枕上(图2-4-1)。

②健侧卧位:健侧在下,患侧在上,头部垫枕,患侧上肢伸展位置于长枕上,长枕长度长于上肢长度,患侧肩胛骨向前向外伸展,前臂旋前,五指伸展,掌心向下,患侧腕关节不能垂下,应处于伸直位。患侧下肢屈髋屈膝向前放于长枕上,注意足不能内翻悬在长枕边缘(图2-4-2)。

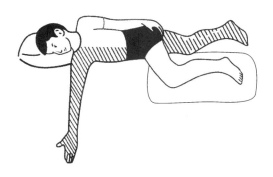

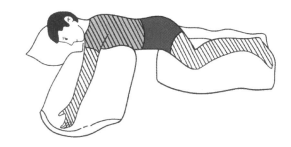

图 2-4-1　患侧卧位　　　　　　　　　　　　　图 2-4-2　健侧卧位

③仰卧位：头部用垫枕良好支撑，枕头不宜过高，使颈部处于前屈位，患侧肩胛和上肢下垫一长枕，前臂旋后，肘与腕关节均处于伸直位，掌心向上，五指分开，整个患侧上肢平放于枕上。患侧髋下、臀部、大腿外侧放长枕，防止下肢外展、外旋。膝下稍垫起，保持伸展微屈，踝关节保持 90°，呈中立位。

④床上坐位：病情允许时，应鼓励患者早期床上坐起。取床上坐位时，患者后背需用多个软枕垫实，使脊柱伸展，达到直立坐位的姿势，头部无须支持固定，患者可以主动控制头部的活动。患侧上肢抬高，置于软枕上，有条件情况下可给予一个横过床的可调节桌子，桌上放一软枕，让患者的患侧上肢放在上面。髋关节屈曲 90°。

（2）脊髓损伤患者抗痉挛体位。

①仰卧位：头部垫枕，颈部损伤者将头部两侧固定，肩胛骨下垫枕，使肩关节保持上抬和前挺，肩关节稍外展，肘关节伸直、前臂旋前、腕背伸 20°~30°、手指微曲，呈抓握状。两大腿之间放置一个楔形垫枕，避免下肢内收肌痉挛，髋、膝、踝下垫枕，足部保持 90°，呈中立位；足跟悬空，防止压力性损伤的发生。

②侧卧位：头部垫枕，上侧上肢保持伸展位，前臂前伸和旋后放于长枕上，下肢屈髋屈膝放于长枕上与下侧腿分开，踝关节背屈 90°。下侧上肢肩关节拉出以避免受压和后缩、前臂旋后放于床头，腕关节自然伸展，手指自然屈曲，躯干后背用长枕支撑，以保持侧卧位。下肢屈髋屈膝，踝关节背屈 90°。

（3）骨关节疾病患者的功能位：功能位有利于患者肢体恢复日常生活活动，如梳洗、进食、行走等。在临床上，常采用绷带、石膏、矫形支具、系列夹板等将肢体固定于功能位。

①上肢功能位：肩关节屈曲 45°，外展 60°（无内、外旋）；肘关节屈曲 90°；前臂呈中间位（无旋前或旋后）；腕关节背伸 30°~45°，并稍内收（即尺侧屈）；各掌指关节和指间关节稍屈曲；拇指在对掌中间位。

②下肢功能位：下肢髋关节伸直，无内、外旋，膝稍屈曲 20°~30°，踝关节处于 90°，呈中立位。

2）体位摆放注意事项

（1）患者体位摆放训练时，室内温度适宜，因温度过低可使肌张力增高。1~2 h 变换一次体位，维持肢体良好的血液循环。

（2）脑损伤患者抗痉挛体位摆放：床应平放，床头不得抬高，避免半坐卧位；手中不应放置任何物品，也不应在足底用任何物品支撑，避免手掌抓握反射及踝关节的跖屈畸形；在体位摆放及转移过程中禁忌拖、拉患者的患侧上肢，以防肩关节半脱位。

（3）脊髓损伤患者抗痉挛体位摆放：采取轴线翻身护理技术预防脊柱二次损伤。取侧卧位时，尽量使头部和脊柱保持正常对线，胸腰段脊椎损伤患者，保持同侧肩峰与髂骨在同一直线上，或患者下颌、剑突和肚脐在一条直线上，背后用长枕支撑，保持侧卧位，避免脊柱扭曲。

2. 体位转移技术

1）床上运动　主要包括床上撑起运动、床上横向运动、床上坐位向前、后移动。

（1）床上撑起运动：协助患者坐起，在床上取伸膝坐位，身体前倾，两手掌平放在床上，肘关节伸直,用力撑起,使臀部离床并向上抬起,前后左右移动,注意保护好患者。此方法常适用于截瘫患者。

(2)床上横向运动:移向右侧时,将健侧下肢从患侧下肢下滑至足跟,用健足钩住患足向右移动。健侧下肢屈曲,用健侧足、肘关节、肩支撑起臀部,同时将下半身移向右侧。将头缓慢移向右侧。向左移动方法与此一致。此方法常适用于偏瘫患者。

(3)床上坐位向前、后移动:患者在床上取坐位,身体前倾,两手掌交叉向前。辅助患者抬高一侧臀部,将重心放在另一侧臀部上,再辅助患者将抬起一侧的臀部向前或向后移动,犹如患者在用臀部行走。

2)转移技术

(1)从仰卧位到坐位:患者取仰卧位,患侧上肢放于腹上,健足放于患侧足下呈交叉状。护士位于患者健侧,双手分别扶于患者双肩,缓慢地帮助患者向健侧转身,并向上牵拉患者双肩,患者同时屈曲健侧肘支撑身体。随着患者躯体上部被上拉的同时患者伸直健肘,手支撑床面。健足带动患足一并移向床沿,两足平放于地面,整理为功能位。

(2)从坐位到站立位:协助患者将脚跟移动到膝关节中线的后方,患者身体向前倾;护士面向患者站立,双下肢分开位于患者双腿两侧,用双膝夹紧患者双膝外侧并固定,双手托住患者臀部或拉住腰带,将患者向前向上拉起。患者双臂抱住护士颈部或双手放于护士肩胛部,与护士一起向前向上用力,完成抬臀、伸腿至站立位。协助患者重新调整重心,使双腿下肢直立承重,维持站立平衡。

(3)床与轮椅之间的转移:包括床-轮椅和轮椅-床的转移。

①站立位转移法:推轮椅至患者床旁,与床位成 30°～45° 角,刹住车闸,翻起脚踏板,协助患者坐于床边,双脚着地,躯干前倾。护士面向患者站立,协助患者从坐位到站立位。患者站稳后,护士以健足为轴慢慢旋转躯干,使患者背部转向轮椅,臀部正对轮椅正面,让患者慢慢弯腰,坐到轮椅上。翻下脚踏板,将患者双脚放于脚踏板上,系上轮椅安全带。此方法适用于偏瘫患者。

②垂直转移法:将轮椅正面向床,垂直紧靠床边,刹住车闸。协助患者取床上坐位,背对轮椅,躯干前倾,臀部靠近床沿,双手向后伸并抓住轮椅扶手,护士站在轮椅的一侧,一手扶住患者的肩胛部,另一手置于患者的大腿根部,患者上肢用力将臀部抬起向后上方移动,护士协助患者,使患者的臀部从床上移动到轮椅上,系好轮椅安全带,开闸驱动轮椅离床,使患者足跟移至床沿,刹住车闸,将患者双脚放于脚踏板上。

③体位转移注意事项。

a.体位转移前消除患者的紧张或恐惧心理,以配合转移,护士应详细讲解转移的方向、方法和步骤,使患者处于最佳的起始位置。

b.全面评估:转移前护士应了解患者肢体能力、瘫痪程度和认知情况以及恰当的转移方式和辅助方式等。

c.进行转移前应先计划转移的方法及流程,并详细地分析患者身体的位置、所要完成的动作、辅助器具的位置及操作等。

d.转移时的空间要足够床-轮椅之间转移,椅子或轮椅等放置的位置要适当,去除环境中可能的障碍物件。

e.互相转移时两个平面之间的高度尽可能相等,两个平面应尽可能靠近,两个平面的物体应稳定。

f.转移时应注意安全,避免碰伤肢体、臀部、踝部的皮肤,带助患者穿着合适的鞋、袜、裤子等,以防跌倒。

g.患者和护士采用较大的站立支撑面进行转移,以达到省力、安全的转移。

(二)呼吸训练与排痰技术

1.呼吸训练

(1)放松训练:有利于气急、气短所致的肌肉痉挛和精神紧张症状的缓解,减少体内能量消耗,提高呼吸效率。在进行呼吸训练前,必须先使患者全身放松。进行放松训练时,患者可采取卧位、坐位或站立位,放松全身肌肉。还可以选择安静的环境,进行静气功练习或借助肌电反馈技术进行前额和肩带肌肉的放松。对肌肉不易松弛的患者可以教其放松技术,让患者先充分收缩待放松的肌肉,然后松弛紧张的肌肉,以达到放松的目的;或者做肌紧张部位的节律性摆动或转动,有利于该部位肌群的放松。缓慢的按摩或牵拉也有助于紧张肌肉的放松。

(2)呼吸肌训练:改善呼吸肌肌力和耐力的训练方式,主要强调吸气肌的训练。用于治疗各种急、慢性肺疾病,主要针对吸气肌无力、萎缩或吸气肌无效,特别是横膈肌及肋间外肌。呼吸肌训练有3种形式:横膈肌阻力训练、吸气阻力训练、诱发呼吸训练。

①横膈肌阻力训练:患者取仰卧位、头稍抬高的姿势。让患者掌握横膈肌吸气方法,在患者腹部放置1～2 kg的沙袋。让患者深吸气的同时保持上胸廓平静,沙袋的重量必须以不妨碍横膈肌活动及上腹部鼓起为宜。逐渐延长患者阻力呼吸时间,当患者可以保持横膈肌呼吸模式且吸气不会使用辅助肌约15 min时,可增加沙袋重量。

②吸气阻力训练:为吸气阻力训练所特别设计的呼吸阻力仪器可改善吸气肌的肌力及耐力,并减少吸气肌的疲劳。呼吸阻力仪器有各种不同直径的管子来提供吸气时气流的阻力,气道管径越窄,则阻力越大。每天进行阻力吸气数次,每次训练时间逐渐增加到20～30 min,以增加吸气肌耐力。当患者的吸气阻力或耐力有所改善时,逐渐将仪器的气道管径减小。

③诱发呼吸训练:一种低阻力的训练方式,强调最大吸气量的维持。患者取仰卧位或半坐卧位的放松舒适姿势。让患者做4次缓慢、轻松的呼吸,指导其在第4次呼吸时做最大呼气,然后将呼吸器放入口中,经由呼吸器做最大吸气并持续吸气数秒。每天重复数次,每次练习5～10组。训练中避免任何形式的吸气肌长时间的阻力训练,如出现颈部肌肉(吸气辅助肌)参与吸气动作,则表明横膈肌疲劳。

(3)腹式呼吸训练:患者可取立位、平卧位或半坐卧位,两手分别放于前胸部和上腹部。用鼻缓慢吸气时,横膈肌最大程度地下降,腹肌松弛,腹部凸出,手感到腹部向上抬起。呼气时经口呼出,腹肌收缩,横膈肌松弛,横膈肌随腹腔内压增加而上抬,推动肺部气体排出,手感到腹部下降。

(4)缩唇呼吸训练:缩唇呼吸的技巧是通过缩唇形成的微弱阻力来延长呼气时间,增加气道压力,延缓气道塌陷。患者闭嘴,经鼻吸气,然后通过缩唇缓慢呼气,同时收缩腹部。吸气与呼气时间比为1∶2或1∶3。缩唇的程度与呼气流量:以能使距口唇15～20 cm、与口唇等高度的蜡烛火焰随气流倾斜又不至于熄灭为宜。

2.排痰技术

(1)有效咳嗽训练:有效咳嗽适用于神志清醒、一般状况良好、能够配合的患者。患者尽可能取坐位,先进行深而慢的腹式呼吸5～6次,然后深吸气至横膈肌完全下降,屏气3～5 s,继而缩唇,缓慢地经口将肺内气体呼出,再深吸一口气屏气3～5 s,身体前倾,从胸腔进行2～3次短促有力的咳嗽,咳嗽时同时收缩腹肌,或用手按压上腹部,帮助咳嗽。咳嗽训练一般不宜长时间进行,可在早晨起床后、晚上睡觉前或餐前半小时进行。

(2)体位引流:利用重力作用促使呼吸道分泌物流入气管、支气管排出体外的方法,其效果与需引流部位所对应的体位有关(图2-4-3)。

①引流前准备:向患者解释体位引流的目的、过程和注意事项,测量生命体征,听诊明确病变部位。引流前15 min遵医嘱给予支气管舒张剂。

②引流方法:体位的选择取决于分泌物潴留的部位和患者的耐受程度,原则上抬高病灶部位,使引流支气管开口向下,有利于潴留的分泌物随重力作用流入支气管和气管而排出。首先引流肺上叶,然后肺引流下叶后基底段。若患者不能耐受,应及时调整姿势。头部外伤患者、胸部创伤患者、咯血患者、严重心血管疾病患者和状况不稳定患者,不宜取头低位引流。

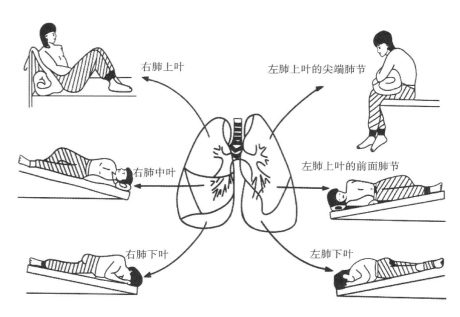

右肺上叶

左肺上叶的尖端肺节

右肺中叶

左肺上叶的前面肺节

右肺下叶

左肺下叶

图 2-4-3　体位引流

③引流时间：根据病变部位、病情和患者状况，每天 1～3 次，每次 15～20 min。一般于饭前进行，早晨起床后立即进行效果最好。如需在餐后进行，为了预防胃食管反流、恶心和呕吐等不良反应，应在餐后 1～2 h 进行。

④引流的观察：引流时应有护士或家属协助，观察患者有无出汗、脉搏细弱、头晕、疲劳、面色苍白等症状，评估患者对体位引流的耐受程度，如患者心率超过 120 次/分，出现心律失常、高血压、低血压、眩晕或发绀等症状，应立即停止引流并通知医生。

⑤引流的配合：在体位引流过程中，鼓励并指导患者做腹式呼吸，辅以胸部叩击或振动等措施。协助患者在保持体位引流时进行咳嗽，也可取坐位以产生足够的气流促进排痰，提高引流效果。

⑥引流后护理：体位引流结束后，帮助患者取舒适体位，给予清水或漱口液漱口。观察患者咳痰的性质、量及颜色，听诊肺部呼吸音的改变，评价体位引流的效果并记录。

（3）叩击：护士五指并拢，掌心空虚，呈杯状，于患者呼气时在肺段特定胸壁部位进行有节律的快速叩击（每分钟 80～100 次），每一部位叩击 2～5 min，叩击与体位引流相结合可使排痰效果更佳。这种操作不会引起疼痛或不适。对敏感的皮肤应防止直接刺激，可以让患者穿一件薄的柔软舒适的衣服，或者在裸露的身体上放一条柔软轻薄的毛巾，避免在骨突部位或女性的乳房区做叩击。由于叩击的力量直接作用于胸壁，因此有凝血障碍、肋骨骨折的患者禁用。

（4）振动：护士两手直接放在患者胸壁的皮肤上并压紧，当患者呼气时给予快速、细小的压力振动，每次 0.5～1 min，每一部位振动 5～7 次。振动法有助于纤毛系统清除分泌物，常用于叩击之后。

（5）吸痰法：临床上主要用于年老体弱者、危重者、昏迷者、麻醉未清醒者、气管切开者等不能有效咳嗽、排痰者。临床上常用的吸痰装置有电动吸引器和中心负压吸引器装置，利用负压吸引原理，连接导管吸出痰液。注射器吸痰法一般是用 50 ml 注射器连接吸痰管进行抽吸，适用于紧急状态下吸痰。

（三）排泄障碍护理技术

1. 排尿功能障碍的康复护理技术

1）概述　神经源性膀胱功能障碍是指由控制排尿功能的中枢或周围神经受到损伤后发生的膀胱排尿功能障碍，是康复患者常见的功能障碍类型。尿不畅、尿潴留以及尿失禁是神经源性膀胱功能障碍的常见症状。排尿功能障碍易使患者缺乏自信,拒绝社交活动,严重影响患者的日常生活,阻碍其重返社会。

2)尿潴留的康复护理

(1)体位与姿势:协助患者尽量以自己习惯的姿势进行排尿,如男性站位、女性蹲位。当疾病状况影响体位时,让能坐起者在辅助下坐位排尿。因疾病只能保持卧位者,可稍稍摇起床头或抬高上肢,通过体位的调整,使患者残余尿量相对减少,促进膀胱内沉淀的排出,降低膀胱感染的风险。

(2)间歇性清洁导尿(clean intermittent catheterization,CIC):指在清洁条件下,定时将尿管经尿道插入膀胱,有规律地排空尿液的方法。清洁的定义是使用的导尿物品清洁干净,将会阴部及尿道口用清水清洗干净,无须消毒,插管前使用洗手液洗净双手即可,不需要无菌操作。通过间歇导尿可使膀胱间歇扩张,有利于保持膀胱容量和恢复膀胱的收缩功能,规律排除残余尿量,减少泌尿系统和生殖系统的感染风险,使患者的生活质量得到显著改善。

①适应证:神经系统功能障碍,如脊髓损伤、多发性硬化、脊柱肿瘤等导致的排尿问题;非神经源性膀胱功能障碍,如前列腺增生、产后尿潴留等导致的排尿问题;膀胱内梗阻所致的排尿不完全。

②禁忌证:不能自行导尿且照顾者不能协助导尿的患者;缺乏认知导致不能配合插管者或不能按计划导尿者;尿道生理解剖异常者,如尿道狭窄者、尿路梗阻和膀胱颈梗阻者;可疑的完全或部分尿道损伤者和尿道肿瘤者;膀胱容量小于 200 ml 者;泌尿系统感染者;严重的尿失禁者;每天摄入大量液体无法控制者;经过治疗,仍有自主神经异常反射者。下列情况须慎用间歇性清洁导尿:前列腺、膀胱颈或尿道手术后,装有尿道支架或人工假体等。

③间歇性清洁导尿的操作方法见表 2-4-1。

表 2-4-1 间歇性清洁导尿的操作方法

步 骤		具 体 操 作
第一步	患者体位	协助患者取舒适体位,保护患者隐私,放置集尿器。患者通常取半坐卧位或坐位,脱下一边裤管,将两腿分开(女患者双膝屈曲并两腿分开,足底对足底)
第二步	清洁双手	按照七步洗手法进行洗手,并用清洁毛巾擦干
第三步	清洗尿道口和会阴部	清洗尿道口和会阴部,暴露尿道口,用蘸有生理盐水或凉开水的大头棉签或消毒湿巾擦洗尿道口及周围皮肤
第四步	再次洗手并插管	采用零接触的方式插入即用型防水涂层尿管。持尿管外包装或使用无菌手套将尿管插入尿道
第五步	导尿并拔管	当尿液停止流出时,可将尿管水平或向上反折,前端抽出 1 cm,确定是否仍有尿液流出,然后将尿管慢慢拉出,如发现仍有尿液流出,应稍作停留,如无尿液流出,将尿管完全拉出丢弃在医疗废弃物垃圾桶中,用蘸有生理盐水或凉开水的大头棉签或消毒湿巾擦拭尿道口周围皮肤。再次洗手
第六步	记录和评价	记录导尿日期和时间、尿量,报告在操作过程中遇到的问题

④注意事项:导尿过程中遇到阻碍,先应暂停 5~30 s 并把尿管拔出 3 cm,嘱患者深呼吸或喝口水,再缓慢插入。拔出尿管时遇到阻碍可能是尿道痉挛所致,应等待 5~10 min 再拔;尿管选择:选择合适大小、软硬程度的尿管,以减少对尿道黏膜的机械性损伤和刺激;导尿时间:间歇性导尿的时间安排和次数合适,达到每次完全排空膀胱。手卫生:每次导尿前用洗手剂搓洗干净双手,并使用流水洗手,时间大于 15 s,使用清洁纸巾或毛巾擦干双手;正确执行饮水计划:在进行间隔导尿前 1~2 日教会患者按饮水计划饮水,于 6:00—20:00 均衡地在每一时间段内摄入水分,每日饮水量控制在 1500~2000 ml,可将饮水计划置于床边,以便提醒患者及家属。交代患者尽量不饮用浓茶、咖啡、含酒精等利尿性饮料,尽量不摄入刺激性、酸、辣食物;及时填写排尿日记。导尿一般在病情基本稳定、

无须大量输液、饮水规律、无尿道感染的情况下开始，一般于受伤早期(8～35天)开始。导尿间歇时间依据自排尿量和残余尿量而定，两次导尿之间能自行排尿100 ml以上、残余尿量300 ml以下时，每6 h导尿一次；两次导尿之间能自行排尿200 ml以上、残余尿量200 ml以下时，每8 h导尿一次；当残余尿量小于100 ml或为膀胱容量20%以下时，即膀胱功能达到平衡，方可停止导尿。排尿意识训练：指导患者于每次排尿时，有意识地做正常排尿动作，使协同肌配合，促进排尿反射的形成。留置导尿的患者，每次放尿前，可全身放松，想象自己在一个安静、宽敞的卫生间，听着流水声，试图自己排尿，然后由陪同人员缓缓放尿，强调患者利用全部感觉，用意识控制排尿过程。

⑤间歇性清洁导尿并发症预防：预防尿道损伤，插尿管时动作轻柔，男性患者应注意在尿管经尿道内口、膜部、尿道外口的狭窄部、耻骨联合下方和前下方处的弯曲部时，嘱患者缓慢深呼吸，慢慢插入尿管，切忌用力过快过猛而损伤尿道黏膜；预防尿道感染，在间歇性清洁导尿开始阶段，每周检查尿常规、细菌培养及尿细菌涂片镜检1次，以后根据情况延长至2～4周检查一次。如遇下列情况应及时报告处理：出现血尿；尿管插入或拔出失败；插入尿管时痛苦增加并难以忍受；尿道感染；排尿时尿道口疼痛；尿液混浊、有沉淀物、有异味；下腹疼痛或背部疼痛及有烧灼感等。

(3)留置导尿：对于无法接受间歇性清洁导尿的患者，可采用留置尿管。但该方法易引起尿道感染，要加强尿道管理，如严格遵循无菌原则，尿道口每日清洁或消毒，储尿袋根据指南要求进行更换，尿管根据使用材质进行更换，并防止尿液反流等。

(4)膀胱功能训练：该训练是根据学习理论和条件反射原理，通过患者的主观意识活动或功能锻炼来改善膀胱的储尿和排尿功能。①反射性排尿训练：通过手法刺激外部感受器，引发逼尿肌的收缩，训练排尿条件反射，如刺激患者下腹部、大腿内侧、阴茎体部、会阴等引发排尿的部位，配合温水冲洗、听流水声等措施来刺激排尿。②代偿性排尿训练：通过增加腹压压迫膀胱来达到排尿目的，如Valsalva屏气法：病情允许时，患者取坐位或半坐卧位，身体前倾，吸气后屏气，并向下用力收缩腹部肌肉增加腹压，做排便动作帮助排出尿液，重复数次直至没有尿液排出；Crede按压法：用拳头由脐部深按压，缓慢柔和地向耻骨方向滚动，压迫膀胱，同时嘱患者增加腹压帮助排尿。避免在膀胱上使用暴力加压，防止膀胱损伤或引起尿液反流。

(5)心理护理：针对患者状况给予安慰，使患者消除紧张和焦虑情绪，积极配合医护人员的工作。

(6)其他：可采用中频治疗仪对患者腹部膀胱区域进行电刺激，达到缓解疼痛、恢复膀胱功能、促进排尿的目的。另外，还可用热疗、特定电磁波治疗仪等对患者下腹部进行治疗，使治疗部位温度升高，血液循环加快，减轻肌肉的紧张和痉挛，促进排尿。

3)尿失禁的康复护理

(1)心理护理：尿失禁患者因对排尿失去控制，对尿湿裤子或尿液异味等问题常感到自卑、焦虑并回避社交，甚至限制饮水等。应尊重、关心患者，并给予理解和支持，消除患者的不良情绪，树立康复的信心。

(2)皮肤护理：保持局部皮肤清洁、干燥；经常用温水进行会阴部冲洗；被服应勤洗勤换，去除尿液异味；避免尿液刺激皮肤，防止失禁性皮炎和慢性压力性损伤的发生。

(3)排尿习惯：协助患者建立规律的排尿习惯，定时排尿，以促进排尿功能的恢复。初始时白天每1～2 h排尿一次，夜间每4 h排尿一次，之后逐渐延长间隔时间，直至间隔时间合理为止。

(4)盆底肌肉训练：指导患者有意识地在不收缩下肢、腹部、臀部肌肉的情况下，自主收缩耻骨、尾骨周围的盆底肌肉，每次收缩5～10 s，每组重复10～20次，每日3组，以达到增强盆底肌的力量、促进尿液控制的能力。另外，盆底肌肉训练可结合生物反馈疗法，增强患者的兴趣和主动性。

(5)外部集尿器：男性可采用阴茎套型外部集尿装置，女性可用固定于阴唇周围的乳胶制集尿装置，以及尿垫或成人尿不湿等辅助集尿。

(6)留置导尿：针对长期尿失禁的患者，可依病情给予留置导尿，并定时开放尿管，加强尿道管理，预防感染。

2. 排便功能障碍的康复护理技术

(1)概述:康复医学涉及的排便功能障碍主要是指神经源性直肠功能障碍,由控制直肠的中枢神经系统受到损害而引起,主要表现为便秘或大便失禁。

(2)便秘的康复护理:对于神经源性直肠功能障碍的患者,便秘的原因比较复杂,主要由肛门括约肌痉挛、肠蠕动减弱和大便干结等问题引起,可能是单一原因,也可能合并多种原因,护理和康复训练应对症进行。

①排便习惯:每日排便 1 次,在同一时间进行,尽量与损伤前排便习惯一致,一旦有便意,应尽早排便,避免粪团在直肠潴留变硬。还应充分利用"胃结肠反射"与"排便反射",在排便前喝热饮,促使粪便向肛门移动,在餐后或热饮后 30 min 开始排便。

②排便体位:以蹲位、坐位为佳。取此体位时,肛门伸直达到有效的排便角度,直肠的收缩力与腹压共同作用,同时借助重力使粪便易于通过。若患者不能取蹲位或坐位,则以左侧卧位为佳。

③肛门牵张训练:用中指或示指戴指套,表面涂液状石蜡,缓慢插入肛门,轻柔地将直肠壁向肛门一侧牵拉或做 360°环形按摩,刺激肛门括约肌位置,直至排气、排便或者出现括约肌收缩,以缓解肛门内外括约肌的痉挛,同时扩大直肠,诱发直肠肛门抑制性反射。

④腹部按摩:排便前可在肚脐周围以顺时针方向做环状按摩,增强肠道蠕动,刺激排便反射的产生。每日早晚各 1 次,每次约 10 min。

⑤饮食调整:尽量采用粗纤维饮食,多吃五谷杂粮、蔬菜、水果,以促进粪团成形;保证每日饮水量在 1500 ml 以上,改善粪团的硬度。

⑥运动疗法:鼓励患者适当运动,以增强肠道蠕动。卧床患者可进行桥式运动、抬臀、翻身坐起等。

⑦药物:可根据病情使用缓泻剂、肠道活动促进剂、肛门栓剂等缓解症状,但应避免滥用泻药造成的肠道依赖,以免造成肠蠕动减弱甚至更严重的后果。

⑧灌肠法:适用于以上方法均无法排便者。

(3)大便失禁的康复护理。

①心理护理:大便失禁患者常有心理障碍,惧怕社交,应给予心理支持,鼓励他们重返社会。可嘱患者穿弹性紧身裤,以增加大便节制能力。

②肛门括约肌和盆底肌肌力训练:使用直肠电刺激或让患者有意识地做抬臀缩肛、提肛等动作,增加括约肌的控制能力。

③排便习惯:应设法培养患者定时排便的习惯,以使直肠和肛门保持空虚。利用胃-结肠反射的原理,鼓励患者在餐后 30 min 排便。初期,可在进餐结束时,在直肠内置甘油栓剂,借助该药的作用,吸收肠腔内水分,引起直肠扩张,进而促发排便反射。

④饮食调理:应减少调味品摄入,避免摄入刺激性和难消化的食物,并保持合理的水平衡。

⑤皮肤护理:及时用温水清洗会阴及肛周的大便,防止污染皮肤引发感染。

⑥药物:使用肠道活动抑制剂,调整自主神经控制,降低排空阻力。

(四)压力性损伤护理技术

压力性损伤(pressure injury,PI)是位于骨隆突处、医疗或其他器械下的皮肤和(或)软组织的局部损伤,表现为皮肤完整或开放性溃疡,可伴有疼痛。

1. 压力性损伤的形成 压力性损伤的形成是一个复杂的病理过程,是局部和全身因素综合作用的结果。在力学因素上不仅由垂直压力引起,还可由摩擦力和剪切力引起,通常由 2~3 种力联合作用所导致。继发危险因素包括机体活动和(或)感觉障碍、营养状况、年龄、潮湿、体温升高、器械使用、急性应激因素等。

2. 压力性损伤的分期 据美国国家压力性损伤咨询委员会(National Pressure Ulcer Advisory Panel,NPUAP)/欧洲压力性损伤咨询委员会(European Pressure Advisory Panel,EPUAP)压力性

损伤分类系统,压力性损伤分为1～4期、深部组织损伤和不可分期。

3.压力性损伤风险的评估　及时、动态、客观、综合、有效地进行结构化风险评估,筛查危险因素、识别发生的高危人群及确定易患部位,对高危人群制订并采取个性化预防措施是有效预防压力性损伤的关键。

4.压力性损伤的预防　①进行皮肤和组织评估;②采取预防性皮肤护理措施,保持皮肤清洁干燥;③进行营养评估;④进行体位变换;⑤为患者及其家属提供健康指导。

5.康复护理方法　评估压力性损伤发生原因、部位、大小及程度,制订护理计划。根据压力性损伤的轻重程度,采用不同的护理措施。

(1)红斑护理:主要通过增加翻身、按摩次数,调整矫形器或轮椅上坐姿等方法缓解局部压力;及时去除潮湿等诱发因素,保持局部皮肤的清洁、干燥。

(2)水疱处理:水疱较小时,在等待吸收过程中,要预防水疱破裂;水疱较大时,用无菌注射器按无菌技术抽吸、包扎、防感染。

(3)压力性损伤创面处理:创面的愈合要求适当的温度、湿度、氧分压及pH等。局部不用或少用外用药,重要的是保持创面清洁。可根据情况用生理盐水或双氧水在一定压力下冲洗创面,然后用湿或半干的生理盐水敷料覆盖创面。湿润的创面有助于表皮迅速生长,可以提高治疗效果。感染创面可以采用碘伏敷料或稀释的次氯酸盐溶液治疗。渗出物多的创面应每日换药2次,无分泌物且已有肉芽组织生成时,换药次数宜逐渐减少,可以每日1次逐渐减少至3日1次。对于坏死溃疡面要清除坏死组织,促进新生肉芽组织生长,必要时根据全身症状和细菌培养结果,给予抗生素控制感染。

(4)物理疗法:局部可采用紫外线疗法、红外线疗法、超短波疗法、氧疗法及成纤维细胞生长因子离子导入疗法等,促进创面愈合。紫外线可有效杀灭细菌及促进上皮细胞再生,但紫外线灯只应用于极易受损失的皮肤或伤口周围组织严重水肿的患者。治疗性超声可通过增强炎症反应期,从而更早进入增生期以加速创面的愈合。用于组织修复的电刺激通过刺激内源性生物电系统,促进电活动,改善皮肤血氧分压,增加钙吸收和三磷酸腺苷、蛋白质合成,其杀菌作用可刺激慢性创面愈合。电刺激可用于常规治疗无效的3期和4期压力性损伤以及难以治疗的2期压力性损伤。

(5)加强营养:改善全身状况,增强机体抵抗力。

(6)做好围手术期护理:对长期非手术治疗不愈合、创面肉芽老化、边缘有瘢痕组织形成,合并有骨关节感染或深部窦道形成者,应采用手术治疗。压力性损伤的手术方法包括直接闭合、皮肤移植、皮瓣、肌皮瓣和游离瓣,复杂性逐渐增加。护士应配合医生做好手术前后的各项护理工作及心理护理。

(朱佩佩　吴翠萍)

第五节　心 理 疗 法

心理护理是指在康复护理过程中,护士运用心理学的理论和技术,以良好的人际关系为基础,通过各种方式和途径,给予患者积极的影响,以改变其不良的心理状态和行为,解决心理健康问题,促进患者康复。康复护理的对象主要是残疾和慢性病患者,其不同程度地存在心理和社会适应障碍,所以心理康复护理应贯穿康复活动的全过程。

一、心理护理概述

1.患者常见的心理问题

(1)心理危机:指个体在遇到突发事件或面临重大的挫折和困难时,既不能回避又无法用自己的

扫码看视频

资源和应对方式来解决所出现的心理反应,可表现为食欲减退、睡眠障碍、恐惧、焦虑、抑郁、社交退缩、容易自责或怪罪他人等。护士应主动进行干预,提供心理援助,帮助患者顺利度过心理危机阶段。

(2)焦虑心理:身体外观的异常和机体部分功能的丧失,会使患者自身的认识和感觉体验受到伤害,导致焦虑情绪。表现为无明确客观原因的紧张担心、心烦意乱、失眠、无助感和全身不适等。

(3)抑郁心理:随着生理功能的丧失,多数患者会产生轻重不同的抑郁情绪。轻者表现为情绪低落,丧失生活乐趣、食欲减退和体重减轻等,严重者会产生绝望情绪,悲观厌世,甚至产生自杀的念头和行为,应引起医护人员的高度重视。

(4)自卑心理:指个体对于自我品质、自我能力的评价或自我信念处于消极状态。尤其是伤残患者要面对自我形象的变化、功能的丧失、社会地位、经济收入以及家庭角色的巨大变化,容易产生自卑心理,往往避免参加社交活动,甚至自我隔离封闭。

(5)依赖心理:指一个人在自立、自信、自主方面发展不成熟,遇事往往犹豫不决,难以自己做出决定,过分地依赖他人才能决策和行动的一种不良心理。

(6)退化心理:有的患者在度过心理危机后,心理和行为上出现退化反应,即表现出其年龄所不应有的幼稚行为反应,利用自己的退化行为来争取别人的同情与照顾,从而避免面对现实的问题与痛苦,如表现为以自我为中心、需求增多、不合作等。退化心理是患者的心理防御反应,此时患者需要更多的关心和支持。

2. 影响患者心理反应的常见因素

(1)个体因素:①个体生物因素,伤残患者的心理状态受患者年龄、疾病类型和躯体残疾程度的影响。②个体心理因素,与患者的个体心理特征有关。

(2)家庭因素:家庭成员作为患者最亲近的人,给予患者心理、经济上的支持以及日常生活的照料,同时对患者的心理康复起着非常重要的作用。

(3)社会因素:①发达的社会精神文明、完善的社会支持和保障系统有利于伤残患者的心理康复,早日重返社会。②医护人员良好的道德品质,诊疗过程中和蔼可亲的态度、准确规范的语言以及高超的治疗技术都会对患者的心理康复起到积极作用。

3. 心理护理的原则

(1)建立良好的沟通环境:心理护理是在康复护理全程与患者交往的过程中完成的,融洽、良好的沟通交流环境是心理护理的基础。

(2)身心治疗相结合:在康复护理中,各种疾病的心理因素和躯体因素,可以互为因果、互相影响,因此在心理护理的同时应综合药物、运动疗法等其他治疗方法,积极处理和改善躯体症状。而在躯体治疗的同时,要充分发挥心理护理的作用,消除心理因素和生理因素相互影响而形成的恶性循环,使患者的身心功能协调平衡。

(3)自主性原则:使患者认识到自我护理是一种为了自己的生存、健康及舒适所进行的活动,是一种心理健康的表现。护士要充分调动患者的主观能动性,使其积极参与自身的康复活动,为全面康复创造条件。

二、心理护理方法

1. 营造积极向上的心理环境　护士主动与患者交流,尊重患者,善于倾听。及时解决患者的疑问,以建立和谐的沟通环境。根据患者疾病、性格及心理特点的不同,安排病房和床位。将开朗乐观的患者与悲观消极的患者安排在同一病房,将康复进展迅速、成功的患者与病情反复、情绪低落的患者安排在同一病房,使他们能够进行情感和康复经验的交流,用一方积极的情绪去感染和改变另一方,从而激发患者积极的心理状态。

2. 心理支持　心理支持疗法是护士通过护患沟通了解患者的心理问题,消除心理紊乱,提高其心理承受能力,恢复心理平衡的一种护理方法。具体方法包括保证、解释、指导、鼓励和疏泄等。

(1)保证:患者常将注意力集中在身体的残疾部位而忽略本身尚存的身体功能,导致自我评价太低,加重了痛苦和焦虑。护士可以在康复评定的基础上,根据患者的实际情况,用科学的态度对康复效果做出符合实际的保证,让患者看到康复的希望,缓解其紧张情绪。

(2)解释:护士在了解患者心理问题后,有针对性地进行解释。解释内容包括患者目前的处境、治疗程序、可能的康复程度、医疗技术的局限性、情绪波动与疾病的关系等,逐渐消除患者一些不切实际的幻想,以良好的心态接受事实。

(3)指导:部分患者要面对家庭及社会角色的变化,许多具体问题需要指导,如护士需要指导患者出院后生活的安排、营养的摄入、生活方式的调节等。

(4)鼓励:护士对患者恰当的鼓励并且与患者的治疗阶段相联系时,会取得很好的效果,如利用患者在康复过程中的任何进步进行强化,用自己的康复知识发表权威性的评论,用自己的乐观情绪表达对患者康复的信心等。

(5)疏泄:致残后患者要经历心理危机及各种复杂多变的心理活动,护士要创造条件,诱导或启发患者将内心被压抑的痛苦和感受发泄出来,要以同情、谅解、耐心的态度倾听患者,获取患者的信任,从而有针对性地加以引导,使患者获得心理上的轻松。

3.正确应用心理防卫机制　应用积极的心理防卫机制,如幽默、补偿、升华,可以化解心理危机,树立信心去克服困难和寻求新的出路。

4.防止医源性因素的影响　医院和病房整洁舒适的环境,医护人员娴熟的技术操作和和蔼可亲的态度、权威性的影响和暗示,都会对患者的心理活动产生积极的影响。医护人员要掌握患者的心理活动规律,满足患者的心理需求,防止医源性因素对康复进程的不利影响。

5.提供康复信息和社会支持　给需要功能代偿的患者提供装备矫形器、假肢的信息,改造公共设施,使患者能方便地活动,稳定患者的情绪,提高其抗挫折能力。来自家属、亲友和社会各方面精神、物质上的支持、良好的社会道德风尚,对患者的身心健康、重返社会起着积极作用。

6.寻求心理咨询和心理治疗的帮助　护士运用心理学的理论和技术,通过和康复对象进行讨论、启发和教育,改变思维方式,提高认知水平,以解决其心理问题,使其更好地适应康复环境,正确认识自我,维持心理平衡。对严重的心理疾病,需要寻求专业心理咨询师的帮助。

(朱佩佩)

第三章　骨科并发症的预防及护理

第三章
学习目标

3-1 导入案例
与思考

扫码看视频

第一节　感　　染

【定义】

感染（infection）是指病原体入侵机体引起的局部或者全身炎症反应，外科感染（surgical infection）是外科常见临床病症，涉及全身各个部位和组织器官。手术部位感染（surgical site infection）是指围手术期发生在切口或手术深部器官或腔隙的感染，大多由细菌引起，常见的病原菌主要为内源性细菌，患者自身及医院均存在易感因素。手术部位感染是常见的院内感染和骨科手术并发症，常导致手术切口愈合延迟、切口裂开，甚至引起全身感染而导致患者死亡。

【临床表现】

1. 局部表现　急性感染的伤口表现为红、肿、热、痛，以及出现脓性分泌物等。慢性感染患者的临床症状不典型甚至缺如，可表现为反复疼痛和肿胀、内固定松动、局部窦道以及死骨形成等。

2. 全身表现　可表现为高热、乏力、头痛及全身不适，严重者可出现感染性休克。

3. 实验室检查　可见白细胞、中性粒细胞及其百分比、血清降钙素原、C反应蛋白水平及红细胞沉降率等指标呈现不同程度地升高。

4. 辅助检查　通过X线片可表现为骨质破坏或骨膜反应。软组织彩超可提示局部脓腔或脓腔形成、积液、筋膜肿胀等。放射性核素骨显像在诊断骨感染方面具有较高的特异性。磁共振成像（MRI）可显著提高软组织感染的诊断率。

【危险因素】

引起骨科患者围手术期并发感染的危险因素可分为局部因素和全身因素。

1. 局部因素　手术切口引流不当，有血肿形成，导致感染；组织缺损或肿胀，手术切口张力高，愈合不良；开放性伤口清创不彻底、坏死组织残留，引起继发感染。

2. 全身因素　围手术期患有其他感染性疾病，体内有其他感染灶，如上呼吸道感染等；围手术期机体免疫力低下，易发生血源性感染；患者肥胖，吸烟、酗酒或合并糖尿病、慢性肾病等慢性病；贫血、低蛋白血症、营养不良或使用激素或免疫抑制类药物，均会提高围手术期并发感染的概率。

【风险评估】

骨科术后并发切口感染的风险评估可从以下几个方面进行。

1. 体格检查　监测患者的体温变化，检查伤口有无红、肿、热、痛等症状，观察引流物的颜色、性状和量的变化。

2. 实验室检查　必要时可行血常规、血清降钙素原、C反应蛋白水平及红细胞沉降率等检查。

【常见护理诊断/问题】

1.体温过高　与感染因素有关。

2.疼痛　与感染部位炎症刺激有关。

3.焦虑　与担心疾病预后有关。

4.有伤口延迟愈合的可能　与感染因素有关。

5.营养失调:低于机体需要量　与机体消耗增加有关。

6.潜在并发症　感染性休克。

【护理目标】

(1)患者的体温下降,舒适感增加。

(2)患者疼痛减轻或消失。

(3)患者的焦虑减轻,心理健康水平提高。

(4)患者伤口愈合,无红肿、渗液。

(5)患者的营养状况改善。

(6)患者未发生并发症,或发生并发症后能及时处理。

【预防】

1.术前预防　①缩短患者术前住院时间。②控制糖尿病患者的血糖水平,择期骨科大手术患者的血糖水平控制在 6.0~11.1 mmol/L 较为安全。③术前指导患者戒烟。④加强营养,纠正低蛋白血症和贫血。⑤正确准备手术部位皮肤。⑥术前合并其他明显感染病灶,需进行相关的治疗,必要时需先转相关专科治疗感染病灶后再行骨科手术。

2.术中预防　①营造良好的手术环境,减少手术室内人员数量、流动和室门开启次数。②手术器械、手术用物、手术部位严格消毒灭菌,严格遵守无菌操作原则。③彻底止血、清除异物及坏死组织、闭合残腔、正确引流、良好缝合等。④坚持微创操作理念,缩短手术时间,减少输血。⑤做好术中体温管理。⑥合理预防性使用抗生素。

3.术后预防　①保持病房环境及患者自身清洁卫生。②加强患者术后营养支持,纠正贫血、低蛋白血症,保持水、电解质平衡。③术后保持引流通畅,病情允许情况下早期拔除引流管。④合理使用抗生素。⑤定期更换手术切口处无菌敷料,更换时,严格遵守无菌操作原则及换药流程。

【护理措施】

1.一般护理　保持病房清洁舒适,定时开窗通风,保持病房空气流通,做好清洁消毒工作;减少探视家属,避免交叉感染。

2.发热护理　监测体温变化,发热的患者遵医嘱对症处理;监测各项化验指标,有异常及时通知医生处理。

3.疼痛护理　疼痛是患者术后最主要也是最重要的症状,遵医嘱使用镇痛药,并告知药物不良反应。正常情况下,手术部位的疼痛会随术后时间的延长逐渐减轻,若在没有再次损伤的明确原因下出现疼痛突然加重,则需警惕感染的发生。

4.伤口护理　密切观察切口情况,如有发红、肿胀、压痛、渗血、渗液时必须及时处理,以避免逆行感染。保持伤口敷料清洁干燥,异常时及时通知医生更换伤口敷料。

5.加强营养　在病情允许的情况下指导患者多摄入高蛋白、高维生素、高热量饮食,如肉蛋类及豆制品,多食水果蔬菜,多饮水。对于不能经口进食的患者,遵医嘱给予肠内营养或肠外营养的补充,以促进患者的体力恢复,增强机体免疫力。

6.药物护理　根据细菌培养结果及药敏试验结果选择合适的抗生素,并观察药物的疗效及不良反应。

7. 管道护理　保持各类引流管通畅及负压状态(必要时),固定良好,防止引流管发生脱管或折叠,使切口内的积血得到充分引流,密切观察引流物的颜色、性状和量,并做好记录。对于需要更换引流袋的患者,操作时需严格遵守无菌操作原则。

8. 外固定架的护理　保持外固定架清洁、无血渍,钉道处给予75%酒精消毒;密切观察钉道有无渗出液及渗出液的颜色、性状、量,若有异常及时通知医生处理。

【出院指导】

(1)指导患者观察伤口情况,判断是否伴有红、肿、热、痛等症状,伤口有无渗出液,出现异常及时复诊。遵照出院医嘱,定期进行伤口敷料的更换。

(2)指导患者平衡膳食,增加蛋白质、维生素及微量元素的摄入,加强营养供给。

(3)对于合并基础疾病的患者,如合并糖尿病患者,指导患者注意控制血糖,定期监测并遵医嘱用药,维持血糖在正常范围内稳定。

【护理评价】

(1)患者的体温是否下降？舒适感是否增强？

(2)患者疼痛是否减轻或消失？

(3)患者的焦虑情绪是否得到缓解？心理健康水平是否有所提高？

(4)患者伤口是否愈合良好？有无红肿、渗液的情况？

(5)患者的营养状况是否有所改善？

(6)是否有感染性休克等严重并发症的发生？

(金　环　王剑桥)

第二节　压力性损伤

3-2 导入案例
与思考

扫码看视频

【定义】

压力性损伤(pressure injury,PI)是指位于骨隆突处、医疗或其他器械下的皮肤和(或)软组织由于强烈和(或)长期存在的压力或压力联合剪切力导致的局部损伤,可表现为皮肤完整或开放性溃疡,可能伴疼痛感。压力性损伤是长期卧床或躯体移动障碍患者皮肤易出现的最严重的问题,具有发病率高、病程发展快、难以治愈及治愈后易复发的特点,是全球卫生保健机构共同面临的难题之一。

【临床表现】

(1)1期压力性损伤:指压不变白的红斑,皮肤完整。局部皮肤完好,出现指压不褪色的局限性红斑,通常位于骨隆突处(图3-2-1)。与周围组织相比,该区域可有疼痛、坚硬或松软,皮温升高或降低。肤色较深者因不易观察到明显红斑而难以识别,可根据其颜色与周围皮肤的不同来判断。

(2)2期压力性损伤:部分皮层缺损伴真皮层暴露,表现为浅表开放性溃疡,创面呈粉红色,无腐肉;也可表现为完整或破损的浆液性水疱(图3-2-2)。

(3)3期压力性损伤:全层皮肤缺损,可见皮下脂肪,但无筋膜、肌腱/肌肉、韧带、软骨/骨骼暴露。可见腐肉和(或)焦痂,但未掩盖组织缺失的深度,可有潜行或窦道(图3-2-3)。此期压力性损伤的深度依解剖学位置不同而表现各异,鼻、耳、枕骨和踝部因皮下组织缺乏可表现为表浅溃疡,臀部等脂肪丰富部位可发展成深部伤口。

(4)4期压力性损伤:全层皮肤和组织缺损,伴骨骼、肌腱或肌肉外露。创面基底部可有腐肉和

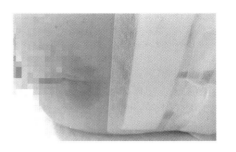

图 3-2-1　1 期压力性损伤

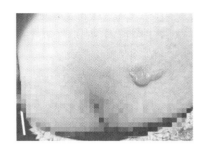

图 3-2-2　2 期压力性损伤

焦痂覆盖,常伴有潜行或窦道(图 3-2-4)。与 3 期压力性损伤类似,此期压力性损伤的深度取决于解剖学位置,可扩展至肌肉和(或)筋膜、肌腱或关节囊,严重时可导致骨髓炎。

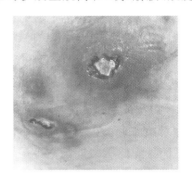

图 3-2-3　3 期压力性损伤

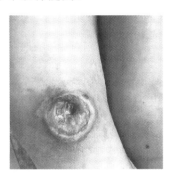

图 3-2-4　4 期压力性损伤

(5)不可分期压力性损伤:全层皮肤和组织缺损,因创面基底部被腐肉和(或)焦痂掩盖而无法确认组织缺失程度(图 3-2-5)。需去除腐肉和(或)焦痂后方可判断损伤程度。

(6)深部组织损伤:皮肤完整或破损,局部出现持续的指压不变白,皮肤呈深红色、栗色或紫色,或表皮分离后出现暗红色伤口或充血性水疱(图 3-2-6)。可伴疼痛、坚硬、糜烂、松软、潮湿、皮温升高或降低。肤色较深者难以识别深部组织损伤。

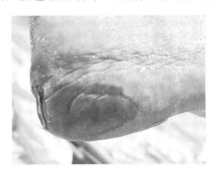

图 3-2-5　不可分期压力性损伤

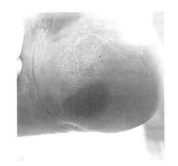

图 3-2-6　深部组织损伤

【危险因素】

1. 力学因素　患者由于强烈的和(或)持续的垂直压力、剪切力和摩擦力的作用,使身体受压部位产生压力性损伤的风险增加。

2. 理化因素　①皮肤潮湿会引起皮肤软化及抵抗力下降,汗液、尿液和各种渗出液、引流液等引起的潮湿刺激会导致皮肤浸渍、松软,减弱皮肤角质层的屏障作用,造成局部皮肤水肿,使上皮组织更容易被剪切力和摩擦力所伤,增加了压力性损伤形成的风险。②体温升高会使机体新陈代谢率增高,组织对氧的需求量随之增大,受压的局部组织缺氧加重,增加了压力性损伤形成的风险。

3. 患者自身因素　高龄、营养状况差、机体活动和(或)感觉障碍、大小便失禁、肥胖或糖尿病等慢性病以及医疗器械的使用,均可增加压力性损伤形成的风险。

【发病机制】

压力性损伤的形成是一个复杂的病理过程,是局部和全身因素综合作用的结果。

1. 垂直压力　对局部组织的持续性垂直压力是引起压力性损伤的重要原因。当持续性垂直压力超过毛细血管压(正常为 16～32 mmHg)时,即可阻断毛细血管对组织的灌注,致使氧和营养物质供应不足,代谢废物排泄受阻,导致组织发生缺血、溃烂或坏死。

2. 摩擦力　由于两层相互接触的表面发生相对移动而产生。摩擦力作用于皮肤可损害皮肤的保护性角质层而使皮肤屏障作用受损,增加皮肤对压力的敏感性。

3. 剪切力　由两层组织相邻表面间的滑行而产生的进行性相对移位所引起,由压力和摩擦力协同作用而成,与体位有密切关系。如半坐卧位时,骨骼及深层组织由于重力作用向下滑行,而皮肤及表层组织由于摩擦力仍停留在原位,从而导致两层组织间产生牵张而形成剪切力。剪切力发生时,因由筋膜下及肌肉内穿出供应皮肤的毛细血管被牵拉、扭曲、撕裂,阻断局部皮肤、皮下组织、肌层等全层组织的血供,引起血液循环障碍而发生深部组织坏死,形成剪切力性溃疡。

【风险评估】

对患者进行压力性损伤风险评估时,可使用风险评估工具对患者发生压力性损伤的危险因素进行定性和定量的综合分析,由此判断发生压力性损伤的危险程度,降低压力性损伤预防性护理工作的盲目性和被动性,提高压力性损伤预防工作的有效性和针对性。临床常用的压力性损伤风险评估工具包括 Braden 量表、Norton 量表和 Waterlow 量表。应用压力性损伤风险评估工具时,需根据患者的具体情况进行动态评估,及时修正措施,实施重点预防。

1. Braden 量表　目前国内外用来预测压力性损伤形成的较为常用的方法之一(表 3-2-1),对压力性损伤高危人群具有较好的预测效果,且评估简便、易行。Braden 量表的评估内容包括感觉、潮湿、活动力、移动力、营养、摩擦力和剪切力 6 个部分。总分值范围为 6～23 分,分值越小,提示发生压力性损伤的危险性越高。极高危:评分不超过 9 分;高危:评分为 10～12 分;中度高危:评分为 13～14 分;低危:评分为 15～18 分。评分超过 18 分,提示患者有发生压力性损伤的危险,建议采取预防措施。

表 3-2-1　Braden 量表

项　　目	分值/分			
	1	2	3	4
感觉:对与压力相关的不适的感受能力	完全受限	非常受限	轻度受限	未受损
潮湿:皮肤暴露于潮湿环境的程度	持续潮湿	潮湿	有时潮湿	很少潮湿
活动力:身体活动程度	限制卧床	坐位	偶尔行走	经常行走
移动力:改变和控制体位的能力	完全无法移动	严重受限	轻度受限	未受限
营养:日常食物摄取状态	非常差	可能缺乏	充足	丰富
摩擦力和剪切力	有问题	有潜在问题	无明显问题	—

2. Norton 量表　目前公认的用于预测压力性损伤形成的有效评分方法之一(表 3-2-2),特别适用于对老年患者的评估。Norton 量表评估 5 个方面的压力性损伤危险因素:身体状况、精神状态、活动能力、灵活程度及失禁情况。总分值范围为 5～20 分,分值越小,表明发生压力性损伤的危险性越高。评分不超过 14 分,提示易发生压力性损伤。由于此评估表缺乏营养状态的评估,故临床使用时需补充相关内容。

表 3-2-2　Norton 量表

项　　目	分值/分			
	4	3	2	1
身体状况	良好	一般	不好	极差
精神状态	思维敏捷	无动于衷	不合逻辑	昏迷
活动能力	可以走动	需协助	坐轮椅	卧床
灵活程度	行动自如	轻微受限	非常受限	不能活动
失禁情况	无失禁	偶有失禁	经常失禁	大小便失禁

3. Waterlow 量表　此表是欧洲国家用于评估老年人群形成压力性损伤风险的基本量表(表 3-2-3)，量表包括性别、年龄、皮肤类型、体形、失禁情况、运动能力、组织营养不良、营养状况评估、手术、神经功能障碍、药物治疗 11 个项目，每个条目分值不等，各条目评分在 0~8 分之间，总分值越高，提示形成压力性损伤的风险越高。Waterlow 评估表临界值为 1 分以上，轻度风险：10~14 分；高度风险：15~19 分；严重风险：≥20 分。

表 3-2-3　Waterlow 量表

项　目	具 体 内 容		分值/分	项　目	具 体 内 容	分值/分
性别	男		1		健康	0
	女		2		薄如纸	1
年龄	14~49 岁		1	皮肤类型	干燥	1
	50~64 岁		2		水肿	1
	65~74 岁		3		潮湿	1
	75~80 岁		4		颜色差	2
	≥81 岁		5		裂开/红斑	3
体形	正常		0	失禁情况	完全控制	0
	超过正常		1		偶有失禁	1
	肥胖		2		小便或大便失禁	2
	低于正常		3		大小便失禁	3
运动能力	完全		0	组织营养不良	恶液质	8
	烦躁		1		多器官衰竭	8
	冷漠		2		单器官衰竭	5
	受限		3		外周血管病	5
	迟钝		4		贫血(HB<80 g/L)	2
	固定		5		吸烟	1
营养状况评估	近期体重是否下降？是→B 否→C 不确定→C(记 2 分)			手术	外科/腰以下/脊柱手术	5
					手术时间>2 h	5
					手术时间>6 h	8
	B.体重减轻程度	0.5~<5 kg	1	神经功能障碍	运动/感觉缺陷	4~6
		5~<10 kg	2		糖尿病/多发性硬化/心脑血管疾病	4~6
		10~15 kg	3			
		>15 kg	4		截瘫/半身不遂	4~6
		不确定	2			
	C.是否进食很差或缺乏食欲？	否	0	药物治疗	大剂量类固醇/细胞毒性药物/抗生素	4
		是	1			
	营养筛查总分>2 分应给予营养评估/干预					

51

4. 评估时机

(1)入院后 24 h 内应对所有患者进行压力性损伤风险评估,住院期间患者转科时应及时评估。

(2)患者病情发生变化,如病重/病危,或者活动、移动能力发生改变时,应及时进行评估。

(3)极高风险患者每班评估一次,高度风险患者每日评估一次,中度风险、病情稳定的患者每周评估一次。

(4)患者手术当天,若手术时间大于 4 h,应进行压力性损伤风险的评估。

【常见护理诊断/问题】

1. 疼痛　与局部皮肤长期受压致皮肤或组织缺血、缺氧有关。

2. 有皮肤完整性受损的危险　与压力性损伤易导致皮肤和组织破溃、缺损有关。

3. 有感染的危险　与压力性损伤所致全层皮肤和组织缺损,导致深部组织暴露有关。

4. 焦虑与恐惧　与担心疾病预后有关。

【护理目标】

(1)缓解患者的局部疼痛和不适,提高患者的生活质量。

(2)患者受压的皮肤或组织未破损,或受损的皮肤或组织得以妥善处理及修复。

(3)患者无并发症发生,或并发症发生能被及时发现及处理。

(4)通过教育和心理支持,帮助患者理解压力性损伤发生的风险和预防措施,减轻焦虑及恐惧情绪,提高心理健康水平。

【预防】

压力性损伤预防的关键在于加强管理,消除危险因素。

1. 皮肤和组织评估　皮肤和组织评估对于压力性损伤的预防、分期、诊断及治疗至关重要。评估时需检查有无红斑,若有红斑需鉴别红斑范围和分析红斑产生的原因。此外,评估时还应评估皮温、水肿、硬度和疼痛的情况。

2. 采取预防性皮肤护理措施　①保持皮肤清洁,避免局部不良刺激。②使用隔离产品,保护皮肤不受潮。③避免用力按摩或用力擦洗易患部位皮肤,防止造成皮肤损伤。④失禁患者使用强吸收性失禁产品,并定期检查失禁情况,及时处理排泄物。⑤使用硅胶泡沫敷料等皮肤保护用品,保护易患部位皮肤。⑥摆放体位时避免红斑区域受压。

3. 营养评估　对于压力性损伤高危人群可采用营养筛选工具进行全面营养评估,制订个性化营养治疗方案。合理膳食是改善患者营养状况、促进创面愈合的重要措施。在病情允许的情况下,给予压力性损伤高危人群高热量、高蛋白及高维生素饮食,增强机体抵抗力和组织修复能力,从而促进创面愈合。

4. 体位变换　体位变换可间歇性解除压力或使压力再分布,避免局部组织长期受压,从而减轻受压程度。定时翻身是长期卧床患者简单而有效的解除压力的方法。翻身频率需个性化,根据患者的移动和活动能力、皮肤和组织耐受度、病情、皮肤状况、一般健康状况、整体治疗目标、舒适感和疼痛感等综合确定。一般每 2 h 翻身 1 次,对于脊髓损伤及其他活动性下降的压力性损伤高危人群,应予以特别关注,可考虑在每 2 h 翻身 1 次的基础上缩短翻身间隔时间。变换体位时需掌握翻身技巧或借助辅助装置,避免推、拉、拖等动作,避免皮肤受到摩擦力和剪切力的作用。体位变换后,需合理摆放体位,保持肢体的功能位,使骨隆突处压力最小化,并使压力得到最大限度的重新分配,尤其需注意足跟处的减压。对压力性损伤高风险人群建立翻身时间卡,记录翻身频率及体位,这能够提高护理工作的执行率,同时完善的记录也便于及时跟踪压力性损伤的进展。

5. 选择合适的支撑面　支撑面是指用于压力再分布的装置,可调整组织负荷和微环境情况,如泡沫床垫、气垫床、减压坐垫、医用级羊皮垫等。选择支撑面时需考虑患者制动的程度、对微环境控制和剪切力降低的需求、患者的体形和体重,以及压力性损伤发生的危险程度等因素。需要注意的是,即便使用支撑面,仍需不断进行体位变换以预防压力性损伤的发生。

6. 鼓励患者早期活动　早期活动可降低因长期卧床造成患者临床情况恶化的风险,活动频率和活动强度需根据患者的耐受程度和发生压力性损伤的危险程度决定。在病情允许的情况下,协助患者进行肢体功能练习,鼓励患者尽早离床活动,预防压力性损伤的发生。

7. 实施健康教育　确保患者和家属的知情权,使其了解自身皮肤状态及压力性损伤的风险与危害,指导其掌握预防压力性损伤的知识和技能,如营养知识、翻身技巧及预防皮肤损伤的技巧等,从而鼓励患者及家属有效参与或独立采取预防压力性损伤的措施。

【护理措施】

对已经发生压力性损伤的患者,应采取局部治疗和全身治疗相结合的综合性治疗护理措施,以控制压力性损伤产生的症状进一步加重,使患者得到及时的救治。

1. 全身治疗与护理

(1)良好的营养是创面愈合的重要条件,指导患者平衡饮食,增加蛋白质、维生素及微量元素的摄入,加强营养供给。

(2)积极治疗原发病,如合并有糖尿病的患者,应控制血糖在正常范围内保持稳定,利于压力性损伤的创面愈合;低蛋白血症患者可静脉输入血浆或人血白蛋白,提高血浆胶体渗透压,改善皮肤血液循环。

(3)对于长期不愈合的压力性损伤,可静脉滴注复方氨基酸溶液。胃肠道摄入、消化和吸收营养障碍者,可采用全胃肠外营养治疗,保证营养物质的供给,以满足机体的代谢需要。

(4)对于有感染迹象的压力性损伤,积极采用抗感染治疗,预防败血症的发生。

(5)做好心理护理,每日主动跟患者进行有效沟通,了解其需求,提供情绪支持和教育,帮助患者减轻焦虑和恐惧情绪,建立战胜疾病的信心。

2. 局部治疗与护理

(1)压力性损伤评估及愈合监测:初始评估后,需每周至少进行压力性损伤评估一次,评估内容包括压力性损伤的部位、分期、大小、颜色、组织类型、创缘、窦道、潜行、瘘管、渗出、气味及伤口周围情况等。更换敷料时需根据创面情况、渗出液变化和有无感染迹象等,判断压力性损伤是否改善或恶化。若出现伤口面积增大、组织类型改变、伤口渗液增多或感染等迹象,提示压力性损伤恶化,需及时调整治疗方案;若渗液减少、伤口面积缩小和创面组织好转,提示压力性损伤愈合良好。

(2)疼痛的评估与处理:压力性损伤会产生痛感,在静息状态或进行治疗和护理操作时均可出现。为患者变换体位时可使用吊带或转运床单以减少摩擦力和剪切力,同时保持床单平整无皱褶;摆放体位时避开压力性损伤部位,并避免采用导致压力增加的体位;选择敷料时选择更换频率低、容易去除的敷料,避免对皮肤产生机械性损伤。

(3)使用伤口敷料:湿性伤口愈合理论提出,适度湿润、密闭、微酸(接近皮肤 pH)、低氧或无氧且接近体温的伤口环境为创面愈合的适宜环境。常用的湿性敷料包括水胶体敷料、透明膜敷料、水凝胶敷料、泡沫敷料、高吸收性敷料等。

(4)伤口护理。

①清洗:每次更换敷料时需清洗伤口,以清除表面残留物和敷料残留物。伤口清洗液需根据伤口类型进行选择,创面无感染时多采用对健康组织无刺激的生理盐水进行冲洗,对确诊感染、疑似感染或疑似严重细菌定植的压力性损伤,需根据创面细菌培养及药敏试验结果选择带有表面活性剂和(或)抗生素的清洗液。清洗时需避免交叉感染,并注意窦道或潜行的处理。

②清创:指清除压力性损伤创面或创缘无活力的坏死组织。常用的清创方法包括外科清创、保

53

守锐性清创、自溶性清创、生物性清创和机械性清创,清创方法需根据患者的病情和耐受性、局部伤口坏死组织情况和血液循环情况选择。

（5）药物治疗:为控制感染和增加局部营养供给,可于局部创面采用药物治疗,如碘伏等,或采用具有清热解毒、活血化瘀、去腐生肌功效的中草药治疗。

（6）其他措施:如生物敷料、生长因子、生物物理方法和手术治疗方法等,可用于压力性损伤的治疗和护理。

【出院指导】

（1）指导患者平衡膳食,增加蛋白质、维生素及微量元素的摄入,加强营养供给。

（2）指导长期卧床的患者掌握体位变化的方法、技巧、频率和支撑面的使用方法及技巧,避免长时间保持同一体位,或肢体同一部位长期受压。

（3）病情允许的情况下,鼓励患者早期下床,适当活动,避免长时间卧床。

（4）对于合并基础疾病的患者,如合并糖尿病患者,指导患者注意控制血糖,定期监测并遵医嘱用药,维持血糖在正常范围的稳定水平。

（5）教会患者识别压力性损伤后的皮肤状态,若居家期间出现压力性损伤,及时就医。

【护理评价】

（1）患者疼痛和不适是否减轻或消失？患者生活质量是否提高？

（2）因压力性损伤导致的皮肤或组织受损是否得到妥善处理及修复？

（3）并发症是否得到有效预防？病情变化是否被及时发现及处理？

（4）患者的焦虑和恐惧情绪是否得到缓解？患者心理健康水平是否有所提高？

（金　环　王剑桥）

第三节　坠积性肺炎

3-3 导入案例
与思考

扫码看视频

【定义】

坠积性肺炎(hypostatic pneumonia)是指年老体弱或长期卧床的患者长时间保持相同的位置而引发的一种肺炎。这种情况下支气管分泌物往往在肺部一个区域内聚集,从而增加了机体对肺炎的易感性。

【临床表现】

肺炎的症状可轻可重,多取决于病原体和宿主的状态。

1. 常见临床表现　咳嗽、咳痰或原有的呼吸道症状加重,并出现脓性痰或血性痰,伴或不伴胸痛。肺炎病变范围大者可有呼吸困难、呼吸窘迫等症状。大多数患者有发热,肺实变时有典型的体征,如病变区叩诊呈浊音、语颤增强和支气管呼吸音等,也可闻及湿啰音。重症者可有呼吸频率增快、鼻翼扇动、发绀。

2. 影像学表现　以肺泡浸润为主,呈肺叶、段分布的炎性浸润影,或呈片状或条索状影,密度不均匀,沿支气管分布。另外,也可见两肺弥漫性浸润影,伴空洞。肺部 X 线片可见双肺下部或单侧肺下部不规则小片状密度增高影,边缘模糊,密度不均匀。

【危险因素】

卧床是发生肺部感染的重要因素,其他因素还包括以下几类。

1. 个人因素 ①年龄≥65岁。②吸烟、长期酗酒或营养不良。③基础疾病:包括患有慢性肺部疾病,如慢性阻塞性肺疾病、支气管扩张、陈旧性肺结核、肺间质纤维化以及近期呼吸道感染。患有其他疾病,如恶性肿瘤、糖尿病、慢性心肾功能不全、慢性肝疾病、神经肌肉疾病等。

2. 误吸相关因素 全身麻醉(简称全麻)手术、吞咽功能障碍、胃食管反流、胃排空延迟、意识障碍、精神状态异常、牙周疾病或口腔卫生状况差等。

3. 操作相关因素 侵入性操作,包括吸痰、留置胃管、纤维支气管镜检查、气管插管或切开等;呼吸支持设备使用不当,如气管插管气囊压力不足、呼吸机管路污染、呼吸机管路内的冷凝水流向患者气道;医护人员的手或呼吸治疗设备污染。

4. 其他医源性因素 包括长期住院;不合理应用抗生素、糖皮质激素、细胞毒性药物和免疫抑制剂、H2受体阻滞剂和制酸剂、镇静剂和麻醉剂等。

5. 环境因素 包括通风不良、空气污浊、季节及气候变化等。

【发病机制】

由于骨折、手术、麻醉等因素的打击,患者由自由活动状态进入被迫卧床状态,躯体活动减少、咳嗽力量减弱或因疼痛不敢咳嗽,使得自主排痰能力减弱,导致肺通气减少或痰液潴留而堵塞中小气道而使肺底充血水肿、淤血,造成细菌滋生繁殖,进而诱发不同程度的肺部感染,使肺的通气和氧合功能障碍,严重者可出现呼吸衰竭,甚至诱发多器官功能障碍。

【常见护理诊断/问题】

1. 体温过高 与肺部感染有关。

2. 清理呼吸道无效 与气道分泌物多、痰液黏稠、胸痛、咳嗽无力等有关。

3. 知识缺乏 与缺乏预防坠积性肺炎的知识有关。

4. 潜在并发症 感染性休克。

【护理目标】

(1)患者体温下降,舒适感增强。

(2)患者能进行有效咳嗽,咳痰后呼吸平稳,呼吸音清。

(3)患者能掌握预防坠积性肺炎的相关知识。

(4)患者不发生休克,或发生休克时能被及时发现并进行有效处理,减轻其危害。

【预防】

(1)病室环境:每日开窗通风,保持温、湿度适宜,注意保暖,预防感冒。必要时对病室进行紫外线消毒,限制探视人员。

(2)指导患者戒烟。

(3)避免误吸。

①患者麻醉未清醒前,取平卧位,头偏向一侧,防止误吸呕吐物。

②病情允许范围内,尽量抬高床头,并鼓励和协助患者在床上变换体位。

③患者出现恶心、呕吐时暂禁食,必要时遵医嘱使用药物止吐。

④老年患者进食时应注意避免呛咳、误吸;吞咽困难、意识不清时禁止经口喂食,必要时留置胃管。

(4)加强口腔护理:鼓励患者刷牙或漱口;必要时进行口腔护理,以减少口腔、咽部细菌。

(5)呼吸功能训练:入院后开始指导患者进行呼吸功能训练,以增强呼吸肌的力量和耐力,避免呼吸肌失用性萎缩和肺泡萎陷,增强咳嗽力量。根据患者的情况制订训练计划和目标,常用的方法有腹式深呼吸、缩唇呼吸、吹气球、呼吸训练器法、腹部抗阻训练。

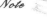

（6）有效清除呼吸道分泌物。

①保证空气湿度和每日饮水量在2000 ml以上，以湿润气道，避免痰液干燥。张口呼吸者可少量多次饮水，口唇部覆盖湿润的纱布，或以滴管、勺背湿润口腔、舌及唇部。

②教会患者有效咳嗽的方法，促进患者痰液及时排出。对于咳痰无力，无法自主将痰液排出的患者，可采取雾化吸入、胸部叩击、体位引流、振动排痰等治疗措施帮助患者排出痰液。

（7）对于气管切开或者经口吸痰的患者，严格执行无菌操作，加强医护人员手卫生。

（8）在病情允许及保护患者安全的前提下，鼓励患者尽早下床活动。

【护理措施】

1. 病情观察

（1）一般状态：意识是否清楚，有无烦躁、嗜睡、反复惊厥、表情淡漠等；有无急性病容、鼻翼扇动。有无生命体征异常，如血压下降、体温升高或下降、血氧饱和度降低等。

（2）咳嗽、咳痰：评估咳嗽发生的性质、出现及持续时间、有无咳嗽无效或不能咳嗽。评估痰液的颜色、性质、量、气味和有无肉眼可见的异物等。必要时遵医嘱正确收集痰液标本送检。

（3）体位与皮肤黏膜：有无面颊绯红、口唇发绀等缺氧表现。观察气管插管和气管切开周围皮肤、黏膜颜色、疼痛情况。

（4）观察胸部症状和体征：有无"三凹征"；有无呼吸频率节律异常，胸部压痛；有无叩诊实音或浊音；有无肺泡呼吸音减弱或消失、异常支气管呼吸音、干湿啰音、胸膜摩擦音等。

（5）液体出入量：准确记录液体出入量，尤其是尿量的变化。

（6）关注患者血常规检查、X线检查、病原学检查等相关辅助检查结果。

2. 环境与消毒隔离

（1）保持病室内温、湿度适宜，每日开窗通风，必要时对病室进行紫外线消毒，限制探视人员。

（2）医护人员在执行治疗和护理过程中，注意无菌操作原则，严格执行手卫生，避免交叉感染。

（3）如果患者发生多重耐药菌感染，须增加醒目隔离标志，并采取严格的消毒隔离措施。尽量选择单间隔离，与患者直接接触的医疗器械、器具及物品，如听诊器、血压计、体温表、输液架等要专人专用，并及时消毒处理。同时，实施各种侵入性操作时，应当严格遵守无菌操作原则和标准操作规程。

3. 饮食与营养支持

（1）鼓励患者摄入充足的热量、蛋白质、水分及富含维生素、矿物质的平衡膳食，若摄入的饮食无法满足营养需求或饮食结构单一，可邀请营养科医师会诊，提供高热量、高蛋白或富含维生素及矿物质的补充制剂或营养制剂。

（2）若通过饮食调整方式无法纠正患者的营养不良风险，应遵医嘱为其提供肠外、肠内营养支持。

4. 用药护理　尽早进行细菌敏感性培养，并遵医嘱给予针对性抗生素。常用抗生素包括青霉素类、头孢菌素类、喹诺酮类、氨基糖苷类等。青霉素类、头孢菌素类药物应用前应询问有无过敏史并进行皮试，注意观察药物的不良反应。

5. 症状护理

（1）发热：高热时可进行物理降温，如酒精擦浴、冰敷等，或遵医嘱给予退热药物降温，在降温过程中注意观察体温和出汗情况，过度出汗应及时补充水分以防脱水。协助大量出汗的患者进行温水擦浴，及时更换衣服和被褥。注意保持皮肤清洁干燥。

（2）咳嗽、咳痰：指导并协助患者有效咳嗽排痰，根据病情进行胸部物理治疗。正确留取痰标本和血培养标本，尽量在抗生素治疗前采集。痰标本尽量在患者晨起时采集，采集前先漱口，并指导或辅助其深咳嗽，留取的脓性痰液标本在2 h内送检。

(3)呼吸困难:有低氧血症的患者遵医嘱给予氧气吸入,以提高血氧饱和度,纠正缺氧,改善呼吸困难。

(4)胸痛:评估疼痛的部位、性质和程度等。患者胸痛常随呼吸、咳嗽而加重,必要时可遵医嘱使用镇痛药。

6.心理护理 向患者讲解坠积性肺炎的相关知识,避免患者出现过度紧张、焦虑等情绪。

【出院指导】

(1)指导患者保持家居室内环境适宜,空气清新,保持适当的温、湿度;防止有害气体污染,避免烟雾、化学物质等有害理化因素的刺激,避免吸入环境中的变应原。

(2)指导患者尽量减少前往人群密集的公共场所,如需前往,嘱患者佩戴口罩,防止交叉感染。

(3)指导患者注意休息,避免熬夜、淋雨、受凉和过度劳累。

(4)鼓励患者适当进行锻炼,教会患者呼吸功能锻炼方法。

(5)鼓励患者保持充足的热量和营养摄入,吃易消化、高热量、富含蛋白质和维生素的食物,保证营养的摄入。

(6)指导患者规律生活作息,劳逸结合,适当进行体育活动,增强体质。建议指导患者戒烟。

(7)告知患者药物的作用、用法、疗程和不良反应,指导患者遵医嘱按时服药,防止自行停药或减量。

(8)指导患者定期随访,出现发热、心率增快、咳嗽、咳痰、胸痛等症状时,应及时就诊。

【护理评价】

(1)患者体温是否恢复正常?

(2)患者是否能进行有效咳嗽?痰是否容易咳出?咳嗽是否减少或消失?呼吸音是否变清?

(3)患者是否掌握预防肺部感染的相关知识?

(4)患者是否发生休克?或发生休克时是否能被及时发现并进行有效处理?

(汪 艳 王剑桥 周爽悦)

第四节 泌尿系统感染

【定义】

泌尿系统感染是指病原微生物侵入泌尿系统内繁殖而引起的炎症。泌尿系统感染又称尿路感染。肾盂肾炎、输尿管炎为上尿路感染;膀胱炎、尿道炎为下尿路感染。

【临床表现】

1.膀胱炎 约占泌尿系统感染的60%,主要表现为尿频、尿急、尿痛,伴排尿不适。严重者数分钟排尿一次,且不分昼夜,排尿时尿道有烧灼感,排空后仍有尿不尽感。一般无全身毒血症状。常有白细胞尿,30%有血尿,偶有肉眼血尿。

2.急性肾盂肾炎 临床表现与炎症程度有关,多数起病急骤,表现如下。

(1)全身表现:常有寒战、高热,伴有头痛、全身酸痛、无力、食欲减退。轻者全身表现较少,甚至缺如。

(2)泌尿系统表现:常有尿频、尿急、尿痛,多伴有腰痛、肾区不适、肋脊角压痛和叩击痛阳性。可有脓尿和血尿。部分患者可无明显的膀胱刺激症状,而以全身症状为主或表现为血尿,伴低热和腰痛。

3-4 导入案例
与思考

扫码看视频

Note

3. 无症状细菌尿 又称隐匿性泌尿系统感染,即有真性菌尿但无泌尿系统感染的症状,排除尿液污染后,连续 2 次清洁中段尿培养的细菌菌落计数均不低于 10^5 CFU/ml,且为相同菌株。致病菌多为大肠埃希菌。多见于老年人、糖尿病患者、留置导管者。如不治疗,无症状也可在病程中出现急性泌尿系统感染的症状。

【危险因素】

1. 机体抗病能力减弱 如年龄≥65 岁、大手术后、贫血、合并糖尿病、慢性肝病、慢性肾病等慢性疾病,营养不良、先天性免疫缺陷或长期应用免疫抑制剂等。

2. 梗阻因素 如男性患者合并尿道狭窄、前列腺增生或脊髓、神经损伤后导致神经源性膀胱等,导致尿液引流不畅,引起尿液滞留,降低尿路及生殖道上皮防御细菌的能力。

3. 医源性因素 如留置导尿多于 3 日。留置导尿破坏了正常尿道的生理环境,使得机体膀胱防御细菌能力不足,削弱了尿道黏膜细菌抵抗力,易致逆行感染发生。

4. 其他因素 女性尿道较短而直,尿道口离肛门近而易被细菌污染,尿道括约肌作用较弱,故细菌易沿尿道口上行至膀胱,尤其是经期、绝经期等时期更易发生。

【发病机制】

1. 感染途径

(1)上行感染:指病原体经尿道进入膀胱、输尿管和肾盂、肾盏导致的感染,这是最常见的泌尿系统感染途径。正常情况下尿道口周围有少量细菌寄居,不引起感染。当机体抵抗力下降、尿道黏膜有损伤或入侵细菌致病力强时,细菌可侵入尿道发生上行感染。

(2)血行感染:指细菌经由血液循环到达肾和泌尿系统其他部位,临床少见,多发生于机体免疫功能极差者,金黄色葡萄球菌为主要致病菌。

2. 机体防御能力 细菌进入泌尿系统后是否引起感染与机体的防御功能有关。机体的防御机制包括:①尿液的冲刷作用。②尿路黏膜及其分泌的 IgA 和 IgG 等可抵御细菌入侵。③尿液中高浓度尿素、高渗透压和酸性环境不利于细菌生长。④前列腺分泌物含有抗菌成分。

【风险评估】

1. 病史采集 询问患者的病史,了解有无基础疾病及免疫功能状况,询问患者排尿情况。

2. 体格检查 观察患者的生命体征,评估尿道口及周围皮肤情况。

3. 实验室检查 必要时行尿常规、尿细菌培养等实验室检查。

【常见护理诊断/问题】

1. 排尿障碍 尿频、尿急、尿痛,这与泌尿系统感染所致的膀胱刺激征有关。

2. 体温过高 与泌尿系统感染有关。

3. 知识缺乏 与缺乏预防泌尿系统感染的知识有关。

4. 潜在并发症 肾乳头坏死、肾周脓肿等。

【护理目标】

(1)患者的尿频、尿急、尿痛症状有所减轻或消失。

(2)患者的体温下降,舒适感增加。

(3)患者能掌握预防泌尿系统感染的相关知识。

(4)未发生肾乳头坏死、肾周脓肿的潜在并发症,或发生后能得到及时处理。

【预防】

(1)患者术前准备行留置导尿术时,严格执行无菌操作。对于术后留置尿管的患者,在病情允许的情况下,尽早拔除尿管。留置尿管期间,增加会阴清洗次数,教会患者正确清洁外阴的方法,必要时遵医嘱每日给予活力碘行会阴消毒。

(2)教会患者及家属留置导尿术后的注意事项,注意保持引流通畅,避免尿管受压、扭曲、堵塞等导致泌尿系统感染。患者离床活动时,用胶布将尿管远端固定妥当,以防尿管脱出。集尿袋不得超过膀胱高度并避免挤压,防止尿液反流,导致感染的发生。

(3)做好预防泌尿系统感染的健康宣教,包括生殖器与尿道的关系,留置尿管期间及拔除尿管后的影响,可能出现的问题和需要配合的要点,指导家属及时倾倒集尿袋中的尿液。

(4)指导并鼓励患者多饮水,保持每日摄入 1500～2000 ml 水,以形成自体膀胱冲洗,减少泌尿系统感染的机会,同时也可以预防尿结石的形成。

【护理措施】

1. 休息　急性发作期应注意卧床休息,宜取屈曲位。保持心情愉快,因过分紧张可加重尿频。指导患者从事感兴趣的活动,如听轻音乐、看书、看电视或聊天等,以分散患者的注意力,减轻焦虑,缓解尿路刺激征。

2. 病情观察　注意监测体温、患者尿液颜色和性状的变化及有无腰痛加剧的情况发生。高热的患者可遵医嘱采取物理降温或药物降温的措施。

3. 增加水分的摄入　如无禁忌证,应尽量多饮水、勤排尿,以达到不断冲洗尿路、减少细菌在尿路停留的目的。泌尿系统感染者,在病情允许情况下,成人每日饮水量达到 2000～3000 ml,维持每日尿量超过 1500 ml。入睡前限制饮水量,减少夜间尿量。

4. 保持皮肤、黏膜的清洁　加强个人卫生,勤换内衣裤,增加会阴清洗次数,教会患者正确清洁外阴的方法;指导患者便后擦拭由前向后,减少肠道细菌侵入尿路而引起感染的机会。女性月经期需特别注意会阴部的清洁。

5. 饮食护理　根据患者病情制订个性化饮食方案,建议清淡饮食,避免辛辣刺激性食物,保证热量、蛋白质、维生素、水及矿物质的均衡。

6. 疼痛护理　指导患者进行膀胱区热敷或按摩,以缓解局部肌肉痉挛,减轻疼痛。必要时遵医嘱服用解痉镇痛药。

7. 留置尿管的相关护理　当患者发生泌尿系统感染时,应遵医嘱更换或拔除尿管,必要时遵医嘱留取尿标本进行病原学检测。

8. 用药护理　遵医嘱给予抗生素,注意观察药物的疗效及不良反应。尿路刺激征明显者可遵医嘱指导口服碳酸氢钠,碳酸氢钠可碱化尿液,减轻尿路刺激征。

9. 心理护理　患者常因对疾病认识不足和尿频、尿痛等不适而出现焦虑与紧张等情绪,充分了解其焦虑与紧张的原因,进行心理疏导。

【出院指导】

(1)指导患者平时养成多饮水、勤排尿的习惯,每日应摄入足够水分,保证每天尿量不少于 1500 ml。

(2)注意个人卫生,尤其是会阴部及肛周皮肤的清洁,教会患者正确清洁外阴的方法,并保持会阴及内裤的清洁卫生。

(3)保持规律生活,避免劳累。结合疾病恢复及自身健康状况,坚持适度的运动,增强机体免疫力。

(4)对于留置尿管的患者,留置尿管期间做好会阴护理,保持集尿袋低于耻骨联合水平,并指导患者进行膀胱功能锻炼,争取尽早拔除尿管。

(5)对于已发生泌尿系统感染的患者,指导其按时、按量、按疗程服药,勿随意停药,并按医嘱定期随访。教会患者识别泌尿系统感染的临床表现及症状,一旦发生尽快诊治。

【护理评价】

（1）患者尿频、尿急、尿痛的症状是否有所减轻或消失？

（2）患者体温是否下降或恢复正常？舒适感是否增加？

（3）患者是否掌握预防泌尿系统感染的相关知识？

（4）患者未发生肾乳头坏死、肾周脓肿的潜在并发症？或发生后是否能得到及时处理？

（汪　艳　王剑桥　周爽悦）

第五节　静脉血栓栓塞

3-5 导入案例
与思考

【定义】

静脉血栓栓塞（venous thromboembolism）是一种高发疾病，尤其在住院患者中，其发生率仅次于心肌梗死和脑卒中，是心血管疾病中常见的疾病，是住院患者可预防的死亡原因之一。静脉血栓栓塞是血液在静脉内异常凝结导致的血管完全或不完全阻塞，属于静脉回流障碍性疾病，包括深静脉血栓形成和肺栓塞。

1. 深静脉血栓形成（deep venous thrombosis）　指血液在深静脉腔内异常凝结，阻塞静脉管腔，导致静脉回流障碍，多见于下肢深静脉，常见症状为患侧肢体肿胀和疼痛，严重时会发生股青肿。

2. 肺栓塞（pulmonary embolism）　指由于血栓或其他物质阻塞肺动脉或其分支引起的肺血流障碍的疾病。常见的血栓来自深静脉血栓形成，即在深静脉内形成的血栓脱落并随血液流动到肺动脉。肺栓塞是一种严重的疾病，可能导致肺循环血流受阻，引起肺组织缺血、缺氧甚至坏死。严重的肺栓塞可导致呼吸困难、胸痛、咳嗽、咯血以及心脏功能不全等症状。

深静脉血栓形成

扫码看视频

【临床表现】

深静脉血栓形成的临床表现是多样的，主要包括肿胀和疼痛、红斑和发热、静脉曲张以及血栓栓塞症状。患者常会感到受累部位肿胀和疼痛，这是由于形成血栓导致血液循环受阻，引起局部淤血和组织水肿。此外，患者在受累部位可能出现红斑和局部发热，这是由炎症反应和局部血液循环异常引起的。静脉曲张也是深静脉血栓形成的常见表现，即静脉扩张和曲张，可能伴有静脉壁增厚和静脉瓣功能受损。静脉血栓一旦脱落，可随血液漂移、堵塞肺动脉，根据肺循环障碍的程度不同，可引起相应肺栓塞的临床表现。

【发病机制】

深静脉血栓形成的发病机制涉及 Virchow 三联征，其中血液高凝状态、血流动力学改变和血管壁损伤是其形成的主要因素。血液高凝状态包括凝血因子异常、纤溶系统异常和血小板功能异常，促使血栓形成。血流动力学改变导致静脉回流受阻、血液淤滞和静脉内压力增大，进一步促进血栓形成。血管壁损伤可由外伤、手术、炎症和血管内导管等因素引起。这些因素相互作用，使得深静脉血栓形成成为一个复杂的疾病。

【危险因素】

导致深静脉血栓形成的危险因素是多样的，主要包括以下几个方面。

1. 长时间的静坐或卧床不动 因为久坐或久卧会导致下肢血液循环减慢,增加血栓形成的风险。

2. 手术或创伤 手术过程中的创伤和术后康复期间的长时间卧床不动都会增加血栓形成的风险。

3. 肿瘤 肿瘤细胞释放的物质可以促进血液凝固,同时肿瘤本身也会导致血液循环受阻。

4. 其他 高龄、肥胖、吸烟、孕期、口服避孕药、静脉血管等因素也与深静脉血栓形成的风险增加相关。

【风险评估】

Caprini 血栓风险评估量表和 Padua 血栓风险评估量表是两种常用于评估深静脉血栓形成风险的工具,可以帮助医护人员评估患者在特定情境下深静脉血栓形成的风险,并采取相应的预防措施。

1. Caprini 血栓风险评估量表 Caprini 血栓风险评估量表通常在手术前或住院期间进行,适用于评估手术住院患者。Caprini 血栓风险评估量表考虑了多个因素,包括年龄、手术类型、肿瘤、炎症性疾病、静脉疾病、家族史、肥胖、孕期、口服避孕药等。根据每个因素的情况,给予相应的分数。最终根据总分来评估患者形成血栓的风险等级,一般分为极低度(0 分)、低度(1~2 分)、中度(3~4分)、高度(≥5 分)(表 3-5-1)。

表 3-5-1 Caprini 血栓风险评估量表

项 目 评 分	病 史	实 验 检 查	手 术
1 分/项	□年龄 40~59 岁 □肥胖(BMI>30 kg/m²) □卧床的内科患者 □炎症性肠病史 □下肢水肿 □静脉曲张 □严重的肺部疾病(1 个月内) □肺功能异常(慢性阻塞性肺疾病) □急性心肌梗死(1 个月内) □充血性心力衰竭(1 个月内) □脓毒症(1 个月内) □输血(1 个月内) □下肢石膏或支具固定 □其他高危因素 □妊娠期或产后(1 个月) □口服避孕药或激素替代治疗 □原因不明的死胎史,复发性自然流产(≥3 次),由于败血症或发育受限而早产		□计划小手术 □大手术(1 个月内) □中心静脉置管
2 分/项	□年龄 60~74(岁) □既往恶性肿瘤 □肥胖(BMI>40 kg/m²)		□腹腔镜手术(>45 min)* □大手术(>45 min)* □关节镜手术(>45 min)*

续表

项目评分	病　史	实　验　检　查	手　术
3 分/项	□年龄≥75 岁 □浅静脉、深静脉血栓或肺栓塞病史 □血栓家族史 □肝素引起的血小板减少 □肥胖(BMI>50 kg/m²) □现患恶性肿瘤或化疗 □未列出的先天或后天血栓形成	□狼疮抗凝物阳性 □抗心磷脂抗体阳性 □凝血酶原 G20210A 阳性 □Leiden V 因子阳性 □血清同型半胱氨酸酶升高	□大手术持续 2～3 h*
5 分/项	□脑卒中(1 个月内) □急性脊髓损伤(瘫痪)(1 个月内)		□选择性下肢关节置换术 □髋部、骨盆或下肢骨折 □多发性创伤(1 个月内) □大手术(>3 h)*

注:* 为手术时间的条目,在评估时为单选,每次评估根据患者实际情况勾选,仅能勾选 1 个条目;手术时间均指麻醉开始至麻醉结束的时间。

2. Padua 血栓风险评估量表　Padua 血栓风险评估量表(表 3-5-2)通常用于评估非手术患者的深静脉血栓形成风险,即用于评估内科住院患者深静脉血栓形成风险。Padua 血栓评估量表考虑了多个因素,包括年龄、既往静脉血栓栓塞、心力衰竭、呼吸衰竭、感染、炎症性疾病、肥胖等。根据每个因素的情况,给予相应的分数。≥4 分为静脉血栓栓塞的风险患者。

表 3-5-2　Padua 血栓风险评估量表

危 险 因 素	评　分
活动性恶性肿瘤,患者先前有局部或远端转移和(或)6 个月内接受过化疗和放疗	3
既往静脉血栓栓塞	3
制动,患者身体原因或遵医嘱需卧床休息至少 3 日	3
有血栓形成倾向、抗凝血酶缺陷症、蛋白 C 或蛋白 S 缺乏、Leiden V 因子、凝血酶原 G20210A 突变、抗磷脂抗体综合征	3
近期(≤1 个月)创伤或外科手术	2
年龄≥70 岁	1
心脏和(或)呼吸衰竭	1
急性心肌梗死或缺血性脑卒中	1
急性感染和(或)风湿性疾病	1
肥胖(体质指数≥30 kg/m²)	1
正在进行激素治疗	1

3. 评估时机

(1)入院后 24 h 应对所有患者进行深静脉血栓形成风险的评估,住院期间患者转科应及时评估。

(2)患者治疗发生变化时,如术后第一日、进行化疗前、应用避孕药、糖皮质激素等特殊药物治疗、机械通气、植入永久性起搏器、置入中心静脉导管、石膏固定、牵引等应及时评估。

（3）患者病情发生变化时，如活动能力下降、感染、严重腹泻、脑梗死、心肌梗死、肺功能障碍、血液相关检查结果变化时，应随时进行评估。

【常见护理诊断/问题】

1.疼痛、肿胀 与静脉回流受阻有关。

2.有皮肤完整性受损的风险 与治疗期间需要绝对卧床有关。

3.自理能力缺陷 与急性期需绝对卧床有关。

4.恐惧 与患者担心深静脉血栓形成可能导致严重并发症有关。

5.潜在并发症 肺栓塞、出血等。

【护理目标】

（1）缓解患者的局部疼痛和不适，提高患者的生活质量。

（2）保持皮肤的完整。

（3）患者卧床期间能够有部分的生活自理能力。

（4）通过教育和心理支持，帮助患者理解疾病风险和并发症预防措施，减轻恐惧情绪，提高心理健康水平。

（5）患者未发生肺栓塞等严重的潜在并发症。

【预防】

2016 年美国胸科医师学会（ACCP）发布的第 10 版《静脉血栓栓塞（VTE）抗栓治疗指南》中指出，预防深静脉血栓形成的措施根据患者的风险等级而定。对于极低风险患者，鼓励早期活动和提供宣教；低风险患者可采取机械性预防措施；中风险患者可采取机械性预防和药物预防措施的组合；高风险患者则推荐采取药物预防措施。此外，无论风险等级如何，都应鼓励患者早期活动，并提供相关宣教，以提高患者对深静脉血栓形成的认识和预防意识。

1.基础预防

（1）抬高患肢：抬高患肢高于心脏水平 20～30 cm，避免膝下放置硬枕和过度屈髋，以促进血液回流和减少静脉淤血。

（2）健康宣教：定期进行静脉血栓知识宣教，鼓励患者勤翻身，早期进行功能锻炼，尽早下床活动，进行深呼吸和咳嗽动作，以促进血液循环和预防深静脉血栓形成。

（3）适量补液：术中和术后适度补液，多饮水，避免脱水，建议患者每日饮水 1500～2500 ml，以维持血液循环和降低血液黏度。

（4）术中措施：手术中应辅助患者取适当体位，通过使用保温毯、调节室温、加盖棉被等方法做好术中体温保护。

（5）改善生活方式：建议患者改善生活方式，包括戒烟、戒酒、控制血糖和血脂水平，避免长时间久坐等不良习惯，以降低深静脉血栓形成的风险。

（6）功能锻炼：进行适当的功能锻炼可以促进血液循环和肌肉活动，如踝泵运动、股四头肌收缩运动等，以降低深静脉血栓形成的风险。

（7）规范静脉穿刺：应尽量避免在同一部位反复静脉穿刺，建议尽量避免在下肢进行静脉穿刺，以防止静脉损伤。

（8）保持均衡的饮食：限制高脂肪和高胆固醇食物的摄入，增加粗纤维、维生素含量较高食物的摄入，如蔬菜、水果等，保持大便通畅。

2.物理预防

（1）抗血栓压力带：一种特殊设计的弹力袜，可以提供适度的压力，帮助促进下肢静脉血液循环、降低深静脉血栓形成的风险(图 3-5-1)。

(2)间歇充气加压装置:一种通过周期性充气和放气来促进下肢血液循环的装置,通过外部装置在腿部施加压力,帮助预防深静脉血栓形成(图 3-5-2)。

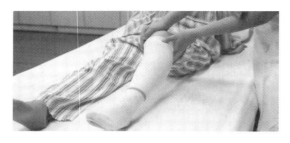

图 3-5-1　抗血栓压力带

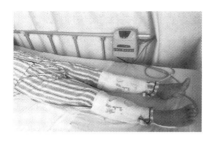

图 3-5-2　间歇充气加压装置

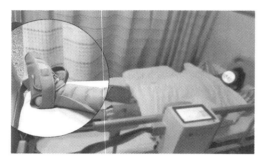

图 3-5-3　足底加压泵

(3)足底加压泵:一种通过脚部运动来促进下肢血液循环的装置,通过脚部的加压和释放压力来模拟行走的动作,帮助减少血液滞留和降低深静脉血栓形成的风险(图 3-5-3)。

(4)经皮电刺激装置:一种通过电流刺激神经来促进血液循环的装置,通过贴在皮肤上的电极传递电流,刺激肌肉收缩,促进血液流动,降低深静脉血栓形成的风险。

(5)健康教育:机械预防的健康教育是指向患者提供相关知识和指导,包括向患者讲解机械预防的原理和正确使用机械装置的方法、注意事项和预防措施的重要性等。

3. 药物预防

(1)药物选择:临床应用的抗凝药物根据作用机制的不同,主要分为五大类。

①凝血酶间接抑制剂:包括普通肝素和低分子肝素,通过间接抑制凝血酶的活性来降低深静脉血栓形成的风险。

②凝血酶直接抑制剂:如阿加曲班,直接抑制凝血酶的活性,从而预防深静脉血栓形成。

③维生素 K 拮抗剂:主要是香豆素类药物,如华法林,通过抑制维生素 K 的作用,减少凝血因子的合成,从而预防深静脉血栓形成。

④凝血因子Ⅹa直接抑制剂:如直接口服抗凝药物,直接抑制凝血因子Ⅹa的活性,从而预防深静脉血栓形成。

⑤凝血因子Ⅹa间接抑制剂:常用药物是磺达肝素,通过间接抑制凝血因子Ⅹa的活性来预防深静脉血栓形成。

(2)用药评估:在使用药物预防之前,应评估患者是否存在与药物预防相关的潜在禁忌证,并对患者进行肾功能、凝血酶原时间和活化部分凝血活酶时间的基线评估,以确定合适的药物和剂量,并监测患者的治疗反应和药物安全性。

(3)病情观察。

①患肢末梢循环观察:密切关注患者肢体的末梢循环情况,如皮肤颜色、温度、疼痛、肿胀、麻木、有无动脉搏动、感觉异常等。

②药物疗效观察:对于接受抗凝治疗的静脉血栓栓塞患者,应定期评估药物的疗效。常见的评估指标包括凝血酶原时间或国际标准化比值、活化部分凝血活酶时间以及 D-二聚体水平等。

③出血风险观察:在使用抗凝药物治疗期间,应密切观察患者的出血风险。常见的评估指标包

括血小板计数、血红蛋白水平、肾功能、肝功能等。如患者出现不明原因的出血、血尿、黑便等出血症状，应及时告知医生并做好相应的处理。

④药物不良反应观察：使用抗凝药物可致患者出现过敏反应、肝功能损害、肾功能损害等症状。常见的副作用包括皮疹、荨麻疹、呼吸困难、喉咙肿胀等，应注意观察患者是否出现呼吸急促、面部肿胀等症状。某些抗凝药物可能对肝功能、肾功能产生不良影响，因此，应定期检查肝功能、肾功能，评估是否出现肝功能、肾功能的损害。

（4）健康宣教。

①告知患者抗凝药物的剂量、用法、时间、目的、副作用，如出现出血、过敏反应等应及时告知医生，并遵循医生的建议处理。

②告知患者使用软毛牙刷刷牙，勿用力抠鼻，避免磕碰，避免触碰锋利或尖锐物品，避免剧烈运动。

③告知患者应注意避免可能导致出血的活动，若出现皮肤瘀斑、牙龈出血、鼻出血、尿血、血便或黑便、月经量增多等症状，应及时告知医生。

【护理措施】

对于已发生下肢深静脉血栓形成的患者，应采取相应的措施，以控制病情的发展，预防并发症的发生，使患者得到及时的救治。

1. 病情观察

（1）监测疼痛和肿胀：每日评估患者的疼痛程度和下肢肿胀情况，记录相关数据，如疼痛或肿胀加重或出现其他不适，应及时告知医生。

（2）评估肢体功能：观察患者下肢的感觉、运动和血液循环情况。如出现肢体无力、感觉异常或发绀等症状，应及时告知医生。

（3）观察出血情况：需要密切观察并及时识别并发症的出现，包括出血倾向、肺栓塞等，如出现不明原因的出血或出血量明显增加，应立即告知医生。

（4）监测血栓形成：定期进行超声检查，以评估血栓的大小和位置。根据检查结果，调整治疗方案。

2. 常规护理

（1）卧床休息：对于急性下肢深静脉血栓形成的患者，需严格卧床休息5～7日，禁止局部热敷和按摩，以免血栓脱落而发生肺栓塞。

（2）抬高患肢：抬高患肢高于心脏水平20～30 cm，避免膝下放置硬枕和过度屈髋，以促进血液回流和减少静脉淤血。

（3）抗凝治疗：使用抗凝药物，如肝素或华法林，以阻止血栓的进一步形成，并帮助溶解已有的血栓。

（4）功能锻炼：指导患者进行功能锻炼，如股四头肌收缩运动（图3-5-4）、踝泵运动（图3-5-5）等。功能锻炼能促进患者下肢血液循环，预防深静脉血栓形成的进一步发展，并减少并发症的发生。

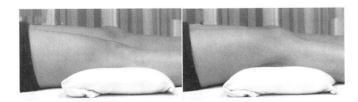

图 3-5-4　股四头肌收缩运动

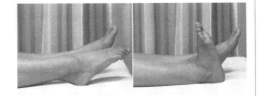

图 3-5-5　踝泵运动

（5）疼痛管理：通过疼痛评分工具帮助医护人员了解患者的疼痛感受，从药物治疗、冷敷、心理护理等方面综合实施疼痛管理方案，以缓解患者的疼痛症状。

（6）伤口护理：对于已破损或发生溃疡的皮肤，保持伤口清洁干燥，定期对局部进行消毒、换药处理，以预防感染和促进愈合。

（7）饮食护理：根据病情选择低脂肪、高纤维素、高维生素、易消化的食物，如蔬菜、水果等，避免血液黏度增高，多饮水，以维持血液循环和降低血液黏度。

（8）心理护理：每日主动跟患者进行有效沟通，了解其需求，提供情绪支持，帮助患者减轻焦虑和恐惧情绪，建立战胜疾病的信心。

（9）定期随访：定期超声检查以评估血栓的变化和治疗效果，并及时调整治疗方案。

【出院指导】

（1）教会患者识别深静脉血栓形成的症状和体征。

（2）教会患者使用抗血栓压力带的方法，应每日脱下抗血栓压力带，进行皮肤、肢体的评估，如出现肢体疼痛、瘙痒、麻木、发凉等症状时，应立即告知医护人员。使用膝长型抗血栓压力带时，不应过度上拉至膝盖以上。

（3）患者使用口服抗凝药时，告知其常用口服抗凝药的用法、用量和注意事项，提醒他们勿自行调节药量或服用处方外药物。

（4）指导患者多饮水，以降低血液黏度及预防感染。

（5）指导患者戒烟、限酒，平衡膳食，控制体重、血糖、血脂，不宜久坐。

（6）指导患者根据身体状况适当进行体力活动和功能锻炼，提醒患者避免长时间久坐或站立，鼓励适量的有氧运动和力量训练。

【护理评价】

（1）患者的局部疼痛和不适是否得到缓解？生活质量是否提高？

（2）皮肤是否保持完整？

（3）卧床期间是否有部分的生活自理能力？

（4）是否通过教育和心理支持，帮助患者理解疾病风险和预防措施，减轻恐惧情绪，提高心理健康水平？

（5）患者是否未发生肺栓塞等严重的潜在并发症？

肺 栓 塞

【临床表现】

肺栓塞的典型症状为胸痛、咯血、呼吸困难。临床上肺栓塞常缺乏特异性临床表现，甚至完全无症状。有研究报道，中高危肺栓塞患者最常见的表现为呼吸困难，其次为意识丧失、下肢疼痛、胸痛等。呼吸困难、精神状态改变、休克是判断肺栓塞患者发生心脏骤停的指标。

【发病机制】

肺栓塞的发病机制是由于来自静脉系统或右心室的血栓阻塞肺动脉或其分支，以肺循环和呼吸功能障碍为主要临床表现和病理生理特征（图3-5-6）。下肢深静脉血栓形成是常见原因之一。当发生下肢深静脉血栓形成时，血栓可以脱落并通过静脉系统进入肺动脉或其分支，导致肺栓塞的发生。其他导致肺栓塞的原因还包括脂肪栓塞、空气栓塞以及罕见的肿瘤栓塞等。

【危险因素】

肺栓塞的发生与多种危险因素密切相关。其中，最常见的危险因素是深静脉血栓形成，以及长时间的静坐或卧床、手术后、严重创伤、肿瘤、妊娠、分娩、口服避孕药等。其他危险因素还包括高龄、肥胖、吸烟、高血压、糖尿病、心脏病、慢性肺病、血液高凝状态等。此外，某些遗传性疾病和罕见的疾病也

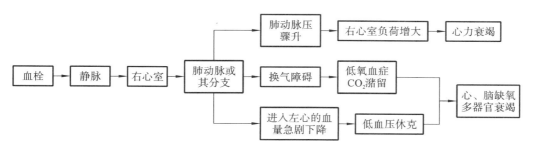

图 3-5-6　肺栓塞发病机制

可能增加患肺栓塞的风险。了解这些危险因素对于预防肺栓塞的发生至关重要,高危人群应采取相应的预防措施,如积极运动、保持适当体重、戒烟、控制血压和血糖、避免长时间静坐等。

【常见护理诊断/问题】

1.气体交换障碍　与肺动脉内血栓导致肺循环灌注减少,影响气体交换有关。

2.急性疼痛　与肺动脉内血栓刺激肺动脉壁和肺组织有关。

3.心输出量减少　与肺栓塞导致右心室负荷增大、心输出量减少有关。

4.焦虑与恐惧　与肺栓塞的严重性和不确定性有关。

5.潜在并发症　呼吸衰竭、心力衰竭、心律失常等。

【护理目标】

(1)患者呼吸功能改善,无气促、发绀等缺氧征象。

(2)患者疼痛减轻或消失,患者的舒适度和生活质量得到提高。

(3)维持稳定的心输出量,确保足够的血液灌注。

(4)减轻患者的焦虑和恐惧情绪,提高患者心理健康水平。

(5)预防潜在并发症的发生,病情变化能被及时发现及处理。

【预防】

1.高危人群筛查　对于存在肺栓塞风险的患者,如长时间静卧者、手术后患者、严重创伤患者、肿瘤患者、妊娠者、分娩者、口服避孕药者等,应进行肺栓塞的风险筛查。

2.预防深静脉血栓形成　对于高危人群,应采取积极的预防措施,如早期活动、物理预防、药物预防(如低分子肝素)等,以降低深静脉血栓形成的风险。

3.个性化抗凝治疗　对于已经发生深静脉血栓形成的患者,应根据具体情况,选择个性化抗凝治疗方案,如华法林、新型口服抗凝药物等,并定期监测患者的凝血功能。

4.避免其他危险因素　患者应避免长时间静坐,并戒烟、控制血压和血糖、保持适当体重等,以降低肺栓塞的发生风险。

5.教育和宣传　医护人员应对患者进行相关教育,提高患者对肺栓塞的认识和预防意识,宣传肺栓塞早期症状的识别和及时就医的重要性。

【护理措施】

1.肺栓塞紧急护理评估

(1)意识状态:评估患者是否存在意识障碍及障碍程度和精神状态情况。

(2)生命体征:监测患者的生命体征,评估气道通畅情况,记录生命体征指标和经皮动脉血氧饱和度。

(3)血流动力学稳定情况:观察皮肤、黏膜、口唇、甲床是否苍白或发绀,记录患者的液体出入量,判断患者是否存在阻塞性休克或持续性低血压。

（4）其他症状：观察患者是否有晕厥、呼吸困难加重、胸痛、胸闷、咯血等症状。

（5）既往病史：了解患者是否有近期外伤史、手术史、深静脉血栓形成、静脉曲张、肿瘤、高血压、高血脂、糖尿病、自身免疫病、脑卒中、慢性心力衰竭等病史。

（6）辅助检查：监测患者的生化指标，包括但不限于血液 D-二聚体、血气分析、心肌酶谱、肌钙蛋白、肝肾功能等，以及床旁心电图和超声心动图等影像学检查。若综合评估后，患者疑似发生肺栓塞，应迅速启动绿色通道，并对患者进行全面的身体评估。

2. 启用绿色通道处置流程

（1）建立肺栓塞救治团队：组建科室包括急诊科、心内科、心外科、重症医学科、呼吸内科、介入科、血管外科、医学影像科、神经内科、血液科、骨科、妇产科等。

（2）绿色通道处置流程：一旦发现肺栓塞患者，由首诊医生或护士迅速启动绿色通道，通知肺栓塞救治团队联系 MDT 团队会诊。医护联合救治：①心脏骤停的患者立即就地抢救，去枕平卧行心肺复苏术。②保持气道通畅，及时吸出呼吸道分泌物，必要时行气管插管或气管切开。根据病情选择氧疗工具和氧流量，合并呼吸衰竭者可采取机械通气。③迅速建立 2 条及以上静脉通道，遵医嘱给予补液、抗凝、溶栓等治疗。④"一体化"检查。⑤有效开展院内转运，经抢救后若病情尚未完全稳定，由 MDT 团队预判患者是否需要开展院内转运。

3. 介入手术围手术期护理

（1）术前护理。①心理护理：护理人员应了解患者的心理需求，根据患者的心理类型进行有针对性的心理疏导。②体位：心跳、呼吸骤停的患者应取去枕平卧位，就地抢救。神志清醒、生命体征平稳的患者应绝对卧床休息，可取半坐卧位。合并深静脉血栓形成的患者应将患肢垫高，高于心脏 20～30 cm 或使用下肢静脉疾病专用抬腿垫，以促进下肢静脉回流，减轻患肢的肿胀和疼痛。③深静脉血栓形成患肢护理：合并急性深静脉血栓形成的患者需要制动患肢，严禁按摩、热敷、理疗和剧烈运动。保持患肢处于功能位，可进行踝泵运动和足趾训练，避免患肢受压导致静脉回流不畅。观察并记录患肢皮温与颜色、感觉、运动、肿胀情况、疼痛程度和末梢循环等。④抗凝治疗：一旦明确诊断为肺栓塞，若无禁忌，可开始抗凝治疗。常用的抗凝方式包括口服抗凝药和肠道外抗凝。⑤生活指导：清醒患者若无禁忌，应选择低盐、低脂肪、清淡易消化、富含纤维素的食物。保持大便通畅，避免用力排便、剧烈咳嗽。

（2）术后护理。①床旁交接：患者转入病房后，床边交接观察患者的穿刺部位情况，交接手术相关信息，如麻醉方式、术中造影情况、手术名称等。②体位与活动：合并深静脉血栓形成的患者在下腔静脉滤器置入术后，早期下床活动并不增加肺栓塞再发生率，反而可以降低并发症的发生率。经股静脉穿刺者，在术后 6 h 内，术侧肢体伸直制动并行踝泵运动。经颈静脉穿刺者，应取平卧位，休息 24 h，头部平放或略偏向对侧，活动范围双向不宜超过 30°，避免诱发局部出血。③病情观察：监测患者的生命体征，评估气道通畅情况，评估患者是否存在意识障碍及障碍程度和精神状态情况等。④经导管接触性溶栓置管溶栓护理：首先，严密观察置管局部是否有红肿、温度升高、疼痛等异常情况，及时发现并报告医生。同时，保持置管部位的清洁和干燥，定期更换敷料，避免感染的发生。其次，对于抗凝药物的使用和监测，护士需要按照医嘱准确计算剂量，按时给药并密切观察患者生命体征和凝血功能指标的变化，如出现出血、过敏等不良反应，应立即停止抗凝治疗并及时处理。此外，患者应保持平卧位，避免剧烈活动和用力，以减少血栓进一步形成和脱落的风险。同时，护士还需进行深静脉血栓形成的风险评估，制订个性化的预防措施，如按时进行肢体被动活动、穿着抗血栓压力带等。最后，护士还需对患者进行血栓形成的预防、用药的注意事项、症状的观察等方面的健康宣教，以提高患者的自我管理能力，从而减少并发症的发生。⑤预防并发症：需密切观察并及时识别心律失常、心包填塞、肺动脉或静脉破裂、心力衰竭和猝死、出血、与滤器相关的并发症的发生，如有异常应立即通知医生。

【出院指导】

（1）避免摄入富含维生素 K 的食物，如动物肝脏、菠菜、韭菜、甘蓝、莴苣、洋葱、豆奶等，以确保华法林抗凝药物治疗的效果。同时，如有同时服用其他药物应告知医生，以避免药物相互作用。

（2）指导患者学会自我观察出血倾向的方法，并按医嘱定期复查凝血功能指标，以及时发现和处理出血情况。

（3）鼓励患者适量活动，如无禁忌，可以尽早穿着抗血栓压力带下地行走和进行康复活动，以预防深静脉血栓形成的复发。

（4）告知患者，若突然出现胸闷、咳嗽、发作性晕厥、低血压、下肢不对称性水肿等情况，应及时就诊，以便进行进一步的评估和治疗。

（5）指导患者注意休息，避免过度劳累和情绪激动，以维持身体的稳定和恢复。

（6）指导患者出院后定期随访，不适随诊。

【护理评价】

（1）患者呼吸功能是否改善？气促、发绀、胸闷等症状是否改善或消失？

（2）患者疼痛是否减轻或消失？患者的舒适度和生活质量是否得到提高？

（3）患者是否维持稳定的心输出量？是否确保足够的血液灌注？

（4）患者的焦虑和恐惧情绪是否减轻？患者心理健康水平是否提高？

（5）患者并发症是否得到有效预防？患者病情变化是否被及时发现及处理？

（汪　艳　王剑桥　马舒晨）

第六节　关节脱位

【定义】

关节脱位（dislocation）是指由于直接或间接暴力作用于关节，或关节有病理性改变，使骨与骨之间的相对关节面失去正常的对合关系。临床上多见于青壮年和儿童。四肢大关节中以肩关节和肘关节脱位最常见，髋关节次之。关节脱位后，关节囊、韧带、关节软骨及肌肉等软组织也有损伤，另外关节周围肿胀，可有血肿。若不及时复位，血肿机化，关节粘连，会使关节不同程度地丧失功能。

【临床表现】

患者常出现关节疼痛、肿胀、局部压痛和关节功能障碍，早期全身可合并复合伤、休克等，局部可合并骨折和神经血管损伤。晚期可发生骨化肌炎、缺血性骨坏死和创伤性关节炎等。关节脱位后肢体出现旋转、内收或外展、外观变长或缩短等畸形，与健侧不对称，关节的正常骨性标志发生改变。由于关节囊周围未撕裂肌肉和韧带的牵拉，使患肢固定在异常的位置，被动活动时感到弹性阻力。脱位后可触到空虚的关节盂，可在邻近异常位置触及移位的骨端，肿胀严重时则难以触及。

【发病机制】

由外来暴力间接作用于正常关节引起的脱位，是导致脱位的最常见原因。关节结构发生病变，骨端遭到破坏，不能维持关节面正常的对合关系，也可导致关节脱位。胚胎发育异常导致关节先天性发育不良，出生后即发生脱位且逐渐加重。创伤脱位后，关节囊及韧带松弛或附着处被撕脱，使关节结构不稳定，轻微外力即可导致再脱位，如此反复，可形成习惯性脱位。

3-6 导入案例
与思考

扫码看视频

【常见护理诊断/问题】

1.疼痛 与关节脱位引起局部组织损伤及神经受压有关。

2.躯体移动障碍 与关节脱位、疼痛、制动有关。

3.知识缺乏 与患者缺乏关节脱位的相关知识有关。

4.有皮肤完整性受损的危险 与外固定压迫局部皮肤有关。

5.焦虑 与外伤造成的心理压力、担心肢体功能障碍有关。

6.潜在并发症 血管损伤、神经损伤等。

【护理目标】

(1)患者疼痛减轻或消失。

(2)患者关节活动能力和舒适度改善。

(3)患者能正确认识关节脱位,并掌握与关节脱位相关的治疗和康复的相关知识。

(4)患者皮肤完整,未出现压力性损伤或感染。

(5)减轻患者的焦虑,提高患者心理健康水平。

(6)患者未出现血管损伤、神经损伤等并发症,或出现并发症且被及时发现和处理。

【预防】

(1)避免引起脱位的各类危险因素。

(2)已发生脱位的患肢,保持有效外固定,避免重体力劳动和剧烈运动。

(3)习惯性脱位的患者,积极进行功能锻炼,预防再脱位的发生。

(4)对于病理性损伤引起的脱位,积极治疗原发病。

【护理措施】

1.病情观察 定时观察患肢远端血运,皮肤颜色、温度、感觉和活动情况等,发现患肢苍白、发冷、肿胀、疼痛加剧、感觉麻木等,及时告知医生并配合处理。经手术治疗的患者,术后密切观察患者的意识变化和生命体征。

2.体位护理 保持患肢于关节的功能位,以利于静脉回流,减轻肿胀。

3.疼痛护理 ①避免疼痛加重的因素:进行护理操作或移动患者时,托住患肢,动作轻柔,以免用力不当而加重疼痛。②镇痛:关节损伤后 24 h 内局部冷敷以消肿镇痛,24 h 后局部热敷以减轻肌肉痉挛引起的疼痛。还可应用心理暗示、转移注意力或松弛疗法等非药物镇痛方法缓解疼痛,必要时遵医嘱应用镇痛药。

4.外固定护理 保持各类外固定的有效状态及患肢功能位。

(1)肩关节脱位:固定单纯肩关节脱位,复位后腋窝处垫棉垫,用三角巾悬吊上肢,肩关节内收、内旋,保持肘关节屈曲 90°,关节囊破损明显或仍有肩关节半脱位者,将患侧手置于对侧肩上,上肢以绷带与胸壁固定,腋下垫棉垫。一般情况下固定 3 周,合并大结节骨折者应延长 2 周,有习惯性脱位病史的年轻患者适当延长固定期。40 岁以上的患者,固定时间可相应缩短,因为年长患者关节制动时间越长,越容易发生关节僵硬。经手术治疗的肩关节脱位,术后用外展支架固定,使术侧肩部呈外展 45°、前屈 20°、外旋 25°。

(2)肘关节脱位:经手法复位后,用超关节夹板或长臂石膏托,固定患肢于屈肘 90°功能位,再用三角巾悬吊于胸前,2～3 周去除固定的夹板或石膏托。行手术复位者,术后用石膏托固定肘关节于屈曲 90°功能位。

(3)髋关节脱位:经手法复位后,使患侧髋关节处于伸直位,做皮牵引或穿丁字鞋 2～3 周,无须石膏固定。未发生骨折的髋关节手术复位后,行皮牵引或骨牵引 4 周;并发骨折的髋关节手术复位后,行骨牵引 6～8 周。

5. 皮肤护理　使用支具、石膏固定或牵引患者,避免因外固定物持续压迫而损伤皮肤。髋关节脱位固定后需长期卧床者,定时更换体位,保持床单位整洁,预防压力性损伤。对于皮肤感觉功能障碍的肢体,防止冻伤和烫伤。

6. 管道护理　对于经手术治疗的患者,术后密切观察伤口敷料的渗血情况,保持伤口引流管引流通畅,防止其折叠、堵塞,观察引流液的颜色、性状和量。

7. 功能锻炼　讲解并示范功能锻炼的方法,根据患者的恢复情况制订循序渐进的锻炼计划。脱位关节固定期间,进行周围肌肉收缩活动及邻近关节主动或被动运动,固定拆除后,逐步进行肢体的全范围关节锻炼,防止关节粘连和肌肉萎缩。对于习惯性脱位者,须保持有效固定并严格遵医嘱坚持功能锻炼,避免各种导致关节再脱位的原因。

(1)肩关节脱位:固定期间须主动活动腕部与手指,疼痛肿胀缓解后,用健侧手缓慢推动患侧手行外展与内收活动,活动范围以不引起患侧肩部疼痛为宜。解除固定后,开始进行肩关节的活动锻炼。锻炼须循序渐进,配合理疗、按摩时效果更好。

(2)肘关节脱位:固定期间可做伸掌、握拳、手指屈伸等活动,同时在外固定保护下活动肩、腕关节及手指。去除固定后,练习肘关节的屈曲、前臂旋转活动及锻炼肘关节周围肌力,通常需要 3～6 个月方可恢复。

(3)髋关节脱位:固定期间鼓励患者进行股四头肌收缩锻炼及其余未固定关节的活动。去除外固定后,持双拐下地活动,3 个月内患肢不能负重,以免发生股骨头缺血性坏死。

8. 心理护理　耐心讲解关节脱位的相关知识,鼓励家属多支持、陪伴患者,加强与患者的沟通,鼓励患者保持积极的心态配合治疗和护理。

【出院指导】

(1)指导患者加强营养,多摄入富含蛋白质、维生素、钙、铁的食物,如鸡蛋、牛奶等,增加自身抵抗力,忌辛辣刺激性食物。

(2)对于下肢关节脱位的患者,如髋关节、膝关节和踝关节脱位,指导其适当控制体重,减轻关节的负重。

(3)提醒患者避免剧烈运动及重体力劳动,妥善固定患肢,使受损的组织有充足的时间修复。

(4)教会患者功能锻炼的方法,指导其有计划地进行功能锻炼,循序渐进,以不疲劳为度,避免再次损伤。

(5)告知患者,若再次出现患肢肿、痛等症状,及时就诊,以便进行进一步的评估和治疗。

(6)指导患者出院后定期随访,不适随诊。

【护理评价】

(1)患者疼痛是否减轻或消失?

(2)患者关节功能和舒适度是否得到改善?

(3)患者是否能正确认识关节脱位? 是否掌握与疾病相关的治疗和康复的相关知识?

(4)患者皮肤是否完整? 压力性损伤或感染是否得以预防,或得到及时发现和处理?

(5)患者焦虑是否减轻? 心理健康水平是否提升?

(6)患者血管损伤、神经损伤等并发症是否得以预防? 或被及时发现和处理?

(王剑桥　马舒晨)

3-7 导入案例
与思考

扫码看视频

第七节　骨-筋膜室综合征

【定义】

骨-筋膜室是由骨、骨间膜、肌间隔和深筋膜形成的密闭腔隙。骨-筋膜室综合征（osteofascial compartment syndrome）是由骨筋膜室内的压力增高导致肌肉和神经等组织因急性缺血、缺氧而产生的一系列临床综合征，是创伤骨科严重的并发症。

【临床表现】

1. 主要表现　骨-筋膜室综合征的发病一般比较迅速，严重者约 24 h 即可出现典型的症状和体征。疼痛及活动障碍是主要症状。肢体损伤后一般均诉疼痛，但在筋-膜间室综合征的早期，其疼痛是进行性的，肢体固定或对症处理，疼痛不能减轻，肌肉完全坏死之前，疼痛将持续加重。由于肌肉坏死，表现为主动活动障碍。肿胀、压痛及肌肉被动牵拉痛是本病重要体征。肢体肿胀是最早的体征，在前臂、小腿等处，由于有较坚韧的筋膜包绕，肢体增粗并不显著，但皮肤肿胀明显，常出现张力性水疱。肌腹处明显压痛是筋膜间室内肌肉缺血的重要体征。

2. 缺血性肌挛缩或坏疽　当缺血继续加重，发展为缺血性肌挛缩或坏疽时，症状和体征也随之改变，表现为剧烈疼痛（pain）、患肢皮肤苍白或发绀（pallor）、患部肿胀、牵拉痛、张力增高、肌肉麻痹（paralysis）、无脉（pulselessness）及感觉异常（paresthesia），即临床的"5P"征象。应注意，一旦出现"5P"征象时，肌肉多已坏死，即使减压，也会发生不同程度的功能障碍。

3. 好发部位　骨-筋膜室综合征在上肢好发于前臂掌侧及背侧筋膜间室；下肢好发于胫后深间室及胫前间室，其次为胫后浅间室。手骨间肌室也是发生骨-筋膜室综合征的可能部位，上臂间区及髂腰肌间室偶有发生。如不及时治疗，骨-筋膜室综合征的病理变化将继续发展，肌肉、神经干等相继坏死，故晚期体征主要有肢体挛缩畸形及神经干损伤两个方面。

【危险因素】

骨-筋膜室综合征的发生与筋膜室内容物增多及筋膜室体积减小有关。骨折、软组织损伤、挤压综合征、血运重建、囊肿、截骨术等导致筋膜室内容物增多，而烧伤、肌内疝修复、外周敷料与筋膜室体积减小有关。一些疾病可并发肌肉内压力增加，如糖尿病、甲状腺功能减退症等。

【发病机制】

骨-筋膜室综合征多由骨折的血肿和组织水肿引起骨筋膜室内容物体积增加，或包扎过紧、局部压迫使骨筋膜室体积减小，导致骨筋膜室内压力增大。各种致病因素引起骨筋膜室压力增大，增大的压力作用于小动脉和微循环，使血流动力学和液体交换受阻；淋巴与静脉回流的阻力增加，使静脉压和毛细血管内压增高，进而渗出物增多，更增大了骨筋膜室内容物体积，使骨筋膜室内压力进一步升高，形成缺血—水肿—缺血的恶性循环。

【风险评估】

1. 评估患者是否具有骨-筋膜室综合征的疼痛特征

（1）与患肢受累肌群不成比例的剧烈疼痛。

（2）被动牵拉（伸屈）患肢手指（足趾）时疼痛进一步加剧。

（3）患肢存在静息痛。

2.评估患者术后疼痛的程度、性质、部位、持续时间　鉴别是原发伤引起的疼痛,还是肌肉缺血引起的疼痛,区别是疼痛的性质及引起疼痛的原因,观察其与创伤症状是否相符。

3.评估患肢肿胀情况　判断肿胀分级。

4.评估患肢皮肤颜色变化　患肢颜色苍白,提示动脉血液循环受阻;患肢颜色青紫,提示静脉回流受阻;患肢皮肤呈苍白、紫红、大理石花纹等,提示血液循环严重障碍。

5.评估患者远端肢体脉搏、肢体及皮温、肢体感觉的变化　若出现远端肢体脉搏较健侧减弱、肢体温度改变、皮温降低、患肢感觉异常、患肢麻痹等临床症状,考虑急性骨-筋膜室综合征。

【常见护理诊断/问题】

1.疼痛　与骨-筋膜室综合征导致的炎症、肿胀及神经受压有关。

2.躯体移动障碍　与骨-筋膜室综合征后肢体制动及术后留置引流管有关。

3.焦虑与恐惧　与担心肢体功能恢复有关。

4.有废用综合征的危险　与功能锻炼不到位、预后差有关。

【护理目标】

(1)患者疼痛减轻或消失,舒适度提高。

(2)患者能最大限度地保持运动功能,能够安全自主地移动躯体。

(3)减轻患者的焦虑和恐惧情绪,提高患者心理健康水平。

(4)患者不出现或少出现肢体失用情况,并且能正确、有效地坚持功能锻炼。

【预防】

(1)避免重物长时间压迫肢体。

(2)对于有石膏或支具固定肢体的患者,避免石膏或支具包裹过紧。

(3)密切观察患肢的末梢血液循环,肢端皮肤颜色、感觉及患肢疼痛变化的情况,发现异常及时处理。

(4)适当抬高患肢,减轻肢体肿胀。

(5)遵医嘱使用消肿药物,促进患肢肿胀的消退。

【护理措施】

1.术前护理

(1)病情观察:密切观察患者的生命体征变化,加强巡视。骨-筋膜室综合征早期血流尚未完全阻断,大量血浆和液体渗出毛细血管,容易发生低血压甚至休克。

(2)疼痛的观察:疼痛是最早出现的症状,与骨折不相称,进行性加重,深部胀痛,逐渐呈刀割、针刺样,如有发生以上症状,应仔细观察并鉴别疼痛的原因,反复对其进行评估,及时告知医生做出相应处理。晚期缺血严重,神经功能丧失后,感觉消失,无疼痛感,提示有病情加重的可能,更应该加强观察。

(3)患肢的观察:密切关注患肢是否出现肿胀加重、皮肤颜色变化、皮温升高、张力变大、肌力减弱、动脉搏动减弱或消失、感觉功能异常等,并与健肢比较,如有异常立即告知医生。

(4)体位护理:应平放肢体,不可抬高,以免加重肢体缺血、缺氧症状,忌局部按摩和热敷。

(5)保持静脉通道通畅:因患肢肿胀,必要时遵医嘱使用脱水药,为保证药物顺利有效输注,必须确保静脉通道通畅。

(6)心理护理:患者因病情变化迅速,心理负担较重,担心预后及功能恢复情况,护理人员应多了解患者的心理变化,予以解释安慰,多关心患者,取得患者信任,帮助患者建立信心。

2. 术后护理

(1)病情观察:密切观察患者生命体征及尿量变化,准确记录液体出入量。对于术后患肢使用外固定支具的患者,需严密观察并及时调整外固定松紧度,防止骨-筋膜室压力过度增高。密切观察动脉搏动和肢体末端的血液循环、感觉、活动、皮温情况,如发现肢端湿冷、麻木、疼痛,可能是减压不彻底,应及时告知医生予以处理。

(2)体位摆放:术后保持患肢处于功能位,抬高 20°～30°,以利于患者血液、淋巴回流,改善微循环,减轻患肢肿胀。

(3)疼痛的护理:对患者进行疼痛评估,及时发现患者疼痛的部位、性质、程度和持续时间等,遵医嘱给予患者药物和非药物的疼痛管理措施,消除疼痛对患者产生的消极影响。

(4)引流管的护理:①妥善固定,保持创面及局部皮肤清洁干燥。②保持局部密封状态、持续有效的负压吸引及压力均衡稳定。③观察并记录引流液的性质、颜色及量等。如引流液为鲜红色,1 h内超过 200 ml,提示有活动性出血,应终止吸引并夹闭管道,立即告知医生。④更换中心负压引流时,先用血管钳夹闭引流管,关闭负压,然后更换引流瓶,注意无菌操作,防止引流物逆行感染。⑤为患者更换体位、搬动患肢时,注意保护患肢及管道,避免管道滑脱。

(5)预防感染:应严格遵守无菌操作原则,限制探视,保持室内空气新鲜,做好消毒工作,避免交叉感染的发生。同时,监测患者体温变化,体温异常时,注意监测血常规、C 反应蛋白、红细胞沉降率等指标的变化。

(6)心理护理:骨-筋膜室综合征多由外伤所致,术后伤口需要较长的治疗和愈合时间,患者较难接受,表现为焦虑和恐惧心理,护理人员应加强心理疏导,多与患者交谈,稳定患者情绪,使其解除思想顾虑,积极配合治疗。

(7)饮食指导:鼓励患者摄入高蛋白、高维生素、营养丰富及易消化的食物,严格控制摄入含钾量高的食物,多摄入胶质丰富的食物,以增强抵抗力,促进伤口愈合。

(8)功能锻炼:功能锻炼是恢复关节功能、预防肌肉萎缩的重要措施,患者早期锻炼能最大限度地恢复肢体的功能,减少并发症的发生。术后坚持以主动活动为主、被动活动为辅的原则。建议患者进行除患肢以外各关节的任意活动。

【出院指导】

(1)指导患者摄入高蛋白、高热量、高维生素的易消化饮食,以提高机体抵抗力,促进伤口愈合。

(2)戒烟、戒酒,避免引起血管收缩和不利于伤口愈合的因素。

(3)指导佩戴外固定支具的患者学会评估患肢的肿胀情况、末梢血运、感觉及活动情况,如有异常,及时就医。

(4)定期复查,如遇特殊情况,及时就医。

(5)坚持患肢功能锻炼 8 周以上,随诊观察 1～2 年。

【护理评价】

(1)患者疼痛是否减轻或消失? 患者的舒适度是否得到提高?

(2)患者是否能最大限度地保持运动功能? 是否能够安全自主地移动躯体?

(3)患者的焦虑和恐惧情绪是否减轻? 患者心理健康水平是否提高?

(4)患者是否不出现或少出现肢体失用情况? 是否能正确、有效地坚持功能锻炼?

(王剑桥　马舒晨)

第八节　关节僵硬

【定义】

关节僵硬(anchylosis)是指由多种病理原因引起的关节活动范围受限,常表现为患者在休息或短时间不活动后,关节运动受到抑制,在运动初期常感到僵硬和疼痛。关节僵硬的发病机制涉及关节周围软组织的炎症、滑膜液体减少、韧带或肌肉缩短等。

3-8 导入案例
与思考

扫码看视频

【临床表现】

关节僵硬根据病因、好发部位、出现时间及加重因素的不同,临床表现也会不同。

1. 出现时间　关节僵硬可发生于任何年龄。如果是发生在早晨起床后或关节长时间保持在同一姿势后的,又可称为"晨僵"。

2. 好发部位　根据病因不同而各有不同,类风湿性关节炎引起的关节僵硬,最常见于近端指间关节和掌指关节,多为对称性;骨关节炎引起的关节僵硬,常见于膝关节和远端指间关节;肩周炎引起的关节僵硬,则最常累及单侧肩关节;强直性脊柱炎引起的关节僵硬,常见于脊柱关节和髋关节;风湿性多肌痛引起的关节僵硬,常见于颈、肩关节、上肢及髋关节,且通常呈对称受累。

3. 持续时间　类风湿性关节炎引起的关节僵硬,一般持续时间较长(多为 30 min 以上),其他疾病引起的关节僵硬,持续时间较短(小于 30 min),如骨关节炎引起的关节僵硬往往 5~10 min 即可恢复。肩周炎引起的关节僵硬,常在 50 岁左右发病,往往在半年到 2 年自然好转甚至消失。

4. 加重因素　多数关节僵硬可以因天气寒冷、环境潮湿等因素而加重,身体残疾者因较容易长时间保持同一姿势,关节僵硬的表现往往更为严重。

【发病机制】

关节僵硬的发病机制涉及多个因素,包括炎症、结构性变化滑膜液体减少以及神经系统异常的影响等。

1. 炎症　导致关节僵硬的主要因素之一。慢性炎症可能源于风湿性疾病,如风湿性关节炎或其他炎症性关节病变。炎症引起关节内部的肿胀、疼痛和滑膜液体增加,最终导致关节活动受限。

2. 结构性变化　如软骨损伤、关节骨头的畸形或关节囊的增厚,可能使关节表面不规则,增大了摩擦和阻力,导致关节僵硬。

3. 滑膜液体减少　滑膜液体在维持关节正常运动中起着润滑和营养的作用。由于炎症或其他因素,滑膜液体的减少可能导致摩擦增加,从而使关节僵硬。肌肉在支持关节运动中扮演着重要的角色。肌肉的萎缩可能导致关节周围支持结构减弱,增加关节受伤的风险,同时影响了关节的正常运动范围。

4. 神经系统异常　可能影响关节的感觉和运动控制。神经病变可能导致肌肉无法得到适当的调控,从而引起关节僵硬。这些因素的相互作用可能导致关节僵硬的进一步发展。不同的疾病和病因可能在这些机制中占主导地位,因此具体的发病机制可能因个体情况而异。

【危险因素】

1. 年龄　随着年龄的增长,关节结构和功能可能发生变化,增加关节僵硬的风险。

2. 风湿性疾病　如风湿性关节炎,女性相比男性发病率更高,因此女性可能面临更大的关节僵硬风险。

3. 缺乏体育锻炼　久坐不动以及肥胖人群都与关节僵硬的发展有关。

Note

4. 关节损伤病史 曾有关节损伤病史,尤其是未得到适当治疗的损伤,可能增加关节僵硬的风险。

5. 炎症性关节病 类风湿性关节炎等炎症性关节病变是关节僵硬的常见危险因素。

【风险评估】

通过综合评估,可以更全面地评估患者关节僵硬的风险,有助于早期预防和干预(表 3-8-1)。

表 3-8-1　关节僵硬风险评估表

分　类	具 体 内 容
家庭病史	了解患者家族中是否有关节炎等风湿性疾病的病例,以评估遗传因素对关节僵硬发病的风险影响
生活方式调查	调查患者的生活方式,包括运动习惯、饮食、体重管理等因素,以评估与生活方式相关的关节僵硬风险
体格检查	进行全面的体格检查,特别关注关节的活动范围、肿胀、疼痛等症状,以发现早期的关节僵硬迹象
血液检测	检测血液中的炎症标志物,如 C 反应蛋白和类风湿因子,以评估患者是否存在潜在的类风湿性关节炎
影像学检查	X 线、MRI 或超声等影像学检查,用于评估关节结构是否存在异常,如骨关节炎等
疼痛和功能评估	评估患者关节疼痛的程度以及与之相关的功能障碍,以综合了解关节僵硬的影响
糖尿病和其他代谢疾病筛查	对于有代谢疾病风险的患者,进行糖尿病筛查和其他相关检查,以了解是否存在与关节僵硬相关的代谢性疾病风险
心血管健康评估	评估患者的心血管健康状况,因为某些心血管疾病与关节僵硬存在关联

【常见护理诊断/问题】

1. 疼痛 与关节僵硬、活动受限有关。

2. 功能障碍 与关节活动受限、制动有关。

3. 营养失调:低于机体需要量 与食欲不振、消化吸收不良有关。

4. 焦虑 与担心疾病预后有关。

5. 潜在并发症 血管神经受损、压力性损伤、坠积性肺炎等。

【护理目标】

(1)患者疼痛减轻或消失。

(2)制订个性化的运动康复计划,提高关节活动范围、增强肌力,减轻患者关节僵硬的程度。

(3)关注患者的营养状况,制订合理的饮食计划,以维持肌肉质量和整体健康。

(4)提供心理支持,帮助患者应对可能的焦虑和抑郁,提升心理健康水平。

(5)患者未出现并发症,或并发症能被及时发现和处理。

【预防】

在任何情况下,预防的关键在于早期干预和全面护理。个体差异、潜在疾病和其他因素可能影响预防措施的选择,因此建议患者在采取任何预防步骤之前咨询专业医护人员。

1. 基础预防

(1)健康生活方式:保持健康的生活方式,包括适度运动、均衡饮食、充足睡眠并戒烟,有助于维持关节健康。

(2)体重管理:维持健康的体重,减轻过重对关节的负担,降低患关节疾病的风险。

2. 物理预防

(1)适度运动:定期进行适度的有氧运动和关节活动性锻炼,有助于维持关节灵活性和肌肉强度。

（2）正确姿势：在日常活动中保持正确的姿势，避免长时间单一姿势，减少关节受力。

（3）康复训练：针对已经出现关节问题的患者，进行康复训练，以扩大关节运动范围和减轻症状。

3. 药物预防

（1）抗生素：针对具有风湿性关节炎或其他炎症性疾病风险的患者，医生可考虑使用抗生素来降低炎症水平。

（2）关节保护药物：某些药物，如抗风湿药和关节保护药物，可能有助于减缓关节疾病的进展。

【护理措施】

1. 病情观察

（1）关节活动度：定期评估患者的关节活动度，注意是否存在运动受限或关节僵硬的程度，尤其是在不同时间段和活动状态下的变化。

（2）疼痛程度：询问患者关于关节疼痛的感觉，包括疼痛的部位、强度、持续时间以及与特定活动相关的情况，以便调整疼痛管理计划。

（3）炎症指标：监测相关炎症指标，如关节周围的肿胀、红肿、温度升高等，这有助于判断是否存在活跃性的关节炎症。

（4）功能评估：评估患者的日常生活功能，包括行走、上下楼梯、自理能力等，以便了解关节僵硬是否对患者的日常生活产生明显影响。

（5）夜间症状：关注患者在夜间是否经历关节僵硬的加重或其他症状，这可以为调整药物治疗提供重要依据。

（6）关节变形：观察关节是否出现变形或畸形，特别是类风湿性关节炎等慢性关节疾病的患者，及时发现并干预异常变化至关重要。

（7）生活质量：了解患者的生活质量及其感受，包括对关节僵硬对其心理和情感层面上的影响，以便提供相应的心理健康支持。

（8）药物反应：监测患者对药物治疗的反应，包括是否有不良反应或副作用，以及是否需要调整药物方案。

2. 常规护理

（1）疼痛管理：制订有效的疼痛管理计划，包括合理使用药物（如非甾体抗炎药）和非药物方法（如热敷、冷敷、按摩），以缓解关节疼痛。

（2）关节活动度锻炼：制订个性化的关节活动度锻炼计划，以维持关节的活动范围和减缓僵硬的进展。

（3）物理疗法：运用物理疗法手段，如热疗或冷疗，在物理治疗师的指导下进行关节康复训练，以促进血液循环、减轻肌肉紧张和改善关节灵活性。

（4）舒适的功能位：使患者关节处于舒适的功能位，确保患者在休息时关节得到适当的支持，最大程度减轻关节的压力。

（5）生活方式建议：强调健康的生活方式，包括适度运动、均衡饮食、保持健康体重，以促进整体健康和关节的稳定性。

（6）心理健康支持：提供心理支持，帮助患者应对可能的焦虑和抑郁情绪，鼓励其积极面对疾病。

（7）社交支持：鼓励患者参与社交活动，减轻其潜在的社交隔离感，促进心理和情感的健康。

（8）定期随访：安排患者进行定期随访，以评估病情的变化，及时调整护理计划。

【出院指导】

（1）正确用药：按医生的建议和药物处方准确用药，不随意更改药物剂量或停止药物。教会患者注意药物可能的副作用，如出现消化不适或过敏反应等症状时，及时告知医生。

（2）康复训练：指导患者进行定期的关节活动度锻炼，按照康复计划进行，以维持关节的灵活性和活动范围。避免长时间保持相同的姿势，定期进行伸展和活动。

（3）缓解疼痛：指导患者在需要时使用热敷或冷敷，根据个人感觉选择适当的方法缓解关节疼痛或炎症。

（4）指导患者使用符合人体工程学的床垫和枕头，确保在休息时关节得到适当的支持。调整床上姿势，避免长时间保持相同的体位。

（5）指导患者保持均衡饮食，注意摄入足够的营养，包括钙、维生素 D 等对关节健康有益的营养成分。

（6）指导患者寻求心理支持，如有焦虑或抑郁情绪，可以考虑咨询心理医生或加入支持群体。指导患者参与积极的休闲活动，促进心理健康。

（7）教会患者了解关节僵硬的病情和管理方法，通过参与教育课程或阅读相关资料加强知识。学会自我监测关节的状况，及时采取必要的护理措施。

【护理评价】

（1）患者疼痛是否减轻或消失？

（2）患者关节功能、肌力是否得到了提高？关节僵硬程度是否减轻？

（3）患者营养状况是否得到改善？

（4）患者情绪是否稳定？心理健康水平是否提高？

（5）患者是否未出现并发症？或并发症得到及时发现和处理？

（高兴莲　徐瑞璟）

第九节　肌　肉　萎　缩

3-9 导入案例
与思考

扫码看视频

【定义】

肌肉萎缩（myatrophy）是指由于神经、肌肉或代谢性原因引起的肌肉质量减少和力量丧失的状态，包括肌肉纤维的减少、肌原纤维的变性或肌蛋白的代谢异常，最终导致肌肉组织的结构和功能受损。

【临床表现】

肌肉萎缩常导致受累部位肌肉的体积减小，明显观察到肌肉的萎缩；受影响的肌力明显下降，患者可能感觉难以完成平时容易完成的活动，如举重、上楼梯等；关节稳定性下降，增加关节受伤的风险；运动不协调和控制障碍，表现为动作不流畅、精确性下降；患者姿势异常，如肌肉不平衡导致身体倾斜或弯曲。肌肉萎缩时，周围肌肉可能处于相对性紧张状态，导致痉挛和不适感。

【发病机制】

肌肉萎缩发病机制见表 3-9-1。

表 3-9-1　肌肉萎缩发病机制

病 变 原 因		具 体 过 程
神经性因素	神经损伤	神经系统对肌肉的控制受损，可能由神经损伤、神经疾病（如运动神经元病）引起
	神经源性病变	神经源性病变，如脊髓性肌肉萎缩，影响运动神经元，导致肌肉丧失接受刺激的能力

续表

病 变 原 因		具 体 过 程
非神经性因素	血供减少	血供减少,如动脉硬化可能导致肌肉缺血和萎缩
	内分泌紊乱	内分泌系统的紊乱,如甲状腺功能异常或皮质醇水平升高,可导致肌肉负荷不足和蛋白质代谢紊乱
肌肉内部变化	蛋白质代谢异常	蛋白质代谢异常,特别是蛋白质分解增加和合成减少,导致肌肉蛋白质减少
	线粒体功能障碍	线粒体是细胞内能量的主要供应者,线粒体功能障碍可能导致肌肉能量供应不足,影响肌肉功能
炎症和免疫反应	慢性炎症	慢性炎症状态,如风湿性关节炎、多发性肌炎等,可能引起肌肉蛋白质分解的增加
	自身免疫攻击	免疫系统错误地攻击肌肉组织,导致肌肉炎症和损害
缺乏使用或运动	失用性萎缩	长期缺乏使用或运动,如长时间卧床、麻痹或关节僵硬,可引起肌肉失用性萎缩
遗传因素	遗传突变	遗传突变可能导致肌肉蛋白质的合成或结构异常,引起肌肉发育障碍

【危险因素】

肌肉萎缩的发生和进展涉及多种危险因素,主要包括以下几种。

1. 年龄 随着年龄的增长,肌肉质量和功能普遍减退,老年人更容易发生肌肉萎缩。

2. 运动 长期缺乏体育锻炼或运动,尤其是肌肉负荷不足的情况下,可能导致失用性萎缩。

3. 营养 缺乏足够的蛋白质和其他重要营养素,会影响肌肉的正常生长和维持。

4. 疾病因素 某些慢性疾病,如糖尿病、慢性阻塞性肺疾病(COPD)、风湿性关节炎等,可能导致肌肉代谢异常和蛋白质分解的增加。

5. 神经源性病变 如脊髓性肌肉萎缩、运动神经元病等,直接影响神经和肌肉间的通信,导致肌肉萎缩。

6. 内分泌紊乱 如甲状腺功能低下、皮质醇水平升高等,可能导致肌肉蛋白质代谢的异常。

【常见护理诊断/问题】

1. 疼痛和不适 与日常活动有关。

2. 活动能力受限 与肌力减弱和运动功能障碍有关。

3. 潜在并发症 骨质疏松、静脉血栓栓塞、关节僵硬等。

【护理目标】

(1)患者主诉疼痛减轻或消失。

(2)患者能够自主完成日常自我护理活动,如穿衣、洗澡,提高自理能力。

(3)患者未发生并发症或并发症能被及时发现和处理。

【预防】

预防肌肉萎缩的关键是通过综合的健康管理和生活方式的调整来促进肌肉的健康和功能。通过积极采取以下预防措施,个体可以最大限度地降低肌肉萎缩的发生风险,保持肌肉的健康和功能。

1. 定期运动 进行适度的有氧运动和力量训练,以保持肌肉质量和力量,特别是全身性的运动,以确保所有肌群都得到锻炼。

2. 蛋白质摄入 保证摄入足够的蛋白质,因为蛋白质对于肌肉生长和修复至关重要。

3. 均衡饮食 摄取均衡的营养,包括维生素、矿物质元素和其他重要的营养素,以支持身体健康。

4. 避免长时间卧床 长时间卧床可能导致失用性萎缩,因此尽量保持适度的活动和运动。

5. 及时进行康复训练 对于因疾病、手术或创伤导致的卧床休息,及时进行康复训练,以避免失用性萎缩。

6. 维持正常体重 保持适当的体重,避免过度肥胖或体重不足,以减轻肌肉负担。

7. 谨慎使用药物 对于可能引起肌肉损害的药物,如长期使用糖皮质激素,要在医生的监督下使用,并定期进行健康检查。

8. 及时治疗慢性疾病 若患者患有慢性疾病,如糖尿病、风湿性关节炎等,应积极治疗和管理,以减少对肌肉的负面影响。

9. 避免过度酗酒和药物滥用 过度酗酒和滥用药物可能对肌肉健康产生负面影响,因此要保持健康的生活方式。

10. 定期健康检查 定期进行全面的健康检查,确保身体各系统的正常功能,及时发现潜在问题并采取措施。

【护理措施】

1. 肌肉萎缩护理评估

(1)患者病史和症状评估。

①收集患者的既往史、药物史、家族病史等信息。

②详细询问患者关于肌肉疼痛、无力、运动功能障碍等的症状。

(2)体格检查。

①进行全面的体格检查,包括观察肌肉质量、力量、关节活动度等。

②检查可能与肌肉萎缩相关的其他体征,如皮肤变化、关节畸形等。

(3)神经系统评估。

①进行神经系统评估,特别关注运动神经元和感觉神经元的功能。

②使用神经肌电图(EMG)等辅助检查,评估神经-肌肉传导。

(4)疼痛评估。

①评估患者的疼痛水平,包括疼痛的位置、性质、强度等。

②使用疼痛评分工具,了解患者疼痛的影响和变化。

(5)实验室检查:进行必要的实验室检查,包括血液生化指标、肌酶水平、电解质平衡等,以评估潜在的病因。

2. 护理评估与计划

(1)制订个性化护理计划:根据患者的评估结果,制订个性化的护理计划,明确治疗目标和护理重点。

(2)康复和运动疗法。

①设计适合患者状况的康复和运动疗法,以增加肌肉质量和力量。

②指导患者进行适度的有氧运动和力量训练。

(3)药物治疗。

①根据患者的具体病因,考虑药物治疗,如抗炎药物、神经营养药物等。

②管理慢性疾病,如关节炎、糖尿病等。

(4)疼痛管理。

①实施疼痛管理措施,包括药物治疗、物理疗法、心理支持等。

②与患者合作制订疼痛管理计划。

(5)营养支持。

①评估患者的营养状况,提供足量的蛋白质和其他营养支持。

②确保患者获得足够的能量以支持肌肉生长和修复。

(6)心理支持。

①提供心理支持,帮助患者应对与肌肉萎缩相关的心理压力和焦虑情绪。

②考虑引导患者加入康复和支持群体。

(7)监测和复查。

①定期监测患者的肌肉功能、疼痛水平和生活质量。

②根据患者的反馈和进展,调整护理计划。

(8)预防失用性萎缩:对于长时间卧床的患者,实施预防失用性萎缩的措施,包括康复训练和定期活动。

【出院指导】

(1)严格按照医生和专业康复人员的建议执行康复计划,包括定期的运动和康复活动。不要自行中断或改变医疗建议,如药物使用、康复计划等。

(2)按照医生的康复计划定期随访,以监测康复进展、调整治疗方案并处理新的症状。及时报告康复过程中的不适或变化。

(3)遵循营养师的建议,保证摄入足量的蛋白质和其他重要营养素,以支持肌肉健康。避免不良的饮食习惯,如摄入过多高脂肪、高糖的食物。

(4)严格按照医生的药物处方和建议使用药物,不自行停药或更改用药方案。定期复查,确保药物治疗的有效性和安全性。

(5)在医生或专业康复人员的指导下进行适度的有氧运动和力量训练。避免剧烈运动和过度使用肌肉,以防潜在的损伤。

(6)按照医生的建议使用镇痛药或其他疼痛管理方法。

(7)寻求心理健康支持,以应对可能的焦虑、抑郁等情绪问题。保持积极的态度,参与愉悦的活动,保持身心健康。

(8)学会正确的体位转换和自我护理技巧,以减少肌肉的过度负担。使用辅助设备或工具,如拐杖、助行器等,提高日常生活的便利性。

(9)如果长时间卧床,按照医生或专业康复人员的建议进行被动和主动关节活动,以预防失用性萎缩。

(10)定期监测体征,特别是肌肉状况、疼痛水平和活动能力。注意新出现的症状并及时向医生报告。

【护理评价】

(1)患者主诉疼痛是否减轻或消失?

(2)患者是否能够自主完成日常自我护理活动?自理能力是否提高?

(3)患者并发症是否得到有效预防?病情变化是否被及时发现和处理?

(高兴莲　徐瑞璟)

第十节　牵引和石膏绷带并发症

牵引并发症

【定义】

牵引(traction)是骨科常用的治疗方法,是利用牵引力和反牵引力作用于骨折部位,达到复位或维持复位固定的治疗方法。牵引方法包括皮牵引、骨牵引和兜带牵引。

【适应证】

(1)骨折,关节脱位的复位及维持复位后的稳定。

(2)挛缩畸形的矫正治疗及预防。

(3)炎症肢体的制动和抬高。

(4)骨和关节疾病治疗前的准备。

(5)防止骨骼病变。

【风险评估】

1.皮肤健康评估　观察患者的皮肤状况,包括有无湿疹、溃疡、擦伤或其他皮肤问题;评估患者是否有皮肤敏感性增加的情况。

2.神经和血管评估　定期检查牵引部位的神经功能和血管供应,确保没有神经或血管损伤;监测患者是否有麻木、刺痛或其他神经症状。

3.肢体状况评估　定期检查被牵引的肢体,观察是否有肿胀、僵硬或其他异常;评估患者是否能够保持足够的肢体活动。

【常见的护理诊断/问题】

1.疼痛　与持续牵引有关。

2.有外周神经血管功能障碍的危险　与骨和软组织损伤,牵引不当有关。

3.躯体移动障碍　与骨折部位、牵引固定不当有关。

4.潜在并发症　足下垂、休克、脂肪栓塞综合征、骨-筋膜室综合征等。

【护理目标】

1.定期检查牵引效果　确保牵引力度适宜,不会对患者造成过度拉伤或压迫。同时,还要注意观察患者的病情变化,及时调整牵引的力度或方式,保持对患者的有效牵引。

2.保持有效牵引力与反牵引力的平衡　避免身体向床头和床位滑动,及时调整身体在床上的位置,头部和足部均不能抵住床栏。

3.保证患者舒适度　在进行牵引时,要注意患者的舒适度,避免出现过度牵拉或压迫的情况。用柔软的毛巾或软枕来减轻牵引对患者造成的不适感。

4.保证患者饮食和营养的摄入　提供相应的饮食指导,牵引期间,患者需要补充足够的营养来促进骨骼和肌肉的恢复。

【牵引方式的选择】

1.皮牵引　多用于四肢牵引,但牵引重量小,一般不超过5 kg,牵引时间为2～4周。

2. 骨牵引　常应用于颈椎骨折或脱位,牵引力量大,牵引重量根据病情、部位和患者体重确定,下肢牵引重量一般是体重的 $1/10\sim1/7$,颅骨牵引重量一般为 $6\sim8$ kg,不超过 15 kg。

3. 兜带牵引　包括枕颌带牵引、骨盆水平牵引和骨盆悬吊牵引。

(1)枕颌带牵引:常用于颈椎骨折或脱位,卧床牵引时,牵引重量一般为 $2.5\sim3$ kg,坐位牵引时,牵引重量自 6 kg 开始,可逐渐增加至 15 kg,每天 $1\sim2$ 次,每次 30 min。牵引时,避免枕颌带压迫两耳及头面两侧。

(2)骨盆水平牵引:常用于腰椎间盘突出症的治疗,用骨盆兜带包托下背盆,在骨盆兜带上加适当重量,将床尾抬高 $20\sim25$ cm 行反牵引,可定时间歇牵引,也可将特制胸部兜带固定在床架上进行反牵引。

(3)骨盆悬吊牵引:常用于骨盆骨折的复位与固定。将兜带从后方包托骨盆,前方两侧各系牵引绳,交叉至对侧上方,通过滑轮及牵引架进行牵引。牵引重量以患者能将臀部抬离床面 $2\sim3$ cm 为宜。

【护理措施】

(1)血管和神经的损伤:骨牵引后应密切评估患者的意识、创口敷料的渗血情况、肢体末梢的血运、患者生命体征及肢体运动情况、神经系统检查等,根据情况随时调整。

(2)牵引针、牵引弓脱落:定期检查,及时拧紧。

(3)牵引针孔感染:做好针孔感染预防措施,骨牵引针两端套上软木塞或胶盖小瓶;针孔处每天使用 75% 酒精消毒 2 次;及时擦去针孔处分泌物或痂皮,牵引针若向一侧偏移,消毒后调整。严重时须拔去钢针,改变牵引位置。

(4)关节僵硬:最常见的是足下垂畸形,部分患者还可能出现膝关节屈曲畸形、髋关节屈曲畸形、肩内收畸形等。

①原因:主要与腓总神经受压及患肢长期固定体位、缺乏功能锻炼有关。下肢水平牵引时,踝关节呈自然足下垂位,加之关节不活动,会发生跟腱挛缩和足下垂。

②护理:下肢水平牵引时,在膝外侧垫棉垫,防止压迫腓总神经;可用垂足板将踝关节置于功能位。病情允许的情况下,定时活动踝关节预防足下垂。

(5)由于长期卧床,患者还可能出现坠积性肺炎、便秘、下肢深静脉血栓形成、泌尿系统感染等并发症,应注意预防,加强病情观察并及时处理。枕颌带牵引时应注意避免牵引带压迫气管导致呼吸困难、窒息。

(6)皮肤护理:胶布牵引部位及长期卧床患者骨突部皮肤可出现水疱、溃疡及压力性损伤,注意观察胶布牵引患者胶布边缘皮肤有无水疱或皮炎。若有水疱,可用注射器抽吸并予以换药。若出现压力性损伤,则按照压力性损伤的分期进行处理。

【出院指导】

1. 安全指导　指导患者及其家属评估家居环境的安全性,妥善放置可能影响患者活动的障碍物,如小块地毯、散放的家具等。指导患者安全使用步行辅助器械或轮椅。行走练习需有人陪伴,以防跌倒。

2. 功能锻炼　告知患者出院后继续进行功能锻炼的意义和方法,必要时指导其家属协助患者完成各种活动。

3. 复诊指导　告知患者若出现骨折远端肢体肿胀或疼痛明显加重,肢体感觉麻木,肢端发凉,夹板、石膏或外固定器械松动等,应立即到医院复查并评估功能恢复情况。

【护理评价】

(1)患者疼痛是否减轻或消失?

(2)患者患肢肢端是否维持正常的组织灌注?皮温和颜色是否正常?末梢动脉搏动是否有力,感觉是否正常?

（3）患者是否在不影响有效牵引的固定下有效移动？

（4）患者未发生并发症？或发生并发症是否被及时发现和处理？

石膏绷带并发症

【定义】

石膏绷带（plaster bandage）是一种常用的医疗工具，通常由石膏、支撑带和固定剂组成。它由上过浆的纱布绷带加上熟石膏粉制成，经水浸泡后可在短时间内硬化定形，有很强的塑形能力，稳定性好，被广泛应用于骨科或矫形外科的固定，模具、假肢的辅助用具。

【风险评估】

1. 皮肤评估　观察石膏固定区域的皮肤情况，包括湿润度、擦伤、潮湿和溃疡等；评估患者皮肤敏感性或是否有皮肤病史。

2. 周围组织和关节评估　监测被石膏固定的关节，确保没有关节僵硬或其他异常；观察石膏固定区域周围的软组织，排除炎症和肿胀。

3. 循环评估　评估患者的血液循环状况，确保没有远端循环问题；定期检查石膏固定区域的温度，以排除缺血的可能。

【常见护理诊断】

1. 压力性损伤的风险　与患者长时间佩戴石膏绷带，皮肤容易受压有关。

2. 疼痛　由患者石膏绷带施加压力引起。

3. 肢体水肿　与长时间固定导致血液循环不畅有关。

4. 感觉异常　与石膏绷带的压迫有关。

【护理目标】

（1）预防皮肤损伤，保持绷带下皮肤清洁干燥，定期检查皮肤状况，防止潮湿和感染。

（2）疼痛管理，提供合适的疼痛管理方法，包括药物治疗和非药物疗法，以减轻患者的疼痛感。

（3）预防水肿，鼓励患者进行床上肢体主动活动，促进血液循环，减少水肿的发生。

（4）维护感觉，定期检查患者的肢体感觉，及时发现异常并采取相应的护理干预。

【并发症的预防及护理】

1. 骨-筋膜室综合征　详见本章第七节骨-筋膜室综合征护理内容。

2. 化脓性皮炎　多由石膏塑形不好，石膏未干固时搬运或放置不当等，导致石膏凹凸不平引起；部分患者可能将异物伸入石膏内搔抓石膏下皮肤，导致肢体局部皮肤受损。表现为局部持续性疼痛、形成溃疡、有恶臭及脓性分泌物流出或渗出石膏。一旦发生应及时开窗检查及处理。

3. 石膏综合征　①原因：石膏包裹过紧，影响患者呼吸及进食后胃的扩张；手术刺激神经及胃的扩张，手术刺激神经及后腹膜致神经反射性急性胃扩张，过度寒冷、潮湿等致胃肠功能紊乱。②表现：部分行躯干石膏固定者可出现反复呕吐、腹痛甚至呼吸窘迫、面色苍白、血压下降等症状。③预防：缠绕石膏绷带时不可过紧，且上腹部应充分开窗；调整室内温度在 25 ℃ 左右，湿度为 50％～60％；嘱患者少量多餐，避免摄入产气多的食物等。④处理：发生轻度石膏综合征可通过调整饮食、充分开窗等处理；严重者应立即拆除石膏，予禁食、胃肠减压及静脉补液等处理。

4. 失用性综合征　由于肢体长期固定、缺乏功能锻炼，导致肌肉萎缩；同时大量钙盐溢出骨骼可致骨质疏松；关节内纤维粘连致关节僵硬。因此石膏固定期间，应加强未固定肢体的功能锻炼。

5. 出血　创面出血时，血液或渗出液可能渗出石膏外，应用记号笔标记出范围、日期，并详细记录。如血迹边界不断扩大须及时报告医生,必要时协助医生开窗以彻底检查。

6.其他　由于行石膏固定术后长期卧床,患者还可能出现压力性损伤、坠积性肺炎、便秘和泌尿系统感染等并发症,应加强观察并及时处理。

7.石膏拆除　拆石膏前需向患者解释,使用石膏锯时可有振动、压迫及热感,但无痛感,不会切到皮肤。石膏拆除后,患者可能有肢体减负的感觉。石膏下的皮肤可有一层黄褐色的痂皮或死皮脂等,其下的新生皮肤较敏感,应避免搔抓。可用温水清洗皮肤,涂润肤霜,每天局部按摩。

【观察要点】

1.石膏干固前

(1)加快干固:根据情况选择开窗通风、升高室温、用吹风机吹干等方法,加快石膏干固。

(2)搬运:搬运及翻身时,注意用手掌平托石膏固定的肢体,切忌手指抓捏石膏,以免留下指压凹陷,干固后造成局部压迫。

(3)体位:潮湿的石膏容易变形,故石膏固定的位置应用软枕妥善垫好,维持至石膏完全干固。

(4)保暖:寒冷季节注意患肢保温。未干固的石膏需覆盖毛毯时应用支架托起。

2.石膏干固后

(1)病情观察:密切观察石膏固定肢体的末梢血液循环受阻或神经受压征象。若因患肢肿胀或石膏包扎过紧,患者出现肢体血液循环受阻征象,应立即放平肢体,并通知医生全层剪开固定的石膏,重者须拆除,甚至行肢体切开减压术。如有血液或渗出液渗出石膏,用记号笔标记出范围、日期,并详细记录。如血迹边界不断扩大须及时报告医生。

(2)保持石膏清洁干燥:石膏污染后用布蘸少量洗涤剂擦拭,清洁后立即擦干。断裂、变形和严重污染的石膏应及时更换。

(3)体位:四肢包扎石膏时抬高患肢,适当支托,以减轻肢体肿胀。下肢石膏应防足下垂及足外旋。

(4)保持有效固定:肢体肿胀消退或肌肉萎缩可导致原石膏失去固定作用,必要时应更换。

(5)皮肤护理:若患者长期卧床或者石膏塑形不好,都可压迫皮肤导致局部压力性损伤,应保持床单位清洁干燥,定时翻身,避免剪切力、摩擦力,协助石膏固定术后患者翻身时,应双手平托石膏固定处,随患者翻身移动后放置,患肢以软枕垫高,一般高于心脏 15～30 cm,每次翻身均应检查皮肤情况。嘱患者忌将异物伸入石膏内搔抓石膏下皮肤。如发现局部持续性疼痛、有恶臭及脓性分泌物,应及时开窗检查和处理。

【风险因素及评估】

(1)器械固定太紧,导致局部循环不佳,产生摩擦力或剪切力。

(2)患者体位不当和(或)某个体位持续时间太长(足够大的压力仅用 10 min 即可以导致压力性损伤的发生)。

(3)温度过高,导致出汗增加。

(4)器械下潮湿导致皮肤浸渍,器械下皮肤水肿增加张力。

(5)医护人员和患者及照护者对预防措施和风险缺乏意识。

(6)没有定期评估患者皮肤和器械,皮肤评估应该在最早接触患者时完成。如在急诊室或入院时,须同时参考器械制造商的建议,以及考虑患者并发症和用药情况。

【预防措施】

1.选择匹配的医疗器械　根据医疗器械功能,对机构现有的医疗器械做审查并选择材质更加柔软和合适的医疗器械。所有医疗器械的使用都要遵照器械制造商意见,确保医疗器械足够安全,在不造成额外压力的情况下防止脱落。

2.定期评估医疗器械及周围皮肤　定期检查医疗器械下面和周围的皮肤(至少每天 2 次),查看周围组织有无压力性损伤的相关迹象,对于水肿的患者,在皮肤器械交界处进行更为频繁的皮肤评估(每天至少2次)。

3.定期重置医疗器械 勿将患者直接放在医疗器械上,除非无法避免。为患者调整体位,以使医疗器械所致压力和剪切力得到再分布,若可能,交替使用或重新摆放医疗器械,按需为医疗器械提供支撑,以降低压力和剪切力。

4.预防性使用敷料 使用预防性敷料仍需定期检查皮肤(至少每天2次),为防止敷料过厚导致压力增加,可选择硅胶减压带、硅酮泡沫敷料、水胶体敷料。

5.石膏、支具及颈托固定器的预防 选择正确尺寸的器械,妥善固定石膏和支具、颈托和固定器;在高危部位使用敷料或硅胶垫保护皮肤;密切关注难以观察的部位,如头皮或发际线、敷料下;避免在之前发生过或当前存在损伤的部位使用器械;观察器械下是否发生水肿。

【出院指导】

1.绷带护理 说明换药注意事项,患者及其照护者需了解如何正确更换绷带,包括清洁、消毒和保持干燥。强调定期观察绷带下皮肤,如有红肿、渗液或其他异常应及时报告医生。若出现过度肿胀、疼痛加剧或其他不适,患者应及时就医。

2.活动建议 根据医嘱,指导患者进行适当的肢体活动,促进康复。强调避免承受过重负荷,保护患处,防止再次受伤。

3.疼痛管理 如有疼痛,提供药物使用说明,包括药物种类、用法和不良反应的监测。强调按医嘱用药,不可随意增减剂量。

4.生活方式 提供适宜的饮食建议,促进伤口愈合和全身康复。强调保持伤口清洁,预防感染,指导患者正确处理个人卫生。

5.复诊和随访 提供下一次复诊的时间和地点,确保患者按时复诊。强调康复期间随访的重要性,及时解决患者的疑虑和问题。

6.紧急情况处理 解释可能的并发症,如疼痛加剧、肿胀明显等,告知应该如何紧急处理,包括就医或急救手段。

【护理评价】

(1)患者绷带下皮肤是否存在红肿、渗液、感染等情况?

(2)绷带的固定性是否良好?伤口是否得到有效的支持?

(3)患者的疼痛管理是否有效?

(4)患者的康复进展(包括肢体活动范围和康复锻炼的执行情况)是否良好?

(5)患者对自我护理的理解和执行情况(包括绷带护理、饮食和疼痛管理)是否良好?

(6)患者是否按时复诊?复诊时的伤口愈合情况是否良好?

(徐瑞璟　郑茜茜)

第十一节　骨　质　疏　松

【定义】

骨质疏松(osteoporosis,OP)是最常见的骨骼疾病,是一种以骨量减少,骨组织微结构损坏,导致骨脆性增加,易发生骨折为特征的全身性骨病。骨质疏松可发生于任何年龄,但多见于绝经后女性和老年男性。

3-11 导入案例
与思考

扫码看视频

【临床表现】

1. 疼痛　骨痛和肌无力早期无症状,疼痛以腰背痛多见。在骨转化过程中,骨吸收增加,骨小梁破坏和骨膜下皮质骨的吸收均会引起疼痛。其特点是难以明确指出何处疼痛,疼痛的性质从酸痛至剧痛不等,后者常常发生在骨折时。疼痛多在清晨睡醒时加重,或者在久坐不动后稍一活动即出现疼痛,而在充分活动后疼痛就可缓解。如果负荷过重、过久,症状可重复加重。

2. 椎体压缩　多见于女性绝经后骨质疏松,可引起驼背和身高变矮,多在突发性腰背痛后出现。脊椎椎体由松质骨组成,且负重量大,尤其在胸腰段易受压变形,使脊椎前倾,引起驼背。随着年龄的增长,骨质疏松加重,驼背曲度加大。老年人骨质疏松时椎体压缩,每节椎体可缩短 2 mm 左右,身高平均可下降 3～6 cm。

3. 骨折　最常见和最严重的并发症。由于骨质疏松患者骨质丢失量的 30％ 来自脊椎,因此患者常因发生脊椎骨折而就医,但 20％～50％ 的脊椎压缩性骨折患者并无明显的症状。脊椎骨折好发于 65～75 岁的老年人。

4. 吸气功能下降　胸腰椎压缩性骨折、脊柱后凸、胸廓畸形均可使肺活量和最大换气量显著减少。不少老年人有肺气肿,肺功能随着年龄增长而下降,若再合并骨质疏松所致的胸廓畸形,患者可出现胸闷、气短、呼吸困难等症状。

【发病机制】

正常成熟骨的代谢主要以骨重建(bone remodeling)形式进行。原发性骨质疏松的病因和发病机制仍未阐明。引起骨的净吸收增加和(或)骨形成减少的因素,都会导致骨丢失和骨质量下降,骨脆性增加,直至发生骨折。更年期后,男性的骨密度下降速度一般慢于女性,因为后者还有雌激素缺乏因素的影响。

1. 骨吸收因素

(1)雌激素缺乏:雌激素缺乏使破骨细胞功能增强,加速骨的丢失,这是女性绝经后发生骨质疏松的主要病因。而雄激素缺乏在老年性骨质疏松发病中起到重要作用。

(2)活性维生素 D 缺乏和甲状旁腺激素(PTH)增高:由于高龄和肾功能减退等原因致肠钙吸收减少,PTH 代偿性分泌增多,导致骨转换率加快和骨丢失。

(3)细胞因子表达紊乱:骨组织中 IL-1、IL-6、肿瘤坏死因子(TNF)等表达水平提高而护骨因子表达水平下降,导致破骨细胞活性增加和骨吸收增强。

2. 骨形成因素

(1)峰值骨量降低:青春期是人体骨量增加最快的时期,30 岁左右可达到峰值骨量(peak bone mass,PBM)。PBM 主要由遗传因素决定,并与种族、骨折家族史、瘦高身材,以及发育状况、营养状况和生活方式等相关。

(2)骨重建功能衰退:成骨细胞的功能与活性缺陷导致骨形成不足和骨丢失,这可能是老年性骨质疏松重要的发病原因。

3. 骨质量下降　骨质量主要与遗传因素有关,包括骨的几何形态、矿化程度、微损伤累积、骨矿物质与骨基质的理化与生物学特性等。骨质量下降导致骨脆性增加和骨折风险增高。

4. 不健康的生活方式　包括吸烟、长期卧床、体力活动过少、酗酒、蛋白质摄入不足、维生素 D 摄入不足、长期服用糖皮质激素等。

【危险因素】

骨质疏松的危险因素分为不可控因素和可控因素。

1. 不可控因素　包括种族、年龄、女性绝经、脆性骨折家族史等。

2. 可控因素

(1)不健康的生活方式:体力活动少、光照不足、吸烟、酗酒、过量饮用含咖啡因的饮料等。

(2)影响骨代谢的疾病:包括性腺功能减退症、糖尿病、甲状腺功能亢进症等。

(3)影响骨代谢的药物:包括糖皮质激素、质子泵抑制剂、抗癫痫药物、芳香化酶抑制剂等。

【风险评估】

1. 国际骨质疏松基金会(International Osteoporosis Foundation,IOF)骨质疏松风险 1 min 测试题 该测试题简单,用时短,易于操作,但仅用作初步筛查骨质疏松风险,不用作骨质疏松诊断(表3-11-1)。

表 3-11-1 IOF 骨质疏松风险 1 min 测试题

编　　号	问　　题	您 的 回 答	
1	父母曾被诊断为骨质疏松或曾在轻摔后发生骨折	是	否
2	父母中是否有一人驼背	是	否
3	实际年龄是否超过 40 岁	是	否
4	成年后是否因为轻摔而发生骨折	是	否
5	是否经常摔倒(去年超过 1 次),或因为身体较虚弱而担心摔倒	是	否
6	40 岁后的身高是否降低超过 3 cm	是	否
7	是否为低体重(BMI 值小于 18 kg/m²)	是	否
8	是否连续服用类固醇激素(如可的松、泼尼松)超过 3 个月(可的松通常用于治疗哮喘、类风湿性关节炎和某些炎性疾病)	是	否
9	是否患有类风湿性关节炎	是	否
10	是否被诊断为甲状腺功能亢进症或甲状旁腺功能亢进、1 型糖尿病、克罗恩病或乳糜泻等胃肠疾病或营养不良	是	否
11	女性回答:是否在 45 岁或以前就绝经	是	否
12	女性回答:除了怀孕、绝经或子宫切除外,是否曾停经超过 12 个月	是	否
13	女性回答:是否在 50 岁前切除卵巢且未服用雌/孕激素补充剂	是	否
14	男性回答:是否出现过阳痿、性欲减退或其他雄激素过低的相关症状	是	否
15	是否经常大量饮酒(每天饮用超过两单位的酒精,相当于啤酒 0.5 kg、葡萄酒 150 g 或烈性酒 50 g)	是	否
16	目前是否习惯吸烟,或曾经吸烟?	是	否
17	每天运动(包括做家务、走路和跑步等)时间是否少于 30 min	是	否
18	是否不能食用乳制品,且未服用钙片	是	否
19	每天从事户外活动时间是否少于 10 min,且未服用维生素 D	是	否
如果您有任何 1 个问题的答案是"是",就表明存在骨质疏松的风险,需要到医院做进一步检查			

2. 亚洲人骨质疏松自我筛查工具(Osteoporosis Self-assessment Tool for Asians,OSTA)　OSTA 指数计算方法:OSTA 指数=[体重(kg)−年龄(岁)]×0.2。OSTA 主要根据年龄和体重快速进行骨质疏松风险的初步评估。但需要指出,OSTA 所选用的指标过少,其特异性不高,需结合其他危险因素进行判断,且仅适用于绝经后女性(表 3-11-2)。

表 3-11-2　亚洲人骨质疏松自我筛查工具

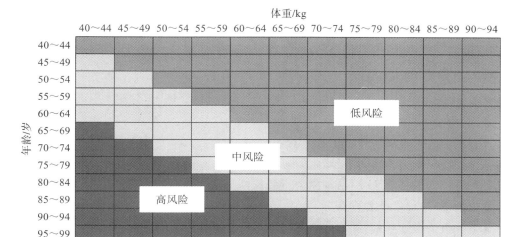

■罹患骨质疏松概率 60% 以上；■罹患骨质疏松概率 15%；■罹患骨质疏松概率 3%

【诊断】

骨质疏松诊断一般以骨量减少、骨密度下降和（或）发生脆性骨折等为依据，发生脆性骨折即可诊断为骨质疏松。骨密度检查结果对于人群骨质疏松的早期诊断比较重要（表 3-11-3）。鉴于双能 X 线骨密度测量法（DXS）的局限性，国际专家提出了骨折风险评价方法，主要是综合考虑骨密度、年龄、身高、体重和骨质疏松危险因子等参数。

表 3-11-3　国内外通过骨密度诊断骨质疏松的标准与分级

诊断标准与分级	WHO 标准差诊断法	OCCGS 标准差诊断法	OCCGS 百分率诊断法
正常	≥−1 SD	±1 SD 内	±12% 之内
骨量减少	−2.5 SD～−1 SD	−2 SD～−1 SD	−13%～−24%（含 24%）
骨质疏松	≤−2.5 SD	≤−2 SD	骨量丢失≥25%
严重骨质疏松	≤−2.5 SD 并发生一处或多处骨折	≤−2 SD 并发生一处或多处骨折	≥25% 并发生一处或多处骨折，或没有骨折但丢失大于 37%

注：WHO 为世界卫生组织，OCCGS 为中国老年学学会骨质疏松委员会，SD 为标准差。根据《原发性骨质疏松症诊疗指南》（2022 版）：骨量正常，T 值≥−1；骨量减少，−2.5＜T 值＜−1；骨质疏松，T 值≤−2.5；严重骨质疏松：T 值≤−2.5+脆性骨折。

脆性骨折是诊断骨质疏松的标准之一（有无骨密度检查或骨密度检查结果如何，都可诊断为骨质疏松）。脆性骨折的诊断需满足以下 3 条：①无明确暴力损伤史或低能量损伤史（如从人站立或更低的高度跌倒）。②骨折影像学检查证据。③需要鉴别诊断，排除其他原因造成的骨折（如继发性骨质疏松、骨肿瘤等）。椎体脆性骨折往往看不到骨折线，主要表现为椎体压缩变形。CT 扫描侧位定位像和 DXS 侧位成像也可以用于发现椎体骨折变形。出现脆性骨折，提示将来再次发生骨折的风险增加。

【常见护理诊断/问题】

1. 有受伤的风险　与骨质疏松导致骨骼脆性增加有关。

2. 疼痛　与骨质疏松有关。

3. 躯体移动障碍　与骨骼变化引起活动范围受限有关。

4. 营养失调：低于机体需要量　与钙摄入量不足、不良饮食习惯有关。

5. 活动无耐力　与日常体力活动不足，逐步衰老、骨质疏松性骨折有关。

6. 焦虑/恐惧　与担心疾病治疗效果及疾病康复有关。

7. 潜在并发症　跌倒、脆性骨折、压力性损伤、肺部感染、泌尿系统感染等。

【护理目标】

（1）患者未发生跌倒，未受伤。

（2）患者疼痛减轻或消失。

（3）患者能在不影响疾病的情况下有效移动。

（4）患者营养状况得到改善，体重增加。

（5）患者疾病得到控制或康复，活动耐力得到提高。

（6）患者情绪稳定，焦虑减轻或缓解。

（7）患者未发生并发症，或并发症能被及时发现和处理。

【预防】

骨质疏松的预防，在达到峰值骨量前就应开始，以争取获得较理想的峰值骨量。

1. 青少年　指导合理的生活方式和饮食习惯，其中加强运动、保证充足的钙摄入是较为可行和有效的方式。

2. 成人　成年后骨质疏松的预防主要是尽量延缓骨量丢失的速度和降低骨量减少程度，除一般生活、运动指导外，对绝经后骨质疏松患者还应指导其早期补充雌激素或雌孕激素合剂。

3. 老年人　老年人应适当增加含钙丰富食物的摄入，如乳制品等。增加富含维生素及铁的食物的摄入，以利于钙的吸收。少饮酒、咖啡和浓茶，不吸烟。提倡体育锻炼，适当的运动可增加和保持骨量，使老年人躯体及四肢肌肉和关节的协调性和应变力增强。运动类型、方式和运动量应根据患者的具体情况而定。适当进行负重锻炼，避免肢体制动。积极治疗与骨质疏松相关的疾病。

【护理措施】

1. 预防跌倒　保证住院环境安全，如楼梯有扶手，病房和浴室地面干燥，光线明暗适宜，过道无障碍物等。加强日常生活护理，将日常所需用物如茶杯、呼叫器等尽量放置于床边，以利于患者取用。在住院患者洗漱及用餐时，加强巡视，预防意外的发生。当患者使用利尿剂或镇静剂时，要防止其因频繁如厕以及精神恍惚而发生意外。

2. 疼痛护理　使用硬板床，卧床休息数天到一周。必要时使用背架、穿紧身衣等，以限制脊椎的活动度和给予脊椎支持；对疼痛部位给予湿热敷或按摩，可促进血液循环，减轻肌肉痉挛；也可用超短波疗法、低频电疗法及磁疗法等达到消炎和镇痛效果。

3. 药物治疗护理

（1）双膦酸盐（bisphosphonates）：可以抑制破骨细胞吞噬骨组织，抑制破骨细胞功能。双膦酸盐抑制骨吸收作用较强，但骨形成也被抑制，其在骨骼表面半衰期较长，在骨骼上沉积的双膦酸盐半衰期至少为 10 年，含有双膦酸盐的骨组织被吸收后，双膦酸盐可通过局部或全身循环再次结合到骨骼表面。长期使用该药物可导致下颌骨坏死、非典型性骨折等，可采用药物假期或间断服药的方法避免。

（2）激素补充治疗（hormone replacement therapy）：要求患者年龄为 60 岁及以下或绝经 10 年以内（处于绝经早期）。乳腺癌、子宫内膜癌、不明原因阴道出血、血栓性疾病、活动性肝炎、结缔组织病患者禁忌使用雌激素；有子宫肌瘤、子宫内膜异位症、乳腺癌家族史、胆囊疾病者慎用。雌激素应该使用最低有效剂量，使用雌激素期间应每年定期检查乳腺、子宫。

（3）降钙素（calcitonin）：由甲状腺滤泡旁细胞合成和分泌，可通过减少破骨细胞数量和抑制破骨细胞活性,缓解骨痛。少数患者有面部潮红、恶心等不良反应,偶有过敏现象。

(4)甲状旁腺激素(parathyroid hormone,PTH):PTH 是维持血钙稳态的主要激素,总的效应是提高血钙水平和降低血磷水平。天然 PTH 有 N 端和 C 端,N 端可与经典 PTH-Ⅰ型受体结合,发挥成骨作用;C 端则与其他受体结合,发挥破骨作用。重组人甲状旁腺激素(rhPTH)(1~34)是重要的骨形成促进剂。

(5)活性维生素 D 及类似物:促进小肠对钙、磷的吸收,具有骨钙动员和骨钙沉积的双重作用。

(6)锶盐:雷尼酸锶用于治疗女性绝经后骨质疏松,用法为口服,每袋 2 g,每次 1 袋,每天 1 次。于两餐之间或就寝时服用,不要同时摄入钙片及食物,以免影响药物吸收。严重肾功能不全者禁用。

(7)维生素 K_2:口服华法林者禁用。

使用抗骨质疏松药物的注意事项如下。①监测骨密度:使用抗骨质疏松药物期间需要监测骨密度,要在医生指导下使用抗骨质疏松药物。②可以安全使用的最长时间:阿仑膦酸钠片 10 年以上,唑来膦酸注射液 6 年,鲑鱼降钙素 6 个月,依降钙素 3 年以上,甲状旁腺激素 2 年以下。③关于联合用药,抗骨质疏松药物必须是在骨质疏松基础治疗的基础上使用,不建议同时使用作用机制相同的药物。

4. 骨折患者的护理

(1)术前准备:指导患者练习俯卧位姿势及床上排便;忌糖类、豆类等易产气的食物;讲解手术相关知识及注意事项,缓解患者的紧张情绪。

(2)术后护理:术后 24 h 内严密监测患者生命体征,尤其是血压变化,必要时进行心电监护;仰卧位休息 4 h,有利于骨水泥进一步硬化,减少并发症及穿刺部位出血;观察创口疼痛、渗液、下肢远端感觉和运动功能,逐步进行肢体功能锻炼。

5. 皮肤护理　协助患者定时翻身、活动肢体,保持床单位清洁干燥,预防压力性损伤的发生。

6. 加强营养　增加饮食中钙、蛋白质、维生素 D 的摄入量。

7. 心理护理　与患者交谈,关心体贴患者,鼓励其树立战胜疾病的信心,使之能积极配合治疗,早日康复。

【出院指导】

1. 疾病知识指导　指导患者摄入富含钙、蛋白质、维生素的食物,动物蛋白不宜摄入过多。强调戒烟、戒酒,避免咖啡因的摄入,减少碳酸饮料及食盐的摄入量。鼓励患者多进行步行、游泳、慢跑、骑行等户外运动,避免进行剧烈、危险的运动。

2. 预防跌倒指导　加强预防跌倒的宣传教育和加装保护措施,如在家庭和公共场所加装防滑、防碰撞措施。指导患者维持良好姿势。必要时使用手杖或助行器;衣服和鞋穿着合适,大小适中,且利于活动。

3. 用药指导　嘱患者按时服用各种药物,学会自我监测药物不良反应。应用激素补充治疗的患者应定期检查,以尽早发现可能出现的不良反应。

4. 定期随访指导　病情发生变化或为调整治疗方案可半年复查 1 次。骨密度变化达到 3% 以上具有临床意义,骨密度没有变化或者轻微下降说明药物治疗失败,但应注意检测的误差。良好的质量控制和规范操作对 DXS 检测骨密度非常重要。骨代谢相关的各种生化指标,可以每 3 个月复查 1 次。

【护理评价】

(1)患者是否未发生跌倒? 是否未受伤?

(2)患者疼痛是否减轻或消失?

(3)患者躯体移动障碍是否得到改善? 活动范围是否增加?

（4）患者营养状况是否得到改善？体重是否增加？

（5）患者疾病是否得到控制或康复？活动耐力是否得到提高？

（6）患者情绪是否稳定？焦虑是否减轻或缓解？

（7）患者是否发生并发症？或并发症是否得到及时发现和处理？

（徐瑞璟　郑茜茜）

3-12 导入案例
与思考

扫码看视频

第十二节　骨　坏　死

【定义】

缺血性骨坏死（avascular osteonecrosis）是指由于骨血液循环中断，引起骨质细胞组分死亡，导致骨质塌陷和破坏以及功能丧失的过程。常见于股骨头、腕舟骨、肱骨头、胫骨远端等处。

股骨头坏死（osteonecrosis of the femoral head，ONFH）是骨科常见难治性、致残性疾病，是引起髋关节疼痛及功能障碍的常见原因之一。股骨头坏死是指由各种原因所致股骨头骨内血供中断引起的骨组织和骨髓成分死亡及随后的修复过程，由于其病理特征，也被称为股骨头缺血性坏死。主要影响年轻患者，常伴有股骨头进行性塌陷及关节破坏，继发髋关节炎。

舟状骨缺血性坏死常见原因是骨折。舟状骨血供来自桡动脉分支，骨折时近侧部分的血供明显减少，这是造成舟状骨骨折后坏死的主要原因。

月骨缺血性坏死是最常见的腕骨缺血性坏死，病因可能是尺骨或月骨覆盖不全，造成月骨受力增加及创伤性骨折、反复微创伤、疲劳性骨折，导致月骨内外血供受损。临床表现为月骨处有压痛点，腕部僵硬、乏力。

肩关节骨坏死是一种复杂的疾病，目前尚不完全清楚，较常见于创伤或皮质类固醇和酒精使用后，但也与其他多种因素有关，包括血液循环障碍和凝血功能障碍。

距骨缺血性坏死多见于距骨的颈部骨折伴距下关节撕裂。

【临床表现】

1.疼痛　骨坏死最常见的主诉症状，少数患者最初无症状，尤其是在疾病早期。

（1）股骨头坏死患者多表现为腹股沟疼痛，其次是大腿和臀部疼痛。

（2）大多数患者在负重和活动时感觉疼痛。

（3）约 2/3 的患者存在静息痛，约 1/3 的患者存在夜间痛。肢体受累时，疼痛不受患肢体位（如抬高、低垂）影响。

（4）多关节疼痛很罕见，但提示多灶性病变。

2.运动障碍　患者可能因疼痛，最终出现活动范围受限，受限程度取决于受累关节和病情。髋关节骨坏死最终会进展为活动范围受限，尤其是内旋和外展。下肢骨坏死晚期可能出现跛行。

【发病机制】

造成血供缺乏的直接原因主要有以下 3 种：血管壁的完整性受损（外伤、脉管炎等）；骨内血管壁受压（由于骨髓的容积或（和）压力增加）；骨内血管内阻闭（血栓、巨分子蛋白质淤滞等）。

以上 3 种情况最后均使骨内微循环停滞，继而发生水肿，致骨髓压力上升，使血流阻力增加，特别是静脉回流受阻，致缺血更为严重，形成恶性循环。在此种恶性循环的影响下，骨骼的形态改变最早发生于负重部位的软骨下骨，在压力下致密变硬，再压迫其下方较松的骨，逐渐出现骨坏死和塌陷。

【危险因素】

(1)创伤:骨折或脱位可能会导致患区的骨外血管受损。股骨或肱骨近端脱位如果不及时复位,也会导致骨坏死。

(2)减压病:暴露于高压环境可导致减压病(也称沉箱病),促使氮气形成气泡而阻塞微动脉,造成骨坏死。

(3)药物诱发:见于全身性糖皮质激素、双膦酸盐和其他抗骨吸收药物等。双膦酸盐是颌骨坏死的危险因素,尤其是用于治疗恶性疾病,如多发性骨髓瘤、转移性乳腺癌时。其类似于放射线引起的颌骨坏死,表现为拔牙后牙槽骨不愈合或颌骨外露。

(4)物理损伤:热疗、冷疗、放疗等可能导致骨坏死,称为放射性骨坏死。头颈癌的治疗可能并发放射性颌骨坏死。

(5)造血系统疾病。

(6)酒精中毒、慢性胰腺炎、痛风、糖尿病、结缔组织病(系统性红斑狼疮等)。

(7)其他危险因素:关节镜术后膝关节骨坏死和自发性膝关节骨坏死。

【风险评估】

(1)发现高危人群,要警惕缺血性骨坏死。

(2)X线平片检查阴性,有临床症状、好发因素时,行 MRI 检查。若检出早期病变,应及时治疗。

(3)诊断缺血性骨坏死时,进行 Ficat 分期(表 3-12-1)。

表 3-12-1　Ficat 分期

分　　期	具　体　表　现
0 期	无疼痛,X 线平片正常,骨扫描与 MRI 出现异常
1 期	有疼痛,X 线平片正常,骨扫描与 MRI 出现异常
2 期	有疼痛,X 线平片见到囊性变或(和)硬化,骨扫描与 MRI 出现异常,没有出现软骨下骨折
3 期	有疼痛,X 线平片见到股骨头塌陷,骨扫描与 MRI 出现异常,见到新月征(软骨下塌陷)或(和)软骨下骨台阶样塌陷
4 期	有疼痛,X 线平片见到髋臼病变,出现关节间隙狭窄和骨关节炎,骨扫描与 MRI 出现异常

【常见护理诊断/问题】

1.疼痛　与骨坏死疾病有关。

2.躯体移动障碍　与疾病导致身体部分运动障碍有关。

3.自理缺陷　与活动受限、活动耐力下降有关。

4.睡眠型态紊乱　与疾病导致患肢夜间痛有关。

5.焦虑/恐惧　与患者不知晓疾病进展、诊疗及康复计划有关。

6.潜在并发症　跌倒、肌肉萎缩、压力性损伤等。

【护理目标】

(1)患者主诉患肢部位疼痛减轻或消失。

(2)患者能够在不影响疾病恢复的情况下有效移动。

(3)患者活动功能在疾病恢复后恢复正常,活动耐力得到提高。

(4)患者得到充足睡眠,表现为精力充沛。

(5)患者情绪稳定,焦虑减轻或缓解。

(6)患者未发生并发症,或并发症能被及时发现和处理。

【预防】

(1)避免外伤的发生。

(2)合理使用药物。

(3)养成良好的生活习惯,戒烟、戒酒。

【护理措施】

一、非手术治疗护理

1.保护性负重　减少患肢负重可有效减轻疼痛,改善功能,并可能在骨坏死修复期避免骨塌陷,注意避免对抗性及撞击性运动。

2.用药　常使用抑制破骨细胞功能和促进成骨细胞功能的药物,如磷酸盐类药物,以及抗凝、降脂、扩张血管等药物。注意观察用药的疗效及不良反应。

3.中医药治疗　中医药治疗强调早期诊断、病证结合、早期治疗。常用活血化瘀、补肾健骨等中药治疗,具有促进坏死修复、预防塌陷的作用。

4.物理治疗　物理治疗包括利用体外冲击波、电磁场、高压氧等进行的治疗。体外冲击波治疗可缓解疼痛症状,增加关节活动度,减轻骨髓水肿;高压氧治疗可迅速提高体内血氧分压和含氧量,促进成骨修复与新生血管形成偶联,改善骨局部代谢及缓解疼痛。利用物理治疗时应注意观察其疗效及不良反应。

二、手术治疗护理

1.术前护理

(1)皮肤准备:根据患者的病情、手术部位及方式,为患者做好术前皮肤准备,协助患者清洁皮肤,更换干净病服。

(2)饮食指导:根据患者的耐受情况及手术方式,跟麻醉师、医生沟通后确定禁食、禁水时间。

(3)休息与睡眠:指导患者保证充足的休息与睡眠,必要时术前一晚遵照医嘱给予口服催眠药以保证充足睡眠。

(4)膀胱准备:遵照医嘱术前留置尿管。导尿时必须严格执行无菌操作规程,以防逆行感染。妥善固定尿管,防止脱落。

(5)疼痛护理:评估患者疼痛程度,根据评估结果遵照医嘱采取预防性镇痛措施,并观察用药效果。

(6)预康复护理:帮助患者了解术后康复的一般程序,使其术后尽快适应功能锻炼,恢复关节功能。指导患者进行功能锻炼,根据患者个体情况,循序渐进练习,以患者不感到疲劳和疼痛为宜。

(7)心理护理:与患者保持积极沟通,给予其心理疏导,可指导患者通过听音乐、看电视等分散注意力,缓解其焦虑情绪,引导患者家属给予患者关心与鼓励,倾听患者内心感受。

(8)其他:遵照医嘱进行药敏试验,并将结果记录于临时医嘱单上。手术期间,根据患者手术及麻醉方式铺好麻醉床,准备好监护仪器和吸氧装置。

2.术后护理

(1)术后常规护理。

①床旁交接:手术结束患者返回病房后,病房护士应与手术室护士和麻醉师进行详细的交接,包括患者的一般生命体征、意识、各种管道的固定和引流情况、切口敷料和皮肤情况等,并做好记录。

②体位:全麻患者未清醒前应有专人看护,取平卧位,头偏向一侧,以防止误吸呕吐物。患者清醒后,病情允许时即可头下垫软枕。

③观察生命体征:按照护理级别定时巡视,若发现患者病情变化,及时告知医生。

④切口护理：术后严密观察患者切口情况，保持切口敷料清洁干燥，切口有渗血、渗液或发生异常时及时告知医生。发热时应积极查找原因，防止感染。

⑤疼痛护理：采取多种方式进行疼痛宣教，根据患者情况选择合适的疼痛评估量表进行评估，根据评估结果，遵照医嘱采取多模式镇痛、预防性镇痛及个性化镇痛相结合的管理模式，并动态评估镇痛效果，及时调整用药方案，以减少疼痛相关的并发症，加速患者术后康复。

⑥皮肤护理：对于不能自主活动的患者，协助患者翻身，检查皮肤受压情况，并根据具体情况选择护理用具，预防压力性损伤的发生。保持患者皮肤和床单清洁干燥。

⑦尿管护理：遵照医嘱及时拔除尿管。因病情需要留置尿管期间，保持尿管通畅，观察并记录尿液的量、颜色及性状。保持会阴部清洁，病情允许情况下早日拔除尿管，预防泌尿系统感染，出现异常时及时通知医生，并协助处理。

⑧引流管护理：部分患者术后需要在切口处留置引流管。术后妥善固定引流管，保持引流通畅，观察并记录引流液的颜色、性状和量，若引流量较多，应及时告知医生。

⑨用药护理：遵照医嘱给药，并注意观察患者用药后的反应。

⑩饮食护理：患者全麻清醒后，根据患者的年龄、耐受情况及手术方式，与麻醉师、医生沟通后确定进食、进水时间，由流质或半流质饮食逐渐过渡至普通饮食，以营养丰富、高纤维素、高维生素、高蛋白、清淡、易消化的食物为主。

⑪康复训练：肢体运动、感觉恢复后即可进行康复训练。术后视患者情况协助患者翻身及活动四肢，病情允许情况下，鼓励患者早期下床活动，以促进各系统功能的恢复。活动时遵循循序渐进的原则，以不感到疲劳为宜。

（2）专科护理。

①患肢护理：应注意观察患肢疼痛、感觉、血运、肿胀情况，局部给予冷敷以减少出血，可抬高患肢，促进静脉回流，减轻肿胀，必要时遵照医嘱使用脱水消肿类药物。

②并发症的预防与护理。

a.假体脱位：骨坏死行关节置换术的患者术后要警惕假体脱位，发现假体脱位时应立即告知医生。勿随意搬动患者，以免搬动时造成假体进一步移位。b.详见本章第五节"静脉血栓栓塞"的预防及护理。

③行关节减压、植骨术患者：指导术后卧床休息，根据复查结果及医嘱指导患者下地行走及阶段性负重训练，坚持功能锻炼，以预防关节僵硬、肌肉萎缩的发生。

（3）心理护理：与患者加强交流，介绍以往康复案例以增强患者战胜疾病的信心，保持积极心态，使其积极配合治疗和护理。

【出院指导】

（1）嘱患者要注意减少关节的负重，不要搬重物。

（2）进行防跌倒宣教，告知患者预防跌倒的注意事项。

（3）建议患者改善生活方式，如戒烟、戒酒、控制血糖及血压等。

（4）保证充足的睡眠。

（5）加强营养，适当增加高蛋白、高钙、高维生素食物的摄入。

（6）坚持功能锻炼，遵循循序渐进的原则，以不感到疲劳和疼痛为宜。

（7）告知患者注意保持切口清洁干燥，避免感染发生，遵照医嘱按时服用口服药物，并根据患者的病情及手术方式告知其复诊时间，一般于术后1～3个月复诊。

【护理评价】

（1）患者疼痛是否减轻或消失？

（2）患者能否在不影响疾病恢复的情况下有效移动？

（3）患者活动能力是否在疾病恢复后恢复正常？活动耐力是否得到提高？

（4）患者睡眠是否充足？是否表现为精力充沛？

（5）患者情绪是否稳定？焦虑是否减轻或缓解？

（6）患者是否发生并发症？或并发症是否被及时发现和处理？

（徐瑞璟　郑茜茜）

第十三节　休　　克

3-13 导入案例
与思考

扫码看视频

【定义】

休克(shock)是机体有效循环血量骤减、组织灌注不足引起的以微循环障碍、细胞代谢紊乱和功能受损为特征的病理生理综合征,是严重的全身性应激反应,常见于机体受到强烈的致病因素(如大出血、创伤、烧伤、感染、过敏、心力衰竭等)侵袭后。休克发病急骤,发展迅速,并发症凶险,若未能及时发现及治疗,则可发展至不可逆阶段而引起死亡。治疗休克的关键环节是恢复机体有效循环血量,保证组织灌注,改善微循环,重新建立氧的供需平衡,维护正常的细胞功能。根据病因,休克可分为低血容量性休克、感染性休克、心源性休克、过敏性休克、神经源性休克,其中低血容量性休克和感染性休克在外科中较为常见。

【临床表现】

休克的临床表现分为休克代偿期和休克失代偿期。

1. 休克代偿期　休克代偿期又称休克早期。因中枢神经系统兴奋性增高、交感-肾上腺髓质系统兴奋,患者表现为精神紧张、兴奋或烦躁不安、口渴、面色苍白、四肢湿冷、脉搏加快(<100 次/分)、呼吸急促。动脉血压变化不大,也可升高,但脉压差缩小(<30 mmHg)。尿量正常或减少(25～30 ml/h)。若及时处理,休克能很快得到纠正。若处理不及时,病情继续发展,很快进入休克失代偿期。

2. 休克失代偿期　休克失代偿期又称休克期。此期患者神情淡漠、反应迟钝,甚至出现意识模糊或昏迷。口唇、肢端发绀,四肢冰冷、脉搏细速(>120 次/分)、呼吸浅促、血压进行性下降。严重者脉搏微弱或扪不清、血压测不出、呼吸微弱或不规则、少尿或无尿。若皮肤、黏膜出现瘀点、瘀斑,或出现鼻腔、牙龈、内脏出血等,则提示并发弥散性血管内凝血。若出现进行性呼吸困难、烦躁、发绀,常规吸氧仍不能改善呼吸状态时,则提示并发急性呼吸窘迫综合征。患者常因继发多器官功能衰竭而死亡。

【发病机制】

有效循环血量锐减、组织灌注不足以及由此导致的微循环障碍、细胞代谢障碍及功能受损、重要内脏器官继发性损害是各类休克共同的病理生理基础。

（1）微循环障碍:在有效循环血量不足引起休克的过程中,占总循环血量20%的微循环也出现相应的变化。按微循环障碍发展过程,可将休克病程分为3期。

①微循环收缩期:又称微循环缺血期、休克代偿期。此期微循环呈现"只出不进""少灌少流,灌少于流"的特点。

②微循环扩张期:又称淤血缺氧期、休克抑制期。此期微循环呈现"只进不出""灌而少流,灌大于流"的特点。

③微循环衰竭期:又称休克失代偿期。此期微循环内大量微血栓形成,甚至并发弥散性血管内凝血。

(2)代谢改变:包括能量代谢障碍和代谢性酸中毒。

(3)炎症介质释放和缺血再灌注损伤。

(4)内脏器官继发性损害:休克过程中由于微循环障碍及全身炎症反应综合征,常引起内脏器官的不可逆损害。若同时或短时间内相继出现2个或2个以上的器官或系统的功能障碍,则称为多器官功能障碍综合征,是造成休克死亡的主要原因。休克原因和持续时间与内脏器官继发性损害的发生有着密切关系。

【危险因素】

1.失血性休克 多见于大血管破裂出血,异位妊娠破裂出血,动脉瘤破裂出血,腹部损伤引起的肝、脾破裂,胃、十二指肠出血,以及上消化道大出血(门静脉高压症所致的食管胃底静脉曲张及其破裂出血)等。通常快速失血量超过血容量的20%时,即可发生休克。

2.创伤性休克 多由严重外伤引起,如大面积撕脱伤、严重烧伤、全身多发性骨折、挤压伤或大手术等。

3.感染性休克 常继发于腹腔内感染(如急性腹膜炎、急性化脓性阑尾炎、急性梗阻性化脓性胆管炎等)、烧伤脓毒症、泌尿系统感染等,也可由污染的手术或输液等引起。主要致病菌为革兰氏阴性杆菌。

【风险评估】

根据休克的临床表现、程度及休克指数进行风险评估。

1.休克的临床表现与程度 休克的临床表现与程度见表3-13-1。

表 3-13-1 休克的临床表现与程度

分期	休克程度	估计失血量	意识	脉搏/(次/分)	血压/mmHg	中心静脉压	皮温	肤色	口渴	血细胞比容	尿量/(ml/h)
休克代偿期	休克前期	15%以下(750 ml以下)	正常	正常或略快	正常	正常	正常	正常	轻度口渴	42%	正常或略少
休克代偿期	轻度休克	15%~19%(800 ml以下)	清楚和淡漠	100以下,尚有力	(91~99.75)/(61~69.75)	降低	发凉	苍白	轻度口渴	38%	少尿
休克失代偿期	中度休克	20%~40%(800~1600 ml)	淡漠	100~120	(61~90)/(39.76~60)	明显降低	发凉	苍白	口渴	34%	5~15
休克失代偿期	重度休克	40%以上(1600 ml以上)	淡漠到昏迷	难触及或>120	(39.75~60)/(19.5~39.75)以下	0	湿冷	苍白到发绀、紫斑	严重口渴	30%以下	0

2. 休克指数 临床上常将血压的高低作为诊断有无休克的依据,但在休克代偿期,由于周围血管阻力增高,收缩压可以正常,但舒张压升高,脉压差缩小(<30 mmHg),脉搏加快,容易误诊。休克指数可很好地判断有无休克以及休克的严重程度。休克指数=脉率/收缩压。①无休克:休克指数通常小于 0.5,表示患者没有休克或休克程度较轻。②轻度休克:休克指数为 0.9~<1.0,可能表明有轻度的血容量不足或休克。③中度休克:休克指数为 1.0~1.5,提示有休克,并且失血量可能为 20%~30%。④重度休克:休克指数大于 1.5,提示有严重休克,失血量可能超过 30%。⑤非常严重休克:休克指数大于 2.0,提示存在非常严重的休克,失血量可能超过 50%,需要立即进行抢救。

【常见护理诊断/问题】

1. 体液不足 与大量失血、失液或体液异常分布有关。

2. 心排血量减少 与有效循环血量不足、微循环障碍有关。

3. 气体交换受损 与微循环障碍、缺氧和呼吸形态改变有关。

4. 有体温失调的危险 与感染或组织灌注不足有关。

5. 潜在并发症 多器官功能障碍综合征。

【护理目标】

(1)患者体液维持平衡,表现为生命体征平稳、面色红润、四肢温暖、尿量正常。

(2)患者有效循环血量恢复,组织灌注增加,心排血量增加。

(3)患者呼吸道通畅、呼吸平稳,血气分析结果维持在正常范围内。

(4)患者体温维持正常。

(5)患者未发生并发症,或并发症能被及时发现和处理。

【预防】

休克救护重点是准确评估及早期识别休克,保持呼吸道通畅,控制活动性出血。

【护理评估】

1. 健康史的评估 包括患者一般情况的评估,如年龄、性别、经济状况、既往史等。

2. 身体状况的评估 包括患者症状与体征的评估,评估内容包括循环、意识、呼吸、尿量、局部伤情和脊髓损伤情况等。重点评估以下指标。①休克指数:休克指数≥1.0,提示休克;休克指数≥2.0,提示严重休克。②呼吸:呼吸变浅、急促、不规则,提示病情严重。呼吸频率降至 8 次/分以下或增至 30 次/分以上,提示病情危重。③体温:多数休克患者体温偏低,但感染性休克患者可有高热。若体温骤降至 36 ℃以下或突升至 40 ℃以上,提示病情危重。④皮肤:体表灌流的情况体现在皮肤的色泽和温度上。除少数感染性休克患者外,大多数休克患者表现为四肢湿冷,皮肤和口唇黏膜苍白、发绀或呈花斑状。补充血容量后若皮肤温暖、干燥、红润,四肢转暖,说明休克好转。⑤尿量:判断血容量是否补足的简单而有效的指标,反映肾灌注情况。休克时尿量减少(<25 ml/h)、尿比重增高,提示肾血管收缩或血容量不足;若血压正常而尿量仍少且尿比重低,应考虑急性肾衰竭。当尿量维持在 30 ml/h 以上时,则提示休克已好转。⑥局部状况:了解患者有无肌肉、骨骼、皮肤及软组织的损伤,有无局部出血并对失血量进行评估。除上述指标外,应结合实验室检查结果、影像学检查结果,以辅助判断病情的严重程度和制订护理计划。

3. 心理社会状况的评估 关注患者及其家属的情绪反应,评估患者及其家属对疾病、治疗及预后的知晓程度及心理承受能力。

【护理措施】

1. 补充血容量 对休克患者,可采取早期达标治疗,即在诊断的最初 6 h 内,积极输液复苏,尽快稳定循环功能和组织氧供,恢复心率。

(1)建立静脉通道:迅速建立 2 条以上静脉输液通道,大量快速补液(除心源性休克外)。必要时采用中心静脉导管,以便快速大量输液。

(2)合理补液。

①种类:首选平衡盐溶液,也可选用 3%～7.5% 高渗盐溶液以减轻组织肿胀;后输入扩容作用持久的胶体溶液,如低分子右旋糖酐、白蛋白、血浆、代血浆、全血等。低分子右旋糖酐既可扩容,又可降低血液黏度,改善微循环。人体白蛋白是严重脓毒症和感染性休克初始液体复苏可选择的液体之一。全血是补充血容量的最佳胶体溶液,急性失血量超过 30% 时应快速输注全血。血细胞比容＞30%,可不必输血;血细胞比容＜25%,可输注浓缩红细胞。

②速度和量:根据患者的临床表现、心肺功能、失血量,特别是动脉血压及中心静脉压等进行综合分析。动脉血压和中心静脉压低时,提示全身血容量明显不足,需快速大量补液;动脉血压低而中心静脉压高时,提示血容量相对较高或可能存在心功能不全,此时应降低输液速度,适当限制补液量,以防发生急性肺水肿或心力衰竭。

(3)对于严重持续性出血且难以迅速或充分控制的创伤患者,立即以 1∶1∶1 的比例输注浓缩红细胞、新鲜冰冻血浆和血小板。

2. 病情观察　①密切观察患者脉搏、呼吸、动脉血氧饱和度、血压、中心静脉压、意识、瞳孔、面色、末梢循环及颈静脉和周围动脉充盈程度并记录,记录尿量、24 h 液体出入量,观察尿色和性状。及早发现与判断症状,若发现异常,及时告知医生。②观察患者肢体肿胀、血液循环、感觉、活动度、伤口出血情况,注意观察有无颅脑、胸、腹等多发伤。若患者从烦躁转为平静,反应迟钝转为对答如流、口唇红润、肢体温暖、血压升高、脉压差变大、中心静脉压正常、尿量＞30 ml/h,提示血容量已基本补足,休克好转。

3. 体位护理　取休克体位,将患者置中凹卧位,即头和躯干抬高 20°～30°,下肢抬高 15°～20°,如有颅内伤或胸部伤,可取平卧位,以利于下肢静脉回流和改善呼吸。同时注意保暖,骨折处制动和固定。

4. 用药护理　①血管活性药物必须在补充血容量的基础上才可以使用。②严格查对血管活性药物的名称、用法及用量,以保证用药准确无误。应从低浓度、慢速度开始,最好用输液泵来控制滴速。应用心电监护仪每 5～10 min 测 1 次血压,血压平稳后每 15～30 min 测 1 次,根据血压及时调整用药浓度和速度,以防血压骤升或骤降。③观察用药疗效及不良反应。④药物外渗可引起局部组织坏死,如药液外渗,应根据药液外渗标准分级,给予正确处理。若发现注射部位红肿、疼痛,应立即更换注射部位,遵照医嘱局部进行药物封闭。⑤停药时,应逐渐降低药物浓度、减慢滴速后撤除,以防突然停药引起血压较大波动。

5. 保持呼吸道通畅　给予鼻导管或面罩吸氧,氧流量为 4～6 L/min,必要时建立人工气道。神志淡漠或昏迷者,应将头偏向一侧或置入气管导管,以防舌后坠或呕吐物、气道分泌物等引起误吸;在病情允许的情况下,鼓励患者进行深呼吸训练,协助叩背并进行有效咳嗽、排痰,避免误吸导致的肺部感染;气管插管或气管切开者应及时吸痰。有肺部湿啰音或喉中痰鸣者,及时清除呼吸道分泌物。

6. 纠正酸中毒　应用碱性药物纠正酸中毒是抗休克的措施之一。但危重伤员情况复杂,休克时 pH 值不一定降低,不应常规使用碱性药物,而应连续进行血气分析,准确掌握酸碱紊乱及电解质(特别是血清钾)异常的情况,并根据休克发展情况给予纠正。

7. 维持正常体温

(1)监测体温:每 4 h 监测 1 次,密切观察体温变化。

(2)保暖:体温过低时应注意保暖,可采取加盖被子或调高室温等方法,禁用热水袋或电热毯等提高体表温度,以防因局部皮肤血管扩张、组织耗氧量增加而导致重要内脏器官血流量进一步减少。

(3)降温:感染性休克患者出现高热时,采取物理或药物方法进行降温。病室定时通风并调节适宜的温度及湿度,保持床单位清洁干燥,及时更换被汗液浸湿的衣被,做好皮肤护理。

(4)库存血的复温:失血性休克患者需快速、大量输血时,若所输血液为库存血,应置于常温下复温后再输入,以免造成体温降低。

8.防治感染 休克时机体处于应激状态,易继发感染,可采取以下措施防治感染。①严格按照无菌原则进行各项护理操作。②预防肺部感染,必要时遵照医嘱给予雾化吸入。③加强留置尿管的护理,预防泌尿系统感染。④有伤口者,及时更换敷料,保持伤口清洁干燥。⑤遵照医嘱合理应用抗生素。

9.预防意外伤害 病情允许时,协助患者每2 h翻身1次,按摩受压部位皮肤以预防压力性损伤。烦躁或神志不清的患者,加床边护栏以防坠床,必要时予以约束带妥善固定四肢,防止患者自行将输液管或其他管道拔出。

10.镇静镇痛 保持患者安静,避免不必要的搬动,必要时给予镇静。疼痛剧烈者可适当使用镇痛药物。

11.加强营养 尽早给予患者肠内营养支持,必要时给予肠外营养支持。

12.心理支持 急性创伤性休克患者的特点是起病急、病情重,甚至危及生命。在面临严重创伤和死亡时,患者及其家属可表现出严重的焦虑不安、极度的恐惧及紧张情绪,护理人员应注意观察创伤性休克患者的心理特点,做好患者及其家属的心理安抚和支持工作,保证抢救和治疗的顺利进行。

【出院指导】

1.疾病预防 指导患者加强自我防护,避免损伤和意外伤害。

2.疾病知识 向患者及其家属讲解疾病护理知识及疾病转归过程。向患者及其家属宣传意外损伤后的初步处理和自救知识。

3.疾病康复 指导患者出院后注意营养和休息。如出现高热或感染,应及时就诊。遵照医嘱定期复查。

【护理评价】

(1)患者体液是否维持平衡?是否表现为生命体征平稳、面色红润、四肢温暖、尿量正常?

(2)患者有效循环血量是否恢复?组织灌注及心排血量是否增加?

(3)患者呼吸道是否通畅?呼吸是否平稳?血气分析结果是否维持在正常范围内?

(4)患者体温是否维持正常?

(5)患者是否发生并发症?或并发症是否被及时发现和处理?

(徐瑞璟　李雨萱)

第十四节　脂肪栓塞综合征

【定义】

脂肪栓塞综合征(fat embolism syndrome,FES)是指外伤、骨折等严重损伤致脂肪释放到血液循环中,发生脂肪栓塞,导致肺部和全身症状的临床综合征。骨科患者中长骨(尤其是股骨)和骨盆骨折、严重感染、骨髓炎等可诱发FES,死亡率达10％～25％。

【临床表现】

脂肪栓塞是肺栓塞的一种,主要危害的脏器是肺。FES三联征:进行性低氧血症、意识障碍、出

3-14 导入案例
与思考

扫码看视频

血点。FES 的主要临床表现如下。

①呼吸系统:主要表现为呼吸急促,25 次/分以上,伴胸闷、发绀、咳嗽咳痰,听诊有水泡音,肺纹理类似"暴风雪"样。

②中枢神经系统:主要表现为头痛、不安、失眠、易怒、谵妄、昏迷、痉挛等,也可伴有呕吐、尿失禁及自主神经功能紊乱等症状。

③皮肤黏膜:50%～60%患者主要表现为在双肩前部、锁骨上部、前胸部、腹部等处出现出血点。

④发热:体温升高,在 38 ℃以上。

⑤心动过速:心率常在 120 次/分以上,有时可达 140 次/分。

⑥视网膜出血或水肿:表现为白色绒毛状渗出、细小出血纹和痣点状水肿。

⑦泌尿系统:在尿液内检测到脂肪滴,可引起急性肾衰竭。

FES 的临床表现差异很大,Sevitt 将其分为 3 种类型,即暴发型、完全型(典型症状群)和不完全型(部分症状群、亚临床型)。不完全型按病变部位又可分纯肺型、纯脑型、兼有肺型和脑型两种症状者,其中以纯脑型最少见。伤后或 48～72 h 发病,临床上出现症状的时间可自伤后数小时至 1 周左右,80%的病例于伤后 48 h 以内发病。

①暴发型:伤后短期清醒,很快发生昏迷、谵妄,有时出现痉挛、手足抽搐等症状,可于 1～3 天内死亡。由于出血点及胸部 X 线病变等典型症状不完全,很多病例尸检时才能确诊。暴发型 FES 患者骨折创伤后可立即或 12～24 h 内突然死亡。

②完全型(典型症状群):伤后经过 12～24 h 清醒期后,开始发热,体温突然升高,出现心动过速(心率＞110 次/分)、呼吸系统症状(呼吸快、有啰音)和脑症状(意识障碍、嗜睡或昏迷)以及周身乏力,重者出现抽搐或瘫痪。呼吸中枢受累时可有呼吸不规则、潮式呼吸,严重者出现呼吸骤停,皮肤有出血斑,眼底检查发现视网膜栓子。胸部 X 线检查可出现"暴风雪"样改变。完全型 FES 多在伤后 48～72 h 出现。

③不完全型(部分症状群、亚临床型):缺乏典型症状或无症状,这类患者如处理不当,可突然变成暴发型或完全型,尤其在搬动患者或伤肢活动时可以诱发。不完全型 FES 可在伤后或术后早期出现。

【发病机制】

1.机械学说 脂肪在创伤后从受损的骨髓或脂肪组织进入撕裂的小静脉,脂肪球会聚集并阻塞肺动脉毛细血管,另外,循环脂肪细胞可引发血小板和纤维蛋白聚集,进一步导致肺毛细血管小静脉阻塞、局部炎症、出血和水肿,大量聚集可能会导致右心室衰竭和阻塞性休克。有骨髓内微骨折时,FES 发生率最高,脂肪栓子量最大,因为骨髓中的受损小静脉被其附着的骨牵拉而维持开放状态,使骨髓内容物很容易进入静脉循环。

2.化学学说(血管内源说) 脂肪栓塞综合征的另一种机制是循环脂肪产生毒性中间体,其可能单独发生,也可能与上述机械性机制共同作用。这个理论认为,栓塞脂肪降解成具有促炎作用的毒性中间体,在肺内积累,形成肺间质水肿,肺上皮细胞损害,导致肺泡内渗出性出血。

【危险因素】

1.骨折 松质骨骨折导致的骨盆骨折;长管状骨骨折,如股骨干骨折、胫骨骨折等。

2.骨科手术 如髓内针内固定术、关节置换术等。

3.脂肪代谢异常 血脂高、肥胖及其他情况。

【常见护理诊断/问题】

1.有气体交换受损的危险 与微循环障碍、缺氧和呼吸形态改变有关。

2.体液不足 与损伤、大量失血、失液或体液异常分布有关。

3.体温过高 与感染、组织灌注不足有关。

4. 清理呼吸道无效 与意识障碍、卧床、咳嗽无力、气管插管(切开)或呼吸机的应用有关。

5. 躯体移动障碍 与意识障碍、活动耐力下降有关。

6. 有皮肤完整性受损的危险 与潜在皮损、不能活动、微循环障碍有关。

7. 营养失调:低于机体需要量 与自主进食障碍、营养物质吸收障碍、高热、机体代谢增加有关。

8. 有受伤的危险 与意识障碍有关。

9. 恐惧/焦虑 与病情复杂、多变有关。

10. 潜在并发症 意识障碍、多器官功能衰竭、休克、感染、肺不张、废用综合征等。

【护理目标】

(1)患者呼吸功能改善、呼吸平稳,无气促、发绀,血气分析结果在正常范围内。

(2)患者体液维持平衡,表现为生命体征平稳、面色红润、肢体温暖、尿量正常。患者意识恢复正常。

(3)患者体温维持正常。

(4)患者呼吸道通畅。

(5)患者疾病恢复,肢体活动功能逐渐恢复。

(6)患者未发生黏膜、皮肤的损伤。

(7)患者营养状况改善。

(8)患者未发生坠床、脱管及其他意外事件。

(9)患者及其家属焦虑减轻,情绪稳定。

(10)患者未发生并发症,或并发症能被及时发现与处理。

【预防】

确定高危人群,患肢妥善固定或抬高,给予低脂饮食。

【护理措施】

1. 病情观察

(1)密切观察患者的呼吸频率、节律和深度以及心率变化,注意有无呼吸急促、心率加快的情况;观察口唇和四肢末梢有无发绀、缺氧症状,动态监测血氧饱和度和血气分析结果,及时调整呼吸机参数,尽早纠正低氧血症,给予高浓度氧气(6～8 L/min,氧浓度为 40%)吸入。

(2)观察患者判断力和定向力、意识及瞳孔变化。观察患者有无中枢神经系统症状,如发生躁动、谵妄、嗜睡、昏迷等意识改变,及时告知医生处理。

(3)监测患者体温变化。体温升高时,给予冰毯等进行物理降温,头部给予冰帽、冰袋,保护脑组织。

(4)观察患者皮肤及眼睑出血点的范围、程度。皮肤护理时动作要轻柔,防止过分用力而引起出血。

2. 呼吸道管理 保持呼吸道通畅,对无力咳嗽、咳痰的患者,要给予吸痰,痰液黏稠者可湿化呼吸道,防止呼吸道阻塞。轻型 FES 患者,持续高浓度面罩给氧,维持氧分压在 70 mmHg 以上。重型 FES 患者做好呼吸机支持治疗的护理,确保有效。

3. 脏器保护 加强对重要脏器的保护,抗感染,纠正缺氧和酸中毒,防止各种并发症的发生。

4. 体位护理 及时对骨折肢体进行有效制动,保持患肢功能位;尽量减少搬动患者,进行各项操作时动作要轻柔。

5. 输液速度管理 FES 患者常出现低血容量,应立即建立多条静脉通道,及时补液纠正休克,同时记录出入量,观察尿液颜色、性质、量。重型 FES 患者由于缺氧时间较长,脑、肺有不同程度的缺氧、水肿表现,在维持足够血容量的同时,要严格控制输液速度(40～60 滴/分),以免加重病情。

6. 用药管理 观察用药效果及不良反应。

7. 心理护理 由于FES发病极为突然,病情复杂多变,患者往往存在紧张和恐惧心理。应多给予关怀、安慰,让患者及其家属了解FES经过积极的治疗后后遗症较少,以缓解他们的心理压力。

8. 加强基础护理 ①抬高患肢,注意保暖。②保持环境安静,减少刺激。③做好口腔、皮肤及会阴的护理。④做好安全护理,防范意外伤害,对于意识不清、烦躁不安、昏迷患者应加设床栏,注意防范坠床、管道滑脱等护理风险。

9. 营养支持 清淡饮食,控制脂肪摄入,给予高蛋白、高糖、高维生素饮食。昏迷患者可采取鼻饲饮食。

10. 功能锻炼 骨折处妥善固定制动,减少搬动,避免二次损伤;抬高患肢,减轻肿胀;注意保暖;鼓励患者进行健侧肢体的自主活动,协助患者或昏迷患者进行被动活动。

【出院指导】

1. 疾病预防 指导患者加强自我防护,避免损伤和意外伤害。

2. 疾病知识 向患者及其家属讲解疾病护理知识及转归过程,讲解居家护理要点。

3. 疾病康复 指导患者出院后注意营养和休息,加强创伤骨折部位的功能锻炼,循序渐进,定期复查骨折愈合情况,以便医生制订下一步功能锻炼计划。

【护理评价】

(1)患者呼吸功能是否改善?气促、发绀等缺氧征象是否减轻或消失?

(2)患者体液是否维持平衡?是否表现为生命体征平稳、面色红润、四肢温暖、尿量正常?患者意识是否恢复正常?

(3)患者体温是否维持正常?

(4)患者呼吸道是否通畅?呼吸是否平稳?血气分析结果是否正常?

(5)患者疾病是否恢复?肢体活动功能是否逐渐恢复?

(6)患者是否未发生黏膜、皮肤的损伤?

(7)患者营养状况是否得以改善?

(8)患者是否无坠床、脱管及其他意外事件发生?

(9)患者及其家属情绪是否稳定?

(10)患者是否未发生并发症?或并发症是否被及时发现和处理?

(徐瑞璟 李雨萱)

第二篇 各 论

第四章 脊柱外科疾病的护理与康复

第四章
学习目标

4-1 导入案例
与思考

扫码看视频

第一节 颈椎病护理与康复

【定义】

颈椎病（cervical spondylosis）是指由于颈椎长期劳损、骨质增生或颈椎间盘退行性改变及病理改变（如颈椎间盘变性）、韧带增厚累及其周围组织结构（神经根、脊髓、椎动脉、神经等）而引起相应临床表现的一种疾病。

【病因】

1.颈椎退行性改变 颈椎间盘退行性改变被认为是颈椎病发生和发展的根本原因。骨质增生致骨桥形成、椎间孔变狭窄、椎小关节增生硬化和韧带钙化等会使相邻脊髓、神经、血管受到刺激或压迫。

2.慢性劳损 长时间保持一种姿势，如低头工作、不良的坐姿和卧姿，以及体质较弱、背负过重物品等因素，会导致颈部肌肉和韧带的疲劳性损伤。

3.急性损伤 在颈椎退变和失稳的基础上，头颈部的外伤更容易导致颈椎病的发生或复发。

4.颈椎结构异常 一些患者可能存在颈椎结构异常，如椎体发育畸形和椎管狭窄，这会增加患颈椎病的风险。

5.代谢因素 糖尿病、骨质疏松和代谢综合征等代谢性疾病与颈椎退行性改变和颈椎病的发展密切相关。

6.精神因素 焦虑、抑郁和应激等精神因素可能通过调节神经内分泌系统和免疫系统的功能，影响颈椎病的发展和治疗效果。

【发病机制】

颈椎病的发病机制涉及多个因素，包括但不限于以下内容。

1.颈椎退行性改变 随着年龄增长，颈椎的软骨、韧带和关节面会发生退行性改变，导致颈椎的稳定性和功能下降。

2.颈椎间盘突出压迫神经 颈椎间盘退行性改变可能导致椎间盘突出，当突出的椎间盘压迫到周围的神经根时，可能引起疼痛、放射痛、肌力减退等症状。

3.颈椎关节功能障碍 颈椎关节的退行性改变以及关节面的磨损和畸形可能导致颈椎关节功能障碍，进而引起颈部疼痛、颈肩部僵硬、头晕、头痛等不适症状。

4.颈肌劳损和炎症反应 长时间维持不良的颈部姿势、重复性的颈部活动、过度使用颈部肌肉等因素可能导致颈肌劳损和炎症反应，进而引起颈部的疼痛和不适。

Note

5. **其他因素** 颈椎病的发病还可能受到遗传因素、外伤、颈椎骨质增生等的影响。这些因素相互作用,使得颈椎的结构和功能发生改变,进而导致颈椎病的发生和发展。

【分型】

1. **颈型颈椎病** 此型颈椎病是最常见的颈椎病类型,是各型颈椎病的早期阶段,多发于青壮年。

2. **神经根型颈椎病** 系颈椎间盘突出、钩椎关节或关节突关节增生、松动和移位,压迫或刺激神经根所致。

3. **脊髓型颈椎病** 系发育性椎管狭窄、颈椎退行性改变及椎间盘病损压迫和刺激脊髓所致。

4. **椎动脉型颈椎病** 钩椎关节增生、椎关节失稳、椎小关节松动及变位,压迫椎动脉或刺激颈椎关节囊韧带和椎动脉管壁外的交感神经丛,造成椎动脉痉挛、狭窄和供血不足。

5. **交感神经型颈椎病** 系颈椎间盘退行性改变和颈椎节段性不稳等因素刺激或压迫颈椎旁的交感神经节后纤维所致。

6. **混合型颈椎病** 混合型颈椎病的特点是同时存在不同类型的颈椎病症状和体征。

【临床表现】

1. **颈型颈椎病**

(1)症状:颈部、肩部和枕部疼痛,早晨醒来或起床时抬头困难,颈部僵直和肌紧张。

(2)体征:头向患侧倾斜,颈部活动受限,颈肌紧张,胸锁乳突肌、冈上肌和两肩胛区有压痛,一般无神经功能障碍体征。

2. **神经根型颈椎病**

(1)症状:颈部、肩部、背部酸痛,疼痛沿受累神经根分布区向下放射至前臂和手指,可能伴随颈过伸、咳嗽、打喷嚏时疼痛加重。

(2)体征:发作期颈部强直和活动受限,颈部压痛,上肢感觉减退,可能出现腱反射或肌力减弱等。颈神经根紧张试验,如臂丛神经牵拉试验、颈椎牵引试验、椎间孔挤压试验等可呈阳性。

3. **脊髓型颈椎病**

(1)症状:肢体和躯干麻木、肌无力,症状波动性进行,行走时双足有踩棉花感,下肢发沉、肌肉发紧、步态不稳,可能伴随胸腹部束带感、大便无力、尿不尽或尿潴留。

(2)体征:肢体感觉减退、肌力降低,下肢肌张力增高,腱反射亢进,可能出现髌阵挛和踝阵挛。

4. **椎动脉型颈椎病**

(1)症状:眩晕是主要症状,可能为旋转性、浮动性或摇晃性眩晕,头部活动时可诱发或加重眩晕,可能伴随定向障碍、记忆障碍,疼痛表现为枕部、顶枕部痛,可能放射至颈部,多为发作性胀痛,常伴有视觉障碍,如突发性弱视或复视,也可能发生猝倒。

(2)体征:旋颈试验阳性。

5. **交感神经型颈椎病**

(1)症状:主要包括眩晕、定向障碍、记忆障碍、头痛、视觉障碍以及猝倒。头部活动时容易诱发或加重眩晕。定向障碍和记忆障碍表现为对时间、地点和自身情况的感知和认知能力下降。

(2)体征:包括颈部疼痛、颈部僵硬、肩背疼痛、上肢麻木或无力以及头晕、眼花等症状。压顶试验、屈颈试验、伸颈试验均呈阳性。

6. **混合型颈椎病** 同时存在两种或两种以上类型颈椎病的症状和体征。

【辅助检查】

1. **X线检查** 可以观察颈椎的骨质情况,检测颈椎退行性改变、骨质增生等(图 4-1-1)。

2. **CT检查** 可以更详细地观察颈椎的骨质结构、椎间盘突出等情况。

3. **MRI检查** 可以清晰地显示颈椎软组织结构,包括椎间盘、神经根、脊髓等,对于诊断颈椎间盘突出症非常有帮助(图 4-1-2)。

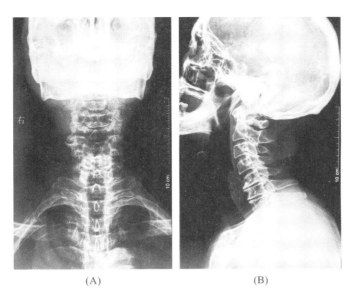

(A)　　　　　　　　(B)

图 4-1-1　颈椎病 X 线检查

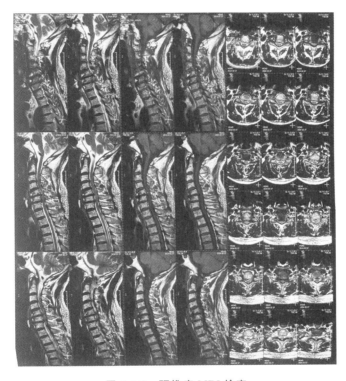

图 4-1-2　颈椎病 MRI 检查

4. 神经电生理检查　如脑电图、肌电图等，可以评估神经功能的异常情况。

5. 颈椎造影　通过向颈椎椎间盘注入造影剂，结合 X 线或 CT 检查，可以观察颈椎间盘突出、神经根受压等情况。

【治疗】

1. 非手术治疗

（1）头颈牵引：以安全、有效为前提，强调小重量、长时间、缓慢、持续的原则。可解除肌肉痉挛、增大椎间隙、降低椎间盘压力，从而减轻对神经根的压力和对椎动脉的刺激。

（2）颈托和颈围：主要用于限制颈椎过度活动。

（3）推拿、按摩及理疗：可减轻肌肉痉挛，改善局部血液循环。

（4）自我保健疗法：适当进行颈部及上肢锻炼，定时改变坐姿，避免使用高枕。

（5）药物治疗：非甾体抗炎药、肌肉松弛剂、神经营养药物、镇静剂等都有助于缓解脊椎病症状。

（6）局部封闭治疗：局部注射激素和长效麻醉药可以快速缓解疼痛，是治疗神经根型颈椎病的重要方法。

2. 手术治疗　脊髓型颈椎病一旦确诊，经短暂非手术治疗无效者；神经根型颈椎病症状重，影响患者生活和工作，保守治疗无效或者出现了肌肉运动障碍者；保守治疗无效或经治疗后反复发作的其他各型颈椎病，可考虑手术治疗。

【护理评估】

一、术前评估

1. 健康史

（1）个人信息：包括姓名、性别、年龄、出生日期、职业和联系方式等。

（2）既往史：需要了解是否有颈部受伤或手术史，以及其他慢性疾病或骨骼关节疾病。

（3）过敏史：对药物、食物、环境物质或其他过敏原的过敏反应。个人习惯方面，需了解是否有长时间低头使用电子设备或保持不良姿势的习惯。

2. 身体状况　记录患者的身高、体重及生命体征、营养状况、体格检查结果、身体器官功能，并计算体重指数（BMI），以准确估计患者的手术耐受力。

3. 症状和体征

（1）症状。

①疼痛：评估患者的疼痛程度、疼痛性质、疼痛部位和疼痛持续时间。

②活动受限：评估患者的日常生活活动如行走、上下楼梯、弯腰等活动的受限程度。

③感觉异常：评估患者是否存在感觉异常，如麻木、刺痛或针刺感等。

（2）体征。

①关节活动范围：评估患者的关节活动范围，包括关节的屈曲、伸展、旋转等的范围。

②步态异常：评估患者的步态，包括行走姿势、步态的稳定性和步态的改变。

4. 专科评估

（1）神经功能评估：评估患者对触觉、疼痛、温度等的感知情况；进行运动功能评估，检查患者的肌力和协调性；进行反射测试，检查患者的深部反射和表面反射。

（2）脊柱姿势和运动评估：观察患者的脊柱形态，检查是否存在异常的曲度或畸形；进行运动测试，评估患者的颈椎活动范围和疼痛情况。

5. 辅助检查　评估患者的影像学检查结果以及实验室检查结果。

6. 心理社会状况　综合评估患者的心理状态、健康认知和家庭支持，以及其对疾病的了解程度、治疗期望。评估方法包括行为观察和访谈，关注患者的情绪状态、焦虑程度、疾病认知、治疗期望和家庭支持等方面。

二、术后评估

1. 手术情况　了解患者手术、麻醉方式与效果，术中出血、补液、输血情况，以及诊断。

2. 身体状况　评估患者的生命体征、意识状态、呼吸情况、伤口情况、管道情况、关节功能、受压部位等。

3. 症状和体征

（1）症状：评估颈部和上肢运动障碍，了解病情和功能损害程度，制订个性化康复计划和治疗方案,促进康复和改善生活质量。

(2)体征。

①颈部姿势:观察患者的颈部姿势是否正常,如前屈、后伸、侧屈等,以判断是否存在异常姿势。

②颈部活动度:测量患者的颈部活动度,以评估颈椎活动范围的限制程度。

③颈部肌肉紧张度:评估患者是否存在肌肉紧张、僵硬等情况。

4.心理社会状况 通过交谈和应用心理量表评估患者的心理状况,提供心理支持;评估社会支持,提供相应支持和建议;关注患者的生活质量和康复需求,制订个性化康复计划,帮助其恢复功能和提高生活质量。

【常见护理诊断/问题】

1.有窒息的风险 与切口内出血压迫气管、喉头水肿压迫气管有关。

2.疼痛 与神经受压、炎症、手术创伤等有关。

3.躯体活动障碍 与疼痛、牵引或手术有关。

4.知识缺乏 与患者缺乏对疾病、术后功能锻炼及康复等知识的了解有关。

5.潜在并发症 呼吸困难、伤口出血、脊髓神经损伤、吞咽困难、深静脉血栓形成等。

【护理目标】

(1)患者呼吸道通畅,未发生窒息。

(2)减轻疼痛,提高患者舒适度,促进康复。

(3)促进患者颈部功能的恢复,减轻活动受限的程度。

(4)提供功能锻炼知识的教育和指导,增强患者对康复的理解和配合度。

(5)预防并发症的发生,保障患者安全。

【护理措施】

一、术前护理

1.术前常规护理

(1)皮肤准备:根据患者的病情、手术部位与方式,进行必要的皮肤准备,协助患者清洁皮肤,更换干净病服。颈椎前路手术患者需刮胡须,颈椎颈后路手术患者需理发。

(2)饮食指导:根据患者的病情、耐受情况及手术方式,与麻醉师、医生沟通后确定禁食、禁水时间,并告知患者。

(3)休息与睡眠:尽量使患者在术前能够充分休息,必要时术前一晚遵照医嘱给予口服催眠镇静类药物以保证睡眠。

(4)膀胱准备:根据手术及麻醉方式,遵照医嘱术前留置尿管,排空膀胱。导尿时必须严格执行无菌操作规程,以防逆行感染。妥善固定尿管,防止脱落。

(5)个人清洁:术前需要进行适当的个人清洁,以减少手术感染的风险,患者术前应洗澡或擦拭身体,清洁头发,去除脸部和手部的化妆品并摘下耳环、项链和手表等饰物,穿着干净、整洁的病服,以减少手术过程中的干扰和感染风险。

(6)其他:遵照医嘱行药敏试验,并将结果记录于临时医嘱单上;手术期间,根据患者手术及麻醉方式铺好麻醉床,准备好急救用物和监护仪器。

(7)术前风险评估:对患者进行全面的风险评估,包括血栓形成、感染、出血等并发症的发生风险。根据评估结果采取相应的预防措施,如使用抗凝剂预防血栓形成、使用抗生素预防感染、术前备血等,以确保手术的安全性和提高手术成功率。

2. 专科护理

（1）适应性训练：指导拟行颈椎前路手术的患者进行气管、食管推移训练，术前 3～5 天开始，初始为每次 10～20 min，每天 3 次，以后逐渐增至每次 30～60 min，每天 4 次；指导患者行吞咽功能训练、床上使用便器、卧床功能锻炼等。

（2）呼吸功能训练：对高龄、有吸烟史、慢性呼吸道疾病等术后呼吸道感染高风险患者进行呼吸功能训练，如深呼吸运动、吹气球训练等，以增强肺的通气功能。对有吸烟史的患者，指导其术前 1 周戒烟。

（3）俯卧位训练：指导拟行颈椎后路手术的患者行俯卧位训练，初始为每次 30～40 min，每天 3 次，以后逐渐增至每次 3～4 h，每天 1 次，以适应术中长时间俯卧位并预防呼吸受阻。

3. 心理护理　告知患者详细的手术信息，包括麻醉方式、手术过程、术后恢复等，缓解患者的担忧。理解患者，耐心解释，建立良好关系，鼓励患者表达情绪，提供安慰。教导患者心理放松技巧，如深呼吸、肌肉放松方法等。

二、术后护理

1. 术后常规护理

（1）观察生命体征：观察患者心率、呼吸、血压等生命体征的变化，按照护理级别定时巡视。若发现患者病情变化及时告知医生。

（2）体位护理：行内固定植骨融合术者，加强颈部制动，予以颈围固定或两侧颈肩部置沙袋以固定头颈部，侧卧位时枕头高度与肩宽相同。在搬动或为患者翻身时，保持其头、颈和躯干在同一水平面上，维持颈部相对稳定。下床活动时，嘱患者佩戴颈托以固定颈部。

（3）颈部切口的护理：术后严密观察患者切口情况，保持切口清洁干燥。观察患者颈部切口有无明显肿胀，切口有无渗血、渗液情况，发现异常时及时告知医生。

（4）疼痛护理：采取多种方式进行疼痛宣教，根据患者情况选择合适的疼痛评估量表，根据评估结果，遵照医嘱采取多模式镇痛、预防性镇痛及个性化镇痛相结合的管理模式，并动态评估患者镇痛效果，及时调整用药方案，以减少疼痛相关的并发症，促进患者术后康复。

（5）引流管的护理：术后保持引流管妥善固定，引流通畅，观察并记录引流液的颜色、性状和量，如短时间内引流量增多，应及时告知医生。

（6）用药护理：遵照医嘱给药，注意观察用药后的反应。

（7）饮食护理：由流质或半流质饮食逐渐过渡至普通饮食，以营养丰富、高纤维素、高维生素、高蛋白、清淡、易消化的食物为主。

（8）静脉血栓栓塞的预防：术后对患者再次行血栓风险评估，根据评估结果对患者进行针对性的静脉血栓栓塞预防知识宣教。对于低风险患者，采取基础预防措施，鼓励患者多饮水、尽早活动，行踝泵运动，同时避免下肢静脉穿刺等；对于中风险患者，除采取基础预防措施外还应增加物理预防，包括抗血栓压力带或间歇充气加压装置的使用，并根据病情需要遵照医嘱给予药物预防下肢深静脉血栓形成；对于高风险患者，应采取基础预防、物理预防与药物预防相结合的措施。如发生静脉血栓栓塞，立即请血管外科医生会诊，及时诊断和治疗。

2. 专科护理

（1）并发症的预防与护理。

①呼吸困难：颈椎前路手术最危急的并发症，多发生于术后 1～3 天。发生原因有伤口内出血而压迫气管，喉头水肿而压迫气管，术中损伤脊髓，移植骨块松动、脱落而压迫气管等。患者表现为出现颈部憋胀感、呼吸困难、应答迟缓、口唇发绀等。颈椎前路手术患者床旁应常规准备气管切开包；术后加强患者呼吸频率、节律的观察；一旦发生呼吸困难，立即通知医生，并做好气管切开及再次手术的准备。

②伤口出血:颈椎前路手术常因骨面渗血或术中止血不完善而引起伤口出血。颈深部血肿多见于术后当天,尤其是 12 h 内,患者颈部明显肿胀,并出现呼吸困难、烦躁、发绀等症状。失血量大、引流不畅时,可压迫气管而导致呼吸困难,甚至危及生命。术后注意观察患者生命体征、伤口敷料及引流液情况以及颈部情况,检查颈部软组织张力。若 24 h 伤口引流液超过 200 ml,检查是否有活动性出血;若引流量多且呈淡红色,考虑有脑脊液漏发生,应及时报告医生处理。患者颈部明显肿胀时,报告并协助医生剪开缝线、清除血肿,若血肿清除后呼吸仍未改善,应尽快实施气管切开术。

③脊髓神经损伤:手术牵拉、周围血肿压迫均可损伤脊髓及神经。患者出现声音嘶哑、四肢感觉运动障碍以及大小便功能障碍。手术牵拉所致的神经损伤是可逆的,一般在术后 1～2 天明显好转或消失;血肿压迫所致的损伤为渐进性的,术后应注意观察,以便及时发现问题并迅速处理。

④吞咽困难:颈椎前路手术患者术后可能出现吞咽困难,应注意观察进食状况,必要时给予鼻饲。若出现发热、颈部疼痛、颈前肿胀、伤口有分泌物、进食后有食物残渣从伤口溢出,应警惕食管瘘的发生。应立即禁饮食,必要时留置胃管,协助医生进行检查和处理。

⑤植骨块脱落、移位:多发生在术后 5～7 天,由于颈椎活动不当,椎体与植骨块产生界面间的剪切力,使植骨块移动、脱出。所以,颈椎手术后应重视患者的活动指导。

(2)功能锻炼:指导肢体能活动者做主动运动,以增强肢体肌力;肢体不能活动者,病情许可时,协助并指导其做各关节的被动运动,以防肌肉萎缩和关节僵硬。一般术后第 1 天开始进行各关节的主、被动功能锻炼,上肢可行握拳运动、腕关节屈伸运动(图 4-1-3)及肘关节屈伸运动(图4-1-4),下肢可行踝泵运动、股四头肌等长收缩运动、屈膝运动(图 4-1-5)及直腿抬高运动(图 4-1-6),每天 3～4次,每次 15～30 min;术后 3～5 天,拔除引流管后,可佩戴颈托下床活动,进行坐位和站立位平稳训练及日常生活活动能力训练。

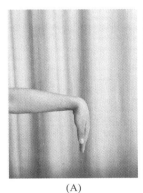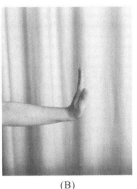

(A)　　　　　　　　(B)

图 4-1-3　腕关节屈伸运动

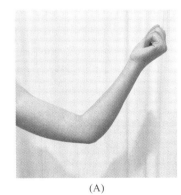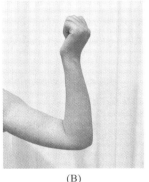

(A)　　　　　　　　(B)

图 4-1-4　肘关节屈伸运动

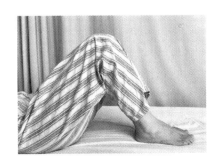

图 4-1-5　屈膝运动

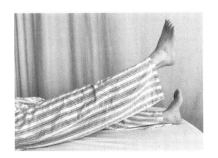

图 4-1-6　直腿抬高运动

3. 心理护理　教导患者应对心理压力的技巧,如深呼吸、放松训练;提供个性化心理护理,以促进患者康复和心理健康;通过综合心理护理,帮助患者应对术后挑战,提高康复效果,提升生活质量。

【康复应用】

一、康复评定

对颈椎病患者的康复评定包括疼痛评定、颈椎活动度评定、肌力评定、颈椎稳定性评定、颈椎病患者日常生活活动能力评定等。

1. 疼痛评定　可采用视觉模拟评分法(VAS)评定疼痛强度。

2. 颈椎活动度评定　采用量角器测量颈椎前屈、后伸、侧屈和旋转的活动范围。

3. 肌力评定　通过颈部的主动运动和抗阻运动检测各肌群的肌力,可采用徒手肌力六级评定法(表 4-1-1)。

表 4-1-1　徒手肌力六级评定法

级　别	标　准	相当于正常肌力的百分比/(%)
0	无可测知的肌肉收缩	0
1	有轻微收缩,但不能引起关节运动	10
2	除抗重力状态下可做全关节活动范围内运动	25
3	能在抗重力状态下做全关节活动范围内运动,但不能做抗阻运动	50
4	能抗重力,抗一定阻力运动	75
5	能抗重力,充分抗阻力运动	100

4. 颈椎稳定性评定　主要通过临床影像学检查结果来评定。

5. 颈椎病患者日常生活活动能力评定　颈椎功能障碍指数(neck disability index,NDI)调查问卷是用于评估颈椎功能障碍的量表,被广泛应用于评估颈椎病患者的功能障碍程度和康复效果。主要评估颈椎病患者在日常生活中的功能障碍,包括疼痛强度、日常活动、睡眠、工作等方面(表 4-1-2)。

表 4-1-2　颈椎功能障碍指数调查问卷

请仔细阅读说明。该问卷将有助于医生了解颈痛对你日常生活的影响。请阅读每个问题,然后选择最符合你现在情况的选项。

问　题	结　果　选　项	评　分	得　分
问题 1—疼痛强度	此刻没有疼痛	0	
	此刻疼痛非常轻微	1	
	此刻有中等程度的疼痛	2	
	此刻疼痛相当严重	3	
	此刻疼痛非常严重	4	
	此刻疼痛难以想象	5	
问题 2—个人护理 (洗漱、穿衣等)	可以正常照顾自己,而不会引起额外的疼痛	0	
	可以正常照顾自己,但会引起额外的疼痛	1	
	在照顾自己的时候会出现疼痛,须慢慢地、小心地进行	2	
	日常生活活动需要一些帮助	3	
	大多数日常生活活动每天都需要帮助	4	
	不能穿衣,洗漱也很困难,不得不卧床	5	
问题 3—提起重物	可以提起重物,且不会引起任何额外的疼痛	0	
	可以提起重物,但会引起额外的疼痛	1	

续表

问　题	结 果 选 项	评　分	得　分
问题 3—提起重物	疼痛会妨碍我从地板上提起重物,但如果重放在桌子上的合适位置,我可以设法提起它	2	
	疼痛会妨碍我提起重物,但我可以提起中等重量的物体	3	
	可以提起轻的物体	4	
	不能提起或搬动任何物体	5	
问题 4—阅读	可以随意阅读,而不会引起颈部疼痛	0	
	可以随意阅读,但会引起轻度颈部疼痛	1	
	可以随意阅读,但会引起中度颈部疼痛	2	
	因中度颈部疼痛而不能随意阅读	3	
	因严重的颈部疼痛,阅读存在困难	4	
	完全不能阅读	5	
问题 5—头痛	完全没有头痛	0	
	有轻微的头痛,但不经常发生	1	
	有中度头痛,但不经常发生	2	
	有中度头痛,且经常发生	3	
	有严重的头痛,且经常发生	4	
	几乎一直都有头痛	5	
问题 6—集中注意力	可以完全集中注意力,且没有任何困难	0	
	可以完全集中注意力,但有轻微的困难	1	
	当我想完全集中注意力时,有一定程度的困难	2	
	当我想完全集中注意力时,有较多的困难	3	
	当我想完全集中注意力时,有很大的困难	4	
	完全不能集中注意力	5	
问题 7—工作	可以做很多工作	0	
	可以做多数日常工作,但不能太多	1	
	只能做一部分日常工作	2	
	不能做日常工作	3	
	几乎不能工作	4	
	任何工作都无法做	5	
问题 8—睡眠	睡眠没有问题	0	
	睡眠稍受影响(失眠,少于 1 h)	1	
	睡眠轻度受影响(失眠,1~<2 h)	2	
	睡眠中度受影响(失眠,2~<3 h)	3	
	睡眠重度受影响(失眠,3~<5 h)	4	
	睡眠完全受影响(失眠,5~7 h)	5	
问题 9—驾驶	能驾驶而没有任何颈部疼痛	0	
	想驾驶就可以驾驶,但有轻微颈部疼痛	1	

Note

续表

问　　题	结　果　选　项	评　分	得　分
问题9—驾驶	想驾驶就可以驾驶,但有中度颈部疼痛	2	
	想驾驶,但因有中度颈部疼痛而不能驾驶	3	
	因严重的颈部疼痛,几乎不能驾驶	4	
	因颈部疼痛,完全不能驾驶	5	
问题10—娱乐	能从事所有的娱乐活动,且没有颈部疼痛	0	
	能从事所有的娱乐活动,但存在颈部疼痛	1	
	因颈部疼痛,只能从事大部分的娱乐活动	2	
	因颈部疼痛,只能从事少量的娱乐活动	3	
	因颈部疼痛,几乎不能参加任何娱乐活动	4	
	不能参加任何娱乐活动	5	
每个问题最低得分为0分,最高得分为5分,分数越高表示功能障碍程度越重		总分	
颈椎功能障碍指数(%)=[总分/(受试对象完成的问题数×5)]×100%			
结果判断	0～20%表示轻度功能障碍		
	21%～40%表示中度功能障碍		
	41%～60%表示重度功能障碍		
	61%～80%表示极重度功能障碍		
	81%～100%表示完全功能障碍或应详细检查受试对象有无夸大症状		

二、康复指导

1.呼吸训练

(1)缩唇呼吸训练:指导患者坐直或躺平,放松身体,将嘴唇轻轻闭合,通过缩小唇间的空隙,进行缓慢而深长的呼气。然后通过放松唇间的空隙,进行缓慢而深长的吸气。重复这个过程,逐渐增加呼吸的深度和时间。做此训练时呼吸频率较平时减慢,每分钟8～10次为一组,每组训练时间为10～20 min,每天3～4组。

(2)咳嗽训练:可以帮助清除呼吸道中的痰液,改善呼吸功能。具体方法:坐直或站立,嘱患者深吸一口气,然后用力咳嗽,尽量使咳嗽声音响亮而有力。重复这个过程,逐渐增加咳嗽的次数和强度。

2.颈肩部肌肉锻炼

(1)颈部前屈等长收缩:坐直或站立,将下巴轻轻收到胸前,感受颈部前屈的紧张感,并保持这个姿势5～10 s,然后放松,重复10次。

(2)颈部后伸等长收缩:坐直或站立,将头向后仰,使下巴朝向天花板方向,感受颈部后伸的紧张感,并保持这个姿势5～10 s,然后放松,重复10次。

(3)颈部侧屈等长收缩:坐直或站立,将头向左侧倾斜,感受颈部对侧的紧张感,并保持这个姿势5～10 s,然后放松,重复10次。再将头向右侧倾斜,重复相同的动作。

(4)颈部旋转等长收缩:坐直或站立,将头向左旋转,感受颈部左旋的紧张感,并保持这个姿势5～10 s,然后放松,重复10次。再将头向右旋转,重复相同的动作。

3.卧位指导

(1)仰卧位:术后初期建议患者保持仰卧位休息,以减轻颈椎的压力。取仰卧位时,应选择一个合适的枕头来支撑颈部,使颈椎保持自然的曲度。枕头的高度应可使颈椎与背部保持一条直线,不过高也不过低。

(2)侧卧位:取侧卧位时,应选择一个合适的枕头来支撑头部和颈部,使其保持在中立的位置。同时,将膝盖稍微弯曲,以保持身体的平衡和稳定。枕头的高度应可使颈椎与脊椎保持一条直线。

(3)半坐卧位:在康复期进一步恢复后,建议患者采用半坐卧位,选择合适的枕头以保持颈椎的自然曲度。为了保持身体的平衡和稳定,在膝间放置一个枕头或折叠的毯子,以减轻下肢的压力。

无论采用哪种卧位,都应遵循以下原则:保持颈椎的自然曲度,避免颈椎过度弯曲或过度伸展。使用合适的枕头和床垫,以提供适当的支撑和提高舒适度。避免长时间保持同一姿势,可以适时调整体位,并进行活动和伸展。

4. 合理佩戴颈托　颈椎手术后伤口、肌肉、骨质和神经功能均需逐渐恢复、愈合,佩戴颈托可以固定和支撑颈部,以减轻颈椎的压力,并帮助颈部康复。

(1)目的。

①稳定颈椎:颈托可以提供稳定的支撑,限制颈部的活动范围,从而减轻颈椎的负担,促进颈部康复。

②减轻疼痛:通过限制颈部的活动范围,以减少颈椎周围的肌肉张力,从而缓解疼痛和不适感。

③促进愈合:颈托可以保护颈部的受伤部位,防止发生进一步的损伤,促进伤口的愈合。

(2)注意事项。

①遵照医嘱佩戴颈托:应在医生的指导下佩戴颈托,根据个体情况和病情的严重程度来确定使用的时间和方式。

②适当的佩戴时间:人工颈椎间盘置换术后患者应佩戴颈托 1～2 周,2 周后可去除颈托。椎间盘切除减压融合术后患者应严格佩戴颈托 2～4 周,6～8 周后可去除颈托。椎体次全切除减压融合术后患者应严格佩戴颈托 4～6 周,6～8 周后可去除颈托。颈椎后路手术者根据病情需佩戴颈托 4～8 周,8 周后可去除颈托。在康复期应遵照医生的具体建议,并注意保护颈椎,避免剧烈活动和过度用力。

③佩戴颈托的松紧度:佩戴颈托时应确保颈托与颈部的贴合度良好,不要过紧或过松,保持颈椎的生理曲度,既要保证颈椎的稳定性,又要避免对颈椎造成过度压力。佩戴颈托时可以在颈托与颈部之间垫上棉质衬垫,以增加舒适度,保持颈部干燥,及时更换棉质衬垫。

④观察呼吸和咀嚼:佩戴颈托时,应注意观察呼吸和咀嚼,以免受到影响。如果出现呼吸困难或咀嚼困难,应及时告知医生。

【出院指导】

1. 保持正确的姿势　在日常生活、工作、休息时注意纠正不良姿势,最佳的伏案工作姿势是保持颈部正直,微微前倾,不要扭转、倾斜;注意劳逸结合,休息间隙做颈部运动或按摩,以缓解颈部肌肉的慢性劳损;不宜长时间低头,避免将头靠在床头或沙发扶手上看书或看电视。

2. 适当休息　出院后注意适当休息,根据医生的建议,逐渐增加日常活动量,避免剧烈运动和提重物,以免对颈椎造成额外压力。

3. 颈椎保健　在秋冬季节最好穿高领衣服保护颈部;夜间睡眠时应注意防止颈部受凉;炎热季节,空调温度不宜设置过低。使用符合人体工程学的座椅和枕头,以减轻颈椎的负担。选择合适硬度的床垫,枕头的选择以中间低两端高,透气性好,长度超过肩宽 10～16 cm,仰卧时压缩枕高 6～7 cm,侧卧时压缩枕高 7～8 cm 为宜。

4. 康复锻炼　根据医生或康复治疗师的指导,进行适当的颈部和肩部康复锻炼。这些锻炼可以帮助加强颈椎周围的肌肉,改善颈椎的稳定性和灵活性。

5. 定期复查　遵照医嘱按时随访,指导患者术后 1～3 个月复诊,不适随诊。

【护理评价】

(1)患者呼吸道是否通畅？是否未发生窒息？

（2）患者疼痛和不适是否得到缓解？舒适度是否提高？

（3）患者颈部活动能力是否逐渐恢复？颈部活动受限程度是否改善？

（4）患者是否掌握颈部功能锻炼的方法？

（5）患者并发症是否得到有效预防？病情变化是否被及时发现及处理？

（王慧文）

第二节　颈椎间盘突出症护理与康复

4-2 导入案例
与思考

扫码看视频

【定义】

颈椎间盘突出症(cervical disc herniation)是指在颈椎间盘退行性变的前提下,由于颈部创伤或无特定原因导致的髓核从破裂处脱出,刺激或压迫颈神经根或脊髓等组织而引起的一系列症状和体征。

【病因】

1. 颈椎间盘退行性改变　本病发生和发展最基本的病因。由于颈椎间盘退行性变,纤维环破裂、髓核脱出,最终压迫和刺激相邻的脊髓和神经根,引起本病。

2. 颈部外伤　如交通事故、体育运动等使头部快速运动,导致颈部扭伤,引发本病。

3. 颈椎过度劳累　如枕头过高、长时间低头或伏案工作等,会加速颈椎间盘退行性变而引发本病。

【分型】

根据颈椎间盘向椎管内突出的位置,颈椎间盘突出症可分为以下 3 种类型。

1. 中央突出型　突出部位在椎管中央,压迫脊髓双侧腹面而产生脊髓双侧的症状。

2. 侧方突出型　突出部位在后纵韧带的外侧、钩椎关节的内侧。该处是颈脊神经经过的地方,突出的颈椎间盘压迫脊神经根可产生神经根症状。

3. 旁中央突出型　突出部位偏向一侧而在脊髓与神经根之间,因此可以同时压迫两者而产生单侧脊髓及神经根症状。

【临床表现】

1. 中央突出型

（1）症状:表现为不同程度的四肢无力,下肢比上肢更为明显,表现为步态不稳;严重时可出现四肢不完全性或完全性瘫痪,伴随排尿、排便控制能力丧失,表现为尿潴留和排便困难。

（2）体征:表现为肢体肌力下降;深感觉、浅感觉异常,根据颈椎间盘突出部位不同,异常感觉的分布区域也有所不同,肢体肌张力增高,腱反射过度活跃,伴有病理性征象。

2. 侧方突出型

（1）症状:患者后颈部疼痛、僵硬、活动受限;颈部后伸时疼痛加重,并向肩臂部区域放射;患侧上肢出现放射性疼痛或麻木。

（2）体征:颈部活动受限;病变节段相应椎旁存在压痛和叩痛;臂丛神经牵拉试验呈阳性;受影响的脊神经支配区域出现感觉异常、肌力下降、肌肉萎缩及反射活动异常。

3. 旁中央突出型　除有侧方突出型颈椎间盘突出症的症状、体征外,还可能伴有不同程度的单侧脊髓受压症状,表现为患侧下肢无力、行动不便、踩棉花感等。

【辅助检查】

1. 影像学检查

（1）X 线检查：常规拍摄颈椎正位、侧位及双斜位 X 线平片，观察颈椎序列、各椎间隙变化、椎间孔形态改变及骨赘形成等退行性改变。

（2）CT 检查：可以显示颈椎间盘突出症的类型、是否形成骨赘、关节突关节增生情况、椎管形态改变等。

（3）MRI 检查：对颈椎间盘突出症的诊断具有重要价值。能够清晰地显示颈椎间盘突出的形态、大小、位置以及与周围组织的关系，能够清楚显示颈椎间盘突出和脊髓受压程度。

2. 肌电图　用于确定神经根损害的程度及其定位，可以观察到受压神经根周围肌肉的电活动异常，如肌力减退。

（王慧文　曾　莉）

第三节　颈椎后纵韧带骨化护理与康复

4-3 导入案例
与思考

扫码看视频

【定义】

颈椎后纵韧带骨化（cervical ossification of posterior longitudinal ligament）是指因颈椎的后纵韧带发生骨化，从而压迫脊髓和脊神经根，导致肢体的感觉和运动障碍及内脏自主神经功能紊乱的疾病。颈椎后纵韧带骨化是一种老年性疾病，好发于 50 岁以上人群，男性多于女性，病程一般进展缓慢。

【病因】

颈椎后纵韧带骨化的病因尚不明确，一般认为与以下因素有关。

1. 糖代谢异常和钙磷代谢异常　12.6% 的颈椎后纵韧带骨化患者有糖尿病，而有隐性糖尿病的患者比例更高；甲状旁腺功能亢进症患者和家族性低血磷性佝偻病患者常出现钙代谢异常及颈椎后纵韧带骨化。

2. 颈椎间盘退行性变导致韧带微损伤　当颈椎间盘变性后发生后突，后纵韧带所受应力增大，在其周围组织变性修复过程中，引起局部组织增生、钙盐沉积而导致骨化。

3. 其他　血清激素、维生素 A 水平等可能与颈椎后纵韧带骨化的发生有关。

【发病机制】

1. 形成期　颈椎后纵韧带内具有间叶细胞特性、对各种生长因子起反应的相应细胞增殖，引起纤维性和非纤维性组织增加，分化成软骨，然后钙化。当血管长入后，钙化灶被吸收和骨化，形成具有成熟哈弗斯系统的板层骨。

2. 进展期　韧带骨化形成后，可能沿两个方向生长，即椎管上下方向的纵向发展及向椎管内方向的横向发展。沿椎管上下方向生长的可不引起脊髓压迫症状，而沿椎管内方向生长的，威胁到脊髓的可能性极大，特别是其厚度的增长，致使椎管狭窄而压迫脊髓。

3. 脊髓压迫期　骨化组织的出现，韧带的增厚，使脊髓受到直接压迫，导致脊髓灰质的压缩变形，进而引起运动、感觉神经细胞损伤、坏死，同时脊髓白质亦因为压迫而出现脱髓鞘改变，尤其是侧索和后索。在这个渐进的慢性病程中，如果压迫损伤加重，则可能出现脊髓坏死加重或脊髓软化病变。

【分型】

按照脊髓及脊神经根受累程度不同,颈椎后纵韧带骨化可分为以下5种类型。

1. 脊髓横断瘫痪型 脊髓受累水平以下运动及感觉呈横断性障碍,是颈椎后纵韧带骨化中常见的,也是较为严重的类型。其症状包括四肢麻木、运动障碍、手指精巧活动受限、步行困难及排尿失控等。

2. 布朗-塞卡(Brown-Sequard)综合征 表现为一侧运动麻痹而对侧感觉障碍,这在颈椎后纵韧带骨化中较为常见,但在临床上所遇到的典型病例较少,大多为症状互相交叉发展。

3. 袜套样麻痹型 手指、脚趾感觉异常(麻木、异物感),并伴有手足运动障碍等,呈袜套状。因脊髓的外周部分受到自外向内的压迫所致,亦是临床上常见的类型。

4. 脊髓中央管型 颈椎后纵韧带骨化患者受到外伤时,比正常人更容易引起瘫痪。其中包括脊髓中央管损伤,表现为手部严重瘫痪,而足部却几乎没有症状,或有轻度运动障碍。

5. 神经根型 该类患者在临床上很少遇到。如有颈项部疼痛或一侧上肢疼痛,则需考虑为神经根的损害。

【临床表现】

1. 症状 颈椎后纵韧带骨化的发生与发展一般均较缓慢,早期可无疼痛,进而可逐渐出现轻度酸痛及不适。

2. 体征 颈椎活动大多正常或轻度受限,以头颈后伸受限较为明显。若有脊髓压迫,则会出现不同程度的、有间歇期的、慢性、进行性痉挛性四肢瘫痪。上肢主要表现为一侧或双侧手部或臂部肌力减弱,并出现麻木、无力及手部活动灵活性减退,严重者不能拿笔、持筷或捏取细小物品;霍夫曼征多为阳性。下肢主要表现为双下肢无力,抬举困难,拖地而行或步态不稳,有踩棉花感。肌张力增高,腱反射亢进或活跃,髌阵挛阳性,病理反射多为阳性,可有深感觉及浅感觉减退。

【辅助检查】

1. X线检查 颈椎侧位片上,可见椎体后方有异常高密度影,可呈连续的条索状、片状或局灶性。细小的骨化影单凭X线平片可能会漏诊,颈椎侧位断层片可观察到比椎体密度更高的白色棒状或条索状凸出物,黏附在椎体后方(图4-3-1)。

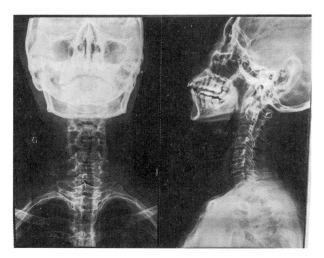

图 4-3-1 颈椎后纵韧带骨化 X 线检查

2. CT检查 CT横切面上,可显示骨化物的形态、在椎管内的凸出程度、对脊髓的压迫程度。CT三维重建技术既可显示高密度的骨化影,又可立体显示骨化的颈椎后纵韧带的形态、范围及椎管狭窄程度。

3. MRI 检查　骨化阴影在 MRI 图像上表现为低信号,很难与其周围的硬膜囊、正常的后纵韧带等相区别,但可以观察到脊髓受压的程度及变细的脊髓形态,并且可观察到脊髓脱髓鞘等变化。

【治疗】

1. 非手术治疗　常用的有持续颅骨牵引,卧床休息,颈托制动,口服消炎镇痛药、活血化瘀药,以及使用局部外用药及理疗等。对于颈椎的间歇性牵引法与推拿疗法,有引起症状加重的报道,应谨慎选用。注射类药物除消炎镇痛、神经营养药之外,神经生长因子也有一定的疗效。严禁对颈椎后纵韧带骨化所致椎管狭窄患者行颈部重手法推拿、按摩及大重量牵引治疗,以免导致严重的脊髓损伤。

2. 手术治疗　颈椎后纵韧带骨化手术治疗的基本原则是减压,解除骨化块对脊髓及脊神经根的压迫,重建颈椎生理曲度和椎间高度,为神经、脊髓功能恢复提供良好的生物力学环境。颈椎后纵韧带骨化的手术方法种类较多,手术入路有颈后入路、颈前入路和前后联合入路 3 种。

(王慧文　何　燕)

第四节　胸椎疾病护理与康复

胸椎间盘突出症

【定义】

胸椎间盘突出症(thoracic disc herniation,TDH)是指各种原因(退行性变、损伤等)导致胸椎间盘纤维环部分或全部破裂,髓核组织从破裂口向后突出,刺激或压迫神经根、脊髓所表现的一种临床综合征。常见于 40 岁以上人群,由于胸腰段处椎间盘承受应力较大,以胸椎段发生率最高,最常见于 T11～T12 节段。

【病因】

1. 胸椎及椎间盘的退行性变　胸椎间盘突出的基础与根本原因。

2. 慢性劳损　姿势不正确、强迫体位或弯腰过度等因素均可诱发胸椎间盘突出症。

3. 外伤　如高处坠落、多次摔倒、反复扭伤等。

以上病因可以单方面存在,也可以相互作用,使胸椎间盘突出对周围组织产生压迫或刺激,并引起相应的症状。

【发病机制】

(1)胸椎间盘退行性变:早期表现为胸椎间盘变性、间隙变窄、节段不稳、韧带松弛、髓核突出或脱出、骨质增生以及周围软组织钙化等一系列的病理过程。

(2)胸椎管管径较腰椎管管径小:以 T7 和 T8 管径最小,脊髓占据了绝大部分空间。胸椎间盘突出减小了胸椎管容积,当胸椎间盘突出达到一定程度即可压迫脊髓或神经根引起临床症状。

(3)胸椎管管内胸髓血供来自 Adamkiewicz 动脉,该动脉纤细,并缺乏丰富吻合支,尤其 T4～T9 节段称为胸髓危险区。Adamkiewicz 动脉血流供给涉及胸髓的功能,当胸椎间盘突出突然压迫 Adamkiewicz 动脉或长期使 Adamkiewicz 动脉受压,可导致血栓形成,两者均可引起截瘫。即使采取脊髓减压术,截瘫亦难以恢复正常。

4-4 导入案例
与思考

扫码看视频

【分型】

1. 侧后方型 因胸椎管狭小,因此髓核易向压力较低的侧后方突(脱)出,临床上多见。主要表现为单侧神经根受压,患者出现神经根性症状而无明显的脊髓症状。胸段的神经根在椎管内经过的距离甚短,仅 2～5 mm,一旦受压,可因感觉神经支和交感神经支受累而引起剧烈的疼痛。

2. 中央型 较为多见,此型是胸椎间盘向正后方突出,以脊髓受压为主。出现或轻或重的运动功能障碍、疼痛和感觉异常,因脊髓直接受压,脊髓血供障碍。当胸椎间盘突出压迫脊髓圆锥和马尾时,患者除有胸椎疼痛及放射至下肢的疼痛外,括约肌功能亦同时紊乱,抑或表现为马尾神经受压症状。

【临床表现】

1. 症状

(1)疼痛:多为首发症状。表现为胸部放射痛,沿肋间神经放射至前胸。亦可感牵涉痛、肩胛下痛或前胸痛。活动可诱发放射痛或牵涉痛。表现为腰痛、胸壁痛,波及一侧或两侧以及下肢,咳嗽和打喷嚏时诱发疼痛或加重疼痛,休息后上述症状可减轻。胸椎间盘突出部位不同,可出现不同区域的疼痛。

(2)感觉障碍:麻木感也是常见或者首发症状之一。身体或部分肢体感觉麻木,有时表现为下肢麻木,同时伴有下肢无力、行走困难,有踩棉花感,甚至出现剪刀步态。也可表现为马尾综合征,即突出的髓核或脱垂的胸椎间盘组织压迫马尾神经,出现鞍区感觉迟钝,大小便功能障碍。

2. 体征 发病早期往往缺乏阳性体征,随着病情的发展,一旦出现脊髓压迫症状则表现为肌力减退、肌张力增高或肌肉痉挛、反射亢进、下肢病理征阳性、感觉障碍和步态异常。

【辅助检查】

1. X 线检查 胸椎常规的正位和侧位 X 线检查为首选,可示胸椎间隙变窄,胸椎间隙后上、下缘骨赘形成,可合并许莫氏结节或胸椎间盘钙化(图 4-4-1)。

2. CT 检查 轴位扫描可见胸椎管前方胸椎间盘突出,或胸椎间盘突出伴钙化。矢状位重建示胸椎间隙变窄,胸椎间隙后上、下缘骨赘形成。

3. MRI 检查 确诊胸椎间盘突出症的重要方法,可了解全胸椎间盘情况,包括胸椎间盘退行性变程度、有无多节段胸椎间盘突出和许莫氏结节,矢状面和横断面图像可更加精确地进行定位和用于评估脊髓受压程度(图 4-4-2)。

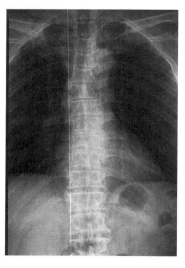

图 4-4-1 胸椎间盘突出症 X 线检查

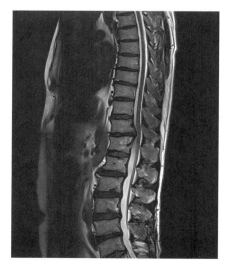

图 4-4-2 胸椎间盘突出症 MRI 检查

【治疗】

1. 非手术治疗

（1）卧床休息,减少脊柱的轴向载荷,限制脊柱的反复屈伸活动,佩戴胸腰骶支具。

（2）非甾体抗炎药对症治疗。

（3）姿势训练、腰背肌功能锻炼等自我保健疗法。

非手术治疗适用于年轻及脊髓压迫症状不严重的患者,青少年的胸椎间盘突出伴钙化可以自行吸收。非手术治疗措施通常应持续 6～12 周,若神经功能障碍加重,或出现脊髓病变症状,或疼痛仍无法忍受,应建议患者行手术治疗。

2. 手术治疗 适用于以脊髓损害为主要临床表现者及早期症状较轻但经系统保守治疗无效者。

胸椎管狭窄症

【定义】

胸椎管狭窄症(thoracic spinal stenosis,TSS)是指各种原因引起的骨质增生或纤维组织增生肥厚,导致胸椎管的内径狭窄,刺激或压迫由此通过的神经根或脊髓而引起的一系列临床症状。由于胸椎活动范围较小,胸椎管狭窄症在临床上少见,常发生在下胸段,并可累及多个节段。

【病因】

（1）慢性退行性变:胸椎管狭窄症的基础与根本原因。

（2）慢性劳损:下胸段活动时,黄韧带在附着点处受到较大反复应力而致慢性损伤,反复损伤、修复,最终导致黄韧带骨化,直接导致胸椎管后壁增厚。

（3）代谢异常、炎症、遗传因素等。

【发病机制】

1. 发育性胸椎管狭窄症 出生后到生长发育期逐渐形成的,骨发育异常的原因尚不清楚。其病理状态表现为胸椎管内的储备空间消失。

2. 退变性胸椎管狭窄症 多数发生于中老年人,主要由胸椎管退行性变所致,其病理改变主要有以下几种。

（1）椎小关节增生、肥大、内聚,使胸椎管横截面积变小,呈不规则的三角形,甚至呈三叶草样改变,在胸椎管的侧后方压迫脊髓。

（2）椎板增厚可达 10～20 mm,突向胸椎管,使胸椎管狭窄,进而压迫脊髓,增厚的骨质异常坚硬。

（3）硬膜外脂肪消失致硬膜外间隙消失,代之以胸椎管内静脉丛淤血。

（4）胸椎间隙变窄,胸椎体前缘骨赘增生可形成骨桥,后缘亦可有骨赘形成,突入胸椎管压迫硬膜囊。

【分型】

1. 先天型 包括软骨发育异常、先天性脊椎滑脱、脊柱侧凸、脊柱后凸等所致胸椎管狭窄症。

2. 特发型 无明显诱因,单纯以胸椎管狭窄症表现为主。

3. 退变和炎症型 包括骨关节炎、炎性关节炎、弥漫性特发性骨肥厚、退行性脊柱侧凸、退行性脊柱后凸、退行性脊椎滑脱等所致胸椎管狭窄症。

4. 代谢疾病型 系 Paget 病或氟中毒导致胸椎管狭窄症。

5. 韧带骨化型 伴后纵韧带或黄韧带骨化的胸椎管狭窄症。

【临床表现】

1.症状　多由胸脊髓受压引起,常自足开始,出现下肢麻木、疼痛,伴踩棉花感,并慢慢向上达胸腹部,出现胸背部束带感。严重者可出现行走困难及括约肌功能障碍。

2.体征　患者感觉平面常不与脊髓受压平面一致,多低于受压平面;常出现肌力下降、肌张力增高、腱反射亢进、病理征阳性等上运动神经元受损体征。当狭窄累及上腰椎管时,可出现肌张力不增高、腱反射减弱或消失、病理征阴性等。

【辅助检查】

1.X线检查　一般表现为胸椎不同部位不同程度的退行性变征象,正位片示病变部位胸椎间隙变窄,有不同程度的胸椎体缘唇样骨质增生,胸椎间隙内多模糊不清,椎板轮廓难以分辨;侧位片可见胸椎退行性变,如关节突肥大、椎体骨赘形成甚至呈竹节样改变,胸椎间隙可有轻度变窄,胸椎间孔投影中可见骨化影,可呈钩形或鸟嘴状高密度影。

2.CT检查　主要表现为起于胸椎管后外侧壁即椎板下缘,或关节突前内侧的单侧或双侧板状或结节状骨化块,突入胸椎管内,形态表现为棘状、结节状、板块状、隆突状骨化。CT片显示的胸椎管狭窄常较实际严重(图4-4-3)。

3.MRI检查　可观察到脊髓受压的部位、程度及范围,同时还能观察到脊髓内信号的改变。黄韧带骨化,黄韧带信号明显减低,矢状面上造成脊髓的节段性压迫,形态似"锯齿样"(图4-4-4)。

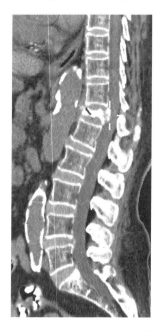

图 4-4-3　胸椎管狭窄症 CT 检查

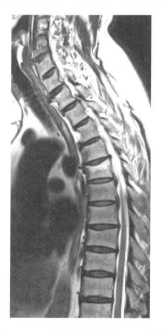

图 4-4-4　胸椎管狭窄症 MRI 检查

【治疗】

对于退变性胸椎管狭窄症,目前尚无有效的保守治疗方法,一经确诊,应尽早手术,手术减压是解除压迫、恢复脊髓功能唯一且有效的方法。部分胸椎管狭窄症患者同时存在严重的颈椎或者腰椎管狭窄,也需手术治疗。若狭窄节段连续,可一次完成手术,若狭窄节段不连续或患者难以耐受长时间手术,可按照颈椎、胸椎、腰椎的顺序分次完成手术。

【常见护理诊断/问题】

1.疼痛　与手术创伤、胸椎间盘突出压迫脊髓神经、肌肉痉挛有关。

2. 躯体活动障碍 与疼痛、手术有关。

3. 知识缺乏 与缺乏术后功能锻炼的知识有关。

4. 潜在并发症 脊髓或神经根损伤、脑脊液漏、血肿等。

【护理目标】

(1)患者疼痛减轻或消失。

(2)患者能扩大活动范围。

(3)患者及时得到术后功能锻炼相关知识的教育和指导。

(4)患者未发生并发症,或并发症能被及时发现和处理。

【护理措施】

一、术前护理

1. 术前常规护理 根据患者的病情、手术部位与方式进行皮肤准备、饮食指导、膀胱准备、药敏试验等。完善风险评估,针对性地进行风险管理,确保患者手术安全。

2. 专科护理

(1)佩戴胸部支具:胸部支具能加强胸椎的稳定性,限制胸椎的屈伸活动,对胸椎起到保护和制动作用,对病情逆转或防止恶化具有积极意义。患者卧床 3 周后可佩戴胸部支具下床活动。

(2)适应性训练:指导患者行呼吸功能训练、床上使用便器、卧床功能锻炼等。

(3)体位:卧位时胸椎间盘承受的压力比站立位时降低 50%,故卧床休息可减轻负重和体重对胸椎间盘的压力,缓解疼痛。视病情需要绝对卧床休息或限制活动量,绝对卧床休息主要用于急性期病情突然加重者。

3. 疼痛护理 因疼痛影响入睡时,可遵医嘱给予口服非甾体抗炎药、活血化瘀药,外敷镇痛消炎药膏或进行理疗等,以保证睡眠充足。

4. 心理护理 鼓励患者倾诉感受、表达情绪并耐心聆听,理解患者担忧,耐心解释,提供安慰,建立良好的护患关系。教导患者心理放松技巧,缓解其紧张、焦虑情绪。

二、术后护理

1. 术后常规护理

(1)病情观察:包括生命体征、伤口敷料、疼痛等方面。

(2)体位护理:术后平卧,2 h 后可通过轴线翻身法更换为侧卧位。

2. 胸腔闭式引流管护理 若患者术中胸膜腔破裂,常需放置胸腔闭式引流管,置管期间应严密观察引流液的量、颜色和性状。如每小时引流量大于 100 ml,且有鲜红色或暗红色血性液引出,连续 3 h,应考虑有活动性出血,并立即报告医生。更换胸腔引流瓶时需用两把血管钳夹管,以防空气进入胸膜腔。术后第 1 天引流量可达 400～500 ml,第 2 天约 100 ml,一般引流时间为 48～72 h。当胸部 X 线检查提示无气胸,且 24 h 引流量小于 50 ml 时,可夹闭胸腔闭式引流管,夹管 24 h 以上注意观察患者有无胸闷、呼吸困难、切口漏气、皮下气肿等情况,如无,即可拔管。

3. 专科护理

1)并发症的预防与护理

(1)脊髓或神经根损伤:胸段脊髓对缺血及术中刺激的耐受性差,硬膜外血肿可直接压迫脊髓,造成脊髓损伤,导致双下肢麻木、疼痛、活动障碍、大小便障碍等一系列神经系统症状,并加重原有的神经症状。

①观察:密切观察脊髓神经功能。每小时观察双下肢感觉、活动情况,监测肢体的温度、颜色和足趾的活动、感觉,观察排尿、排便情况并及时记录。出现双下肢麻木、感觉减退、足趾运动障碍或原

有神经损伤进一步加重时,应立即报告医生。

②处置:遵医嘱立即予以脱水、激素、营养神经药物治疗,如为硬膜外血肿,应立即行血肿清除术。

(2)脑脊液漏:若引流袋内引流出淡红色血性液体,患者出现头痛、恶心、呕吐等症状,应考虑发生脑脊液漏,须立即报告医生予以处理;同时适当抬高床尾,协助患者去枕卧位 7~10 天;监测及补充电解质;遵医嘱按时使用抗生素预防颅内感染。必要时探查伤口,行裂口缝合或修补硬脊膜。

(3)血肿:术后血肿形成多见于手术当天,有伤口局部血肿和椎管内血肿两类。主要原因为伤口局部渗血较多而引流不畅。伤口局部血肿有增加伤口感染的可能,并可引起伤口裂开;椎管内血肿可压迫脊髓。临床表现为伤口局部疼痛加重,肿胀明显,脊髓受压迫而出现瘫痪症状。因此术后应密切观察伤口情况,保持伤口负压引流通畅。一旦发生上述状况,立即报告医生,处理原则是行急症手术清除血肿,消除出血原因。

2)功能锻炼　一般术后 3 天可佩带胸部支具下床活动。卧床期间为预防长期卧床所致的肌肉萎缩、关节僵硬等并发症,患者宜早期行床上肢体功能锻炼。若患者不能进行主动锻炼,在病情许可的情况下,可由医护人员或患者家属协助患者活动各个关节、按摩肌肉,以促进血液循环。

4. 心理护理　了解患者需求,及时满足患者需要,增强其自信心;鼓励患者多与家属交流,获得家庭支持;帮助患者克服术后康复中的困难,获得全身心的康复。

【康复应用】

一、康复评定

1. 疼痛评定　可采用视觉模拟评分法(VAS)评定疼痛的程度。

2. 胸椎活动度评定　采用量角器测量胸椎前屈、后伸、侧屈和旋转的活动范围(表 4-4-1)。

表 4-4-1　胸椎活动度评定

部位名	运动方向	正常范围	量角器的用法		
			固定臂	移动臂	轴心
胸腰段	前屈	0°~45°	通过第 5 腰椎棘突的垂线(侧卧位时为水平线)	第 7 颈椎与第 5 腰椎棘突的连线	第 5 腰椎棘突
	后伸	0°~30°			
	左右旋转	0°~40°	椅背的垂直线	两肩胛部的切线	两肩胛部的切线与椅背延长线的交点
	左右侧屈	0°~50°	Jacoby 线中点上的垂线	第 7 颈椎与第 5 腰椎棘突的连线	第 5 腰椎棘突

3. 肌力评定　采用徒手肌力六级评定法评定腰背肌肌力。

4. 呼吸功能评定　测定肺活量、潮气量、残气量、第一秒用力呼气量占用力肺活量百分率。

二、康复指导

1. 呼吸训练　指导患者戒烟、有效排痰、缩唇呼吸及深呼吸等训练方法。

2. 四肢功能锻炼　①上肢锻炼:如伸腕、屈腕、伸指、屈指、屈肘、伸肘及上臂外展、内收运动。每天上午、下午各 1 组,每组 20~30 次。②下肢锻炼:a. 股四头肌收缩运动,即患者平卧,腿伸直,足尖向下,绷紧 5~10 s,然后放松,两腿交替。b. 直腿抬高运动及踝关节的屈伸训练。对肢体不能活动者,应指导其家属协助患者做好各关节的被动活动,以防肌肉萎缩和关节僵硬。

3. 行走功能锻炼　对于植骨稳定、切口愈合良好的患者,术后 3 天至 1 周可进行行走训练。须遵循循序渐进的原则,首先帮助患者佩戴合适的胸部支具,再扶患者床上坐起,接着改为床边坐位,然后改为床边站位,进行床旁行走、屋内行走、走廊行走。行走训练时,应有专人在患者旁指导并进行保护,防止患者出现体位性低血压。

4. 卧位指导　指导患者保持正确的卧位,掌握更换卧位的方法。

5. 支具的佩戴　指导患者正确地佩戴胸部支具,保持支具清洁,注意保持受压皮肤的清洁及完整性。

【护理评价】

(1)患者疼痛和不适症状是否减轻?舒适感是否增加?

(2)患者肢体感觉是否得到有效恢复?活动范围是否扩大?

(3)患者术后是否得到及时、有效的功能锻炼指导?

(4)脊髓或神经根损伤、脑脊液漏、血肿等并发症是否得以预防?或是否被及时发现和处理?

(王慧文　何　燕)

第五节　腰椎间盘突出症护理与康复

【定义】

腰椎间盘突出症(lumbar disc herniation,LDH)是指腰椎间盘发生退行性变或损伤后,纤维环部分或全部破裂,局部的髓核、纤维环或终板等突出超过相邻锥体的边缘,刺激或压迫马尾神经、神经根所引起的一种临床综合征,是腰腿痛常见原因之一。腰椎间盘突出症可发生于任何年龄,多见于20～50岁中青年人群,男性多于女性,好发部位是 L4～L5、L5～S1 节段,发生率约为95%。

4-5 导入案例
与思考

扫码看视频

【病因】

1. 腰椎间盘退行性变　腰椎间盘突出的根本原因。随着年龄增长,纤维环和髓核水分减少,弹性降低,椎间盘变薄,易脱出。

2. 过度负荷　当反复举重物,腰部负荷过重时,髓核向后移动,引起后方纤维环破裂。长期从事重体力劳动者,如煤矿工人或建筑工人,因过度负荷和长期屈曲旋转易造成纤维环破裂。

3. 垂直震动　汽车驾驶员在驾驶过程中,长期处于坐位及颠簸状态,腰椎间盘承受的压力过大,产生慢性压应力,可导致腰椎间盘退行性变和突出。

4. 姿势不正确　长期弯腰,尤其是蹲位或坐位,如伏案工作者,髓核长期被挤压向后方,纤维环后方长期受到较大张应力,腰椎间盘后方纤维环又较薄弱,易发生突出。

5. 外伤　腰椎间盘突出的重要因素,腰椎间盘在瞬间受到巨大的压应力和旋转应力,纤维环受损的可能性增加。其与儿童及青少年的发病有密切关系。

6. 其他　如妊娠、肥胖、吸烟以及糖尿病等。

【发病机制】

1. 腰椎间盘退行性变　腰椎间盘的生理退行性变从20岁即开始,最早始于软骨终板,表现为软骨终板萎缩,变薄且不完整,纤维环失去附着点而变薄,影响腰椎间盘的正常营养循环,导致纤维环和髓核的退行性变。

2. 过度承重　纤维环过度承重可引起邻近纤维环交叉处相互摩擦,导致纤维环变性和透明变性,纤维环由内向外产生环状或放射性裂隙,纤维环松弛,弹性降低。

3. 外力冲击　当椎体受外力冲击时,变形的纤维环可部分地呈环形或放射性断裂,髓核内容物从裂隙突出,腰椎间盘最薄弱的地方是后方,易压迫周围的脊髓、神经根。

4. 髓核压迫后外侧的神经根　多数为一侧突出,少数为双侧突出,引起对应侧腰痛和下肢放射痛。

5. 髓核压迫后方的神经根和马尾神经　髓核突出而位于腰椎间盘的后方中央偏于一侧时主要压迫一侧神经根和马尾神经,或两侧均受压,但一侧较轻、一侧较重;髓核突出而位于腰椎间盘的后方正中央时一般突出范围较大,使两侧神经根和马尾神经广泛受压,如髓核突出较局限,只压迫马尾神经。

【分型】

1. 退变型　纤维环轻度向四周扩大,腰椎间盘后部的凹陷消失。

2. 膨出型　髓核内压增大,纤维内层纤维环破裂,中层和外层纤维环膨隆,CT 图像上呈现"满月形"。

3. 突出型　纤维环的内层和中层破裂,外层也有部分破裂,髓核从裂隙突出,顶起外层纤维环和后纵韧带,形成凸起样结节,可压迫神经根而引起明显症状。

4. 脱出型　纤维环全层破裂,髓核从破裂口脱出,穿破后纵韧带至硬膜外腔,对神经造成严重压迫。

5. 游离型　髓核完全从纤维环中脱离,穿破后纵韧带在硬膜外腔患椎间隙自由移动,常与神经发生粘连。

【临床表现】

1. 症状

(1)腰痛:最早出现的症状,也是最常见的症状,发生率在 90% 以上。纤维环及后纵韧带受到突出髓核的刺激而导致下腰部或腰骶部疼痛,多为持久性钝痛。

(2)下肢放射痛:最主要的症状,沿神经传导方向,一般为刺痛或电击样痛,常伴有麻木,多发生于单侧,活动时加重,休息时减轻,在咳嗽、打喷嚏或用力时因腹压增大疼痛加剧。L5~S1 腰椎间盘突出,放射痛经大腿后、小腿后至足部及小趾;L4~L5 腰椎间盘突出,放射痛经大腿后外侧、小腿外侧至足背及脚趾;L3~L4 腰椎间盘突出,放射痛经大腿前外侧、小腿前方至足背前内侧。

(3)马尾综合征:突出的髓核或脱垂的腰椎间盘组织压迫马尾神经,出现鞍区感觉迟钝,大小便功能障碍。

2. 体征

(1)腰部活动受限:腰部活动在各方向均有不同程度的障碍,前屈受限最明显。

(2)腰椎侧凸:系腰椎为减轻神经根受压、缓解疼痛而形成的姿势性代偿畸形。突出的腰椎间盘在神经根内侧时腰椎向健侧侧凸,突出的腰椎间盘在神经根外侧时腰椎向患侧侧凸。

(3)压痛点:在病变间隙的棘突间有压痛,按压腰椎旁 1 cm 处可有下肢放射痛。

(4)直腿抬高试验及加强试验:患者仰卧,双下肢伸直,被动抬高患肢,下肢抬高至 60° 以内时即出现坐骨神经痛,称为直腿抬高试验阳性,为牵拉硬膜或坐骨神经根所致。当直腿抬高试验阳性时,缓慢下落患肢,放射痛消失后,再被动背屈患侧距小腿关节,若再次出现放射痛,称为加强试验阳性,为坐骨神经受到牵张所致。

(5)神经功能障碍:神经根受损导致其支配区域的运动、感觉、反射功能障碍。

【辅助检查】

1. X 线检查　可以观察到脊柱腰段外形的改变,正位片可见腰椎侧凸,椎体偏歪、旋转,小关节对合不良,侧位片可见腰椎生理前凸明显减小、消失,甚至反常后凸,腰骶角减小(图 4-5-1)。

2. CT 检查　可以更详细地显示腰椎间盘突出的大小和方向、硬膜囊受压变形程度和黄韧带是否增厚等(图 4-5-2)。

3. MRI 检查　可以清晰地显示腰椎软组织结构,包括腰椎间盘、神经根、马尾神经和硬膜囊等,对于诊断腰椎间盘突出症有很大价值,可为临床选择手术入路提供重要参考依据。

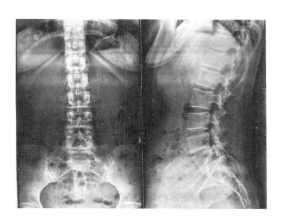

图 4-5-1　腰椎间盘突出症 X 线检查

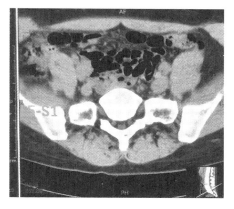

图 4-5-2　腰椎间盘突出症 CT 检查

4. 神经电生理检查　如肌电图、脊髓诱发电位,可记录受累肌肉的生物电活动,用于推断受累的神经根,结合临床表现和影像学检查可以更准确地判断腰椎间盘突出的部位和程度。

【治疗】

1. 非手术治疗　非手术治疗适用于初次发作、病程较短且经休息后症状明显缓解,影像学检查无严重突出者。非手术治疗为腰椎间盘突出症的首选治疗方法,80%～90%的患者可经非手术治疗治愈,但临床复发率较高,可达 25%。

(1)卧床休息:可以减小腰椎间盘承受的压力,缓解脊柱旁肌肉痉挛引起的疼痛,是传统保守治疗的重要方法之一。

(2)口服药物治疗:非甾体抗炎药可缓解急慢性腰痛,是治疗腰背痛的一线药物。阿片类镇痛药和糖皮质激素有短期镇痛作用。肌肉松弛剂和抗抑郁药也有一定疗效。

(3)运动疗法:应在康复医学专业人员的指导下,基于康复评定结果,按照运动处方正确执行。运动疗法主要包括核心肌力训练、方向特异性训练、身心训练等,可缓解疼痛并改善功能。

(4)皮质激素硬膜外注射:皮质激素可减轻神经根周围的炎症与粘连。常选用长效皮质类固醇制剂加利多卡因经硬膜外腔注射。

(5)髓核化学溶解法:将胶原酶注入腰椎间盘或硬脊膜与突出的髓核之间,达到选择性溶解髓核和纤维环、缓解症状的目的。

(6)骨盆牵引:牵引可增大腰椎间隙,减轻对腰椎间盘的压力和对神经的压迫,改善局部循环和水肿。多采用骨盆持续牵引,抬高床脚做反牵引。牵引重量一般为 7～15 kg,持续 2 周;也可采用间断牵引法,每天 2 次,每次 1～2 h,但效果多不如前者。

(7)手法治疗:如推拿、按摩可缓解肌肉痉挛及疼痛,减轻腰椎间盘压力和对神经根的压迫。

(8)其他:热敷、针灸、低中频电疗、弱激光治疗、超声治疗、认知行为治疗等也有助于缓解症状。

2. 手术治疗　10%～20%的患者需要手术治疗。

(1)手术指征:①腰椎间盘突出症诊断明确,经 6～12 周系统的保守治疗无效,或保守治疗过程中反复发作。②疼痛剧烈,处于强迫体位,影响工作和生活。③出现单根神经受累或马尾神经综合征。④括约肌功能障碍,表现为肌肉瘫痪或出现直肠、膀胱症状。

(2)手术类型。

①传统开放性手术:包括全椎板切除髓核摘除术、半椎板切除髓核摘除术以及椎板开窗髓核摘除术。

②显微外科椎间盘摘除术:在显微镜辅助下行椎间盘切除。

③微创腰椎间盘摘除术:包括经皮髓核切吸术、内镜下椎间盘切除术等,有损伤小、恢复快的特点。

④植骨融合术:在椎体间插入一楔形骨块或骨条以稳定脊柱。

⑤人工椎间盘置换术:近年来临床开展的术式,其手术适应证尚存在争论,选择此手术时须谨慎。

【护理评估】

一、术前评估

1. 健康史

(1)个人信息:包括姓名、性别、年龄、出生日期、职业和联系方式等。

(2)既往史:了解患者既往有无腰部外伤,是否有腰部手术史。个人习惯方面,既往有无慢性损伤史,如工作生活中经常弯腰、搬运重物等。

(3)过敏史:了解患者对药物、食物、环境物质或其他过敏原有无过敏反应。

(4)外伤史:了解患者有无急性腰扭伤或损伤史。询问受伤时患者的体位、外来撞击的着力点、受伤后的情况,以及有无采取制动和治疗措施等。

2. 身体状况　记录患者的身高、体重及生命体征、营养状况、体格检查结果、身体器官功能,并计算体重指数(BMI),以准确估计患者的手术耐受力。

3. 症状和体征

(1)症状。

①疼痛:评估患者的疼痛程度、疼痛性质、疼痛部位和疼痛持续时间。

②活动受限:评估患者在日常生活中的活动能力,包括行走、上下楼梯、弯腰等活动的受限程度。

③感觉异常:评估患者是否存在感觉异常,如麻木、刺痛或针刺感等。

(2)体征。

①运动和反射情况:如肌力的评级、直腿抬高试验等。

②步态异常:评估患者的步态,包括行走姿势、步态的稳定性和步态的改变。

4. 专科评估

(1)神经功能评估:检查患者对触觉、疼痛、温度等的感知情况;进行运动功能评估,检查患者的肌力和协调性;进行反射测试,检查患者的深反射和浅反射。

(2)腰椎形态和运动评估:观察患者的腰椎形态,检查是否存在异常的曲度或畸形;进行运动测试,评估患者的腰椎活动范围和疼痛情况。

5. 辅助检查　评估患者的各项检查结果,观察有无阳性呈现。

6. 心理社会状况　综合评估患者的心理状态,了解患者对疾病的认知程度及对手术的了解程度,是否产生不良情绪,同时评估患者的家庭及社会支持情况等。

二、术后评估

1. 手术情况　了解患者术中麻醉、出血、补液、输血的情况。

2. 身体状况　评估患者生命体征、意识状态、呼吸情况、伤口情况、管道情况、关节功能、受压部位情况等。

3. 症状和体征

(1)症状:评估患者下肢运动功能,了解病情和功能损害程度,制订康复诊疗计划,促进康复和改善患者生活质量。

(2)体征:评估患者是否存在肌紧张、僵硬及双下肢活动情况等。

4. 心理社会状况　观察患者的情绪变化,如有无焦虑、紧张、恐惧心理;了解其能否配合术后的功能锻炼。

【常见护理诊断/问题】

1. 疼痛　与手术创伤、腰椎间盘突出压迫神经、肌肉痉挛有关。

2.躯体活动障碍　与疼痛、手术、神经受压有关。

3.知识缺乏　与缺乏术后功能锻炼相关知识有关。

4.潜在并发症　神经根粘连、脑脊液漏、深静脉血栓形成等。

【护理目标】

(1)患者疼痛减轻或消失。

(2)患者能扩大活动范围。

(3)患者及时得到术后功能锻炼相关知识的教育和指导。

(4)患者未发生并发症,或并发症能被及时处理。

【护理措施】

一、术前护理

1.术前常规护理　详见本章第四节胸椎管狭窄症患者的术前常规护理。

2.专科护理

(1)佩戴腰部支具:腰部支具能加强腰椎的稳定性,对腰椎起保护和制动作用。

(2)适应性训练:指导患者行呼吸功能训练、床上使用便器、卧床功能锻炼等。

(3)体位护理:卧床时间因腰腿痛程度不同而异,轻度腰腿痛患者应卧床休息1～3天,而中重度腰腿痛患者应卧床休息2～3周或更长时间。卧床时应注意选择合理的体位,可应用屈膝屈髋位以减小腰椎间盘内压。

3.心理护理　重视患者情绪。若患者出现不良情绪,应积极干预,使患者配合治疗。

二、术后护理

1.术后常规护理　详见本章第四节胸椎管狭窄症患者的术后常规护理。

2.专科护理

(1)并发症的护理:常见并发症为神经根粘连、脑脊液漏和深静脉血栓形成,需积极预防。

①神经根粘连:术后及时评估脊髓神经功能情况,观察下肢感觉、运动情况,并与健侧和术前对比,评估患者术后疼痛情况有无缓解。术后早期直腿抬高锻炼是预防神经根粘连的有效措施。

②脑脊液漏:适当抬高床尾,去枕平卧7～10天;监测及补充电解质;遵照医嘱按时使用抗生素,预防颅内感染。必要时探查伤口,行裂口缝合或修补硬脊膜。

(2)功能锻炼:为预防长期卧床所致的肌肉萎缩、关节僵硬等并发症,患者宜早期行床上肢体功能锻炼。若患者不能进行主动锻炼,在病情许可的情况下,可由医护人员或患者家属协助患者活动各个关节、按摩肌肉,以促进血液循环,预防并发症。

①四肢关节的功能锻炼:卧床期间坚持定时活动四肢关节,以防关节僵硬。

②直腿抬高锻炼:术后第1天开始直腿抬高锻炼,每次15～30 min,每天2～3次,以患者能耐受为度;逐渐增加抬腿幅度,以防神经根粘连。

③腰背肌锻炼:根据术式及医嘱,指导患者锻炼腰背肌,以增强腰背肌肌力、预防肌肉萎缩和增强脊柱稳定性。一般术后第7天开始,采用五点支撑法,1～2周后采用三点支撑法;每天3～4次,每次10下,循序渐进。腰椎有破坏性改变、感染性疾病、内固定物植入、年老体弱及心肺功能障碍者不宜进行腰背肌锻炼。

④行走训练:制订活动计划,帮助患者按时下床活动。一般可借助腰部支具或支架下床活动,须根据手术情况适当缩短或延长下床时间。协助患者戴好腰部支具或支架,抬高床头,先半坐卧位30 s;然后移向床的一侧,将腿放于床边,用胳膊将身体支撑起来,移到床边休息30 s;无头晕眼花等不适后,在医护人员或患者家属的扶助下使身体由坐位变为站立位。躺下时按相反顺序进行。

【康复应用】

一、康复评定

1. 疼痛评定　可采用视觉模拟评分法(VAS)评定疼痛的程度。

2. 腰椎活动度评定　采用量角器测量腰椎前屈、后伸、侧屈和旋转的活动范围,其中腰椎前屈活动度的测量最为重要。

3. 肌力和耐力评定　下背痛症状严重者常伴有局部肌力和耐力的减弱。

(1)躯干肌肉肌力评定。

①躯干屈肌肌力评定:患者仰卧,取屈髋屈膝位,双手抱头能坐起为 5 级肌力;双手平伸于体侧,能坐起为 4 级肌力;仅能抬起头和肩胛为 3 级肌力;仅能抬起头为 2 级肌力;仅能触及腹部肌肉收缩为 1 级肌力。

②躯干伸肌肌力评定:患者取俯卧位,胸以上在床沿以外,固定下肢,能对抗较大的阻力抬起上身为 5 级肌力;能对抗中等阻力抬起上身为 4 级肌力;仅能抬起上身,不能对抗阻力为 3 级肌力;仅能抬起头为 2 级肌力;仅能触及腰背部肌肉收缩为 1 级肌力。

(2)躯干肌肉耐力评定。

①躯干屈肌耐力评定:患者取仰卧位,双下肢伸直,并拢且抬高 45°,测量能维持该体位的时间,正常值为 60 s。

②躯干伸肌耐力评定:患者取俯卧位,双手抱头,脐以上在床沿以外,固定下肢,测量能保持躯干水平位的时间,正常值为 60 s。

4. 生活质量评定　在腰椎间盘突出症患者中,20%的患者日常生活活动明显受限,其中 5%的患者日常生活活动严重受限。腰椎间盘突出症有不规律的反复发作的特点,已经成为引起患者功能障碍、影响生活质量的重要原因,最大限度地减轻疼痛对患者生活质量的影响是治疗腰椎间盘突出症的主要目标。可采用 SF-36 量表评定患者的生活质量(表 4-5-1)。

表 4-5-1　SF-36 量表

1.总体来讲,您的健康状况是 ①非常好　②很好　③好　④一般　⑤差 (权重或得分依次为 1、2、3、4 和 5,下同)
2.跟 1 年前比,您觉得自己的健康状况是 ①比 1 年前好多了　②比 1 年前好一些　③跟 1 年前差不多　④比 1 年前差一些　⑤比 1 年前差多了
健康和日常活动 3.以下这些问题都和日常活动有关。请您想一想,您的健康状况是否限制了这些活动? 如果有限制,程度如何?
(1)重体力活动,如跑步、举重、参加剧烈运动等 ①限制很大　②有些限制　③毫无限制 (权重或得分依次为 1、2、3,下同)
(2)适度的活动,如移动一张桌子、扫地、打太极拳、做简单体操等 ①限制很大　②有些限制　③毫无限制
(3)手提日用品,如买菜、购物等 ①限制很大　②有些限制　③毫无限制
(4)上几层楼梯 ①限制很大　②有些限制　③毫无限制

（5）上一层楼梯

①限制很大　②有些限制　③毫无限制

（6）弯腰、屈膝、下蹲

①限制很大　②有些限制　③毫无限制

（7）步行 1500 m 以上的路程

①限制很大　②有些限制　③毫无限制

（8）步行 1000 m 的路程

①限制很大　②有些限制　③毫无限制

（9）步行 100 m 的路程

①限制很大　②有些限制　③毫无限制

（10）自己洗澡、穿衣

①限制很大　②有些限制　③毫无限制

4. 在过去 4 周,您的工作和日常活动有无因为身体健康的原因而出现以下问题?

（1）减少了工作或其他活动时间

①是　②不是

（权重或得分依次为 1、2,下同）

（2）本来想要做的事情只能完成一部分

①是　②不是

（3）想要做的工作或活动种类受到限制

①是　②不是

（4）完成工作或其他活动困难增多（如需要额外的努力）

①是　②不是

5. 在过去 4 周,您的工作和日常活动有无因为情绪变化(如压抑或忧虑)而出现以下问题?

（1）减少了工作或活动时间

①是　②不是

（权重或得分依次为 1、2,下同）

（2）本来想要做的事情只能完成一部分

①是　②不是

（3）做事情不如平时仔细

①是　②不是

6. 在过去 4 周,您的不良健康或情绪状态在多大程度上影响了您与家人、朋友、邻居等的正常社会交往?

①完全没有影响　②有一点影响　③中等影响　④影响很大　⑤影响非常大

（权重或得分依次为 5、4、3、2、1）

7. 在过去 4 周,您有身体疼痛吗?

①完全没有疼痛　②很轻微疼痛　③轻微疼痛　④中等疼痛　⑤严重疼痛　⑥很严重疼痛

（权重或得分依次为 6、5.4、4.2、3.1、2.2、1）

8. 在过去 4 周,身体疼痛影响了您工作和做家务吗?

①完全没有影响　②有一点影响　③中等影响　④影响很大　⑤影响非常大

（如果 7 无 8 无,权重或得分依次为 6、4.75、3.5、2.25、1;如果为 7 有 8 无,则为 5、4、3、2、1）

续表

感觉

9.以下这些问题是关于过去4周您自己的感觉,对每个问题所描述的情况,您的答案是什么样的?

(1)您觉得生活充实

①所有时间　②大部分时间　③比较多时间　④一部分时间　⑤小部分时间　⑥没有这种感觉

(权重或得分依次为6、5、4、3、2、1)

(2)您是一个敏感的人

①所有时间　②大部分时间　③比较多时间　④一部分时间　⑤小部分时间　⑥没有这种感觉

(权重或得分依次为1、2、3、4、5、6)

(3)您的情绪非常不好,什么事都不能使您高兴起来

①所有时间　②大部分时间　③比较多时间　④一部分时间　⑤小部分时间　⑥没有这种感觉

(权重或得分依次为1、2、3、4、5、6)

(4)您的内心很平静

①所有的时间　②大部分时间　③比较多时间　④一部分时间　⑤小部分时间　⑥没有这种感觉

(权重或得分依次为6、5、4、3、2、1)

(5)您做事精力充沛

①所有时间　②大部分时间　③比较多时间　④一部分时间　⑤小部分时间　⑥没有这种感觉

(权重或得分依次为6、5、4、3、2、1)

(6)您的情绪低落

①所有时间　②大部分时间　③比较多时间　④一部分时间　⑤小部分时间　⑥没有这种感觉

(权重或得分依次为1、2、3、4、5、6)

(7)您觉得筋疲力尽

①所有时间　②大部分时间　③比较多时间　④一部分时间　⑤小部分时间　⑥没有这种感觉

(权重或得分依次为1、2、3、4、5、6)

(8)您是个快乐的人

①所有时间　②大部分时间　③比较多时间　④一部分时间　⑤小部分时间　⑥没有这种感觉

(权重或得分依次为6、5、4、3、2、1)

(9)您感觉厌烦

①所有时间　②大部分时间　③比较多时间　④一部分时间　⑤小部分时间　⑥没有这种感觉

(权重或得分依次为1、2、3、4、5、6)

10.不健康影响了您的社会活动(如走亲访友)

①所有时间　②大部分时间　③比较多时间　④一部分时间　⑤小部分时间　⑥没有这种感觉

(权重或得分依次为1、2、3、4、5)

总体健康情况

11.下列每个问题,哪一个选项最符合您的情况?

(1)我好像比别人容易生病

①绝对正确　②大部分正确　③不能肯定　④大部分错误　⑤绝对错误

(权重或得分依次为1、2、3、4、5)

(2)我跟周围人一样健康

①绝对正确　②大部分正确　③不能肯定　④大部分错误　⑤绝对错误

（权重或得分依次为 5、4、3、2、1）

(3)我认为我的健康状况在变坏

①绝对正确　②大部分正确　③不能肯定　④大部分错误　⑤绝对错误

（权重或得分依次为 1、2、3、4、5）

(4)我的健康状况非常好

①绝对正确　②大部分正确　③不能肯定　④大部分错误　⑤绝对错误

（权重或得分依次为 5、4、3、2、1）

5. Oswestry 功能障碍指数评估　Oswestry 功能障碍指数问卷表用于评估腰痛患者治疗效果和功能障碍程度,是脊柱外科领域康复评定和观察治疗效果的"金标准"。该问卷表包括疼痛的程度、日常生活自理能力、提物、行走、坐、站立、睡眠、性生活、社会活动、旅行(郊游)10 个方面的问题,每个问题有 6 个选项,最高得分为 5 分。记分方法:实际得分/50(最高可能得分)×100%。假如有 1 个问题没有回答,则记分方法:实际得分/45(最高可能得分)×100%。分值越高,表明功能障碍越严重(表 4-5-2)。

表 4-5-2　Oswestry 功能障碍指数问卷表

1.疼痛的程度(腰背痛或腿痛)

□无任何疼痛

□有很轻微的疼痛

□较明显的疼痛(中度)

□明显的疼痛(相当严重)

□严重的疼痛(非常严重)

□疼痛到不能做任何事

2.日常生活自理能力(洗漱、穿脱衣服等活动)

□日常生活完全能自理,一点也不伴腰背痛或腿痛

□日常生活完全能自理,但引起腰背痛或腿痛加重

□日常生活虽能自理,但由于活动时腰背痛或腿痛加重,动作小心、缓慢

□多数日常活动可自理,有的需要他人帮助

□绝大多数的日常活动需要他人帮助

□穿脱衣服、洗漱困难,只能躺在床上

3.提物

□提重物时并不引起腰背痛或腿痛加重

□能提重物,但腰背痛或腿痛加重

□由于腰背痛或腿痛,不能将地面上的重物提起,但能提起放在合适位置上(如放在桌子上)的重物

□由于腰背痛或腿痛,不能提起重物,但是能提起中等重量的物体,前提是它们被放在合适的位置

□只能拿一点轻的东西

□任何东西都提不起来或拿不动

续表

4.行走

□腰背痛或腿痛,但一点也不妨碍行走
□由于腰背痛或腿痛,最多只能行走 1000 m
□由于腰背痛或腿痛,最多只能行走 500 m
□由于腰背痛或腿痛,最多只能行走 100 m
□只能借助拐杖或手杖行走
□不得不躺在床上,排便也只能用便盆

5.坐

□随便多高的椅子,想坐多久,就坐多久
□只要椅子高矮合适,想坐多久,就坐多久
□由于疼痛加重,最多只能坐 1 h
□由于疼痛加重,最多只能坐 30 min
□由于疼痛加重,最多只能坐 10 min
□由于疼痛加重,一会儿也不敢坐

6.站立

□想站多久,就站多久,疼痛不会加重
□想站多久,就站多久,但疼痛有些加重
□由于疼痛加重,最多只能站 1 h
□由于疼痛加重,最多只能站 30 min
□由于疼痛加重,最多只能站 10 min
□由于疼痛加重,一点也不敢站

7.睡眠

□半夜不会痛醒
□有时晚上会被痛醒
□由于疼痛,最多只能睡 6 h
□由于疼痛,最多只能睡 4 h
□由于疼痛,最多只能睡 2 h
□由于疼痛,根本无法入睡

8.性生活

□性生活完全正常,绝不会导致疼痛加重
□性生活完全正常,但会加重疼痛
□性生活基本正常,但伴疼痛
□由于疼痛,性生活严重受限
□由于疼痛,基本没有性生活
□由于疼痛,根本没有性生活

续表

9.社会活动

□社会活动完全正常,不会因此加重疼痛
□社会活动完全正常,但会加重疼痛
□疼痛限制剧烈活动,如运动,但对其他社会活动无明显影响
□疼痛限制正常的社会活动,不能参加某些经常性活动
□疼痛限制参加社会活动,只能在家从事一些活动
□由于疼痛,根本无法参加任何社会活动

10.旅行(郊游)

□能到任何地方旅行(郊游),腰背痛或腿痛不会加重
□能到任何地方旅行(郊游),但疼痛会加重
□由于疼痛,旅行(郊游)不超过 2 h
□由于疼痛,旅行(郊游)不超过 1 h
□由于疼痛,旅行(郊游)不超过 30 min
□由于疼痛,除了到医院,根本无法外出

6.日本骨科协会(JOA)下腰痛疾病疗效评定　主要分为主观症状、体征、日常生活动作和膀胱功能 4 个方面(表 4-5-3)。得分越低提示功能障碍越重。治疗改善率(%)＝[(治疗前分值－治疗后分值)/治疗前分值]×100%。

表 4-5-3　日本骨科协会(JOA)下腰痛疾病疗效评定

1.主观症状(9 分)

(1)腰痛

①无(3 分)
②偶有轻微腰痛(2 分)
③常有轻微腰痛或偶有剧烈的腰痛(1 分)
④常有剧烈的腰痛(0 分)

(2)下肢痛和(或)麻木

①无(3 分)
②常有轻度下肢痛和(或)麻木(2 分)
③常有轻度下肢痛和(或)麻木,或偶有剧烈的下肢痛和(或)麻木(1 分)
④常有剧烈的下肢痛和(或)麻木(0 分)

(3)步行能力

①正常(3 分)
②步行 500 m 以上发生疼痛、麻木和(或)肌无力(2 分)
③步行 500 m 以下且 100 m 及以上发生疼痛、麻木和(或)肌无力(1 分)
④步行 100 m 以上发生疼痛、麻木和(或)肌无力(0 分)

2.体征(6 分)

(1)直腿抬高试验

①正常(2 分)
②30°～70°(1 分)
③<30°(0 分)

续表

(2)感觉障碍
①正常(2分)
②轻(患者自己未意识到)(1分)
③重(患者自己意识到)(0分)
(3)运动障碍
①正常(肌力5级)(2分)
②稍弱(肌力4级)(1分)
③明显弱(肌力0~3级)(0分)
3.日常生活动作(14分)
(1)卧位翻身
①明显受限(0分)
②轻度受限(1分)
③正常(2分)
(2)站立
①明显受限(0分)
②轻度受限(1分)
③正常(2分)
(3)洗漱
①明显受限(0分)
②轻度受限(1分)
③正常(2分)
(4)身体前倾
①明显受限(0分)
②轻度受限(1分)
③正常(2分)
(5)坐位(1 h)
①明显受限(0分)
②轻度受限(1分)
③正常(2分)
(6)举持重物
①明显受限(0分)
②轻度受限(1分)
③正常(2分)
(7)步行
①明显受限(0分)
②轻度受限(1分)
③正常(2分)
4.膀胱功能(一6分)
①正常(0分)
②轻度受限(尿频、排尿延迟、尿残留感)(一3分)
③明显受限(尿失禁、尿闭)(一6分)

二、康复指导

1. 伸肌训练　伸肌训练可有效地减小腰椎间盘后纤维环及神经根的张力,改变腰椎间盘内的压力,使腰椎间盘髓核前移;通过伸肌训练还可以增强伸肌肌力、耐力和柔韧性,改善腰椎后凸及骨盆后倾。

（1）俯卧法:双上肢后伸,上胸部及伸直的两下肢缓慢离床,做背伸运动,维持 5～10 s 后缓慢恢复俯卧位(图 4-5-3)。该训练为常用方法,适用于青壮年患者;老年或肥胖患者难以完成该组训练。

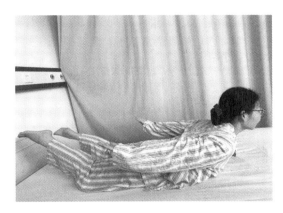

图 4-5-3　俯卧法

（2）仰卧法。

①五点支撑法:以双足、双肘及头为支撑点,用力使躯干及下肢离床,做脊柱和髋关节过伸训练。老年患者或合并颈椎病的患者应慎用此方法。

②四点支撑法:以双足、双肘为支撑点,用力使躯干及下肢离床,做脊柱和髋关节过伸训练。此方法避免了颈椎受力,弥补了五点支撑法的不足,但疗效较之稍差。

③麦肯基背部训练:可使疼痛局限化。

④腰背肌等长收缩训练:患者取仰卧位,收缩腰背肌,挺胸挺腹,但肩部及臀部不离开床面,每次 5～10 s,每组 10～20 次。

2. 屈肌训练

（1）腹肌训练:有助于减轻腰椎负荷和增加腰部稳定性。患者取仰卧位屈髋屈膝,使腰椎前凸减少,头肩离床,手触膝,使腹肌持续等长收缩 5～10 s,动作应平稳以保持腰部的相对稳定。根据患者训练后疼痛改变情况决定每组训练的次数,一般每组训练 10～20 次,每天训练 2～3 组。

（2）威廉姆斯运动:主要适用于 50 岁以下男性和 40 岁以下女性、腰椎前凸较大、X 线检查示腰椎间隙狭窄、临床症状较轻且为慢性损伤的患者。该训练通过主动地增强腹肌、臀大肌、腘绳肌等肌力,同时被动地伸展髋关节和竖脊肌以达到减轻疼痛和增强腰椎稳定性的作用,使腰椎屈、伸肌群保持平衡。

3. 用药指导

（1）非甾体抗炎药:常用布洛芬,每次 0.2 g,口服,每天 3 次;布洛芬缓释胶囊,每次 0.3 g,口服,每天 2 次。

（2）抗痉挛药:作用于中枢神经系统,可使痉挛的肌纤维松弛从而镇痛,改善压迫症状,如乙哌立松,每次 50 mg,每天 3 次。

（3）脱水药:急性剧烈性疼痛患者可应用脱水药及激素,以缓解神经根水肿及疼痛。

4. 牵引

（1）作用:限制腰椎的活动,缓解神经根、肌肉筋膜、韧带等软组织的水肿;减轻椎后关节压力,使半脱位的小关节复位,减轻关节突对神经根的刺激;减轻腰椎间盘内压力,促进损伤的纤维环及后纵韧带的修复,缓解膨出或突出的腰椎间盘对神经根的压迫;扩大椎间孔及神经根管入口,减轻神经根的压迫。

(2)注意事项:在牵引过程中,如果患者症状、体征加重,应减轻牵引重量或停止牵引。孕妇及高龄、严重高血压、心脏病、骨质疏松患者等禁用。

【出院指导】

1. 保持正确的姿势 指导患者采取正确卧、坐、立、行和劳动姿势,降低急、慢性损伤发生的概率。避免长时间保持同一姿势,适当进行原地活动或腰背部活动,以解除腰背肌的疲劳。

2. 腰椎的保护 增强自我职业保护意识,腰部劳动强度过大的工人、长时间开车的司机等可佩戴腰部支具保护腰部。脊髓受压者,也可佩戴腰部支具,直至神经压迫症状解除。

3. 养成良好的生活习惯 过度肥胖易导致腰痛,应尽量选择低热量饮食,注意减重。戒烟、戒酒,注意腰部保暖,夏季特别注意防止腰部受凉。保持大便通畅,减轻腹压。避免穿高跟鞋,急性发作期应穿低跟或坡跟轻便鞋。

4. 康复锻炼 根据医生或康复治疗师的指导,进行适当的腰部康复锻炼。康复锻炼需要循序渐进,量力而行。

5. 定期复查 遵照医嘱按时随访,指导患者术后1～3个月复诊,不适随诊。

【护理评价】

(1)患者疼痛是否减轻,舒适度是否提高。

(2)患者肢体感觉、运动等功能是否恢复?

(3)患者术后是否得到及时、有效的功能锻炼指导?

(4)神经根粘连、脑脊液漏、深静脉血栓形成等并发症是否得以预防,或是否被及时发现并处理?

(王慧文　何　燕)

第六节　腰椎滑脱症护理与康复

4-6 导入案例
与思考

扫码看视频

【定义】

腰椎滑脱症(lumbar spondylolisthesis)是指腰椎的椎体间骨、软组织连接异常而发生的上位椎体与下位椎体相对位置出现部分或全部滑移。我国腰椎滑脱症的患者发病年龄集中在20～50岁,最常见部位为L4～L5和L5～S1节段,其中L5滑脱发生率为82%～90%。

【病因】

1. 创伤性因素 可分为急性创伤和慢性劳损。腰椎峡部可因急性外伤,尤其是后伸性外伤发生急性骨折,多见于竞技运动员或强体力劳动的搬运工。若常需进行过度腰椎运动,可导致疲劳性骨折。

2. 先天性因素 先天性因素所导致的脊柱滑脱占14%～21%。文献报道,6岁儿童L5滑脱的发生率为4.4%,成人可增加到5.8%。

3. 退变性因素 腰椎间盘和小关节突的退变,导致椎间不稳、前纵韧带松弛,下腰椎应力增加,从而逐渐发生腰椎滑脱。由于腰椎峡部仍保持完整,故又称假性滑脱。常见于50岁以上患者,女性的发病率高于男性,多见于L4,其次是L5。

4. 病理性因素 病变累及椎弓、峡部、关节突,使椎体后方结构稳定性丧失。全身性因素包括可累及脊柱的Paget病、骨质疏松和成骨不全等;局部性因素包括梅毒、结核、肿瘤等,可导致腰椎峡部病理性骨折及腰椎滑脱。

5. 医源性因素　发生于椎板切除术后。腰椎间盘摘除或椎管减压手术均有可能导致医源性腰椎滑脱,主要原因是术中切除过多椎板和关节突,术中未行脊柱融合或术后脊柱融合失败。

【分型】

按照目前应用较为广泛的 Wiltse-Newman-MacNab 分型(分类)方法,将腰椎滑脱进行如下分类。

1. 发育不良性(先天性)腰椎滑脱　常见于 L5～S1 节段,主要由 S1 上关节突和 L5 椎弓及关节突发育异常导致。

2. 峡部裂性腰椎滑脱　常见于 L4～L5 节段,由于峡部病变引起腰椎滑脱,包括 A 型峡部应力性骨折、B 型峡部延长型以及 C 型峡部急性骨折。

3. 退变性滑脱　关节面与腰椎间盘的退变使椎间不稳是导致滑脱的主要原因。好发节段依次为 L4～L5、L3～L4 和 L5～S1,多见于 50 岁以上人群,女性发病率高于男性。患者若有 L5 骶骨化,则发病率可增加。

4. 创伤性滑脱　通常继发于严重创伤,造成椎弓根、椎板、关节突的急性骨折。

5. 病理性滑脱　累及椎弓、峡部、关节突的全身性(骨质疏松、成骨不全等)和局部性(脊柱肿瘤、感染等)的病理性因素,使椎体后结构稳定性丧失,进而导致腰椎滑脱。

6. 医源性滑脱　由于腰椎间盘摘除或椎管减压手术切除过多椎板和关节突,术中未行脊柱融合或术后脊柱融合失败。

【临床表现】

1. 症状　并非所有的腰椎滑脱患者都有临床症状,除了与脊柱周围结构的代偿能力有关外,还取决于继发损害的程度,如关节突增生、腰椎管狭窄、马尾及神经根的受压等。

(1)腰骶疼痛:疼痛涉及腰骶部,多为钝痛,极少数患者可发生严重的尾骨疼痛。疼痛可在劳累后逐渐出现,或于一次扭伤之后持续存在。站立、弯腰时加重,卧床休息后减轻或消失。

(2)坐骨神经受累:峡部断裂处的纤维结缔组织或增生骨痂可压迫神经根,滑脱时 L5 或 S1 神经根受牵拉,出现下肢放射痛、麻木;直腿抬高试验多为阳性,Kemp 试验阳性。疼痛及麻木症状可出现在两侧,但因腰椎紊乱后的扭曲侧弯可使两侧受损程度不一,因而症状表现轻重不等,甚至只在单侧出现症状。

(3)间歇性跛行:若神经受压或合并腰椎管狭窄,则常出现间歇性跛行症状。

(4)马尾神经受牵拉或受压迫:滑脱严重时,马尾神经受累可出现下肢乏力、鞍区麻木及大小便功能障碍等症状。

(5)下腰痛:多在 20 岁以后出现,为最常见的症状,可向臀部及大腿后侧放射,有滑脱腰椎棘突压痛、左右腰椎挤痛及腰后伸痛。

2. 体征　多数患者无明显体征,滑脱较重者可出现腰部前凸、臀部后凸,也可因神经根受压而出现腰椎变直。腰椎活动受限,前屈时疼痛经常加重。患者腰椎棘突压痛,可触及上一个棘突前移,而致局部形成台阶感。多数患者可出现不同程度的神经根受累体征,如拇趾背伸无力、足背痛觉下降、跟腱反射减弱等。如腰椎滑脱严重,可因马尾神经受累而出现膀胱或直肠括约肌障碍。

【分级】

目前对于腰椎滑脱的分级,常用 Meyerding 分级系统,通过立位、侧位腰椎 X 线检查,将下位椎体的上缘平均分为 4 等份,评估上位椎体后缘线所处下位椎体的位置,测量腰椎滑脱程度,并将腰椎滑脱分为 5 度。

Ⅰ度:0%～25%,腰椎向前滑移程度不超过椎体中部矢状径的 1/4;

Ⅱ度：26%～50%，腰椎向前滑移程度超过椎体中部矢状径的 1/4，但不超过 2/4；

Ⅲ度：51%～75%，腰椎向前滑移程度超过椎体中部矢状径的 2/4，但不超过 3/4；

Ⅳ度：76%～100%，腰椎向前滑移程度超过椎体中矢状径的 3/4；

Ⅴ度：＞100%，腰椎向前滑移程度超过 100%。

Ⅰ度和Ⅱ度通常被认为是低度腰椎滑脱，而Ⅲ度及以上则被认为是高度腰椎滑脱（严重腰椎滑脱）。Ⅴ度也被称为腰椎下垂（前移），是一种大于 100% 的完全腰椎滑脱。

【辅助检查】

1. X 线检查　对于诊断腰椎滑脱及制订治疗方案十分重要，可以测量腰椎滑脱分度及分级，能清楚显示椎弓崩裂形态。怀疑本疾病患者应常规拍摄立位的前后位、侧位 X 线片，左右斜位及动力性 X 线片（图 4-6-1）。

2. CT 检查　可观察到腰椎正、侧位片上的表现，可清晰显示峡部裂的部位，典型表现为双边征、双管征、腰椎间盘退行性变；峡部裂隙出现在椎弓根下缘平面，边缘呈锯齿状（图 4-6-2）。

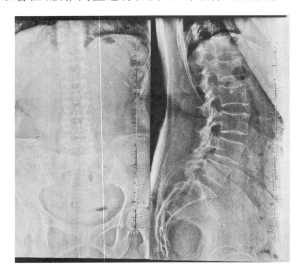

图 4-6-1　腰椎滑脱症 X 线检查

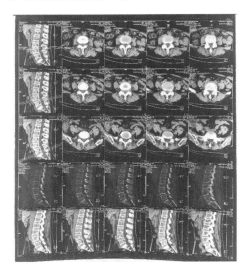

图 4-6-2　腰椎滑脱症 CT 检查

3. MRI 检查　可观察腰椎神经根受压情况及各腰椎间盘退变程度，有助于确定减压和融合范围。

【治疗】

1. 非手术治疗　针对腰椎滑脱程度较轻（＜5%）；症状、体征不明显；年龄大、体质差、不能耐受手术的患者。措施包括以下几种。

（1）卧床休息、限制活动，减少腰部过度旋转及蹲起等活动。

（2）热敷、理疗。

（3）如有疼痛，口服非甾体抗炎药对症治疗。

（4）减轻体重，尤其是减少腹部脂肪堆积，避免腰部过度负重。

（5）加强腰背肌的功能锻炼，增加腰椎稳定性。

（6）穿戴腰部支具以增加腰椎稳定性。

2. 手术治疗　针对下腰部、臀部、大腿持续性疼痛影响活动者；坐骨神经痛者；持续性腰背疼痛者；保守治疗 6 个月以上无效者；腘绳肌严重紧张的青少年；腰椎滑脱持续进展者；严重腰椎滑脱的患者，手术治疗措施包括以下两种。

（1）腰椎管减压：解除症状的主要手段，对于重度腰椎滑脱者主张进行神经减压以缓解症状。减压范围包括黄韧带、腰椎间盘、增生的关节突、侧隐窝，有腰椎管狭窄症状者需行椎管成形术。减压除了可以解除硬膜和神经根的压迫外,还有利于腰椎滑脱复位。

（2）复位固定:恢复腰骶椎的生理曲度及负重曲线。正常的负重曲线有促进骨融合的作用。复位后有相对较宽广的植骨床,有利于植骨融合,可缓解神经根的牵拉,减少神经损伤并发症的发生。为了恢复脊柱正常生物力学关系,需要减少滑脱椎体在下位椎体上的滑移剪力,从而稳定脊柱且因关节囊、韧带、肌肉的病变改善而使继发性下腰痛得以缓解。术中应当在充分减压的基础上复位,减压后神经无压迫、椎间结构松弛,使复位更简单容易。

（王慧文　晏　蓉）

第七节　腰椎管狭窄症护理与康复

【定义】

腰椎管狭窄症(lumbar spinal stenosis,LSS)是指由于各种先天性或后天性因素引起的骨质增生或纤维组织增生肥厚,导致椎管或神经根管的内径绝对或相对狭窄,刺激或压迫马尾神经或脊神经根而引起的一系列临床症状。目前普遍以 Verbiest 提出的椎管直径<12 mm 为相对狭窄,椎管直径<10 mm 为绝对狭窄的观点为定量标准。

4-7 导入案例
与思考

扫码看视频

【病因】

1. 椎弓发育不良　腰椎在胎儿时每一侧椎弓有两个骨化中心,如果二者不愈合,就会发生先天性椎弓峡部崩裂,形成假关节,站立或负重后上位椎体滑移,形成腰椎滑脱。或者骶骨上部及 L5 椎弓发育异常而引发滑脱。

2. 椎弓峡部裂　慢性劳损或应力损伤引发疲劳性骨折,引起椎弓峡部裂而导致腰椎滑脱。

3. 退行性变　中老年患者腰椎间盘退行性变、弹性减退、腰椎间隙狭窄、腰椎间韧带松弛,导致腰椎不稳,引发腰椎滑脱,但椎弓峡部并无崩裂。

4. 创伤性因素　腰椎峡部在急性后伸性损伤时骨折,导致腰椎滑脱。

5. 病理性或医源性因素　如肿瘤或炎症,累及椎体稳定结构,导致关节面骨折或椎弓拉长引起滑脱;骨科手术治疗时椎板或小关节切除导致椎体不稳而滑脱。

【发病机制】

1. 腰椎间盘突出　可导致腰椎管狭窄,同时可加重临床症状。随着年龄的增长,腰椎间盘发生退变,髓核失去弹性的同时纤维环也出现裂隙,加以外力等作用,会导致腰椎间盘破裂,髓核、纤维环甚至终板向后突出压迫神经,进而产生症状。同时,髓核中某些成分刺激神经根会导致无菌性炎症,炎性介质作用于局部又会加重组织的充血和水肿,引起相应临床症状。随着病程进展,病变局部发生钙化或骨化,进而导致腰椎管狭窄。

2. 关节突关节增生　腰椎间盘退变导致腰椎间隙变窄,病变节段运动力学发生改变,进而导致骨关节病发生于相应关节突关节,形成的骨赘突入椎管引起狭窄。

3. 黄韧带肥厚　黄韧带肥厚或骨化是引起腰椎管狭窄的重要原因,当腰椎管已有狭窄或者伴腰椎间盘突出时,会加重临床症状。黄韧带发生退变导致其纤维成分发生变化,弹性纤维的含量下降,导致韧带弹性降低。当腰椎处于后伸状态时,黄韧带向后突入椎管,压迫神经根,引起一系列临床症状。

4. 其他病变　腰椎的侧突畸形、先天性骨性腰椎管狭窄、腰椎椎体后缘离断症等也是腰椎管狭窄症的重要发病因素。

【分型】

1. 根据病因分类　可分为先天性(发育性)狭窄和后天性(获得性)狭窄两大类。

(1)先天性(发育性)狭窄:由于椎管内径发育偏小,当椎管内结构发育成熟时,椎管无缓冲间隙,导致神经组织出现功能障碍,包括特发性(遗传性)狭窄与软骨发育不全。

(2)后天性(获得性)狭窄:继发于其他病理状态的狭窄,包括退变性(最常见)狭窄、黄韧带肥厚、椎弓峡部裂、腰椎滑脱、氟骨症等。

2. 根据临床症状和狭窄部位分类　可分为中央型狭窄、神经根管型狭窄和侧隐窝狭窄。

(1)中央型狭窄:腰椎中央椎管发生狭窄,狭窄位于腰椎间隙水平。一般是黄韧带变形或肥厚、腰椎间盘突出、小关节肥大以及退变性腰椎滑脱所致,患者的典型表现是间歇性跛行。

(2)神经根管型狭窄:患者可出现下肢感觉障碍、肌力减弱、腱反射减弱或消失、直腿抬高试验阳性等。

(3)侧隐窝狭窄:包括腰椎管侧方至上关节突下方的入口区狭窄;关节突关节及椎弓根下方的中间区狭窄;腰椎间孔围绕区域的出口狭窄。主要表现为特定神经根受压后,相应分布区域的感觉异常、肌力减弱或腱反射减弱等。

【临床表现】

1. 症状

(1)间歇性跛行:典型临床表现。当患者步行一定距离后,出现一侧和双侧腰酸、腿疼、下肢麻木无力以致跛行,当弯腰、蹲下或坐下休息数分钟后又可继续步行,但距离较正常人短。因有间歇期,故称间歇性跛行。跛行的间歇距离可随着病情的逐渐加重而逐渐缩短,严重者不能下地行走。

(2)腰部后伸受限及疼痛:当腰椎由中立位到后伸位时,椎管后方的小关节囊及黄韧带挤向椎管,椎管长度亦缩短,椎间孔变窄,以致椎管内及椎间孔内的有效空间变窄,并由此出现各种症状。

(3)根性症状:当神经根管和椎间孔狭窄时,可出现下肢神经症状,表现为放射性下肢痛、麻木、发凉或肌肉萎缩无力。

(4)腰背痛:较腰椎间盘突出引起的疼痛轻微,但有慢性加重趋势。部分患者不活动时出现疼痛,活动数小时有所减轻,但当活动时间过久时反而产生更加剧烈的疼痛。

2. 体征　患者主诉症状与体征常不相符,表现为临床主诉重、体征轻。轻者查体时无阳性体征,一般无感觉障碍,肌力及反射正常,直腿抬高试验阴性。重者可出现下肢肌或臀肌萎缩,拇趾背伸力正常或减弱,跟腱反射减弱或消失。

【辅助检查】

1. X线检查　通过测定椎弓根的间距,观察患者腰椎管狭窄的情况(图4-7-1)。

2. CT检查　可以清晰显示腰椎各横截面的骨和软组织结构,更详细地观察患者腰椎骨、关节突、侧隐窝、腰椎间盘、椎管内外等结构。

3. MRI检查　可以清晰地显示骨性椎管、硬膜囊、脑脊液、脊髓等软组织结构,反映腰椎管狭窄程度(图4-7-2)。

4. 神经电生理检查　如脑电图、肌电图等,可以评估神经功能的异常情况。

5. 椎管造影　造影剂不同程度的充盈缺损可反映腰椎管狭窄情况。

【治疗】

1. 非手术治疗

(1)适应证:退变性腰椎管狭窄症15%～25%患者的临床症状有自限性,经卧床休息、物理治疗和药物治疗后症状可缓解。

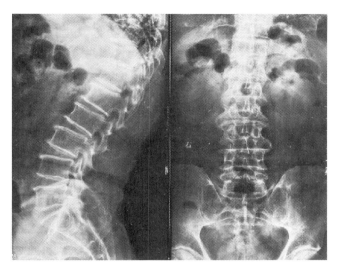

图 4-7-1　腰椎管狭窄症 X 线检查

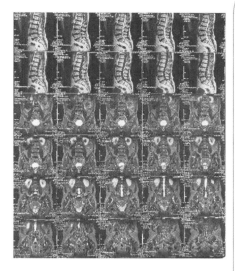

图 4-7-2　腰椎管狭窄症 MRI 检查

（2）治疗方法：以休息、消炎镇痛、骨盆牵引、腰背肌锻炼、应用支具保护和硬膜外激素封闭等方法为主。热敷、冷敷、按摩及应用中药等可有效缓解患者症状和提高患者生活质量。

2. 手术治疗

（1）手术治疗原则：在确保疗效的前提下，应尽量缩小减压范围，降低对脊柱稳定性的影响，并非减压范围越大、切除结构越多，治疗效果就越好。

（2）手术方法。

①全椎板切除术：a. 多种原因造成单一平面的严重腰椎中央椎管狭窄，硬膜囊需要足够的减压；b. 多节段、多平面的严重椎管狭窄；c. 狭窄节段腰椎不稳，需要行植骨融合内固定。

②半椎板切除术：适用于单侧的侧隐窝和神经根管狭窄、关节突肥大及中央型狭窄对侧无症状者。椎板间扩大开窗术适用于单侧隐窝狭窄者。有限减压可以对单一平面或单一神经根进行减压，保留较多后部骨及韧带结构，较多地保留了脊柱后部的骨韧带结构。该术式可减少术后脊柱不稳定的发生。

③植骨融合、内固定术。

（王慧文　晏　蓉）

第八节　脊柱侧凸护理与康复

【定义】

脊柱侧凸（scoliosis）是指脊柱在冠状面上一个或多个节段偏离身体中线向侧方弯曲，可伴有脊柱水平面旋转、矢状面前后凸改变、肋骨和骨盆旋转倾斜畸形以及椎旁韧带肌肉异常。

国际脊柱侧凸研究学会（SRS）将脊柱侧凸定义为在脊柱的站立正位 X 线片上测量的 Cobb 角（上端椎上缘和下端椎下缘的垂线夹角），大于 $10°$。

【病因】

1. 遗传因素　特发性脊柱侧凸的发病与遗传因素密切相关，不同种族基因易感位点不尽相同。

2. 激素与内分泌因素　血清褪黑素水平与脊柱侧凸的发病、骨密度和骨质量之间关系密切，血

4-8 导入案例
与思考

扫码看视频

清褪黑素水平下降会降低骨密度和骨质量,进而导致脊柱侧凸的发生。雌激素参与机体生长发育的全过程。目前认为,雌激素水平异常导致女性月经初潮时间延迟,骨骼发育和成熟推迟,增加脊柱侧凸发生的可能性;雌激素水平异常直接影响骨代谢和骨重塑,导致骨生长发育异常,增高特发性脊柱侧凸发生的可能性。

3. 肌肉骨骼系统　骨密度下降,特发性脊柱侧凸患者骨强度下降,且与年龄增长呈正相关;软骨发育异常,特发性脊柱侧凸发病概率增大。

4. 生物力学因素　后项部肌肉韧带生长不能与椎体生长相协调,椎体长时间受力不平衡、脊柱两侧的负荷受力不均等导致椎体长期受力不平衡的因素,均会导致脊柱发育异常。

5. 神经系统方面　神经系统的异常主要包括神经组织结构在解剖学上的移位以及神经组织功能上的紊乱,特发性脊柱侧凸患者中枢神经系统部分组织的移位或功能障碍影响脊柱的正常生长。

【发病机制】

1. 椎体、棘突、椎板及小关节的改变　侧凸凹侧椎体楔形变,并出现旋转,主侧弯的椎体和棘突向凹侧旋转。凹侧椎弓根细长,凸侧椎弓根短粗。椎板略小于凸侧,棘突向凹侧倾斜。在凹侧,小关节可见增生、肥大、硬化而形成骨赘。

2. 肋骨的改变　椎体旋转导致凸侧肋骨移向背侧,使后背部凸出,严重者形成"剃刀背"。凸侧肋骨互相分开,间隙增宽。凹侧肋骨互相挤在一起,并向前凸出,导致胸部不对称。

3. 椎间盘、肌肉及韧带的改变　凹侧椎间隙变窄,凸侧增宽,凹侧的小肌肉可见轻度萎缩。

4. 内脏的改变　严重胸廓畸形使肺受压变形,由于肺泡萎缩,肺膨胀受限,肺内张力较大,引起循环系统梗阻,严重者可引起肺源性心脏病。

【分型】

1. 非结构性脊柱侧凸　在侧方弯曲像或牵引像上可以被矫正。脊柱及其支持组织无内在的固有改变,弯曲像表现对称,累及椎体未固定在旋转位,包括姿势不正、神经根刺激等,如髓核突出或肿瘤刺激神经根引起的侧凸。还有双下肢不等长、髋关节挛缩及某些炎症引起的侧凸。针对病因治疗后脊柱侧凸即能消除。

2. 结构性脊柱侧凸　指伴有旋转结构固定的侧方弯曲,即患者不能通过仰卧或侧方弯曲自行矫正侧凸,或虽可矫正但无法维持。X线片可见累及的椎体固定于旋转位,或两侧弯曲的X线片表现不对称。

(1)特发性脊柱侧凸。

(2)先天性脊柱侧凸。

(3)神经肌肉型脊柱侧凸。

(4)神经纤维瘤合并脊柱侧凸:具有高度遗传性,皮肤有6个以上直径≥1 cm的咖啡斑。

(5)间充质病变合并脊柱侧凸:多见于马方综合征,患者脊柱侧凸严重,常有疼痛、肺功能障碍,可表现为瘦长体型、漏斗胸、鸡胸、扁平足、高腭弓、二尖瓣闭锁不全等。

(6)骨软骨营养不良合并脊柱侧凸:弯曲变形的侏儒症。

(7)代谢性障碍合并脊柱侧凸:如佝偻病。

(8)脊柱外组织挛缩导致脊柱侧凸:脓胸。

【临床表现】

1. 症状　主要为背部畸形,不能仰卧,极少数患者会伴有背部疼痛。

2. 体征　脊柱呈"S"形弯曲,剃刀背畸形,双肩不等高,胸廓畸形,左右胸廓不对称,背部隆起,骨盆倾斜,侧屈位脊柱活动明显受限,神经系统查体多无阳性体征。

【辅助检查】

1.X 线检查　可以了解脊柱侧凸类型、范围和柔韧性等，初步观察患者脊柱侧凸的进展情况。

2.CT 检查　在脊椎、脊髓以及神经根改变的诊断方面具有明显优势，可清晰观察到椎骨、椎管内、椎旁组织的细微结构，为手术提供必要的客观资料。

3.MRI 检查　可以发现病变部位和范围，帮助辨别水肿、压迫、血肿、脊髓变性等（图 4-8-1）。

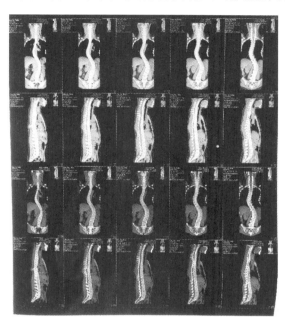

图 4-8-1　脊柱侧凸 MRI 检查

4.脊髓造影　可排除伴发疾病，如脊髓纵裂、椎管内肿瘤等。

5.电生理检查　包括肌电图检查、神经传导速度测定、诱发电位监测等。

【治疗】

1.非手术治疗　目前公认的特发性脊柱侧凸保守治疗方法包括物理治疗和支具治疗。Cobb 角 <25°时，无须治疗，每隔 4～6 个月随访 1 次，进行动态观察；Cobb 角为 25°～45°时，一年之内需复查；Cobb 角为 25°～30°时，若半年之内 Cobb 角增加>5°，则需要采用支具治疗；Cobb 角为 31°～45°时，需立即采用支具治疗。

2.手术治疗

（1）手术指征：Cobb 角>45°且骨骼发育未成熟者，经保守治疗无效（半年内脊柱侧凸进展>5°）者，Cobb 角>50°者，胸椎后凸过小或过大者，胸腰段后凸或腰椎后凸畸形及伴有明显外观畸形者，以及为控制脊柱侧凸进展，实现最大程度的矫形，以改善外观，避免短期及长期并发症者可采取手术治疗。

（2）手术方法。

①脊柱前入路手术：特发性脊柱侧凸前路固定和融合，作为部分胸腰段和腰椎段侧弯的治疗方法被广泛接受。

②脊柱后入路手术：使用最普遍的方法，适用于轻中度脊柱侧凸患者，但操作复杂，手术时间长且有脊髓损伤的危险。

③前后路联合手术：适用于 Cobb 角>75°且僵硬的 AIS（青少年特发性脊柱侧凸）患者。目前前后路联合手术多可一期完成，对于特别严重的脊柱侧凸患者则需要分期手术，一期先进行前后路的松解，牵引 1～2 周后再进行前后路的器械固定。

【护理评估】

一、术前评估

1.健康史 了解患者的个人信息、既往史、过敏史。

2.身体状况 记录患者的身高、体重、生命体征、营养状况、体格检查结果、身体器官功能,并计算体重指数(BMI),以准确估计患者的手术耐受力。

3.症状和体征

(1)症状。

①疼痛:评估患者的疼痛程度、疼痛性质、疼痛部位和疼痛持续时间。

②活动受限:评估患者的日常生活活动能力,包括行走、上下楼梯的受限程度。

③感觉异常:评估患者是否存在感觉异常等。

(2)体征。

①体态评估:观察患者双肩是否等高对称,双肩胛下角是否在同一水平,脊柱是否偏离正中线。

②肌力和肌肉萎缩评估:评估患者的肌力和肌肉萎缩情况,以了解肌肉功能的损害程度。

③步态评估:评估患者的步态,包括行走姿势、步态的稳定性和步态的改变。

4.专科评估

(1)神经功能评估:检查患者对触觉、疼痛、温度等的感知情况;进行运动功能评估,检查患者的肌力和协调性;进行反射测试,检查患者的深部反射和表面反射。

(2)脊柱姿势和运动评估:观察患者的腰椎姿势,检查是否存在异常的曲度或畸形;进行运动测试,评估患者的腰椎活动范围和疼痛情况。

①目测法:患者双脚与肩同宽,自然站立在平地,背向检查者,暴露躯干,双足与双肩等宽,双目平视前方,手臂自然下垂,掌心向内。

②Adam 弯腰试验:患者背向检查者,身体前屈,双肘关节自然下垂,双手紧握,身体向前弯曲做跳水状或用手指尽量触及足趾,若前屈身体时,背部一侧明显隆起或躯干出现旋转则为阳性(图 4-8-2)。

③Cobb 角评估法:评定脊柱侧凸程度最常用的标准方法,也是诊断特发性脊柱侧凸的金标准。评定方法:在脊柱 X 线正位片上,先在上端椎上缘画一水平线,再沿下端椎体下缘再画一水平线,最后画这条两条水平线的垂直线,两垂线的交角即为 Cobb 角,代表脊柱侧凸程度(图 4-8-3)。

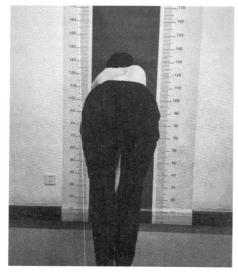

图 4-8-2 Adam 弯腰试验

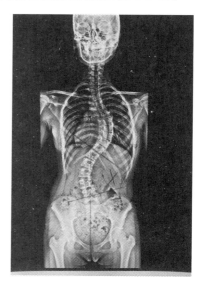

图 4-8-3 Cobb 角评估法

(3)心肺功能评估：严重脊柱侧凸的患者，因脊椎有明显旋转，一侧背部肋骨隆起，对侧前胸塌陷，使胸廓变形，胸腔容量减少，呼吸时肋骨的活动受限，严重影响患者的呼吸功能。呼吸功能的损害以限制性为主，特点如下：①肺活量明显减小；②肺的总容量低下，肺顺应性减低，最大通气量减小，重度患者残气量存在异常；③肺泡-动脉氧分压差增大，说明肺内存在分流。

5. 辅助检查　评估患者的各项检查结果，以了解骨骼结构情况。

6. 心理社会状况　由于患者多为青少年，术前多存在自卑心理，加之具有重大创伤性手术影响，因此患者常存在恐惧、紧张与焦虑等不良心理问题，对此类患者应针对其不同心理问题进行评估。

二、术后评估

1. 手术情况　了解患者手术、麻醉方式，术中出血、补液、输血情况以及诊断。

2. 身体状况　评估患者生命体征、意识状态、呼吸情况、伤口情况、管道情况、关节功能、受压部位情况等。

3. 症状和体征

(1)症状：评估患者下肢运动障碍，了解病情和功能损害程度，制订康复诊疗计划，促进患者康复和改善生活质量。

(2)体征：评估患者是否存在肌肉紧张、僵硬及双下肢活动情况等。

4. 心理社会状况　观察患者的情绪变化，有无焦虑、紧张、恐惧心理；能否配合术后的功能锻炼。

【常见护理诊断/问题】

1. 清理呼吸道低效　与肺功能低下、全麻插管后喉头水肿、伤口疼痛、身体虚弱有关。

2. 疼痛　与手术创伤、神经受压、术后炎症等有关。

3. 焦虑　与担忧手术风险、术后康复、功能恢复等有关。

4. 躯体活动障碍　与术后肌肉损伤、神经受压、术后康复训练等有关。

5. 知识缺乏　与患者缺乏术后功能锻炼相关知识有关。

6. 潜在并发症　神经根粘连、脑脊液漏、感染、深静脉血栓形成等。

【护理目标】

(1)患者呼吸道通畅，分泌物能及时排出。

(2)减轻患者术后疼痛，提高患者舒适度，促进康复。

(3)减轻患者术后焦虑情绪，提高心理健康水平。

(4)促进患者术后肢体功能恢复，减轻活动受限程度。

(5)提供术后功能锻炼知识的教育和指导，增强患者对康复的理解和配合度。

(6)预防术后并发症的发生，保障患者安全。

【护理措施】

一、术前护理

1. 术前常规护理　详见本章第四节"胸椎管狭窄症护理与康复"相关内容。

2. 专科护理

(1)肺功能训练：术前必须向患者说明肺功能与手术的关系。胸椎侧凸严重，肺活量低于40%的患者术前必须进行肺功能训练，以防术后肺部并发症的发生。肺功能训练方法有吹气球等。有吸烟史者，指导其术前1～2周开始禁烟。

(2)适应性训练：术前即开始适应性训练，以防患者术后因不习惯在床上使用便器而导致便秘及尿潴留。

（3）牵引的护理：有部分患者在行脊柱矫形术前，需先行凹侧软组织松解，常行牵引治疗，以使挛缩的肌肉、韧带松弛。在牵引过程中需注意保持有效牵引，防止压力性损伤及相关并发症的发生。

3. 心理护理　由于患者多为青少年，且躯体活动受限及术后疼痛需积极配合治疗，以防止并发症的发生，因此术前要做好青少年患者的心理护理，必须反复嘱咐其配合治疗。

二、术后护理

1. 术后常规护理

（1）病情观察：观察患者生命体征、伤口敷料情况、疼痛情况等。观察伤口敷料有无渗液及渗出液的颜色、性状、量等，若渗湿及时通知医生更换敷料，以防感染；观察患者术后有无疼痛，疼痛严重者予以镇痛剂或镇痛泵。

（2）体位护理：术后嘱患者取仰卧位，2 h 后可通过轴线翻身法更换为侧卧位。

（3）保持呼吸道通畅：由于术前肺活量低下，术后伤口痛不敢咳嗽，呼吸道分泌物排出不畅而阻塞，因此必须密切观察患者的呼吸情况，必要时给予雾化吸入，协助、鼓励患者排痰。

2. 专科护理

（1）并发症的护理。

①神经根粘连：术后及时评估脊髓神经功能，观察下肢感觉、运动情况，并与健侧和术前对比，评估患者术后疼痛情况有无缓解。术后早期直腿抬高训练是预防神经根粘连的有效措施。

②脑脊液漏：适当抬高床尾，去枕卧位 7～10 天；监测及补充电解质；遵医嘱按时使用抗生素，预防颅内感染的发生。必要时探查伤口，行裂口缝合或修补硬脊膜。

（2）功能锻炼：为预防长期卧床所致的肌肉萎缩、关节僵硬等并发症，患者宜早期行床上肢体功能锻炼。若患者不能进行主动锻炼，在病情许可的情况下，可由医护人员或患者家属协助患者活动各个关节、按摩肌肉，以促进血液循环，预防并发症。

①四肢肌肉、关节的功能锻炼：卧床期间坚持定时活动四肢关节，以防关节僵硬。

②直腿抬高训练：术后第 1 天开始进行直腿抬高训练，每分钟 2 下，抬放时间相等，每次 15～30 min，每天 2～3 次，以患者能耐受为度；逐渐增加抬腿幅度，以防神经根粘连。

③腰背肌锻炼：术后第 7 天开始，采用五点支撑法，1～2 周后采用三点支撑法；每天 3～4 次，每次 10 下，循序渐进，逐渐增加次数。但腰椎有破坏性改变、患感染性疾病、内固定物植入、年老体弱及心肺功能障碍者不宜进行腰背肌锻炼。

④行走训练：制订活动计划，帮助患者按时下床活动。根据手术情况适当缩短或延长下床时间，下床活动时可借助腰围或支架，指导患者正确起床，预防长时间卧床引起的体位性低血压及肌无力。协助患者戴好腰围或支架，抬高床头，先取半坐卧位 30 s；然后移向床的一侧，将腿放于床边，用胳膊支撑身体移到床边休息 30 s；无头晕、眼花等不适后，在护士或患者家属的辅助下利用腿部肌肉收缩使身体由坐位变为立位。躺下时按相反顺序进行。

3. 心理护理　通过综合心理护理，帮助患者应对术后挑战，提高康复效果，提升生活质量。

【康复应用】

一、康复评定

1. 疼痛评定　疼痛程度可通过视觉模拟评分法（VAS）进行量化评估，并且应动态观察其变化，积极反映病程变化以及治疗情况。

2. 肌力评定　对患者肌力进行评估，了解患者目前神经损伤的范围及程度。

3. SRS-22 脊柱侧凸患者问卷调查表　专门用于评价脊柱侧凸患者生活质量的问卷调查表，每个问题最高得分 5 分，最低得分 1 分，各维度得分为相应问题得分之和（表 4-8-1）。分数越高表示患者生活质量越好。

表 4-8-1　SRS-22 脊柱侧凸患者问卷调查表

说明:我们将详细评价你的背部情况,你本人对每个问题的回答非常重要,请在每个问题最合适的答案上打"√"。

1.以下哪一项能最确切描述你在过去 6 个月中所经历的疼痛情况?
①没有　②轻微　③中度　④中重度　⑤重度

2.以下哪一项最能确切描述你在过去 1 个月中所经历的疼痛情况?
①没有　②轻微　③中度　④中重度　⑤重度

3.过去 6 个月中,你是否感到过非常紧张?
①没有　②略有一点　③有时　④大部分时间　⑤总是有

4.如果你必须以目前脊柱的外形继续生活,你有何种感觉?
①非常愉快　②有点快乐　③没有愉快或不快乐　④有些不愉快　⑤很不愉快

5.你目前的活动状况如何?
①卧床不起或使用轮椅　②基本没有活动　③轻体力劳动(如家务劳动)　④中度手工劳动、中等量的运动(如行走和骑车)　⑤无任何限制的活动

6.你穿上衣服后外观如何?
①非常好　②好　③还可以　④不好　⑤很不好

7.在过去的 6 个月中,你是否感到过情绪十分沮丧以致任何事也不能让你高兴起来?
①非常频繁　②频繁　③有时　④很少　⑤从没有

8.休息时你曾感到过背痛吗?
①非常频繁　②频繁　③有时　④很少　⑤从没有

9.你目前的工作或学校活动程度如何?
①100％正常　②75％正常　③50％正常　④25％正常　⑤一点都不正常

10.以下哪一项最确切描述了你躯干的外形(指除了头颅和四肢以外的身体其他部分)?
①非常好　②好　③还可以　④不好　⑤很不好

11.以下哪一项能最确切描述对你背部治疗的用药情况?
①没有　②不到每周一次使用非麻醉药　③每周使用非麻醉药　④不到每周一次使用麻醉药　⑤每天使用麻醉药

12.你的背部问题影响你做家务吗?
①完全没有　②很少　③有时　④频繁　⑤非常频繁

13.在过去的 6 个月中,你的心情是否平静?
①每时每刻　②大部分时间　③有时　④很少　⑤没有

14.你觉得你的背部问题影响了你的人际关系吗?
①没有　②稍许有　③轻度　④中度　⑤严重

15.你的背部问题是否给你和(或)你的家庭造成经济困难?
①没有　②轻微　③轻度　④中度　⑤重度

16.总体说来,在过去的 6 个月你是否感到失落和灰心?
①从来没有　②很少　③有时　④经常　⑤非常频繁

17.在过去的 3 个月中,你曾因背痛请过病假吗? 如果有,有几天?
①0 天　②1 天　③2 天　④3 天　⑤4 天或更长时间

18.你外出的频率和你的朋友相比是多还是少?
①多很多　②多　③一样　④少　⑤少很多

续表

19.以你目前的背部外观,你觉得自己有吸引力吗?
①非常有 ②有点 ③一般 ④大概没有 ⑤完全没有
20.在过去的 6 个月中,你感到快乐吗?
①从来没有 ②很少感到 ③有时感到 ④大部分时间感到 ⑤一直感到
21.你对你背部的治疗效果满意吗?
①非常满意 ②满意 ③一般 ④不满意 ⑤非常不满意
22.假如你有同样的病情,你愿意采取同样的治疗吗?
①肯定愿意 ②可能愿意 ③不确定 ④可能不愿意 ⑤肯定不愿意

二、康复指导

1.姿势锻炼 姿势锻炼可以有效减少腰椎和颈椎的前凸程度以伸长脊柱。对于生长期的儿童,在骨骺闭合前可以减轻胸椎后凸程度。

1)骨盆倾斜训练 腰骶角直接影响脊柱侧凸弯曲的程度。腰骶角角度越大,腰椎前凸程度就越大,反之亦然。要减小腰骶前凸程度,就必须减小腰骶角。为此,应增强腹肌的作用,上提骨盆前壁部,同时增强臀肌和大腿后部肌群,使骨盆后壁部下降。

(1)训练方法 1:①患者仰卧于地板上,屈曲髋关节和膝关节,双足平置于地面、腰部贴紧地面,并维持此姿势。②平稳而有节奏地从地板提起臀部。提臀时尽量不让腰部离开地板。③患者掌握了上述训练方法后,将下肢渐渐伸直,直至双髋和双膝关节完全伸直。④胸部深呼吸并反复扩张。

(2)训练方法 2:①患者取立位,腰部贴紧墙壁。②骨盆前倾,可减少腰椎前凸。③颈部贴紧墙壁,可减少颈椎前凸,伸长脊柱。④两膝屈曲,脚后跟距离墙壁 10～20 cm。⑤患者掌握了上述训练方法后,两脚后跟靠紧墙壁,两膝伸直位练习。⑥胸部深呼吸并反复扩张。

(3)训练方法 3:若患者不能掌握训练方法 1 或训练方法 2,可采用此方法(四肢匍匐位练习)。①患者肘膝着地卧位。②腰部做有节奏地拱起和下落运动。腰部可附加重量,以增加运动强度。腰椎屈曲幅度较大时,骨盆随之产生倾斜运动。③胸部深呼吸并反复扩张。

2)腹肌等长练习 腹肌在骨盆倾斜中起主要作用,因此增强腹肌肌力练习显得格外重要。腹肌等长练习只能增强耐力,而不是爆发力。训练方法如下。

(1)患者可采取坐位练习。

(2)从坐位屈曲姿势逐渐后仰,达到一定角度后,维持此体位。逐渐增加身体后仰程度和维持的时间。

3)移位练习 实践证明分散患者注意力能起到伸长脊柱,改善直立姿势的作用。要引导患者"自己感觉姿势适合",而不是将注意力集中在受累肌群上。训练方法如下。

(1)将手放在患者头顶并向下轻压,同时让患者头部向上顶,以对抗此压力。也可采用重物袋均衡地放置于患者头顶以代替。

(2)患者在维持直立条件下行走、站立或端坐。

2.改善肌肉不平衡训练 有很多脊柱侧凸患者继发于神经肌肉的疾病,并涉及肌肉不平衡。此类患者对于受累的肌群可进行抗阻练习,除了四肢肌肉练习外,最主要的是躯干肌肉的练习。

1)腹肌训练 腹肌训练方法前面已做介绍。如果由于左侧腹斜肌力较右侧弱而致肌肉不平衡,可在躯干前屈同时做旋转或躯干侧屈运动。采用坐位练习时,为了加强较弱一侧的肌力,应旋转同侧或对侧上肢单侧或双侧下肢。

2)腰背伸肌训练 患者取俯卧位,头部和肩部从地板上抬起,以增强躯干上部伸肌力量。同时抬起双下肢,可增强躯干下部伸肌。抬起一侧下肢,则增强同侧躯干伸肌。在下肢伸展时抬起同侧上肢且超过头部(伸直),可进一步增加不对称性伸肌的强度练习。

3.呼吸训练 脊柱侧凸患者肺活量降低程度与脊柱侧凸程度成正比。胸椎侧凸达 50°以上且合并明显椎体旋转时,往往会产生呼吸困难。康复治疗必须考虑呼吸功能问题,无论采用何种技术治疗脊柱侧凸,均需包括呼吸训练。脊柱侧凸患者的呼吸训练着重于教会患者松弛技巧。

(1)姿势锻炼。

(2)脊柱侧凸患者由于肋骨和肋椎关节角度的改变,使胸廓运动受限,因此应增加肋骨运动。

(3)凹侧的颈部斜角肌会短缩,所以应该逐步增强头部对凹侧的颈部做侧向运动,牵张短缩的斜角肌。颈部垂直牵引也可牵张短缩的斜角肌。

(4)增加下部胸廓的活动度锻炼。患者可在限制胸廓活动的同时进行深呼吸练习,可直接在下胸部的双侧或单侧施加压力。若为了练习整个胸廓活动度,可同时限制双侧胸部。如需扩张左侧,则限制右侧便可引起对侧的进一步扩张。

(5)脊柱侧凸患者不宜做腹式呼吸练习,而应进行胸腹式呼吸练习。

4. 体位

(1)维持正确的姿势:术后维持腰背部平直,包括立位、坐位、卧位均应保持腰部平直,勿做弯腰动作。在卧床期间,应采取轴线翻身法,至少每 2 h 1 次,并经常活动上、下肢。

(2)正确的上、下床方法:下床时先翻身侧卧,再用手臂的力量将上身撑起来,于床边坐起,待适应姿势后,慢慢站起来。上床时,则与之相反。

5. 支具的佩戴　支具固定的目的在于限制脊柱的活动,以更好地促进脊柱融合,一般术后需要佩戴支具 2~3 个月。

【出院指导】

1. 休息与活动　3 个月内不进行重体力或负重活动,不做上伸下屈及过度扭曲动作,尽量减少脊柱活动,3 个月后逐渐恢复正常活动。

2. 功能锻炼　腰背肌锻炼应持续 6~12 个月或 12 个月以上,锻炼过程中注意防止意外损伤,循序渐进。

3. 定期复查　遵医嘱按时随访,指导患者术后 1~3 个月复诊,不适随诊。

【护理评价】

通过治疗与护理,评价是否达到以下目标。

(1)患者呼吸道是否通畅,分泌物是否及时排出?

(2)患者术后疼痛是否减轻,舒适度是否提高?

(3)患者术后焦虑情绪是否减轻,患者心理健康水平是否提高?

(4)患者术后肢体功能是否恢复,患者活动受限程度是否减轻?

(5)患者术后是否得到及时、有效的功能锻炼指导?

(6)患者术后并发症是否得以预防,患者安全是否得到保障?

(王慧文　晏　蓉)

第九节　脊柱感染性疾病护理与康复

脊 柱 结 核

【定义】

脊柱结核(spinal tuberculosis)常继发于肺结核疾病,是由结核分枝杆菌侵犯脊柱椎体、椎间隙、脊髓和神经等部位而引起的一种慢性感染性骨病,多数经血液途径传播,在骨与关节结核中发病率

4-9 导入案例
与思考

扫码看视频

最高,约占 50%。该病多见于儿童及青少年,常发生于椎体,以腰椎最常见,其次为胸椎。

【病因】

1. 结核分枝杆菌 脊柱结核常继发于肺结核,致病菌包括人型结核分枝杆菌、牛型结核分枝杆菌等,其中人型结核分枝杆菌致病率最高,牛型结核分枝杆菌次之。

2. 诱发因素

(1)结核接触史:感染过结核或有结核家族遗传史或处于结核高发区等都是该病的主要诱发因素。

(2)免疫力低下:营养不良、使用免疫抑制剂、患有糖尿病等疾病易导致患者免疫力低下,易感染结核分枝杆菌,从而诱发脊柱结核。

(3)不良生活习惯:吸烟、喝酒等不良生活习惯易导致患者免疫力下降,提高其患脊柱结核的概率。

3. 解剖因素 椎体负重大,活动度大,容易发生劳损,且椎体以松质骨为主,很少有肌肉附着,椎体的滋养动脉多为终末动脉,血液循环差,结核分枝杆菌容易停留在椎体部位。

【发病机制】

结核病的发病机制与致病菌数量、毒力,机体免疫反应和变态反应有关。

(1)以渗出为主的病变:在机体免疫力低下或致病菌多、毒力强及变态反应明显时,以渗出病变为主,多发生在疾病早期或病变恶化时。

(2)以增生为主的病变:当机体免疫力较强,致病菌较少、毒力减弱时,则表现为以增生为主的病变,形成具有诊断价值的结核结节。典型结核结节中央常有干酪样坏死。

(3)以坏死为主的病变:当致病菌多、毒力强,机体免疫力低下或变态反应强烈时,以渗出或增生为主的病变均可发生干酪样坏死,呈淡黄色、均匀、细腻、状似奶酪。

渗出、增生、坏死三种病变往往同时存在并以其中一种病变为主,且可以相互转化。

【分型】

1. 按病变部位分型

(1)**椎体中心型**:又称幼儿型,多见于小儿,病变起于椎体中心骨质,椎体破坏后成楔形。

(2)**椎体边缘型**:又称骨骺型或成人型,最常见,多发生于较大儿童或成人。病变起于椎体上缘或下缘的骨骺,往往两相邻的椎体骺部同时受累,早期椎间盘出现狭窄。

(3)**骨膜下型**:常见于胸椎椎体前缘,前纵韧带和骨膜下因脓肿侵蚀而纵向广泛剥离,多椎体前缘被破坏。

(4)**附件型**:病变原发于横突,较少发生于椎板或棘突。

2. 按影像学病灶边缘是否有硬化分型

(1)**硬化型**:约占 70%,在影像学,特别是在 CT 检查中表现为骨破坏周围有环形或者半环形高密度硬化带,为机体对结核病灶的骨性包裹,直至骨性修复,它限制了病灶的进一步发展,使得结核病灶纤维化、钙化,进而形成骨化。

(2)**非硬化型**:约占 30%,影像学检查中表现为单纯的骨破坏,骨破坏周围呈虫蚀样改变。在病理学中可表现为单纯的骨破坏,也可表现为纤维包裹,此类型可以是脊柱结核的进展期,也可以是修复的起始阶段。

【临床表现】

1. 症状

(1)**全身症状**:发病较缓慢,有低热(典型者为午后低热)、乏力、盗汗、消瘦、食欲不振、贫血、持续疲倦等症状。成年患者一般全身反应较轻,如发病较急或结核进行性加重,常伴有全身反应。儿童患者症状更为明显,常有低热、脉搏增快、易哭、夜啼、呆滞等症状。

(2)疼痛:脊柱结核患者最早出现的症状,多为轻微的钝痛或酸痛,劳累时加重,休息时可缓解,故早期疼痛不会影响睡眠,但当脊柱结核发展到一定阶段,病变压迫脊髓或神经根,疼痛会沿脊神经放射,夜间也会疼痛,并呈进行性加重。

2.体征

(1)局部僵硬:脊柱结核最基本也是最早的阳性体征,"腰背僵"是脊柱结核发病早期最重要的体征。

(2)姿势异常:主要由疼痛使椎旁肌肉痉挛所致,颈椎结核患者常有斜颈畸形,胸腰椎或腰骶椎结核患者常呈挺胸凸腹姿势。

(3)脊柱畸形:脊柱结核最常见的畸形是脊柱后凸,其中胸椎后凸最为常见和明显。如受累椎体较少,但骨质破坏严重,常表现为后凸成角畸形。最严重者可呈鸡胸畸形,甚至影响心肺功能。如受累椎体较多,骨质破坏较轻,常表现为圆背畸形。

(4)活动受限:多由病灶周围肌肉保护性痉挛所致。活动度较大的颈椎和腰椎较易查出,而活动度较小的胸椎容易被忽略。腰骶椎结核患者从地上拾物时,不能弯腰,常采取挺腰,屈髋屈膝下蹲,一手扶膝,一手拾物,拾物试验呈阳性。

(5)压痛和叩击痛:一般比较轻微,且不易找到压痛点。只有在病变的相关棘突部位,用诊锤或拳叩击时,才有轻微疼痛。

(6)寒性脓肿与窦道:脊柱结核中期的临床表现。脓肿通常不红、不热、有波动感,或积存于患椎的周围,可压迫脊髓造成部分或完全截瘫。

(7)脊髓神经根受压:颈胸段以脊髓压迫症状为主,脊髓易受压出现截瘫症状。腰椎和腰骶椎结核主要表现为腰痛,胸椎和胸腰段常伴有后凸畸形和(或)截瘫。

【辅助检查】

1.X线检查　可了解脊柱病变的整体情况,椎间隙变窄及其程度,骨破坏情况,脊柱后凸畸形等。X线检查表现为椎体、椎间盘及软组织的改变,但X线检查的分辨率较低,对脊柱结核的诊断和评估有一定的局限性(图 4-9-1)。

2.CT检查　可以提供详细的骨质情况,显示早期脊柱结核病灶轻微的骨质破坏,明确椎体破坏范围、程度和死骨形成情况。CT图像表现为溶骨性或虫蚀状骨破坏,表现为斑片状、蜂窝状低密度灶,边界清楚。

3.MRI检查　MRI检查是有效评价椎体结核的方法之一,早期诊断可显示脊柱结核的椎体信号改变及椎旁软组织的轻微肿胀(图 4-9-2)。

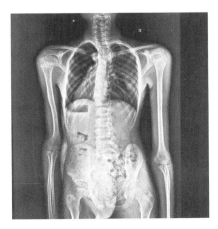

图 4-9-1　脊柱结核的 X 线检查

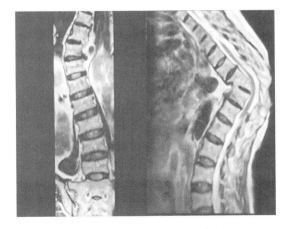

图 4-9-2　脊柱结核 MRI 检查

4.B超检查　B超检查是脓肿最简便的确诊方法,能确定脓肿的大小、位置、数目等情况。B超可显示脓肿为液性暗区、低回声区或中等回声区,可有分隔。

5.核素骨扫描　经静脉注入亲骨性核素使骨显像,便于观察病变情况和早期诊断。

6.影像学引导下介入诊断　可在透视、B超或CT引导下进行组织活检。

【治疗】

1.非手术治疗　对于诊断确切,临床症状不重,骨破坏轻,脓肿不大,不伴脊柱畸形和神经功能受损,对抗结核药物敏感的病例,可采用非手术治疗。

2.手术治疗　对于严重的或渐进加重的后凸畸形,椎体破坏继发脊柱不稳,脊柱结核合并截瘫,CT或MRI检查示脊髓致压物为死骨或坏死椎间盘,抗结核治疗1个月后无缓解者应尽早手术,目的是有效清除结核病灶、稳定脊柱和脊髓,确保患者早日康复。

强直性脊柱炎

【定义】

强直性脊柱炎(ankylosing spondylitis,AS)是一种会侵犯脊柱并累及关节的进行性、慢性炎症性疾病,好发于15～30岁男性,约80%患者在30岁前出现初始症状,患病率为0.1%～0.16%。该病病程持续终生并进行性加重,致残率高,严重者甚至并发脊柱畸形和关节强直,造成不同程度的肢体活动功能障碍,严重影响患者的工作和生活。

【病因】

强直性脊柱炎的发病过程较为复杂,涉及多种细胞类型和致病途径,其确切病因尚未完全明了,其发病可能与遗传因素、内环境紊乱、免疫学异常、环境因素等相关。

【发病机制】

脊柱的病理改变主要集中在韧带附着处产生非特异性炎症,病变沿韧带内的血管蔓延,最终使椎间关机突处间隙模糊、融合消失,椎间盘的前方、侧方与周围韧带附着处骨化,丧失弹性,致脊柱强直或驼背固定。病变以前纵韧带最为显著,在脊柱的节段之间,骨化的韧带与纤维环形成骨桥,呈现"竹节样"脊柱。如病变继续进展,易导致骨质疏松,脊柱受到轻微外力时即可发生骨折。

【临床表现】

1.症状　强直性脊柱炎的主要临床表现为受累部位的疼痛和活动受限。早期症状轻微,主要表现为腰背痛和晨僵,即晨起时腰部不灵活,活动后减轻,久坐后又出现僵硬感,如此反复。患者可有发热、乏力、体重减轻、贫血等全身症状。多数患者症状始于骶髂关节受累所致的下腰痛,病变逐渐向上发展。患者日常生活活动如拾物、穿袜、穿鞋及脱鞋裤等均感困难,如病变未经控制发展至胸椎,可出现胸背痛及呼吸困难等。病变发展至颈椎时,可导致颈椎屈伸活动受限。

2.体征　早期可表现为腰部广泛叩压痛,骶髂关节扭转试验阳性,病情进一步发展后腰椎活动受限,前屈时呈"板状",至后期整个脊柱强直无活动度。有不同程度的脊柱呈圆形驼背强直。胸廓呼吸活动丧失,肺活量明显减小,可伴有髋膝不同程度活动受限。若颈椎未受累及,为保持平视,代偿胸腰椎后凸,颈脊柱生理前凸增大。

【辅助检查】

1. X 线检查　X 线检查对强直性脊柱炎的诊断有重要意义,是评估早期骶髂关节病变最为经典的方法,可通过正位检查,检出软骨下骨边缘模糊,骨质糜烂,而骨密度增高,关节间隙模糊,伴有关节融合(图 4-9-3)。

2. CT 检查　CT 检查是最为常用的方法,能清晰显示骶髂关节骨性结构全貌、骨质破坏情况,对关节间隙变化及骨性强直等均有较高的敏感度,能很好地显示病变细节。

3. MRI 检查　可显示急性炎症,如骨髓水肿;可显示骨结构破坏的征象,如脂肪病变、侵蚀、硬化和强直等慢性改变征象。

4. 实验室检查　部分患者可出现轻度贫血、红细胞沉降率(简称血沉)加快,但与疾病活动性相关性不大。90%

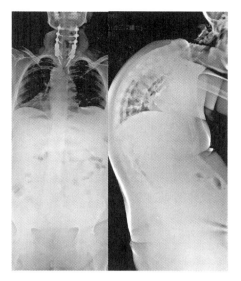

图 4-9-3　强直性脊柱炎的 X 线检查

以上的患者 HLA-B27 呈阳性,是重要的诊断参考依据。60% 的活动性强直性脊柱炎患者可出现 C 反应蛋白升高,C 反应蛋白升高有助于监测炎症情况,预测脊柱炎症(骨髓水肿)及破坏进展(骨侵蚀等)。

【治疗】

1. 非手术治疗

(1)健康教育:包括休息、适当运动及锻炼。注意保持良好的体位和姿势,包括坐姿及睡姿。坚持做背伸训练,延缓及减轻脊柱的屈曲畸形。

(2)药物治疗:包括使用非甾体抗炎药、糖皮质激素等。可缓解病情的药物有柳氮磺吡啶、氨甲蝶呤、阿米替林、沙利度胺、免疫及生物制剂等。

(3)物理疗法:温热疗法如红外线、超声波治疗以及脊柱部位磁穴治疗等可增加局部血液循环,以缓解肌肉痉挛,减轻疼痛和僵硬。

2. 手术治疗　用于病情基本稳定伴有严重脊柱畸形、关节功能障碍或发生脊柱骨折的患者,目的是改善患者的生活质量及外观,减少心肺并发症,控制逐渐进展的脊柱后凸畸形。

化脓性脊柱炎

【定义】

化脓性脊柱炎(pyogenic spondylitis,PS)又称脊椎化脓性骨髓炎,是一种由化脓性细菌感染脊柱而引起的非特异性、急性或亚急性炎性疾病,累及椎体、椎间盘及周围软组织,好发于腰椎,其次为胸椎和颈椎。致病菌多为革兰氏阳性球菌,其中最常见的为金黄色葡萄球菌。该病可发生在任何年龄段,主要见于老年人和慢性衰弱患者。化脓性脊柱炎不但破坏局部脊柱的正常结构及稳定性,易使脊髓神经功能受损,还可能导致菌血症、败血症及脓毒血症等,因此应早诊断,早治疗。

【病因】

1. 血源性感染　多因全身某个病灶,如中耳炎、疖肿、毛囊炎等通过血液循环抵达脊柱,此原因最为多见,且最严重。

2. 邻近病灶感染　椎旁化脓性炎症可由外向内侵蚀达椎管;盆腔炎症或泌尿外科生殖系统炎症可通过盆腔静脉达脊柱上静脉而感染。

3.外伤后感染 如子弹贯穿、交通伤所造成的继发感染,也可由脊柱手术或腰椎穿刺等引起。

4.不明原因的感染 仍有 37% 的病例的感染源不能明确。免疫抑制患者更容易发生脊柱感染,特别是伴有血糖升高、血管病变和外周神经疾病时,脊柱骨髓炎发生率增高。

【临床表现】

1.症状

(1)全身症状:患者起病急,常伴有高热,体温常在 39~40 ℃,伴寒战、精神不振、消化道症状等,可出现惊厥,病情严重者可发生中毒性休克。

(2)局部症状:以腰背部酸痛最为常见,活动时较明显。单纯椎骨感染者较局限,如伴有椎管感染或反应性病变时,则可出现双下肢反射痛或其他根性症状。

2.体征

(1)叩痛:多发生在早期,无论是直接叩击病变椎骨棘突处,还是纵向传导叩击均有明显的疼痛。

(2)活动受限:也是早期出现的体征,严重者甚至在床上翻身活动也会感到疼痛,且伴有双侧椎旁肌肉痉挛,使脊柱处于保护性僵硬状态。

(3)神经功能受损:主要包括肢体麻木无力、感觉障碍、二便失禁、瘫痪等。

【辅助检查】

1.X 线检查 X 线检查可显示骨破坏的程度,但早期 X 线检查往往无异常,在发病 2~8 周可出现椎间隙变窄、终板破坏及软组织肿胀等征象。

2.MRI 检查 MRI 检查是诊断化脓性脊柱炎最可靠的影像学方法,对化脓性脊柱炎有较高的敏感性。

3.CT 检查 CT 检查可显示椎体破坏和增生程度,可应用于对 MRI 检查有禁忌证的患者。

4.实验室检查 血沉、C 反应蛋白、白细胞计数升高,可作为筛选试验和治疗反应的监测参数;血培养是诊断化脓性脊柱炎的金标准,但对于低毒力感染或已经使用抗生素的情况敏感性不高。

5.组织活检 当血培养阴性时可考虑行组织活检(CT 引导下进行或进行开放性手术)。

【治疗】

1.非手术治疗

(1)抗感染治疗:非手术治疗的关键,对于无神经损伤及血流动力学稳定的患者,在取得血培养标本后即可开始抗生素治疗。对于存在神经功能缺陷、脓毒症及血流动力学不稳定的患者,应立即经验性使用广谱抗生素治疗。

(2)卧床休息:发病的 2~4 周应指导患者绝对卧床休息。

(3)支具固定:有助于稳定脊柱,减轻疼痛,防止变形。支具保护时间一般为 3~6 周,最多 3 个月,具体使用时间应该根据患者的骨破坏程度和变形程度来决定。

(4)营养支持:加强营养,抵抗感染。

2.手术治疗 顽固性疼痛、非手术治疗无效、硬膜外脓肿或巨大椎旁脓肿、神经功能缺陷、严重骨质破坏及脊柱失稳的患者可采用手术治疗,手术治疗的目的是在规范抗感染的基础上彻底清除病灶,缓解疼痛,恢复脊柱节段稳定性及椎管容积,解除神经压迫。

【护理评估】

一、术前评估

1.健康史

(1)个人信息:包括患者姓名、性别、年龄、出生日期、职业和联系方式等。

（2）既往史：需要了解患者有无其他部位感染和外伤史，病程长短，采取过哪些治疗措施，治疗效果如何，疾病有无反复，有无手术史等。

（3）过敏史：对药物、食物、环境物质或其他过敏原的过敏反应。

2. 身体状况　记录患者的身高、体重、生命体征、营养状况、体格检查结果、身体器官功能，并计算体重指数（BMI）以准确估计患者的手术耐受力。

3. 症状和体征

1）症状

（1）全身症状：评估患者有无全身症状，如午后低热、乏力、盗汗、食欲下降、消瘦、体重减轻等全身表现。

（2）局部症状：评估患者的疼痛情况及活动受限症状，是否出现脊髓受压情况，脊柱结核患者应注意观察是否出现寒性脓肿与窦道。

2）体征

（1）脊柱畸形：观察脊柱有无后凸畸形以及受累关节有无畸形，检查脊柱及受累关节有无活动受限。

（2）局部僵硬：观察患者是否出现"腰背僵"体征。

（3）姿势异常：评估颈椎结核患者有无斜颈畸形，胸腰椎或腰骶椎结核患者有无挺胸凸腹姿势。

（4）活动受限：评估患者拾物稳定性和步态的改变。

（5）压痛和叩击痛：在病变的相关棘突部位，用诊锤或用拳叩击时，观察有无疼痛。

4. 专科评估　评估患者的神经系统功能，包括感觉、运动、反射等方面的功能。

5. 辅助检查　评估患者的影像学检查结果以及实验室检查结果。

6. 心理社会状况　脊柱感染导致患者脊椎变得异常脆弱，并发症严重，且疾病治疗周期长，患者在治疗前可能会对自身病情以及术后恢复产生担忧，可能会有焦虑、抑郁、悲观的负面心理，不利于后期的治疗与康复。因此入院后需全面评估患者心理状况，对疾病相关知识的知晓程度，针对患者的心理状况制订个体化心理护理措施。

二、术后评估

1. 手术情况　了解患者手术、麻醉方式与效果，术中出血、补液、输血情况及诊断。

2. 身体状况　评估患者生命体征、意识状态、呼吸情况、伤口情况、管道情况、关节功能、受压部位情况等。

3. 症状和体征

（1）症状：评估患者肢体运动障碍，了解病情和功能损害程度，制订康复诊疗计划，促进患者康复和改善生活质量。

（2）体征：评估患者是否存在肌肉紧张、僵硬及四肢活动异常情况等。

4. 心理社会状况　患者因疾病折磨、担心手术效果以及疾病预后情况等，术后可能会产生明显的焦虑、抑郁等不良情绪，降低了治疗依从性及战胜疾病的信心，术后应及时评估患者心理状况，及时与患者及其家属进行有效沟通，以解除患者的紧张、焦虑情绪，改善其疾病期的心理压力，重拾战胜疾病的信心，提升心理、精神健康水平。

【常见护理诊断/问题】

1. 有感染的风险　与机体免疫力下降有关。

2. 体温过高　与炎症反应有关。

3. 疼痛　与手术创伤、神经受压、术后炎症等有关。

4. 营养失调：低于机体需要量　与食欲缺乏和疾病长期消耗有关。

5. 躯体移动障碍　与疼痛、关节僵硬有关。

6. 焦虑 与担忧手术风险、术后康复及知识缺乏等有关。

7. 潜在并发症 感染、术后血肿、脊神经损伤、深静脉血栓形成等。

【护理目标】

（1）患者无感染发生，或感染能被及时发现并控制。

（2）患者高热得到控制，体温可维持在正常范围。

（3）缓解患者术后疼痛，促进患者康复。

（4）改善患者营养状况，增强患者免疫力。

（5）患者躯体移动功能恢复或好转，自理能力增强，能进行基本的日常生活活动。

（6）患者知晓疾病的相关知识，能正确认识疾病，焦虑感减轻或消失。

（7）经采取良好的医护措施，患者未发生相关并发症。

【护理措施】

一、术前护理

1. 术前常规护理 详见本章第四节"胸椎管狭窄症护理与康复"相关内容。

2. 体位护理 脊柱感染患者因局部骨质破坏，缺乏椎体稳定性，术前应指导患者卧床休息，讲解其原因和重要性，指导患者正确进行轴线翻身训练，向患者讲解轴线翻身的方法及目的，避免发生脊柱扭曲而造成或加重脊髓损伤。

3. 用药护理

（1）用药原则：术前合理的药物治疗是取得良好疗效和避免病变复发的重要环节。抗结核药物治疗应遵循早期、联合、规律、适量、全程原则，不可随意间断用药。由于药物治疗时间长，且存在组织器官受损等不良反应，因此很多患者不能坚持规律用药，护士应做好药物知识宣教，鼓励患者增强战胜疾病的信心。

（2）抗结核药物毒性反应的预防：护理过程中应注意用药连续性及观察药物毒性反应，并向患者说明某些药物服用时的注意事项以及用后可能发生的并发症。例如，异烟肼的主要不良反应是末梢神经炎、肝脏损伤和精神症状；链霉素的不良反应主要是听神经、肾功能损害和过敏反应；利福平的不良反应是胃肠道反应和肝脏损伤；乙胺丁醇偶有胃肠道不适，主要引起视神经炎；吡嗪酰胺主要引起肝损害及胃肠道反应。因此，用药过程中需定期监测肝肾功能，如出现眩晕、耳鸣、口周围发麻、听力异常等不良反应，应及时向医生汇报，以便调整用药和对症治疗。

4. 专科护理

（1）适应性训练：为避免患者术后出现尿潴留及便秘，术前应训练患者床上使用便器。

（2）呼吸功能训练：对高龄、有吸烟史、慢性呼吸道疾病等术后呼吸道感染高风险患者进行呼吸功能训练，如深呼吸运动、吹气球、有效咳嗽、咳痰等，以增加肺的通气功能。有吸烟史的患者，指导其术前 1 周戒烟。

5. 心理护理 术前加强病房巡视，及时解决患者的心理生理需求，建立良好的护患关系。多数患者对疾病相关知识了解较少、担心手术效果等，护士应与患者多沟通、多鼓励患者，向患者进行疾病相关知识教育，耐心开导患者，增强其对抗疾病的信心。

二、术后护理

1. 术后常规护理、胸腔闭式引流管护理 详见本章第四节"胸椎管狭窄症护理与康复"相关内容。

2. 切口冲洗护理

（1）冲洗时注意保持引流管接口处固定牢靠，根据医嘱选择冲洗药物及冲洗速度。

（2）严格执行无菌操作原则,妥善固定管道,定时挤捏引流管,保持引流通畅。

（3）及时观察并记录冲洗液的出入量,保持其出入量平衡。

（4）及时更换冲洗瓶和倾倒引流液,避免发生逆行感染。

3.专科护理

1）并发症的预防与护理

（1）感染:需密切观察患者的病情变化,特别注意观察患者有无发热,伤口有无红、肿、热、痛等感染征象,遵医嘱给予抗生素,对症治疗及营养支持,预防感染发生。

（2）术后血肿:术后术区持续出血和引流不畅易导致血肿形成,血肿可导致脊髓或神经根受压。观察患者切口周围疼痛和(或)神经支配区域疼痛情况,是否出现神经系统相关并发症,如二便失禁、运动和感觉减退或丧失。术后应保持引流管通畅,如发生相关症状应立即通知医生处理,及时进行切口探查和血肿清除。颈椎骨折合并脊髓损伤者应床边备好气管切开包。

（3）脊神经损伤:术后应持续关注患者肢体的感觉和运动情况,如术后逐渐出现神经损伤加重的症状和体征,应立即通知医生,及时做好手术部位的超声、MRI检查,判断神经损伤的原因并对症处理。

（4）感染性休克:观察患者是否出现发热、寒战、意识障碍等感染性休克症状,一旦出现应立即通知医生,遵医嘱补充血容量,及时应用抗感染药物控制原发病灶,纠正酸碱失衡,同时观察肢端温度、皮肤弹性、尿量等。

2）功能锻炼　指导患者呼吸功能锻炼如深呼吸运动、吹气球训练等,以增加肺的通气功能。患者肢体能活动者做主动运动,以增强肢体肌力。肢体不能活动者,病情许可时,可指导并协助其做各关节的被动运动,以防肌肉萎缩和关节僵硬。

4.心理护理　术后患者需要较长的恢复时间,短时间内难以实现自我活动,日常生活中存在着诸多不便,患者在治疗与护理过程中极易产生焦虑、烦躁、抑郁等情绪。术后应与患者加强沟通,充分尊重与理解患者,鼓励患者倾诉心声,引导患者宣泄情绪,对患者存在的问题给予针对性的解答。此外,还应做好患者及其家属的健康宣教工作,为患者介绍成功的病例,使患者树立信心。通过改善患者术后负面情绪,增加其对治疗的配合度,提升康复治疗效果。

【康复应用】

一、康复评定

1.脊髓损伤的分级　常见的分级方法为 Frankel 分级(表 4-9-1)和 ASIA 损伤程度分级(表 4-9-2)。

表 4-9-1　Frankel 分级

脊髓损伤程度及类型	运 动 感 觉
A 级完全性损伤	损伤平面以下无任何运动或感觉功能
B 级不完全性损伤	损伤平面以下的任何感觉功能均保留,但无运动功能
C 级不完全性损伤	损伤平面以下保留运动功能但仅存无用的运动功能
D 级不完全性损伤	损伤平面以下保留随意的、有用的运动功能,但不完全
E 级完全恢复	运动和感觉功能完全复原,但仍有异常反射

表 4-9-2　ASIA 损伤程度分级

级　　别		指　　标
A	完全性损伤	骶段(S4～S5)无感觉或运动功能
B	不完全性损伤	神经平面以下,包括骶段有感觉功能,但无运动功能

续表

级　别	指　标	
C	不完全性损伤	神经平面以下有运动功能,大部分关键肌肌力<3级
D	不完全性损伤	神经平面以下有运动功能,大部分关键肌肌力≥3级
E	正常	感觉和运动功能正常

2.周围关节功能的评定

(1)关节活动度:关节运动过程中,相对于近端骨,远端骨所达到的新位置与开始位置之间的夹角,其有不同测量方法,如量角器测量法、线测法等,记录时,通常将关节中立位设置为0°,以此计算关节向各个方向活动的度数。

(2)肌力评定:通常采用徒手肌力评定,可分为0~5级。0级,肌肉完全瘫痪,触诊肌肉完全无收缩力;1级,肌肉有主动收缩力,但不能带动关节活动(可见肌肉轻微收缩);2级,可以带动关节水平活动,但不能对抗地心引力(肢体能在床面平行移动);3级,能对抗地心引力做主动关节活动,但不能对抗阻力;4级,能对抗较大的阻力,但比正常者弱(肢体能做对抗外界阻力的运动);5级,肌力正常。

(3)步态分析:观察患者的一般步态,包括步幅、步频、步宽及行走时站立相和摆动相步态,与同年龄组正常人对比,记录异常信息。

3.活动水平评定　采用改良Barthel指数(modified Barthel index,MBI)评定量表(表4-9-3)。

表 4-9-3　改良 Barthel 指数(MBI)评定量表

日常生活 活动项目	完全依赖 (1级)	最大帮助 (2级)	中等帮助 (3级)	最小帮助 (4级)	完全独立 (5级)
修饰	0	1	3	4	5
洗澡	0	1	3	4	5
进食	0	2	5	8	10
如厕	0	2	5	8	10
穿衣	0	2	5	8	10
大便控制	0	2	5	8	10
小便控制	0	2	5	8	10
上下楼梯	0	2	5	8	10
床椅转移	0	3	8	12	15
平地行走	0	3	8	12	15
坐轮椅(仅在不能 行走时才评定此项)	0	1	3	4	5

4.胸廓活动度的评定　深呼气时胸围与深吸气时胸围之差称为呼吸差,一般胸围差值<5 cm,提示胸廓扩展活动受限。

5.躯体功能评价　采用强直性脊柱炎功能指数(BASFI)评价躯体功能(表4-9-4)。

表 4-9-4　强直性脊柱炎功能指数(BASFI)

每一个问题的分值为 0 分(容易达成)到 10 分(无法达成),其加起来后的算数平均值即为 BASFI 得分。分值越高,功能损伤越严重。

条　　目	程 度 评 分
1.无须别人帮忙或借助工具而能穿上袜子或紧身衣	
2.无须借助工具能自己弯腰从地上拾起钢笔	
3.无须别人帮忙或借助工具而能触及较高的架子	
4.不用手支撑或借助其他帮助而能从一张无扶手的椅子上站起来	
5.躺在地板上,无需他人帮助而能站起来	
6.不扶物站立 10 min 未感不适	
7.不扶栏杆且不依靠助行工具而能爬 12~15 级楼梯(每步一梯级)	
8.不用转身而能望向您的肩部	
9.能进行体能活动,如身体锻炼、散步或其他体育运动之类的活动	
10.无论是做家务活,还是上班,您都能完成一整天的活动	

二、康复指导

1.呼吸功能训练　包括缩唇呼吸训练、有效咳嗽训练、胸式呼吸和腹式呼吸训练,鼓励患者术后进行呼吸功能训练及咳痰,预防肺炎和肺不张。

2.体位摆放和定时翻身　在脊柱稳定性尚未恢复之前严格执行轴线翻身。对于脊柱稳定性尚好的患者应鼓励其勤翻身,经常变换体位,促进肠蠕动,预防胃胀气和压力性损伤。

3.肌力训练　包括等长收缩训练、等张肌力训练,以预防患者肌力的下降和肌肉萎缩。

4.姿势练习

(1)转颈运动:有助于减轻僵硬和保持灵活性。取坐位,双足着地,头向左转并注视左肩,恢复原位,头向右转并注视右肩,每侧重复 5 次。

(2)外周关节运动:每天进行上下肢各关节的主动及被动运动,尤其是伸肌和外旋肌的练习,下蹲、起立、行走、抬腿外旋等,以保持关节的屈伸、内收、外展功能。

5.伸展运动　改变关节活动度,维持骨密度和强度,提高脊柱伸展性。

(1)仰卧伸展运动:旨在克服晨僵。起床前,取仰卧位,双臂上伸过头,向指、趾两个方向伸展,待感到伸展满意后放松;伸展双腿,足跟向前伸,足背向膝方向屈,下肢伸直,持续 1 min,然后放松。

(2)俯卧伸展运动:俯卧于床上,尽量抬头和四肢伸直抬起,保持 5~10 s 后恢复原位,全身放松,重复 3~5 次。如颈部受累以致俯卧有困难时,可于胸前、额下置一小枕头或折叠的毛巾。因髋、肩、膝受累致俯卧起立有困难时,则只能做上述仰卧伸展运动。

(3)坐位伸展运动:坐在靠背椅上,一足置低凳上,直腿、曲足至下肢后侧肌肉充分拉伸,两侧交替进行。

(4)立位伸展运动:身体直立,双上肢伸直上举过头直至感觉从指尖到足趾都在伸展,持续 5~10 s,放松,重复 5 次。

6.转移训练

(1)床与轮椅的转移:将轮椅斜靠于患者健侧肢体床旁,使之与床边成 45°角,锁住刹车,健手抓住轮椅扶手,以扶手作支撑点站起,健手抓住轮椅的另一侧扶手,同时转身,屈双膝,慢慢坐于轮椅上。

(2)轮椅与床的转移:将健侧肢体所在的轮椅一侧斜靠于床边,并使之与床边成 45°角,锁住刹车;健手按住床垫站起,并转身,慢慢坐于床上。

7. 辅助器具的应用　对因疼痛而活动受限及脊柱强直且畸形的患者,可选择必要的辅助器具进行日常生活活动能力训练。如行走困难者可选用手杖或助行器,穿鞋困难者可选用持物器及长柄鞋拔,如厕困难者可适当调节坐便器高度。

8. 运动疗法　常用的运动项目包括低强度有氧运动、身体局部功能锻炼等,如游泳、练瑜伽、步行、打太极、慢跑等。运动疗法在提高患者四肢运动功能的同时还有助于促进心肺功能,增加骨骼肌适应性,缓解患者的晨僵,可增强全身肌力,防止脊柱畸形。

【出院指导】

1. 心理和社会支持　使患者了解本病的发生、发展规律,正确认识当前疾病治疗的意义,以调动积极性,加强依从性,嘱患者家属多陪伴患者,加强沟通,为患者提供情感支持。

2. 行为管理　规范患者不良行为,指导其戒烟、注意关节保护、控制体重。根据医生或康复治疗师的建议,指导患者进行适当的康复锻炼,强调正确的行为和运动疗法的重要性及运动锻炼需长期坚持才会有效果。

3. 保持正确的体位和生理姿势　指导患者在日常生活中注意保持正确的姿势和体位,预防后期关节畸形。

4. 药物管理　帮助患者了解可能发生的药物不良反应,治疗过程中与医生定期沟通,共同决策治疗方式。

5. 饮食指导　指导患者保持营养均衡,摄入足量高蛋白、高能量、高维生素饮食,以促进骨骼和肌肉的健康。

6. 定期复诊　遵医嘱按时随访,指导患者术后 1～3 个月复诊,不适随诊。

【护理评价】

(1)患者感染是否得到预防或控制?

(2)患者体温是否得到控制?

(3)患者疼痛是否缓解?

(4)患者营养状况是否逐步改善?

(5)患者肌力是否逐渐恢复?

(6)患者是否知晓疾病相关知识,患者焦虑情绪是否较之前有所缓解?

(7)患者并发症是否得到有效预防,患者病情变化是否能被及时发现与处理?

(王慧文　李雪丹)

第十节　脊柱骨折、脱位护理与康复

【定义】

脊柱骨折、脱位指脊柱骨折与椎节脱位同时存在,主要表现为椎体压缩,多见于外伤,特别是暴力因素,是临床骨科常见的创伤性疾病,发生率占骨折的 5%～6%,以胸腰椎骨折最为多见。常伴有脊髓或马尾神经损伤,其致残率和死亡率较高。

【病因与发病机制】

(1)多数因间接暴力引起,少数由直接暴力所致。如从高处落下的重物打击头、颈、肩部,枪弹伤等。

**4-10 导入案例
与思考**

扫码看视频

（2）椎体受到的垂直分力可导致其压缩性骨折,水平压力较大时可同时发生脊柱脱位。

【分类】

（1）根据受伤时暴力作用方向分为屈曲型损伤、伸直型损伤、旋转型损伤、垂直压缩型损伤。

（2）根据解剖部位分为胸腰椎骨折、脱位,颈椎骨折、脱位和附件骨折。

（3）根据脊柱损伤后的稳定性分为稳定性骨折和不稳定性骨折。

【临床表现】

1.症状

（1）局部疼痛:颈椎骨折者可有头颈部疼痛,不能活动。胸腰椎损伤后,因腰背部肌肉痉挛、局部疼痛,患者站立及翻身困难,或站立时腰背部无力,疼痛加重。

（2）腹痛、腹胀:腹膜后血肿刺激腹腔神经节,使肠蠕动减慢,常出现腹痛、腹胀甚至肠麻痹等症状。

（3）其他:伴有脊髓损伤者可有四肢或双下肢感觉和运动障碍。患者还可伴有颅脑、胸部、腹部和盆腔脏器等损伤,并出现相应的症状。

2.体征

（1）局部压痛和肿胀:后柱损伤时中线部位有明显压痛,局部肿胀。

（2）活动受限和脊柱畸形:颈、胸、腰段骨折患者常有活动受限,胸腰段脊柱骨折、脱位时常可摸到后凸畸形。

【辅助检查】

1.X 线检查　X 线检查是首选的检查方法,包括脊柱正、侧位片,正位片可以观察脊柱的序列及有无侧凸,侧位片可了解有无脱位、椎体高度丢失与否(图 4-10-1)。

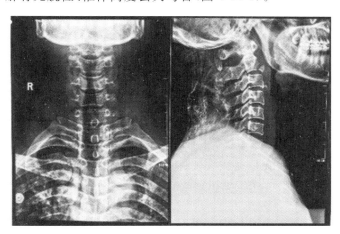

图 4-10-1　脊柱骨折的 X 线检查

2.CT 检查　可以显示椎板及关节突骨折情况、椎弓根损伤情况、椎管内有无出血等,为手术方案的制订提供依据。

3.MRI 检查　可清楚显示脊髓和软组织图像,了解脊髓或马尾神经受压情况,帮助辨别椎间盘损伤、硬膜外血肿、脊髓水肿等,确定脊髓损伤的程度和范围。

【治疗】

1.颈椎骨折、脱位的治疗

（1）对稳定性颈椎骨折、脱位,如为轻度压缩移位,可用颌枕带或颅骨卧位牵引复位,牵引重量为

3 kg,复位后用颈围、头颈胸支架固定 3 个月。如压缩移位重者,用持续颅骨牵引复位,牵引重量为 3～5 kg,必要时可增加到 6～10 kg。复位后用颈围、头颈胸支架固定 3 个月,牵引复位失败者需行切开复位内固定术。

(2)对颈椎骨折、脱位有关节突交锁者,需行手术治疗。

2. 胸腰椎骨折、脱位的治疗

(1)对稳定性胸腰椎骨折,如压缩椎体不超过 1/3,患者可卧硬板床 3 个月,腰部垫枕,使脊柱过伸。3 天后可开始腰背肌锻炼,经功能锻炼可使压缩的椎体自行复位。如椎体重度压缩超过 1/2 时,应给予过伸复位。

(2)对胸腰椎骨折、脱位有关节突交锁者,需行切开复位内固定术。

【护理评估】

一、术前评估

1. 健康史

(1)个人信息:包括患者姓名、性别、年龄、出生日期、职业和联系方式等。

(2)既往史:了解患者既往健康状况,有无脊柱受伤或手术史。

(3)过敏史:对药物、食物、环境物质或其他过敏原的过敏反应。

(4)外伤史:应详细了解患者受伤的时间、原因和部位,受伤时的体位、症状和体征,搬运方式,急救情况,有无昏迷史和其他部位复合伤等。

2. 身体状况　记录患者的身高、体重、生命体征、营养状况、体格检查结果、身体器官功能,并计算体重指数(BMI)以准确估计患者的手术耐受力。

3. 症状和体征

(1)评估患者全身情况:评估患者的呼吸状况,检查患者呼吸道是否通畅,能否有效咳嗽及排出分泌物,有无体温调节障碍。关注患者的皮肤颜色、温度,注意有无休克及复合伤,如颅脑损伤、胸腹腔脏器损伤、四肢损伤。颅脑损伤者可用格拉斯哥昏迷量表评估患者意识状态。

(2)评估患者局部情况:评估患者局部有无疼痛、压痛、肿胀、畸形、活动受限,有无皮肤受损及局部皮肤颜色、温度异常。

4. 专科评估

(1)评估患者四肢感觉、运动情况,痛觉、温觉、触觉及位置觉丧失平面及程度,评估各关节运动情况,判断有无脊髓、马尾神经损伤。

(2)评估患者括约肌功能:有无便秘或大便失禁,有无尿潴留或尿失禁。

5. 辅助检查　评估患者 X 线、CT、MRI 等检查结果,明确患者损伤部位、程度、类型和移位情况。

6. 心理社会状况　当患者发生骨折和创伤后,治疗相对困难,且病程较长,导致脊髓神经损伤时还有可能发生瘫痪等,患者极易产生焦虑、烦躁以及恐惧等不良负面情绪。术前需全面评估患者心理社会状况,为围手术期康复提供个体化的指导和支持。

二、术后评估

详见本章第九节"脊柱感染性疾病护理与康复"相关内容。

【常见护理诊断/问题】

1. 低效性呼吸形态或清理呼吸道无效　与脊柱骨折可能压迫脊髓及活动受限有关。

2. 疼痛　与脊柱骨折、手术有关。

3. 躯体移动障碍　与脊柱骨折、卧床有关。

4.体象紊乱　与受伤后躯体移动障碍或肢体萎缩变形有关。

5.潜在并发症　感染、压力性损伤、泌尿系统感染、深静脉血栓形成等。

【护理目标】

(1)患者呼吸道通畅,能够维持正常呼吸功能。

(2)患者疼痛缓解或减轻,舒适度提高。

(3)患者能最大限度地获得生活自理能力并在疾病允许范围内进行活动。

(4)患者主诉能接受体象及生活改变的现实。

(5)患者并发症得到预防或早期发现与处理。

【护理措施】

一、术前护理

1.术前常规护理　详见本章第四节"胸椎管狭窄症护理与康复"相关内容。

2.安全搬运　三人一起对患者进行搬运,搬运时搬运者站在患者同侧,一人托患者颈、肩胛部,一人平托患者腰臀部,一人平托患者双下肢,将患者搬运至床上。搬运时需注意保持患者脊柱平直,避免因骨折部位的异常活动而引起或加重脊髓损伤。颈椎骨折者应由一人固定并沿纵轴略加牵引头部,保持头、颈、躯干处于同一平面。

3.专科护理

1)适应性训练　指导患者进行深呼吸训练及有效咳嗽训练,以改善肺通气,预防术后肺部并发症。指导患者进行床上大小便训练,并告知便器的使用方法。

2)牵引护理　颈椎骨折患者为促进骨折复位并防止进一步损伤常应用颌枕带牵引或颅骨牵引治疗。

(1)牵引时需保持牵引的有效性,经常检查牵引功能,保持头、颈、躯干及牵引绳在一条直线上。

(2)屈曲型损伤致颈椎骨折、脱位可先行仰卧位头枕部稍垫高牵引。过伸或垂直压缩型损伤致颈椎骨折、脱位可先行水平牵引逐步增加牵引重量,直至牵引复位后,减轻重量维持牵引,维持牵引时为保持颈椎生理前凸,应垫高患者肩部。

(3)颅骨牵引针孔处每天应用75%酒精消毒 2～3 次,预防感染。颌枕带牵引时注意防止下颌部皮肤发生压力性损伤。

4.心理护理　脊柱骨折后,患者卧床时间增加,合并脊髓神经损伤者,可致下肢不完全瘫痪甚至完全瘫痪,很容易产生悲观、恐惧、焦虑等情绪,在与患者沟通中应耐心倾听患者的主诉,向患者讲解治疗成功的案例,针对性地进行心理疏导,在精神上给予患者安慰和鼓励。

二、术后护理

1.术后常规护理　详见本章第四节"胸椎管狭窄症护理与康复"相关内容。

2.专科护理

1)并发症的预防和护理

(1)预防脊髓损伤:①观察患者皮肤颜色、温度和有无体温调节障碍。②搬运患者时应避免脊髓损伤。③对已发生脊髓损伤者做好相应护理。

(2)预防关节僵硬和肌肉萎缩:脊柱骨折患者卧床时间较久,应指导患者早期活动和功能锻炼,避免患者发生关节僵硬和肌肉萎缩。①体位:瘫痪肢体保持关节功能位,防止关节屈曲、过伸或过展,可用矫正鞋预防足下垂。②全范围关节活动:定时进行全身所有关节的全范围被动活动和按摩,每天数次,以促进循环,预防关节僵硬和挛缩。③腰背肌功能锻炼:根据脊柱骨折或脊髓损伤的部位、程度和康复治疗计划选择和进行相应的腰背肌功能锻炼。

（3）体温失调：颈脊髓损伤后，自主神经功能紊乱，受伤平面以下毛细血管网舒张而无法收缩，皮肤不能出汗，对气温的变化丧失了调节和适应能力。室温高于 32 ℃时，闭汗使患者容易出现高热（＞40 ℃），且药物降温效果不佳。患者体温升高时，应以物理降温为主，如冰敷、温水擦浴等。夏季将患者安置在阴凉或设有空调的房间。

2）生活活动能力训练　鼓励患者进行日常生活活动能力的训练，以满足生活需要。

3. 心理护理　通过观察患者在语言、行为、意识、情绪等方面的问题，及时与患者沟通并解决其心理问题，以确保围手术期康复效果。对于出现脊髓损伤的患者，帮助其接受事实，并认识疾病恢复的过程，通过自我激励和心理暗示，促进患者积极参与康复训练。

【康复应用】

一、康复评定

1. 脊髓损伤的评定、关节活动度评定　详见本章第九节脊柱感染性疾病护理与康复相关内容。

2. 对于已经发生完全性脊髓损伤患者　脊髓损伤水平确定后康复目标基本确定。对于不完全性损伤来说，则需根据残存肌力功能情况修正上述康复目标。

二、康复指导

脊柱骨折康复治疗的目标是防止躯干肌肌肉萎缩，促进骨折愈合，恢复脊柱的稳定性和柔韧性。康复过程应遵循循序渐进的原则，可分为以下三个阶段。

1. 第一阶段　术后 1 周内，患者以卧床为主，并以无痛的等长收缩训练为主，辅以四肢的主动运动，如踝泵运动、股四头肌等长收缩运动、直腿抬高运动，训练强度及时间根据患者耐受程度逐渐增加。指导患者做腹式呼吸训练，以促进肺扩张，改善患者心肺功能，预防肺部感染。

2. 第二阶段　术后 2～3 周，通过增加躯干肌力改善脊柱稳定性，减轻组织纤维化或粘连，防止骨质疏松。训练方法如下。

（1）仰卧位直腿抬高运动及下肢屈曲运动：防止神经根粘连，初次运动从 30°开始，保持时间从 15 s 开始逐渐增加，每组 10 次，每天 2～3 组。

（2）臀桥训练：患者取仰卧位，双腿屈曲，足置于床面上，双手置于体侧，以头、双肘、双足为支撑点，将腰背部抬离床面，坚持 6 s 后放下，注意不能憋气。

（3）下床训练：患者佩戴支具后侧卧，双上肢撑床，保持坐位后慢慢站起。

（4）站立训练：症状明显改善者，可佩戴腰围，手扶着进行站立训练，双足分离，与肩同宽。脚尖正向前，努力控制身体正直姿势，保持平衡。

（5）重心转移训练：症状明显改善者，可佩戴腰围进行无辅助下的前后、左右交替移动重心。

（6）步行训练：患者佩戴腰围，应用助行器或拐杖在室内行走，并逐步脱离助行器或拐杖。

3. 第三阶段　术后 4～8 周，主要是加强腰背肌和核心训练，恢复脊柱的稳定性。训练方法如下。

（1）单腿臀桥训练：患者佩戴腰围，取仰卧位，屈髋屈膝，双手平放于身体两侧，同时抬起臀部和伸直一侧下肢离开床面，核心收紧，保持平衡，坚持 15 s。换另一侧，同法练习。10 个为 1 组，每次做 3 组。

（2）对角线支撑练习：患者取跪位，双手及双膝接触床面，头部自然下垂，向前伸出一侧上肢，同时向后伸出对侧下肢，坚持 15 s，换另一侧对角线上下肢。10 个为 1 组，每次做 3 组。

4. 急性期康复训练

（1）关节被动运动训练：病情平稳后为预防患者关节僵直、挛缩和畸形，可进行患肢关节全范围内的被动活动，活动范围由小到大，循序渐进，直至达到最大生理范围。

（2）早期坐起训练：脊髓损伤后脊柱稳定性良好者术后 1 周左右可开始坐起训练，每天 2 次，每次 0.5～2 h。开始时将床头摇起,与地面成 30°角,如无不良反应,则每天将床头升高 15°,直到 90°,并维持此角度训练。

5. 恢复期功能锻炼

(1)肌力训练:肌力训练的目标是使患者肌力达到 3 级以上,恢复其实用功能,肌力 3 级的肌肉可以采用主动运动;肌力 2 级时可以采用助力运动、主动运动;肌力 1 级和 0 级只能采用神经肌肉电刺激、被动运动的方式进行训练。

(2)行走训练:可利用拐杖和助行器练习行走。

(3)转移训练:在康复治疗师的指导下进行转移训练,包括床与凳子间的转移、床与轮椅之间的转移、轮椅与坐便器之间的转移等。

(4)轮椅训练:坐起训练已完成,即患者可独立坐 15 min 以上时,开始进行轮椅训练,注意每坐 30 min,必须用上肢撑起躯干,或侧倾躯干 30 s,以预防压力性损伤的发生。

(5)日常生活自理能力训练:如吃饭、穿衣、洗漱、喝水等。

(6)膀胱功能障碍训练:间歇导尿技术不将尿管留置于膀胱内,仅在需要时插入膀胱,排空后即拔除。其优点在于使膀胱排空、预防膀胱过度充盈、减少并发症的发生以及提高患者生活质量,是治疗神经源性膀胱功能障碍的首选方法。导尿的总原则是无损伤、无感染。

【出院指导】

1. 康复指导　指导患者卧硬板床,下床活动须佩戴支具,坚持功能锻炼,3 个月内避免负重,避免弯腰拾物,可半蹲拾物。

2. 生活指导　指导患者建立正确的饮食与生活习惯,注意休息,避免长时间坐位或弯腰的姿势,避免劳累,外出避免外伤。

3. 定期复查　指导患者定期复查,不适随诊。

【护理评价】

(1)患者呼吸道是否通畅,是否能够维持正常呼吸功能?

(2)患者疼痛是否缓解,舒适度是否提高?

(3)患者是否获得最大限度的生活自理能力并可以在疾病允许范围内进行活动?

(4)患者是否能接受体象及生活改变的现实?

(5)患者并发症是否得到预防或是否早期被发现与处理?

(王慧文　李雪丹)

第五章　肿瘤骨科疾病的护理与康复

第五章
学习目标

5-1 导入案例
与思考

扫码看视频

第一节　骨的肿瘤样病变护理与康复

骨　囊　肿

【定义】

骨囊肿（bone cyst）发生于髓内，通常是单腔的、囊肿样局限性瘤样病损，囊肿腔内含有浆液或血清样液体。骨囊肿常见于儿童和青少年，好发于长骨的干骺端，依次为肱骨近端、股骨近端、胫骨近端和桡骨远端。

【病理生理】

1.大体所见　病变为多囊性，囊壁光滑，可见囊壁上骨脊，高低不一，很少完整骨性间隔。囊腔内含有淡黄色澄清的液体。

2.镜下所见　骨壁为正常骨结构，囊壁由单层间皮细胞覆盖。骨折部位可见新骨形成并有囊壁阴影，出现不规则骨。骨折后可致游离骨片纤维化。

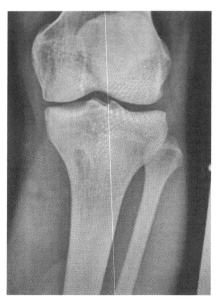

图 5-1-1　骨囊肿的 X 线检查

【临床表现】

1.症状　多数无明显症状，有时局部有隐痛或肢体局部肿胀。部分病例在发生病理性骨折或在 X 线检查时偶然发现。病理性骨折为本病最常见并发症，发生率约为 66%。

2.体征　发生于浅表骨骼者可触及局部骨骼膨隆，并有压痛；少数病例因病变局部受力异常肢体出现畸形。

【辅助检查】

1.X 线检查　X 线检查示干骺端圆形或椭圆形界限清楚的溶骨性病灶，骨皮质有不同程度的膨胀变薄，单房或多房性，经常毗邻骨骺生长板，但不越过生长板（图 5-1-1）。

2.CT 检查　CT 检查对诊断骨盆骨囊肿更有意义。当囊肿发生于骨干中间或非典型部位时，CT 检查可明确显示病变累及的范围。

3.MRI 检查　MRI 检查有助于与其他骨肿瘤的鉴别。

【治疗】

单纯性骨囊肿的标准治疗为病灶刮除,自体或异体骨移植填充缺损。有些骨囊肿在骨折后可以自愈。若患儿年龄小(<14岁),病灶紧邻骨骺,则术中可能损伤骨骺,且术后局部复发率高,应慎选手术治疗。用甲泼尼龙注入囊腔有一定的疗效,可恢复正常骨结构。

动脉瘤样骨囊肿

【定义】

动脉瘤样骨囊肿(aneurysmal bone cyst)因局部破坏性病损,同时外周有骨膜反应骨沉积,类似动脉瘤样膨胀而得名。动脉瘤样骨囊肿是一种从骨内向骨外膨胀性生长的骨性血性囊肿,其内充满血液和包含有成纤维细胞、破骨细胞型巨细胞及反应性编织骨的结缔组织分隔。动脉瘤样骨囊肿好发于青少年,好发部位为长骨的干骺端,主要是股骨远端,其次是胫骨、肱骨、尺骨等,也可发生于脊柱附件,骶骨也是常见发病部位。

【病理生理】

病灶由许多充满血液的管腔和实性区域交替组成。这些管腔内表面覆衬单层、扁平的未分化细胞,很少能发现内皮性覆衬细胞和其他血管成分。管腔周围的实性组织由血管丰富的结缔组织构成,这些血管管径逐渐从小到大。成纤维细胞可见核分裂象。在覆衬的纤维组织中含有许多巨细胞,呈簇状分布。另外,囊壁内表面或深层的结缔组织中可见原始编织骨的骨板。

【临床表现】

1. 症状　本病症状轻微,早期患处可有不适感,随着病变范围的扩大,可出现疼痛。病理性骨折为本病最常见并发症,大多数患者因病理性骨折就诊。发病部位在脊柱特别是骶骨时可有较明显疼痛。

2. 体征　随着病变范围的扩大,可出现局部皮肤温度升高、肿胀等。

【辅助检查】

1. X线检查　表现为长骨骨干或干骺端的气球样、透亮的膨胀性、囊状溶骨性改变,偏离中心,边界清晰,有骨性间隔,将囊腔分隔成蜂窝状或泡沫状。有时病灶也可位于中心位置。

2. CT检查　CT检查可以清晰地显示病灶的内部特征和解剖关系,尤其是脊柱和骨盆等部位,对囊腔内容物的密度、周围软组织的侵犯情况及病灶周缘的硬化均较X线片敏感。

3. MRI检查　对髓腔内受累的范围、软组织的显像更加清晰。

【治疗】

1. 非手术治疗　介入治疗。选择性栓塞病变的营养血管,可以促进囊肿的成熟和骨化。这种方法可以单独使用,也可以与外科手术联合使用。当手术有困难或动脉瘤样骨囊肿所处部位手术有危险时,可单独使用这种方法。在脊柱、骨盆和股骨近端,可在手术前行选择性动脉栓塞,以减少手术出血。

2. 手术治疗　刮除植骨术。位于四肢长骨者,一般可行病灶局部刮除、灭活、植骨,植骨可选自体骨、异体骨或人工骨。刮除病灶时,应开足够大的骨窗,可使用高速磨钻、物理或化学等方法行囊壁灭活,也可应用骨水泥填充瘤腔以降低复发率。

骨嗜酸性肉芽肿

【定义】

骨嗜酸性肉芽肿(eosinophilic granuloma of bone)也称朗格汉斯细胞肉芽肿病,一般指局限于骨的组织细胞增殖症,属于组织细胞增多症 X 的一种类型。骨嗜酸性肉芽肿好发于青少年,以 5～10 岁最多见,好发部位为颅骨、肋骨、脊柱和肩胛骨等,长骨病损多见于干骺端和骨干,单发病灶较多。

【病理生理】

1. 大体组织检查　骨嗜酸性肉芽肿为较软、肉芽状、胶质状的组织,颜色灰红色、褐色或者褚黄色。

2. 显微镜下观　骨嗜酸性肉芽肿内含大量朗格汉斯细胞。这些朗格汉斯细胞来源于单核细胞和髓腔内的树突状细胞。

【临床表现】

1. 症状　局部疼痛,病理性骨折为本病常见并发症,合并病理性骨折可产生脊髓压迫症状。

2. 体征　肿胀和压痛为主要体征。

【辅助检查】

1. X 线检查　表现为孤立而界限分明的溶骨性缺损,可偏于一侧而引起骨膜反应。椎体的骨嗜酸性肉芽肿可表现为扁平椎体。

2. 实验室检查　全血细胞计数及嗜酸细胞计数有时可增高,血沉增快。

【治疗】

刮除植骨术或放射疗法均为有效的治疗方法。

骨纤维结构不良

【定义】

骨纤维结构不良(osteofibrous dysplasia)又称骨纤维异常增殖症,是一种髓内良性的纤维-骨性病变,以骨内纤维组织增生、变性为特征,即化生的纤维组织构成的不成熟骨组织替代了正常的板状骨结构,可累及单骨或多骨。该病变在骨的肿瘤样病变中占首位,发病年龄为2～50 岁,但多发生在10～25 岁骨骼生长阶段。任何骨骼均可受累,但多侵犯股骨(尤其是股骨颈)、胫骨、骨盆、肋骨、颅骨、头面骨及椎体。

【病理生理】

以成骨为主的病变,病变骨没有明显的骨松质结构而被大量增生的硬化骨取代,质地坚硬且易碎,有机质含量少。而溶骨表现的可见病变为内含纤维成分、质韧的团块状组织,与周围骨组织界限清楚。在成骨与溶骨共存的病例中,病变组织呈黄白色,捻搓有明显柔韧和沙粒感,这是因为纤维组织中含比例不等的异常骨小梁结构,部分区域可见囊性变;与正常骨之间有明显界限,极少侵犯软组织。

【临床表现】

根据发病部位及累及的范围,临床上将骨纤维结构不良分为 3 种类型:单发型、多发型和Albright 综合征。这 3 种类型表现差异较大,但跛行、疼痛、畸形、骨折等症状均会出现。

1. 单发型

(1)症状:进展较慢,通常无症状或仅有轻微酸痛症状,多在 X 线检查时无意间发现病理性骨折,病理性骨折为本病常见并发症。

(2)体征:病变范围较广时表现为肢体畸形、肿大。

2. 多发型

(1)症状:症状出现的早晚和严重程度与病变范围有关。

（2）体征：病变部位可以产生各种畸形，畸形会因病理骨折而加重。发生在股骨时，因病理骨折及应力性骨折等产生畸形，形成髋内翻，严重的形成畸形并明显跛行。发生在小腿时，可累及胫腓骨，胫骨可广泛受累，严重的产生胫骨内外翻及小腿过长等畸形。偶可发生在脊柱，与肢体影像表现不同，可呈成骨或溶骨性膨胀性改变。多数病例因病理性骨折疼痛及继发畸形而就诊，病理性骨折可在同一部位反复发生，皮肤可见色素沉着。

3. Albright 综合征　多骨受累并同时伴有性早熟及其他内分泌异常症状。

【辅助检查】

1. X 线检查　X 线检查示受累骨骼膨胀变粗，密质骨变薄，典型特征是呈磨砂玻璃样改变，界限清楚。股骨近端的病损可使股骨颈弯曲，酷似"牧羊人手杖"。

2. CT、MRI 检查　可进一步明确病变范围，骨扫描能帮助确定病灶是单发还是多发以及病变范围。

【治疗】

1. 非手术治疗　对无症状、影像学显示病变范围较小者，除定期随访观察外，无须特殊处理。

2. 手术治疗　手术治疗的目的是处理病灶和已经出现的病理性骨折，预防和纠正畸形。股骨上端病变常并发髋内翻畸形，多需手术治疗。手术治疗常采用刮除、植骨、内固定术。

【护理评估】

一、术前评估

1. 健康史

（1）个人信息：患者个人信息，包括姓名、性别、年龄、出生日期、职业和联系方式等。

（2）既往史：是否有患肢手术史，是否有其他慢性疾病或骨肿瘤相关疾病。

（3）过敏史：对药物、食物、环境物质或其他过敏原的过敏反应。

（4）家族史：了解家族中有无骨肿瘤或其他肿瘤病史者。

2. 身体状况　记录患者的身高、体重、体重指数（BMI）及生命体征、营养状况、体格检查结果、身体器官功能，以准确估计患者的手术耐受力。

3. 症状和体征

（1）症状。

①局部评估：评估疼痛的部位、性质、程度及加重或缓解的因素。

②全身评估：评估患者有无消瘦、体重下降、营养不良和贫血等表现。

③重要脏器评估，如心、肺、肝、肾功能是否正常。

④评估患者能否耐受手术治疗和放射治疗。

（2）体征：评估肢体有无肿胀、肿块和浅表静脉怒张；局部有无压痛和皮肤温度升高；肢体有无畸形；关节活动是否受限；有无因肿块压迫和转移引起的局部体征；有无病理性骨折发生。

4. 专科评估　四肢末端血液循环状况评估，对于预防和治疗四肢缺血、坏死等并发症具有重要意义。专科评估主要从皮肤温度、颜色、肿胀、感觉、运动、毛细血管充盈时间及动脉搏动情况等方面进行评估。

5. 辅助检查　评估患者的 X 线、MRI 或 CT 等影像学检查结果，以了解骨骼结构和关节病变的情况；了解患者实验室检查结果，评估患者全身健康状况。

6. 心理社会状况　评估患者对疾病相关知识的知晓度，以及对相关治疗的认知和配合程度。评估患者对疾病诊断的心理承受能力，对治疗效果、预后等的心理反应。评估家庭的经济承受能力；患者家属对疾病及其治疗效果、预后的认知程度及心理承受能力；患者家属与患者的关系和其态度；患者的社会支持系统等。

二、术后评估

1. 手术情况　了解患肢手术、麻醉方式与效果、病变组织切除情况、术中出血、补液、输血情况和术后诊断。

2. 身体状况　评估生命体征是否平稳，患者是否清醒，呼吸状态如何，有无胸闷、胸痛、呼吸浅快、发绀及肺部痰鸣音等；评估伤口是否干燥，有无渗液、渗血；评估各引流管是否通畅，引流液的颜色、性状、量等；评估患者肢体末梢循环是否正常，有无感觉和运动异常；评估外固定位置是否正确，关节功能是否恢复；评估受压部位皮肤情况。

3. 症状和体征

(1)症状：术后密切观察患肢末端血液循环情况，关注患肢的颜色、温度、感觉、运动及有无肿胀和动脉搏动情况，有无主要神经损伤表现，了解是否发生功能损害，制订康复治疗计划，促进患者康复和改善生活质量。

(2)体征：评估患者是否存在肌肉紧张、僵硬及四肢活动等情况。

4. 心理社会状况　评估患者对术后康复的认识，对术后功能锻炼的依从性；了解其家庭成员是否能为其长期提供术后照护，是否有足够的经济能力满足患者的治疗和康复。

【常见护理诊断/问题】

1. 焦虑与恐惧　与肢体功能障碍及担心疾病预后等有关。

2. 疼痛　与手术创伤有关。

3. 躯体移动障碍　与疼痛、肢体活动受限有关。

4. 知识缺乏　缺乏有关术后功能锻炼的知识。

5. 潜在并发症　病理性骨折、深静脉血栓形成等。

【护理目标】

(1)减轻患者术后焦虑与恐惧情绪，提高其心理健康水平。

(2)减轻患者术后疼痛，提高其舒适度，促进康复。

(3)指导患者术后活动的正确方法，改善其肢体功能。

(4)提供术后功能锻炼的知识并指导，增强患者对康复的理解和配合度。

(5)预防术后并发症的发生，保障患者安全。

【护理措施】

一、术前护理

1. 术前常规护理　根据患者的病情、手术部位与方式进行皮肤准备、饮食指导、膀胱准备、药敏试验等。完善风险评估，针对性地进行风险管理，确保患者手术安全。

2. 专科护理

(1)功能锻炼：术前1周开始指导患者做股四头肌的等长收缩锻炼及足趾背屈和跖屈，每日数次，每次 10～30 min，以不感到疲劳和疼痛为宜，为术后康复锻炼奠定基础。

(2)适应性训练：术前指导患者行床上大小便训练，防止术后尿潴留和便秘，教会患者及其家属使用便器。

3. 心理护理　骨的肿瘤样病变多发生于青少年，青少年对医院环境感到陌生、恐惧，又因为病情及治疗限制了他们的活动，使其情绪受到影响，不愿意说话，加之表达能力有限，也不能准确反映病情，需要护士细心观察患者的情绪变化，以亲切的语言、和蔼的态度取得患儿信赖，使其积极参与疾病的治疗和护理。

二、术后护理

1. 术后常规护理

（1）病情观察：包括生命体征、伤口敷料、疼痛等方面；观察手术切口敷料有无渗液及渗出液的颜色、性状、量等，渗湿后及时通知医生更换敷料，以防感染。

（2）体位：根据手术性质、部位决定术后体位。全麻患者未清醒前应有专人看护，取仰卧位，头偏向一侧，以防误吸呕吐物。术后 2 h 可行轴线翻身。四肢肿瘤手术者患肢抬高功能位放置，注意观察患肢血液循环。

2. 专科护理

（1）病理性骨折：肿瘤破坏骨组织的结构，易造成病理性骨折；儿童生性好动，缺乏自我保护能力，也容易造成骨折。因此患肢要给予妥善固定或牵引，搬动时动作要轻，避免暴力。一旦发生骨折，按骨折患者常规护理进行护理。

（2）功能锻炼：下肢术后主动进行足趾关节、踝关节练习，股四头肌的收缩与舒张练习，收缩腹肌和臀肌练习，并逐渐增加练习的次数，以改善血液循环。上肢术后进行握拳、伸指练习，屈、伸腕关节、肘关节练习，还可进行肩关节内收、外展、前屈、后伸练习。

3. 疼痛的护理　为患者提供安全舒适的环境，并与其讨论疼痛的原因和缓解方法。指导患者术后抬高患肢，预防肿胀；应用非药物方法缓解疼痛，如放松训练、催眠、暗示、想象等。若非药物方法不能控制疼痛，可遵医嘱应用镇痛药，观察镇痛药的效果及副作用。

4. 心理护理　护士要多与患者沟通，及时给其安慰和鼓励，指导放松心情的方法，如通过看电视、听音乐、听小说等方式转移注意力。多与患者沟通，告知其保持健康心态对术后恢复的重要性，帮助患者缓解疼痛。及时正确地指导患者进行早期的康复锻炼，鼓励、陪同患者制订锻炼计划，让患者积极投入恢复功能的训练中去，使患者达到身体、心理上的痊愈，尽快回归社会。

【康复应用】

一、康复评定

1. UCLA 肩关节评分系统　美国加州大学洛杉矶分校（The University of California at Los Angeles, UCLA）肩关节评分系统（表 5-1-1），由 Ellman 设计并得到广泛应用。

表 5-1-1　UCLA 肩关节评分系统

功能/治疗反应	评　分
疼痛（10 分）	
持续性疼痛并且难以忍受；经常服用强镇痛药	1
持续性疼痛可以忍受；偶尔服用强镇痛药	2
休息时不痛或轻微痛，轻微活动时出现疼痛，经常服用水杨酸制剂	4
仅在重体力劳动或激烈运动时出现疼痛，偶尔服用水杨酸制剂	6
偶尔出现并且很轻微	8
无疼痛	10
功能（10 分）	
不能使用上肢	1
仅能轻微活动上肢	2
能做轻家务劳动或大部分日常生活	4

续表

功能/治疗反应	评 分
能做大部分家务劳动、购物、开车;能自己梳头、更衣,包括戴乳罩	6
仅轻微活动受限;能举肩工作	8
活动正常	10
向前侧屈曲活动(5分)	
150°以上	5
前屈曲力量(手测量)(5分)	
5级(正常)	5
4级(良)	4
3级(可)	3
2级(差)	2
1级(肌肉收缩)	1
0级(无肌肉收缩)	0
患者满意度(5分)	
满意,较以前好转	5
不满意,比以前差	0

注:总分为35分。优:34~35分;良:29~33分;差:<29分。

2.肘关节功能评估量表 如美国特种外科医院(HSS)肘关节功能评定表(表5-1-2)。

表 5-1-2 美国特种外科医院(HSS)肘关节功能评定表

标 准	得 分
疼痛(50分)	
无或可被忽视	50
轻微疼痛,偶尔需服镇痛药	45
中度疼痛,每日需服镇痛药	35
中度疼痛,休息或夜间痛	15
严重疼痛,影响日常生活	0
功能(50分)	
活动(30分)	
不受限	30
轻微受限,但不影响日常生活	25
不能举起超过 4.5 kg(10 磅)的物体	20
日常生活中度受限	10
不能自己梳头或触摸头部	5
不能自己进食	0
持久性(8分)	
使用超过 30 min	8
使用超过 15 min	6
使用超过 5 min	4

标　　准	得　分
不能使用肘关节	0
整体使用情况(12分)	
使用不受限	12
娱乐时受限	10
家务及工作受限	8
生活自理受限	6
不能使用	0

注:总分100分。优:90~100分;良:80~89分;一般:70~79分;较差:60~69分;最差:<60分。

3. 髋关节功能评估量表　Harris标准是目前国内外常用的髋关节功能评定标准。内容主要包括疼痛、功能、关节活动度和关节畸形4个方面(表5-1-3)。

表5-1-3　髋关节功能评估量表(Harris标准)

指　　标	得　分
Ⅰ.疼痛(44分)	
A.无疼痛或可忽略	44
B.轻微或偶尔疼痛	40
C.轻度疼痛,不影响日常活动;很少时,如在个别活动时有中度疼痛需服用阿司匹林	30
D.中度疼痛,能忍耐,日常生活或工作受到某种程度限制,有时需服用阿司匹林等更强的镇痛药	20
E.明显疼痛,活动严重受限	10
F.完全病残、跛行、卧床痛,卧床不起	0
Ⅱ.功能(47分)	
1.步态(33分)	
(1)跛行(11分)	
A.无	11
B.轻度	8
C.中度	5
D.严重	0
(2)帮助(11分)	
A.无	11
B.长时间行走需用手杖	7
C.大部分时间用手杖	5
D.用一个拐杖	3
E.用两个手杖	2
F.用两个拐杖	0
G.不能行走(详细说明原因)	0
(3)行走距离(11分)	
A.不受限	11
B.行走1000 m以上	8
C.行走500 m左右	5

续表

指　　标	得　　分
D.不能行走	0
2.活动(14 分)	
(1)上楼梯(4 分)	
A.正常	4
B.正常但需扶扶手	2
C.使用其他方法	1
D.不能上楼	0
(2)穿鞋和袜子(4 分)	
A.容易	4
B.困难	2
C.不能	0
(3)坐(5 分)	
A.可坐普通的椅子 1 h,无不适	5
B.可坐高椅子 0.5 h,无不适	3
C.不能舒适地坐任何椅子(不能坐超过 0.5 h)	0
(4)乘坐公共交通工具(1 分)	1
Ⅲ.无畸形(4 分)	4
患者表现如下情况可计 4 分	
1.固定屈曲挛缩<30°	
2.固定内收畸形<10°	
3.伸直位固定内旋畸形<10°	
4.肢体不等长<3.2 cm	
Ⅳ.活动范围(5 分)	
计屈曲、内收、外展、内旋、外旋等活动度之和,评分标准如下。	
1.210°～300°	5
2.160°～209°	4
3.100°～159°	3
4.60°～99°	2
5.30°～59°	1
6.0°～29°	0

注:总分 100 分。优:90～100 分;良:80～89 分;中:70～79 分;差:70 分以下。

4.膝关节功能评估量表　美国特种外科医院(HSS)在综合其他评分标准的基础上推出了一套新的膝关节功能评估量表,其总分为 100 分,分 7 个项目进行考评,其中 6 项为得分项目,包括疼痛、功能、活动度、肌力、屈膝畸形和稳定性等。同时也设立了减分项目,包括是否需要支具、内外翻畸形和伸直滞缺等(表 5-1-4)。

表 5-1-4　膝关节功能评估量表

项　　目	得分	项　　目	得分
疼痛(30 分)		行走时轻微疼痛	10
任何时候均无疼痛	30	行走时中度疼痛	5
行走时无疼痛	15	行走时严重疼痛	0

项　目	得分	项　目	得分
休息时无疼痛	15	差:不能带动关节活动	0
休息时轻微疼痛	10	屈膝畸形(10分)	
休息时中度疼痛	5	无畸形	10
休息时重度疼痛	0	＜5°	8
功能(22分)		5°～10°	5
行走、站立无限制	22	＞10°	0
行走5～10个街区(2.5～5 km)	10	稳定性(10分)	
行走1～4个街区(0.5～＜2.5 km)	8	正常	10
行走一个街区(＜0.5 km)	4	轻微不稳0°～＜5°	8
不能行走	0	中度不稳5°～＜15°	5
能上楼梯	5	严重不稳＞15°	0
能上楼梯,但需要支具	2	减分项目	
只能室内行走,不需要支具	5	使用单手杖	－1
只能室内行走,需要支具	2	使用单拐杖	－2
活动度(18分)		使用双拐	－3
每活动8°计1分,最高18分	18	伸直滞缺5°	－2
肌力(10分)		伸直滞缺10°	－3
优:完全能对抗阻力	10	伸直滞缺15°	－5
良:部分对抗阻力	8	每外翻5°	－1
中:能带动关节活动	4	每内翻5°	－1

注:总分100分,优:85～100;良:70～84;一般:60～69分;差:＜60分。

二、康复指导

1. 上肢骨肿瘤术后功能锻炼　以临床常见的肱骨近端肿瘤手术为例。

(1)肌肉等长收缩练习:麻醉清醒后,患肢功能位做指、腕、肘肌肉等长收缩练习,每日5～20次。

(2)握拳练习:术后1日,协助患者取半坐卧位做握拳练习,每次5 min,每日10～20次。

(3)被动等张肌肉练习:术后3日开始,在充分镇痛的前提下,做腕、肘关节屈曲等长被动活动,活动量以患者的耐受为宜,活动范围不宜过大,与手术医生共同制订患者的康复锻炼实施细则。

(4)主动抗阻力训练:术后1周,增加指、腕、肘主动抗阻力运动练习,在臂托保护下做肩前屈、内收和内旋的摆动练习,1周后进行仰卧位肩关节被动前屈上举及外旋练习,每次3～5个,每日3次。

(5)肩关节主动运动:术后3周,开始肩前后、内外摆动练习,肩前屈内收、内旋的主动运动,逐步增加肩外展、后伸和外旋的主动牵伸和被动牵引练习,同时注意加强肩带肌力练习以恢复肩关节的稳定性。

2. 下肢骨肿瘤术后功能锻炼

(1)踝泵运动:术后当日,患者取仰卧位,膝盖伸直绷紧,先让足部尽量跖屈,然后逐步背伸,每日3次,每次30～50组,之后逐步增加。

(2)直腿抬高运动:术后1～2日,患者取仰卧位,足尖朝上,伸直膝关节并收缩股四头肌后抬高患肢,足跟距床面20 cm,持续5～6 s后放下患肢,放松肌肉。

(3)终末伸膝锻炼:膝关节术后3～4日,取仰卧位,患膝下垫一枕头,保持屈膝约30°,然后使足

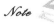

跟抬离床面直至患膝伸直,保持 5～10 s 后放下患肢,放松肌肉。

(4)终末屈膝锻炼:膝关节术后 3～4 日,患者取仰卧位,足尖朝上,直腿抬高离开床面,使患肢与床面成 45°角,屈曲膝关节,再缓慢伸直膝关节,放下患肢放松肌肉。此训练也可让患者坐于床边进行,膝关节位于床沿,两腿自然下垂,伸直膝关节,持续 5～10 s 后放松,使小腿自然下垂。

(5)耐力训练:髋、膝关节术后 5～7 日,患者坐于床边进行,膝关节位于床沿,两腿自然下垂,足背上放重量 1 kg 左右的沙袋(重量可以逐渐增加),伸直膝关节,持续 5～10 s 后放松,使小腿自然下垂。

(6)站立抬腿训练:髋、膝关节术后 1～2 周。

①站立前伸练习:双手握住扶手抬起患肢,注意抬腿时膝关节不要超过腰部,每次 2～3 组。

②站立外展练习:注意保持下肢伸直位向外抬起,慢慢收回,每次 2～3 组。

③站立后伸练习:将患肢慢慢后伸,注意保持上身直立,每次 2～3 组。

3. 正确佩戴支具

(1)佩戴支具的目的:①稳定与支撑病变肢体,达到止痛、缓解肌肉痉挛、促使炎症消退或骨折愈合的目的。②固定保护功能,限制关节异常活动以改善肢体功能。③矫正或预防畸形的发生或加重。④减少肢体局部承重,促使病变愈合。⑤产生动力功能,帮助肢体功能障碍的患者进行肌肉锻炼,恢复部分生活自理能力和工作能力。

(2)佩戴支具的注意事项:①支具必须在床上佩戴,将支具松紧度调节好后方可下床活动。②支具佩戴位置要准确,松紧要适度,过紧易出现压伤,过松则达不到制动目的,注意观察支具是否合体。固定襻带是否牢固,对软组织有无卡压,对皮肤有无摩擦等。观察肢体血液循环变化,如疼痛、肿胀、发绀或苍白、末梢麻木、肌无力等常由支具压迫或固定过紧引起,一旦发现则需去除支具。③保证支具有效固定,注意观察矫形支具使用后的治疗效果,以便及时调整或更换支具。④指导患者穿棉质衣裤及袜子,避免患者皮肤与支具直接接触。保持支具内侧清洁干燥,内衬潮湿时及时晾晒,必要时清洗晾干,注意皮肤的清洁与护理,每日擦洗穿戴支具的患肢,对支具着力部位应注意保护,预防压力性损伤的发生。

4. 体位

(1)维持正确的姿势:术后保持患肢处于功能位。在卧床期间,应采取轴线翻身法,至少每 2 h 翻身 1 次,并经常活动上、下肢。

(2)正确的上下床方法:告知患者起床"三步法",预防跌倒及体位性低血压。下床活动时,可使用拐杖、助行器等工具辅助。

【出院指导】

1. 康复指导　指导患者术后按计划进行功能锻炼,遵循循序渐进的原则。

2. 休息和营养　劳逸结合,保证每日摄取足够的营养,保证平衡饮食,并多饮水,防止便秘。

3. 安全指导　告诉患者及其家属,离床活动时要有人在旁保护。如做了异体骨移植,应避免早期负重,防止骨折。避免剧烈活动,防止病理性骨折。

4. 出院指导　定期复诊、拍片,了解肿瘤切除部位骨修复情况及病情进展情况。无异常情况时每 3 个月复诊一次。

【护理评价】

(1)患者焦虑与恐惧情绪是否得到缓解,心理健康水平是否有所提高?

(2)患者疼痛是否得到缓解,舒适感是否增强?

(3)患者是否掌握术后活动正确方法,自理能力是否提高?

(4)患者是否掌握功能锻炼的方法?

(5)患者并发症是否得到有效预防或得到早期发现和处理?

(王慧文　王星星)

第二节　良性骨肿瘤护理与康复

骨 软 骨 瘤

5-2 导入案例
与思考

扫码看视频

【定义】

骨软骨瘤（osteochondroma）是发生于骨表面的骨性突起物，顶面有软骨帽，中间有髓腔，是骨科临床上常见的良性肿瘤，占原发性骨肿瘤的 8％～15％，超过 2/3 的患者年龄小于 20 岁，男性较多见。肿瘤随机体发育而增大，当骨骺线闭合后，其生长也停止。骨软骨瘤可分为单发性与多发性两种，单发性骨软骨瘤也称外生骨疣；多发性骨软骨瘤也称骨软骨瘤病，多数有家族遗传史，具有恶变倾向。

【病理生理】

骨软骨瘤的大小可有很大的区别，一般位于长骨的骨软骨瘤，其平均直径最大为 4 cm，位于扁平骨或不规则骨则通常较大，个别报道直径最大者有 40 cm。带蒂的骨软骨瘤呈管状或圆锥形，表面光滑或呈结节状，其顶端外形不一。无蒂型骨软骨瘤呈碟状、半球形或菜花状。肿瘤在切面中呈现出 3 层典型结构：①表层为血管稀少的胶原结缔组织，与周围骨膜衔接，并紧密附着于其下方组织。②中层为灰蓝色的透明软骨，即软骨帽盖，厚度一般为几毫米，其厚度与患者年龄有关。儿童及青少年正处于骨生长活跃期，软骨厚度可达 3 cm。而成人有时软骨帽盖完全缺如。成人若软骨帽盖厚度超过 1 cm，应考虑恶变的可能。③基层为肿瘤的主体，是含有黄髓的骨松质，与患骨相连。

【临床表现】

1. 症状　绝大多数无自觉症状，常因无意中发现骨性肿块而就诊。骨性肿块生长缓慢，增大到一定程度可压迫周围组织，如肌腱、神经、血管等，出现相应压迫症状，或出现继发性滑囊炎和病理性骨折等。若患者出现疼痛加重，肿块突然增大，应考虑恶变为继发性软骨肉瘤的可能。

2. 体征　肿块常见于股骨远端、胫骨近端或肱骨近端，肩胛骨、髂骨和脊柱也可发生。多发性骨软骨瘤可妨碍正常骨的生长发育，导致患肢短缩、屈曲畸形。

【辅助检查】

1. X 线检查　干骺端有从骨皮质突向软组织的骨性突起，单发或多发，其皮质和骨松质以窄小或宽扁的蒂与正常骨相连，彼此髓腔相通，皮质相连续，突起表面为软骨帽盖，不显影，厚薄不一，有时可见不规则钙化影。骨软骨瘤发生恶变可见骨质破坏，呈云雾状改变及不规则钙化表现（图 5-2-1）。

2. CT、MRI 检查　有助于准确测量软骨帽盖的厚度，明确肿瘤性质及累及范围。

【治疗】

一般不需要治疗。若存在以下几种情况，则应行切除术：①肿瘤生长过快，出现疼痛或影响关节活动功能的情况；②影响邻骨或发生关节畸形；③压迫神经、血管以及肿瘤自身发生骨折；

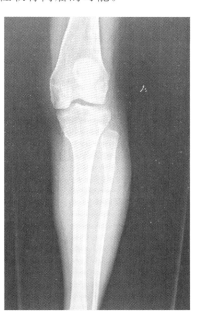

图 5-2-1　骨软骨瘤 X 线检查

Note

④肿瘤表面滑囊反复感染;⑤病变部位活跃,有恶变可能。切除术应从肿瘤基底四周部分正常骨组织开始,包括纤维膜或滑囊、软骨帽盖等,以免复发。

内生软骨瘤

【概述】

内生软骨瘤(enchondroma)是发病率非常高的良性骨肿瘤,肿瘤以形成成熟的透明软骨为特点。内生软骨瘤约占所有良性骨肿瘤的10%,是手指较常见的肿瘤。此病多为单发,少部分病例为多发性内生软骨瘤,称为 ollier病。若同时合并多发性软组织血管瘤,称为 Maffucci 综合征,此种类型的内生软骨瘤易发生恶变。

【病理生理】

手术刮除所得标本中可见肿瘤组织呈浅蓝色的透明软骨,质地坚实,但亦可因黏液样变性而变柔软,患骨的骨皮质常有膨胀性改变,骨皮质薄如蛋壳。骨皮质的内膜面由于受肿瘤侵蚀使其边缘呈分叶状,单发内生软骨瘤病变的概率较小,但若发生于长骨,则病变概率较大。

【临床表现】

1. 症状 患者通常无特殊症状,或出现无痛性肿胀就诊。如有病理性骨折可出现疼痛,常于 X 线检查时发现肿瘤。

2. 体征 手足部位的短管状骨为好发部位,可导致手指或足趾梭形畸形。内生软骨瘤可恶变为软骨肉瘤。

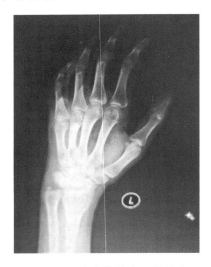

图 5-2-2　内生软骨瘤 X 线检查

【辅助检查】

1. X 线检查 发生于短管状骨的病变多为放射性透亮区;发生于长管状骨,病灶内可见磨玻璃样或沙砾样钙化灶。骨皮质变薄,骨内呈现扇贝样花边状改变(图 5-2-2)。

2. CT 检查 CT 检查能准确地显示肿瘤基质的钙化和累及范围,确定是否存在病理性骨折。

3. MRI 检查 可进一步明确肿瘤在髓腔内的范围。

【治疗】

1. 非手术治疗 发生于短管状骨的内生软骨瘤生长缓慢、恶变概率低,对于肿瘤较小且无临床症状的患者,可保守观察。发生于长骨,病灶已钙化但未侵蚀骨皮质者,也可暂不手术,可定期复查。

2. 手术治疗 对于病变范围较大、出现明显症状、存在病理性骨折倾向或已经发生病理性骨折、肿瘤发生于躯干骨或四肢长骨、明显发生溶骨、肿瘤术后复发者,应行手术治疗。采用病灶刮除植骨术,必要时辅以内固定。

骨 样 骨 瘤

【概述】

骨样骨瘤(osteoid osteoma)是常见的成骨性良性骨肿瘤。肿瘤常发生于长骨,特别是股骨近端、胫骨近端,亦可发生于脊柱及短骨。病变一般由一个小于 2 cm 的瘤巢及周围的反应骨组成,界限清晰。骨样骨瘤好发于青少年,多见于 10~25 岁,男性多于女性,临床表现为典型的夜间疼痛并于服用非甾体抗炎药后症状缓解,手术治疗效果良好。

【病理生理】

骨样骨瘤瘤巢中可有不同成熟阶段的骨质,并有丰富的血管结缔组织基质,有不同比例的骨样组织及新生骨小梁。核心在肉眼检查外表致密而坚实时,镜下则表现为紧密排列的不典型的新生骨小梁,小梁间有扩大的血窦。新形成的骨小梁有骨母细胞覆衬,并常有少数破骨细胞。

【临床表现】

1. 症状　主要症状是疼痛,有夜间痛,进行性加重,口服非甾体抗炎药后 $20\sim30$ min 疼痛迅速缓解,并以此作为诊断依据。

2. 体征　若病损在关节附近,可出现关节炎症状,影响关节功能。

【辅助检查】

1. X 线检查　典型的病变表现为位于致密反应硬化骨内的一个放射性透亮区的瘤巢,病灶一般位于骨皮质内,瘤巢直径一般小于 1.5 cm。

2. CT 检查　能清楚地显示病变瘤巢与邻近反应性硬化骨,尤其适用于病灶位于脊柱及瘤巢周围反应性硬化骨明显时。

3. ECT 检查　对鉴别骨样骨瘤有一定价值,病灶处可表现为异常核素浓聚,同时骨扫描对于发现少见的多发病变有一定价值。

【治疗】

1. 非手术治疗　骨样骨瘤有自愈倾向,平均自愈时间为 3 年左右,对于少部分症状轻微者,可给予保守治疗待其自愈。

2. 手术治疗　对于疼痛明显,持续时间长以及口服非甾体抗炎药不能缓解者行手术治疗。手术治疗包括病灶切除或经皮射频消融术。病灶切除较为彻底,复发率低。经皮射频消融术一般在 CT 引导下完成,创伤小、定位准确、恢复快。

（王慧文　王星星）

第三节　骨巨细胞瘤护理与康复

【定义】

骨巨细胞瘤(giant cell tumor of the bone)是较常见的原发性骨肿瘤,为交界性或行为不确定的肿瘤,占所有原发性骨肿瘤的 $3\%\sim5\%$,在东亚人群中更常见。骨巨细胞瘤好发于 $20\sim40$ 岁,女性多于男性,一般单发,少数可出现肺转移。好发部位为长骨干骺端和椎体,特别是股骨远端和胫骨近端,骨盆和脊柱等中轴骨也常受累。

【病理生理】

瘤组织以单核基质细胞及多核巨细胞为主要结构,可分为巨细胞瘤和恶性巨细胞瘤。巨细胞瘤是一种良性的、局部侵袭性的肿瘤,由成片的卵圆形单核瘤性细胞均匀分布于大的巨细胞样成骨细胞之间。而恶性巨细胞瘤表现为原发性骨巨细胞瘤的恶性肉瘤,或原有骨巨细胞瘤的部位发生恶变(继发性)。

5-3 导入案例
与思考

扫码看视频

【临床表现】

1. 症状 主要表现为疼痛和肿胀。疼痛为酸痛或钝痛,偶有剧痛及夜间痛,是促使患者就医的主要症状,多见于病变范围较大者。部分病例有局部肿胀,多为骨性膨胀的结果。侵袭性强的肿瘤可穿破骨皮质致病理性骨折。

2. 体征 病变局部可有轻压痛,皮肤温度升高,可触及局部肿物,压之有乒乓球样感觉,病变邻近关节活动受限。

【辅助检查】

1. X 线检查 主要表现为长骨骨端偏心性、膨胀性、溶骨性破坏,常呈肥皂泡样改变,边界较清楚,骨皮质膨胀变薄,一般无骨膜反应(图 5-3-1)。

2. CT 检查 较 X 线检查更为精确地显示骨质破坏情况,可以清楚地显示肿瘤侵犯的范围、与周围组织的关系,确定肿瘤与关节面的关系。三维重建的显示效果更好(图 5-3-2)。

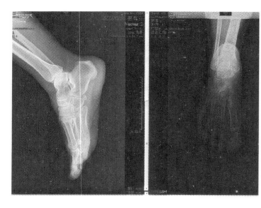 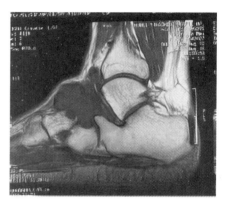

图 5-3-1 骨巨细胞瘤 X 线检查　　　　　　图 5-3-2 骨巨细胞瘤 CT 检查

3. MRI 检查 有利于早期发现病变,对诊断不明确的骨巨细胞瘤进行鉴别诊断,同时进一步确定肿瘤的范围。

4. ECT 检查 骨巨细胞瘤表现为病变轻微核素浓聚,中央无浓聚,故可作为与骨肉瘤的鉴别要点之一。ECT 可以确定肿瘤边界及侵袭性,对于确定多病变的病灶有帮助,但是不能定性。

5. 血管造影 可显示肿瘤血管丰富,并有动静脉瘘形成。

6. 活检 明确诊断的最重要手段,如活检结果提示恶变,应按照骨肉瘤的治疗方案处理。

【治疗】

以手术治疗为主。常用手术方式如下。

1. 刮除植骨术 肿瘤较小者,可采用病灶彻底刮除加灭活处理,再用松质骨和骨水泥填充,但术后易复发。

2. 瘤段切除术 对于术后复发、肿瘤较大或伴病理性骨折者,行肿瘤节段切除、假体植入。

3. 截肢术 对于恶性无转移者,可行广泛、根治性切除或截肢术。

对手术清除肿瘤困难者可试行放射治疗。放射治疗也可作为术后辅助治疗方法,但照射后易发生肉瘤变,应慎用。地舒单抗对骨巨细胞瘤的疗效确切,可用于术前辅助治疗和外科降级。本病对化疗不敏感。

【常见护理诊断/问题】

1. 焦虑与恐惧 与肢体功能丧失或担心疾病预后有关。

2. 疼痛 与手术创伤有关。

3. 躯体移动障碍　与疼痛、肢体功能受损有关。

4. 知识缺乏　缺乏有关术后功能锻炼的知识。

5. 潜在并发症　感染、病理性骨折、深静脉血栓形成等。

【护理目标】

(1)患者术后焦虑与恐惧情绪减轻。

(2)患者术后疼痛减轻。

(3)患者术后肢体功能得到改善。

(4)患者掌握术后功能锻炼的知识,对康复的理解程度和配合度提高。

(5)患者未发生并发症,或并发症得到及时发现并处理。

【护理措施】

一、术前护理

详见第五章第一节"骨的肿瘤样病变护理与康复"相关内容。

二、术后护理

1. 术后常规护理、专科护理　详见第五章第一节"骨的肿瘤样病变护理与康复"相关内容。

2. 放射治疗患者的护理

(1)防止皮肤、黏膜损伤:患者放射治疗期间应注意以下几点。①照射野皮肤忌摩擦、理化刺激,忌搔抓,保持清洁干燥,洗澡禁用肥皂,禁用粗毛巾搓擦,局部用软毛巾吸干。②穿着柔软的棉质衣服,并及时更换。③局部皮肤出现红斑瘙痒时禁搔抓,禁用酒精、碘酒等涂擦。④照射野皮肤有脱皮现象时,禁用手撕脱,应让其自然脱落,一旦撕脱难以愈合。⑤外出时戴帽,避免阳光暴晒,减少阳光对照射野皮肤的刺激。

(2)感染的预防:①监测患者有无感染症状和体征,每周检查 1 次血常规。发现白细胞低于 $3 \times 10^9/\text{L}$,血小板低于 $80 \times 10^9/\text{L}$ 时需暂停治疗。②严格执行无菌操作,防止交叉感染。③指导并督促患者注意个人卫生,如口腔清洁等。④外出时注意保暖,防止感冒诱发肺部感染。⑤鼓励患者多进食,增加营养,提高免疫力。

3. 心理护理　骨巨细胞瘤属于潜在恶性肿瘤,患者心理压力大,加上人工髋(膝)关节置换术,异体骨关节移植术都是较大的手术,对患者精神刺激也很大。护士要多与患者沟通,及时给予安慰和鼓励,指导患者放松心情的方法,如通过看电视、听音乐、听小说等方式转移注意力,多与患者沟通,告知其保持健康心态对术后恢复的重要性,帮助患者缓解疼痛。及时地指导患者正确进行早期的康复锻炼,鼓励、陪同患者制订锻炼的计划,让患者积极投入恢复功能的训练中,使患者达到身体、心理上的痊愈,尽快回归社会。

【出院指导】

1. 坚持治疗　告知患者术后遵医嘱继续进行放射治疗,了解放射治疗的注意事项,治疗期间积极预防和处理放射性皮炎、骨髓抑制等并发症。

2. 休息和活动　在出院后的一段时间内,适当休息是必要的,但要避免长时间保持同一姿势。根据医生的建议,逐渐增加日常活动量,不宜进行剧烈运动或劳损性高的活动,如跑步及过度剧烈的球类活动。若发现术后膝、髋关节有红肿、疼痛现象,应主动就诊。

3. 安全指导　指导患者在家中的座椅、坐便器和楼梯上安装可靠的扶手;洗澡间准备可靠的扶手和椅子;当沐浴时,应取立位,并防止滑倒。清除家中活动区域内所有可能引起摔跤的物品,如可以移动的地毯和电话线等。

4.保持正确的姿势 人工髋关节置换术后尽量避免进行深蹲屈髋超过 90°,下蹲时挺直胸部和腰部,不可过度前屈躯干;坐位时,不要双腿或双足交叉(跷二郎腿);睡眠时采用仰卧姿势,患肢外展位,禁止患侧卧位,向健侧卧位时双膝之间应放枕头,使髋关节不能外旋和内收,以免脱位。异体骨关节移植术后患者应避免早期负重,防止异体骨骨折。

5.出院指导 术后 2 年内每 3 个月复查 1 次,2 年后每半年复查 1 次。如出现局部复发,复发灶应及时行手术切除。

【护理评价】

(1)患者焦虑与恐惧情绪是否得到缓解?

(2)患者疼痛是否减轻,舒适感是否增强?

(3)患者是否掌握术后活动的正确方法,自理能力是否提高?

(4)患者是否掌握术后功能锻炼的方法?

(5)患者病理性骨折、深静脉血栓形成等并发症是否得到有效预防,或是否得到及时发现并处理?

（王慧文 王星星）

第四节 原发性恶性骨肿瘤护理与康复

5-4 导入案例
与思考

扫码看视频

【定义】

原发性恶性骨肿瘤(primary malignant bone tumor)是起源于骨组织或其附属结构的恶性肿瘤,其生长速度较快,边界不清,有发生转移的可能性。绝大多数原发性恶性骨肿瘤从发生时即为恶性,但越来越多的研究数据表明,有一些恶性肿瘤可以在已知的前驱病变中发生。

【流行病学】

据世界卫生组织统计,恶性肿瘤已成为人类主要死因之一。在各类恶性肿瘤中原发性恶性骨肿瘤非常少见,发病率不足所有恶性肿瘤的 0.2%。原发性恶性骨肿瘤虽不像肺癌、乳腺癌等那样多见,但其多发于青少年,恶性程度高,致残率高,其危害性和诊治难度是显而易见的。据相关文献报道,2020 年美国原发性恶性骨肿瘤确诊病例 3600 例,其中死亡 1720 例。

在所有原发性恶性骨肿瘤中,男性患者稍多于女性患者,其中骨肉瘤占所有原发性恶性骨肿瘤的首位。骨肉瘤可发生于任何年龄段,尤其好发于青少年,高峰年龄为 11~20 岁。成人患者中软骨肉瘤约占 40%,骨肉瘤约占 28%,脊索瘤约占 10%,Ewing 肉瘤约占 8%,其他为未分化多形性肉瘤,约占 5%。

【发病机制】

肿瘤的形成是一个复杂、多步骤的过程,是正常组织从正常表型逐渐变为不正常增殖细胞集落的过程。由于基因组的不稳定性,这一过程可使良性疾病状态失控而进展成为退分化性、侵袭性和永生性的表型,就是这种不稳定性使细胞进展至突发恶变,DNA 的调控以及相应的 DNA 的完整性最终遭到破坏。随着越来越多的基因组不稳定性的出现,肿瘤进展成恶性状态。

【分级和分期】

1.分级 采用 G-T-M 分级系统,符合肌肉骨骼系统的肿瘤发展规律,使用方便。G 表示病理分级,良性肿瘤为 G_0,低度恶性为 G_1,高度恶性为 G_2;T 代表肿瘤与解剖间室的关系,T_1 为间室内,T_2 为间室外;M 代表转移情况,M_0 表示无远端转移,M_1 表示有远端转移。

2.分期　国际肌肉骨骼肿瘤学会应用的分期系统在临床应用中较为广泛,它以肿瘤分级与病变受累程度将肿瘤进行初步分期。如肿瘤未发生远端转移,则所有的低度恶性肿瘤为Ⅰ期,所有的高度恶性肿瘤为Ⅱ期。如果肿瘤局限于骨,分期为A;如果肿瘤累及软组织则分期为B。因而低度恶性肿瘤根据解剖范围不同分为ⅠA和ⅠB。高度恶性肿瘤根据Ⅱ期,根据不同解剖范围也分为A和B。不管其他情况如何,只要存在远端转移,肿瘤即为Ⅲ期。

【临床表现】

1.症状

(1)疼痛:几乎是所有原发性恶性骨肿瘤最早和最常见的症状。初期,疼痛可能呈间歇性发作,且只在休息时明显,但随着病程的进展,疼痛可能会逐渐变得剧烈且影响睡眠。夜间疼痛是一个重要的特征。

(2)病理性骨折:很多原发性恶性骨肿瘤在起病初期很少有典型的表现,轻微的外伤引起的病理性骨折往往成为最早的诊断依据,这也是原发性恶性骨肿瘤最常见的并发症。

(3)全身症状:原发性恶性骨肿瘤患者早期全身症状不明显,晚期可出现消瘦、贫血、食欲不振、体重下降、发热等症状。严重时可出现面色苍白、极度消瘦等。

2.体征

(1)局部肿胀与肿块:原发性恶性骨肿瘤早期,局部的肿胀与肿块一般不明显,但其生长迅速,进展迅速,病史常较短。出现的肿胀与肿块常伴有皮肤血管充盈,皮肤温度升高。

(2)肢体功能障碍:因疼痛和肿块可影响患肢活动,尤其是近关节部位的肿瘤,累及时间长可出现肌肉萎缩、关节屈曲挛缩等畸形。

(3)跛行:由肢体疼痛而引发的避痛性跛行,随着病情的进展而加重。

【辅助检查】

1.影像学检查　影像学检查是原发性恶性骨肿瘤的重要检查手段,可以反映肿瘤的大体特征。

(1)X线检查:对所观察的病变类型提供了有用的信息,可以显示肿瘤的部位、大小、形态以及附近软组织结构的改变(图5-4-1)。X线检查可显示病变多起于长骨干骺端,表现为成骨性、溶骨性或混合性骨质破坏。肿瘤生长顶起骨外膜,骨膜下产生新骨,表现为三角状骨膜反应阴影,称Codman三角。若肿瘤生长迅速,超出骨皮质范围,同时血管随之长入,肿瘤骨与反应骨沿放射状血管方向沉积,表现为"日光射线"形态。

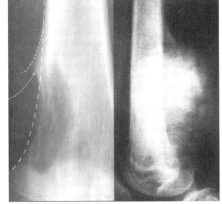

图5-4-1　右股骨骨肉瘤的X线检查

(2)CT检查:反映的是大体的病理学改变,同时也可显示肿瘤周围的血供情况,为治疗方案的制订及术前栓塞供血动脉提供依据(图5-4-2)。

(3)MRI检查:具有极高的软组织分辨力,可早期发现骨髓信号异常改变,清晰地显示肿瘤在骨和软组织内的边界,以及周边组织受累情况,在原发性恶性骨肿瘤的诊断中具有重要作用(图5-4-3)。

(4)超声检查:可以从不同方向、不同切面观察肿瘤,显示骨皮质的微小改变,软组织的微细结构,观察有无水肿、出血、坏死,提供周围组织的浸润情况以及血流动力学信息。

(5)骨扫描:放射同位素骨扫描用于定位骨病变,尤其是多发性病变。

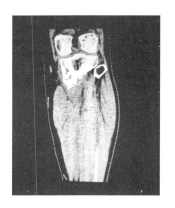

图 5-4-2　胫骨恶性肿瘤的 CT 检查

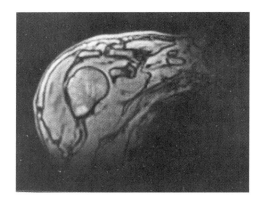

图 5-4-3　肩部恶性肿瘤的 MRI 检查

2. 活检和病理检查　骨活检术是原发性恶性骨肿瘤诊断和鉴别的重要手段。根据患者提供的临床信息和影像学表现,怀疑患者有恶性肿瘤的可能性时会使用骨活检术,获取病变组织的标本送病理检查(图 5-4-4、图 5-4-5)。

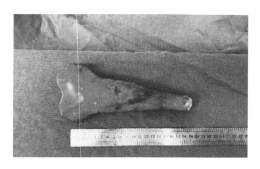

图 5-4-4　取出活检组织

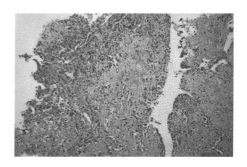

图 5-4-5　骨肉瘤镜下病理

3. 实验室检查　实验室检查是原发性恶性骨肿瘤的辅助诊断方法,如碱性磷酸酶的升高可帮助诊断骨肉瘤和切除术后的肿瘤复发等。

【治疗】

1. 手术治疗　外科手术治疗是目前治疗原发性恶性骨肿瘤的重要手段。手术方式有截肢术、保肢术及术后的修复重建。保肢的方式有肿瘤切除后骨和软组织缺损重建术、肢体成形术等。重建的方式有人工假体、异体骨移植、自体骨移植等。近年来随着 3D 打印技术在医学上的发展,可根据患者情况定制假体,满足个体化要求,提高了假体的契合程度,实现精准化手术切除和重建。

2. 化疗　目前常用的新辅助化疗原则,即强调术前化疗 6～10 周,然后行肿瘤切除,根据肿瘤坏死程度,制订术后化疗方案。如果肿瘤坏死率为 90％ 以上,则继续原化疗方案;如果肿瘤坏死率为 90％ 以下,则更换化疗方案,增加新药或提高药物剂量。

3. 放疗　根据手术过程,常用的放疗方法分为术前放疗、术中放疗和术后放疗。随着技术的发展,放疗已经开始和影像学紧密结合,可在影像学引导下行穿刺活检、灌注疗法和栓塞治疗等。

4. 免疫疗法及其他　肿瘤免疫治疗及其他治疗方法主要有非特异性免疫刺激剂及细胞因子治疗、过继性免疫细胞治疗、基因分子疗法等,但在临床上的应用不及前三种治疗方法广泛。

【护理评估】

一、术前评估

1. 健康史　患者健康史是临床上原发性恶性骨肿瘤患者非常重要的参考资料。

（1）一般情况：包括年龄、性别、职业、生活环境和习惯，特别注意有无发生肿瘤的相关因素，如长期接触化学致癌物质、放射线等。

（2）既往史：了解有无外伤和骨折史；既往有无其他部位肿瘤史；既往有无手术史及其他疾病史等。

（3）家族史：了解家族中有无骨肿瘤病史或其他肿瘤病史者。

2. 身体状况　记录患者的身高、体重、体重指数（BMI）及生命体征、营养状况、体格检查结果、身体器官功能，以准确估计其手术耐受力。

3. 症状和体征

（1）症状：①评估疼痛的部位、性质、程度、加重或缓解的因素。②评估肿瘤发展时，有无出现因压迫血管、肌肉、神经所产生的相应症状。③全身：评估患者的营养状况，体液、电解质平衡状况和有无贫血等恶病质表现；评估心、肺、肝、脑、肾等重要脏器的功能状态，有无骨转移；能否耐受手术治疗和放射治疗。

（2）体征：评估肢体有无肿胀或肿块及其程度，是否出现体表浅静脉怒张；局部有无压痛和皮肤温度升高；肢体有无畸形，关节活动是否受限。

4. 专科评估　四肢末端血液循环状况评估，主要从皮肤温度、颜色、肿胀，感觉，运动，毛细血管充盈时间及动脉搏动情况等方面进行评估。有无因肿块压迫和转移引起的局部体征，有无病理性骨折及关节脱位发生。

5. 辅助检查　了解影像学检查及实验室检查结果，评估患者全身健康状况。

6. 心理社会状况评估　综合评估患者的心理状态、对疾病的了解及认知程度、是否有异常情绪、对治疗的预期以及家庭支持等。评估患者和家属对疾病的接受程度，能否承受截肢术后肢体的外观改变和遗留残疾，是否了解手术前后化学治疗的相关知识。

二、术后评估

1. 手术情况　包括患者基本信息、手术信息、麻醉情况、所行手术方式、手术时间、诊断等内容。

2. 身体状况　评估患者意识状态、生命体征是否平稳。有无疼痛，是否发生术后相关不良反应；伤口是否干燥、有无渗血、渗液、感染；各个管道是否通畅；评估患肢末梢的血液循环情况；外固定位置是否正确，关节功能是否恢复。

3. 症状和体征

（1）症状：术后密切观察患肢末端的血液循环情况，患者肢端有无肿胀、颜色、温度、感觉、运动及动脉搏动异常情况，有无主要神经损伤表现，了解是否发生功能损害，制订康复诊疗计划，促进康复和改善生活质量。

（2）体征：评估患者是否存在肌肉紧张、僵硬及四肢活动等情况。

4. 心理社会状况评估　尤其是行截肢术后的患者，在肢体失去正常外形的情况下，心理上是否能够接受。了解家庭成员是否能为患者长期提供术后照护，是否有足够的经济能力满足患者的治疗和康复需求。

【常见护理诊断/问题】

1. 疼痛　与肿瘤、手术伤口有关。

2. 焦虑　与手术、担心预后功能恢复有关。

3. 生活自理能力缺陷　与手术卧床，肢体活动受限有关。

4. 自我形象紊乱　与肢体残缺，放疗、化疗副作用有关。

5. 营养失调　与患者摄入营养不足、肿瘤的治疗有关。

6. 知识缺乏　缺乏对疾病、术后功能锻炼及康复的知识。

7. 潜在并发症　感染、假体脱位、植入物排斥、病理性骨折等。

【护理目标】

（1）减轻患者的疼痛，提高患者舒适度。

（2）缓解患者焦虑情绪，促进心理健康的恢复。

（3）患者各肢体关节活动得到最大限度的恢复，减轻活动障碍的程度。

（4）患者能正确面对自己形象的改变，适应肢体的改变。

（5）促进患者消化和吸收功能的恢复，恢复或维持正常的营养状况。

（6）加强对患者的健康教育和指导，患者能够积极配合康复治疗。

（7）预防各种术后并发症的发生，保障患者安全。

【护理措施】

一、术前护理

1. 术前常规护理　根据患者的病情、手术部位与方式进行皮肤准备、饮食指导、膀胱准备、药敏试验等。完善风险评估，针对性地进行风险管理，确保患者手术安全。

2. 疼痛护理　了解疼痛的性质、程度、发作持续时间，以便及早、准确地使用镇痛药。让患者及家属了解疼痛是恶性骨肿瘤的主要表现，消除病灶（手术切除）是缓解疼痛的首选方法，与医生配合行对症处理。在搬动患者及更换床单时，均应避免对肿瘤局部的触碰。遵医嘱采取多模式镇痛、阶梯式镇痛相结合的模式。

3. 专科护理

（1）关节活动度训练：术前由于局部疼痛、长期卧床等，容易造成关节活动受限，因此术前应尽早预防关节活动受限。如大腿截肢术后患者容易出现髋关节屈曲外展畸形，小腿截肢术后容易出现膝关节屈曲挛缩。因此术前要围绕上述关节进行关节运动、肌力训练，以主动训练为主。如果已发生关节活动受限，则需要行关节松动术、肌肉牵张等手法治疗。

（2）适应性训练：术前指导患者行床上大小便训练，防止术后尿潴留和便秘，教会患者及其家属使用便器。

4. 维持营养平衡　患者一般情况较差，表现为皮肤弹性差、脱水、体重减轻等。应给予高热量、高蛋白、高维生素的易消化清淡饮食，必要时提供肠外营养支持，以保证摄入充足的营养。

5. 心理护理　做好患者的心理疏导，原发性恶性骨肿瘤好发于青少年，应多与患者及其父母沟通，教会他们如何面对治疗的过程中的挑战，获得家庭支持，同时要对手术可能造成的运动功能障碍有一定心理预期。

二、术后护理

1. 术后常规护理

（1）病情观察：包括生命体征、伤口敷料、疼痛等方面；观察手术切口敷料有无渗液及渗液的颜色、性状、量等，渗湿后及时通知医生更换敷料，以防感染。

（2）体位：根据手术部位取适当卧位，使肢体处于功能位。股骨远端膝关节假体置换术后膝关节可屈曲 15°～30°，踝关节中立位；胫骨远端膝关节假体置换术后，膝关节伸直位固定，禁止屈膝；髋关节置换术后，以仰卧位为主，患肢外展（15°～30°）中立位，采用限位鞋固定，双腿间置梯形枕，禁止外旋、屈髋及屈膝，防止髋关节脱位。

2. 专科护理

（1）截肢术后护理。①幻肢痛的护理：大约有 80% 截肢患者会出现幻肢痛的情况，这种情况是由于上级神经到患肢的传导通道仍然存在，并向大脑传送信息，大脑需要时间来习惯被截去的肢体已经不存在了。对这类患者除了配合医生使用适度的镇痛药,采用合适的体位和物理按摩以缓解症状外,还需更多地帮助患者接受事实,并鼓励患者,做好安抚和开导。②防止伤口出血:注意截肢术后肢体残端的渗血情况,床边备止血带,以防止残端血管结扎线脱落导致大出血而危及生命。观察伤口引流管的量和性质,渗血较多者可用棉垫加弹性绷带加压包扎,若创口出血量大,立即在肢体近侧扎止血带,并告知医生,协助及时处理。③体位的摆放:指导患者取卧位、坐位和立位时保持残端的正确位置,通过抬高床脚而升高残端,这有利于控制血肿和术后疼痛。勿将残端放在下垂的位置。对于大腿截肢的患者,要将枕头放在大腿之间或残端之下,或用其他方法将残端置于屈曲或外展的位置。大腿截肢、上臂截肢术后置于中立位,小腿截肢置于伸膝位,前臂截肢置于屈肘 90°位,并加以固定。指导患者注意预防残端屈曲或外展痉挛。

(2)并发症的观察与护理。①假体脱位:髋关节假体置换术后最常见的早期并发症,通常在全麻未完全清醒时的躁动状态及术后 2 周内卧床翻身的操作中发生。在进行各项操作和治疗时,应将整个关节托起,不可单纯牵拉、抬动患肢,术后早期禁止屈髋、屈膝及盘腿动作。②感染:保肢术后严重的并发症,往往发生在术后 1~3 个月。一旦发生感染,多数患者需要取出植入物、长期抗感染甚至截肢。选择合适的保肢方法、严格无菌操作、术中严格止血、术后保持引流通畅和合理使用抗生素等均是预防感染的关键。③植入物排斥:表现为无菌性切口迁延不愈合及肢体肿胀、术后窦道形成及渗液等。注意观察术后体温、切口情况并及时对症处理。一旦发现植入物排斥,要及时与医生、患者及家属沟通并决定下一步治疗方案。

(3)功能锻炼:根据患者病情指导患者尽早开始功能锻炼。可行肌肉的等长收缩,以改善血液循环,防止关节粘连。

(4)预防病理性骨折:对于骨质破坏严重者,可使用支具固定患肢,变动体位时动作要轻。一旦发生骨折,按常规骨折患者进行护理。

3.心理护理　恶性肿瘤患者的预后与两大因素密切相关,一是肿瘤的恶性度,二是患者心理素质。临床治疗仅是一个方面,更重要的在于克服不良心理,构筑起抗癌的心理防线,这对强化自身免疫力、阻止和延缓病程的进展至关重要,尤其是截肢对截肢者精神上的打击胜过躯体上的打击。应多与患者及其家属进行沟通,倾听其主诉,了解其心理状态,鼓励其做力所能及的事情,积极配合各项治疗、护理和功能锻炼。为让患者能顺利进入下一个治疗阶段,医护人员应主动与家人沟通后续治疗计划,帮助患者确定新的生活目标,尽可能走出疾病的阴影。帮助截肢患者面对这一现实,自强不息,积极配合各项康复训练,重返社会。

【康复应用】

一、康复评定

1.肢体残疾评定　按人体运动功能丧失、活动受限、参与局限的程度进行分级评定。

(1)肢体残疾 1 级:不能独立完成日常活动,并具备下列状况之一。

①四肢瘫:四肢运动功能重度丧失。

②截瘫:双下肢运动功能完全丧失。

③偏瘫:一侧肢体运动功能完全丧失。

④单全上肢和双小腿缺失。

⑤单全下肢和双前臂缺失。

⑥双上臂和单大腿(或单小腿)缺失。

⑦双全上肢或双全下肢缺失。

⑧四肢在手指掌关节(含)和足跗跖关节(含)以上不同部位缺失。

⑨双上肢功能极重度障碍或三肢功能重度障碍。

（2）肢体残疾 2 级：基本上不能独立完成日常生活活动，并具备下列状况之一。

①偏瘫或截瘫，残肢保留少许功能（不能独立行走）。

②双上臂或双前臂缺失。

③双大腿缺失。

④单全上肢和单大腿缺失。

⑤单全下肢和单上臂缺失。

⑥三肢在手指掌指关节（含）和足跗跖关节（含）以上不同部位缺失（1 级中的情况除外）。

⑦两肢功能重度障碍或三肢功能中度障碍。

（3）肢体残疾 3 级：能部分独立实现日常生活活动，并具备下列状况之一。

①双小腿缺失。

②单前臂及其以上缺失。

③单大腿及其以上缺失。

④双手拇指或双手拇指以外其他手指全缺失。

⑤两肢在手指掌指关节（含）和足跗跖关节（含）以上不同部位缺失（2 级中的情况除外）。

⑥一肢功能重度障碍或两肢功能中度障碍。

（4）肢体残疾 4 级：基本上能独立完成日常生活活动，并具备下列状况之一。

①单小腿缺失。

②双下肢不等长，差距≥50 mm。

③脊柱强（僵）直。

④脊柱畸形，后凸大于 70°或侧凸大于 45°。

⑤单手拇指以外其他四指全缺失。

⑥单手拇指全缺失。

⑦单足跗跖关节以上缺失。

⑧双足趾完全缺失或失去功能。

⑨侏儒症（身高≤130 cm 的成人）。

⑩一肢功能中度障碍或两肢功能轻度障碍。

⑪类似上述的其他肢体功能障碍。

2.残肢的评定　残肢状况对假肢的安装和佩戴后的代偿功能有直接的影响，理想残肢佩戴假肢后，经过康复训练会具有良好的代偿功能，残肢的评定有以下几个方面。

（1）残肢外形：为适合现代假肢接受腔的佩戴，残肢形状以圆柱形为佳。评估有无残端畸形，如果残肢关节畸形明显，不宜安装假肢。若假肢力线不良或假肢接受腔不合适，可造成患者步态异常。

（2）关节活动度：髋关节和膝关节活动受限，对下肢假肢的代偿功能产生不良影响。

（3）残肢畸形：如膝上截肢伴有髋关节的严重屈曲外展畸形，或膝下截肢伴有膝关节严重屈曲畸形，假肢的佩戴就很困难。当小腿截肢伴有同侧股骨骨折成角畸形愈合，将对假肢的动力对线造成影响。

（4）皮肤情况：检查局部软组织硬度、皮肤颜色、皮肤温度和感觉等，观察有无感染、瘢痕、溃疡、游离植皮、皮肤松弛、臃肿、皱褶等，这些都影响假肢的佩戴。

（5）残肢长度：包括骨和软组织的长度测量。膝下截肢测量是从胫骨平台内侧至残端，膝上截肢测量是从坐骨结节至残端。对假肢的种类选择，残肢对假肢的控制能力，对假肢的悬吊能力、稳定性和代偿功能等有直接的影响。

（6）肌力：检查全身及患肢的肌力，尤其是维持站立和行走的主要肌群。前臂截肢的假手，如果肩和肘部肌力弱，则对假手的控制能力明显减弱。大腿假肢，如果臀大肌或臀中肌无力，则步态明显异常。

(7)残肢痛与幻肢痛:重者不能佩戴假肢。

3. 肌力的评定　可采用传统的手法测试或其他方法对患者肌力进行评估,了解患者目前神经损伤的范围及程度。

4. 心理状况评定　正确地认识并评估恶性骨肿瘤患者的心理状况,是进行有效心理治疗的前提。常用的评估量表有抑郁自评量表(表 5-4-1)和焦虑自评量表(表 5-4-2)。

表 5-4-1　抑郁自评量表

项目	内　　容	评 分 标 准			
		没有或 很少有	小部分 时间有	相当多 时间有	绝大部分时间有 或全部时间都有
1	我觉得闷闷不乐,情绪低落	1	2	3	4
2	我觉得一天之中早晨最好	4	3	2	1
3	我一阵阵地哭出来或想哭	1	2	3	4
4	我晚上睡眠不好	1	2	3	4
5	我吃得和平时一样多	4	3	2	1
6	我与异性接触时和以往一样感到愉快	4	3	2	1
7	我发觉我的体重在下降	1	2	3	4
8	我有便秘的苦恼	1	2	3	4
9	我心跳比平时快	1	2	3	4
10	我无缘无故感到疲乏	1	2	3	4
11	我的头脑和平时一样清楚	4	3	2	1
12	我觉得经常做的事情并没有困难	4	3	2	1
13	我觉得不安而平静不下来	1	2	3	4
14	我对将来抱有希望	4	3	2	1
15	我比平常容易激动	1	2	3	4
16	我觉得做出决定是容易的	4	3	2	1
17	我觉得自己是个有用的人,有人需要我	4	3	2	1
18	我的生活过得很有意思	4	3	2	1
19	我认为如果我死了别人会生活得更好些	1	2	3	4
20	平常感兴趣的事我仍然感兴趣	4	3	2	1
得分	$Y = X(1\sim20$ 题所得总分$) \times 1.25$				

注:评分标准,标准分界值为53分。53~62分为轻度抑郁;63~72分为中度抑郁;>72分为重度抑郁。

表 5-4-2　焦虑自评量表

项目	内　　容	评 分 标 准			
		没有或 很少有	小部分 时间有	相当多 时间有	绝大部分时间有 或全部时间都有
1	我觉得比平常容易紧张或着急	1	2	3	4
2	我无缘无故感到害怕	1	2	3	4
3	我容易心里烦乱或惊恐	1	2	3	4
4	我觉得我可能将要发疯	1	2	3	4

续表

项目	内　　容	评 分 标 准			
		没有或很少有	小部分时间有	相当多时间有	绝大部分时间有或全部时间都有
5	我觉得一切都很好,也不会发生什么不幸	4	3	2	1
6	我手脚发抖打战	1	2	3	4
7	我因为头痛、颈痛和背痛而苦恼	1	2	3	4
8	我感觉容易衰弱和疲乏	1	2	3	4
9	我心平气和,并且容易安静地坐着	4	3	2	1
10	我觉得心跳得很快	1	2	3	4
11	我因为一阵阵头晕而苦恼	1	2	3	4
12	我有晕倒发作,或觉得要头晕似的	1	2	3	4
13	我吸气、呼气都感到很容易	4	3	2	1
14	我的手脚麻木和刺痛	1	2	3	4
15	我因为胃痛和消化不良而苦恼	1	2	3	4
16	我常常要小便	1	2	3	4
17	我的手脚常常是干燥温暖的	4	3	2	1
18	我脸红发热	1	2	3	4
19	我容易入睡并且一夜睡得很好	4	3	2	1
20	我做噩梦	1	2	3	4
得分	$Y=X(1\sim20$ 题所得总分$)\times1.25$				

注:评分标准,≤50 分为正常;51~60 分为轻度焦虑;61~70 分为中度焦虑;≥71 分为重度焦虑。

二、康复指导

恶性骨肿瘤患者康复指导的总目标:提高生存率,延长生存期,提高生活质量。康复指导是对疾病、心理、全身状况、功能及形体外貌的全面康复指导。

1. 呼吸及排痰训练

(1)保持呼吸通畅:注意体位引流,及时拍打振动背部,促进排痰,清除呼吸道分泌物,以预防呼吸道感染。

(2)做好呼吸训练和排痰训练:术后应尽量进行深呼吸训练,以增强肺部通气功能,促进肺扩张。患者可以采取坐位或卧位,深吸气至最大限度,然后缓慢呼出,重复此动作 10~15 下,每天进行 2~3 次,也可指导患者行吹气球训练。咳嗽是一种自然的排痰方式,应鼓励患者进行咳嗽训练。先深吸气,然后连续咳嗽数次,以排出痰液。注意避免过度用力,以免引起疼痛或不适。患者应学会正确的咳痰姿势,如坐位或侧卧位,以利于痰液的排出。鼓励患者适当饮水,以保持呼吸道湿润,从而有利于痰液的排出。可以轻轻拍患者背部,帮助痰液松动并排出。如痰液难以排出,可遵医嘱使用祛痰药物。可配合使用呼吸康复训练仪进行训练(图 5-4-6)。

2. 肌肉及关节活动训练　术后有计划地进行分阶段的康复训练是功能康复的关键,应在良好的疼痛控制下尽早开始。①上肢手术患者,手术当天患者麻醉清醒后即开始在胸前固定位做指、腕、肘关节主动练习,每个动作重复 5 次或 6 次,以后每天增加 2 次左右,达到 20 次;术后 1 周,增加指、腕、肘关节的抗阻练习,在上肢悬吊部内做肩前屈、内收和内旋的摆动练习。②下肢手术患者,手术当天指导患者做股四头肌等长收缩,每分钟做 5~10 下,每次 5~10 min,每天 2 次或 3 次;术后 1 周,做患肢肌肉按摩,每天 3 次,每次 20 min,鼓励患者主动屈伸关节,并逐步负重。进行训练时,应根据患者情况循序渐进,使用一些辅助工具(如弹力带等),更好地帮助训练(图 5-4-7)。

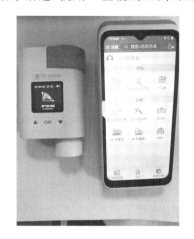

图 5-4-6　呼吸康复训练仪

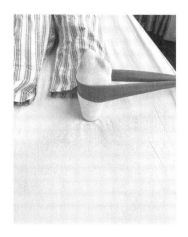

图 5-4-7　弹力带辅助踝关节稳定性训练

3. 正确佩戴支具　详见第五章第一节"骨的肿瘤样病变护理与康复"相关内容。

4. 义肢的使用训练

(1)义肢的安装:临时义肢是一种在残端切口愈合后安装的义肢,一般在截肢术后 2～3 周,切口愈合良好,拆线后即可安装。尽早使用临时义肢的优点:减少残肢肿胀、加速残肢定型,缩短卧床时间、减少并发症,早期下床活动,早日回归社会。临时义肢穿戴时间为 2～3 个月,待残肢定型,患者熟练地运用后,可更换为正式义肢。

(2)义肢穿脱训练。①小腿义肢穿脱训练:穿义肢时,患者先在残肢上套一层薄尼龙袜保护残肢,再套上软的内接受腔,在软接受腔的外面再套一层尼龙袜,然后将残肢穿入接受腔,站起让残肢到位即可;脱义肢时,患者取坐位,双手握住义肢,将义肢向下拉,将残肢拉出即可。②大腿义肢穿脱训练:穿义肢时,患者取坐位,将滑石粉涂在残肢上,再将丝绸布缠在残肢上,将接受腔阀门打开,患者站起,将患肢垂直插入接受腔,将丝绸布从孔内拉出,引导残肢伸入接受腔,直到残肢完全纳入接受腔,再将丝绸布全部拉出,然后盖上阀门,拧紧。穿插好后,患者平行站立,调整身体,检查义肢是否穿着合适,如不合适,需要重穿 1 次;脱义肢时,患者取坐位,将接受腔的阀门打开,取下义肢即可。

(3)义肢使用训练。①站立平衡训练:患者立于平行杠内,手扶双杠反复练习侧方重心转移,体会义肢承重的感觉和利用义肢支撑体重的控制方法。进而练习双手脱离平行杠的患肢负重、单腿平衡等。②步行训练:迈步和步行训练要在平行杠内进行,一般要求平行杠的长度为 6 m 以上。在平行杠一侧放置落地镜,用于观察训练的姿势。可用木条等作为障碍物,另外需要助行器(如手杖、肘杖、助行支架)。③上下台阶步行训练:上台阶时,健侧先上一层,义肢轻度外展迈上一台阶,义肢瞬间负重时,健肢迈上一台阶;下台阶时,义肢先下一层台阶,躯干稍向前弯曲,重心前移,接着健肢下台阶。④上下坡道步行训练:上下坡道分直行和侧行,基本方法相似,侧行比较安全。上坡道时,健肢迈出一大步,义肢向前跟一小步,身体稍向前倾。下坡道时,义肢先迈一步,防止义肢膝部突然折屈,注意残端后伸。义肢迈步时步幅要小。迈出健肢时,义肢残端压向接受腔后方,在健肢前沿未触地时,不能将上体的重心从义肢移向前方。⑤跨越障碍物训练:跨越障碍物时,健肢靠近障碍物站立,义肢承重,健肢先跨越,然后健肢承重,身体前屈,义肢髋关节屈曲,带动义肢跨越。

【出院指导】

1. 保持身心健康　指导患者保持稳定的情绪,消除消极的心理反应,积极、乐观地面对生活,树立战胜疾病的信心。

2. 提高生活质量　指导患者摄入充足的营养和增强免疫力。消除对疼痛的恐惧,合理使用镇痛药或者其他综合镇痛法。

3. 康复指导　保持适当的体重,按照制订的康复锻炼计划继续行康复锻炼,截肢患者能够掌握肢体残端和人工关节的日常活动方法,最大限度地促进和提高生活自理能力。

4. 定期复查　指导患者定期随诊复查和化疗,发生变化随时复诊。

5. 安全指导　注意安全,避免跌倒等意外的发生,合理安排作息时间,可以通过开展康复站、家庭病房等进行患者的康复管理与指导。

【护理评价】

(1)患者疼痛是否得到缓解,舒适度是否增加?

(2)焦虑症状是否得到缓解,自信心是否得到提高,自控力是否增强?

(3)患者是否恢复部分生活自理能力,是否能完成日常活动?

(4)患者是否能够正视疾病,是否配合残肢的恢复及假肢的佩戴?

(5)患者营养状况是否得到改善,是否发生营养失调?

(6)患者是否能够正确对待疾病,是否树立战胜疾病的信心,是否积极配合康复训练?

(7)患者是否发生术后相关并发症?

(王慧文　邹　琳)

第五节　骨转移瘤护理与康复

【定义】

5-5 导入案例与思考

扫码看视频

骨转移瘤(bone metastases)是指原发于骨外器官、组织的恶性肿瘤,通过血液或淋巴系统转移到骨骼所产生的继发肿瘤。

【流行病学】

据文献报告,在美国每年诊断新的癌症患者超过百万,其中约50%的患者最终发生骨转移。原发性肿瘤易发生骨转移的肿瘤依次为乳腺癌(73.11%)、肺癌(32.15%)、肾癌(24%)、直肠癌(13%)、胰腺癌(13%)、胃癌(10.19%)、结肠癌(9.13%)、卵巢癌(9%),其他常见的骨转移原发性癌还有前列腺癌。骨转移瘤患者就诊时,约1/3有恶性肿瘤病史,约2/3以局部不适就诊。

脊柱转移瘤可发生于任何年龄段,以50岁以上居多,无明显性别差异。其中仅有40%～50%患者有原发恶性肿瘤的病史。脊柱转移瘤以胸椎多见,其次为腰椎、骶椎和颈椎。最容易产生脊椎转移的恶性肿瘤:乳腺癌、肺癌、前列腺癌、宫颈癌、肾癌、甲状腺癌、肝癌、胃癌、直肠癌等,其中乳腺癌、肺癌、前列腺癌最为多见。

【发病机制】

骨转移瘤病灶的形成是原发性肿瘤经血液或淋巴系统转移,肿瘤细胞与宿主相互作用的结果,较公认的转移方式如下。

(1)原发性肿瘤细胞浸润周围组织进入脉管系统(血液和淋巴)。

(2)肿瘤细胞脱落释放于血循环内。

(3)肿瘤细胞在骨髓内的血管壁停留。

(4)肿瘤细胞透过内皮细胞逸出血管,继而在血管外增殖。

(5)转移病灶内血运建立,形成骨转移病灶。

【临床表现】

有些原发性肿瘤非常隐蔽,骨转移瘤可能是唯一的临床表现。骨转移瘤的临床表现因原发性肿瘤性质、转移部位、骨破坏程度等因素而异。

1.症状

(1)疼痛:临床上骨转移瘤通常以疼痛为主要症状,尤其是夜间痛加重,可以多个部位同时存在症状。疼痛可以是局限性的或弥散性的。当病变位于长骨时,疼痛仅仅局限在病变部位。当病变在骨盆或者脊柱时,疼痛就不仅仅局限在病变部位,常常有夜间痛。当这种破坏性的骨病变位于负重骨(如股骨和胫骨)时,患者常常主诉行走时疼痛。

(2)病理性骨折:约1/4的患者以病理性骨折为首诊,在此之前可无自觉症状,患者可能在日常生活(如拧开瓶盖、抬举轻物、床上翻身等活动)中发生病理性骨折。股骨颈、股骨转子下、股骨干和胫骨干这些部位由于承受很大的压力,非常容易发生骨折。

(3)高钙血症:骨转移瘤多为溶骨性骨病变,肿瘤细胞导致大量骨破坏后,骨骼中的钙释放入血后引起血钙升高。高钙血症可能导致食欲不振、恶心、呕吐、便秘、腹部不适等消化系统症状出现,还可能导致肌无力、肌腱反射减弱、皮肤瘙痒,严重的高钙血症可能导致急性肾衰竭、心脏骤停等严重后果,甚至危及生命。

(4)全身症状:骨转移瘤患者约一半有原发性肿瘤病史,晚期患者可出现精神不振、消瘦、乏力、贫血和低烧等表现。

2.体征

(1)脊柱不稳和脊髓神经压迫:压迫脊髓引起神经功能障碍,甚至瘫痪。胸椎段椎管最细,脊髓最粗,易发生压迫症状。出现脊柱局限性疼痛逐渐加重,长达数周甚至数月,有触痛、叩痛,然后出现肢体无力,逐渐进展到完全麻痹。还可能伴有大小便功能障碍和性功能障碍,出现感觉平面或失去行动能力。

(2)局部肿胀与肿块:转移至四肢的肿瘤可出现局部肿胀与肿块,生长迅速,病史常较短。

【辅助检查】

1.影像学检查

(1)X线检查:诊断骨转移瘤的敏感性较低,但空间分辨率高,应用范围广泛,价格低廉,仍是诊断骨转移瘤不可或缺的检查方法。骨转移瘤的X线检查可表现分为溶骨型、成骨型和混合型,以溶骨型常见。

(2)CT检查:在判断骨质破坏方面优于X线检查。通过骨窗增强扫描,能明确评估骨质破坏的程度和范围、软组织肿块的范围、病灶的血运状态及其与相邻血管的解剖关系。增强扫描可以鉴别骨感染造成的骨破坏。

(3)MRI检查:可较X线检查早期发现微小病灶,还可发现临床或其他方法不能显示的单个病变及其与周围组织的关系,同时对转移灶髓腔内浸润范围的认定提供帮助。但是,MRI检查也可因为其敏感性高而出现假阳性,故发现的病灶仍需结合X线检查和CT检查等确认。

(4)骨扫描:检测骨转移瘤较敏感的方法,在有5%～15%的局部骨代谢变化时即可以显示出来,检出时间可比X线检查早3～6个月,且可同时发现多处病灶。

2.实验室检查　血、大小便常规以及生化全套、血沉、C反应蛋白等检查能为鉴别诊断提供帮助;碱性磷酸酶的变化是脊柱转移瘤的一个重要化验指标,成骨型骨转移瘤患者几乎均有明显升高;骨转移瘤的晚期,还可出现血钙异常;多种肿瘤标志物的检查可为查找原发性肿瘤提供有用的信息。

3. 病理学检查　骨转移瘤病灶的病理活检应遵循肌肉骨骼系统肿瘤的活检原则。

【治疗】

骨转移瘤的治疗以综合性治疗为主,预后与肿瘤来源和转移灶部位、数量有一定关系。治疗的原则是减轻骨转移瘤患者疼痛、延长生命、恢复功能、提高生存期的生活质量。

1. 原发灶治疗　针对原发性肿瘤,可采用化疗、放疗和手术治疗(如睾丸摘除术、甲状腺切除术)等。

2. 转移瘤治疗　针对转移部位的病灶,如不引起病理性骨折的病损可给予肿瘤放疗或恰当的化疗;有发生病理性骨折危险的病灶应该进行恰当的固定。

3. 手术治疗　手术的原则是切除肿瘤,恢复骨的连续性和稳定性;尽量采用对全身影响较小的手术方式,应用能尽快恢复功能的重建方法。

4. 其他治疗　根据原发性肿瘤对放疗、化疗的敏感性,外科处理后可辅以全身化疗或放疗,对延缓局部复发及转移、控制疼痛有临床实用价值。此外,根据病情可予免疫治疗、介入治疗等。

【护理评估】

一、术前评估

1. 健康史、身体状况、症状和体征　详见第五章第四节"原发性恶性骨肿瘤护理与康复"相关内容。

2. 专科评估　对患者进行全面、综合的科学评估,包括对患者的全身状况,原发性肿瘤的性质,骨转移瘤的数目、部位,是否合并病理性骨折,其他器官转移情况,脊柱稳定性、脊髓功能,预计生存期等进行综合分析,从而制订合理、个体化的治疗护理方案。目前针对患者全身状况的评估主要有Karnofsky(KPS,百分法)功能状态评分、ECOG评分标准等(表 5-5-1、表 5-5-2)。

表 5-5-1　Karnofsky 功能状态评分

体 力 状 况	评分/分
正常,无症状和体征	100
能进行正常活动,有轻微症状和体征	90
勉强可进行正常活动,有一些症状或体征	80
生活可自理,但不能维持正常生活工作	70
生活能大部分自理,但偶尔需要别人帮助	60
常需人照顾	50
生活不能自理,需要特别照顾和帮助	40
生活严重不能自理	30
病重,需要住院和积极的支持治疗	20
重危,临近死亡	10
死亡	0

表 5-5-2　ECOG 评分标准

级　别	体 力 状 态
0	活动能力完全正常,与起病前活动能力无任何差异
1	能自由走动及从事轻体力活动,包括一般家务或办公室工作,但不能从事较重的体力活动

续表

级　　别	体　力　状　态
2	能自由走动及生活自理,但已丧失工作能力,日间一半以上时间可以起床活动
3	生活仅能部分自理,日间一半以上时间卧床或坐轮椅
4	卧床不起,生活不能自理
5	死亡

3. 心理社会状况评估　　骨转移瘤患者通常会面临关于疾病的认知问题。他们可能对疾病的发生、发展、治疗和预后等知识了解不够,导致产生焦虑和恐惧情绪,这可能来源于对疾病的恐惧、对治疗的担忧以及对生活质量的顾虑。评估患者的情绪状态,有助于及时发现和干预心理问题,提高患者的生活质量。可通过观察法、访谈法及评估量表对患者进行系统的评估,提供个体化的指导和支持。

二、术后评估

详见第五章第四节"原发性恶性骨肿瘤护理与康复"相关内容。

【常见护理诊断/问题】

1. 疼痛　　与肿瘤、手术伤口有关。

2. 焦虑　　与手术、肿瘤转移担心预后有关。

3. 营养失调　　与患者摄入不足、肿瘤的消耗有关。

4. 自我形象紊乱　　与放疗、化疗的副作用有关。

5. 知识缺乏　　缺乏对疾病、术后功能锻炼及康复的知识。

6. 潜在并发症　　感染、脱位、深静脉血栓形成等。

【护理目标】

(1)减轻患者的疼痛,提高患者舒适度。

(2)缓解患者焦虑的不良情绪,促进心理健康的恢复。

(3)促进患者消化和吸收功能的恢复,恢复或维持正常的营养状况。

(4)患者能正确面对自己形象的改变,适应肢体的改变。

(5)加强对患者的健康教育和指导,患者能够积极配合康复治疗。

(6)预防各种术后并发症的发生,保障患者安全。

【护理措施】

一、术前护理

详见第五章第四节"原发性恶性骨肿瘤护理与康复"相关内容。

二、术后护理

1. 术后常规护理　　详见第五章第四节"原发性恶性骨肿瘤护理与康复"相关内容。

2. 专科护理　　详见第五章第四节"原发性恶性骨肿瘤护理与康复"相关内容。

3. 心理护理　　骨转移瘤患者的心理问题较其他疾病更复杂,更严重。大部分患者都有不同程度的负面情绪,需根据患者的疾病严重程度和心理承受能力,制订个体化的心理护理干预方案。

4. 放疗、化疗护理　　放疗、化疗期间,应指导患者保持皮肤清洁干燥,避免使用刺激性的化妆品和清洁剂,避免暴晒和摩擦皮肤。如出现皮肤异常情况,应及时就医。应定期检查患者的血常规指标,如有异常情况应及时就医。同时,应指导患者避免剧烈运动,预防碰撞和受伤。放疗、化疗过程中,患者可能会出现一些并发症,如恶心、呕吐、腹泻等,需密切观察患者的病情变化和并发症情况。在放疗、化疗期间的免疫力较低,容易感染病菌,可指导患者注意个人卫生,保持室内空气流通,避免与感染病菌的人员接触等。

【康复应用】

一、康复评定

1. 平衡与协调功能评定　人体进行正常活动必须具备一定姿势和体位的控制能力,同时还应有良好的身体平衡与协调能力。身体平衡与协调能力紧密联系、相互影响、共同维持身体的各种活动。身体平衡与协调功能的评定是康复评估中不可缺少的部分。

(1)平衡功能的评定:平衡是指人体在特定环境下,对身体姿势的控制,维持身体稳定。平衡功能评定的方法包括主观评定和客观评定两个方面。主观评定以观察和量表为主,简单、方便,但准确性较差;客观评定多用平衡测试仪进行评定,较为准确,但设备较为复杂。临床上常用的简易平衡评定法可分别在坐位、站位、行走时根据患者的表现来判断其平衡功能(表5-5-3)。

表 5-5-3　简易平衡评定法

分　　级	表　　现
Ⅰ	静态维持身体平衡 10 s 以上
Ⅱ	自身动态维持平衡 10 s 以上(伴随上肢运动可以维持平衡)
Ⅲ	轻外力作用下维持身体平衡 10 s 以上(被轻推时,患者可以维持平衡)

(2)协调功能的评定:主要是判断有无协调障碍,为制订治疗方案提供客观依据。评定方法主要是观察被测试对象在完成指定的动作中有无异常。

①指鼻试验:被测试对象用自己的示指,先接触自己的鼻尖,再去接触检查者的示指。检查者通过改变自己示指的位置,来评定被测试对象在不同平面内完成该试验的能力。

②指对指试验:检查者与被测试对象相对而坐,将示指放在被测试对象面前,让其示指去接触检查者的示指。检查者通过改变示指的位置,来评定被测试对象对方向、距离改变的应变能力。

③轮替试验:被测试对象双手张开,一手向上,一手向下,交替转动;也可以一侧手在对侧手背上交替转动。

④示指对指试验:被测试对象双肩外展90°,伸肘,再向中线运动,双手示指相对。

⑤拇指对指试验:被测试对象拇指依次与其他四指相对,速度可以由慢渐快。

⑥握拳试验:被测试对象双手握拳、伸开。可以同时进行或交替进行(一手握拳,一手伸开),速度可以逐渐加快。

⑦拍膝试验:被测试对象一侧用手掌、对侧握拳拍膝;或一侧手掌在同侧膝盖上做前后移动,对侧握拳在膝盖上做上下运动。

⑧跟-膝-胫试验:被测试对象仰卧,抬起一侧下肢,先将足跟放在对侧下肢的膝盖上,再沿着胫骨前缘向下推移。

⑨旋转试验:被测试对象上肢在身体一侧屈肘90°,前臂交替旋前、旋后。

⑩拍地试验:被测试对象足跟触地,足尖抬起,做拍地动作,可以双足同时做或分别做。

2. 感觉功能评定　感觉是信息的输入过程,是知觉、记忆、思维、想象的源泉和基础。正常的感觉是人体进行有效功能活动的基础,感觉功能评定可分为浅感觉检查、深感觉检查、复合感觉检查。浅感觉来自皮肤、黏膜,包括痛觉、温度觉、触觉。深感觉也称本体感觉,来自肌腱、肌肉、骨膜和关节,包括运动觉、位置觉和振动觉。

3. 生存质量评定　世界卫生组织将生存质量定义为不同文化和价值体系中的个体对于其生活目标、期望、标准以及所关注事情的有关生活状态的体验,包括个体的生理、心理、社会功能及物质状态 4 个方面。生存质量是一个综合性测量指标,从多角度综合客观、主观评估个体或群体的情况,着重于个体参与社会行为的体验、感受和适应。

(1)常见评定方法。①访谈法:通过当面访谈或电话访谈,了解被评定对象的心理特点、行为方式、健康状况、生活水平等,进而对其生存质量进行评定。②自我报告法:自行报告对生存质量的评价,自行在评定量表上评定。③观察法:由评定者在一定时间内对特定个体的心理行为或活动、疾病的症状进行观察,从而综合判断其生存质量。④量表评定法:目前广为采用的方法,即采用具有较好效度、信度、敏感度的标准化评定量表对被评定对象的生存质量进行多维的综合评定。

(2)常用评定量表。①世界卫生组织生存质量评定量表:此量表是世界卫生组织在近 15 个不同文化背景下,经多年协作研制而成的,内容涉及生存质量 6 大方面(身体机能、心理状态、独立能力、社会关系、生活环境、宗教信仰与精神寄托),每个方面由 4 个条目构成,分别从强度、频率、能力和评价 4 个方面反映了同一特征,共计 100 个问题。得分越高,生存质量越高。②健康状况调查问卷(SF-36):美国医学结局研究组开发的一个普适性测定量表,有 36 个条目组,内容包括躯体功能、躯体角色、躯体疼痛、总的健康状况、活力、社会功能、情绪角色和心理卫生 8 个领域。③健康生存质量表:项目覆盖日常生活活动、走动或行动、躯体功能活动、社会功能活动等方面。其指标定义清晰明确,权重较合理。④疾病影响程度量表:有 12 个大方面 136 个问题,覆盖活动能力、独立能力、情绪性行为、警觉行为、饮食、睡眠和休息、家务管理、文娱活动等,用于判断疾病对躯体、心理、社会健康造成的影响。⑤生活满意度量表:有 5 个项目的回答,从 7 个判断中选取 1 个。将生活满意程度分为 7 级,从对表述的完全不同意到完全同意,中间有各个程度轻重不一的判断。

【出院指导】

1. 休息与饮食　保持充足的休息,避免过度劳累。保持良好的生活习惯,如规律的作息、合理的饮食。保持均衡的饮食,摄入足够的营养素,多摄入富含蛋白质、维生素和矿物质的食物。

2. 用药指导　遵循医生的指导按时服药。疼痛剧烈时,及时向医生报告,调整药物剂量或更换药物,避免自行增减药量或停药。注意观察药物的副作用,如有不适,及时就医。

3. 康复指导　进行适当的康复锻炼和运动。遵循渐进性原则,从简单的运动开始,逐渐增加运动强度和时间。注意运动过程中的安全,避免摔倒等意外伤害。定期评估康复效果,调整锻炼计划。

4. 心理护理　面对疾病和治疗保持积极乐观的心态。如有需要,寻求专业的心理辅导和帮助。尝试放松训练、冥想等心理调节方法,缓解焦虑和压力。

5. 定期复查　定期复查并监测病情。关注身体的异常变化,及时就医。

【护理评价】

(1)患者疼痛是否得到缓解,舒适度是否增加?

(2)患者焦虑症状是否得到缓解,自信心是否得到提高,自控力是否增强?

(3)患者是否发生术后相关并发症?

(4)患者营养状况是否得到改善,是否发生营养失调?

(5)患者是否能够正视疾病,是否配合残肢的恢复及义肢的佩戴?

(6)患者是否能够正确对待疾病,树立战胜疾病的信心,积极配合康复训练?

(王慧文　邹　琳)

第六节　软组织肿瘤护理与康复

5-6 导入案例与思考

扫码看视频

【定义】

软组织指身体骨外的非上皮性结缔组织,其主要作用是连接、支持、包绕各解剖结构。软组织位于表皮至实质脏器之间,它包括运动器官及各种支持组织结构,如纤维组织、脂肪组织、滑膜组织及滋养这些结构的脉管组织,但是网状内皮组织及神经胶质并不包括在软组织中。由于周围神经系统的肿瘤也表现为软组织肿块,其治疗及鉴别诊断与上述组织系统的肿瘤类似,为方便起见,将周围神经系统归入软组织概念中。

软组织肿瘤(soft tissue tumor)指组织发生于上述软组织概念中的各器官、组织中,并且位于软组织中的肿瘤。

【流行病学】

脂肪瘤多发生于 40～60 岁;神经鞘瘤常在中年以后发病,极少发生恶变;纤维肉瘤多发于 20～55 岁,男性患者多于女性患者;脂肪肉瘤是成人常见的软组织肉瘤,好发年龄为 40～60 岁,男女发病率大致相等;横纹肌肉瘤是儿童和青少年常见的软组织肉瘤,约占儿童实体肿瘤的 15%,约占软组织肿瘤的 50%。

恶性软组织肿瘤最常见的转移途径是血行转移,最常见的转移部位是肺,其次是肝脏及骨骼。经淋巴转移的恶性软组织肿瘤并不多见,但也不能忽略。在腺泡型横纹肌肉瘤(12%)、上皮样肉瘤(20%～40%)及滑膜肉瘤(17%)中,区域淋巴结转移者亦不少见。

【分类】

WHO 软组织肿瘤分类见表 5-6-1。

表 5-6-1　WHO 软组织肿瘤分类

WHO(2020 年)软组织肿瘤分类	
脂肪细胞肿瘤	
良性	软骨样脂肪瘤
脂肪瘤 NOS	梭形细胞脂肪瘤
肌内脂肪瘤	非典型梭形细胞/多形性脂肪瘤
软骨样脂肪瘤	冬眠瘤
脂肪瘤病	**中间性(局部侵袭型)**
弥漫性脂肪瘤病	非典型性脂肪瘤性肿瘤
多发对称性脂肪瘤病	**恶性**
盆腔脂肪瘤病	脂肪肉瘤,高分化,NOS
类固醇脂肪瘤病	脂瘤样脂肪肉瘤
HIV 脂肪代谢障碍	炎性脂肪肉瘤
神经脂肪瘤病	硬化性脂肪肉瘤
脂肪母细胞病	去分化脂肪肉瘤
局限性(脂肪母细胞瘤)	黏液样脂肪肉瘤
弥漫性(脂肪母细胞瘤)	多形性脂肪肉瘤
血管脂肪瘤 NOS	上皮样脂肪肉瘤
细胞性血管脂肪瘤	黏液样多形性脂肪肉瘤
肌脂肪瘤	

Note

续表

WHO(2020 年)软组织肿瘤分类

成纤维细胞与肌成纤维细胞瘤

良性

结节性筋膜炎

　血管内筋膜炎

　头部筋膜炎

增生性筋膜炎

增生性肌炎

骨化性肌炎和指/趾纤维骨性假瘤

缺血性筋膜炎

弹力纤维瘤

婴儿纤维性错构瘤

颈纤维瘤病

幼年型玻璃样纤维瘤病(幼年性透明纤维瘤病)

包涵体纤维瘤病

腱鞘纤维瘤

促纤维增生性成纤维细胞瘤

肌成纤维细胞瘤

钙化性腱膜纤维瘤

EWSR1-SMAD3 阳性成纤维细胞瘤

血管肌成纤维细胞瘤

富细胞血管纤维瘤

血管纤维瘤 NOS

项型纤维瘤

肢端纤维黏液瘤

Gardner 纤维瘤(加德纳纤维瘤)

中间性(局部侵袭型)

孤立性纤维性肿瘤,良性(良性孤立性纤维性肿瘤)

掌/跖纤维瘤病

韧带样型纤维瘤病

　腹壁外硬纤维瘤

腹壁纤维瘤病

脂肪纤维瘤病

巨细胞纤维母细胞瘤

中间性(偶有转移型)

皮肤隆突性纤维肉瘤,NOS(隆突性皮肤纤维肉瘤)

　皮肤隆突性纤维肉瘤,纤维肉瘤样(纤维肉瘤型、隆突性皮肤纤维肉瘤)

　黏液性皮肤隆突性纤维肉瘤(黏液型隆突性皮肤、纤维肉瘤)

　色素性皮肤隆突性纤维肉瘤

　隆突性皮肤纤维肉瘤伴有黏液分化

　斑块样皮肤隆突性纤维肉瘤(斑块型隆突性皮肤纤维肉瘤)

孤立性纤维性肿瘤,NOS

　脂肪形成型(脂肪瘤样型)孤立性纤维性肿瘤

　富巨细胞型孤立性纤维性肿瘤

炎性肌成纤维细胞瘤

　上皮样炎性肌成纤维细胞瘤

肌成纤维细胞瘤

浅表性 CD34 阳性成纤维细胞瘤

黏液炎性成纤维细胞瘤

婴儿型纤维肉瘤

恶性

孤立性纤维性肿瘤,恶性(恶性孤立性纤维性肿瘤)

纤维肉瘤 NOS

黏液纤维肉瘤

　上皮样黏液性纤维肉瘤

低度恶性黏液样纤维肉瘤

硬化性上皮样纤维肉瘤

所谓的纤维组织细胞性肿瘤

良性

腱鞘滑膜巨细胞瘤 NOS

腱鞘滑膜巨细胞瘤,弥漫型

深部良性纤维组织细胞瘤

中间性(偶有转移型)

丛状纤维组织细胞瘤

软组织巨细胞瘤,NOS

恶性

恶性腱鞘滑膜巨细胞瘤

续表

WHO(2020 年)软组织肿瘤分类	
血管性肿瘤	
良性	**中间性(偶有转移型)**
血管瘤 NOS	网状血管内皮瘤
肌内血管瘤	乳头状淋巴管内血管内皮瘤
动静脉型血管瘤	复合型血管内皮瘤
静脉型血管瘤	神经内分泌性复合型血管内皮瘤
上皮样血管瘤	卡波西肉瘤
细胞型上皮样血管瘤	经典型惰性卡波西肉瘤
非典型性上皮样血管瘤	非洲地方性卡波西肉瘤
淋巴管瘤,NOS	AIDS 相关性卡波西肉瘤
淋巴管瘤病	迟发型卡波西肉瘤
囊性淋巴管瘤	假肌源性(类上皮肉瘤样)血管内皮瘤
获得性簇状血管瘤	**恶性**
中间性(局部侵袭型)	上皮样血管内皮瘤,NOS
卡波西型血管内皮瘤	血管肉瘤
周细胞(血管周细胞)性肿瘤	
良性和中间性	肌纤维瘤病
血管球肿瘤 NOS	肌纤维瘤
血管球瘤	婴儿型肌纤维瘤病
血管球肌瘤	血管平滑肌瘤
血管球瘤病	**恶性**
恶性潜能未确定性的血管球瘤病	恶性血管球瘤
肌周细胞瘤	
骨骼肌肿瘤	
良性和中间性	**恶性**
横纹肌瘤 NOS	平滑肌肉瘤,NOS
恶性潜能未确定性的平滑肌肿瘤(SMTUMP)	
骨骼肌肿瘤	
良性	胚胎性横纹肌肉瘤,多形性
横纹肌瘤 NOS	腺泡状横纹肌肉瘤
胎儿型横纹肌瘤	多形性横纹肌肉瘤 NOS
成人型横纹肌瘤	梭形细胞性横纹肌肉瘤
生殖道型横纹肌瘤	外胚层间叶瘤
恶性	
胚胎性横纹肌肉瘤 NOS	
胃肠道间质瘤	
胃肠道间质瘤	

续表

WHO(2020 年)软组织肿瘤分类	
软骨-骨肿瘤	
良性	**恶性**
软骨瘤 NOS	骨肉瘤·骨外(骨外骨肉瘤)
软骨母细胞瘤样软组织软骨瘤	
周围神经鞘膜肿瘤	
良性	神经鞘黏液瘤
神经鞘瘤 NOS	孤立性局限性神经瘤(边界清楚的孤立性神经瘤)
陈旧型神经鞘瘤(古老型神经鞘瘤)	丛状孤立性局限性神经瘤(边界清楚的丛状孤立性神经瘤)
细胞性神经鞘瘤	
丛状神经鞘瘤	脑膜瘤 NOS
上皮样神经鞘瘤	良性蝾螈瘤/神经肌肉性迷芽瘤
微囊/网状型神经鞘瘤	混杂性神经鞘膜瘤(杂合性神经鞘膜瘤)
神经纤维瘤 NOS	神经束膜瘤/神经鞘瘤
陈旧型神经纤维瘤(古老型神经纤维瘤)	神经鞘瘤/神经纤维瘤
细胞性神经纤维瘤	神经束膜瘤/神经纤维瘤
非典型性神经纤维瘤	**恶性**
丛状神经纤维瘤	恶性周围神经鞘膜瘤 NOS
神经束膜瘤 NOS	上皮样恶性周围神经鞘膜瘤
网状型神经束膜瘤	黑色素性恶性周围神经鞘膜瘤
硬化性神经束膜瘤	恶性颗粒细胞瘤
颗粒细胞瘤 NOS	恶性神经膜瘤
分化未确定的肿瘤	
良性	骨化性纤维黏液样肿瘤 NOS
黏液瘤 NOS	混合瘤 NOS
细胞性黏液瘤	恶性混合瘤 NOS
侵袭性血管黏液瘤	肌上皮瘤 NOS
多形性玻璃样变血管扩张性肿瘤(多形性透明变性血管扩张性肿瘤)	**恶性**
	恶性磷酸盐尿性间叶性肿瘤
磷酸盐尿性间叶性肿瘤 NOS	骨与软组织小圆细胞肉瘤
良性血管周围上皮样细胞肿瘤	Ewing 肉瘤(尤因肉瘤)
血管平滑肌脂肪瘤	圆细胞肉瘤伴 EWSR1-非-ETS 融合(具有 EWSR1-non-ETS 基因融合的圆形细胞肉瘤)
中间性(局部侵袭型)	
含铁血黄素沉着性纤维脂肪瘤样肿瘤	骨与软组织遗传性肿瘤综合征
上皮样血管平滑肌脂肪瘤	内生性软骨瘤病
中间性(偶有转移型)	Li-Fraumeni 综合征(李法美尼症候群/李-佛美尼综合征)
非典型纤维黄色瘤	McCune Albright 综合征(麦丘恩-奥尔布赖特综合征)
血管瘤样纤维组织细胞瘤	多发性骨软骨瘤

续表

WHO(2020 年)软组织肿瘤分类	
分化未确定的肿瘤	
NTRK 重排梭形细胞肿瘤	恶性血管周围上皮样细胞肿瘤
滑膜肉瘤 NOS	内膜肉瘤
梭形细胞型滑膜肉瘤	恶性骨化性纤维黏液样肿瘤
双相型滑膜肉瘤	肌上皮癌
低分化型滑膜肉瘤	未分化肉瘤
上皮样肉瘤	未分化梭形细胞肉瘤
近端或大细胞型上皮样肉瘤	多形性肉瘤,未分化(未分化多形性肉瘤/UPS)
经典型上皮样肉瘤	未分化圆形细胞肉瘤
腺泡状软组织肉瘤	CIC 重排肉瘤
软组织透明细胞肉瘤 NOS	肉瘤伴 BCOR 基因改变(伴 BCOR 基因变化的肉瘤)
骨外黏液样软骨肉瘤	神经纤维瘤病,1 型(1 型神经纤维瘤病)
增生性小圆细胞肿瘤	Rothmund-Thomson 综合征(罗斯蒙-汤姆森综合征)
肾外横纹肌样瘤 NOS	Werner 综合征(维尔纳综合征)

【发病机制】

良性软组织肿瘤生长缓慢,有自限性,不发生远端转移,一般位于因肿瘤生长而受挤压的周围结缔组织形成的致密纤维包膜内。侵袭性良性肿瘤的局部生长情况类似于恶性肿瘤,但不发生远隔转移。

恶性软组织肿瘤呈扩张性生长,肿瘤周围结缔组织也因肿瘤生长压迫而形成纤维包膜。在包膜外有反应区形成,其特点为组织萎缩、水肿,含有新生血管组织。肿瘤恶性程度越高,反应区越明显、越广泛。

【临床表现】

1. 症状

(1)疼痛:浅表的软组织肿瘤局部肿块外几乎不引起任何症状,出现疼痛症状大多是由肿块压迫外周神经所致。部分肿瘤有压痛,因侵犯周围组织器官而产生,可出现麻木或沿神经走向的放射痛。

(2)皮肤症状:部分浅表的恶性软组织肿瘤因生长较快或经受创伤而引起皮肤溃疡,肿瘤在溃疡区形成较大的蕈样肉芽肿,有时伴有恶臭。胚胎性横纹肌肉瘤在皮肤表面可形成肿瘤侵犯性红肿,肿瘤生长较快时,可伴有皮肤破溃或出血。

(3)全身症状:较大的肿瘤可引起恶心、呕吐、肠道不全梗阻、肾盂积水、腹股沟疝等。

2.体征

(1)局部肿胀与肿块:大部分软组织肿瘤的临床表现一般无特征性,多为躯干或肢体近端深部无痛性生长的肿块,患者多因无意触及肿块而就医。肿瘤生长较大可出现患肢静脉轻度充盈或怒张,局部温度高。

(2)肢体功能障碍:因疼痛和肿块可影响患肢活动。

(3)感觉障碍:侵犯神经时可引起剧痛、行走不便及感觉障碍。

【辅助检查】

1.影像学检查　影像学检查常用的检查手段包括 X 线检查、CT 检查、MRI 检查、B 超检查、核素扫描和血管造影。影像学检查主要用于确定有无肿瘤、肿瘤的位置、肿瘤的性质、明确肿瘤的范围以及与周围重要组织的关系。

（1）X线检查：最常用的骨与软组织肿瘤检查手段，骨骼显示清晰，可以观察肉瘤的骨侵犯以及血管瘤的静脉等，对于某些软组织肿瘤也可显示其阴影，胸部 X 线片可以观察是否有肉瘤肺转移。

（2）CT 检查：对骨与软组织肿瘤的敏感性和特异性均较好，其横断面成像的特点便于观察肿瘤与周围重要组织的关系，可以通过调整窗宽、窗位来重点观察骨窗和软组织窗。必要时可以使用 CT 增强扫描来了解肿瘤的血运情况，还可在 CT 引导下行病灶的穿刺活检。

（3）MRI 检查：具有高度的软组织分辨率和多方位、多层面扫描的特点，能够清楚地显示肿瘤的范围、肿瘤内出血及坏死以及软组织肿瘤与周围重要血管、神经的关系等情况（图 5-6-1）。

（4）超声检查：价格低廉，可为探查软组织肿瘤的大小、位置及其与周围组织的关系提供重要参考。

（5）核素扫描：敏感度高，但特异性较差，目前主要用于发现多发病灶。

（6）血管造影：一种有创检查，能够显示软组织肉瘤与反应组织及正常组织之间的解剖关系，从而对肿瘤进行精确的分期和手术计划。

2. 病理学检查　病理学检查是软组织肿瘤综合诊治过程中的一个重要组成部分，对于软组织肿瘤，尤其是恶性肿瘤，在治疗前务必行活检（图 5-6-2）。

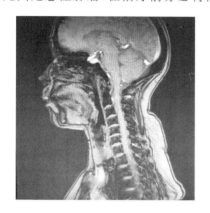

图 5-6-1　软组织肿瘤 MRI 检查

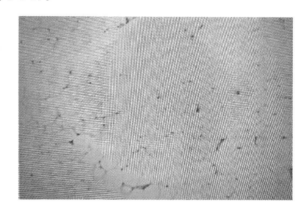

图 5-6-2　脂肪瘤镜下病理学检查

【治疗】

目前软组织肿瘤总的治疗原则是以外科手术治疗为主的综合治疗，配合使用放疗、化疗、外科治疗、生物治疗等。

1. 放疗

（1）术前放疗：术前放疗往往可以使截肢治疗变为低风险的保肢治疗。放疗的目的是刺激形成致密的纤维组织区取代假包膜以及除去反应区内的卫星灶，因此经放疗后，仅在纤维包壳之外切除肿瘤就可以获得广泛的外科边界。

（2）术后放疗：术后放疗的优点是对肿瘤的病理类型、恶性程度、侵犯范围及其与周围结构的关系等都有了充分的了解，以利于放疗方案的制订。对于手术中因各种原因残存的肿瘤，术后放疗能起到杀灭作用，达到更好的局部控制。

2. 化疗　化疗的目的是控制局部复发，延长生存期以及提高生活质量。术后化疗对于手术未能去除的微小病灶能起到杀灭作用，减少肿瘤的复发。

3. 外科治疗　没有任何一种手段比完整地去除肿瘤组织的外科方法更有效。骨与软组织肿瘤外科分期系统不但描述了不同肿瘤的自然病程，而且也为外科治疗的范围提供了依据。对每一期的肿瘤只有选择恰当的外科切除边界，才有可能在最大限度上完整切除肿瘤组织。

4. 生物治疗　生物治疗是在肿瘤治疗中的继放疗、化疗和外科治疗后的第 4 种治疗模式。软组织肿瘤的生物治疗包括使用肿瘤坏死因子及干扰素等。

（王慧文　邹　琳）

第七节　脊柱肿瘤护理与康复

5-7 导入案例
与思考

扫码看视频

【定义】

脊柱肿瘤（spinal tumor）指发生于脊柱的骨骼及其附属组织的瘤样病变。原发性脊柱肿瘤包括椎体肿瘤和椎管内肿瘤。椎体肿瘤可导致严重的并发症，如疼痛、病理性骨折、脊髓受压等骨相关事件，影响患者生活质量和生存时间。

【流行病学】

脊柱肿瘤的发病率相对较低，但随着人口老龄化，其发病率呈上升趋势。根据不同的研究数据，脊柱肿瘤的发病率为 0.4%～1.5%。脊柱是转移瘤的好发部位，原发病灶以肺、乳腺、前列腺、肾及甲状腺等恶性肿瘤最为常见，约占所有病例的 80%，肺癌最快出现脊柱转移，其中 60%～80% 发生于胸椎。

【病因】

脊柱肿瘤的发病原因迄今不明，致病因素较为复杂，目前有以下 4 种学说：脊柱肿瘤的病毒学说、脊柱肿瘤的慢性刺激学说、脊柱肿瘤的胚胎组织异位残存学说、脊柱肿瘤的恶变学说。其通用的风险因素和潜在病因包括遗传、生活方式、慢性疾病和长期接触放射线、石棉及某些化学物质等环境因素。此外，慢性炎症和某些遗传病也可能增加脊柱肿瘤的患病风险。

【分类】

原发性脊柱肿瘤的发病率约为 0.4%，而转移性脊柱肿瘤的发病率则较高。

1. 原发良性肿瘤

（1）骨样骨瘤：脊柱骨样骨瘤发病率低，多见于腰椎，在脊柱肿瘤患者中的发病率为 7.5%，约 13% 的骨样骨瘤发生于脊柱。骨样骨瘤好发于儿童及青年人，多为 5～30 岁（平均 14.5 岁），90% 患者年龄在 30 岁以内。男性居多，男性与女性患者之比为 2∶1。

（2）骨母细胞瘤：曾称为成骨性纤维瘤或巨大骨样骨瘤，目前认为骨母细胞瘤是一种良性或局部侵袭性肿瘤。脊柱骨母细胞瘤一般起源于脊柱后柱结构，仅累及椎体的极为少见，在脊柱肿瘤中占 11% 左右。33% 的骨母细胞瘤发生于脊柱，一般以腰椎、胸椎多见。该瘤好发于 10～25 岁的青少年，男性与女性患者之比为 2∶1。

（3）血管瘤：在脊柱良性肿瘤中比较常见，占 10%～12%。女性的发病率略高于男性，其发病率有随年龄增加而增高的趋势。在脊柱中好发部位依次为胸椎、腰椎、颈椎和骶椎。

（4）嗜酸性肉芽肿：一般指局限于骨的组织细胞增殖症，可单发或多发，本病多发生于儿童，但可发生于任何年龄，以 30 岁以下男性多见，约 1/3 见于 4 岁以下的幼儿，3/4 见于 20 岁以下的青少年，平均发病年龄为 10 岁。在脊柱肿瘤患者中的发病率约为 4%，发病部位以腰椎较常见。

（5）动脉瘤样骨囊肿：一种可以独立发病，也可以在其他病变的基础上并发的瘤样病变。肿瘤向骨外膨胀生长，有特殊的 X 线表现。其内容物为充满血液的囊腔血窦，以纤维组织为间隔，内有多核巨细胞聚集，并有骨化存在。动脉瘤样骨囊肿约占脊椎原发性肿瘤的 10%，好发于 10～20 岁，男女发病率约相等。约 2/3 病例同时累及椎体与椎弓,约 1/4 的病例仅累及椎弓。

(6)软骨瘤:属于良性肿瘤,占脊椎肿瘤的 2% 左右。该肿瘤主要发生于脊柱后结构,生长缓慢。临床上较少发生脊髓压迫和根性痛。

2. 原发恶性肿瘤

(1)骨巨细胞瘤:常见的原发性骨肿瘤之一,又称为破骨细胞瘤。发病年龄多在 20～40 岁,20 岁以下及 55 岁以上发病率较低,患者中女性稍多,约占脊柱肿瘤的 15%。颈椎、胸椎、腰椎、骶椎均可受累,但以胸椎和骶椎发生率较高。骨巨细胞瘤多见于椎体,随着肿瘤的发展,可侵犯椎弓根、椎板、关节突和棘突;可突破皮质,侵犯椎间孔,或包围硬膜,或侵犯邻近肌肉。

(2)骨髓瘤:常见的恶性原发性骨肿瘤,占所有原发性骨肿瘤的 45%。本病多见于 40 岁以上的男性,主要发生于 50～70 岁。脊柱为好发部位,其中腰椎更为常见,其他部位如胸骨、髂骨等也常发现。骨髓瘤主要侵犯骨髓,但也可在骨外形成浸润灶,如发生于肝、脾、肾、淋巴结等,后者大多见于本病的晚期阶段。初期骨髓瘤多发生于椎体。本病应与骨转移瘤进行鉴别。

(3)脊索瘤:可发生于任何年龄,由脊索组织残留的衍生物演变为瘤体,但由于演变过程缓慢,因此好发年龄多在 40～50 岁,男性患者多于女性患者。残留部位以骶尾部最为多见,占 60% 左右,其次为颅底蝶骨,个别的见于胸椎、腰椎,一般为单发。

(4)骨肉瘤:一种肿瘤细胞直接形成骨或骨样组织的恶性肿瘤,占所有原发性恶性骨肿瘤的 1/4～1/3。骨肉瘤在脊柱的发病率较低,脊柱原发骨肉瘤占脊柱原发性骨肉瘤的 3.6%～14.5%,占骨肉瘤的 0.85%～3.0%。枕颈部发病极为罕见,迄今报道病例均发生于枢椎。

(5)软骨肉瘤:恶性软骨源性肿瘤,在软骨组织肿瘤中占 19.08%,仅次于成骨肉瘤。按发生部位,软骨肉瘤可分为中心型软骨肉瘤、周边型软骨肉瘤和骨膜型软骨肉瘤。按发病过程,软骨肉瘤可分为原发性软骨肉瘤和继发性软骨肉瘤。软骨肉瘤在脊柱的发病率约为 6%,在各节段之间无明显分布差异。发病年龄为 11～60 岁,以 30～60 岁较多见。儿童的软骨肉瘤预后差。男女患者性别比为 1.8∶1。

3. 脊柱转移性肿瘤 脊柱转移性肿瘤指原发于骨外的恶性肿瘤,通过血行、淋巴等途径转移至脊柱,并继续生长。由脊柱邻近的软组织肿瘤直接侵犯脊柱而发生继发性骨损害者,不属于脊柱转移性肿瘤。最容易产生脊柱转移的恶性肿瘤依次为乳腺癌、肺癌、前列腺癌、肾癌、甲状腺癌、胃肠道肿瘤、妇科肿瘤和黑色素瘤,其中乳腺癌、肺癌、前列腺癌较多见。

【分期】

WBB 脊柱肿瘤分期系统着重于描述肿瘤在脊椎局部的侵占情况,旨在据此来确定手术切除的范围与方式。该系统首先将脊椎在横断面上以时钟的形式分成 12 个扇形区域,其中 4～9 区为前方结构,其余区为后方结构。然后根据解剖结构从脊椎周围至椎管分成 A～E 5 个不同层次,A 为脊椎周围软组织,B 为骨组织浅层,C 为骨组织深层,D 为椎管内硬膜外部分,E 为硬膜内。最后记录肿瘤侵占脊椎的节段。采用此系统,可以从横向、矢向和纵向 3 个角度对肿瘤的病变范围做出清晰判断,继而确定相应手术方案。

【临床表现】

1. 症状

(1)疼痛:最常见的症状。疼痛常逐渐持续性加剧,夜间较明显,制动多无效,疼痛严重者服镇痛药也无效。疼痛程度因病灶部位而异。腰椎转移可表现为腰背痛。上颈椎转移常伴有枕大神经分布区域的放射痛。

(2)病理性骨折:有轻微外伤或根本没有任何诱因,可发生椎体压缩性骨折,此时疼痛加剧,可很快出现截瘫等。

（3）全身症状：晚期可出现消瘦、贫血、食欲不振、体重下降、发热等。严重时可出现面色苍白、极度消瘦和器官衰竭。

2. 体征

（1）局部肿胀与肿块：骨肿瘤多发生于椎体，主要见于颈椎或脊柱后部附件结构的肿瘤。因椎体的位置较深，在体表难以发现，故以肿块为首发表现的患者并不常见。脊柱恶性肿瘤的包块增长较快，常对周围组织形成压迫等，常有局部疼痛、不适等表现。转移性脊柱肿瘤因原发病灶及其一般恶性程度较高，生长比较迅速，易于诱发脊柱疼痛和神经症状等，常在形成较大包块前即被发现。

（2）神经功能障碍：由肿瘤压迫或侵袭脊髓、神经根或神经丛所致，通常是脊柱肿瘤的晚期表现。颈椎肿瘤早期症状无特异性，临床症状不典型，主要表现为颈部、肩背部或双上肢处的疼痛与不适。其他症状有四肢麻木、无力，尤以双上肢麻木、无力多见。脊髓受压后可发生脊髓病变，受损平面以下感觉丧失，肌力减退或痉挛，常伴有自主神经功能障碍。

（3）跛行：由肢体疼痛而引发的避痛性跛行，随着病情的进展而加重。

【辅助检查】

1. 影像学检查

（1）X线检查：临床怀疑为脊柱肿瘤时，应把X线检查作为检查的第一步，观察骨质有无异常。X线检查的主要作用是评价脊柱的骨质结构，对椎体、椎弓根、椎板、棘突、椎间孔、椎间隙、椎间关节、侧块等进行分析及观察椎管大小的变化（图5-7-1）。

（2）脊髓造影检查：过去检查椎管内占位性病变的比较常用的一种方法。脊髓造影可以确定临床提示的病变是否存在，病变的范围、部位、大小以及发现多发病变的可能。

（3）CT检查：直接清晰地显示脊椎骨和软组织结构。肿瘤对椎弓的侵犯、椎管的压迫、椎体轻度和边缘的破坏、各个突起的异常，比X线检查和体层显示更清晰。

（4）放射性核素显像：分为单光子发射型计算机断层显像和正电子发射型计算机断层显像两种。单光子发射型计算机断层显像是目前广泛应用于临床，正电子发射型计算机断层显像主要在分子水平上应用于生命科学研究领域（图5-7-2）。

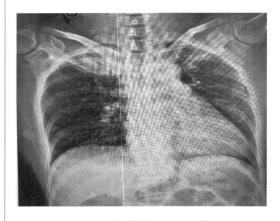

图 5-7-1　脊柱肿瘤的 X 线检查

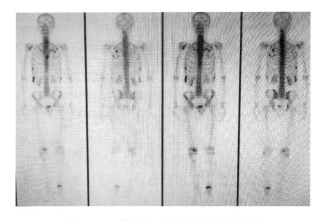

图 5-7-2　脊柱肿瘤的放射性核素显像

（5）脊柱的血管造影：大部分脊柱血管造影是手术前或活组织检查前的一项检查，当因大量出血导致切除肿瘤手术失败，及应用现代非创伤性影像检查方法（如CT检查和MRI）难以确定肿瘤的血供时，则需做血管造影。脊柱血管造影的适应证取决于病变的性质和范围及计划手术的入路。

（6）MRI：对人体无放射性损害，软组织分辨率高，较X线检查、CT检查能更清晰地显示脊柱的椎间盘、韧带、脊髓及骨骼等的形态变化。它不仅能做横断面扫描，还可以做矢状面及冠状面的成像（图5-7-3）。

2.实验室检查

（1）血常规：原因不明的贫血、白细胞及血小板减少、凝血酶原时间延长均可提示身体某些部位或系统有出血或占位性病变。发展比较迅速的恶性肿瘤,破坏组织和毒素吸收过程,激惹全身反应,可引起白细胞总数增高。由于大量消耗,红细胞和血红蛋白可明显下降,有的可出现异常白细胞。

（2）血沉：血沉的升高不具有特异性,血沉增快是脊柱恶性肿瘤的特点。

（3）生物化学检查：总蛋白及球蛋白的增高,应考虑骨髓瘤的可能发生。有些恶性肿瘤患者尿液中本周蛋白增高。血清钙浓度

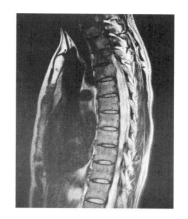

图 5-7-3　脊柱肿瘤的 MRI 检查

的升高可以发生在广泛骨转移的患者中。血液系统恶性肿瘤可出现高尿酸血症,全身广泛恶性肿瘤可出现低血糖症。脑脊液的生物化学检查亦有其重要性,如硬膜外脊髓受压可出现脑脊液蛋白的升高。脑脊液糖减少而白细胞增多,表明软脑膜受到肿瘤的侵蚀或炎症感染。

（4）碱性磷酸酶：良性肿瘤碱性磷酸酶一般无改变,恶性肿瘤碱性磷酸酶一般增高,前列腺癌主要为酸性磷酸酶增高,成骨肉瘤碱性磷酸酶增高。有的恶性肿瘤在发展过程中,主要表现为骨破坏,成骨反应差,碱性磷酸酶不增高。

3.病理学检查　脊柱原发性肿瘤的活检与其他部位原发性肿瘤的活检原则相似。

【治疗】

脊柱肿瘤的治疗不仅要考虑肿瘤的切除,还需解决脊柱的稳定重建问题,这是脊柱肿瘤治疗的特点之一。另外一个重要的治疗目的是对脊髓或神经根的减压,以保存或改善神经功能状态。

1.手术治疗　手术治疗的主要目的包括神经减压、缓解疼痛、重建脊柱稳定及获取病理组织明确诊断。手术治疗的方法包括后路椎板切除、环形减压、脊椎整块切除等肿瘤切除方式,联合内固定重建,包括椎弓根钉内固定或骨水泥椎体强化等各种方式。对于放疗不敏感的肿瘤,手术治疗具有积极作用。

2.放疗　立体定向放疗的发展使脊柱肿瘤,特别是对脊柱转移瘤的局部控制,可获得较好的疗效。对常规外照射放疗反应差的肿瘤,立体定向放疗也可能对其有效。术中放疗结合了放疗和手术治疗的特点,减少肿瘤细胞在等待期的扩增风险或放疗后骨折的风险,而且手术与放疗的无缝衔接,也缩短手术与放疗的时间间隔,进而缩短住院时间和费用,为肿瘤的局部控制提供了多学科联合治疗方案,近年来在脊柱肿瘤的治疗中受到关注。

3.化疗　脊柱肿瘤的全身治疗有化疗、血管内治疗和生物治疗等。双膦酸盐可抑制破骨细胞活性,进而阻止骨质的吸收,现已证明可有效控制骨巨细胞瘤病情的进展或延缓骨骼相关事件的发生。全身化疗可以对原发瘤本身进行治疗,同时能有效消灭亚临床病灶,减少肿瘤复发和转移。目前多主张行多药联合化疗以提高疗效,尽量降低肿瘤耐药性。

【护理评估】

1.专科评估

（1）脊髓功能评估：目的是了解和评估脊髓受到肿瘤影响的程度,从而制订相应的治疗方案,并评估治疗的效果。评估的方法包括但不限于美国脊髓损伤协会（American Spinal Injury Association,ASIA）分级,ASIA 分级包括损伤水平和损伤程度的量化,便于统计和比较,因此对于有脊髓神经功能障碍的患者推荐应用。

（2）Tomita脊柱转移瘤预后评分系统（表5-7-1）：该评分系统根据原发肿瘤生长速度、骨转移情况、内脏转移情况予以评分，每例累计得到总分，是目前脊柱转移瘤较常用的评估系统。

表5-7-1　Tomita脊柱转移瘤预后评分系统

大　　项	小　　项	分　　值
原发性肿瘤的部位及恶性程度	原发于乳腺、甲状腺、前列腺、睾丸等生长较慢的恶性肿瘤	1
	原发于肾脏、子宫、卵巢、结直肠等生长中等的恶性肿瘤	2
	原发于肺、胃、食管、鼻咽、肝、胰腺、膀胱、黑色素瘤、肉瘤（骨肉瘤、尤文肉瘤、平滑肌肉瘤等）等生长快的恶性肿瘤，其他少见的恶性肿瘤以及原发灶不明者	4
内脏转移情况	无内脏转移灶	0
	内脏转移灶可通过手术、介入等方法治疗者	2
	内脏转移灶不可治疗者	4
骨转移情况（以全身骨扫描为准）	单发或孤立脊柱转移灶	1
	多发骨转移（包括单发脊柱转移灶伴其他骨转移、多发脊柱转移伴或不伴）	2
总分		

注：依据评估后总分制订相应治疗策略。①2～3分，生存期较长，行广泛或边缘切除。②4～5分，生存期中等，行边缘或病灶内切除。③6～7分，生存期短，行姑息性手术治疗。④8～10分，肿瘤晚期，非手术治疗。

（3）神经功能评估：评估患者术后神经功能的恢复情况，包括感觉、肌力、反射等。观察是否出现神经损伤的征象，及时告知医生并采取相应的护理措施。

2.心理社会状况评估　评估患者的情绪状态，有助于及时发现和干预心理问题，提高患者的生活质量。可通过观察法、访谈法、使用评估量表对患者进行系统评估，从而提供个体化的指导和支持。

【常见护理诊断/问题】

1.疼痛　与肿瘤、手术伤口有关。

2.生活自理能力缺陷　与手术卧床，神经功能障碍有关。

3.焦虑　与手术、担心预后功能恢复情况有关。

4.营养失调　与患者摄入不足、肿瘤的治疗有关。

5.知识缺乏　缺乏对疾病、术后功能锻炼及康复的知识。

6.潜在并发症　感染、脊髓神经损伤、脑脊液漏、深静脉血栓形成等。

【护理目标】

（1）减轻患者的疼痛，提高患者舒适度。

（2）患者卧床期间生活需要能够得到满足。

（3）减轻患者焦虑的不良情绪，促进心理健康的恢复。

（4）促进患者消化和吸收功能的恢复，恢复或维持正常的营养状况。

（5）加强对患者的健康教育和指导，使患者能够积极配合康复治疗。

（6）预防各种术后并发症的发生，保障患者安全。

【护理措施】

一、术前护理

详见第五章第四节"原发性恶性骨肿瘤护理与康复"相关内容。

二、术后护理

1. 术后常规护理　详见第五章第四节"原发性恶性骨肿瘤护理与康复"相关内容。

2. 专科护理

（1）脊髓神经功能的观察：手术中由于脊髓的牵拉造成神经根水肿，导致神经功能障碍，因此，术后必须严密观察双下肢感觉、运动情况，以便早期发现症状并及时处理。

（2）脑脊液漏：脊柱肿瘤切除时损伤神经根袖是导致脑脊液漏的主要原因。观察引流量的颜色、性质及量，如果引流量多且颜色稀薄，应考虑是否有硬脑膜破裂脑脊液漏的可能，及时停止负压吸引并报告医生，遵医嘱给予患者头低脚高卧位，防止脑脊液外流。

【康复应用】

一、康复评定

1. 肌张力评定　肌张力指为维持特定静止或运动姿势肌肉所保持的紧张状态。它是维持人体各种姿势及活动的基础。根据身体所处的不同状态，正常肌张力可分为静止性肌张力、姿势性肌张力、运动性肌张。常用的手法检查方法为改良的 Ashworth 痉挛分级法（表 5-7-2）。

表 5-7-2　改良的 Ashworth 痉挛分级法

分　　级	标　　准
0 级	无肌张力的增加
Ⅰ 级	肌张力轻度增加（受累部分被动屈伸时，在关节活动度（ROM）之末时呈现最小的阻力或出现突然卡住的释放）
Ⅰ＋级	肌张力轻度增加（在 ROM 后 50％ 范围内出现突然卡住，然后在 ROM 的后 50％ 范围内均呈现最小的阻力）
Ⅱ 级	肌张力较明显增加（通过大部分 ROM 时，肌张力均较明显地增加，但受累的部分仍能较易被移动）
Ⅲ 级	肌张力严重增高（被动运动困难）
Ⅳ 级	僵直（受累部分被动屈伸时，呈现僵直状态而不能动）

3. 感觉功能评定　详见第五章第五节"骨软转移瘤护理与康复"相关内容。

二、康复指导

1. 康复的目的　康复是帮助患者在身体残疾的状态下回归社会、回归家庭，并最大限度享受高质量的生活。既要教会患者独立生活的本领，还要关注患者的精神层面，为患者心理状态的调整提供必要的社会支持和帮助。帮助患者重塑自身形象，形成新的生活方式，在社会中找到自己的位置。同时应该认识到，脊髓损伤后的社会适应并不限于患者本人，还有患者家属。家庭成员如果能够很好地接受现实，积极面对现状，对患者适应残疾生活具有极大的帮助和支持作用。因此，为使患者能顺利地完成康复治疗并获得预期效果，康复治疗师在初期制订治疗方案时，就应该将患者和家属作为小组中的一员，有利于发现问题和解决问题。积极参与解决问题的过程，能有效地培养脊髓损伤患者独立解决问题的能力。

2. 脊髓损伤被动活动训练　应从远端向接近损伤部位发展，活动量由小到大。为避免关节挛缩，全身各关节均需进行被动活动，1～2 次/日，每一关节的各轴向运动不少于 3 次。进行被动运动时要轻柔、缓慢、有节奏，活动范围应达到但不超过最大生理范围，以免拉伤肌肉或韧带。为防止高位截瘫患者肩关节脱位，可以使用肩关节矫形器。

3.功能维持性训练

(1)腕关节与手指管理:颈髓损伤患者从医院搬运时就需要开始进行腕关节和手指的管理。麻痹的手掌向上时,腕关节呈现中立位,掌指关节呈现伸展位,近端指间关节和远端指间关节呈现屈曲。另外,拇指由于重力作用拉向床的方向,与手掌在同一平面,失去了拳的形状。手掌朝下放置,手掌失去了抓握而呈现平坦,拇指也在手掌的旁边。指浅屈肌、指深屈肌拉曳手指屈曲,使近端指间关节和远端指间关节出现屈曲,从指尖到掌指关节呈现过伸展状态,拇指和手掌的距离逐渐变大。若持续这种肢位,常导致关节挛缩。也就是说,关节活动度受限,掌指关节过伸展,导致屈曲受限,近端指间关节、远端指间关节出现屈曲挛缩,导致不能伸展。不管手指屈曲是拉长指浅屈肌还是指深屈肌,肌肉均丧失弹性。

(2)利用腕关节的腱效应:正常情况下,腕关节背伸时,手指自然屈曲。腕关节掌屈时,手指自然伸展,称为腕关节的腱效应。腕关节从掌屈过渡到背伸时,指浅屈肌和指深屈肌的距离变长,在此状态下牵拉指尖的肌肉,借助重力的作用,手指下垂,掌指关节、近端指间关节、远端指间关节共同屈曲,完成抓握物品的动作。拇指也是同样的原理,腕关节屈曲,拇指向示指靠近,完成侧捏的动作。C6损伤患者腕关节具备背伸功能,虽然手指不活动,但是利用腱效应能够抓握瓶子、卡片等。总之,要从早期开始进行手的管理,尽量避免关节挛缩,使肌腱保持适当长度与紧张度、腕关节维持功能位等,这些对保持手指的实用性非常重要。

4.功能性训练　单纯的肌力增强或肌肉牵张都不会直接提高患者的肢体功能,但是通过训练让脊髓损伤者学会充分利用良好的关节活动度和肌肉,并掌握利用残存肌力的代偿功能和一些运动技巧,可达到日常生活活动自理及适应生活环境的目的。所以功能性训练是康复训练计划中的重要部分。患者不断掌握更多技巧后,其活动水平的提高也有助于增强肌力和身体的柔韧性。

【出院指导】

1.生活指导　倡导健康的生活方式、积极乐观的生活态度。

2.康复指导　根据个人病情多到户外活动,根据体力做功能锻炼。

3.用药指导　遵循医生的指导,按时服药。

4.饮食指导　保持均衡的饮食,摄入足够的营养素,多摄入富含蛋白质、维生素和矿物质的食物。

5.定期复查　定期进行复查和病情监测。关注身体的异常变化,及时就医。

【护理评价】

(1)患者疼痛是否得到缓解,舒适度是否增加?

(2)患者生活自理能力是否提高?

(3)患者焦虑症状是否得到缓解,自信心是否得到提高,自控力是否增强?

(4)患者营养需求是否得到满足,是否发生营养不良情况?

(5)患者是否掌握疾病相关知识及康复锻炼的方法,是否能够积极配合康复训练?

(6)患者是否发生术后相关并发症?

(王慧文　邹　琳)

第六章　创伤骨科疾病的护理与康复

第一节　肱骨骨折护理与康复

【定义】

肱骨骨折（humeral fracture）是肱骨在受到直接或间接暴力的作用下，引起骨的连续性或完整性出现中断，也称为上臂骨折。肱骨骨折好发于运动员、体力劳动者，以及骨质疏松者。

【病因】

肱骨骨折主要由外界间接暴力、直接暴力和旋转暴力所致。

1. 间接暴力　如跌倒时手或肘着地，地面反向暴力向上传导，与跌倒时体重下压的暴力相交于肱骨干某一部位，即发生斜行骨折或螺旋形骨折，多见于肱骨中下 1/3 处，此种骨折尖端易刺插于肌肉，影响手法复位。

2. 直接暴力　如打击伤、挤压伤或火器伤等，多发生于肱骨中 1/3 处，多为横行骨折、粉碎性骨折或开放性骨折，有时可发生多段骨折。

3. 旋转暴力　如投掷物品、标枪或翻腕赛，在扭转前臂时，多可引起肱骨中下 1/3 交界处骨折，所引起的肱骨骨折多为螺旋形骨折。

【分型】

（1）根据骨折的部位，肱骨骨折可分为肱骨外科颈骨折、肱骨干骨折、肱骨髁上骨折。

（2）根据骨折部位是否与外界相通，肱骨骨折可分为开放性骨折和闭合性骨折。

【临床表现】

1. 症状　①疼痛：肩部或上臂出现疼痛，局部压痛明显，活动加重。②肿胀：局部出现肿胀。

2. 体征　①关节活动受限。②畸形。③皮肤瘀斑：肩部皮肤可见青紫色瘀斑。④骨摩擦感。

【辅助检查】

1. X 线检查　常规肘关节正侧位 X 线片（图 6-1-1），可明确骨折类型、移位情况。

2. CT 检查　CT 检查主要用于韧带附着处小的撕脱骨折以及骨折部位关节面对位情况等重点细节的观察。

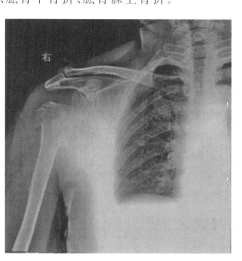

图 6-1-1　肱骨骨折的 X 线检查

第六章
学习目标

6-1 导入案例
与思考

扫码看视频

Note

【治疗】

1. 保守治疗　有严重合并症的老年患者和移位不明显的骨折患者,可以选择非手术治疗,用前臂吊带悬吊患肢制动 3～4 周并配合早期被动活动,再过渡到主动活动。

2. 手术治疗　手术切开复位内固定术,适用于手法复位失败、结节移位超过 5 mm、骨干骨折块移位超过 20 mm、肱骨头骨折成角大于 45°、合并神经血管损伤、陈旧骨折不愈合、影响功能的畸形愈合、同一肢体有多发性骨折、12 h 以内污染不严重的开放性骨折等。

【护理评估】

一、术前评估

1. 健康史

(1)健康评估。①生命体征:观察呼吸、脉搏、血压、体温和意识情况,评估患者营养状况,是否存在贫血、肥胖或营养不良等情况。②全身状况:包括主要器官、系统功能状况、辅助检查结果,以准确评估患者的手术耐受力。

(2)既往史:了解患者的外伤史,详细询问受伤时间、受伤方式、受伤时姿势与伤后肢体活动情况。需要了解是否有其他慢性疾病或骨骼关节疾病。

(3)其他慢性疾病:护士需询问患者是否有其他慢性疾病,如高血压、糖尿病、心脏病等。

(4)骨骼关节疾病:护士需询问患者是否有其他骨骼关节疾病,如是否有骨质疏松。

(5)过敏史:了解患者对药物、食物、环境物质或其他过敏原的过敏反应。

2. 专科评估

(1)畸形:评估患者的患肢外观,关节外形出现明显改变。

(2)骨擦音:活动患者的患肢,局部活动时导致骨折断端之间产生摩擦,会出现骨擦音。

(3)异常活动:评估患者患肢活动时是否出现异常活动。

(4)末梢血运:评估患肢的末梢血运,包括皮肤颜色、皮肤温度、毛细血管充盈试验等方面,判断是否存在血管损伤。

(5)神经损伤:评估患肢运动、感觉、灵巧度等,判断是否存在神经损伤。

3. 实验室检查　根据患者的具体情况,酌情进行实验室检查,如血常规、凝血功能、肝肾功能等,以评估患者的全身健康状况。

4. 心理社会状况　评估方法包括行为观察法、访谈法、心理测量法、广泛性焦虑量表(Generalized Anxiety Disorder -7,GAD -7)等评估患者对疾病的了解程度,对治疗方案及疾病预后的顾虑和思想负担,对疾病和健康的认识;评估患者心理状态、精神和情绪状态、宗教信仰和需求、家庭经济情况、社会支持系统等。综合分析有助于医护人员更全面地了解患者,为术前的准备和术后的康复提供个体化的指导和支持。

二、术后评估

1. 术中情况评估　了解麻醉及手术方式、术中出血、输血和输液情况,术中有无异常情况。

2. 身体状况评估　术后生命体征是否平稳,意识是否清楚,有无疼痛;患肢是否处于功能位,患者舒适度,外固定是否维持在有效状态;肢体功能恢复情况,是否出现与手术有关的并发症,引流管、尿管是否妥善固定,引流是否通畅。

【常见护理诊断/问题】

1. 疼痛　与骨折后神经损伤、软组织损伤、肌肉痉挛和水肿有关。

2. 躯体移动障碍　与骨折、石膏或支具固定有关。

3.焦虑　与手术风险、术后康复、功能恢复等有关。

4.知识缺乏　缺乏有关术后功能锻炼的知识。

5.潜在并发症　休克、脂肪栓塞综合征、骨筋膜室综合征、关节僵硬等。

【护理目标】

(1)减轻患者术前、术后疼痛,提高其舒适度,促进康复。

(2)促进术后患肢的恢复,使患者正确有效地使用外固定工具。

(3)减轻患者术后焦虑情绪,提高其心理健康水平。

(4)加强知识宣教,提高患者对自身疾病的认知程度。

(5)预防患者术后并发症的发生,保障其安全。

【护理措施】

一、术前护理

1.术前常规护理

(1)心理护理:向患者及其家属解释肱骨骨折的愈合是一个循序渐进的过程,充分固定能为骨折断端提供良好的愈合条件,而正确、有效的功能锻炼可以促进骨折断端生长愈合和患肢功能的恢复。配合医务人员进行有效的功能锻炼,可取得良好的治疗效果。告知围手术期的麻醉及手术风险,使患者及其家属有充足的思想准备;告知术后可能出现的并发症及其相应的应对措施,如肘关节僵硬、感染、不愈合、尺神经麻痹等,降低患者对预后的过高预期;对骨折后可能遗留残疾者,理解患者担忧,耐心解释,建立良好关系,鼓励其表达情绪,提供安慰。教导患者心理放松技巧,如深呼吸、肌肉松弛,缓解焦虑情绪。

(2)病情观察:观察患者的意识和生命体征,患肢外固定使用情况,患肢远端皮肤颜色、皮肤温度、脉搏搏动、血液循环、运动和感觉等。若发现患肢发绀、青紫、肿胀严重、疼痛且持续加剧、麻木、动脉搏动减弱或消失,患侧和健侧皮肤的感觉、运动不同时,应立即通知医生进行处理。石膏固定的患者,应密切观察患肢末梢血液循环情况,检查有无局部包扎过紧的情况。

(3)疼痛管理:能有效沟通的患者,可以使用数字评分法(numerical rating scale,NRS)、视觉模拟评分法(visual analogue scale,VAS)等量化评价方法评估患者的疼痛,无法正常交流的患者可用面部疼痛表情量表进行疼痛评分,来判断患者疼痛程度。疼痛较轻时可鼓励患者听音乐或看电视以分散注意力,也可进行局部冷敷或者适当抬高患肢以减轻患肢肿胀来缓解疼痛。疼痛严重时可遵医嘱给予镇痛药。

(4)患肢消肿:非开放性尺骨骨折患者在骨折后的 48 h 之内进行患处冰敷,每间隔 2~3 h 一次,每次冰敷的时间 20 min 左右,以减轻患肢的肿胀。

(5)用药观察及指导:使用消肿药物,注意观察用药的效果及不良反应;评估患者有无使用阿司匹林、氯吡格雷、华法林、利血平等影响手术麻醉的药物,并通知医生;应用抗凝药物时应注意观察有无出血倾向。

(6)饮食护理:择期手术的患者可以在术前 2 h 口服无渣饮品,包括清水、无渣果汁、碳酸饮料、含糖饮料、清茶和黑咖啡等;对于淀粉类食物和乳制品,术前需禁食 6 h。无法经口进食的患者,可遵医嘱酌情予以静脉滴注含葡萄糖液体。

2.专科护理

1)骨-筋膜室综合征(osteofascial compartment syndrome)

(1)原因:骨折部位骨-筋膜室内的压力增高,导致肌肉和神经急性缺血、缺氧。

(2)表现:骨-筋膜室综合征好发于前臂掌侧和小腿,应密切观察石膏固定肢体的末梢血液循环,注意评估"5P"征:疼痛(pain)、苍白(pallor)、感觉异常(paresthesia)、麻痹(paralysis)及无脉(pulseless)。

（3）处理：一旦出现肢体血液循环受阻或者神经受压的征象，立即将患肢平放于心脏水平，并通知医生，全层剪开固定的石膏，严重者须拆除石膏，甚至行肢体切开减压术；酌情给予持续吸氧，静脉滴注甘露醇促进患肢消肿，同时监测肾功能和血电解质等；因患者常并发肌红蛋白尿，应给予足量补液以促进排尿。

2）化脓性皮炎

（1）原因：因石膏塑形不好，石膏未干固前搬运或放置不当等致石膏凹凸不平引起；或因患者将异物伸入石膏内搔抓石膏下皮肤，导致局部皮肤破损。

（2）表现：局部出现持续性疼痛、溃疡形成、有恶臭及脓性分泌物流出或渗出石膏。

（3）处理：一旦发生应及时通知医生开窗查看处理。

3）失用综合征　由于患肢长期固定、缺乏功能锻炼导致肌肉萎缩；同时大量钙盐溢出骨骼导致骨质疏松；关节内纤维粘连致使关节僵硬。因此石膏固定期间应加强未固定肢体的功能锻炼。

4）出血　创面有出血时，血液或渗出液可能渗出石膏外，应用记号笔标记出范围、日期，并详细记录。如血迹边界不断扩大，须及时报告医生，必要时协助医生开窗以彻底检查。

5）皮肤护理　石膏拆除后，石膏下的皮肤可能会附着一层黄褐色的痂皮或者死皮、油脂等，其下的新生皮肤较敏感，避免搔抓，可行温水清洗皮肤，涂润肤霜，进行局部按摩。

二、术后护理

1. 常规护理

（1）病情观察：观察患者心率、呼吸、血压和血氧饱和度等生命体征的变化，按照护理级别定时巡视患者，发现病情变化及时报告医生。

（2）体位：抬高患肢，使患肢高于心脏水平 20～30 cm，以促进静脉回流；坐位或离床活动时患肢使用前臂吊带悬吊于胸前，使患肢处于功能位。

（3）伤口护理：术后严密观察患者切口情况，观察伤口包扎松紧度及敷料有无渗血、渗液，伤口局部皮肤有无红、肿、热、痛等；发现异常及时通知医生。

（4）管道护理：术后妥善固定引流管，保持管道通畅，避免打折、扭曲、滑脱，观察并记录引流液的颜色、性状和量，如短时间内引流量增多，及时通知医生。

（5）用药观察及指导：注意观察用药的效果及不良反应，应用抗凝药物时应注意观察有无出血倾向。

（6）饮食指导：指导患者进高热量、高蛋白、高维生素、富含膳食纤维素、清淡易消化的食物。

（7）基础护理：定时翻身、拍背和鼓励患者早期下床活动，保持排尿、排便通畅，预防术后压力性损伤、泌尿系统感染、肺部感染、深静脉血栓等并发症的发生。

2. 专科护理

（1）观察患者的意识和生命体征，关注患者上肢皮肤颜色是否发白或青紫，是否有麻木感，桡动脉搏动是否减弱或消失，如果有以上症状，立即报告值班医生调整固定的松紧度，直至症状解除为止。

（2）骨折复位固定后，即鼓励患者积极进行指间关节、指掌关节屈伸运动。握拳时尽量用力充分伸屈手指，以促进患肢末梢血运，使肿胀消退。

（3）局部制动固定后，取半坐卧位或仰卧位，避免侧卧位，以防外固定松动。站立时保持挺胸提肩；坐或行走时，用前臂吊带悬吊患侧上肢屈肘成 90°角，有利于静脉回流减轻疼痛，减轻肿胀。

【康复应用】

一、康复评定

（1）检查局部皮肤是否正常，有无破溃、窦道畸形，是否肿胀、压痛，有无异常活动。

（2）用软尺测量，测量上臂、前臂肌肉的周径（与健侧对比测量）。

（3）手法肌力检查，三角肌、背阔肌、胸大肌、肱二头肌、肱三头肌等肌群的肌力。

（4）关节活动度检查，用量角器测肩关节前屈、后伸、外展、内收的活动度及上臂内外旋的角度（内旋 80°、外旋 90°），肘关节的伸屈度（伸 0°、屈 150°）。

二、康复指导

不建议患肢制动，为患者制订规范、合理、适度、有效的个体化康复训练方案。切勿暴力被动锻炼，避免锻炼时出现二次损害。患者因疼痛而抗拒或无法活动时，遵医嘱给予镇痛（理疗、药物）和辅助训练。

1. 术后　抬高患肢，遵医嘱给予冷敷，每日 3 次，每次 20 min，减轻疼痛，促进消肿。

2. 麻醉复苏后　尽早指导患者开始掌指关节和指间关节屈伸运动，促进远端血液循环。

3. 被动关节活动度训练　24～48 h 引流量＜30 ml 即可拔除引流管，管道拔除后在疼痛可耐受范围内进行肘关节的被动屈伸、被动旋前、旋后运动（图 6-1-2）。

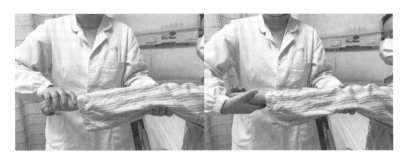

图 6-1-2　肘关节被动旋前、旋后

4. 相邻关节活动度和肌力训练　1 周后可做肩关节前屈后伸、耸肩的摆钟样运动（图 6-1-3）。

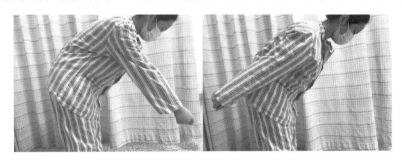

图 6-1-3　耸肩做摆钟样运动

5. 肌力训练　早期开始进行肌肉等长收缩训练。

6. 肘关节辅助主动及被动活动　4 周后，可进行肘关节的全范围屈伸活动；大臂位于体侧，肘关节屈曲 90°，进行旋前、旋后活动（图 6-1-4）。

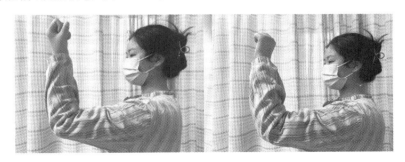

图 6-1-4　肘关节屈曲 **90°**旋前、旋后

7.康复训练　要遵循个体化、渐进性、多面性的原则,根据患者个体情况阶段性地调整康复训练方式,逐渐过渡到以日常生活及抗阻力训练为主的功能锻炼。

【出院指导】

1.服药指导　出院带药者,应根据医嘱按时、按量服药。

2.饮食指导　保持营养均衡全面的饮食,增加高蛋白、高能量、高维生素饮食的摄入,以促进骨骼和肌肉的健康。

3.功能锻炼指导　继续加强后期康复锻炼,4周后解除外固定进行肩关节的全面练习活动。

(1)可练习画圆圈;用健侧手托扶患侧手去触摸健侧肩胛骨(图6-1-5);举臂摸头后部(图6-1-6);反臂摸腰;患侧手横过面部去摸健侧耳朵(图6-1-7);划船(图6-1-8)。

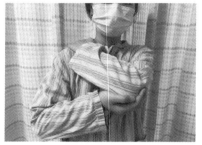 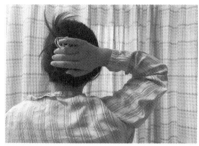 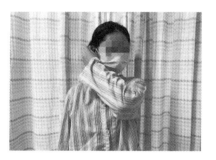

图6-1-5　健侧手托扶患侧手去触摸健侧肩胛骨　　图6-1-6　举臂摸头后部　　图6-1-7　患侧手横过面部去摸健侧耳朵

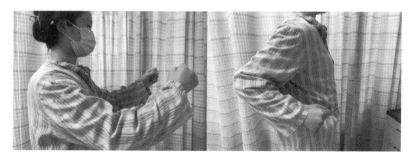

图6-1-8　划船

(2)利用滑轮或者木棒等简易器械帮助练习肩部活动。滑轮:健肢帮助患侧肩做上举、外展、内旋运动。木棒:用健侧肢体帮助患侧做肩上举、外展、前屈、后伸等运动。

(3)养成良好的生活习惯,戒烟、戒酒,作息规律。

(4)定期复查,骨折后1个月、3个月、6个月复查X线片,了解骨折愈合情况。如有不适随时就诊。

【护理评价】

(1)患者骨折部位疼痛是否减轻或消失?

(2)患者是否能够在不影响外固定的情况下有效移动?

(3)患者焦虑情绪是否得到缓解,是否积极配合治疗?

(4)患者是否掌握术后功能锻炼的方法?

(5)患者是否发生并发症,或并发症是否及时被发现并有效处理?

(金　环　刘　静)

第二节　尺骨骨折护理与康复

【定义】

尺骨骨折(ulnar fracture)即前臂内侧骨头发生骨折,临床上较为多见,多为外力袭击所致,表现为患处明显肿胀,可通过 X 线检查判断尺骨的移位情况。

6-2 导入案例
与思考

扫码看视频

【病因】

1.直接暴力　多由重物直接作用打击、挤压或刀砍伤引起。表现为两骨同一平面的粉碎性或横形骨折,常伴有不同程度的软组织损伤,包括肌肉、肌腱断裂、神经血管损伤等,整复对位不稳定。

2.间接暴力　跌倒时手掌着地,桡骨负重,暴力向上传导后引起低位尺骨骨折。

3.扭转暴力　多由机器绞伤或跌倒时发生前臂旋转,导致尺桡骨螺旋形骨折或斜形骨折。

【分型】

1.孟氏骨折(Monteggia fracture)　尺骨上 1/3 骨折,并桡骨小头脱位。

2.Galeazzi 骨折　桡骨远端 1/3 骨折,并下尺桡关节脱位。

【临床表现】

1.症状　疼痛、肿胀、功能障碍。

2.体征　①畸形:短缩、成角或旋转畸形。②骨擦音。③假关节活动。

【辅助检查】

1.X 线检查　较易确诊,应包含肘部和腕部,以免遗漏尺桡骨和尺桡骨的联合损伤。确定桡骨近端的转动位置,以便诊断和治疗。

2.CT 检查　临床上常用的检查方式,可清晰显示前臂骨组织结构及其轮廓,对于骨折无明显移位的不完全性骨折及关节面的骨折,CT 检查的效果优于 X 线检查,可作为辅助诊断。

3.MRI 检查　怀疑伴有肘关节周围韧带损伤,可行肘关节 MRI 检查。

4.肌电图检查　伴有神经损伤者,应行肌电图检查。

【治疗】

1.非手术治疗

(1)功能位固定且无移位的骨折,因伸肘功能完好,屈肘至功能位不会出现骨折断端分离。儿童及青壮年可用长臂石膏托屈肘位固定 3～4 周;老年患者可适当缩短制动时间,均采用屈肘 110°位固定治疗。功能位固定适应于无神经血管损伤的闭合无移位各型骨折。

(2)闭合复位外固定有移位的骨折,闭合复位无困难,且复位后的位置较难维持。闭合复位外固定的适用范围较窄,只适用于老年患者及局部或全身条件较差、不适宜手术者。一般采用长臂石膏托固定 4 周。

2.手术治疗　尺骨骨折手术的适应证为骨折移位明显,经手法复位失败或不宜行手法复位者。手术应达到以下目的。

(1)恢复骨折断端的纵向对线,并获得充分的稳定,以允许早期活动,防止退行性骨关节炎。

(2)维护较大的冠状突,以构成关节面的远端限制,恢复肘关节稳定性。

(3)确保伸肘机制的完整,解剖复位非常重要,复位后关节面"台阶"大于 2 mm 可造成术后肘关节功能不良,故要求尽可能解剖复位。

Note

【护理评估】

1.健康史 患者健康史是一份综合记录,包括患者个人信息、主诉、现病史、既往史、过敏史、辅助检查等。除了要评估以上内容外,还需要评估患者尺骨骨折部位有无局部特有体征和一般表现,皮肤是否完整,有无其他重要伴发伤(如局部神经、血管损伤等)。通过详细的评估,了解患者的病情和相关因素,为医护人员提供参考和指导,为后续的诊断和治疗及护理提供坚实的基础。

2.身体状况 评估患者疼痛;是否活动受限;有无感觉异常;有无感染;皮肤是否完整;评估开放性损伤的范围、程度和污染情况;有无其他合并损伤;有无骨折早期和晚期并发症;外固定是否处于功能状态等。

3.心理社会状况 评估患者的心理状态、家庭及社会支持情况及对该疾病相关知识的了解程度。

【常见护理诊断/问题】

1.疼痛 与骨折后神经损伤、软组织损伤、肌肉痉挛和水肿有关。

2.躯体移动障碍 与骨折、石膏或支具固定有关。

3.焦虑 与手术风险、术后康复、功能恢复等有关。

4.知识缺乏 缺乏有关术后功能锻炼的知识。

5.潜在并发症 尺动脉损伤、神经损伤、肌肉损伤、骨-筋膜室综合征等。

【护理目标】

(1)减轻术前、术后疼痛,提高患者舒适度,促进康复。

(2)促进患者术后患肢的恢复,正确有效使用外固定工具。

(3)减轻患者术后焦虑情绪,提高心理健康水平。

(4)加强术前、术后相关知识宣教,提高患者对自身疾病的认知程度。

(5)预防术后并发症的发生,保障患者安全。

【护理措施】

一、术前护理

1.病情观察

(1)全身情况:密切观察患者意识及生命体征。

(2)局部情况:关注患肢的末梢血运、肿胀程度、疼痛情况、皮肤温度、桡动脉搏动情况,了解患肢末梢血液循环;关注患者肢体感觉和运动情况,了解患者神经功能是否受损。根据患者情况适当调整或松解石膏,或用夹板固定,以免神经、血管受压,影响有效灌注。

2.体位 坐位时患肢维持在肘关节屈曲 90°,前臂处于中立位;卧床时以软枕抬高患肢,以利于患肢肿胀的消退。患肢制动,为患者选择合适的三角巾或前臂吊带,支持并保护患肢复位后的体位,防止腕关节旋前或旋后。

3.并发症的预防及护理 可能会出现外周血管神经功能障碍、肘关节僵硬、骨-筋膜室综合征等并发症。关注患肢末梢血运情况,如皮肤的温度和颜色、桡动脉搏动、毛细血管充盈时间,以及手指被活动时的反应等。若患肢指端出现发凉、发绀、伤口剧烈疼痛,手指被动伸直时引起前臂剧烈疼痛,及时报告医生进行处理。

二、术后护理

1.肘关节周围神经损伤的护理 密切观察患肢手部运动感觉,如出现肢端麻木、针刺样感觉、手部握拳无力等情况,及时通知医生进行处理。

2.切口及关节内感染 术后密切关注患者体温的变化,有无切口局部红肿情况,注意保持伤口敷料的干燥。

【康复应用】

一、康复评定

(1)一般评定:首先是生命体征的评定,其次检查营养发育情况、局部皮肤是否正常,有无破溃、窦道畸形,是否肿胀、压痛,有无异常活动。

(2)测量:用无弹性的皮尺,选择两侧上肢相同固定点进行对比测量,以肌肉最隆起处为测量点,将皮尺绕肢体1周,准确记录两侧肌腹周径的长度,然后进行比较,并做好记录,测量之差就是肌肉萎缩的程度值。

(3)肌力评定。

①手法肌力检查:不需借助任何器材,让受检者坐在有靠背的椅子上或仰卧在床上,由检查者对受检者的肌肉施加一定阻力,来判定肌肉的收缩力量,临床上常用的为手法肌力检查法。

②器械检查:准确定量评定肌力,在肌力超过3级及以上时,可用器械进行评定,如握力、拉力、捏力等,记录测量结果(与健侧对比测量)。

(4)肩、肘、腕、手关节活动度的测量。

(5)有神经损伤应做相关运动、感觉的检测。

二、康复指导

(1)张手握拳练习:在疼痛耐受范围内进行上臂和前臂肌肉的主动收缩运动,如用力握拳和手指屈伸,术后麻醉消退后即可开始进行。每日1~2次,每次50下,以后逐渐增加运动量。

(2)2周后(局部肿胀消退):进行肩、肘、腕各关节的活动,肘、腕关节的锻炼可同时进行,主要是主动或被动屈曲运动和伸直运动,频率和范围逐渐增加,但禁止做前臂旋转活动。

(3)4周后:练习推墙动作,使两骨折断端之间产生纵轴挤压力。

(4)X线检查示骨折愈合良好,可进行前臂旋转活动。

(5)由于个体间存在组织条件差异,练习中的反应也会有所不同,不能盲目追求进度。根据患者具体情况针对性制订运动训练强度,活动量以不引起二次损伤为宜。功能锻炼的原则:在不增加关节肿胀疼痛的前提下每周有明显进步即可。同时也要注意防护和监测异位骨化、神经卡压以及关节屈曲或伸直挛缩和僵硬的发生,发现问题及时与医生沟通并解决。

【出院指导】

(1)保持心情愉快,按时用药,合理饮食。

(2)正确的功能锻炼指导,注意加强腕关节屈伸、旋转和前臂旋转锻炼。

(3)定期复查。

【护理评价】

(1)患者骨折部位疼痛是否减轻或消失?

(2)患者是否能够在不影响外固定的情况下有效移动?

(3)患者焦虑情绪是否得到缓解,是否积极配合治疗?

(4)患者是否掌握疾病相关知识及术后功能锻炼的方法?

(5)患者是否发生并发症,或并发症是否及时被发现并得到有效处理?

(金 环 刘 静)

第三节　桡骨骨折护理与康复

【定义】

桡骨骨折(radius fracture)指桡骨的骨质结构完整性和连续性中断,多发生于远端2～3 cm 范围内,常伴桡腕关节及下尺桡关节的损坏。移位严重者,出现锅铲样畸形或餐叉样畸形。

【病因】

桡骨骨折主要是由于骨质疏松、骨密度下降,桡骨承受力量的能力减弱,受到外力作用时易发生断裂,多由直接暴力、间接暴力和旋转暴力导致。

1. 直接暴力　如重物打击、机器或车轮直接压榨等,暴力直接作用在前臂上,导致桡骨骨折。

2. 间接暴力　如跌倒时,手掌撑地,暴力经手、腕向前臂传递,导致桡骨骨折。

3. 扭转暴力　多为前臂被旋转机器绞伤或跌倒时手掌着地,躯干朝一侧倾斜,在遭受传导暴力的同时,前臂又遭受扭转外力,造成桡骨的螺旋性骨折或斜形骨折。

【分型】

(1)根据骨折发生的部位,桡骨骨折可分为桡骨近端骨折、桡骨干骨折和桡骨远端骨折。

(2)根据骨折部位是否与外界相通,桡骨骨折可分为闭合性骨折和开放性骨折。

【临床表现】

1. 症状

(1)疼痛:前臂骨折部位的疼痛是最为明显的症状,且疼痛较剧烈,难以忍受。

(2)肿胀:患侧前臂较健侧明显肿胀,特别是骨折部位。

(3)功能障碍:因肿胀和疼痛,患者不敢活动前臂。

2. 体征

(1)骨摩擦感:不慎活动前臂时,可有骨折断端相互摩擦的感觉。

(2)皮肤瘀斑:前臂骨折部位皮肤出现青紫、瘀斑。严重时,皮肤表面会出现张力性水疱。

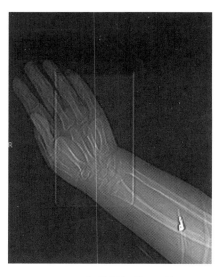

图 6-3-1　桡骨骨折的 CT 检查

【辅助检查】

1. 体格检查　包括视、触、动、量四个步骤,目的是查看前臂有无肿胀,有无畸形、伤口,以及腕部是否触及动脉搏动等情况。

2. 影像学检查　前臂 X 线检查可观察骨折的部位及骨折移位情况。CT 检查及三维重建可更清楚了解关节面移位情况(图 6-3-1);MRI 检查可了解三角纤维软骨损伤情况。

【治疗】

治疗原则是尽量解剖复位,恢复关节面平整,早期固定及功能锻炼。

1. 非甾体抗炎药　目的是减轻损伤部位的炎症反应,缓解疼痛症状。常用药物有布洛芬、吲哚美辛、塞来昔布、美洛昔康等。

2. 骨折切开复位内固定　目的是恢复骨折的对合关系,使用钢板和螺钉固定骨折,促进骨折的愈合。手术指征:复位后短缩>3 mm,背侧成角>10°或关节面塌陷>2 mm。

3. 桡骨头置换术　目的是恢复桡骨的长度,稳定肘关节及前臂。桡骨头置换术适用于桡骨头骨折严重的患者。

4. 清创术和外支架固定　目的是清理骨折部位的坏死组织、异物和病原体,将污染伤口变成清洁伤口;同时稳定前臂,避免骨折的移位,适用于开放性骨折的患者。

5. 手法复位和外固定　把骨折错位的断端复位对合起来,然后将复位后的骨折用石膏或支具固定、维持。目的是建立和稳定骨折断端的对合关系,促进骨折的愈合。

【护理评估】

1. 健康史　采集患者的健康史除了评估患者的个人信息、主诉、现病史、既往史、辅助检查、诊断和治疗等外,同时还需评估患者桡骨骨折部位有无局部特有体征和一般表现,皮肤是否完整,有无其他重要伴发伤(如局部神经、血管损伤等)。

2. 症状和体征

(1)症状评估:患者有无威胁生命的并发症,观察患者意识及生命体征。

(2)体征评估:桡骨骨折部位的活动及关节活动度,有无骨折局部特有体征和一般表现。皮肤是否完整;开放性损伤的范围、程度和污染情况,有无其他伴发伤(如局部神经、血管损伤等),有无骨折并发症;石膏固定、小夹板或其他支具固定是否处于有效状态。

【常见护理诊断/问题】

1. 疼痛　与骨折致局部炎症反应有关。

2. 焦虑　与手术风险、术后康复、功能恢复等有关。

3. 知识缺乏　缺乏疾病相关知识。

4. 潜在并发症　骨-筋膜室综合征、关节僵直、感染等。

【护理目标】

(1)减轻术前、术后疼痛,提高患者舒适度,促进康复。

(2)缓解患者术后焦虑情绪,提高其心理健康水平。

(3)加强术前、术后相关知识宣教,提高患者对自身疾病的认知程度。

(4)密切观察患肢情况,早期制订功能锻炼计划并实施,预防术后并发症。

【护理措施】

1. 专科护理

(1)密切关注患者患肢末梢血运情况,即患肢指端的颜色、温度、感觉、运动、肿胀程度、毛细血管充盈情况及动脉搏动。关注患肢的运动、感觉,并向患者及其家属讲解相关注意事项。随时注意调节外固定的松紧度,以免因肿胀消退,外固定松动而引起骨折再移位或因肿胀严重而致固定过紧,发生前臂骨间膜室综合征。若手部肿胀严重,皮肤温度较低,手指发绀、麻木,疼痛明显,应立即通知医生,适当放松或解除外固定。

(2)骨折复位固定后,即鼓励患者积极进行指间关节、指掌关节屈伸锻炼、肩肘关节及上肢肌肉舒缩活动。握拳时尽量用力充分伸屈手指,以促进患肢末梢血运,使肿胀消退。

(3)早期应控制旋前移位,使用外固定材料时应将患肢保持在旋后15°位或中立位。旋前固定往往使前臂旋后功能受限,应及时纠正,放回到旋后位,否则将影响前臂的旋转功能。

(4)闭合性骨折的患者在骨折后的48 h之内进行患处冰敷,每间隔2~3 h冰敷1次,每次冰敷的时间20 min左右,以减轻患肢的肿胀。

2. 并发症的预防及护理

（1）骨-筋膜室综合征：密切关注患肢手部运动感觉，如出现肢端麻木、针刺样感觉、手部握拳无力等情况，及时通知医生进行处理。

（2）切口及关节内感染：术后密切观察患者体温的变化，有无切口局部红肿情况，注意保持伤口敷料的干燥。

（3）关节僵硬：为防止关节僵硬，早期可配合使用清除水肿、活血化瘀的中西药物加以预防，后期配合理疗并不断练习患肢可逐渐恢复关节功能。

【康复应用】

一、康复评定

康复评定包括一般评定、测量两侧肌腹周径的长度、肌力评定、关节活动度检查（腕关节的旋前和旋后、屈曲、背伸）。可用 Cooney 腕关节评分表评定腕关节活动情况（表 6-3-1），如有神经损伤应做相关运动、感觉的检测。

表 6-3-1　Cooney 腕关节评分表

评分指标和依据			月　　日
疼痛	1.无	25	
	2.轻度，偶尔	20	
	3.中度，可以忍受	15	
	4.严重，不能忍受	0	
功能状况	1.恢复到平时工作状况	25	
	2.工作上受限制	20	
	3.能够坚持工作但未被聘用	15	
	4.由于疼痛而无法工作	0	
活动度（正常的百分数）	1.100%	25	
	2.75%～99%	15	
	3.50%～74%	10	
	4.25%～49%	5	
	5.0～24%	0	
背伸/掌屈活动度（仅伤手）	1.120°以上	25	
	2.91°～119°	15	
	3.61°～90°	10	
	4.31°～60°	5	
	5.30°以下	0	
握力（与健侧对比）	1.100%——5 级	25	
	2.75%～99%——4～5 级	15	
	3.50%～74%——3～4 级	10	
	4.25%～49%——2～3 级	5	
	5.0～24%——0～2 级	0	
评分人：		总分	

二、康复指导

（1）复位固定后尽早开始指间关节掌指关节屈伸锻炼和用力握拳活动，并进行被动前臂肌肉收缩运动，肘、肩的伸屈活动。

（2）2周内不做腕关节背伸和桡侧偏活动。

（3）2周后逐渐开始腕关节活动，并逐渐做前臂旋转活动。

（4）3周后经影像学辅助检查确诊已达到骨折临床愈合标准后，可充分锻炼腕、肩、肘的关节伸屈和旋转活动。

（5）桡骨远端以骨松质为主，骨折出血后血肿机化易导致粘连而影响功能，长期制动会发生创伤后骨萎缩，特点是腕和手指疼痛、肿胀、僵硬、骨质脱钙，因此及早进行康复训练对于提高功能疗效很有必要，能有效防止反射性交感神经营养不良的发生。

（6）根据具体情况制订运动训练计划，活动量以不引起二次损伤为宜。

【出院指导】

（1）保持心情愉快，按时用药，适量运动，多晒太阳。

（2）根据病情，适当增加高蛋白、高热量、高维生素、高钙食物，加强营养。

（3）指导患者术后按计划进行功能锻炼，遵循循序渐进的原则。

（4）遵医嘱按时进行随访指导。根据患者的病情及手术方式，嘱患者出院后1个月、3个月、6个月进行定期复查，检查内固定有无移位及骨折愈合等情况，发现异常及时就医。

【护理评价】

（1）患者疼痛是否减轻或消失？

（2）患者焦虑情绪是否得到缓解，是否可以积极配合治疗？

（3）患者是否掌握术后功能锻炼的方法，患肢功能是否锻炼良好？

（4）患者是否发生并发症及伤口是否感染？

（金　环　刘　静）

第四节　胫骨平台骨折护理与康复

【定义】

胫骨平台骨折（fracture of the tibial plateau）指胫骨上端与股骨下端接触的面发生断裂，骨折后出现膝关节肿胀、疼痛、功能障碍等症状。胫骨平台主要由松质骨构成，骨皮质薄弱，其坚硬程度低于股骨髁。因此，胫骨平台较股骨髁更容易受到损伤，是膝关节内骨折的好发部位。其中青壮年患者多属于高能量损伤，容易出现开放性骨折，常合并膝关节韧带损伤、半月板损伤、神经血管损伤等生物学问题；老年患者常合并骨质疏松，多数为低能量损伤，产生固定困难等力学问题。

【病因】

胫骨平台骨折可由间接暴力或直接暴力引起，一般发生于车祸和高处坠落等情况。

1. 间接暴力　高处坠落时，足先着地，再向侧方倒下，力的传导由足沿胫骨向上，坠落的加速度使体重的力向下传导，共同作用于膝部，会导致胫骨平台骨折。

2. 直接暴力　暴力直接打击膝部时，膝关节发生外翻或内翻，可导致胫骨平台骨折。

6-4 导入案例
与思考

扫码看视频

Note

【分型】

Schatzker 将胫骨平台骨折分为以下 6 型。

1. Ⅰ型 外侧平台的单纯楔形骨折或劈裂骨折。

2. Ⅱ型 外侧平台的劈裂压缩性骨折。

3. Ⅲ型 外侧平台单纯压缩性骨折。

4. Ⅳ型 内侧平台骨折。其可以是劈裂性骨折或劈裂压缩性骨折。

5. Ⅴ型 包括内侧平台骨折与外侧平台劈裂的双髁骨折。

6. Ⅵ型 同时有关节面骨折和干骺端骨折,胫骨髁部与骨干分离,即所谓的骨干-干骺端分离,通常患者有相当严重的关节破坏、粉碎、压缩及髁移位。

【临床表现】

1. 症状 患者伤后出现膝部疼痛、膝关节肿胀和下肢不能负重等症状。

2. 体征 胫骨近端和膝关节局部触痛,出现反常活动,偶尔可感受到骨擦音和骨擦感,骨折移位严重时可触及骨折断端。膝关节主动、被动活动受限。

【辅助检查】

1. X 线检查 包括前后位、侧位和双斜位像。关节压缩的位置和程度在斜位上最清楚,内侧斜位适宜观察外侧平台,外侧斜位适宜观察内侧平台。

2. CT 检查 轴位、冠状位、矢状位的三维 CT 已经取代断层摄影。它能系统地三维重建骨折的形态,描绘出髁部骨折线的位置和范围以及关节内碎裂骨折与塌陷的部位和深度。

3. MRI 检查 可以发现前后交叉韧带、内外侧副韧带及半月板损伤的情况,其中Ⅱ型、Ⅳ型骨折伴发软组织损伤较高,内侧副韧带损伤最常见于Ⅱ型骨折,半月板损伤最常见于Ⅳ型骨折,MRI 检查在软组织损伤的诊断上有很大的优越性。

4. 动脉造影 只要有动脉损伤的可能性,均应行动脉造影。

【治疗】

关节骨折的治疗目的:保持关节的活动度、关节的稳定性、关节表面的对称性和轴向力线、减轻关节疼痛、防止术后的创伤性关节炎。胫骨平台骨折的治疗方式有非手术治疗和手术治疗。

1. 非手术治疗 胫骨平台骨折无移位或者骨折塌陷不足 2 mm,劈裂移位不足 5 mm 的粉碎性骨折或不宜手术切开复位骨折者。

(1)石膏托制动:适用于低能量损伤或软组织肿胀较轻的患者。

(2)骨牵引:适用于软组织肿胀明显的患者,或者作为高能量损伤患者的术前准备。

2. 手术治疗 适应证:胫骨平台骨折的关节面塌陷超过 2 mm,侧向移位超过 5 mm;合并有膝关节韧带损伤及有膝内翻或膝外翻超过 5°。

【护理评估】

1. 全身评估

(1)基本资料评估:评估患者的基本资料,包括年龄、文化程度、现病史、既往史、过敏史等;有无冠心病、高血压、糖尿病、肺炎、脑卒中、骨质疏松等疾病。

(2)生命体征评估:评估患者的生命体征,骨科患者的疼痛评估应包括静息痛和运动痛,评估应贯穿于整个就医过程,应根据患者的疾病特点进行个体化评估。

(3)实验室检查及其他辅助检查评估:评估患者的实验室指标,包括肝肾功能,出、凝血时间,血常规,尿常规等;通过辅助检查确定胫骨缺损的位置、大小、是否移位等。

（4）压力性损伤风险评估：成人压力性损伤评估可用 Braden 量表、Norton 量表、Waterlow 量表，儿童多采用 Braden-Q 量表。护士可根据风险评估量表对每位患者进行压力性损伤风险评估，若情况发生变化应及时复评。

（5）跌倒风险评估：评定工具包括 Morse 跌倒危险因素评估量表（成人）、约翰霍普金斯（Johns Hopkins）跌倒风险评估量表、Hendrich 跌倒风险评估量表（老年人）等，护士每天对高风险患者的跌倒、坠床情况以及安全预防措施的落实进行评估，有特殊情况及时记录。

（6）VTE 风险评估：常见的评定工具包括 Caprini 评分表、Autar 评分表等，其中 Caprini 评分表是被广泛使用的评定工具。

（7）营养风险筛查：常见的评定工具包括营养风险筛查评分简表（NRS2002），这是欧洲肠外肠内营养学会推荐使用的住院患者营养风险筛查方法，其中包括三个部分的总和，即疾病严重程度评分、营养状态受损评分、年龄评分。

2. 专科评估

（1）患肢外观及功能评估：评估受伤部位有无肿胀、淤血；是否有渗液；观察患肢有无内收、外展、成角及缩短畸形等。

（2）循环及感觉评估：评估患肢血液循环情况，如患肢皮肤颜色、温度、肿胀的程度、动脉搏动，患肢活动情况等，以了解有无合并血管、神经损伤。腓总神经损伤时，小腿至足感觉异常，有足下垂、不能背屈等临床表现；腘动脉损伤时，患肢远端出现知觉异常、缺血性疼痛、发冷、苍白及运动障碍。

（3）疼痛评估：评估患者有无疼痛及疼痛的部位、程度、性质。

（4）用药史：了解患者是否使用过阿司匹林等非甾体抗炎药、泼尼松等糖皮质激素类药物、活血化瘀类药物等。

（5）并发症的评估：评估患者深静脉血栓形成、钉道感染、关节僵硬等并发症发生的风险。

3. 心理社会状况　评估患者的心理状态、家庭及社会支持情况、对该疾病的相关知识了解程度。

【常见护理诊断/问题】

1. 疼痛　与骨折及手术有关。

2. 焦虑　与担心预后有关。

3. 潜在并发症　感染、骨-筋膜室综合征、深静脉血栓形成、废用综合征等。

【护理目标】

（1）减轻术前、术后疼痛，提高患者舒适度，促进康复。

（2）减轻患者术后焦虑情绪，提高其心理健康水平。

（3）制订个体化功能锻炼方法，预防术后并发症的发生，保障患者安全。

【护理措施】

一、术前护理

1. 一般护理　指导患者练习床上排便，保证充足的休息与睡眠。

2. 营养支持　加强全身营养支持，术前宜吃含高蛋白、高维生素的食物，改善营养状况，提高手术耐受性。入院 24 h 内采取营养风险评分简表（NRS 2002）对患者进行营养风险评估，判断患者存在的营养风险，给予适当的营养支持治疗；对患者进行适当的术前营养支持，但避免使用时间过长。对严重营养风险患者可能需要长时间的营养支持，以改善患者的营养状况，降低术后并发症的发生率。成人术前禁食 6 h，麻醉前 2 h 可口服清饮料。清饮料是指白开水、淡糖水、清茶、无渣果汁等，不包括含奶饮品和酒精类饮品。对于婴幼儿最后一次进食母乳的时间是麻醉前 4 h，牛奶、配方奶则是麻醉前 6 h。

3. 钉道护理 严密观察钉道及周围皮肤有无渗血、渗液及红肿热痛,保持钉道及其周围皮肤清洁,及时处理牵引针松动、针道感染。换药时严格无菌操作,注意保持外固定架及钉道周围皮肤的清洁。每日使用75%酒精消毒钉道。注意保留钉道周围痂皮,因其具有屏障作用,可防止细菌及污染物进入针道。

4. 心理护理 责任护士通过与患者的反复沟通与交流,多安慰、鼓励患者。用通俗易懂的语言将手术的大致方法和优缺点、手术的预期效果、麻醉方式、术中如何配合及注意事项、术后可能出现的问题及护理康复计划等向患者及其家属详细解释清楚,使其了解整个治疗过程,消除对手术的恐惧心理。同时鼓励患者及其家属与病室内同样疾病的患者多沟通交流,介绍成功病例,正面了解手术效果,帮助患者及其家属树立治愈疾病的信心,从而以积极的心态配合治疗和护理。

二、术后护理

1. 术后常规护理

(1)病房环境及要求:病房保持室温为22～24 ℃、相对湿度为50%～60%。行石膏固定者,备好软枕、肢体架等,需要做牵引者备好牵引架、牵引绳、重量锤和钩等器材。

(2)手术交接:到病房后及时向麻醉师及手术医生了解术中患者情况,密切观察生命体征变化,如发现体温持续升高或生命体征波动,及时通知医生对症处理。

(3)患者搬运:搬运患者时注意维持患肢有效固定,搬运时术肢远近端受力要均匀,避免移位;妥善放置引流管及输液器等。

(4)体位管理:抬高患肢15°～30°,高于心脏水平,以促进静脉回流,减轻患肢肿胀,可局部间断冷敷1日,减轻出血及切口肿胀疼痛。

(5)皮肤护理:保持皮肤清洁,预防压力性损伤,做到勤观察、勤翻身、勤擦洗、勤更换,在工作中严格交班及落实相应护理措施。

(6)饮食指导:患者麻醉清醒后即可饮少量温水,无不适反应可进流质、半流质饮食,术后1日进高热量、高蛋白、钙质丰富、高纤维、高维生素、清淡易消化饮食。

(7)用药护理:患者用药期间,应加强巡视,观察穿刺部位有无外渗,有无出现药物不良反应等,如有异常应及时处理。

2. 并发症的预防及护理

1)深静脉血栓形成的预防

(1)患者取仰卧位,抬高患肢,麻醉清醒后即嘱患者开始股四头肌收缩及趾踝关节的主动屈伸活动,并辅以向心性按摩,以消除静脉血的淤滞。

(2)遵医嘱预防性应用抗凝药物。

(3)加强巡视,重视患者的主诉,密切关注患肢皮肤颜色、温度、浅静脉充盈状况以及肢体肿胀、肌肉疼痛及压痛情况,发现异常立即报告医生。

(4)预防血液高凝状态,保持出入量平衡,进清淡、易消化、富含纤维素饮食,忌辛辣、油腻食物,保持大便通畅,避免用力排便致腹压增高,影响下肢静脉回流。

(5)配合使用普通肝素、低分子肝素、Xa因子抑制剂、维生素K拮抗剂等药物预防。

2)骨-筋膜室综合征的预防

(1)冷疗:损伤早期可局部冷敷,低温可降低毛细血管通透性,减少渗出,减轻局部组织的充血、出血,减少局部组织耗氧量,达到减轻肿胀、阻止形成严重的肢体肿胀的目的。但要注意,冷敷时间不得超过30 min,一般为15～30 min。同时,注意关注皮肤温度、感觉、颜色。

(2)热敷:损伤3日后可采用热敷或其他热疗方法,促进局部的血液循环,减轻疼痛,改善供血。

(3)抬高患肢:肿胀持续不消退,极易导致骨-筋膜室综合征的发生。抬高患肢15°～30°,利于血液、淋巴液回流。但抬高时间不宜过长,防止因体位性供血不足而加重缺血。当患肢末端皮肤颜色变苍白时，说明动脉供血不足，应放平患肢。抬高患肢的同时，做患肢肌肉主动或被动收缩运动，利用肌肉收缩和舒展功能，促进血液回流，增加供血能力，可防止肢体抬高时造成的供血不足以加快消除肢体肿胀。

(4)应用药物：早期可遵医嘱使用药物，消除组织水肿，减轻肿胀，减轻压力。

【康复应用】

一、康复评定

测量两侧肌腹周径的长度，进行肌力评定；关节活动度检查：用量角器测量膝、踝关节各方向的主动、被动关节活动度，进行下肢功能评定，下肢功能评定重点是评估步行、负重等功能，可用 Hoffer 步行能力分级（表 6-4-1）、Holden 功能步行分类（表 6-4-2）；进行神经功能评定。

表 6-4-1　Hoffer 步行能力分级

分　级	评　定　标　准
Ⅰ 不能步行	完全不能步行
Ⅱ 非功能性步行	借助于膝-踝-足矫形器(KAFO)、手杖等能在室内行走，又称治疗性步行
Ⅲ 家庭性步行	借助于踝-足矫形器(AFO)、手杖等能在室内行走自如，但在室外不能长时间行走
Ⅳ 社区性步行	借助于 AFO、手杖或独立可在室外和社区内行走、散步、去公园、去诊所、购物等活动，但时间不能持久，如需要离开社区长时间步行仍需坐轮椅
时间			
分级			
评估者			

表 6-4-2　Holden 功能步行分类

级　别	表　现
0 级：无功能	患者不能行走，需要轮椅或 2 人协助才能行走
Ⅰ 级：需大量持续性的帮助	需使用双拐或需要 1 个人连续不断地搀扶才能行走或保持平衡
Ⅱ 级：需少量帮助	能行走但平衡不佳，不安全，需 1 人在旁给予持续或间断的接触身体的帮助或需使用膝-踝-足矫形器(KAFO)、踝-足矫形器(AFO)、单拐、手杖等以保持平衡和保证安全
Ⅲ 级：需监护或语言指导	能行走，但不正常或不够安全，需 1 人监护或用语言指导，但不接触身体
Ⅳ 级：平地上独立	在平地上能独立行走，但上下斜坡时、在不平的地面上行走或上、下楼梯仍有困难，需他人帮助或监护
Ⅴ 级：完全独立	在任何地方都能独立行走
时间			
分级			
评估者			

二、康复指导

1. 术后 尽可能提前实施主动锻炼或被动锻炼。一般术后麻醉清醒即开始指导患者行床上股四头肌等长收缩及踝泵运动,并可使用关节持续被动活动仪(CPM仪)等器械辅助肢体关节功能锻炼。训练时予以督促保护,训练量以患者能够耐受为宜,逐渐增加锻炼时间及频次,并配合局部按摩、理疗等康复措施。

2. 术后第1日 开始进行股四头肌和踝关节的肌肉锻炼,指导患者做踝关节的跖屈和背伸运动,开始每日3次,每次10 min,循序渐进,以防止深静脉血栓形成。膝关节早期行蹬踏训练(图6-4-1),被动活动结合主动活动,防止关节僵硬。

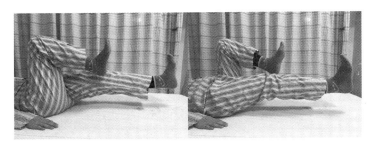

图6-4-1 膝关节蹬踏训练

3. 术后2～3日 开始膝踝关节主动、被动屈伸运动(图6-4-2)。

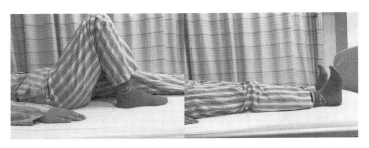

图6-4-2 膝关节屈伸运动

4. 术后1周 可指导患者扶双拐或助行架进行不负重行走练习,逐步增加行走时间和次数,并根据X线片骨痂生长情况逐渐开始患肢负重,开始下地时要求有护理人员保护,防止摔倒,且时间不宜过长,以免加重下肢的肿胀。

5. 术后2周 患肢部分负重,依据X线片显示的骨痂生长情况,逐渐过渡到完全负重,锻炼过程需循序渐进。

6. 术后3周 软组织愈合后,助力行走,患肢适当负重。早期下床时需家属或护理人员陪同,以防摔倒,以保证患者安全。

【出院指导】

(1)定期复查,一般术后1个月、3个月、半年、1年来骨科门诊复查。若发现患肢血液循环、感觉、运动异常,及时就医。

(2)保持心情愉快,按时用药,合理饮食,规律作息,劳逸适度。

(3)防止外伤,应在身体条件许可的情况下下床活动,下床时正确使用助行用具;穿防滑鞋预防跌倒。

【护理评价】

(1)患者疼痛是否减轻或消失?

（2）患者焦虑情绪是否得到缓解，是否积极配合治疗？

（3）患者是否发生并发症，或并发症是否及时被发现并有效处理？

（金　环　刘　静）

第五节　颈椎骨折护理与康复

6-5 导入案例
与思考

扫码看视频

【定义】

颈椎骨折（cervical vertebrae fracture）是以头、颈痛，颈部筋肉紧张，活动受限，患者常用两手托住头部，局部压痛、肿胀，但后突畸形不甚明显为主要表现，发生在颈椎部的骨折。颈椎骨折多伴有脊髓损伤，好发于 C4～C5 及 C6～C7 椎间隙。颈椎骨折合并有脊髓损伤的患者可达到70%，导致严重致残率甚至致命。

【病因】

1. 间接暴力　颈椎骨折多数由间接暴力引起，间接暴力多见于从高处坠落后头、肩部着地，由于地面对身体的阻挡，使暴力传导致颈椎骨折。

2. 直接暴力　直接暴力如高空落下重物直接击打头、颈、肩或背部，跳水受伤，塌方事故时被泥土、矿石掩埋等。颈椎骨折多见于战伤、爆炸伤、直接撞伤等。

【分型】

1. 屈曲型损伤　颈椎在屈曲位时受到暴力作用，造成前柱压缩、后柱牵张损伤。临床上常见压缩性骨折和骨折脱位。

（1）压缩性骨折：较多见，尤其多见于骨质疏松者。除有椎体骨折外，还有不同程度的后方韧带结构破裂。

（2）骨折脱位：因过度屈曲导致后纵韧带断裂，暴力使脱位椎体的下关节突移行于下位椎体上关节突的前方，称为关节突交锁。单侧交锁时，椎体脱位程度不超过椎体前后径的1/4；双侧交锁时，椎体脱位程度超过椎体前后径的1/2。该类病例大部分有脊髓损伤，部分病例可有小关节突骨折。

2. 垂直压缩性损伤　颈椎处于直立位时受到垂直应力打击所致，多见于高空坠落或高台跳水患者。

（1）Jefferson 骨折：即寰椎前、后弓双侧骨折。

（2）爆破骨折：为下颈椎（C3～C7）椎体粉碎性骨折，以 C5 和 C6 椎体多见。破碎的骨折片不同程度压迫椎管，因此此类骨折瘫痪发生率可高达80%。

3. 过伸型损伤

（1）无骨折脱位的过伸损伤：常由患者跌倒时额面部着地，颈部过伸所致。其特征是额面部多伴有外伤，患者常有颈椎椎管狭窄，因而在过伸时常造成脊髓受压。此损伤也可发生于急刹车或撞车时头部撞于挡风玻璃或前方座椅靠背上，迫使头部过度仰伸后又过度屈曲，使颈椎严重损伤，临床上也称"挥鞭伤"或 Whiplash 损伤。此损伤使颈椎后移，脊髓夹于皱缩的黄韧带和椎板之间而造成脊髓中央管周围损伤，严重者可导致脊髓完全损伤。

（2）枢椎椎弓根骨折：来自颏部的暴力使颈椎过度仰伸，在枢椎后半部形成强大的剪切力，使枢椎的椎弓根无法承受而发生垂直状骨折。以往多见于缢死者，故又名缢死者骨折。目前发生于高速公路上的交通事故。

4. 齿状突骨折　受伤机制尚不清楚，暴力可能来自水平方向，从前至后经颅骨而至齿状突。

Note

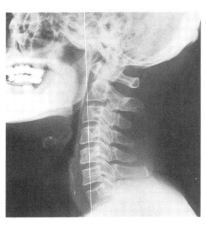

图 6-5-1 颈椎骨折的 X 线检查

【临床表现】

1. 症状 ①疼痛：患者会出现头颈部疼痛，后柱损伤时中线部位有明显压痛。②肿胀。③感觉和运动障碍：颈椎骨折伴有脊髓损伤患者可出现四肢或双下肢感觉和运动障碍。

2. 体征 ①活动受限：颈部肌肉痉挛，活动受限，严重者合并脊髓损伤，造成截瘫。②脊柱畸形。

【辅助检查】

1. X 线检查 有助于明确骨折的部位、类型和移位情况（图 6-5-1）。

2. CT 检查 压痛区域的 CT 及三维重建。必要时可拍摄脊柱全长的 CT 及三维重建（图 6-5-2）。

3. MRI 检查 有助于观察和确定脊髓、神经、椎间盘及韧带损伤的程度和范围（图 6-5-3）。

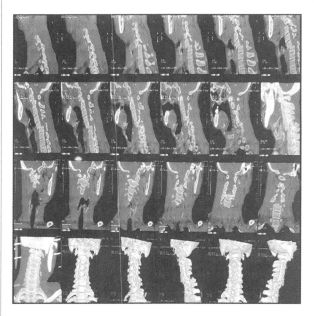

图 6-5-2 颈椎骨折的 CT 检查

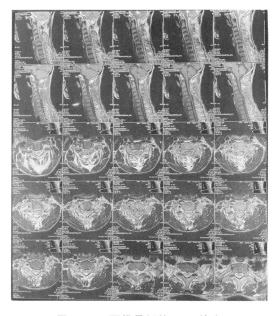

图 6-5-3 颈椎骨折的 MRI 检查

4. 电生理检查 如脑电图（EEG）、肌电图（EMG）等，还可进行体感诱发电位（SEP）和运动诱发电位检查（MEP），可了解脊髓功能状况。SEP 检查脊髓感觉通道功能，MEP 检查锥体束运动通道功能，两者均不能引出者为完全性截瘫。

5. 颈椎功能评估 通过测量颈椎的活动度、力量、稳定性等，评估颈椎功能的受损程度。

【治疗】

1. 非手术治疗 稳定的上颈椎骨折采用颈围固定、制动等非手术治疗方式，多能取得良好疗效。

2. 手术治疗

（1）手术目的：解除脊髓压迫，为脊髓神经功能的恢复创造条件；恢复颈椎序列，重建颈椎即刻稳定，利于早期康复锻炼。

（2）手术指征不稳定：寰椎骨折近年来倾向于用手术治疗，但确切手术指征尚不完全明确；不稳定枢椎骨折需手术治疗。下颈椎损伤分型 SLIC 评分＞4 分时，需要手术治疗。

（3）手术时机：脊髓损伤早期手术减压可改善神经功能，降低并发症发生率、病死率，缩短住院时间,促进神经功能恢复。对颈椎骨折伴脊髓损伤患者,力争在 24 h 内手术治疗,有进展性神经损伤者应做急诊手术减压。不完全性颈脊髓损伤患者,损伤 12 h 内超早期手术减压有利于神经功能恢复,除外颈脊髓中央束损伤的患者外,此类损伤多数学者建议伤后 2 周内手术。无脊髓损伤的患者应尽早手术治疗。

【护理评估】

一、术前评估

1.症状与体征

(1)生命体征与意识:评估患者的呼吸、血压、脉搏、体温和意识情况。

(2)排尿和排便:了解患者有无尿潴留或充盈性尿失禁;尿液的颜色、量和比重变化;有无便秘或大便失禁。

(3)皮肤组织损伤:受伤部位有无皮肤组织破损,皮肤颜色和温度的改变,活动性出血及其他复合型损伤的迹象。

(4)腹部体征:有无腹胀和麻痹性肠梗阻征象。

2.神经系统功能评估　评估躯体痛、温、触及位置觉的丧失平面及程度,肢体运动、反射和括约肌功能的损伤情况。

3.辅助检查　了解有无 X 线检查、CT 检查、MRI 检查及其他有关手术耐受性检查(心电图、肺功能检查)等的异常发现。

二、术后评估

1.专科评估

(1)颈椎稳定性评估:评估患者术后颈椎的稳定性,包括颈椎的活动度、颈椎的稳定性等。观察颈椎固定装置的情况,确保其正确使用和固定效果。对于有颈椎融合手术的患者,需要注意颈部固定、颈椎活动度限制等。

(2)神经功能评估:评估患者术后神经功能的恢复情况,包括感觉、肌力、反射等。观察是否出现神经损伤的征象,及时告知医生并采取相应的护理措施。

(3)术后并发症评估:观察患者术后有无颈部血肿、呼吸困难、脊髓神经损伤及脑脊液漏等并发症发生的征象。

【常见护理诊断/问题】

1.低效性呼吸形态　与脊髓损伤、呼吸肌无力、呼吸道分泌物排出不畅有关。

2.体温过高或过低　与脊髓损伤、自主神经功能紊乱有关。

3.疼痛　与手术创伤、神经受压、术后炎症等有关。

4.焦虑　与手术风险及术后康复、功能恢复等有关。

5.自我形象紊乱　与术后躯体运动障碍或肢体萎缩有关。

6.活动无耐力　与术后肌肉损伤、神经受压、术后康复训练等有关。

7.知识缺乏　缺乏有关术后功能锻炼的知识。

8.潜在并发症　感染、深静脉血栓形成等。

【护理目标】

(1)患者呼吸道通畅,能够维持正常呼吸功能。

(2)患者体温保持在正常范围内。

(3)减轻患者术后疼痛,提高患者舒适度,促进康复。

（4）缓解患者术后焦虑情绪，提高心理健康水平。

（5）患者主诉能接受身体意象及生活改变的现实。

（6）改善患者术后活动无耐力症状，增强颈部肌力。

（7）提供患者术后功能锻炼知识的教育和指导，增强患者对康复的理解和配合度。

（8）预防患者术后并发症的发生，保障患者安全。

【护理措施】

一、术前护理

1. 评估患者病情 通过与患者进行交流，全面了解患者的病史、症状、疼痛程度及对日常生活的影响。进行全面的体格检查，包括神经系统、四肢肌力、感觉和运动等方面的评估，以便制订个体化的护理计划。

2. 术前风险评估和预防 术前需要对患者进行全面的风险评估，包括深静脉血栓形成、感染、出血等并发症的风险。根据评估结果采取相应的预防措施，如使用抗凝剂、抗生素预防感染、术前血液制品的准备等，以确保手术的安全性。

3. 术前康复指导 术前应向患者及其家属提供术前康复指导，包括体位管理、轴线翻身、正确佩戴颈托等。这些指导可以帮助患者减轻疼痛、避免二次损伤，并为术后的康复打下基础。

4. 专科护理

（1）保持呼吸道通畅：骨折导致脊髓损伤时，由于肋间神经支配的肋间肌完全麻痹，引起膈肌运动障碍，导致呼吸衰竭的风险性大。且因呼吸道阻力增加，分泌物不易排出，易产生坠积性肺炎。应指导患者有效咳嗽，咳痰，必要时遵医嘱给予雾化吸入治疗。

（2）减轻脊髓水肿：遵医嘱给予地塞米松、甘露醇、甲泼尼龙等药物治疗，避免进一步脊髓损伤而抑制呼吸功能。

（3）控制感染：遵医嘱选用合适的抗生素，注意保暖。

5. 心理护理 评估患者的心理状态、家庭及社会支持情况、对该疾病相关知识的了解程度。

二、术后护理

1. 专科护理

（1）颈部支撑：颈椎术后患者持续佩戴颈围来支撑与固定，以减轻颈椎的负担。指导患者正确佩戴和调整颈围，使其松紧适宜。

（2）静脉血栓栓塞（venous thromboembolism，VTE）的预防：患者术后行血栓风险评估，根据血栓风险评估结果对患者进行针对性 VTE 预防知识的宣教。对于低风险患者，应鼓励其多饮水、尽早活动，指导其进行踝泵运动，同时避免下肢行静脉穿刺等基础预防措施；对于中风险患者，除基础预防措施外还应增加物理预防，包括穿戴弹力袜或使用间歇充气加压装置，并根据病情需要遵医嘱采取药物预防，预防下肢深静脉血栓形成的发生；对于高风险患者，应采用基础预防、物理预防与药物预防相结合的措施。如发生静脉血栓栓塞，立即请血管外科会诊，及时诊断和治疗。

（3）呼吸道的护理：术后加强呼吸道管理，保持呼吸道通畅。给予持续低流量吸氧，床边备吸痰用物，及时清除呼吸道分泌物。加强翻身拍背，督促并协助患者做深呼吸、有效咳嗽、咳痰、吹水泡、吹气球、扩胸等运动，必要时遵医嘱给予雾化吸入，稀释痰液。

（4）观察脊髓神经功能：因颈椎骨折导致的脊髓损伤程度不一，应密切关注患者四肢感觉、运动及括约肌功能，了解有无神经损伤及截瘫指数，并与术前对照，如发现四肢感觉运动减弱或消失，应立即报告医生并配合做好处理。

（5）知识宣教：向患者及其家属介绍功能锻炼的意义与方法。因颈椎骨折导致的脊髓损伤程度不同，功能锻炼的方式也相对不同。对于因脊髓损伤所致的瘫痪肢体，每日为其做被动运动和肌肉按摩,对于未瘫痪肢体,则鼓励患者进行主动肌肉收缩及关节运动。

(6)并发症的预防与护理:做好并发症的观察,例如:颈部伤口血肿压迫气管导致窒息、脊髓损伤加重、呼吸功能障碍、平衡失代偿、下肢静脉血栓形成等。发现患者病情变化时应立即告知医生,遵医嘱进行相应处理。指导患者保持伤口清洁、干燥,避免接触污染物,保持个人卫生,勤洗手,避免交叉感染的发生。对于长时间卧床患者应给予血栓预防措施,如穿戴弹力袜、进行肢体活动,遵医嘱正确给予抗凝药物治疗,以预防和降低血栓形成的风险。在使用抗凝药物时,应注意观察患者有无出血倾向。

【康复应用】

一、康复评定

1. 颈椎功能障碍评定　对颈椎骨折患者的康复评定包括颈椎情况(活动度的测定、颈椎的感觉、运动及反射等)、生活质量、日常生活活动能力、心理状况、社会支持等方面。颈椎功能障碍指数(Neck Disability Index,NDI)调查问卷(表6-5-1),是由美国的Vernon和Mior于1991年开发的,是用于评估颈椎功能障碍的量表,被广泛应用于评估颈椎疾病患者的功能障碍程度和康复效果。NDI调查问卷主要评估颈椎疾病患者在日常生活中的功能障碍,包括疼痛强度、日常活动、睡眠情况、工作能力等方面。

表 6-5-1　颈椎功能障碍指数(NDI)调查问卷

请仔细阅读说明。这项问卷将有助于医生了解颈椎功能障碍对你日常生活的影响。请阅读每个部分的项目,然后选择最符合你现在情况的选项。

问　　题	结 果 选 项	评　分	得　分
问题1——疼痛强度	我此刻没有疼痛	0	
	我此刻疼痛非常轻微	1	
	我此刻有中等程度的疼痛	2	
	我此刻疼痛相当严重	3	
	我此刻疼痛非常严重	4	
	我此刻疼痛难以想象	5	
问题2——个人护理(洗漱、穿衣等)	我可以正常照顾自己,而不会引起额外的疼痛	0	
	我可以正常照顾自己,但会引起额外的疼痛	1	
	在照顾自己的时候会出现疼痛,我得慢慢地、小心地进行	2	
	我的日常生活需要一些帮助	3	
	我每天大多数的日常生活活动都需要照顾	4	
	我不能穿衣,洗漱也很困难,不得不卧床	5	
问题3——提起重物	我可以提起重物,且不引起任何额外的疼痛	0	
	我可以提起重物,但会引起任何额外的疼痛	1	
	疼痛会妨碍我从地板上提起重物,但如果重放在桌子上合适的位置,我可以设法提起它	2	
	疼痛会妨碍我提起重物,但可以提起中等重量的物体	3	
	我可以提起轻的物体	4	
	我不能提起或搬动任何物体	5	

续表

问题	结果选项	评分	得分
问题4——阅读	我可以随意阅读,而不会引起颈痛	0	
	我可以随意阅读,但会引起轻度颈痛	1	
	我可以随意阅读,但会引起中度颈痛	2	
	因中度的颈痛,使得我不能随意阅读	3	
	因严重的颈痛,使我阅读困难	4	
	我完全不能阅读	5	
问题5——头痛	我完全没有头痛	0	
	我有轻微的头痛,但不经常发生	1	
	我有中度头痛,但不经常发生	2	
	我有中度头痛,且经常发生	3	
	我有严重的头痛,且经常发生	4	
	我几乎一直都有头痛	5	
问题6——集中注意力	我可以完全集中注意力,并且没有任何困难	0	
	我可以完全集中注意力,但有轻微的困难	1	
	当我想完全集中注意力时,有一定程度的困难	2	
	当我想完全集中注意力时,有较大困难	3	
	当我想完全集中注意力时,有很大困难	4	
	我完全不能集中注意力	5	
问题7——工作	我可以做很多我想做的工作	0	
	我可以做多数日常工作,但不能太多	1	
	我只能做一部分日常工作	2	
	我不能做日常工作	3	
	我几乎不能工作	4	
	我任何工作都无法做	5	
问题8——睡眠	我睡眠没有问题	0	
	我的睡眠稍受影响(失眠,少于1 h)	1	
	我的睡眠轻度受影响(失眠,1~2 h)	2	
	我的睡眠中度受影响(失眠,2~3 h)	3	
	我的睡眠重度受影响(失眠,3~5 h)	4	
	我的睡眠完全受影响(失眠,5~7 h)	5	
问题9——驾驶	我能驾驶而没有任何颈痛	0	
	我想驾驶就可以驾驶,仅有轻微颈痛	1	
	我想驾驶就可以驾驶,有中度颈痛	2	
	我想驾驶,但不能驾驶,因有中度颈痛	3	
	因严重的颈痛,我几乎不能驾驶	4	
	因颈痛,我一点都不能驾驶	5	

续表

问题	结果选项	评分	得分
	我能从事我所有的娱乐活动,没有颈痛	0	
	我能从事我所有的娱乐活动,但有一些颈痛	1	
问题 10——娱乐	因颈痛,我只能从事大部分的娱乐活动	2	
	因颈痛,我只能从事少量的娱乐活动	3	
	因颈痛,我几乎不能参与任何娱乐活动	4	
	我不能参与任何娱乐活动	5	
每个项目最低得分为 0 分,最高得分为 5 分,分数越高表示功能障碍程度越重		总分	
颈椎功能受损指数(%)=[(总分)/(受试对象完成的项目数×5)]×100%			
结果判断	0~20%,表示轻度功能障碍		
	21%~40%,表示中度功能障碍		
	41%~60%,表示重度功能障碍		
	61%~80%,表示极重度功能障碍		
	81%~100%,表示完全功能障碍或应详细检查受试对象有无夸大症状		

2.脊髓损伤的神经功能评定

(1)脊髓损伤平面的评定:通过对身体两侧 10 组关键肌的肌力检查和 28 对关键点的感觉检查确定运动损伤平面。脊髓损伤患者的功能恢复主要以损伤平面为依据。

(2)运动平面评定:运动平面是指身体两侧均具有正常运动功能的最低脊髓节段。运动功能正常是指该脊髓节段所支配肌肉的肌力≥3 级,同时其上一节段关键肌肌力必须≥5 级的关键肌所代表的平面。由于左右两侧的运动平面可能不一致,因此需分别评定。

(3)感觉平面评定:由身体两侧具有正常的针刺觉(锐/顿区分)和轻触觉的最低脊髓节段进行。确定感觉平面时,须从 C2 节段开始检查。若 C2 感觉异常,而患者面部正常,则感觉平面为 C1。若身体一侧 C2 至 S4~S5 轻触觉和针刺觉均正常,则该侧感觉平面应记录为"INT",即"完整",而不是 S5。感觉检查时,由于左右两侧的感觉平面可能不一致,因此需分别评估。

(4)神经损伤平面:指在身体两侧有正常的感觉和运动功能的最低脊髓节段,该平面以上感觉和运动功能正常(完整)。实际上,身体两侧感觉、运动检查正常的神经节段常常不一致。因此,在确定神经平面时,需要确定四个不同的节段,即 R(右)-感觉、L(左)-感觉、R-运动、L-运动。而单个 NLI 为这些平面中的最高者。

3.脊髓损伤程度的评定　根据美国脊髓损伤协会(American Spinal Injury Association,ASIA)的损伤分级,将判定最低骶节(S4~S5)有无残留功能作为标准。骶部感觉功能包括肛门黏膜皮肤交界处的感觉及肛门深感觉,运动功能指肛门指诊时肛门处括约肌的自主收缩(表 6-5-2)。

表 6-5-2　ASIA 损伤分级

等　级	功　能　状　况
A	完全性损伤,骶段(S4、S5)无任何运动及感觉功能保留
B	不完全性损伤,在神经损伤平面以下,包括骶段(S4、S5)存在感觉功能,但无任何运动功能
C	不完全损伤,在神经损伤平面以下有运动功能保留,一半以上的关键肌肌力小于 3 级,感觉存在
D	不完全损伤,在神经损伤平面以下有运动功能保留,至少一半的关键肌肌力大于或等于 3 级
E	正常,感觉和运动功能正常

4. 脊髓损伤运动功能评定 脊髓损伤患者的肌力评定不同于单块肌肉,要综合评估。ASIA 评定中选择 10 块关键肌,评估时分左、右两侧进行。评估标准:采用徒手肌力评定测定肌力,每一条得分与测得的肌力级别相同,如测得肌力为 1 级则评 1 分,肌力为 5 级则评 5 分。左右评估满分 50 分,总分为 100 分。评分越高,肌肉功能越佳。NT 表示无法检查,如果任何因素妨碍了检查,如疼痛、体位、肌张力过高或失用等,则该肌肉的肌力被认定是 NT。然而,如果这些因素不妨碍患者充分用力,检查者的最佳判断为排除这些因素后患者肌肉肌力为正常(仰卧位 MMT 为 5 级),那么该肌肉肌力评级为 5 级。

5. 脊髓损伤感觉功能评定 采用 ASIA 的感觉指数评分来评定感觉功能。选 C2 至 S4～5 共 28 个节段的关键感觉点,分别检查身体两侧的痛觉和触觉,感觉正常得 2 分,异常得 1 分,消失为 0 分。单侧一种感觉最高得 $2 \times 28 = 56$ 分,左右两侧的痛觉和触觉最高得 $56 \times 2 \times 2 = 224$ 分。分数越高,表示感觉功能越接近正常,无法检查为 NT。

6. 日常生活自理能力评估 可采用改良 Barthel 指数(modified Barthel index,MBI)评定量表和复杂性或工具性的 ADL 评估工具(instrumental ADL,IADL)来评定。

7. 心理社会状态评估 脊髓损伤患者因有不同程度的功能障碍,会产生严重的心理负担及社会压力,正确评估患者及家庭对疾病和康复的认知程度、心理状态、家庭及社会支持程度,对疾病康复有直接的影响。

8. 脊髓损伤功能恢复预测 对完成脊髓损伤的患者,可根据其运动损伤平面预测其功能恢复情况(表 6-5-3)。

表 6-5-3 损伤平面与功能恢复的关系

损 伤 平 面	最低位有功能肌群	活 动 能 力	生 活 能 力
C1～C4	颈肌	必须依赖膈肌维持呼吸,可用声控方式操纵某些活动	完全依赖
C4	膈肌、斜方肌	需使用电动高靠背轮椅,有时需要辅助呼吸	高度依赖
C5	三角肌、肱二头肌	可用手在平坦路面上驱动电动高靠背轮椅,需要上肢辅助具及特殊推轮	大部依赖
C6	胸大肌、桡侧腕伸肌	可用手驱动轮椅,独立穿上衣,可基本独立完成转移,可自己独立开改装汽车	中度依赖
C7～C8	肱三头肌、桡侧腕屈肌、指深屈肌、手肌	轮椅实用,独立完成床、轮椅、厕所、浴室间转移	大部自理
T1～T6	上部肋间肌、上部背肌群	轮椅独立,用连腰带的支具扶拐短距离步行	大部自理
T12	腹肌、胸肌、背肌	用长腿支具扶拐步行,长距离步行需轮椅	基本自理
L4	股四头肌	带短腿支具扶杖步行	基本自理

二、康复指导

1. 康复护理原则 早期应以急救、固定制动、防止脊髓二次损伤及药物治疗为原则;恢复期以康复治疗为中心,加强姿势控制、平衡、转移及移动能力前训练,提高日常生活活动能力。

2. 康复护理目标 恢复独立生活能力、回归社会,开创新生活。

(1)短期目标:脊髓损伤发生后,早期以急救、固定制动、药物治疗及正确选择手术适应证为主,防止脊髓二次损伤并发症的发生。

(2)长期目标:最大限度地恢复独立生活能力及提高心理适应能力,提高生活质量,并以良好的心态回归家庭与社会,开始新的生活。

3. 呼吸功能训练

(1)缩唇呼吸训练:指导患者坐直或躺平,放松身体,将嘴唇轻轻闭合,通过缩小唇间的空隙,进行缓慢而深长的呼气。再通过放松唇间的空隙,进行缓慢而深长的吸气。重复这个过程,逐渐增加呼吸的深度和时间。呼吸频率较平时减慢,以每分钟 8～10 次为一组,每组训练 10～20 min,每天 3～4 组。

(2)咳嗽训练:咳嗽训练可以帮助清除呼吸道中的痰液,改善呼吸功能。具体方法:嘱患者深吸一口气,然后用力咳嗽,尽量使咳嗽声音响亮而有力。重复这个过程,逐渐增加咳嗽的次数和强度。

(3)吹气球训练:吹气球是一种非常简单有效的锻炼肺功能的方法,也更容易被患者和家属接受,每天可重复进行吹气球练习,以促进肺康复。

4. 颈肩部肌肉锻炼

(1)颈部前屈等长收缩:坐直或站立,将下巴轻轻收到胸前,感受颈部前屈的紧张感,并保持这个姿势 5～10 s,重复 10 次。

(2)颈部后伸等长收缩:坐直或站立,将头向后仰,使下巴朝天花板方向,感受颈部后伸的紧张感,并保持这个姿势 5～10 s,重复 10 次。

(3)颈部侧屈等长收缩:坐直或站立,将头向左侧倾斜,感受颈部左侧屈的紧张感,并保持这个姿势 5～10 s,重复 10 次。再向右侧倾斜,重复左侧的动作。

(4)颈部旋转等长收缩:坐直或站立,将头向左旋转,感受颈部左旋的紧张感,并保持这个姿势 5～10 s,重复 10 次。再向右旋转,重复左侧的动作。

5. 正确的体位摆放

(1)仰卧位:术后初期建议患者保持仰卧位休息,以减轻颈椎的压力。在仰卧位时,应用一个合适的枕头支撑颈部,枕头的高度应使颈椎与背部保持在同一条直线上,保持颈椎的自然曲度。

(2)侧卧位:在侧卧位时,应用一个合适的枕头来支撑头部和颈部,使其保持中立位置。同时,将膝盖稍微弯曲,以保持身体的平衡和稳定。

(3)半坐卧位:在康复期进一步恢复后,建议患者采用半坐卧位。为了保持身体的平衡和稳定,可以在膝盖间放置一个枕头或折叠的毯子,以减轻下肢的压力。无论采用哪种卧位,都应遵循以下原则:保持颈椎的自然曲度,避免过度弯曲或过度伸展。使用合适的枕头等,以提供适当的支撑和增加舒适度。避免长时间保持同一姿势,可以适时调整体位,进行活动和伸展。

6. 合理佩戴颈围 颈椎骨折术后伤口、肌肉、骨质和神经功能均需逐渐恢复愈合,佩戴颈围可以固定和支撑颈部,以减轻颈椎的压力,并帮助颈部康复。

1)佩戴颈围的目的

(1)稳定颈椎:颈托可以提供稳定的支撑,限制颈部的运动范围,从而减轻颈椎的负担,促进颈部康复。

(2)减轻疼痛:通过限制颈部的运动范围,颈托可以减小颈椎周围的肌肉张力,缓解疼痛和不适感。

(3)促进愈合:颈托可以保护颈部的受伤部位,防止二次损伤,促进伤口的愈合。

2)佩戴颈围的注意事项

(1)遵医嘱佩戴颈围:佩戴颈围应在医生的指导下进行,根据个体病情和骨折导致的脊髓严重程度来确定佩戴的时间和方式。

(2)适当的佩戴时间:颈椎间盘切除减压融合术后需严格佩戴颈围 2～3 周,3～4 周时外出需佩戴,6 周后可停止佩戴。椎体次全切除减压植骨融合术后应严格佩戴颈围 4 周,4～6 周时外出需佩戴,6 周后可不用佩戴。颈椎后路手术根据病情需佩戴颈围 4 周,4～8 周时外出需佩戴,8 周后可不用佩戴。在康复期间遵循医生的具体建议,并注意保护颈椎,避免剧烈活动和过度用力。

（3）佩戴颈围的松紧度：佩戴颈围应确保颈围与颈部的贴合度良好，不要过紧或过松，保持颈椎的自然曲度，既要保证颈椎的稳定性，又要避免对颈部造成过度压力。佩戴颈围时可在颈托与颈部之间垫上棉质衬垫，以增加舒适度，减少对颈部皮肤的摩擦和压力，衬垫还可以吸收汗水，保持颈部的干燥。护士应提醒患者家属保持颈部和颈围的干燥，及时更换棉质衬垫，保持颈部皮肤干燥、清洁。

（4）观察呼吸和咀嚼：佩戴颈围时，应注意呼吸和咀嚼，以免受到影响。如果出现呼吸困难或咀嚼困难，应及时向医生报告。

【出院指导】

1. 休息和活动　患者出院后继续进行康复锻炼，预防并发症发生。指导患者练习床上坐起，使用轮椅、拐杖或助行器等移动工具，练习上下床和行走。患者下地时应有专人保护，清除地面障碍物，以防跌倒。坐位或下床时需佩戴颈围。

2. 保持正确的姿势　指导患者正确的体位管理。保持正确的卧姿、坐姿和站姿。使用符合人体工程学的座椅和枕头，以减少颈椎的负担。选择合适硬度的床垫，枕低枕头，枕头的选择以中间低两端高、透气性好、长度超过肩宽 10～16 cm，仰卧时以压缩枕高 6～7 cm 为宜，侧卧时以压缩枕高 7～8 cm 为宜。

3. 疼痛管理　如果出现疼痛，可以遵循医生的建议使用热敷或冷敷来缓解疼痛。避免过度依赖药物（如非处方镇痛药），以免产生依赖性。

4. 康复锻炼　根据医生或康复治疗师的指导，进行适当的颈部和肩部康复锻炼。这些锻炼可以帮助加强颈椎周围的肌肉，改善颈椎的稳定性和灵活性。

5. 饮食和营养　保持营养均衡全面的饮食，摄入足量高蛋白、高能量、高维生素的食物，以促进骨骼和肌肉的健康。

6. 复查随诊　遵医嘱按时随访，指导患者术后 1～3 个月复诊，不适随诊。

【护理评价】

（1）患者呼吸道是否通畅，是否能够维持正常的呼吸功能？
（2）患者体温是否保持在正常范围内？
（3）患者疼痛和不适是否得到缓解，舒适感是否增强？
（4）患者焦虑情绪是否得到缓解，心理健康水平是否有所提高？
（5）患者是否能接受身体异象及生活改变的现实？
（6）患者肌力是否逐渐恢复？
（7）患者是否掌握术后功能锻炼的方法？
（8）患者并发症是否得到有效预防，病情变化是否被及时发现并处理？

（刘　静　刘　莉）

第六节　锁骨骨折护理与康复

【定义】

锁骨骨折（clavicle fracture）是一种常见的损伤，占全身骨折的 4% 左右，好发于青少年，常由间接暴力引起，多见于锁骨中部，锁骨中段骨折约占所有锁骨骨折的 80%。成人锁骨骨折多为斜形、粉碎性骨折，儿童骨折多为青枝骨折。另外，锁骨骨折可能伤及锁骨下方的血管和臂丛神经。当移位

**6-6 导入案例
与思考**

扫码看视频

Note

发生时,由于胸锁乳突肌的拉动,内侧骨块通常向后上方移位,而外侧骨块通常向下移位,由于胸大肌的拉力和手臂的重量,常会导致所谓的"Z"形畸形。

【发病机制】

主要受伤机制是侧方摔倒、肩部着地或手部撑地,暴力传导至锁骨导致骨折。直接暴力较间接暴力少见,从上方直接撞击锁骨,造成锁骨外 1/3 骨折,向下移位可引起臂丛神经损伤。有时直接暴力引起的骨折,可刺破胸膜发生气胸或损伤锁骨下血管和神经,从而出现相应症状和体征。

【分型】

锁骨骨折最常用的分型为 Allman 分型。

Ⅰ 型:锁骨中段 1/3 骨折。

Ⅱ 型:锁骨外侧 1/3 骨折。

Ⅱa 型:骨折断端在喙锁韧带的内侧,锁骨干向近端移位。

Ⅱb 型:伴喙锁韧带损伤。

Ⅲ 型:锁骨内侧 1/3 骨折。

【临床表现】

1.症状　外伤后锁骨区疼痛、肿胀,患侧肩部比健侧低,并向前倾斜,健侧手扶托于患侧前臂,头部向患侧偏斜。

2.体征　局部皮下淤血,局部压痛,有骨擦感,可扪及骨折断端,有时可见骨折断端,有时可见骨折断端刺破皮肤。

【辅助检查】

1.X 线检查　常规拍摄上胸部锁骨正位片。锁骨内侧骨折通常不易发现而漏诊,加摄锁骨向头侧斜位可以进一步明确诊断(图 6-6-1)。

2.CT 检查和 MRI 检查　怀疑锁骨内侧隐匿骨折或锁骨病理性骨折,需进一步行 CT 检查或 MRI 检查以明确诊断。

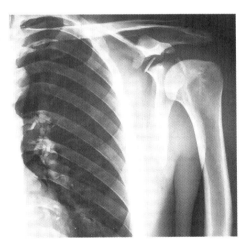

图 6-6-1　锁骨骨折的 X 线检查

【治疗】

1.保守治疗　对于成人的无移位骨折以及儿童的青枝骨折,可行简单的上肢悬吊制动 3～6 周。对于有移位的锁骨中段骨折,可在手法复位后,行"8"字绷带固定 6 周。

2.手术治疗　约 50% 的患者存在骨折移位,手术治疗多为切开复位钢板内固定。对于下列情况应考虑手术治疗:①开放性骨折。②合并神经血管损伤。③骨折移位明显,有皮肤破损的危险。④陈旧性锁骨骨折不愈合。⑤漂浮肩,即锁骨骨折伴不稳定的肩胛骨骨折。⑥成人锁骨远端骨折合并锁骨韧带撕裂。⑦复位后再移位,影响美观。

【护理评估】

1.身体状况评估　评估患者疼痛,有无活动受限、感觉异常、感染,皮肤是否完整,开放性损伤的范围、程度和污染情况,有无其他合并损伤,有无骨折早期和晚期并发症,外固定是否处于功能状态等。

2.专科评估　患肢末梢血运评估:评估患者患肢末梢血运情况,包括有无运动感觉障碍、患肢桡动脉搏动情况、毛细血管充盈试验、患肢肿胀程度。

【常见护理诊断/问题】

1.疼痛　与肌肉骨骼的损伤、手术创伤有关。

2.生活自理能力下降　与骨折肢体固定后活动或功能受限有关。

3.焦虑/恐惧　与疼痛、疾病预后等因素有关。

4.知识缺乏　缺乏骨折后预防并发症和康复锻炼的知识。

5.潜在并发症　感染、骨折不愈合、关节僵硬、神经血管损伤等。

【护理目标】

（1）患者主诉骨折部位的疼痛减轻或消失。

（2）患者生活自理能力逐渐恢复。

（3）缓解患者术后焦虑情绪，提高其心理健康水平。

（4）患者知晓预防并发症及康复锻炼的知识并能进行有效的康复锻炼。

（5）患者未感染并发症，或并发症被及时发现并处理。

【护理措施】

一、术前护理

1.术前风险评估和预防　在术前需要对患者进行全面的风险评估，包括深静脉血栓形成、感染、出血等并发症的风险。根据评估结果采取相应的预防措施，如使用抗生素预防感染、术前血液制品的准备等，以确保手术的安全性。

2.术前康复指导　术前应向患者及其家属提供术前康复指导，将患者患侧的肘关节屈曲，患肢的手放于健侧胸部上方，患肢与躯干之间加衬垫，用前臂吊带悬吊患侧肢体，以达到固定的作用及正确的功能锻炼等。这些指导可以帮助患者减轻疼痛、避免骨折的二次损伤。

3.专科护理

（1）体位管理：指导患者睡眠时去枕仰卧硬垫床，两肩胛之间垫一窄枕，以使肩关节呈外展后伸位，避免患侧卧位。

（2）并发症的观察与护理：注意关注患肢皮肤颜色是否发白或青紫，是否有麻木感，患肢肌力是否下降，是否有桡动脉搏动减弱或消失，若有异常，及时告知医生并配合处理。当患者出现胸壁疼痛、呼吸困难、反常呼吸运动等症状时，及时通知医生，给予患者吸氧、有效镇痛、胸带外固定等。

二、术后护理

1.专科护理

（1）体位护理：卧床休息时给予患者两肩胛间垫一窄枕以使两肩后伸、外展，维持良好的复位位置。站立时应挺胸提肩；坐或行走时用前臂吊带悬吊患侧上肢，患侧上肢屈肘成 90°，以利于静脉回流，减轻疼痛，减轻肿胀。

（2）末梢血运观察：关注患肢皮肤颜色是否发白或青紫，是否有麻木感，桡动脉搏动是否减弱或消失，如果有以上症状，表示有腋部神经血管受压，应指导患者双手叉腰，使双肩尽量外展、后伸，如症状没有缓解，立即告知医生调整固定制动的松紧度，直至症状解除为止。

2.健康宣教　向患者及其家属介绍功能锻炼的意义与方法，由于部位、严重程度、固定方法以及患者的骨质情况不同，锻炼方法也不同。骨折在内固定后，可尽早开始全面的功能锻炼。若同时伴有软组织损伤，一般需在软组织初步修复后约 3 周，才能全面开始。

3.并发症的观察与护理

（1）术后感染：观察患者体温的变化及伤口敷料的情况，保持敷料干燥、清洁，保持引流管的通畅，防止引流液反流。遵医嘱给予抗生素药物治疗。

（2）骨折不愈合：影响骨折愈合的因素包括全身因素和局部因素两类。全身因素包括营养不良或患有代谢障碍性疾病。局部因素则包括骨折的部位、类型、程度,治疗和护理的不当,骨折断端的血供不良和骨折处的局部有感染,均能导致骨折延迟愈合或不愈合。

（3）关节僵硬：锁骨骨折术后由于未进行正确的功能锻炼,可致肘关节僵硬。所以,锁骨骨折术后的功能锻炼显得尤为重要。在术后 6 h,就可以指导患者进行患侧肢体远端小关节的活动,如可以指导患者进行握拳的练习和手腕关节的活动。术后 2 天拔除引流管后可以指导患者进行伸屈肘部和双手叉腰后伸等运动,以促进血液循环,防止肌肉萎缩和关节僵硬的发生。

【康复应用】

一、康复评定

Constant-murley 肩关节功能评分量表（表 6-6-1）和 DASH 评分量表（表 6-6-2）是临床常用的评估骨折患者术后肩功能和上肢功能的指标,应定期评估患者的肩关节和上肢功能,避免发生关节僵硬。

表 6-6-1 Constant-murley 肩关节功能评分量表

评价项目及标准		评分/分	评价项目及标准		评分/分
疼痛程度			肩关节活动度		
重度		0	上举	0°～30°	0
中度		5		31°～60°	2
轻度		10		61°～90°	4
无		15		91°～120°	6
日常生活				121°～150°	8
正常生活	完全受到影响至完全不受影响	0～4		151°～180°	10
正常娱乐/运动	完全受到影响至完全不受影响	0～4	外展	0°～30°	0
正常睡眠	因肩痛难以入睡	0		31°～60°	2
	因肩痛难以入睡,但最后能入睡	1		61°～90°	4
				91°～120°	6
	睡眠正常	2		121°～150°	8
手无痛活动能达到的位置	上抬到腰际	2		151°～180°	10
	上抬到剑突	4	外旋	手放于头后,肘可向前	2
	上抬到颈部	6		手放于头后,肘可向后	2
	上抬到头顶	8		手放于头顶,肘可向前	2
	举过头顶部	10		手放于头顶,肘可向后	2
肌力				手可完全举过头顶	2
0 级		0	内旋	手背触到大腿外侧	0
Ⅰ级		5		手背触到臀部	2
Ⅱ级		10		手背触到腰骶部	4
Ⅲ级		15		手背触到腰部（L3 棘突）	6
Ⅳ级		20		手背触到 T2 棘突	8
Ⅴ级		25		手背触到肩胛间区（T7 及以上）	10

注:①日常生活部分的正常生活和正常娱乐/运动项目均分为 5 个等级,程度由重到轻对应 0～4 分,其中 0 分为完全受到影响,4 分为完全不受影响,其余 3 个等级由患者根据自身情况分别给出 1 分、2 分、3 分的评分;②肩关节活动度部分的外旋项目,各选项评分均为 2 分,能做到得 2 分,做不到得 0 分,最终外旋项目得分为各选项得分之和。

表 6-6-2　DASH 评分量表

序　号	项　　目	活动困难程度或严重程度评分				
		无	轻微	中度	重度	极度
1	拧开已拧紧的或新的玻璃瓶盖	1	2	3	4	5
2	写字	1	2	3	4	5
3	用钥匙开门	1	2	3	4	5
4	准备饭菜	1	2	3	4	5
5	推开一扇大门	1	2	3	4	5
6	将物品放入头部上方的小柜子里	1	2	3	4	5
7	繁重的家务劳动(擦地板、洗刷墙壁等)	1	2	3	4	5
8	花园及院子的劳动(打扫卫生、松土、割草、修剪花草树木)	1	2	3	4	5
9	铺床	1	2	3	4	5
10	拎购物袋或文件箱	1	2	3	4	5
11	搬运重物(超过 5 kg)	1	2	3	4	5
12	更换头部上方的灯泡	1	2	3	4	5
13	洗发或吹干头发	1	2	3	4	5
14	擦洗背部	1	2	3	4	5
15	穿毛衣	1	2	3	4	5
16	用刀切食品	1	2	3	4	5
17	轻微体力的活动(打牌、织毛衣等)	1	2	3	4	5
18	使用臂力或冲击力的活动(如锤子、打高尔夫、网球)	1	2	3	4	5
19	灵活使用臂部的活动(如羽毛球、壁球、飞盘等)	1	2	3	4	5
20	驾驶、乘坐交通工具	1	2	3	4	5
21	性功能	1	2	3	4	5
22	影响同家人、朋友、邻居以及其他人群社会交往的程度	1	2	3	4	5
23	影响的工作或其他日常活动的程度	1	2	3	4	5
24	休息时肩、臂或手部疼痛	1	2	3	4	5
25	活动时肩、臂或手部疼痛	1	2	3	4	5
26	肩、臂或手部麻木、针刺样疼痛	1	2	3	4	5
27	肩、臂或手部无力	1	2	3	4	5
28	肩、臂或手部僵硬	1	2	3	4	5
29	肩、臂或手部疼痛对睡眠有影响	1	2	3	4	5
30	肩、臂或手功能障碍使您感到能力下降,缺乏自信	1	2	3	4	5

注:DASH 功能障碍/症状得分=[(n 个作答得分的平均分)-1]×25,n 代表已答题目的数量。如果有 3 个以上遗漏项目,DASH 分数不予计算。

　　DASH 值的计算方法是将 30 项指标的得分相加,然后按以下公式计算:DASH 值=(30 项指标得分总和-30(最低值))/1.2,使原始得分转化为 0~100 分,根据患者的得分评定上肢功能受限程度,其中 0 分代表上肢功能正常,100 分代表上肢功能极度受限。

二、康复指导

1. 术后 6 h　指导患者进行患侧肢体远端小关节的活动,如可以指导患者进行握拳、伸指、分指、腕屈伸和腕环绕的练习。

2. 术后 2 日　拔除引流管后可以指导患者进行肘部屈伸、前臂内外旋等主动练习。保持患肢处于外展状态且与肩关节呈直线平行,屈曲肘关节呈直角上下摆动前臂,每次 5 min,每日 3～5 次。

3. 术后 3～5 日　指导患者佩戴前臂吊带固定患肢,患肢呈中立位,引导患者呈坐位或站位,对患肢行钟摆训练,指导其轻弯腰部,双臂自然下垂至躯体两侧,开展前后左右钟摆训练,每次 5 min,每日 3～5 次。

4. 术后 5～7 日　根据患者伤口愈合情况,引导患者行拉伸训练。患者取立位,面部贴在墙上,尽可能往上方伸展躯体,感受患侧肩膀处于拉伸状态,每次 5 min,每日 3～5 次。

5. 术后 2 周　指导患者行患肢手掌捏小球、抗阻力的腕关节屈伸运动,逐渐主动康复锻炼双侧肩关节。

6. 术后 3 周　指导患者进行患肢肩关节的爬墙运动,循序渐进,由低到高进行。进行功能锻炼时活动的幅度和力量要循序渐进。在术后 2 周内严禁患者进行肩关节前屈、内收的运动。

【出院指导】

1. 休息与活动　保证患者充足睡眠,适当休息,劳逸结合,避免重体力劳动和剧烈运动。出院后外出时使用前臂吊带悬吊患肢,切勿使其受到重力压迫或激烈碰撞,以免造成二次伤害。

2. 康复锻炼　出院后继续进行以上功能训练,循序渐进。术后 1 个月患肢用前臂吊带悬吊,可行肩关节前后、内收摆动,1 个月后可放开前臂吊带,进行肩关节旋转、上举、内收、外旋等训练。2～3 个月患肢提沙袋进行钟摆训练。不要上举重物,避免撞击,造成损伤。

3. 饮食与营养　指导患者继续进营养丰富、清淡、易消化、含钙丰富的饮食,多食蔬菜水果,保持大便通畅,忌辛辣刺激、生冷油腻食物。

4. 定期复查　遵医嘱按时随访,指导患者术后 1～3 个月复诊,不适随诊。

【护理评价】

(1)患者骨折部位疼痛是否减轻或消失?

(2)患者生活自理能力是否逐步恢复?

(3)患者焦虑情绪是否减轻,是否正确乐观对待疾病?

(4)患者是否掌握预防并发症及康复锻炼的知识并能进行有效的康复锻炼?

(5)患者是否有并发症,或并发症是否被及时发现并处理?

(刘　静　刘　莉)

第七节　肋骨骨折护理与康复

【定义】

肋骨骨折(rib fracture)是最常见的胸部损伤,指暴力直接或间接作用于肋骨,使肋骨的完整性和连续性中断。第 1～3 肋骨粗短,且有锁骨、肩胛骨保护,不易发生骨折,但是致伤暴力巨大时,也可发生骨折,而且常合并锁骨、肩胛骨骨折和颈部、腋部神经血管损伤。第 4～7 肋骨长而薄,最易折断。第 8～10 肋骨前端肋软骨形成肋弓与胸骨相连,而第 11～12 肋前端游离,弹性较大,均不易发

6-7 导入案例
与思考

扫码看视频

生骨折,若发生骨折,应警惕腹内脏器和膈肌损伤。

【病因】

1. 外来暴力 肋骨骨折常由外来暴力所致。外来暴力又分为直接暴力和间接暴力。直接暴力指打击力直接作用于骨折部位,使受力处肋骨向内弯曲折断;间接暴力是胸部前后受挤压,使肋骨体段向外弯曲折断。

2. 病理因素 老年人肋骨骨质疏松,脆性较大,容易发生骨折。恶性肿瘤发生肋骨转移或严重骨质疏松者,可因咳嗽、打喷嚏或肋骨病灶处轻度受力而发生骨折。

【分类】

(1)根据骨折断端是否与外界相通,肋骨骨折可分为开放性肋骨骨折和闭合性肋骨骨折。

(2)根据损伤程度,肋骨骨折又分为单根单处肋骨骨折、单根多处肋骨骨折、多根单处肋骨骨折和多根多处肋骨骨折。

【病理生理】

1. 单根或多根单处肋骨骨折 骨折断端上、下仍有完整肋骨支撑胸廓,对呼吸功能影响不大;但若尖锐的肋骨断端内移刺破壁层胸膜和肺组织时,可造成气胸、血胸、皮下气肿、血痰、咯血等;若刺破肋间血管,尤其是动脉,可引起大量出血,导致病情迅速恶化。

2. 多根多处肋骨骨折 指两根及以上相邻肋骨各自发生两处或以上骨折。局部胸壁失去完整肋骨支撑而软化,可出现反常呼吸运动,即吸气时软化区胸壁内陷,呼气时外突,空气在两肺之间流动,出现低通气状态,称连枷胸。若软化区范围较大,呼吸时双侧胸腔内压力差发生变化,使纵隔扑动,影响肺通气和静脉血回流,导致体内缺氧和二氧化碳滞留,严重者可发生呼吸和循环衰竭。

【临床表现】

1. 症状 肋骨骨折断端可刺激肋间神经产生局部疼痛,当深呼吸、咳嗽或改变体位时,疼痛加剧;胸痛使呼吸变浅、咳嗽无力,呼吸道分泌物增多、潴留,易致肺不张和肺部感染。部分患者可因肋骨折断向内刺破肺组织而出现咯血;根据肋骨骨折损伤程度不同,可出现不同程度的呼吸困难、发绀或休克等。

2. 体征 受伤胸壁可见肿胀、畸形;间接挤压胸部会产生骨擦音;多根多处肋骨骨折者,伤处可见胸壁反常呼吸运动;部分患者可出现皮下气肿。

【辅助检查】

1. 实验室检查 出血量大者,血常规提示血红蛋白和血细胞比容下降。

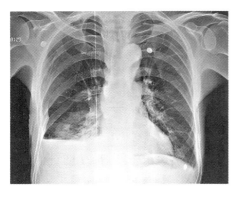

图 6-7-1 肋骨骨折的 X 线检查

2. X 线检查 可用于急诊初步筛查肺挫裂伤、肋骨、胸骨骨折(图 6-7-1)。

3. CT 检查 胸部创伤患者初步评估的关键部分,肋骨骨折术前行常规胸部 CT 检查,有利于对肋骨骨折及胸部钝性伤伤情的整体把握,并且可同时检出可能存在的肺挫裂伤、肺不张、纵隔血肿等胸部损伤。胸部 CT 及三维重建在制订手术计划时更有帮助。

4. 超声检查 可针对肋骨骨折进行术前定位,也可用来识别肺挫伤以及创伤伴随的胸腔积液、气胸或血胸,评价血流动力学状态。

【治疗】

1. 保守治疗

(1)闭合性单处肋骨骨折:固定胸廓能减少肋骨断端活动、减轻疼痛,可采用多头胸带或弹性胸带固定胸廓。这种方法也适用于胸背部、胸侧壁多根多处肋骨骨折,胸壁软化范围小而反常呼吸运动不严重的患者。

(2)闭合性多根多处肋骨骨折:有效镇痛和呼吸管理是主要治疗原则。咳嗽无力、呼吸道分泌物潴留者应施行纤支镜吸痰和肺部物理治疗,呼吸功能障碍者需气管插管机械通气。尽量避免使用呼吸机辅助机械通气治疗,仅推荐对存在气体交换异常者应用,一旦使用,也应考虑尽早脱机,通常使用呼气末正压或持续气道正压通气。正压通气对浮动胸壁有"内固定"作用。对于肺挫伤者,进行液体复苏时应适度,可使用肺动脉管道进行监测。对于胸部损伤伴随大量气胸、开放性气胸、张力性气胸、中大量血胸等患者,无禁忌证情况下(颅脑损伤、血友病等)尽快行胸腔闭式引流。

(3)开放性肋骨骨折:胸壁伤口需彻底清创再行固定。

2. 手术治疗　对连枷胸患者推荐行内固定手术。对于骨折断端严重移位者或造成血管、神经和胸腹内器官损伤者,应尽快行内固定手术。

【护理评估】

一、术前评估

1. 局部评估　评估受伤部位及性质;有无开放性伤口,有无活动性出血,伤口是否肿胀;肋骨是否骨折,是否有反常呼吸运动,气管位置有无偏移;有无颈静脉怒张或皮下气肿,肢体活动情况;是否有骨擦音、胸壁畸形。

2. 全身评估　评估生命体征是否平稳,是否有呼吸困难或发绀,有无休克或意识障碍;是否有咳嗽、咳痰,评估痰量和性质;有无咯血,评估咯血次数和量等。

二、术后评估

1. 术中情况评估　了解麻醉及手术方式、术中出血、输血和输液情况,术中有无异常情况。

2. 身体状况评估　术后生命体征是否平稳,意识是否清楚,评估疼痛部位及性质;反常呼吸运动是否纠正,评估呼吸形态、频率及呼吸音的变化;评估伤口引流情况,如果伤口引流每小时大于 100 ml 时及时告知医生处理;引流管、尿管是否妥善固定,引流是否通畅。

3. 心理社会状况　评估患者的心理状态、对手术治疗效果的信心、对治疗护理的依从性及患者获得的社会支持等。

【常见护理诊断/问题】

1. 气体交换障碍　与肋骨骨折导致的疼痛、胸廓运动受限、反常呼吸运动有关。

2. 急性疼痛　与胸廓组织损伤有关。

3. 焦虑　与疼痛、手术风险、术后康复等有关。

4. 知识缺乏　缺乏有关术后康复锻炼的知识。

5. 潜在并发症　切口感染、肺部感染、胸腔感染等。

【护理目标】

(1)患者能维持正常的呼吸功能,呼吸平稳。

(2)患者疼痛得到缓解或控制。

(3)患者焦虑情绪缓解,能乐观对待疾病。

(4)患者知晓康复锻炼知识并有效完成康复锻炼。

（5）患者病情变化能够被及时发现并处理，未发生肺部或胸腔感染。

【护理措施】

一、术前护理

1. 病情观察　密切观察患者神志、生命体征、胸腹部活动情况，关注患者呼吸形态、频率及呼吸音的变化，有无缺氧征象，若有异常，及时报告医生并协助处理。观察患者有无皮下气肿，记录气肿范围，若气肿迅速蔓延，应立即告知医生；观察患侧胸部是否饱满，叩诊是否呈鼓音，气管有无向健侧移位，有无极度呼吸困难、意识障碍、大汗淋漓、休克等症状，积极协助医生行胸腔闭式引流术。对于行胸腔闭式引流术的患者，应注意观察胸腔引流液的量、色、质和性状，若每小时引流量超过 200 ml 并持续 3 h 以上，引流出的血液很快凝固，脉搏持续加快，血压降低，补充血容量后血压仍不稳定，血红细胞计数、血红蛋白及红细胞比容持续下降，胸部 X 线片显示胸腔大片阴影，则提示有活动性出血的可能，应做好开胸手术的术前准备。建立静脉通道，积极补充血容量和抗休克治疗，遵医嘱合理安排输注晶体和胶体溶液，根据血压和心肺功能状态控制补液速度。

2. 保持呼吸道通畅　对呼吸困难和发绀者，及时给予吸氧，协助和鼓励患者有效咳嗽、排痰，及时清理口腔、呼吸道内的呕吐物、分泌物、血液及痰液等，保持呼吸道通畅，预防窒息。痰液黏稠不易咳出者，应用祛痰药物、雾化吸入，以稀释痰液而利于排出，必要时给予鼻导管吸痰。不能有效排痰或呼吸衰竭者，实施气管插管或气管切开、吸痰或呼吸机辅助呼吸。病情稳定者取半坐卧位，可使膈肌下降，有利于呼吸。

3. 缓解疼痛　可以使用各种疼痛量表对患者的疼痛进行量化评估，遵医嘱采取针对性多模式联合用药。

4. 预防感染　对开放性损伤者，遵医嘱注射破伤风抗毒素及合理使用抗生素。

5. 输液管理　对病情危重、有胸腔内器官、血管损伤出血或呼吸困难未能缓解者，除做好手术准备外，还应遵医嘱及时输血、输液，并记录液体出入量，避免输液过快、过量而发生肺水肿。

6. 术前准备　急诊手术患者，做血型、交叉配血及药物敏感试验，术区备皮；择期手术者，鼓励其摄入营养丰富、易消化食物，术前晚禁食、禁水；遵医嘱术前留置尿管，排空膀胱。导尿时必须严格执行无菌操作规程，以防逆行感染。妥善固定尿管，防止脱落。

二、术后护理

1. 专科护理

1）呼吸道管理　密切关注患者呼吸形态、频率及呼吸音变化，根据病情给予吸氧，观察血氧饱和度变化，若生命体征平稳，可协助患者取半坐卧位，以利于呼吸；卧床期间，定时协助患者翻身、坐起、叩背、咳嗽；指导患者做深呼吸运动，促使肺扩张，预防肺不张或肺部感染等并发症的发生。实施气管插管或气管切开呼吸机辅助呼吸者，做好呼吸道护理，主要包括气道的湿化、吸痰及保持管道通畅等，以维持有效气体交换。

2）胸腔闭式引流的护理

（1）保持管道密闭性：①引流管周围应用油纱布严密包盖，随时检查引流装置是否密闭及引流管有无脱落，给予管道妥善二次固定。定时检查伤口敷料有无渗血、渗液及松脱，若有，及时通知医生更换。若引流管从胸腔滑脱，立即用手捏闭伤口处皮肤，消毒处理后，以凡士林纱布封闭伤口，并协助医生进一步处理。若引流瓶损坏或引流管连接处脱落，立即用双钳夹闭近心端胸壁引流管，并更换引流装置。②水封瓶长玻璃管没入水中 3～4 cm，并始终保持直立。③更换引流瓶或搬动患者时，先用止血钳双向夹闭引流管，防止空气进入；放松止血钳时，先将引流瓶安置在低于胸壁引流口平面的位置。

（2）严格无菌技术操作，防止逆行感染：①保持引流装置无菌，定时更换引流装置，并严格遵守无菌操作原则。②引流瓶低于胸壁引流口平面 60～100 cm,依靠重力引流,以防瓶内液体逆流入胸膜腔。

（3）保持引流通畅：①观密并准确记录引流液的量、颜色和性质,定时挤压引流管,防止受压、扭曲和阻塞。②密切注意水封瓶长玻璃管中水柱波动的情况,以判断引流管是否通畅。水柱波动的幅度能够反映无效腔的大小及胸膜腔内负压的情况,一般水柱上下波动的范围为 4～6 cm。若水柱波动幅度过大,提示可能存在肺不张;若水柱无波动,提示引流管不通畅或肺已经完全扩张;若患者出现气促、胸闷、气管向健侧偏移等肺受压症状,提示血块阻塞引流管,应积极采取措施,通过捏挤或使用负压间断抽吸引流瓶中的短玻璃等,促使其通畅,并立即通知医生处理。③患者可取半坐卧位,鼓励患者咳嗽和深呼吸,以利于胸腔内液体和气体的排出,促进肺复张;经常改变体位,有助于引流。

（4）拔管护理。①拔管指征：一般置管 48 h 后,临床观察引流瓶中无气体溢出且引流液颜色变浅、24 h 引流液量＜50 ml、脓液＜10 ml、胸部 X 线检查示肺复张良好无漏气、患者无呼吸困难或气促,即可考虑拔管。②拔管方法：协助医生拔管,嘱患者先深吸一口气,在吸气末迅速拔管,并立即用凡士林纱布和厚敷料封闭胸壁伤口,包扎固定。③拔管观察：拔管后 24 h 内,应注意观察患者有无胸闷、呼吸困难、发绀、切口漏气、渗液、出血和皮下气肿等现象,如发现异常及时通知医生处理。④拔管前后处置：拔管前可用冰袋冷敷置管部位 15～20 min 或遵医嘱使用镇痛药,拔管后宜指导患者取健侧卧位。

2. 并发症的观察与护理

（1）切口感染：保持切口敷料完整、清洁、干燥并及时更换,同时观察切口有无红、肿、热、痛等炎症表现,如有异常,及时报告医生采取抗感染措施。

（2）肺部感染及胸腔感染：开放性损伤易导致胸腔或肺部感染,应密切观察体温变化及痰液性状,如患者出现畏寒、高热或咳脓痰等感染征象,及时通知医生并配合处理,遵医嘱合理使用抗生素。鼓励患者有效咳嗽、咳痰,保持呼吸道通畅,预防肺部并发症发生。

【康复应用】

1. 功能锻炼　告知患者恢复期胸部仍有轻微不适或疼痛,但不影响关节功能锻炼。术后患者卧床时,可鼓励患者在床上活动,进行四肢肌肉的收缩运动和关节的屈伸运动,以预防肌肉萎缩和关节僵硬。进行功能锻炼时,活动的幅度和力量要循序渐进。当患者生命体征平稳时,可以鼓励患者早期下床活动。在下床活动时,要妥善固定闭式胸腔引流瓶,保持系统密闭性和有效引流。

2. 肺康复

（1）血流动力学及呼吸功能稳定后,立即开始,指导患者进行上肢主动运动,抗阻练习,抗阻力/力量训练可改善肌肉质量和力量。当患者由于呼吸困难、疲劳或其他症状导致训练强度和时间无法达到时,低强度耐力训练或间歇训练是替代方案。

（2）呼吸练习：腹式呼吸训练可加强患者膈肌运动,使辅助呼吸肌更少地参与呼吸,提高通气效率;缩唇呼吸训练可延长患者呼气时间,降低呼吸频率,保持气道内正压,预防气道过早闭合;借助呼吸训练器、气球进行吸气肌训练或呼气肌训练。

（3）呼吸道管理：指导患者有效咳嗽、咳痰,必要时通过排痰仪,体位引流等方式排痰。

（4）围手术期营养管理：营养不良是术后肺部并发症的风险因素。营养不良会使呼吸肌收缩力下降,加重呼吸困难,术前、术后对患者进行营养评估,对营养不良的患者,指导其口服营养补充剂,改善营养状况。

（5）健康教育：向患者讲解疾病性质和肺康复的意义,以提高其健康意识和自我管理能力,采取多模式健康教育方式,了解患者需求,为患者提供个体化的健康教育。

【出院指导】

1. 休息与活动　保证充足睡眠,适当休息,劳逸结合,血气胸患者痊愈 1 个月内,不宜参加剧烈体育活动,如打球、跑步、抬举重物等。

2.康复锻炼 指导患者出院后继续行肺康复锻炼,循序渐进。

3.饮食与营养 指导患者进营养丰富、清淡、易消化、含钙丰富的饮食,多食蔬菜水果,保持大便通畅,忌辛辣刺激、生冷油腻食物。

4.定期复查 遵医嘱按时随访,指导患者术后1~3个月复诊,不适随诊。

【护理评价】

(1)患者呼吸功能是否恢复,有无呼吸困难、气促等?

(2)患者疼痛是否得到缓解?

(3)患者焦虑情绪是否得到缓解?

(4)患者是否知晓康复锻炼知识并有效完成康复锻炼?

(5)患者病情变化是否能够被及时发现并处理,是否发生肺部或胸腔感染?

(刘　静　刘　莉)

第八节　骨盆骨折护理与康复

6-8 导入案例与思考

扫码看视频

【定义】

骨盆骨折(pelvi fracture)是指骨盆壁的一处或多处连续性中断。骨盆骨折发生率在躯干骨中仅次于脊柱损伤,大多由直接暴力挤压骨盆所致。常见的原因有交通事故、砸伤及高处坠落伤。骨盆骨折可伴有直肠、膀胱、尿道损伤以及髂内外动静脉损伤,常造成大量内出血,出现创伤性失血性休克以及盆腔器官的合并伤。在严重的骨盆创伤的救治中,防止危及生命的出血和及时诊断治疗合并伤,是降低病死率的关键。

【病因】

1.间接暴力 如车祸撞击对骨盆的直接挤压或者高处坠落时骶尾部、髋关节外侧直接着地会导致骨盆骨折。

2.直接暴力 一般多见于车祸外伤,患者坐位时,从前方受到撞击力量,经股骨到股骨头传递至髋臼后缘,导致髋臼发生骨折,也是骨盆骨折的重要原因。

3.骨质疏松 老年患者在轻微力量下也容易造成骨盆骨折,如平地自行摔伤、扭伤等,造成耻骨支骨折或坐骨支骨折。

【分型】

1.根据骨折的位置与数量分类

(1)骨盆边缘撕脱骨折:发生于肌肉猛烈收缩而造成骨盆边缘肌肉附着点撕脱骨折,骨盆环不受影响。最常见的有髂前上棘撕脱骨折、髂前下棘撕脱骨折和坐骨结节撕脱骨折。骨盆边缘撕脱骨折多见于青少年运动损伤。

(2)髂骨翼骨折:多为侧方挤压暴力所致,移位不明显,可为粉碎性骨折,不影响骨盆环的稳定。

(3)骶尾骨骨折。

(4)骨盆环骨折:双侧耻骨上、下支骨折;单侧耻骨上、下支骨折合并耻骨联合分离;耻骨上、下支骨折合并骶髂关节脱位;耻骨上、下支骨折合并髂骨骨折;髂骨骨折合并骶髂关节脱位;耻骨联合分离合并骶髂关节脱位等。这类骨折通常在暴力下产生,并发症也较多。

2.根据骨盆环的稳定性分类

(1)A 型(稳定型):后环完整。

(2)B 型(部分稳定型):旋转不稳定,但垂直稳定,或后环不完全性损伤。

(3)C 型(旋转、垂直均不稳定型):后环完全损伤。

3.根据暴力的方向分类

(1)侧方挤压损伤(LC 骨折):来自侧方的挤压力量造成骨盆的前后部结构及骨盆底部韧带发生一系列损伤,约占骨盆骨折的 38.2%。

(2)前后挤压损伤(APC 骨折)。APC-Ⅰ型:耻骨联合分离;APC-Ⅱ型:耻骨联合分离,骶结节和骶棘韧带断裂,骶髂关节间隙增宽,轻度分离;APC-Ⅲ型:耻骨联合分离,骶结节和骶棘韧带断裂,骶髂关节前、后方韧带均断裂,骶髂关节分离,约占骨盆骨折的 50%。

(3)垂直剪力损伤(VS 骨折):约占 5.8%,通常由高处坠落所致。

(4)混合暴力损伤(CM 骨折):约占 3.6%,通常是混合性骨折,如 LC/VS 骨折、LC/APC 骨折。

上述骨折中以 LC/APC-Ⅲ型骨折与 VS 骨折最为严重,并发症也较多。下面主要讲述 LC/APC-Ⅲ型骨折与 VS 骨折。

【临床表现】

1.症状　患者髋部肿胀、疼痛,不敢坐起或站立,多数患者存在严重的多发伤。有大出血或严重脏器损伤者,可有休克早期表现。

2.体征

(1)骨盆分离试验与挤压试验呈阳性:检查者双手交叉撑开两髂嵴,骨折的骨盆前环产生分离,如出现疼痛即为骨盆分离试验阳性。检查者用双手挤压患者的两髂嵴,伤处出现疼痛即为骨盆挤压试验阳性。在做上两项检查时,偶尔会有骨擦音。

(2)肢体长度不对称:用皮尺测量胸骨剑突与两髂前上棘之间的距离,骨盆骨折向上移位的一侧长度较短。也可测量脐孔与两侧内踝尖端的距离。

(3)会阴部瘀斑:耻骨和坐骨骨折的特有体征。

【辅助检查】

1.X 线检查　能显示骨盆骨折的类型及骨折块移位情况(图 6-8-1)。

2.CT 检查　能清晰地观察骶髂关节情况,真实地显示骨盆的解剖结构及骨折块之间的位置关系,同时还能显示腹膜后及腹腔内出血的情况。CT 及三维重建能更加立体且直观地显示骨折的类型和移位方向(图 6-8-2)。

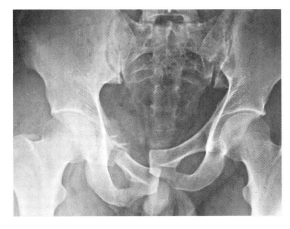

图 6-8-1　骨盆骨折的 X 线检查

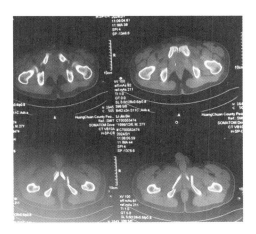

图 6-8-2　骨盆骨折的 CT 检查

3. 超声检查 可筛查腹盆腔脏器损伤情况。

【治疗】

对于稳定性骨盆骨折可采用保守治疗。行手术治疗的目的是尽可能在解剖复位前提下重建或维持骨盆环的稳定性。手术治疗方法包括外固定架、内固定架(INFIX 系统)以及内固定(通道螺钉、钢板、腰骶固定系统),常用的手术入路包括髂腹股沟入路、耻骨联合上横切口、改良 Stoppa 入路、骶髂关节前入路、骶髂关节后入路和骶后正中入路。

【护理评估】

一、术前评估

1. 专科评估

(1)生命体征与意识:骨盆骨折可并发盆腔内血管损伤,应严密监测患者的生命体征,尤其是脉搏变化,因其比血压变化更快、更敏感。

(2)排尿:协助患者自主排尿或遵医嘱为患者行无菌导尿,判断患者有无泌尿系统的损伤。

2. 辅助检查 尽快完成 X 线检查和 CT 检查,并确定有无合并其他脏器的损伤。

3. 急救处理 急救的原则是先处理休克和各种危及生命的并发症,再处理骨折。遵医嘱为患者迅速建立至少 2 条静脉通道,用来快速输液与输血。根据患者休克指数,为患者及时补充血容量,预防失血性休克的发生。

二、术后评估

1. 感觉评估 观察患者术后是否出现括约肌功能障碍,双下肢感觉减退或消失,肌肉萎缩无力或瘫痪等表现。警惕术后发生腰骶神经丛与坐骨神经损伤。

2. 并发症的观察 密切关注患者术后有无腹膜后血肿、弥漫性腹膜炎、肠梗阻以及脂肪栓塞和静脉栓塞等并发症发生。

【常见护理诊断/问题】

1. 疼痛 与骨盆骨折、手术创伤有关。

2. 躯体移动障碍 与疼痛、手术创伤有关。

3. 焦虑 与手术风险、术后康复、功能恢复和术后活动受限等有关。

4. 有皮肤完整性受损的危险 与术后长期卧床有关。

5. 知识缺乏 缺乏有关术后功能锻炼的知识。

6. 潜在并发症 感染、深静脉血栓形成等。

【护理目标】

(1)减轻术后疼痛,提高患者舒适度,促进康复。

(2)患者能够使用适当的辅助器具增加活动范围。

(3)减轻患者术后焦虑情绪,提高心理健康水平。

(4)患者皮肤完好,无压力性损伤发生。

(5)提供患者术后功能锻炼知识的教育和指导,增强患者对康复的理解和配合度。

(6)预防患者术后并发症的发生,或并发症得到及时发现并处理,以保障患者安全。

【护理措施】

一、术前护理

1. 急救处理 有危及生命的并发症时应以抢救生命为主。对休克患者行抗休克治疗,再处理骨折。

2.评估患者病情　通过与患者的交流和对生命体征的监测,全面了解患者的病史、症状、疼痛程度、骨折受伤情况及有无并发症的发生。对患者进行全面的体格检查,包括神经系统、四肢肌力、感觉和运动等方面的评估,以便制订个体化的护理计划。

3.术前风险评估和预防　术前需要对患者进行全面的风险评估,包括评估深静脉血栓形成、感染、出血等并发症的风险。根据评估结果采取相应的预防措施,如使用抗凝剂、抗生素预防感染、术前血液制品的准备等,以确保手术的安全性。

4.术前康复指导　术前应向患者及其家属提供术前康复指导,包括体位管理、轴线翻身、正确佩戴骨盆兜带等。这些指导可以帮助患者减轻疼痛,避免骨折后二次损伤,并为术后的康复训练打下基础。

二、术后护理

1.抗休克护理　骨盆部位的骨质是松质骨,血运比较丰富,骨折后容易引起出血。由于骨盆内部的神经血管比较多,也容易在骨折时遭受损伤,引起出血,从而导致患者发生失血性休克。骨盆骨折的患者应迅速建立静脉通道,及时输液、输血,以确保有效的循环血量,预防患者出现失血性休克。骨盆骨折的患者应减少骨折断端的活动,早期对患者的骨折断端进行骨盆兜带固定,以防止血管二次损伤。

2.呼吸道的护理　骨盆骨折的患者需要卧床行 3 个月的骨盆处外固定架固定。在患者卧床期间,应加强呼吸道管理,保持呼吸道通畅。为患者早期进行肺康复锻炼,指导患者行深呼吸、有效咳嗽、咳痰、吹水泡、吹气球、扩胸运动等训练,必要时遵医嘱雾化吸入,稀释痰液。预防肺部感染。

3.钉道护理　患者行骨盆骨折外固定架固定后,在患者的护理上需加强外固定架钉道部位的消毒,避免钉道周围感染而引起钉道松动。所以,对于骨盆骨折行外固定架固定的患者,应保持钉道周围清洁、干燥,遵医嘱对骨盆外固定架的钉道处给予 75% 酒精消毒,2 次/日。若钉道周围有脓性分泌物或伴有臭味,应立即通知医生进行处理,必要时遵医嘱给予抗生素治疗。

【康复应用】

对于骨盆骨折行外固定架固定的患者,一般外固定架需持续固定 12 周。在卧床期间,需遵医嘱进行功能锻炼,预防术后肌肉萎缩、关节僵硬及下肢深静脉血栓形成等并发症。

1.肌力锻炼　根据骨盆骨折患者术后肌力情况,选择合适且有效的肌力锻炼方式,可由肌肉的等长收缩运动逐步过渡到等张抗阻锻炼,有条件的患者可以进行等速锻炼。

2.关节活动锻炼　除指导患者进行主动运动、主动抗阻运动和被动运动外,若患者术后存在关节活动度受限,可进行关节功能牵引及关节松动技术锻炼等。

3.负重练习及步态锻炼　骨盆骨折外固定架术后患者 12 周经医生复查后,即可拆除骨盆外固定架。在拆除后,患者可逐步从站立练习的基础上过渡到不负重、部分负重最后到完全负重的步态练习。此期也应加强立位的平衡训练,可进行转移训练,由双侧重力转移过渡到单侧重力转移,由矢状面、不稳定平面过渡到冠状面,以训练患者的平衡能力。当患者获得了一定的动态稳定性后,还可通过运用平衡系统训练器进一步提高患者的平衡性。

4.日常生活活动能力及工作能力锻炼　逐步增加患者日常生活活动能力训练和职业训练的方式及强度,鼓励患者尝试重返家庭或工作岗位。逐步恢复患者体育运动,为患者选择合适运动强度的体育项目,循序渐进,逐步增加患者运动量。

【出院指导】

(1)保持心情愉快,按时用药。

(2)保持营养均衡全面的饮食,摄入足量高蛋白、高热量、高维生素饮食,以促进骨骼和肌肉的健康。

(3)指导患者正确的功能锻炼,功能锻炼应遵循循序渐进的原则,运动范围由小到大,次数由少到多,时间由短到长,强度由弱到强,锻炼以患者不感到很疲劳和疼痛为宜。

（4）定期随访,术后1个月、3个月、6个月进行骨折处的X线检查,了解骨折愈合情况,不适随诊。

【护理评价】

（1）患者疼痛和不适是否得到缓解,舒适感是否增强?

（2）患者是否能使用辅助器具进行活动?

（3）患者焦虑情绪是否得到缓解,心理健康水平是否有所提高?

（4）患者皮肤是否完整,有无压力性损伤?

（5）患者是否能掌握术后功能锻炼的方法?

（6）患者并发症是否得到有效预防,病情变化是否能被及时发现并处理?

（刘　静　杨　艳　汪　艳）

第九节　股骨骨折护理与康复

**6-9 导入案例
与思考**

扫码看视频

【定义】

股骨骨折(femoral fracture)是指股骨的完整性和连续线中断,包括股骨近端骨折、股骨干骨折、股骨远端骨折。股骨近端骨折是指股骨头至股骨干之间的骨折,主要包括股骨转子间骨折和股骨颈骨折。股骨转子间骨折又称股骨粗隆间骨折,位于股骨颈与骨干的交界处,股骨上端上外侧为大转子,下内侧为小转子。股骨颈骨折是指从股骨头下至股骨颈基底部之间的骨折,与股骨头骨折同属于囊内骨折。股骨干骨折一般指发生在股骨转子下、股骨髁上这段骨干的骨折。

【病因】

股骨骨折主要可分为创伤及骨骼疾病,多数骨折由直接暴力和间接暴力所致,直接暴力如重物直接打击、车轮碾压、火器性损伤等,间接暴力如撞击、跌倒、挤压等因素是导致骨折的常见原因,骨骼疾病如骨髓炎、骨肿瘤等本身导致骨质被破坏,使患者在遭受轻微扭转暴力时发生骨折。

【分型】

一、股骨转子间骨折分类

根据骨折线的形态位置分为以下三类。

（1）顺转子间型骨折:骨折线从大转子顶点开始,斜向内下方走行,到达小转子。由于暴力的方向及程度不同,小转子或保持完整,或成为游离骨片。但股骨上端内侧的骨支柱保持完整,骨的支撑作用还比较好,髋内翻不严重,移位较少。由于骨折线在关节囊和髂股韧带附着点的远侧,因而骨折远端处于外旋位。粉碎性骨折则小转子变为游离骨块,大粗隆及其内侧骨支柱亦破碎,髋内翻严重,远端明显上移、外旋。

（2）反转子间型骨折:骨折线自大转子下方斜向内上行走,到达小转子上方。骨折线的走向与转子间线或转子间嵴大致垂直。骨折近端因外展肌与外旋肌的收缩而外展、外旋,远端因内收肌与髂腰肌的牵拉而向内、向上移位。

（3）转子下型骨折:骨折线经过大、小转子下方。

顺转子间型骨折最常见,约占本病的85%。反转子间型骨折和转子下型骨折均属于不稳定性骨折,髋内翻的发生率较高。

二、股骨颈骨折分类

1. 按骨折线部位分类

（1）股骨头下骨折：骨折线位于股骨头下。

（2）股骨颈骨折：骨折线位于股骨颈中部。

（3）股骨颈基底骨折：骨折线位于股骨颈与大、小转子间连线处。前两者属于关节囊内骨折，由于股骨头的血供大部分中断，易发生骨折不愈合或股骨头缺血性坏死。基底骨折由于两骨折断端的血供受干扰较小而较易愈合。

2. 按骨折线方向分类

（1）内收型骨折：远端骨折线与两侧髂嵴连线的夹角（Pauwels 角）大于 $50°$。由于骨折面接触面积较小，容易再移位，故属于不稳定性骨折。

（2）外展型骨折：远端骨折线与两侧髂嵴连线的夹角小于 $30°$。由于骨折面接触面积大，不容易再移位，故属于稳定性骨折。

3. 按移位程度分类　常采用 Garden 分型，根据骨折近端正位 X 线片上骨折移位程度分类，其中Ⅲ型和Ⅳ型约占股骨颈骨折的 3/4。

（1）Ⅰ型：不完全骨折。

（2）Ⅱ型：完全骨折但不移位。

（3）Ⅲ型：完全骨折，部分移位且股骨头与股骨颈接触。

（4）Ⅳ型：完全移位的骨折。

三、股骨干骨折分类

1. 根据骨折形态分类

（1）横形骨折：骨折线与骨干的纵轴几乎垂直的骨折。

（2）斜形骨折：骨折线与骨干的纵轴不垂直的骨折。

（3）螺旋形骨折：骨折线呈螺旋状的骨折。

（4）粉碎性骨折：骨折后形成的碎块多于 2 块的骨折，常见于砸伤、压伤等。

（5）青枝骨折：因骨膜厚、骨质韧性较强，致使整体未完全离断的骨折，类似于青嫩枝条折而不断的现象，多见于儿童。

2. 根据骨折发生部位分类

（1）上 1/3 骨折：由于髂腰肌、臀中肌、臀小肌和外旋肌的牵拉，近折端向前、外旋方向移位；远折端则由于内收肌的牵拉，向内、后方向移位；股四头肌、阔筋膜张肌由于内收肌的作用而向近端移位。

（2）中 1/3 骨折：由于内收肌群的牵拉，使骨折向外成角。

（3）下 1/3 骨折：远折端由于腓肠肌的牵拉以及肢体的重力作用而向后方移位，可能损伤腘动静脉和腓总神经等；又由于股前、外、内肌肉的牵拉合力，使近折端向前、上移位，形成短缩畸形。

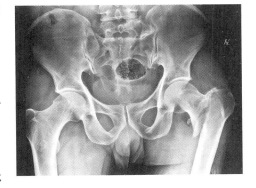

【临床表现】

1. 症状　髋部疼痛和活动受限，不能站立和行走。

2. 体征　患肢缩短，出现 $45°\sim60°$ 的外旋畸形，较少出现髋部肿胀和瘀斑。

【辅助检查】

髋部正侧位 X 线检查可明确骨折的部位、类型和移位情况，是选择治疗方法的重要依据（图 6-9-1）。

图 6-9-1　股骨骨折的 X 线检查

【护理评估】

1. 症状 患者主观感受和描述的不适或异常症状,如疼痛、活动受限和感觉异常。评估有无休克和体温异常,有无感染和其他并发症(如发热、消瘦、贫血、伤口红肿);皮肤是否完整,开放性损伤的范围、程度和污染范围,皮肤有无苍白、发绀或肿胀,有无疼痛;四肢有无发凉、麻木,甚至不能活动。

2. 体征 通过骨科检查,视诊、触诊、测量肢体长度及关节活动度,确定患者有无骨折局部一般表现和特有体征;评估患者受伤部位,患肢肌力,关节活动度、步态有无异常,局部有无压痛,有无合并感染及其他重要伴发伤,有无合并神经血管损伤,有无骨折早期和晚期并发症,外固定是否维持在有效状态。

【常见护理诊断/问题】

1. 疼痛 与骨折部位神经损伤、软组织损伤、肌肉痉挛和水肿有关。

2. 躯体移动障碍 与骨折、牵引或石膏固定有关。

3. 焦虑 与手术风险、术后康复、功能恢复等有关。

4. 活动无耐力 与手术后肌肉损伤、神经受压、术后康复训练等有关。

5. 知识缺乏 缺乏有关术后功能锻炼的知识。

6. 潜在并发症 感染、外周神经血管功能障碍、静脉血栓栓塞、关节僵硬等。

【护理目标】

(1)患者主诉骨折部位疼痛减轻或消失。

(2)患者能够在不影响外固定的前提下进行有效移动。

(3)患者术后焦虑情绪得到缓解。

(4)患者术后肌无力症状得到改善,患肢肌力得到提升。

(5)提供患者术后功能锻炼知识的教育和指导,患者对康复的理解和配合度提高。

(6)患者未出现并发症,或者并发症得到及时发现并处理。

【护理措施】

一、术前护理

1. 病情观察 严密观察生命体征的变化,密切关注患者患肢末梢血运情况,即指(趾)的颜色、温度、感觉、运动、肿胀程度、毛细血管充盈情况及动脉搏动情况等。

2. 体位护理 保持患肢外展中立位,即仰卧时两腿分开,腿间放枕头,脚尖向上或穿丁字鞋。卧床期间减少患侧卧位,避免患肢内收,坐起时不能交叉盘腿,以免发生骨折移位。尽量减少搬运或移动患者,搬运时将髋关节与患肢整个平托起来,防止关节脱位或骨折断端移位造成新的损伤。

3. 功能锻炼 指导患肢股四头肌等长收缩,踝关节和足趾屈伸、旋转运动,以防下肢深静脉血栓形成、肌肉萎缩和关节僵硬。在锻炼患肢的同时,指导患者进行双上肢及健侧下肢全范围关节活动和功能锻炼。

4. 压力性损伤护理 根据患者骨折部位选用合适的减压用具,如患肢持续行支具外固定时,应注意保护患肢骨突出而易受压的部位,预防压力性损伤发生。

5. 控制感染 遵医嘱选用合适的抗生素,严密观察药物不良反应。

二、术后护理

1. 体位护理 仰卧时,患者患肢保持外展中立位,穿"丁字鞋"或持续皮牵引制动,双膝之间放软枕。避免将垫枕置于膝关节下方,防止髋关节屈曲超过 90°,内收超过中线或外旋。

2. 功能锻炼　功能锻炼方法根据骨折的部位及手术方式而有所不同。鼓励患者从患肢的远端开始活动，等长收缩与等张收缩可交替进行。患者术后 6 h 开始进行双下肢的踝泵运动、股四头肌等长收缩运动。踝泵运动每天进行 3 组，每组练习 30～40 min；股四头肌等长收缩运动每天进行 3 组，每组练习 15～20 min。术后 24 h，可根据骨折的不同部位及手术方式指导患者进行双下肢关节的屈伸运动，每天 3 组，每组练习 25～40 min；直腿抬高运动由被动运动逐渐过渡到主动运动，每天进行 3 组，每组练习 30～50 次，双下肢抬起后要保持 3～5 s。功能锻炼要循序渐进，以患者能耐受为宜。

3. 并发症的预防与护理　做好并发症的观察，例如感染、内固定断裂、关节僵硬、肌肉萎缩、下肢深静脉血栓形成等，发现病情变化及时告知医生，遵医嘱进行预防和处理。

【康复应用】

一、康复评定

1. 疼痛评定　常用的评定方法有视觉模拟评分法（VAS）、数字分级评分法、语言分级评分法、Wong-Baker 面部表情量表。

2. 运动功能评定

（1）肢体长度的测量：常使用的方法是下肢真性长度的测量。下肢真性长度的测量方法是用皮尺测量髂前上棘通过髌骨中点至内踝（最高点）的距离。测量时可以测量整个下肢长度，也可分段测量大腿长度和小腿长度。大腿长度指从髂前上棘至膝关节内侧间隙的距离。而小腿长度指从膝关节内侧间隙至内踝的距离。

（2）肢体周径的测量：进行肢体周径测量时，选择两侧肢体相对应的部位进行测量。为了解肌肉萎缩的情况，用皮尺环绕一周，记取肢体周径的长度。患肢与健肢同时测量进行对比，并记录测量日期，以作为康复治疗前后疗效的依据。下肢真性长度测量常用的部位为大腿周径（取髌骨上方 10 cm 处）、小腿周径（取髌骨下方 10 cm 处）。

3. 肌力评定　骨折后，由于肢体运动减少，常发生肌肉萎缩、肌力下降。肌力检查是判断肌肉功能状态的重要指标。肌力评定常用徒手肌力评定，主要检查髋部肌群、股四头肌、腘绳肌、胫骨前肌、小腿三头肌肌力，也可采用等速肌肉测试装备。

4. 关节活动度测量　检查患者关节活动度是康复评定的主要内容之一。检查常用量角器，测量髋、膝、踝关节各方向的主动、被动关节活动度，需要在术后 4 周、8 周、16 周和 8 个月时再次测量评估。

5. 步态分析　股骨干骨折后，极易影响下肢步行功能，应对患者实行步态分析，步态分析的方法有临床分析和实验室分析。临床分析多用观察法、测量法等。实验室分析包括运动学分析和动力学分析。

6. 下肢功能评定　评估步行、负重等功能。可用 Hoffer 步行能力分级、Holden 步行功能分类。

7. 神经功能评定　临床上常用评定方法：英国医学研究会感觉神经功能评定，自主神经功能评定（如血管舒缩功能、出汗功能和营养性功能发生障碍）、电生理学评定等。

8. 平衡功能评定　临床上常用的平衡功能评定方法包括观察法、量表法和仪器检测法等，进行不同体位的动态和静态平衡功能评定等。可应用伯格平衡量表和"站起-走"计时测试来预测患者跌倒的危险性。

9. 日常生活活动能力和生活质量评定　常用的量表为改良 Barthel 指数评定量表。生活质量评定常用的量表是 SF-36 量表、WHOQOL-100 量表等。

10. 骨折愈合情况评定　骨折愈合情况包括骨折对位对线、骨痂生长情况，有无愈合延迟、不愈合或畸形愈合。主要通过 X 线检查完成，必要时进行 CT 检查。

二、康复指导

1. 锻炼原则　股骨骨折经复位或内固定后，即可让患者多做深呼吸运动，可改善肺功能。固定早期可做踝、足关节轻度运动,逐步做股四头肌的收缩运动,但应嘱患者做到"三不",即不盘脚、不侧卧、不下地。保守疗法一般在 3～6 个月逐渐增加膝关节活动度。在内固定牢固的情况下,一般让患者在术后 3～4 周扶双拐下地活动,患肢避免负重。术后 3～6 个月,X 线检查证实骨折已愈合,方可弃拐行走。但在伤后 3 年内,应避免患肢过度负重。定期进行 X 线检查,以排除后期可能出现的股骨头缺血性坏死。

2. 功能锻炼

(1)踝泵运动:患者取仰卧位,足背拉伸至肌肉紧绷,维持 10 s 左右放松,回到中位后再跖屈,维持相同时间后放松踝关节,再回到中位,以此方法重复练习,可加速患肢血液循环,有利于肿胀消退。

(2)股四头肌舒缩练习:患者取仰卧位,指导股四头肌进行有规律地等长收缩,见髌骨上下移动表明肌肉有效收缩,此方法能维持肌力,防止周围组织粘连。

(3)被动膝关节屈曲练习:患者取仰卧位,先用手指捏住患侧髌骨进行数次上下、左右活动,后用手扶持患者股骨远端缓慢抬高,依靠小腿重力进行膝关节屈曲练习,第 1 次屈曲角度控制在 30°左右,以后每次练习增加 10°。

(4)抬腿训练:患者分别取仰卧位、侧卧位和俯卧位,让患肢足背伸直并肌肉绷紧后缓慢抬高,在患肢离开床位 15 cm 左右处后停止 5～10 s,再缓慢收回。此方法也可坐位练习,即让膝关节屈曲至与小腿垂直,然后将膝关节慢慢向上伸直,维持 5～10 s 后缓慢放下,能增加患肢关节的耐力和稳定性,为下一步负重训练打下基础。

3. 卧位

(1)仰卧位:常见的卧位之一,适用于大多数患者。维持患肢外展 10°～15°,避免旋转,患者需要将受伤的腿伸直,并用枕头或折叠的毛巾垫在膝盖下方,以减轻膝盖的压力,促进血液循环。同时,可以进行被动关节运动,如屈曲、内外旋等。

(2)侧卧位:患者侧卧在床上,患侧在上。此卧位有助于减轻髋关节压力。无论采用哪种卧位,患者都需要保持良好的姿势,避免压迫受伤部位。此外,患者还需要进行适当的康复训练,包括肌肉锻炼、关节活动和平衡训练等,以促进康复进程。在康复过程中,患者需要密切关注自己的身体状况,及时向医生报告任何不适。

4. 合理使用支具 根据医生的建议和患者的具体情况,选择合适的支具。支具应具有足够的支撑力和稳定性,能够保护髋关节,促进骨折愈合。常见的支具有拐杖、助行器、髋关节外固定器等。

(1)支具的目的。①稳定髋关节:可以提供稳定的支撑,限制运动范围,从而减轻髋关节负担,促进康复。②减轻疼痛:通过限制髋部的活动,外固定支具可以降低伤口周围的肌肉张力,缓解疼痛和不适感。③促进愈合:保持正确的姿势,避免对髋关节造成额外的压力和损伤,防止进一步的损伤,促进伤口的愈合。

(2)使用支具注意事项。①遵医嘱使用支具:应在医生的指导下进行,根据个体情况和病情的严重程度来确定使用的时间和方式。②适当的佩戴时间:根据医生的建议定期复查,调整支具的参数和佩戴时间,避免长时间保持同一姿势,应适当活动肢体,促进血液循环。③佩戴松紧度:佩戴外固定支具应确保身体与支具的贴合度良好,不要过紧或过松,从而保持髋部的生理曲度,既要保证髋部的稳定性,又要避免对伤口造成过度压力。佩戴支具时可以在支具与伤口之间垫上棉质衬垫来增加舒适度,减少患处皮肤的摩擦和压力,还可以吸收汗水。及时更换棉质衬垫,保持患者皮肤干燥、清洁,避免皮肤感染。

【出院指导】

1. 休息和活动 在出院后的一段时间内,适当休息是必要的,但也要避免长时间保持同一姿势。根据医生的建议,逐渐增加日常活动量,避免剧烈运动和重物提起,以免对手术伤口造成额外压力。

2. 保持正确的姿势 注意保持正确的体位,减轻患者疼痛。

3.疼痛管理 如果出现疼痛,可以按医生的建议使用热敷或冷敷来缓解疼痛。避免过度依赖药物,以免产生依赖性。

4.坚持功能锻炼 告知患者股骨骨折愈合时间较长,无论是否接受手术治疗,都需要长期、循序渐进地进行患肢功能锻炼。学习正确使用双拐或助行器,活动时注意安全。

5.预防关节脱位 术后3个月内,指导患者避免患肢过度内收、外旋和屈髋(不超过90°),禁坐矮凳、软沙发、盘腿、蹲位排便、跷二郎腿,避免过度弯腰、俯身捡东西、穿袜提鞋等动作,以防关节脱位。

6.饮食和营养 保持营养均衡全面的饮食,摄入足量高蛋白、高能量、高维生素饮食,以促进骨骼和肌肉的健康。

7.定期复查 一般术后2周伤口拆线,术后3个月、6个月、1年遵医嘱来院复查,之后每年复查1次。在此期间,若出现关节部位红、肿、热、痛及伤口异常渗液,可能发生了感染。若发现患肢疼痛、缩短、活动受限,要警惕是否发生了关节脱位,应及时就诊。

【护理评价】

(1)患者骨折部位疼痛和不适是否得到缓解,舒适感是否增强?

(2)患肢活动能力是否逐渐恢复,患肢活动受限程度是否得到改善?

(3)患者焦虑情绪是否得到缓解,心理健康水平是否有所提高?

(4)患者患肢肌力是否逐渐恢复?

(5)患者是否掌握患肢功能锻炼的方法?

(6)患者并发症是否得到有效预防,病情变化是否能被及时发现并处理?

(刘 静 杨 艳 汪 艳)

第十节 髌骨骨折护理与康复

【定义】

髌骨骨折(patella fracture)多由直接暴力或间接暴力所致。髌骨骨折是临床上常以髌骨局部肿胀、疼痛、膝关节不能自主伸直,常以皮下瘀斑以及膝部皮肤擦伤为主要表现的骨折,是膝部最常见的骨折。成人髌骨骨折约占全身骨折的2.53%,好发于中青年,男性多于女性。

6-10 导入案例与思考

扫码看视频

【病因】

1.直接暴力 多由外力直接打击在髌骨上所致,如高处坠落伤、撞伤、踢伤等,骨折多为粉碎性,其髌前腱膜及髌两侧腱膜和关节囊多保持完好,亦可为横行骨折。

2.间接暴力 如行走失足滑倒时,膝关节突然屈曲,股四头肌强烈收缩所形成的牵拉性损伤。间接暴力多为横行骨折,移位大,髌前筋膜及两侧扩张部撕裂严重。

【分型】

1.按有无移位分型

(1)无移位的髌骨骨折:髌骨骨折的两个断端没有出现对位不平衡、偏斜、位置的移动。

(2)有移位的髌骨骨折:髌骨骨折的两个断端出现了骨折断端对位不平衡、偏斜、位置的移动,且常发生在中、下1/3交界处。

2.按形态学分型

(1)横行骨折:最多见,占所有髌骨骨折的50%~80%,多累及髌骨中下1/3,膝关节呈半屈曲状态,股骨髁抵住髌骨后方,股四头肌突然猛烈收缩,以股骨髁为支点而致髌骨骨折。

(2)纵行骨折:该型多累及髌骨中外1/3,如果仅有髌骨内侧缘或外侧缘受累,不累及区关节面,称为边缘骨折。纵行骨折较少移位。

(3)粉碎性骨折:该类型通常合并移位,无移位者称为星状骨折或放射状骨折,多为直接暴力所致。

(4)骨软骨骨折:多见于急性髌骨半脱位或脱位,髌骨关节与股骨髁撞击引起的骨软骨损伤。

(5)撕脱骨折:多发生在髌骨下极,不累及关节面。

【临床表现】

1.症状 局部肿胀、疼痛、活动受限。

2.体征 关节内积血,髌前皮下淤血、肿胀,严重者可出现水疱,可出现浮髌试验阳性。可感到骨擦感。若有骨缺损,则可被触及。

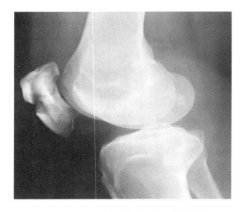

图 6-10-1 髌骨骨折的 X 线检查

【辅助检查】

1.X 线检查 髌骨正、侧位 X 线片可确诊。对可疑髌骨纵行骨折或边缘骨折,须拍轴位 X 线片证实。横行骨折在侧位 X 线片显示的效果最好,而纵行骨折、骨软骨骨折的区关节面不平,最好拍摄轴位 X 线片来确定(图6-10-1)。

2.MRI 检查 MRI 检查对软骨损伤的检测也非常敏感,如软骨骨折和挫伤,并提供关于伸肌机制软组织成分完整性的补充信息。

3.CT 检查 对髌骨下极粉碎性骨折的评价较常规影像学检查更为准确。

【护理评估】

评估患者疼痛、感觉、运动功能情况,有无感染和其他并发症的症状,如发热、消瘦、贫血、伤口红肿等。测量肢体长度及关节活动度,是否有骨折局部一般表现和专有体征,评估患者受伤部位,患肢肌力、关节活动度、步态有无异常,局部是否压痛,是否合并感染及其他重要伴发伤,是否合并血管及神经损伤,有无骨折早期和晚期并发症等专科情况。

【常见护理诊断/问题】

1.疼痛 与骨折部位神经损伤、软组织损伤、肌肉痉挛和水肿有关。

2.躯体移动障碍 与骨折、支具或石膏固定有关。

3.焦虑 与手术风险、术后康复、功能恢复等有关。

4.活动无耐力 与手术后肌肉损伤、神经受压、术后康复训练等有关。

5.知识缺乏 缺乏有关术后功能锻炼的知识。

6.潜在并发症 外周神经血管功能障碍、关节僵硬、感染、低位髌骨等。

【护理目标】

(1)患者主诉骨折部位疼痛减轻或消失。

(2)患者能够在不影响外固定的前提下有效移动。

(3)患者术后焦虑情绪得到缓解。

(4)患者术后肌无力症状得以改善,患肢肌力得以提升。

(5)提供术后功能锻炼知识的教育和指导,患者对康复的理解和配合度提高。

(6)患者未出现并发症,或者并发症得到及时发现并处理。

【护理措施】

1.体位护理 肢体置于垫枕上,抬高患肢 20°～30°,冷敷 10～20 min 以减轻疼痛、消除肿胀。术后第 1 日开始做股四头肌和腘绳肌群等长收缩锻炼,并坚持到康复的全过程。每小时做 40～50 次,分 2～3 次进行。目的是促进静脉血和淋巴液回流,加速渗出液的吸收,以防止股四头肌粘连、萎缩、伸膝无力。

2.并发症的预防与护理 做好并发症的观察,如感染、内固定断裂、膝关节僵硬、肌肉萎缩、下肢深静脉血栓形成等,发现病情变化及时告知医生,遵医嘱进行预防和处理。

3.心理护理 外伤后和术前患者焦虑较严重,术后随着安全感的建立,身体状况的逐渐改善与恢复,焦虑程度逐渐减轻。但由于术后活动受限及惧残心理,焦虑仍然存在。在临床治疗过程中,应针对患者存在的焦虑进行心理辅导、康复知识教育,促使其心理状态改善,这有助于减轻疼痛,增强康复效果。

【康复应用】

一、康复评定

髌骨骨折的治疗目的是恢复膝关节结构的完整性,复位关节面分离或错位,保留髌骨。因此,骨折的康复评定主要是对骨折的愈合情况、关节运动、感觉功能、日常生活和心理因素等进行全面评估。

1.疼痛评定 常用评定方法:视觉模拟评分法(VAS)、数字分级评分法、语言分级评分法、Wong-Baker 面部表情量表。任用一种评估方法评估患者在不同体位、不同活动状态下和不同时间段有无疼痛及疼痛的剧烈程度。

2.运动功能评定

(1)肢体长度及周径测量:测量双下肢髌骨上缘、下缘及上缘 5 cm 和 10 cm、下缘 5 cm 和 10 cm 位置的围度并加以比较,明确患侧肢体有无肿胀以及肿胀的程度。

(2)活动度评估:在保证患者安全的前提下,在允许限度内,测量膝关节各个方向的主动和被动的活动范围,最常用的测量和记录关节活动度的方法为中立位法(解剖 0°位法),即将解剖学中立位的肢体位置定为 0°,当被测量者某关节出现过伸情况时,要进行标记。

3.视觉观察 密切观察伤口愈合或瘢痕生长情况,伤口有无脓性分泌物流出,有无严重瘢痕增生。

4.肌力评定 采用徒手肌力评定测量伸膝肌群、屈膝肌群等的肌力。

5.平衡功能评定 在患者可以站立步行等时段,进行相应的平衡功能评定。

6.综合功能评定 临床上常用的综合评定量表有肢体损伤严重程度评分表(MESS)(表 6-10-1)、膝关节功能评分表(KSS)(表 6-10-2)。

表 6-10-1   肢体损伤严重程度评分表

项 目	项目分数	得 分	项 目	项目分数	得 分
1.疼痛(30 分)			休息时无疼痛	15	
任何时候均无疼痛	30		休息时轻度疼痛	10	
行走时无疼痛	15		休息时中度疼痛	5	
行走时轻度疼痛	10		休息时重度疼痛	0	
行走时中度疼痛	5		2.功能(22 分)		
行走时重度疼痛	0		行走站立无限制	22	

续表

项　　目	项目分数	得　分	项　　目	项目分数	得　分
行走 2500～5000 m	10		无畸形	10	
行走 500～<2500 m	8		<5°	8	
行走少于 500 m	4		5°～10°	5	
不能行走	0		>10°	0	
能上楼梯	5		6.关节稳定性(10 分)		
能上楼梯,但需要支具	2		正常 10°	10	
屋内行走,不需要支具	5		轻度不稳 0°～15°	8	
屋内行走,需要支具	2		中度不稳 5°～15°	5	
无法行走			重度不稳>5°	0	
3.活动度(18 分)			7.减分项		
每活动 8°得 1 分			使用单手杖	−1	
最高 18 分			使用单拐杖	−2	
4.肌力(10 分)			使用双拐杖	−3	
优:完全能对抗阻力	10		伸直滞缺 5°	−2	
良:能部分对抗阻力	8		伸直滞缺 10°	−3	
中:能带动关节活动	4		伸直滞缺 15°	−5	
差:不能带动关节活动	0		踇外翻 5°	−1	
5.屈曲畸形(10 分)			踇内翻 5°	−1	

注:评价标准,优:>85 分;良:70～84 分;中:60～69 分;差:<60 分。

表 6-10-2　膝关节功能评分表

临床评估标准	项目分数	得　分	临床评估标准	项目分数	得　分
A.活动范围(ROM)			E.助行		
充分伸直,ROM>120°	6		不需用手杖	4	
充分伸直,ROM 90°～120°	3		偶尔用手杖	2	
不能充分伸直,ROM<90°	0		必须用手杖	0	
B.疼痛			F.渗出		
伸直时无或轻微疼痛	6		无	4	
伸直时中度疼痛	3		报告有	2	
日常工作疼痛	0		有	0	
C.工作			G.打软腿		
恢复工作	4		无	2	
改变工作	2		偶尔	1	
不能工作	0		经常	0	
D.萎缩(髌骨近端 10 cm)			H.上楼梯		
<12 cm	4		正常	2	
12～15 cm	2		困难	1	
>15 cm	0		不能	0	

注:评价标准,优秀:30～28 分;良好:20～27 分;差:<20 分。

7. 日常生活活动能力评定　日常生活活动能力评定常用的工具为改良 Barthel 指数评定量表。

二、康复指导

1. 运动疗法

1）早期康复（伤后至术后 6～8 周）

（1）急性期康复（伤后或术后 72 h 内）：在这个阶段，四肢骨折术后康复应遵循"PRICE"（Protection，Rest，Ice，Compression，Elevation）原则，保护患肢、局部制动、冰敷、加压包扎和抬高患肢，此后适时开展康复训练。为避免炎症反应时间延长，在受伤后 24～48 h 局部制动是必要的，同时采用正压循环顺序治疗，抬高患侧肢体，对身体其他非损伤部位开展必要的早期康复，预防继发性功能障碍。此期训练的主要目的是消除肿胀、缓解疼痛、预防并发症的发生及促进骨折愈合，训练的主要形式是患肢肌肉的轻微等长收缩。

（2）亚急性期康复（伤后 72 h 至术后 6～8 周）：该期患处肿胀、疼痛较前明显好转，是开展康复训练计划的重要时期。康复训练计划包括逐步恢复相应的活动范围、恢复或增加肌力训练、重建神经肌肉控制及全身心肺功能训练等。与急性期一样，可以应用理疗等措施控制肿胀、疼痛，促进骨折愈合。

2）中期康复（术后 6～8 周至术后 12～16 周）

（1）在继续强化原有康复训练基础上，强化运动功能、平衡能力、重建神经-肌肉控制，进行日常训练以适应工作和生活中的需求。除了继续锻炼肌肉收缩外，还要适当加大锻炼强度，但要注意以下几点：①动作由简单到复杂，动作要轻柔，活动范围逐渐增大，关节的活动应在肌力控制下进行，避免粗暴、被动、疲劳锻炼。②受伤关节要进行主动活动与被动活动相结合的康复锻炼。

（2）科学使用物理治疗，可以有效地控制感染、消除肿胀、促进创面修复、软化瘢痕。①早期康复可选用物理治疗方法，非金属内固定者采用短波、紫外线照射、直流电疗、低频脉冲磁疗、沿与骨折线垂直方向按摩器振动治疗、低能超声波等促进骨折愈合。②红外线对四肢常见闭合性骨折术后切口愈合有良好效果，且简便、安全，值得临床推广应用。③骨伤患者术后应用空气压力循环辅助治疗，可有效预防下肢深静脉血栓形成。

3）晚期康复（16 周以后）　可选用的物理治疗方法：①局部紫外线照射，可促进钙质沉积。②红外线、蜡疗可作为手法治疗前的辅助治疗，可促进血液循环，软化纤维瘢痕组织。但关节部位需慎重选择。③音频电、超声波疗法可软化瘢痕、松解粘连。④冷疗是骨科创伤或损伤后普遍采用的一种治疗方法，能明显减轻骨折后及术后早期疼病，减少出血量。国内外研究证实，冷疗可有效消除各种软组织损伤所致的疼痛和肿胀，伤口处不可直接接触冰和水。

2. 支具的使用

（1）使用目的。①稳定膝关节：固定膝关节屈伸角度，防止膝关节外翻、外旋。可以提供稳定的支撑，限制运动范围，从而减轻膝关节负担，促进康复。②减轻疼痛：通过限制髌骨的活动，外固定支具可以降低伤口周围的肌张力，缓解疼痛和不适感。③促进愈合：保持正确的姿势，避免对膝关节造成额外的压力和损伤，防止进一步损伤，促进伤口愈合。

（2）使用支具注意事项。①遵医嘱使用支具：应在医生的指导下进行，调整刻度盘，取合适的膝关节活动角度，根据个体情况和病情的严重程度来确定使用的时间和方式。②佩戴时间：根据医生的建议定期复查，调整支具的参数和佩戴时间，避免长时间保持同一姿势，应适当活动肢体，促进血液循环，在支具佩戴期间避免剧烈运动和提拿重物。③佩戴松紧度：佩戴外固定支具应确保身体与支具的贴合度良好，不要过紧或过松以保持膝部的生理曲度，既要保证髌骨的稳定性，又要避免对伤口造成过度压力。佩戴支具时可以在支具与伤口之间垫上棉质衬垫，可以增加舒适度，减少患处皮肤的摩擦和压力，还可以吸收汗液。及时更换棉质衬垫，保持患者皮肤干燥、清洁，避免皮肤感染。

【护理评价】

（1）患者骨折部位疼痛和不适是否得到缓解,舒适感是否增强?

（2）患者是否能够在不影响外固定的前提下进行有效移动?

（3）患者焦虑情绪是否得到缓解,心理健康水平是否有所提高?

（4）患肢肌力是否逐渐恢复,患者能否独立完成居家康复训练?

（5）患者是否掌握患肢功能锻炼的方法?

（6）患者是否出现并发症,或者并发症是否得到及时发现并处理?

（刘　静　杨　艳　汪　艳）

第十一节　踝关节骨折护理与康复

【定义】

踝关节骨折(ankle fracture)是由于受到外力的影响,导致局部骨皮质出现断裂。踝关节骨折一般由严重的踝关节扭伤所致,不同的扭伤会导致骨骼在扭力作用下断裂。

【病因】

1.直接暴力　某些较强的外界暴力直接作用于踝关节或周围部位而导致的踝关节损伤,如交通事故、工地外伤。

2.间接暴力　日常生活中发力不当,间接暴力传导至踝关节导致骨折,如高处跌落,行走不慎等。

3.积累性损伤　长期不正确姿势的行走或运动导致的踝关节损伤。

4.病理性骨折　骨质疏松造成的踝关节骨折。

【分型】

1.AO分类法　国际创伤学会(AO)进一步细化了 Davis-Weber 分类法,提出了 AO 分类法。根据腓骨高度与下胫腓联合的关系,踝关节骨折可分为 A、B、C 三型。此分型容易理解、掌握,重视腓骨和下胫腓联合是踝关节协调稳定的重要因素,适用于指导踝关节骨折的手术治疗。

1)A 型　下胫腓联合水平以下的损伤。

(1)A1 型:单纯损伤。

(2)A2 型:A1 型加内踝骨折。

(3)A3 型:A1 型加内踝及胫骨远端后内侧骨折。

2)B 型　经下胫腓联合的腓骨骨折。

(1)B1 型:单纯外侧损伤。

(2)B2 型:B1 型加内侧损伤。

(3)B3 型:B2 型加 Volkman 骨折。

3)C 型　下胫腓联合以上损伤。

(1)C1 型:简单腓骨干骨折。

(2)C2 型:粉碎的腓骨干骨折。

(3)C3 型:腓骨近端骨折。

【临床表现】

1.症状　局部疼痛、肿胀明显,活动受限。

6-11 导入案例
与思考

扫码看视频

2.体征　出现内翻或外翻畸形,皮下瘀斑,可有骨擦感、骨擦音。

【辅助检查】

1. X 线检查　一般情况下,踝关节正、侧位 X 线片,即可得到正确的诊断和分类分型(图 6-11-1)。

2.CT 检查　CT 检查能分辨出普通 X 线检查不易察觉的踝关节冠状、矢状骨折线及某些微小骨折。必要时可考虑选择。

3.特殊检查　必要时麻醉后在应力下摄片,根据需要在内翻、外翻、背伸、跖屈应力下拍摄踝关节正、侧位片。

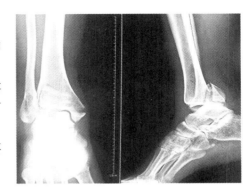

图 6-11-1　踝关节骨折的 X 线检查

【康复应用】

一、康复评定

1.平衡及协调功能评定

(1)平衡功能评定:临床上常用的平衡功能评定方法包括平衡反应评定、伯格平衡量表,应用仪器进行不同体位的动态和静态平衡功能评定等。踝部骨折患者可用伯格平衡量表来预测患者跌倒的危险性。

(2)协调功能评定:在进行协调功能评定时,患者意识必须清醒,能够充分配合。另外,患者肢体的肌力必须达到 4 级以上,否则评定无意义。临床上常用的评定动作有指鼻试验、轮替试验、还原试验、示指对指试验、拇指对指试验、握拳试验、旋转试验、拍地试验、拍手试验、画圆试验等。

2.综合评定量表　临床常用的综合评定量表有 WOMAC 评分量表、AIMS2-SF 以及美国矫形足踝协会踝-后足评分表等。AOFAS(美国足与踝关节协会)踝-后足功能评分量表(表 6-11-1)由美国骨科足踝学会开发,用于评估患者的足踝功能和疼痛状况。AOFAS 评分量表主要由三个部分组成:症状(疼痛与功能)、临床体征和影像学评估。每个部分都以不同的项目来衡量患者足踝相关问题的程度。为了准确地制订踝关节康复计划,医务人员需在术前、术后第 1 日、术后 1 个月、术后 2 个月、术后 3 个月这 5 个时间节点对患者的踝关节进行功能评定,并根据评定结果调整康复方案。

表 6-11-1　AOFAS 踝-后足评分量表(AOFAS Ankle-Hindfoot Scale)

评分项目			项目分数	得　　分
疼痛(40分)		无	40	
		轻度,偶尔	30	
		中度,每天都有	20	
		重度,几乎持续	0	
功能(50分)	活动受限,需要辅助支撑(10分)	无受限,不需要辅导支撑	10	
		日常活动不受限,娱乐活动受限,不需要辅导支撑	7	
		日常活动和娱乐活动受限,需要手杖支撑	4	
		日常活动和娱乐严重受限,需要助行器、拐杖、轮椅或支具	0	
	最大步行距离(街区)(5分)	大于 600 m	5	
		300~600 m	4	
		100~<300 m	2	
		小于 100 m	0	

Note

265

续表

评 分 项 目			项目分数	得 分
功能 (50 分)	行走地面(5 分)	任何地面无困难	5	
		崎岖不平的地面上行走、上台阶(包括爬梯子)有些困难	3	
		崎岖不平的地面上行走、上台阶(包括爬梯子)非常困难	0	
	步态异常(8 分)	无,轻度	8	
		明显	4	
		非常明显	0	
	矢状面运动(屈曲加背伸)(8 分)	正常或轻度受限(≥30°)	8	
		中度受限(15°～29°)	4	
		严重受限(<15°)	0	
	后足运动(内翻加外翻)(6 分)	正常或轻度受限(正常的 75°～100°)	6	
		中度受限(正常的 25°～74°)	3	
		严重受限(正常的<25°)	0	
	踝与后足的稳定性(前后、内外翻)(8 分)	稳定	8	
		明显不稳定	0	
对线(10 分)		优:跖屈足,踝与后足对线良好	10	
		良:跖屈足,踝与后足有一定程度的对线不良,无症状	5	
		差:非跖屈足,踝与后足严重对线不良,有症状	0	

注:评价标准,优:90～100 分;良:75～89 分;一般:50～74 分;差:50 分以下。

二、康复指导

1. 功能锻炼

1)术后 0～6 周　术后 1～3 日开始足趾主动和被动屈伸活动、股四头肌收缩练习。每组 20 次,休息 1 min 后,开始第 2 组,持续 2～4 组,每天 2～3 次,也可主动活动未被固定的关节,如屈髋屈膝运动、直腿抬高运动、踝泵运动、足趾关节运动等,以促进血液循环、消肿止痛。

2)术后 7～8 周　此期去除外固定后,除继续早期的功能锻炼外,还可进行如下锻炼。

(1)足部内翻和外翻练习:患者取仰卧位或坐位,足部做最大限度的内翻和外翻运动。内翻和外翻交替练习,每天 3～4 次,每次 20～30 min,或以患者疼痛能耐受、不感觉疲劳为度(图 6-11-2)。

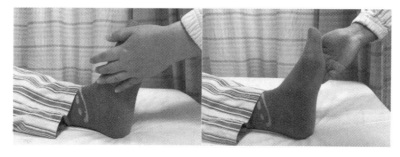

图 6-11-2　足部内翻和外翻练习

（2）抗阻运动：患者做足部屈伸和内外翻动作时，协助者在相反方向给予适当阻力，每次运动应坚持 10 s 再放松。每天 3～4 次，每次 20～30 min，或以患者能耐受、不感觉疲劳为度。

（3）跟腱拉伸运动：患者取立位，双手扶墙，将前足掌置于 5～8 cm 高的物体上，足跟着地。

（4）滚瓶运动：患者坐位。准备圆木或空瓶，外包布类以防滑，将患足弓放于瓶上做前后滚动的动作（图 6-11-3）。

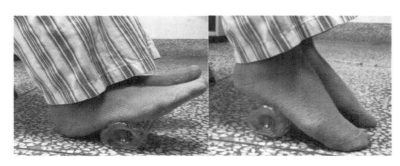

图 6-11-3　滚瓶运动

3）术后 9～12 周　进行全关节活动，在徒手抗阻的基础上行弹力带抗阻训练及遵医嘱患肢部分负重，包括坐位负重练习及站位负重练习。坐位负重练习时，患者取坐位，患足放于地面，保持足趾不离开地面的情况下尽量提起足跟，维持 10 s 再放平足底。站位负重练习时，患者扶墙或扶桌站立，将身体的重量逐渐转向患足，维持 10 s 后再移回到健足。以上练习每天 3～4 次，每次 20～30 min，或以患者能耐受、不感觉疲劳为度。

4）术后 13 周　遵医嘱进行完全负重练习及弃拐行走。全负重练习时，患腿单足站立，健足离地，身体重量完全由患足承担，维持 10 s 后恢复到双足同时站立姿势，如此反复。

2.运动疗法　术后早期功能活动锻炼对促进循环、消退肿胀、预防深静脉血栓形成具有重要意义。术后 4～8 周，根据 X 线检查结果，由专业医生决定是否开始下肢负重（此期可酌情拆除石膏或支具固定）。手术 3 个月后，可以开始由慢走过渡至快走练习。根据行走的稳定性，从双拐逐渐向单拐、手杖过渡，直至弃拐，并逐渐提高行走速度，一般不建议 3 个月后开始体育活动，以手术 6 个月后开始为宜。手术 6 个月后，开始恢复体力劳动及运动。增加负重及单腿负重下的锻炼。单腿站立及跨步训练，继续加强肌力及踝关节本体感觉训练，开始适应工作环境，逐渐恢复工作，逐渐了解环境中存在的障碍，避免二次伤害，根据自身情况逐渐增加工作时间及强度。

3.物理治疗　物理治疗能增强血管通透性，改善血液微循环，调节内分泌，加强组织机体的新陈代谢，降低感觉神经兴奋性，从而达到消炎、止痛、解痉、促进血液循环和组织修复的治疗目的。物理治疗的种类很多，如中频电疗法、短波/超短波疗法、超声波疗法、激光疗法等。通过临床观察证实，冷敷对减轻足踝部骨折局部肿胀及疼痛有显著疗效。

4.心理治疗　对患者进行心理治疗，向患者讲解手术后早期功能锻炼的重要性，以取得配合。患者由于手术部位疼痛及周围肿胀而不敢活动，并存在心理误区，应向患者讲解手术后内固定稳固，结合正确的锻炼并不会造成骨折移位。对患者的每一点进步要给予肯定及鼓励，以增强患者信心，提高锻炼的主观能动性。对患者训练中存在的问题给予合理解释，以增强信任。

5.康复医学工程　研究证实，运动疗法结合可调式关节固定器的应用。对骨折后关节功能障碍患者的关节活动度及功能恢复具有显著作用。

【出院指导】

1.患肢制动及功能锻炼　术后按照医生指导，行跟腱滑囊切除或跟骨后结节切除的患者应尽早活动，预防关节粘连，行跟腱止点重建患者 3 周内行踝关节制动，预防跟腱断裂，仅做其他关节或肌肉的锻炼，4～6 周进行足踝功能锻炼，6 周开始佩戴支具在拐杖或助行器辅助下下地行走，12 周开始脱离支具,进行肌力训练。

2.休息和活动   在出院后的一段时间内,适当休息是必要的,但也要避免长时间保持同一姿势。根据医生的建议,逐渐增加日常活动量,避免剧烈运动和患肢负重,以免对跟腱造成损害。

3.疼痛管理   如果出现疼痛,可以按医生的建议使用热敷或冷敷来缓解疼痛。避免过度依赖药物(如非处方镇痛药),以免产生依赖性。

4.康复锻炼   根据医生或康复治疗师的指导,进行适当的腿部或足部的康复训练。这些训练可以帮助预防肌肉萎缩。

5.饮食和营养   保持营养均衡全面的饮食,摄入足量高蛋白、高热量、高维生素饮食,以促进骨骼和肌肉的健康。

6.出院指导   遵医嘱按时随访,指导患者术后 1～3 个月复诊,不适随诊。

(刘　静　杨　艳　汪　艳)

第七章　关节外科疾病的护理与康复

第一节　股骨颈骨折护理与康复

【定义】

股骨颈骨折(femoral neck fracture)指股骨头下至股骨颈基底部之间的骨折,其骨折线绝大多数在关节内,故又称为股骨颈囊内骨折。股骨颈骨折多发生于中老年人,以女性较多见,占成人骨折的3.6%,占髋部骨折的48%~54%。

【病因】

1.急性损伤　常见病因为外界暴力打击。年轻人多由高能量暴力所致,如车祸、高处坠落等;老年人多由低能量暴力所致,如平地滑倒或绊倒等。

2.代谢因素　骨质疏松是一种以骨量降低和骨微结构破坏为特征,导致骨脆性增加和易发生骨折的代谢性骨病,是老年患者发生骨折的主要原因。

3.慢性劳损　青壮年骨折偶由疲劳骨折引起。

【分型】

1.按骨折线部位分类

(1)头下型骨折:骨折线位于股骨头下,使旋股内、外侧动脉发出的营养血管支损伤。骨折后由于股骨头完全游离,致使股骨头血液循环基本中断,股骨头仅有小凹动脉很少量的供血,故易发生股骨头坏死。

(2)经颈型或头颈型:骨折线由股骨颈外上缘头下开始,斜向内下至股骨颈中部,骨折线常为斜行。因股骨纵轴线的夹角很小,骨折线剪力大,稳定性差,故牵拉、扭曲易导致股骨头血管损伤,易发生股骨头坏死或骨折不愈合。

(3)基底型:骨折线位于股骨颈基部,股骨颈与大、小转子间连线处。该类骨折对血供影响不大,骨折容易愈合。

2.按骨折线方向分类

(1)内收型骨折:远端骨折线与两侧髂嵴连线的夹角大于50°,为内收骨折。由于骨折面接触较少,容易再移位,故属于不稳定性骨折。

(2)外展型骨折:远端骨折线与两侧髂嵴连线的夹角小于30°,为外展骨折。由于骨折面接触多,不容易再移位,故属于稳定性骨折。

3.按骨折移位程度分类

(1)Ⅰ型:不完全骨折,股骨颈尚有部分骨质未折断。

第七章
学习目标

7-1 导入案例
与思考

扫码看视频

Note

（2）Ⅱ型：完全骨折，但无移位。

（3）Ⅲ型：完全骨折，仅有部分移位，并有部分骨折嵌插。

（4）Ⅳ型：完全骨折，完全移位，关节囊和滑膜破坏严重。

【临床表现】

1.症状

（1）疼痛：绝大多数股骨颈骨折会伴随疼痛症状，轻者表现为髋部轻微疼痛，能够负重或行走；移位型股骨颈骨折常出现髋部剧烈疼痛，不能负重或活动后疼痛加剧。

（2）关节活动障碍：患者常主诉为髋关节活动障碍，不敢直立或行走，常因站立或行走可导致骨折疼痛加重，患者因惧怕疼痛而下意识地避免活动。

2.体征

（1）患肢外旋畸形：因骨关节囊及髂骨韧带对骨折远端的稳定作用丧失，且由于周围臀大肌、臀中肌、臀小肌的牵拉及髂腰肌和内收肌群的牵拉作用，导致骨折下肢部位发生 45°～60°外旋畸形。

（2）患肢短缩：内收型骨折患者可有患肢短缩，由股骨颈骨折的断端向上移位所致。

（3）少部分患者还可出现髋部瘀斑或肿胀。

【辅助检查】

1.X线检查　可以明确股骨颈骨折的具体情况，髋关节正、侧位 X 线检查是诊断股骨颈骨折的首选检查。

2.CT检查　髋关节 CT 检查及三维影像重建可以全面、直观地了解股骨颈骨折的形态特征，特别是骨折存在移位的情况下有利于手术方案的制订。当高度怀疑股骨颈骨折，但 X 线检查无法确诊时，建议行 CT 检查（图 7-1-1）。

3.MRI检查　可以明确骨挫伤、骨髓水肿信号及相关软组织损伤程度（图 7-1-2）。

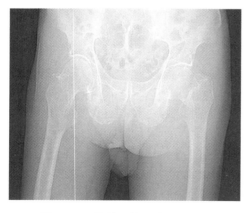

图 7-1-1　股骨颈骨折的 CT 检查

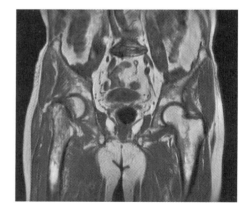

图 7-1-2　股骨颈骨折的 MRI 检查

4.下肢血管彩超检查　可以检查患者在发生骨折的同时有没有并发深静脉血栓形成。

5.骨密度相关检查　通过测量患者骨密度情况，明确患者是否并发骨质疏松。

【治疗】

1.非手术治疗　对于无移位型骨折、外展型骨折或嵌入型骨折等稳定性骨折；年龄过大且全身情况差，合并心、肺及肝肾功能障碍者，可保守治疗。

（1）手法复位：对于轻度移位或不适宜手术的患者，可采取手牵足蹬法或屈髋屈膝法进行手法复位，以纠正成角。

（2）牵引：将患肢置于轻度外展位行皮牵引制动，防止内收，穿"丁字鞋"控制患肢外旋，禁侧卧、盘腿。3个月后待骨折基本愈合,可逐渐扶双拐不负重活动。6个月骨折坚固愈合时,可负重活动。

2. 手术治疗

(1)手术指征:①内收型骨折和有移位的骨折。②头下型骨折,股骨头缺血性坏死率高。③不宜长期卧床的高龄股骨颈骨折患者。④青壮年及儿童的股骨颈骨折要求达到解剖位。⑤陈旧性股骨颈骨折及骨折不愈合,股骨头缺血性坏死或并发髋关节骨关节炎。根据骨折移位程度和时间,采取不同治疗措施。

(2)手术方式:①空心加压螺钉内固定术。②滑动式螺钉-接骨板内固定。③内固定加股骨颈植骨术,适用于青壮年头下型、头颈型股骨颈骨折和陈旧性股骨颈骨折,能提高骨折愈合率并降低股骨头缺血性坏死率。④人工关节置换术,适用于老年患者新鲜移位或陈旧性股骨颈骨折,股骨头缺血性坏死或合并髋关节骨关节炎;80岁以上老年人可单纯行人工股骨头置换术(图7-1-3)。⑤儿童股骨颈骨折治疗,采用手法复位,在X线透视引导下,用2~3枚细克氏针经皮穿针内固定骨折。术后患肢取轻度外展内旋位用皮牵引或单侧髋人字石膏固定直至愈合,应尽量避免切开复位。

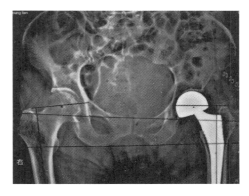

图 7-1-3　人工股骨头置换术

【护理评估】

一、术前评估

1. 健康史

(1)个人信息:患者个人信息包括姓名、性别、年龄、职业和联系方式等。

(2)主诉:髋部疼痛及活动受限的主要症状,包括疼痛的起始时间、频率、持续时间和变化情况,以及疼痛的性质、部位和程度。

(3)现病史:包括髋部疼痛的诱因及加重因素,如外伤史、饮酒史、使用激素等,以及疼痛对日常生活的影响程度,如活动受限、睡眠质量下降等。

(4)既往史:需要了解是否有受伤或手术史,以及是否有其他慢性疾病,如高血压、糖尿病或骨骼关节疾病(如类风湿性关节炎、骨质疏松等)。

(5)过敏史:对药物、食物、环境物质或其他过敏原的过敏反应。

(6)健康评估:了解患者全身器官、系统功能状况、辅助检查结果,以准确估计患者的手术耐受力。①基本体征:护士需记录患者的身高、体重、体重指数(BMI)及生命体征、营养状况等,以评估患者的整体体形和体重状况。②骨骼系统评估:护士需观察患者的姿势、活动方式等,并询问有无关节疼痛、肌肉僵硬等症状,还包括下肢活动范围、髋部压痛点等体格检查结果,以评估骨骼系统的功能和有无异常。

(7)血栓风险评估:患者入院后行血栓风险评估,根据血栓风险评估结果对患者进行针对性血栓预防相关知识宣教。

2. 症状和体征

(1)症状。①疼痛:评估患者的疼痛程度、疼痛性质、疼痛部位和疼痛持续时间。②活动受限:评估患者在日常生活中的活动能力,包括体位改变、行走、如厕等活动的受限程度。

(2)体征。①关节红肿:评估患者是否存在关节红肿和温度升高等炎症反应。②关节活动度:评估患者的关节活动度,包括关节的屈曲、伸展、旋转等功能。③肌力和肌肉萎缩:评估患者的肌力和肌肉萎缩情况,以了解肌肉功能的损害程度。④步态异常:评估患者的步态,包括行走姿势、步态的稳定性和步态的改变。⑤影像学检查结果:评估患者的 X 线检查、MRI 检查或 CT 检查等影像学检查结果,以了解骨骼结构和关节骨折的情况。

3. 专科评估

(1)患肢功能评估:评估患侧下肢关节功能,包括感觉、运动、反射等方面,确定是否存在股骨颈骨折。进行感觉功能评估,检查患者对触觉、疼痛、温度等的感知情况;进行运动功能评估,检查患者的肌力和协调性;进行反射测试,检查患者的深反射和浅反射。

(2)髋部姿势和运动评估:评估患者的髋部姿势和运动范围,包括髋关节的旋转、屈曲和伸展等,以确定股骨颈骨折的稳定性和功能受限程度。观察患者的髋部姿势,检查是否存在异常的曲度或畸形;进行运动测试,评估患者的髋部活动范围和疼痛情况。

4. 实验室检查 根据患者的具体情况,进行实验室检查,如血常规、凝血功能、肝肾功能等,以评估患者的全身健康状况。

5. 心理社会状况 综合评估患者的心理状态、疾病了解程度、治疗期望、健康认知和家庭支持。评估方法包括行为观察和访谈,关注患者情绪状态、焦虑程度、疾病认知、治疗期望和家庭支持。综合分析有助于医护人员更全面地了解患者,为术前的准备和术后的康复提供个体化的指导和支持。

二、术后评估

1. 手术交接

(1)患者基本信息:包括患者姓名、年龄、性别、住院号等基本信息,以确保患者身份正确。同时了解患者的既往病史、过敏史、家族病史等,以便为患者提供个体化的护理计划。

(2)手术信息:包括手术名称、手术时间、手术部位、手术方式等,以确保手术信息准确无误。了解手术过程中是否出现并发症或特殊情况,以便进行相应的护理干预。

(3)麻醉情况:包括麻醉方式、麻醉药使用情况、麻醉效果等。了解患者的麻醉深度、呼吸情况、血压、心率等生命体征,以及麻醉后是否出现不良反应,以便及时采取相应的护理措施。

(4)术后病情观察:评估患者的意识状态、呼吸、血压、心率、体温等生命体征。观察患者术后伤口出血、引流情况、术后疼痛、术后恶心呕吐等情况,及时告知医生并采取相应的护理措施。

(5)护理计划:根据患者的术后护理需求,制订相应的护理计划,包括协助患者进行康复训练、提供适当的体位护理、监测生命体征、预防并发症等。

(6)健康教育:包括术后伤口护理、髋关节稳定性保护、疼痛管理、康复锻炼指导、饮食调理、心理支持、定期复诊和注意事项等,以促进患者康复,预防并发症的发生。

2. 症状和体征

(1)症状。①疼痛:评估患者的疼痛程度、性质、部位和放射范围,了解疼痛对日常生活和活动的影响。②运动功能障碍:评估患者的下肢活动范围、肌力和协调性,观察是否存在运动功能障碍。③感觉异常:检查患者是否存在髋部或下肢的感觉异常,如麻木、刺痛等。根据患者病情和功能损害程度,制订个体化康复计划和治疗方案,促进康复和改善生活质量。

(2)体征。①髋部姿势:观察患者的髋部姿势是否正常,如内收、外展等,以判断是否存在异常姿势。②髋关节活动度:检查患者的髋关节活动度,包括前屈、后伸、外展等,以评估髋部活动范围的限制程度。③髋部肌肉紧张度:评估患者是否存在肌肉紧张、僵硬等情况。④神经系统检查:评估患者的肌力、感觉、反射等方面的功能,以了解是否存在神经血管损害。⑤术后并发症:观察患者术后有无髋部血肿、疼痛、下肢活动障碍及深静脉血栓等并发症发生的征象。

3. 心理社会状况 评估手术后患者的心理社会状况,了解心理状态、社会支持、生活质量和康复需求。通过交谈和心理量表评估心理状况,提供心理支持;评估社会支持,提供相应支持和建议;关注生活质量和康复需求,制订个体化康复计划,帮助患者恢复功能和提高生活质量。

【常见护理诊断/问题】

1.疼痛　与手术创伤、术后炎症、术后康复锻炼等有关。

2.活动无耐力　与手术后保持髋部稳定性、肌肉损伤、术后康复训练等有关。

3.焦虑　与手术风险、术后功能恢复等有关。

4.知识缺乏　缺乏疾病相关知识及功能锻炼的知识。

5.潜在并发症　假体脱位、感染、深静脉血栓形成等。

【护理目标】

(1)减轻患者术后疼痛,提高患者舒适度,促进康复。

(2)改善患者术后肌无力症状,提高其下肢肌力,促进患者术后髋部功能的恢复,减轻活动受限的程度。

(3)减轻患者术后焦虑情绪,提高心理健康水平。

(4)提供疾病相关知识及功能锻炼知识的教育和指导,增强患者对康复的理解和配合度。

(5)预防患者术后并发症的发生,保障患者安全。

【护理措施】

一、术前护理

1.评估患者病情　通过与患者进行交流,了解患者的病史、症状、疼痛程度以及日常生活的影响。进行全面的体格检查,包括神经系统、肌力、感觉和患肢的活动度等方面的评估,以便制订个体化的护理计划。

2.术前准备

(1)皮肤准备:根据患者的病情、手术部位与方式,进行必要的皮肤准备,协助患者清洁皮肤,更换干净病服。行髋关节前侧入路术患者会阴部需备皮。

(2)饮食指导:根据患者的病情、耐受情况及手术方式,跟麻醉师、医生沟通后确定禁食、禁水时间,告知患者术前禁食、禁水的时间。

(3)休息与睡眠:尽量使患者在术前充分休息,必要时术前晚遵医嘱给予口服催眠镇静类药物以保证睡眠。

(4)膀胱准备:根据手术及麻醉方式,遵医嘱术前留置尿管,排空膀胱。导尿时必须严格执行无菌操作规程,以防逆行感染。妥善固定尿管,防止脱落。

(5)预防感染:术前需要进行适当的个人清洁,以减少手术感染的风险。患者术前应洗澡或擦拭身体,取下首饰,穿着干净整洁的病员服,以减少手术过程中的干扰和感染风险。

(6)增强机体的免疫力:肥胖、糖尿病、饮酒、类风湿、应用激素是发生感染的危险因素。术前协助患者做好各项检查,积极治疗慢性病。加强饮食护理,保持足够的蛋白质、脂肪、维生素等摄入。营养合理搭配,肥胖患者控制饮食,进行适当的功能锻炼;饮酒患者应戒酒;糖尿病患者给予糖尿病饮食。

(7)其他:遵医嘱行药敏试验,并将结果记录在临时医嘱单上。手术期间,根据患者手术麻醉方式铺好麻醉床,准备好用物和监护仪器。

3.术前风险评估和预防　术前对患者进行全面风险评估,包括深静脉血栓形成、感染、出血等并发症的风险。根据评估结果采取相应的预防措施,以确保手术的安全性和成功性。

4.术前康复指导　向患者提供康复指导,包括股四头肌等长收缩运动、足趾屈伸、踝泵运动、翻身及床上使用便器等,帮助患者减轻疼痛、增加舒适感,并为术后的康复打下基础。

5.专科护理

(1)适应性训练:术前指导患者翻身、抬臀、床上活动等,以预防压力性损伤的发生。同时指导患者床上使用便器,保持大小便通畅,防止尿潴留或便秘的发生。

(2)股四头肌等长收缩运动:患者取坐位或者卧位、下肢伸直,踝关节尽量向自己头部方向勾脚,感觉到大腿上方的肌肉收缩绷紧,维持 10 s,放松 2 s。每组 15 次,3～4 组/日。术前尽早开始,预防下肢肌肉萎缩。

(3)踝泵运动:将踝关节尽可能背伸、跖屈,开始每组为 20～30 次,每日 3 组,以后逐渐增加频次,每天累计总量可达 200～300 次。目的是促进下肢静脉回流,预防下肢深静脉血栓形成。

(4)呼吸功能训练:对高龄、有吸烟史、慢性呼吸道疾病等感染呼吸道疾病的高风险患者进行呼吸功能训练,如深呼吸运动、吹气球训练等,以增加肺的通气功能。有吸烟史的患者,指导其术前戒烟。

6. 心理护理　术前提供详细的手术信息,包括麻醉、手术过程、术后恢复等,减少患者担忧。建立良好护患关系,鼓励患者表达情绪,提供安慰。教导患者心理放松的技巧,如深呼吸、松弛肌肉等,缓解焦虑。

二、术后护理

1. 术后常规护理

(1)床旁交接:病房护士应与手术室护士和麻醉师进行详细的交接,内容包括患者一般生命体征、各种管道的固定和引流情况、切口敷料、皮肤情况等,并做好记录。按照护理级别定时巡视患者,发现病情变化及时报告医生。

(2)体位护理:行人工股骨头置换术患者应保持患肢外展中立位,搬动时需将髋关节与患肢整体平托,避免髋关节内收、内旋,维持髋部相对稳定。侧卧翻身时,将软枕放于双膝之间,一般患侧肢体朝上,膝盖稍屈曲,防止髋关节内收引起假体脱位。坐起时,不能交叉盘腿,避免屈髋超过 90°引起关节脱位。

(3)疼痛护理:采取多种方式进行疼痛宣教,根据患者情况选择合适的疼痛评估量表进行疼痛评估,根据评估结果,遵医嘱采取多模式镇痛、预防性镇痛及个体化镇痛相结合的管理模式,并动态评估患者镇痛效果,及时调整用药方案,以减少疼痛的相关并发症。避免加重疼痛的因素,进行护理操作或移动患者时,托住患肢,动作轻柔,以免用力不当而加重疼痛。患肢局部冷敷可以消肿镇痛,还可应用心理暗示、转移注意力或松弛疗法等非药物镇痛方法缓解疼痛。

(4)皮肤护理:患者卧床期间,指导患者定时翻身,床上行功能锻炼,并鼓励患者早期下床活动,增加营养摄入,预防术后压力性损伤的发生。

(5)伤口护理:术后保持伤口清洁、干燥,定期换药,严格遵守无菌操作规范,预防伤口感染。指导患者增加营养摄入,提高身体免疫力。

(6)用药护理:遵医嘱实施治疗给药措施,注意观察用药后的反应。

(7)饮食护理:患者全麻清醒后,根据患者的年龄、耐受情况及手术方式,与麻醉师、医生沟通后确定进食、进水时间,饮食由流质或半流质饮食逐渐过渡至普通饮食,以营养丰富、高纤维素、高维生素、高蛋白、清淡、易消化的食物为主。

(8)深静脉血栓形成的预防:术后再次行血栓风险评估,根据血栓风险评估结果对患者进行针对性的血栓预防相关知识宣教。对于低风险患者,应鼓励其多饮水、早期下床活动,指导其行踝泵运动,同时避免下肢行静脉穿刺等基础预防措施;对于中风险患者,除基础预防措施外,还应增加物理预防,包括医用弹力袜、间歇充气加压装置的使用,并根据病情需要遵医嘱采取药物预防,预防下肢深静脉血栓形成;对于高风险患者,应采用基础预防、物理预防与药物预防相结合的措施。如发生深静脉血栓形成,立即请血管外科会诊,及时诊断和治疗。

(9)心理护理:根据患者自身情况制订循序渐进的心理干预方案,以提升患者康复效果,增强信心,改善生活质量。

2. 专科护理

1) 功能锻炼

(1) 呼吸功能锻炼：卧床患者指导其行深呼吸运动、吹气球训练等，以增加肺的通气功能。痰不易咳出者指导其进行有效咳嗽、翻身拍背、雾化吸入，必要时吸痰。鼓励患者早期下床活动，防止坠积性肺炎的发生。

(2) 关节功能锻炼：主要包括肌力训练、维持合理活动度和日常活动的恢复，在锻炼过程中应注意避免关节脱位。一般术后当日开始进行各关节的主动、被动功能锻炼，上肢可行握拳运动、腕关节屈伸运动及肘关节屈伸运动；下肢行踝泵运动、股四头肌等长收缩运动、屈膝运动及直腿抬高运动，每日 3～4 次，每次 15～30 min。术后第 1 日，在患者能耐受的情况下，可行床边坐位和立位平稳训练，待患者适应后可协助患者使用助行器下床行走练习。

2) 预防假体脱位　脱位的高危因素包括：假体位置不良、软组织结构或功能缺损、特定的术前原发病及合并症（如髋关节发育不良、强直性脊柱炎、中枢神经系统疾病、肢体神经功能障碍等）。被广泛接受的原则是髋关节外展中立位最稳定，而康复锻炼中髋关节可内收程度、可屈曲程度及内收、外旋程度则需根据患者具体情况决定。术后指导患者保持患侧髋关节呈外展中立位，搬运患者时避免内收位及髋部剧烈振动，以防止假体关节脱位。

【康复应用】

一、康复评定

康复评定包括关节活动度评定、髋部肌肉肌力评定、疼痛评定、步态分析评定、生活质量评定、日常生活活动能力评定、心理状况评定、社会支持评定等方面。Harris 髋关节功能评分量表（表 7-1-1）是国际上通用的针对髋关节功能的评价标准，主要强调疼痛和功能的重要性，目前普遍应用于人工全髋关节置换术后。该量表内容包括疼痛（44 分）、功能（47 分）、畸形（4 分）和关节活动度（5 分）4 个维度，满分 100 分，90～100 分为优良，80～90 分为较好，70～80 分为尚可，<70 分为差。评分越高，表明髋关节功能越好。

表 7-1-1　Harris 髋关节功能评分量表

姓名：_____　性别：____　年龄：____　床号：____　住院号：_____　电话：_____

诊断：_____

通信地址：_____

项　　目	得　分	项　　目	得　分
Ⅰ.疼痛		轻度　　　　　　　　　　　（8）	
无　　　　　　　　　　　（44）		中度　　　　　　　　　　　（5）	
轻微　　　　　　　　　　　（40）		重度　　　　　　　　　　　（0）	
轻度,偶尔服镇痛药　　　　（30）		不能行走　　　　　　　　　（0）	
轻度,常服镇痛药　　　　　（20）		(2)行走时辅助	
重度,活动受限　　　　　　（10）		不用　　　　　　　　　　　（11）	
不能活动　　　　　　　　　（0）		长距离用一个手杖　　　　　（7）	
Ⅱ.功能		全部时间用一个手杖　　　　（5）	
1.步态		拐杖　　　　　　　　　　　（4）	
(1)跛行		2个手杖　　　　　　　　　（2）	
无　　　　　　　　　　　（11）		2个拐杖　　　　　　　　　（0）	

续表

项 目		得 分	项 目		得 分
不能行走	(0)		高椅子坐 30 min 以上	(3)	
(3)行走距离			坐椅子不能超过 30 min	(0)	
不受限	(11)		(4)使用公共交通		
1 km 以上	(8)		能上公共交通	(1)	
500 m 左右	(5)		不能上公共交通	(0)	
室内活动	(2)		Ⅲ.畸形	(4)	
卧床或坐椅	(0)		具备下述任意一条	(0)	
2.功能活动			a.固定内收畸形<10°		
(1)上楼梯			b.固定内旋畸形<10°		
正常	(4)		c.肢体短缩<3.2 cm		
正常,需扶楼梯	(2)		d.固定屈曲畸形<30°		
勉强上楼	(1)		Ⅳ.关节活动度(屈+展+收+内旋+外旋)		
不能上楼	(0)		210°~300°	(5)	
(2)穿袜子,系鞋带			160°~209°	(4)	
容易	(4)		100°~159°	(3)	
困难	(2)		60°~99°	(2)	
不能	(0)		30°~59°	(1)	
(3)坐椅子			0°~29°	(0)	
任何角度坐椅子,1 h 以上	(5)				

总得分:_____　测定者:_____　测定时间:_____

二、康复指导

1. 踝关节屈伸锻炼　患者取卧位或坐位,下肢伸展,大腿放松,缓缓勾起脚尖,尽力使脚尖朝向自己,至最大限度时保持 10 s,然后脚尖缓缓下压,至最大限度时保持 10 s。重复这个过程,逐渐增加次数。

2. 膝关节屈伸锻炼

(1)股四头肌等长收缩训练:肌肉在收缩时,肌肉的长度不变,不产生关节的运动,只是肌肉内部张力增加。方法:踝关节背屈,绷紧腿部肌肉 5 s 后放松,再绷紧,再放松。训练时间以患者能耐受为宜。

(2)直腿抬高训练:训练时患者下肢伸直,足背伸,在膝关节伸直状态下抬起下肢。可距离床面 15~20 cm,维持该高度 10~15 s,随后缓慢放下。休息 10 s,重复上述动作。训练次数由少到多,循序渐进,避免造成损伤。

(3)屈膝训练:患者取仰卧位时,下肢伸直,保持足跟不离开床面而逐渐屈曲膝关节,屈曲角度以 30°~90°为宜,维持 10~15 s。或患者坐位时,双膝可沿床边自然下垂,屈膝角度及时间以患者能耐受为宜。

3. 卧位训练

(1)仰卧位:术后初期建议患者尽量保持仰卧位,患侧下肢保持外展中立位,足尖朝上,双膝之间以软枕隔开。

（2）侧卧位：选择一个合适的枕头置于双膝之间，使患侧髋关节保持外展中立位。同时，将患肢朝上，膝盖稍微弯曲，以保持身体的平衡和稳定。

（3）半坐卧位：身体进一步恢复后，建议患者取半坐卧位。根据患者的自身情况逐渐抬高床头，避免髋关节屈曲超过 90°，内收超过中线或外旋。坐起时不能交叉盘腿，双下肢可沿床边自然下垂。

无论采用哪种卧位，都应遵循以下原则：保持髋关节的正常功能位，避免过度内收或过度外展。使用合适的枕头，以提供适当的支撑和提高舒适度。避免长时间保持同一姿势，可以适时调整体位，进行活动和伸展。

4. 合理使用助行器　股骨颈骨折术后，伤口、肌肉、骨质和神经功能均需逐渐改善，下床活动时需使用助行器协助，以减轻患侧髋关节的压力，保持身体平衡，促进髋关节的康复。

（1）助行器的使用目的。①稳定髋关节：通过器械支撑，辅助人体支撑体重，维持平衡。②减轻疼痛：通过支撑，减少髋部负重，减轻髋关节周围肌肉张力，缓解疼痛与不适。③促进康复：辅助患者早期下床活动，促进下肢力量及平衡训练，减少卧床等并发症的发生。

（2）助行器的使用方法：①患者身体自然站立，抬头挺胸，双手自然下垂在身体两侧，调节助行器的高度，使手柄高度大约与手腕腕痕齐平。②开始起步或停下时应该保持身体在助行器的框架内，保持患者的双脚脚后跟与助行器后腿在一条直线上。③将助行器前移 20 cm 左右，先迈出患肢，此时将重心前移到手腕，利用助行器来支撑身体重量，然后移动健肢到与患肢平齐的位置，站稳后再重复上述步骤。

【出院指导】

1. 休息和活动　出院后一个半月内，需要适当休息，但需避免长时间保持同一姿势。根据医生的建议，逐渐增加日常活动量，避免剧烈运动和长时间蹲坐，以免影响髋关节功能的恢复。

2. 保持正确的姿势　注意保持正确坐姿，3 个月内屈髋应≤90°，避免内收超过中线和外旋。禁坐矮板凳、软沙发、深蹲、盘腿、跷二郎腿，避免过度弯腰、俯身捡东西、穿袜提鞋等动作。侧卧睡觉时患侧肢体在上，膝盖自然屈曲，双膝之间用软枕隔开，软枕高度以 20～30 cm 为宜，防止患侧髋关节内收而出现假体脱位。

3. 疼痛管理　可遵医嘱冷敷以缓解疼痛。疼痛严重者可遵医嘱用非甾体抗炎药或止痛贴。

4. 康复锻炼　根据医生或康复治疗师的指导，进行适当的下肢康复锻炼，帮助加强下肢肌力，提高髋部的稳定性。

5. 饮食指导　保持营养均衡全面的饮食，摄入高蛋白、高热量、高维生素的食物，以促进骨骼和肌肉的健康。

6. 出院随访　遵医嘱按时随访，指导患者术后 1～3 个月复诊，不适随诊。

【护理评价】

（1）患者疼痛和不适是否得到缓解，舒适感是否增强？

（2）患者髋部活动能力是否逐渐恢复，生活自理能力是否提高？

（3）患者焦虑情绪是否得到缓解，心理健康水平是否有所提高？

（4）患者是否知晓术后康复锻炼？

（5）患者并发症是否得到有效预防，病情变化能否被及时发现并处理？

（高兴莲　袁飞骏）

7-2 导入案例
与思考

扫码看视频

第二节　股骨转子间骨折护理与康复

【定义】

股骨转子间骨折(femoral intertrochanteric fracture)指外力作用下髋关节囊线以外至小转子下方区域的骨的完整性或连续性遭到破坏,又名股骨粗隆间骨折。

【发病机制】

股骨转子间位于大转子和小转子之间,由密集的小梁骨组成,是承受剪切应力最大的部位。由于力线分布的特殊性,在股骨颈、干连接的内后方,形成致密的纵行骨板,称为股骨距。股骨距的存在决定了股骨转子间骨折的稳定性。其损伤机制涉及以下几个方面。

1. 直接暴力　患者跌倒时,侧方倒地,股骨大转子受到直接撞击。

2. 间接暴力　患者跌倒时,身体发生旋转,在过度外展或内收位着地时发生骨折。

3. 病理性骨折　转子间骨折是骨囊性病变的好发部位之一。

4. 骨质疏松　一种以骨量降低和骨微结构破坏为特征,导致骨脆性增加和易发生骨折的代谢性骨病。其中女性发病率高于男性。

【分型】

1. 根据骨折后股骨距的稳定性分类

(1)稳定性骨折:股骨距的完整性未受到破坏。

(2)不稳定性骨折:股骨距不完整。

2. 按 Tronzo-Evans 分类法分类

(1)Ⅰ型:顺转子间骨折,骨折无移位,为稳定性骨折。

(2)Ⅱ型:小转子骨折轻度移位,可获得稳定的复位,为稳定性骨折。

(3)Ⅲ型:小转子粉碎性骨折,不能获得稳定的复位,为不稳定性骨折。

(4)Ⅳ型:大、小转子均骨折,为不稳定性骨折。

(5)Ⅴ型:逆转子间骨折,为不稳定性骨折。

【临床表现】

1. 症状

(1)疼痛:位于外侧大腿根部、胯骨处,剧烈持续性疼痛,稍微移动肢体则疼痛加剧。

(2)下肢活动受限:受伤的肢体不能支撑身体,不能站立和行走。

2. 体征

(1)肿胀:外侧大腿根处可见明显肿胀,为弥漫性肿胀。

(2)瘀斑:在大腿肿胀处,通常可见到青紫色的瘀斑,是骨折后局部血肿的表现。

(3)下肢短缩畸形:患侧肢体较健侧缩短,可有外旋畸形,严重者可达 90°。

【辅助检查】

1. X 线检查　可显示股骨转子间透亮的骨折线,同时可以伴有或不伴有游离碎骨片和大小转子的骨折。检查骨盆正位及患髋侧位片可准确评估骨折类型。通过与对侧髋关节对比可了解受伤前颈干角的大小及骨质疏松程度。侧位片有助于了解后内侧骨块的状况(图 7-2-1)。

2. CT 检查　可显示股骨转子间区域骨皮质中断。CT 重建有时可观察到普通平片难以了解到的复杂髋部骨折。

3. MRI 检查　可用于检测髋部隐匿性骨折,其效果优于骨扫描,并可同时检测出其他病变,如缺血性坏死、转移性病损等。

4. 下肢血管彩超检查　检查患者在发生骨折的同时有没有并发深静脉血栓形成。

5. 骨密度相关检查　通过测量骨密度情况,明确患者是否并发骨质疏松。

【治疗】

1. 非手术治疗　股骨转子间骨折保守治疗时间长,需长期卧床,并发症发生率高。相对适应证:伤前不能行走患者、感染患者、术区皮肤条件差患者、疾病晚期患者、内科情况不能耐受手术患者等。常见方法有皮牵引术、胫骨结节牵引、穿"丁字鞋"等。

2. 手术治疗　对于股骨转子间骨折,原则上只要无绝对手术禁忌,应早期手术治疗,早期恢复功能。应根据骨折类型,内固定物生物力学特点及患者全身状况,选择合适的治疗方式。手术治疗的目的是使骨折获得稳定、坚强固定,便于患者早期功能锻炼,减少并发症的发生。

(1)骨折复位内固定术:包括多根针固定、髓外固定系统、髓内固定系统(图 7-2-2)。

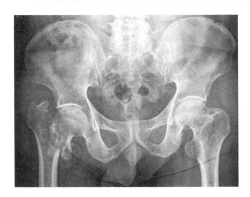

图 7-2-1　股骨转子间骨折的 X 线检查

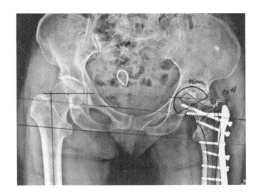

图 7-2-2　股骨转子间骨折复位内固定术

(2)外固定架治疗:适用于严重多发性创伤及老年体弱多病者。

(3)人工关节置换:适用于高龄不稳定性股骨转子间骨折。

【康复应用】

1. 早期康复(术后 1～2 周)

(1)患者体位由仰卧位改为半坐卧位,并嘱患者主动进行深呼吸、咳痰,以防止发生肺部感染。

(2)指导患者行患侧趾、踝关节主动屈伸运动。固定患肢,放松肌肉,最大限度地屈伸趾、踝关节,然后放松。每个弯曲动作保持 3 s 以上,20 次为一组,每日 4～6 组。同时进行股四头肌等长收缩运动训练,20 次为一组,每日一组,并逐渐增加次数和延长时间。

(3)术后第 2 日开始利用 CPM 关节康复器进行髋、膝、踝关节屈伸被动运动,30 分/次,2 次/日,患肢主动和被动锻炼以不痛及自觉有轻度疲乏感为宜。

2. 中期康复(术后 2～4 周)

(1)患者仰卧位屈髋、屈膝运动,主动为主,被动为辅,10 分/次,4～8 次/日。患肢行等张收缩、直腿抬高,小范围屈髋、屈膝活动,要求离床 20 cm,停顿 5～10 s,10 次为一组,每日 3 组。

(2)开始练习床边坐起,小腿下垂,并且坐在床上主动屈伸膝关节,逐渐增加运动幅度,行患肢外展、坐起、躺下等主动练习,并行股四头肌、小腿三头肌及踝背伸肌等长收缩训练,条件具备后进行离床功能锻炼。

(3)下床方法:患肢先移至健侧床边,健侧腿先离床,并使脚着地,患肢外展、屈髋,由他人协助抬起上身使患侧腿离床并使脚着地,再扶助行器或由他人搀扶站起,每次站立 5～10 min,上午、下午各一次,时间可逐渐延长。

3. 后期康复(术后 4~6 周) 术后 4 周开始下地不负重行走,开始时行走不宜过快,5~10 分/次,2 次/日,以后根据情况逐渐增加行走次数,延长行走时间。

4. 术后 6~12 周 根据 X 线检查结果,了解骨痂生长情况,决定下地负重时间。开始时部分负重,做提踵练习、半蹲起立练习,以增加负重肌的肌力,行髋部肌肉的抗阻屈伸训练。X 线检查示有大量骨痂生长,骨折线模糊后方可完全负重。

5. 拐杖的使用

(1)拐杖的使用目的:①稳定髋关节:通过器械支撑,辅助人体支撑体重,维持平衡。②减轻疼痛:通过支撑,减少髋部负重,减小髋关节周围肌张力,缓解疼痛、不适。③促进康复:辅助患者尽早下床活动,促进下肢功能恢复,减少并发症的发生。

(2)拐杖的使用方法:①患者身体自然站立,抬头挺胸,双手自然下垂在身体的两侧,调节拐杖的高度,一般拐杖顶端距离腋窝 3~5 cm,保持手柄高度大约与手腕腕痕齐平。②开始起步或者停下时应该保持身体在拐杖中间,保持患肢与拐杖行动方向一致。③首先拐杖与患肢同时前移,此时将重心前移到手腕,利用拐杖来支撑身体重量,然后移动健肢至与患肢齐平位置,站稳后再重复上述步骤。

(高兴莲 袁飞骏)

第三节 股骨头坏死护理与康复

7-3 导入案例
与思考

扫码看视频

【定义】

股骨头坏死(femoral head necrosis)是由股骨头血供中断或受损,引起骨细胞及骨髓成分死亡及随后的修复,继而导致股骨头结构改变、股骨头塌陷,导致患者关节疼痛、关节功能障碍的疾病。

【病因】

1. 创伤性因素 股骨头坏死的常见原因。股骨颈骨折、髋关节外伤性脱位及股骨头骨折均可引起股骨头坏死。

2. 肾上腺糖皮质激素 临床中较多见。可能是激素导致的脂肪栓塞、血液处于高凝状态、血管炎、骨质疏松等骨小梁强度下降等造成股骨头坏死。

3. 酒精中毒 可能与酒精引起肝内脂肪代谢紊乱有关。

4. 减压病 人体所处环境的气压骤然降低,使血液中释放出来的氮气在血管中形成栓塞而造成的综合征。

5. 镰状细胞贫血 血液黏度增大,血流变慢而形成血栓,造成局部血供障碍引起股骨头坏死。

6. 其他 系统性红斑狼疮、戈谢病、易栓症等。

7. 特发性股骨头坏死 一般在排除以上已知因素后仍不能得出明确病因的股骨头坏死。

【发病机制】

股骨头坏死的发病机制尚不完全清楚,是骨科疑难杂症之一。股骨头坏死主要有两种形式:一种是髓内骨坏死,通常是静止的,仅影响骨髓腔及骨小梁;另一种同时有髓内骨及皮质骨受累,常发生在软骨下骨区域,呈进行性发展并伴骨关节疼痛。

1. 骨内高压静脉瘀滞学说 骨髓干细胞受到激素、酒精等外部因素的影响,会导致其有向脂肪细胞过度分化的趋势。脂肪细胞过度堆积,会出现髓内高压;随着髓内组织不断被脂肪组织取代,又对股骨头内的细小毛细血管等造成压迫,致使静脉回流受阻,压力升高。

2.脂类代谢紊乱学说 激素、酒精等因素在人体内会影响肝内脂肪代谢,出现高脂血症。血液黏稠,形成脂肪栓子。当血液通过股骨头终末端的小动脉时,脂肪栓子不易通过而淤积,导致局部血管栓塞,引起股骨头坏死。

3.血管内凝血学说 血管内皮细胞损伤又可激活体内凝血机制,使血小板聚集形成栓子。而高凝状态和低纤溶状态也会造成局部血管内凝血,形成骨内微血栓,也会导致股骨头坏死。

4.骨质疏松与微骨折学说 骨质疏松导致骨结构改变,在长期应力作用下,承重区出现多条微骨折线。微骨折区长期受到应力挤压影响骨小梁修复,启动体内自我修复机制,新生的毛细血管和增生细胞在硬化带处堆积,形成肉芽组织。被压缩的肉芽组织在坏死区周围堆积,出现硬化带,股骨头抵抗机械应力能力下降,从而出现塌陷。

【分期】

1.Ficat 分期法 1980 年 Ficat 和 Arlet 根据 X 线检查和骨功能检查提出股骨头坏死的四期分类法。这种方法简单,在临床上应用广泛。它阐述了骨的功能检查是早期诊断不可缺少的,但其对坏死范围没有量化,也就无法判断预后。

(1)Ⅰ期:X 线片表现正常,但有髋关节僵硬和疼痛,且伴随髋关节部分功能受限。可进行血流动力学、核素和组织病理学检查以确诊。

(2)Ⅱ期:X 线片上有骨重建的迹象而股骨头外形及关节间隙无改变。表现为坏死区骨质疏松、骨硬化和囊性变。临床症状明显,髓芯活检有组织病理学改变。

(3)Ⅲ期:X 线片上骨的连续性遭到破坏,股骨头顶端可有塌陷或变扁,尤以与髋臼接触处明显。死骨局限于相应受压部位,可有断裂和嵌压,并可见呈圆锥状下陷。出现新月征,关节间隙正常。临床症状加重。

(4)Ⅳ期:X 线片示股骨头进一步塌陷,关节间隙变窄,呈典型的骨关节炎表现。臼顶变形以与扁头相对应,圆形关节变为椭圆形。临床疼痛明显,关节功能障碍,只保留伸展功能,外展和旋转功能完全丧失。

2.Steinberg 分期法(宾夕法尼亚大学分期) 1995 年 Steinberg 根据股骨头坏死 X 线检查、ECT 检查及 MRI 检查,将股骨头坏死分为七期。这种方法首次对坏死范围进行了量化,并指出股骨头坏死的预后和疗效主要取决于病损的大小。它第一个将 MRI 检查作为股骨头坏死分期的明确方式,并第一次将测量坏死形状和大小的方法引入股骨头坏死的分期体系。

(1)0 期:怀疑股骨头坏死,X 线检查、ECT 检查和 MRI 检查表现正常或非诊断性。

(2)Ⅰ期:X 线检查正常,ECT 检查和(或)MRI 检查异常。①Ⅰ-A:轻度,MRI 检查示股骨头病损范围小于 15%。②Ⅰ-B:中度,MRI 检查示股骨头病损范围为 15%~30%。③Ⅰ-C:重度,MRI 检查示股骨头病损范围大于 30%。

(3)Ⅱ期:X 线检查示股骨头内囊性变和硬化等异常表现。①Ⅱ-A:轻度,X 线检查示股骨头病损范围小于 15%。②Ⅱ-B:中度,X 线检查示股骨头病损范围为 15%~30%。③Ⅱ-C:重度,X 线检查示股骨头病损范围大于 30%。

(4)Ⅲ期:软骨下骨折产生新月征,X 线检查表现为软骨平面下 1~2 mm 处的细小透亮线,延伸到整个坏死范围。①Ⅲ-A:轻度,软骨下塌陷(新月征)占关节面长度的 15% 以下。②Ⅲ-B:中度,软骨下塌陷(新月征)占关节面长度的 15%~30%。③Ⅲ-C:重度,软骨下塌陷(新月征)占关节面长度的 30% 以上。

(5)Ⅳ期:股骨头关节面塌陷。①Ⅳ-A:轻度,关节面塌陷小于 15% 或压缩小于 2 mm。②Ⅳ-B:中度,关节面塌陷 15%~30% 或压缩 2~4 mm。③Ⅳ-C:重度,关节面塌陷大于 30% 或压缩大于 4 mm。

(6)Ⅴ期:髋关节间隙狭窄和(或)髋臼软骨发生改变。

(7)Ⅵ期:股骨头和髋关节进一步退行性改变,关节间隙逐渐消失,关节面显著变形。

【临床表现】

1. 症状

(1)疼痛:股骨头坏死的典型症状,主要出现在髋关节周围、大腿的内侧和外侧。

(2)关节活动受限:股骨头出现无菌性炎症后,关节活动会逐渐受限。早期坏死时,体格检查髋关节活动未明显受限,但是随着坏死病情的恶化,关节活动受限程度会越来越严重,其中以内旋和外展活动受限最明显。

(3)下肢无力:股骨头坏死后的下肢无力只表现在下肢走路易疲劳,休息后会短暂消失。直到症状越来越频繁,休息后也无法缓解。随着关节活动受限,患者在走路、上楼梯时,会明显感觉腿抬不起来、用不上力、双腿麻木。

2. 体征

(1)压痛:典型体征为腹股沟区深部压痛,可放射至臀或膝部,"4"字试验阳性。

(2)跛行:多数患者由于患肢疼痛、无法承重受力而产生跛行。还有少部分患者,虽然没有出现很明显的疼痛问题,但因病情不断进展,一侧股骨头塌陷后,关节病变严重,出现长短腿,导致跛行。

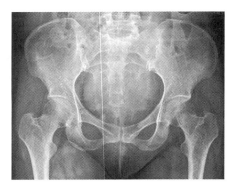

图 7-3-1 股骨头坏死的 X 线检查

【辅助检查】

1. X 线检查 X 线检查在股骨头坏死的诊断中有不可替代的作用(图 7-3-1)。股骨头血供中断后 12 h 骨细胞即坏死,但在 X 线片上看到股骨头密度改变至少需要 2 个月时间。X 线片诊断股骨头坏死可分为四期:①Ⅰ期(软骨下溶解期);②Ⅱ期(股骨头修复期);③Ⅲ期(股骨头塌陷期);④Ⅳ期(股骨头脱位期)。

2. CT 检查 可发现早期细微骨质改变,确定是否存在骨塌陷及显示病变延伸范围,从而为治疗方案的选择提供帮助。CT 检查较 X 线检查更敏感,但不如 ECT 检查及 MRI 检查敏感。CT 三维重建图像可以更好地评价股骨头的变形和塌陷程度。

3. MRI 检查 大多表现为股骨头前上部异常信号,邻近的头颈部可见骨髓水肿,关节囊内可有积液。

4. 放射性核素扫描及 γ 闪烁照相 对于股骨头缺血性坏死的早期诊断具有很大的价值,特别是当 X 线检查尚无异常所见,而临床上又高度怀疑有股骨头坏死时。放射性核素扫描及 γ 闪烁照相与 X 线检查相比,可提前 3~6 个月诊断股骨头缺血性坏死,其准确率可达 91%~95%。

5. 组织学检查 很大程度上已被 MRI 检查取代,为创伤性操作,但为可靠的诊断手段。

【治疗】

股骨头坏死的治疗方法很大程度上取决于股骨头坏死的分期、部位、范围及致病因素是否继续存在。

1. 非手术治疗 非手术治疗包括保护性负重、药物治疗、物理治疗及康复锻炼,适用于非负重面坏死且病损范围小,股骨头外形基本正常且广泛硬化的患者。病变侧应严格避免负重,可扶拐或用助行器,不提倡使用轮椅。非甾体抗炎药、抗凝药、血管扩张剂、双膦酸盐对特定患者可能有一定疗效,中药和物理治疗也有一定的疗效。

2. 手术治疗 手术方式包括干细胞治疗、同种异体骨支撑架结合自体骨植入、髓芯减压、转子间内翻截骨术、腓骨移植、多孔钽棒植入、人工关节置换术等。

【康复应用】

1. 康复评定　临床评价常采用保髋评分(reconstruction hip score,RHS)(表 7-3-1)。根据相同分期、相似坏死面积、相同治疗方法分类进行评价,建议同时行步态分析。

表 7-3-1　股骨头坏死修复与再造的 RHS

项　　目	程　　度	得　分
疼痛 (30分)	无疼痛或可忽略的疼痛	30
	活动后轻微疼痛	20
	活动后疼痛加重,可能需要服用镇痛药	10
	显著疼痛,严重限制活动,需要服用镇痛药	5
	病废,因疼痛被迫卧床	0
行走能力 (20分)	无限制	20
	1000 m 以内	15
	500 m 以内	10
	仅限屋内	5
	卧床	0
关节活动度 (20分)	屈伸 0°～110°,其他＞110°	20
	屈伸 0°～90°,其他＞90°	15
	屈伸 0°～70°,其他＞70°	10
	屈伸 0°～50°,其他＞50°	5
	屈伸 0°～30°,其他＞30°	0
X 线检查 (30分)	正常	30
	股骨头轮廓清晰,有囊性变硬化骨	20
	股骨头塌陷＜2 mm	10
	股骨头塌陷＞2 mm	5
	骨关节炎改变,半脱位	0

2. 康复指导

(1)仰卧分腿法:取仰卧位,双下肢伸直紧贴床面,脚尖向上,中立位向外侧展开 30°再内收至中立位,动作反复,每日 200 次,分 3～4 次完成。仰卧分腿法适用于股骨头坏死各期及术后的康复治疗。

(2)坐位踢腿法:取坐位稍前屈,双膝关节与肩同宽或稍外展,用力将小腿向前上方踢起,直至膝关节完全伸直并停留 5 s,可逐渐增加负重。每日 200 次,分 3～4 次完成。坐位踢腿法适用于股骨头坏死各期及术后康复治疗。

(3)卧位抬腿法:取仰卧位,抬高患肢,屈髋屈膝 90°,再放平患肢,动作反复。每日 200 次,分 3～4 次完成。卧位抬腿法适用于股骨头坏死保守治疗及术后半负重及全负重期康复治疗。

(4)坐位分合法:坐于椅上,双手扶膝,双脚与肩同宽,双腿同时充分外展、内收。每日 300 次,分 3～4 次完成。坐位分合法适用于股骨头坏死保守治疗及术后可部分负重期康复治疗。

(5)立位抬腿法:手扶固定物,身体保持竖直,抬高患肢,屈髋屈膝 90°,使身体与大腿成 90°角,再放下患肢,动作反复。每日 300 次,分 3～4 次完成。立位抬腿法适用于股骨头坏死保守治疗及术后可部分负重期康复治疗。

（6）扶物下蹲法：手扶固定物，身体直立，双脚与肩同宽，下蹲后再起立，动作反复。每日 300 次，分 3～4 次完成。扶物下蹲法适用于股骨头坏死保守治疗及术后可完全负重期康复治疗。

（7）内旋外展法：手扶固定物，双腿分别做充分的内旋、外展、划圈动作。每日 300 次，分 3～4 次完成。内旋外展法适用于股骨头坏死保守治疗及术后可完全负重期康复治疗。

（8）扶拐步行训练或骑自行车锻炼：适用于股骨头坏死保守治疗及术后可部分负重期或可完全负重期康复治疗。

【出院指导】

1. 休息和活动　在出院后的一段时间内，适当休息是必要的，但也要避免长时间保持同一姿势。根据医生的建议，逐渐增加日常活动量，避免剧烈运动，以免对患肢造成额外压力。

2. 用药指导　指导患者遵医嘱服用糖皮质激素类药物，并密切关注髋部症状，定期进行髋关节影像学检查。

3. 饮食指导　保持营养均衡、全面的饮食，摄入足量高蛋白、高热量、高维生素食物，以促进骨骼和肌肉的健康。维持适当体重，减轻关节压力。控制酒精摄入，预防糖尿病、高血压等疾病。

4. 出院随访　遵医嘱按时随访，指导患者术后 1～3 个月复诊，不适随诊。

（袁飞骏　付玉芳）

第四节　肩关节脱位护理与康复

【定义】

肩关节由关节盂和肱骨头以及周围的肩关节囊和韧带组成，正常情况下肱骨头在关节盂内，当外伤造成肱骨头脱出关节盂即为肩关节脱位（shouledr dislocation）。男性患者是女性患者的 3 倍，多发生于青壮年，约占全身关节脱位的一半，常合并肱骨大结节撕脱骨折和肩袖损伤。

【病因】

1. 创伤　跌倒时，肘或手掌撑地，肩关节位于外展、外旋、后伸位，此时肩峰阻挡肱骨大结节发挥类似杠杆作用，使肱骨头向肩关节前下方突破关节囊发生前脱位。后脱位可见于跌倒时手伸展内旋着地，或暴力直接作用于肩部前方所致。

2. 慢性劳损或用力不当　肩部大范围运动的体育项目及某些职业因素，如参加或从事水上运动、网球、羽毛球等。

3. 无明显诱因　大约 4% 的肩关节不稳定由关节囊广泛松弛所致，并无明确的外伤史。

【发病机制】

肩关节脱位的发病机制涉及多个因素，包括但不限于以下内容。

1. 直接暴力　侧位摔倒，上臂内收，肩部直接着地，多见于骑摩托车、踢足球摔倒等。

2. 损伤顺序　肩锁韧带、喙锁韧带、斜方肌和三角肌筋膜，可同时合并锁骨、喙突、肩峰的骨折。

3. 间接暴力　上肢伸展位摔倒，手部着地，外力传导，肩胛骨上移牵拉损伤肩锁韧带。

4. 习惯性脱位　创伤性脱位后，关节囊及韧带松弛或骨附着处被撕脱，使关节结构不稳定，轻微外力即可导致再脱位，如此反复，形成习惯性脱位。

【分型】

1. 肩关节前脱位　脱位后肱骨头位于肩胛骨关节盂或喙突的前下方，根据肱骨头所处位置又分为盂下型、喙突下型和锁骨下型。

2. 肩关节后脱位　肱骨头在肩胛骨关节盂后的肩峰下或肩胛冈下，在脱位过程中常发生关节盂后缘盂唇软骨损伤或骨折。临床较为少见，发病率不足 5%。肩关节后脱位根据肱骨头脱出后的位置分为以下三型。

（1）盂下型：肱骨头位于关节盂下方，此类少见。

（2）冈下型：肱骨头位于肩胛冈下方，亦少见。

（3）肩峰下型：肱骨头位于肩峰下方，关节面朝后，位于肩胛骨关节盂后方，此类最常见。

3. 肩关节脱位伴肱骨近端骨折　肩关节脱位伴肱骨近端骨折根据骨折情况又分为以下三型。

（1）Ⅰ型：无移位或轻度移位，肱骨大结节骨折、肱骨小结节骨折、肱骨外科颈骨折三项中任意一项伴肩关节脱位。

（2）Ⅱ型：移位小于 1 cm 或成角小于 5°，肱骨大结节骨折、肱骨小结节骨折、肱骨外科颈骨折三项中任意一项伴肩关节脱位。

（3）Ⅲ型：移位大于 1 cm 或成角大于 5°，完全移位、粉碎性骨折、旋转角度大于 45°、肱骨头翻转移位中任意一项或一项以上，肱骨大结节骨折、肱骨小结节骨折、肱骨外科颈骨折三项中任意两项或两项以上伴肩关节脱位。

【临床表现】

1. 症状　肩锁关节处疼痛、肿胀，肩关节活动后疼痛加重，局部压痛明显。

2. 体征

（1）畸形：肩关节失去原有的轮廓，呈方肩畸形。

（2）弹性固定：上臂保持轻度外展前屈位固定，任何活动均可导致疼痛。

（3）关节窝空虚：触诊时肩峰下空虚，可在腋窝、喙突或锁骨下触及肱骨头。

（4）体位异常：患者以健手托住患侧前臂，头向患侧倾斜的特殊姿势。

（5）搭肩试验阳性：将患侧肘部紧贴胸壁时，手掌搭不到健侧肩部，或手掌搭在健侧肩部时，肘部无法贴近胸壁。

（6）其他：严重创伤时，肩关节脱位可合并神经、血管损伤，可有患侧上肢感觉及运动功能障碍。

【辅助检查】

1. X 线检查　常规需行患肩前后位 X 线检查，大多数肩关节前脱位在标准的前后位片上可清楚显示（图 7-4-1）。如果诊断有疑问，可加摄胸侧位、肩胛骨正位、肩胛骨侧位等 X 线片。

2. CT 检查　有助于诊断 X 线检查不能确诊的肩关节后脱位，并明确同时合并的骨折，如肱骨外科颈、肱骨大结节、喙突、肩胛骨关节盂撕脱骨折以及希尔-萨克斯损伤的位置和范围（图 7-4-2）。

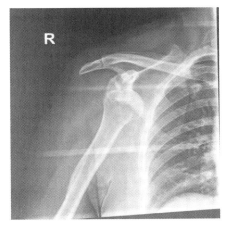

图 7-4-1　肩关节脱位的 X 线检查

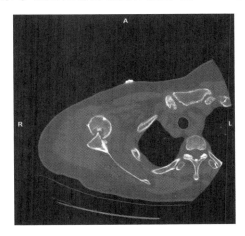

图 7-4-2　肩关节脱位的 CT 检查

3. MRI 检查 可评价相关软组织损伤,如肩袖损伤程度及盂唇撕裂等。

4. 特殊检查

(1)搭肩试验:患肢肘关节屈曲,手放在对侧肩关节前方,如肘关节不能与胸壁贴紧即为阳性,表示肩关节脱位。

(2)直尺试验:以直尺置于上臂外侧,一端贴紧肱骨外上髁,另一端如能贴及肩峰则为阳性,提示肩关节脱位。

(3)肱二头肌长头紧张试验:患者屈肘,前臂旋后,检查者给予阻力。当有肱二头肌长头腱鞘炎时,结节间沟区有疼痛感。

【治疗】

1. 闭合复位 脱位后应尽快复位。脱位时间越长,闭合复位越困难。年轻体壮的陈旧性肩关节脱位患者,脱位时间在 4 周左右、脱位的关节仍有一定的活动范围、X 线检查无骨质疏松、无关节内外骨化者,可在全麻下试行手法复位。常见的闭合复位方法有足蹬法、牵引回旋复位法、悬垂牵引复位法等。

2. 手术复位 主要目的是恢复肱盂关节的正常解剖结构及功能,去除病因,纠正主要病理改变,加强肩关节稳定性,防止脱位再次发生。

(1)适应证:包括手法复位失败;伴骨折或肌腱嵌顿;复位后明显不稳定,短时间内再脱出;合并肱骨小结节骨折,肱骨头复位后骨折仍明显移位;合并血管、神经、肌腱损伤或骨折,需同时进行手术处理;陈旧性脱位;习惯性脱位等。

(2)手术方式。

①肩关节前脱位的常用手术方式有肩胛下肌关节囊重叠缝合术和肩胛下肌止点外移术等。

②肩关节前后盂唇韧带复合体撕裂导致的复发性肩关节前方不稳或习惯性前方不稳的班卡特损伤,首选关节镜手术修复。

③肩关节后脱位可选择后侧横切口或直切口进行手术。

④对于陈旧性脱位,如果肌肉软组织挛缩严重或已有关节软骨面明显软化,或肱骨头骨缺损大于 1/3,则应根据患者职业和年龄,在行切开复位术的同时,选用关节融合术或人工关节置换术。目前,肩关节融合术已基本被人工肩关节置换术替代。

⑤对高龄患者或畸形严重妨碍功能及压迫神经、血管,且无条件行肩关节置换术者,可考虑行肱骨头切除术。

【护理评估】

1. 术前评估

(1)健康史:了解患者一般情况,如年龄、出生时的情况、日常运动的量和强度等;是否有外伤史及受伤后的症状和处理方法;既往有无关节脱位史、既往脱位后的治疗及恢复情况等。

(2)症状和体征:评估患肢疼痛程度,有无血管、神经受压的表现,皮肤有无受损;评估患者生命体征、躯体活动能力、生活自理能力等。

(3)专科评估:包括搭肩试验、直尺试验等。

(4)实验室检查:评估患者有无阳性结果。

(5)心理社会状况:评估患者的心理状态、对疾病的知晓程度及对治疗、护理的期望。

2. 术后评估

(1)症状。①疼痛:评估患者的疼痛程度、性质、部位和放射范围,了解疼痛对患者日常生活和活动的影响。②感觉异常:检查患者是否存在肩部或上肢的感觉异常,如麻木、刺痛等。③运动障碍:评估肩部和上肢运动障碍,了解病情和功能损害程度,制订个体化治疗方案和康复计划,促进康复和改善生活质量。

（2）体征。①肩关节功能位：观察患者的肩关节姿势是否正常，如外展、内收、内旋等，以判断是否存在异常姿势。②肩关节活动度：测量患者的肩关节活动度，包括外展、内收、上举和内旋等，以评估肩关节活动范围的限制程度。③术后并发症：观察患者术后有无肩部血肿、血管神经受损或发生肩关节再脱位等情况。

【常见护理诊断/问题】

1. 疼痛 与手术创伤、神经受压、术后炎症等有关。

2. 焦虑 与手术风险、术后康复、功能恢复等有关。

3. 活动无耐力 与术后肌肉损伤、神经受压、术后康复计划的执行等有关。

4. 知识缺乏 缺乏术后功能锻炼的知识。

5. 潜在并发症 感染、肩关节再脱位、深静脉血栓形成等。

【护理目标】

（1）减轻患者术后疼痛，提高患者舒适度，促进康复。

（2）缓解患者术后焦虑情绪，提高患者心理健康水平。

（3）促进患者术后肩关节功能的恢复，提高患肢肌力，减轻活动受限的程度。

（4）提供术后功能锻炼知识的教育和指导，增强患者对康复的理解和配合度。

（5）预防术后并发症的发生，保障患者安全。

【护理措施】

一、术前护理

1. 皮肤准备 根据患者的病情、手术部位与方式，进行必要的皮肤准备，协助患者清洁皮肤，更换干净病服。肩关节脱位术前需清洗患肢腋下皮肤，剃除毛发，可使用 75% 酒精纱布湿敷手术部位。

2. 专科护理 对拟行肩关节镜手术的患者指导其进行适应性训练，如患肢握拳运动及手指关节活动，于术前 1～2 日开始，每次 10～20 min，每日 3 次，以后逐渐延长活动时间至每次 30～60 min，每日 4 次；指导患者床上使用便器、翻身抬臀等方法。

二、术后护理

1. 术后常规护理

（1）体位护理：全麻患者未清醒前，取仰卧位。术后佩戴肩关节支具（图 7-4-3），保持患者肩部外展 15°～30°，以降低肩关节部位张力，使其更好愈合。

（2）深静脉血栓形成的预防：患者术后行血栓风险评估，根据评估结果对患者进行针对性的知识宣教。对于低风险患者，应采取鼓励患者多饮水、尽早下床活动，指导患者行患肢握球练习，同时避免患肢行静脉穿刺等基础预防措施；对于中风险患者，除基础预防措施外，还应采取物理预防措施，可使用间歇充气加压装置，并根据病情需要遵医嘱采取药物预防措施；对于高风险患者，应采用基础预防、物理预防与药物预防相结合的措施。如发生深静脉血栓形成，立即请血管外科医生会诊，及时诊断和治疗。

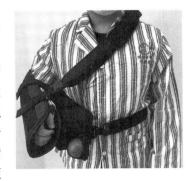

图 7-4-3 肩关节支具佩戴

2. 专科护理

（1）功能锻炼：术后早期指导患者行患肢功能锻炼，以预防肌肉萎缩和关节僵硬。术后当日可指导患者行患肢握球练习及腕关节屈伸运动(图 7-4-4)、肘关节屈伸运动(图 7-4-5),术后第 1 日开始进行肩关节的被动功能锻炼,可由患者家属协助行肩关节被动内收、外展运动(图 7-4-6)及肩关节被动上举运动(图 7-4-7)。肩关节活动度应控制在肩平面以下,然后复原,每日 3～4 次,每次 10～20 组;锻炼强度以患者能耐受疼痛为宜。

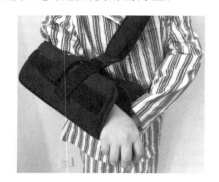

图 7-4-4　腕关节屈伸运动

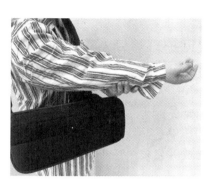

图 7-4-5　肘关节屈伸运动

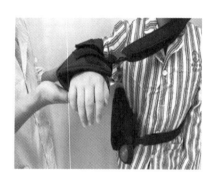

图 7-4-6　肩关节被动外展运动

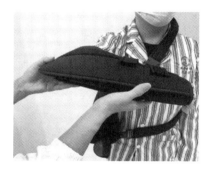

图 7-4-7　肩关节被动上举运动

(2)冰敷:将医用软冰袋与肩关节之间用干毛巾隔开,避免弄湿伤口敷料。冰敷时应先检查医用软冰袋是否完好,以免液体渗漏浸泡伤口引起感染。冰敷时间不宜过长,推荐每次锻炼后冰敷 20～30 min 即可,以避免对局部皮肤造成冻伤。

(3)并发症的预防:术后指导患者坚持正确佩戴肩关节支具,严格遵医嘱进行患肢功能锻炼,避免剧烈运动或过度活动患肢关节,以防止再脱位的发生。同时密切关注患肢神经损伤及伤口出血情况,关注患者手指活动范围,及对温度、疼痛等的感觉有无异常,如有异常应立即告知医生。

【康复应用】

一、康复评定

康复评定包括肩关节活动度评定、肌力评定、日常生活能力评定、疼痛评定等方面。Constant 肩关节评分表(表 7-4-1)是一个简单的百分制系统,不需要换算,被定为欧洲肩关节协会的评分系统,得分越高,表明肩关节功能越好。

表 7-4-1　Constant 肩关节评分表

评 分 项 目		分　值	得　分
疼痛 (15分)	无	15	
	轻度	10	
	中度	5	
	重度	0	

续表

评 分 项 目			分　值	得　分
日常生活活动 （20分）		活动水平（10分）		
	工作限制	无受限	4	
		中度受限	2	
		重度受限	0	
	娱乐限制	无受限	4	
		中度受限	2	
		重度受限	0	
	睡眠影响	无影响	2	
		偶尔影响	1	
		经常影响	0	
主动活动范围 （40分）		无痛活动到达位置（10分）		
		腰际	2	
		剑突	4	
		颈	6	
		头颈	8	
		头上	10	
	前举 （10分）	0°～30°	0	
		31°～60°	2	
		61°～90°	4	
		91°～120°	6	
		121°～150°	8	
		151°～180°	10	
	外展 （10分）	0°～30°	0	
		31°～60°	2	
		61°～90°	4	
		91°～120°	6	
		121°～150°	8	
		151°～180°	10	
	外旋 （10分）	手放于头后肘可向前	2	
		手放于头后肘可向后	4	
		手放于头顶肘可向前	6	
		手放于头顶肘可向后	8	
		手可完全举过头顶	10	
	内旋 （10分）	手背可到大腿	0	
		手背可到臀部	2	
		手背可到腰骶关节	4	
		手背可到腰（第三腰椎）	6	
		手背可到第十二胸椎	8	
		手背可到肩胛区	10	

续表

评分项目		分　　值	得　　分
肌力 (25分)	0 级	0	
	Ⅰ 级	5	
	Ⅱ 级	10	
	Ⅲ 级	15	
	Ⅳ 级	20	
	Ⅴ 级	25	

二、康复指导

1. 握球练习(手术当日开始)　患者麻醉完全清醒后,腕关节及手指关节进行主动伸屈活动,尽可能用力、缓慢地张开手掌,保持 2 s,用力握拳保持 2 s,反复进行。可借助握力球进行锻炼。

2. 肩关节被动内收、外展、上举练习(术后第 1 周)　患者屈肘,患肢放松,患者家属双手托住患肢肘部,使患肢内收、外展、上举,前后平移和轻微外展。肩关节活动度应控制在肩平面以下,然后复原,每日 3～4 次,每次 10～20 组。

3. 耸肩练习(术后 2～4 周)　患者用健手托住患肢垂直于体侧,用力耸肩,反复进行。

4. 爬桌练习(术后 2～4 周)　患者坐在桌边,以患侧靠近桌子,手扶在桌面上,患侧手在桌面以上以手指活动方式尽量将手伸向远方,直到疼痛不能忍受,每日 3 次,每次 10～20 组。

5. 扩胸练习(术后 4～12 周)　患者用力将两侧肩胛骨向后背中线夹紧,每日 3 次,每次 10～20 组。

6. 前屈上举(术后 4～12 周)　患者站立,双手合十置于胸前,缓慢向上抬起手臂,若抬起困难,可用健手辅助向上抬起,形似拜佛,然后放下。每日 3 次,每次 10～20 组。

7. 爬墙练习(术后 4～12 周)　患者面对墙壁站立,患侧手扶墙,使身体尽量贴近墙面,手指尽量伸向上方,直至疼痛不能忍受,坚持 5 s,然后放下。每日 3 次,每次 10～20 组。

8. 摆动练习(术后 4～12 周)　患者弯腰 90°,患侧上肢下垂,以健侧手扶住患侧手腕。患肩不用力,用健侧手用力推、拉患侧前臂,使患侧肘关节在所能达到的最大活动范围内画圈。每次逆时针 20 圈,顺时针 20 圈,每日 3 次。

9. 后伸练习(术后 4～12 周)　患者双上肢尽量伸向后背,直至疼痛不能忍受,每日 3 次,每次 10～20 组。

10. 摸耳内收内旋练习(术后 4～12 周)　患者弯腰 90°,患侧上肢下垂,以健侧手扶住患侧手腕。患肩不用力,用健侧手用力推、拉患侧前臂,使患侧肘关节在所能达到的最大活动度内画圈。每次逆时针 20 圈,顺时针 20 圈,每日 3 次。

11. 背后拉手练习(术后 4～12 周)　患者取立位背手,向健侧牵拉患肢,使其内旋,每日 3～5 次,每次 10～20 组。

12. 背后搓澡练习(术后 4～12 周)　患者取立位,患肢在腰背后方,健肢在颈肩后方,分别抓住弹力带或毛巾两端,在健肢牵拉下带动患肢内旋,动作类似在背后搓澡,每日 3～5 次,每次 10～20 组。

13. 推墙练习(术后 4～12 周)　患者向前或向后推墙壁。每个动作保持 10 s,每日 2～3 次,每次 10 组。

14. 肩后外后伸运动(术后 4～12 周)　患者双手交叉抱住颈项,相当于双耳垂水平线,两肘夹住双耳,然后用力向后活动两肘,反复进行,每日 3～5 次,每次 10～20 组。

15. 后伸下蹲(术后 4～12 周)　患者背向站于桌前,双手后扶于桌边,反复做下蹲动作,以加强肩关节的后伸活动,每日 3～5 次,每次 10～20 组。

【出院指导】

1. 休息和活动　在出院后的一段时间内,适当休息是必要的,但也要避免长时间保持同一姿势。

根据医生的建议,逐渐增加日常活动量,避免剧烈运动和提重物,以免造成肩关节再次损伤。

2.保持正确的姿势　肩关节术后应指导患者坚持佩戴支具,使肩关节保持一定的外展角度,促进伤口愈合及肩关节功能的恢复。

3.疼痛管理　如果出现疼痛,可以遵医嘱冰敷以缓解疼痛。避免过度依赖药物(如非处方镇痛药),以免产生依赖性。

4.康复锻炼　根据医生或康复治疗师的指导,进行适当的肩部康复锻炼,帮助加强肩关节周围的肌肉,改善肩关节的稳定性和灵活性。

5.饮食和营养　保持营养均衡、全面的饮食,摄入足量高蛋白、高热量、高维生素食物,以促进骨骼和肌肉的健康。

6.出院随访　遵医嘱按时随访,指导患者术后1~3个月复诊,不适随诊。

【护理评价】

(1)患者术后疼痛和不适是否得到缓解?舒适度是否提高?

(2)患者焦虑情绪是否得到缓解?心理健康水平是否有所提高?

(3)患者术后肩关节功能是否逐渐恢复?周围肌力是否逐渐恢复?肩部活动受限程度是否减轻?

(4)患者是否掌握肩关节功能锻炼的方法?

(5)患者并发症是否得到有效预防?患者病情变化能否被及时发现与处理?

(袁飞骏　付玉芳)

第五节　髋关节脱位护理与康复

【定义】

髋关节脱位(dislocation of hip joint)指股骨头与髋臼构成的关节发生脱移位。其发生率约占全身各关节脱位的 5%。

【病因】

以交通事故多见,其次为高处坠落伤,偶可见于体育运动伤。发生交通事故时,如患者处于坐位,膝、髋关节屈曲,暴力使大腿急剧内收、内旋,以致股骨颈前缘抵于髋臼前缘而形成一个支点,股骨头因受杠杆作用冲破后关节囊而向后方脱出。

【发病机制】

(1)当股骨在暴力下外展、外旋时,大转子或股骨颈以髋臼上缘为支点,迫使股骨头穿破前关节囊而脱位。此时若髋关节屈曲度较大,则常脱位于闭孔或会阴部;若髋关节屈曲度小,则易脱位于耻骨横支处,发生髋关节前脱位。

(2)当髋关节及膝关节均处于屈曲位时,外力由前向后作用于膝部,再经股骨干而达髋部。如高速行驶的汽车突然刹车,司机膝部暴力撞击仪表板而脱位,此时屈曲的股骨干若处于内收位或中立位,常发生单纯后脱位;若处于轻度外展位,则易发生合并髋臼后上缘骨折的髋关节后脱位。

(3)来自侧方的暴力,直接撞击在股骨粗隆区,可以使股骨头水平向内移动,穿过髋臼内侧壁而进入骨盆腔。如果受伤时下肢处于轻度内收位,则股骨头向后方移动,发生髋臼后部骨折。如下肢处于轻度外展与外旋位,则股骨头向上方移动,发生髋臼粉碎性骨折,此时髋臼的各个区域都有损伤,发生髋关节中心脱位。

7-5 导入案例
与思考

扫码看视频

【分型】

髋关节脱位后,根据股骨头所处位置及关节周围组织损伤情况等不同,可分为髋关节前脱位、髋关节后脱位、髋关节中心脱位等,其中以髋关节后脱位最多见。

1. 髋关节前脱位分型 1973 年 Epstein 将髋关节前脱位分为 2 型。

(1) Ⅰ型:高位型(耻骨型)。①ⅠA 型:单纯前脱位于耻骨横支。②ⅠB 型:前脱位伴股骨头骨折。③ⅠC 型:前脱位伴髋臼骨折。

(2) Ⅱ型:低位型(闭孔型)。①ⅡA 型:单纯前脱位于闭孔或会阴部。②ⅡB 型:前脱位伴股骨头骨折。③ⅡC 型:前脱位伴髋臼骨折。

2. 髋关节后脱位分型 临床上多采用 Thompson-Epstein 分型,共分 5 型。

(1) Ⅰ型:单纯后脱位或合并裂纹骨折。

(2) Ⅱ型:髋关节后脱位,合并髋臼后缘较大的单一骨折块。

(3) Ⅲ型:髋关节后脱位,合并髋臼后唇粉碎性骨折,有一个主要骨折块或无。

(4) Ⅳ型:髋关节后脱位,合并髋臼唇和顶部骨折。

(5) Ⅴ型:髋关节后脱位,合并股骨头骨折。

【临床表现】

1. 症状 患侧髋关节剧烈疼痛,主动活动障碍,无法站立和行走;被动活动亦可引起剧烈疼痛。

2. 体征 不同方向的脱位,其体征有所不同。

(1)髋关节后脱位:髋关节呈屈曲、内收、内旋及短缩畸形。臀部可触及向后上突出移位的股骨头。大粗隆上移是诊断髋关节脱位的重要依据。约 10% 的髋关节后脱位合并坐骨神经损伤,多表现为以腓总神经损伤为主的体征,出现足下垂、趾背伸无力、足背外侧感觉障碍等,大多数患者可于术后逐渐恢复。暴力损伤者,如车祸致髋臼、股骨干等部位骨折,患者因出血、疼痛等原因,可合并创伤性休克。

(2)髋关节前脱位:髋关节呈明显外旋、轻度屈曲和外展畸形,患肢很少短缩,较少合并周围骨折损伤。腹股沟肿胀,可摸到股骨头。

(3)髋关节中心脱位:股骨头向骨盆方向脱出。病情较轻时,身体只有局部的疼痛感和轻度活动障碍,但随着病情加重,患肢会短缩、内旋,有明显的疼痛感和活动受限。该类型脱位较少见。

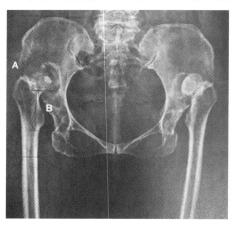

图 7-5-1 髋关节脱位的 X 线检查

【辅助检查】

1. X 线检查 骨盆 X 线平片、髋关节侧位片可了解髋关节脱位情况及是否有骨折(图 7-5-1)。

2. CT 检查 了解脱位和(或)骨折移位的程度。

3. 实验室检查 主要判断是否存在感染。

【治疗】

1. 髋关节后脱位

(1) Bigelow 复位法:①麻醉:硬膜外麻醉或全麻。②体位:仰卧位。③固定:助手用双手固定患者骨盆,以便保持稳定及对抗牵引。④复位:将患者髋关节及膝关节均屈曲 90°,术者一只手握住患者踝关节上部,另一只手前臂置于腘窝下方,同时予以内旋及内收;顺股骨纵轴牵引,并继续屈髋以使股骨头还入髋臼内,此时可闻及弹响声;逐渐将患肢外展及外旋;将患肢伸直,检查其能否活动自如并观察大粗隆位置是否恢复正常。

(2)Allis 复位法:①麻醉、体位及固定同 Bigelow 复位法。②复位:逐渐将患肢屈曲 90°,沿股骨纵轴牵引,并使患肢内外旋转活动,如闻及弹响声则表示已复位,可将下肢放直、畸形消失、活动自如。如未复位,可重复操作 1 次,此时可加大患肢内收及内旋范围。

(3)术后处理:①X 线检查:证实是否复位及有无并发伤,应注意髋臼缘骨折等。②肢体牵引:一般应卧床持续皮牵引 4~6 周,第 4 周开始可做床上关节功能活动。③下地负重:目的是降低股骨头无菌性坏死率,下地负重时间不宜过早,一般以术后 3 个月后为宜。

2.髋关节前脱位　基本治疗方法与髋关节后脱位相似,但方向相反。

(1)Bigelow 复位法:先将大腿屈曲牵引,使髋关节内收及内旋逐渐复位,然后将下肢伸直即可,并检查复位效果。

(2)Allis 复位法:将大腿按外展方向牵引,数分钟后助手自腹股沟或会阴部向外后方推动股骨头,迫使其复位,再使大腿内收,并逐渐伸直。

3.髋关节中心脱位

(1)牵引治疗:对于股骨头轻度内移,髋臼仅为横行、斜行骨折而无明显凹陷粉碎性骨折者,可行短期皮牵引或股骨髁上骨牵引,卧床休息 10~12 周。对于股骨头内移明显者,可采用股骨髁上穿针行肢体纵向骨牵引,同时经大转子下穿入一粗大螺钉达股骨头进行侧方牵引,牵引方向与肢体纵轴牵引成直角,两牵引的合力方向与股骨颈的纵轴一致,此即髋关节中心脱位时的双向骨牵引治疗。牵引期间应随时调整牵引重量、方向,直至经 X 线复查证实股骨头已回纳至髋臼顶的下方为止。3个月后,待骨折坚固愈合时可负重活动。双向牵引可使脱入盆腔内的股骨头复位,改善移位的髋臼骨折,但难以达到完全复位。

(2)手术治疗:对于髋臼骨折牵引复位不良或股骨头突入盆腔、股骨颈被嵌夹在髋臼骨折裂隙中,牵引复位困难者,晚期髋关节常可发生创伤性关节炎,此时可行人工关节置换术,以恢复髋关节的功能。

【护理评估】

1.术前评估

(1)健康史:①一般情况:如年龄、出生时的情况、日常运动的量和强度等。②外伤史:评估患者有无突发外伤,受伤后的症状和处理方法。③既往史:患者有无关节脱位史、既往脱位后的治疗及恢复情况等。

(2)身体状况:①症状与体征:评估患肢疼痛程度,有无血管、神经受压的表现,皮肤有无受损。评估生命体征、躯体活动能力、生活自理能力等。②辅助检查:评估 X 线检查有无阳性发现。

(3)心理社会状况评估:评估患者的心理状态,对本次治疗有无信心及所具有的疾病知识和对治疗、护理的期望。

2.术后评估

(1)手术情况:了解麻醉及手术方式,术中出血、输血和输液情况,术中有无异常情况。

(2)床旁交接:评估患者生命体征是否平稳,意识是否清楚,有无疼痛。患肢是否处于功能位,患者是否舒适,外固定是否维持在有效状态。评估患者肢体功能恢复情况,是否出现与手术有关的并发症。评估引流管、尿管是否妥善固定,引流是否通畅。

(3)心理社会状况评估:评估患者的心理状态,对手术治疗效果的信心,对治疗及护理的依从性及患者获得的社会支持等。

【常见护理诊断/问题】

1.疼痛　与关节脱位引起局部组织损伤及神经受压等有关。

2.躯体移动障碍　与关节脱位、疼痛、制动等有关。

3.潜在并发症　血管损伤、神经损伤、压力性损伤等。

【护理目标】

(1)患者疼痛减轻或消失。

(2)患者关节活动度和舒适度得到改善。

（3）患者未出现血管损伤、神经损伤等并发症，或得到及时发现和处理。患者皮肤完整，未出现压力性损伤或感染。

【护理措施】

1. 术前护理

（1）病情观察：移位的骨端压迫邻近血管和神经，可引起患肢缺血及感觉、运动功能障碍。定时关注患肢远端皮肤颜色、温度及感觉和活动情况。若发现患肢苍白、发冷、肿胀、疼痛加剧、感觉麻木等，及时通知医生并配合处理。

（2）体位护理：抬高患肢并保持患肢于功能位，以利于静脉回流，减轻肿胀。

（3）疼痛护理：进行护理操作或移动患者时，托住患肢，动作轻柔，以免用力不当加重疼痛。受伤 24 h 内局部冷敷以消肿镇痛，24 h 后局部热敷以减轻肌肉痉挛引起的疼痛。可应用心理暗示、转移注意力或松弛疗法等非药物镇痛方法缓解疼痛，必要时遵医嘱应用镇痛药。

（4）外固定护理：保持各类外固定维持在有效状态，若有移位及时调整。

（5）皮肤护理：使用石膏固定或牵引者，避免因外固定物持续压迫而损伤皮肤。髋关节脱位固定后需长期卧床者，至少每 2 h 更换 1 次体位，保持床单位整洁，预防压力性损伤。对于皮肤感觉功能障碍的肢体，应防止冻伤和烫伤。

（6）功能锻炼：讲解并示范功能锻炼的方法，根据患者恢复情况制订循序渐进的锻炼计划。

（7）心理护理：髋关节脱位多由意外事故造成，患者常有焦虑、恐惧心理以及自信心不足，要耐心讲解有关疾病知识，鼓励患者家属多陪伴患者，在生活上给予帮助，加强沟通，使患者心情舒畅，从而接受并配合治疗与护理。

2. 术后护理

（1）病情观察：密切观察患者意识、生命体征、肢体活动、血液循环情况，发现异常及时通知医生并配合处理。

（2）疼痛护理：评估疼痛的性质、持续时间、程度，听取患者主诉，分散患者注意力，适当应用镇痛药或使用镇痛泵。

（3）管道护理：密切观察伤口敷料渗血情况，伤口留置引流管者保持引流通畅，防止引流管折叠、堵塞，记录引流液颜色、性状、量的变化。

（4）专科护理：向患者及其家属讲解髋关节脱位治疗和康复知识，说明复位后固定的目的、方法、意义及注意事项，使他们充分了解固定的重要性、必要性及复位后的固定时限。讲述功能锻炼的重要性和必要性，并指导患者进行功能锻炼，使患者能自觉按计划实施锻炼计划。

（5）功能锻炼：固定期间进行关节周围肌肉收缩活动及邻近关节主动或被动运动。固定物拆除后，逐步进行肢体的全范围关节功能锻炼，以防止关节粘连和肌肉萎缩。习惯性脱位者，须保持有效固定并严格遵医嘱坚持功能锻炼，避免各种导致再脱位的因素。

【康复应用】

一、康复指导

1. 体位指导 术后即刻保持髋关节外展中立位，健侧卧位时两腿间夹软枕。

2. 负重时间 一般应卧床持续皮牵引 4～6 周，自第 4 周开始可做床上关节功能活动。为降低股骨头无菌性坏死率，下地负重时间不宜过早，一般以术后 3 个月后为宜。

二、功能锻炼

1. 术后 1～2 周 减轻伤口水肿，防止肌肉萎缩。髋周冷敷，每日 2 次，对于皮肤感觉功能障碍的肢体，应防止冻伤和烫伤。可指导患肢行股四头肌等长收缩训练和踝泵运动，每日 6 次，每次 10～20 组。健肢可行全关节主动活动。

2. 术后 3～4 周　改善关节活动度,防止肌肉萎缩。仰卧位患者行膝关节主动关节活动度 0°～30°训练,每日 3 次,每次 10～20 组。患肢膝关节应用 CPM 仪行被动关节活动度锻炼,角度从 30°开始,每日增加 5°～10°,每日 2 次,每次 0.5～1 h(以无明显疼痛为宜)。患肢髋关节外展内收肌群等长收缩训练,每日 3 次,每次 10～20 组。

3. 术后 4～6 周　肌力训练,改善髋关节功能,基本恢复关节正常活动度,注意屈髋小于 90°。行坐位训练:利用健肢支撑坐起并移动臀部,注意保持患肢外展位屈髋小于 90°,不可内旋。主动翻身,增加髋、膝关节主动训练。

4. 术后 6～12 周　增强肌力训练。逐渐开展下肢各关节周围各组肌肉抗阻力运动训练,应用助行器或拐杖行患肢不负重行走训练。

5. 术后 12 周以后　增强肌力训练,患肢逐渐负重,改善行走能力。可在助行器下逐渐进行部分负重行走训练,或开展髋关节周围各组肌肉抗阻力运动训练。

【出院指导】

1. 功能锻炼　遵循医生给出的治疗方案和康复计划,循序渐进地进行功能锻炼。必要时可咨询康复治疗师进行物理治疗,以帮助恢复关节灵活性和肌力,减少并发症的发生。

2. 用药指导　按时服用医生开具的药物,包括镇痛药、消炎药或肌肉松弛剂,以缓解疼痛和减轻炎症。

3. 定期复诊　若不适或疼痛无法缓解,可随时复诊。

4. 保持正确的姿势　术后 6 周内指导患者使用增高的坐便器。浴盆中要加装坐凳、橡胶垫和扶杆。学会使用助行工具,如拐杖或助行器,以减小对受伤髋关节的压力,并提供平衡和支持。

5. 休息与活动　康复期间,注意休息和进行适当活动。避免过度使用受伤的髋关节,避免扭转、跳跃或高强度的活动,以免引起二次损伤。

【护理评价】

(1)患者疼痛和不适是否得到缓解?舒适度是否提高?

(2)患者关节活动度是否得到改善?生活自理能力是否提高?

(3)患者并发症是否得到有效预防?病情变化能否被及时发现和处理?

(袁飞骏　付玉芳)

第六节　骨关节炎护理与康复

【定义】

骨关节炎(osteoarthritis,OA)指由多种因素引起关节软骨纤维化、皲裂、溃疡、脱失而导致的以关节疼痛为主要症状的退行性疾病。

【病因】

骨关节炎主要分为原发性骨关节炎和继发性骨关节炎两大类。原发性骨关节炎病因不清,主要与年龄、职业、遗传、性别、肥胖、吸烟与饮酒等因素有关。继发性骨关节炎主要与创伤和自身免疫病有关。

【分型】

1. 按种类分

(1)原发性骨关节炎:多见于 50 岁以上患者,患者中女性略多于男性,常为多关节受累,病程发

7-6 导入案例
与思考

扫码看视频

展缓慢。

（2）继发性骨关节炎：可发生于任何年龄段，常局限于单个或少数关节，病程发展较快，预后较差。

2. 按部位分　膝关节骨关节炎、髋关节骨关节炎、其他骨关节炎。

3. 按严重程度分

（1）Ⅰ度骨关节炎：临床症状较轻，剧烈活动后出现关节疼痛，上下楼梯困难，蹲起无力感，走平路正常，关节无明显肿胀。X线检查可无明显异常发现，术中见软骨有Ⅰ度损伤。

（2）Ⅱ度骨关节炎：临床症状明显，轻微活动即出现关节疼痛，常伴关节肿胀。X线检查可见髌骨和（或）滑车区软骨下骨囊性变或硬化，术中见髌骨表面浅表溃疡和毛糙。

（3）Ⅲ度骨关节炎：临床症状较重，活动时疼痛，休息时偶尔也疼痛，上下楼梯困难，走平路的距离逐渐缩短。X线检查可见关节间隙变窄，有骨赘形成，甚至为轻度X型腿或O型腿，术中见软骨有Ⅲ度损伤。

（4）Ⅳ度骨关节炎：临床症状严重，活动时疼痛严重，静息痛常见，行动困难，不能上下楼梯，走平路不超过 500 m。X线检查示关节间隙几乎消失，呈严重O型腿或X型腿，术中见关节骨软骨严重损伤。

【临床表现】

骨关节炎最常受累的关节是膝、髋、手指、腰椎和颈椎等关节，常为对称性多关节发病。

1. 症状

（1）疼痛：早期为轻度或中度间断性隐痛，休息后好转，活动后加重。晚期可表现为持续性疼痛，休息、夜间睡眠或口服镇痛药后疼痛无明显缓解，出现静息痛和夜间痛。

（2）活动协调性异常：表现为关节打软和错位感，由关节面凹凸不平、关节稳定装置受损引起。

2. 体征

（1）关节僵硬：由肌肉保护性痉挛所致，表现为清晨起床后或白天长时间不活动后，自觉关节僵硬，而稍活动后即可恢复正常。僵硬感一般不超过 30 min。

（2）畸形：发展到晚期，肌肉痉挛的时间越来越长，导致肌肉及软组织结构性挛缩，关节出现屈曲或内翻畸形。

（3）摩擦音：严重时可闻及摩擦音。关节内有游离体时可出现关节交锁。

【辅助检查】

1. X线检查　首选检查方法。主要特征表现是关节间隙变窄、软骨下骨硬化和骨赘形成。有研究发现，骨关节炎的X线检查表现甚至比临床症状更早出现。

2. CT、MRI检查　当合并重度畸形和严重骨缺损时，CT三维重建对术前评估有一定价值。骨关节炎患者MRI检查可能会出现半月板损伤、前交叉韧带损伤等影像学表现，这是由骨关节炎机械性磨损所致，需与运动损伤所致的半月板和韧带损伤相鉴别。

3. 实验室检查　对骨关节炎的鉴别诊断具有价值。

【治疗】

1. 非手术治疗　对于初次就诊且症状轻微的患者，非药物治疗是首选方式，主要有减轻体重、肌力锻炼等。药物治疗的主要目的在于控制症状，减轻患者不适。目前没有任何药物可以使骨关节炎的病程逆转和停止，且药物种类繁多，要根据药物疗效、作用机制和患者的特点选用药物。

2. 手术治疗　适用于骨关节炎诊断明确，保守治疗无效，严重影响日常生活的患者。手术的目的是减轻或消除疼痛症状，纠正关节畸形，恢复关节正常力线，避免病程持续加重。

（1）关节软骨修复术：适用于年轻、软骨局部剥脱受损的患者。手术方式主要包括自体骨软骨移植术、软骨细胞移植术和微骨折术等。

（2）关节镜手术：适用于早中期骨关节炎、关节腔内有游离体且有关节交锁症状的患者。

（3）关节周围截骨术：适用于早期骨关节炎、年龄小、疼痛严重并有对线不良的患者。手术方式包括胫骨高位截骨术和股骨髁上截骨术。

（4）关节融合术：适用于单侧严重骨关节炎患者，术后需继续从事重体力劳动的年轻患者，或活动要求不高的老年患者。

（5）人工关节置换术：适用于晚期骨关节炎、疼痛和功能障碍严重的老年患者。病程阶段不同，可采取不同的手术方式，如单侧胫股关节间室的骨关节炎，可采取人工膝关节单髁置换术（图 7-6-1）；如发展成为晚期的全间室骨关节炎，可直接行人工全膝关节置换术（图 7-6-2）。手术禁忌包括：①全身或局部的任何活动性感染；②关节主要运动肌瘫痪或肌肉、肌腱等组织破坏。

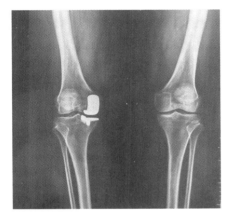

图 7-6-1　人工膝关节单髁置换术

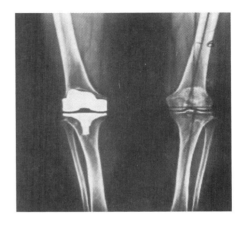

图 7-6-2　人工全膝关节置换术

【护理评估】

1.功能活动评估　评估患者日常生活活动能力，包括步行、上下楼梯、抓握物品等能力。

2.关节活动度评估　评估患者各个关节的活动度，观察是否有关节僵硬、活动受限的情况。可以通过关节活动度测量仪或手动测量来评估。

3.骨关节畸形评估　观察患者的骨关节是否畸形，如骨质增生、关节偏斜等。

4.药物治疗评估　评估患者的药物治疗情况，包括用药种类、剂量、效果等。

5.康复需求评估　评估患者是否需要康复治疗，如物理治疗、运动疗法、按摩等。

【常见护理诊断/问题】

1.疼痛　与神经受压、手术创伤、术后炎症反应等有关。

2.焦虑　与担心手术风险、术后康复、预后情况等有关。

3.活动受限　与手术伤口疼痛、水肿、神经受压等有关。

4.知识缺乏　缺乏疾病相关功能锻炼知识。

5.潜在并发症　感染、深静脉血栓形成、压力性损伤等。

【护理目标】

（1）减轻患者疼痛，提高患者舒适度。

（2）缓解患者焦虑情绪，关心与爱护患者，提高患者对疾病康复的信心。

（3）提供功能锻炼指导，改善患者关节活动受限的程度。

（4）提供疾病相关知识宣教，增强患者对疾病康复的理解和配合度。

（5）预防并发症的发生，保障患者安全。

Note

【护理措施】

1. 术前护理

（1）评估和筛查：对患者进行全面的身体检查和相关检查，评估患者的身体状况和手术风险。根据评估结果，判断患者是否适合进行手术治疗，以及确定手术方式。同时对患者进行相关知识宣教，让患者知晓治疗方式及可能出现的预后，从而积极配合治疗。

（2）疼痛管理：术前对患者的疼痛进行处理，可给予适当的镇痛药或非甾体抗炎药，以减轻患者的疼痛和炎症。告知患者疼痛评估量表的正确使用方法，让患者正确表达疼痛程度，根据疼痛程度合理选用镇痛方案，讲解镇痛的机制以及可能出现的副作用，让患者知晓合理镇痛的重要性，不能强忍疼痛也不宜滥用镇痛药。

（3）体重控制：对于负重关节如膝关节骨关节炎患者，减轻体重可以减小关节负担。术前可以制订体重管理计划，包括合理的饮食控制和运动锻炼。向患者讲解减轻体重的科学方法，告知患者合理的饮食搭配，让患者知晓科学饮食的重要性。

（4）康复训练：术前康复训练是为了增强患者的肌力和关节稳定性，可提高术后的康复效果。指导患者进行适度的运动和物理治疗，以加强相应肌群。向患者讲解术后康复训练的方法，不仅可以让患者做好心理准备，还能让患者知晓术后功能锻炼的方法及重要性。

2. 术后护理

（1）体位护理：选择舒适的姿势和坐位，避免长时间保持同一姿势，以防止关节僵硬和疼痛加重。若手术肢体存在明显水肿，则建议单次半坐卧位时间不超过 30 min，以仰卧为主，并将患肢以软枕抬高 30°为宜。

（2）支持装置：根据医生的建议使用适当的支持装置，如助行器，具有提供稳定和支持膝关节的作用。告知患者助行器的使用方法及注意事项。

【康复应用】

一、康复评定

膝关节功能评分量表（KSS）是由美国膝关节协会于 1989 年提出的有关膝关节的综合评分系统，分为临床评分与功能评分两大部分，还包括附加项目，满分为 100 分，得分越高，说明膝关节功能越好。临床评分包括对疼痛、稳定性、活动度的评定，同时减去屈曲挛缩、过伸、休息时疼痛、双下肢不等长及力线畸形的分值。功能评分包括对行走情况、上下楼梯情况的评定，同时减去行走时辅助的分值（表 7-6-1）。

表 7-6-1　膝关节功能评分量表

评分指标			评分
临床评分	A. 疼痛（50 分）	平地行走	无痛（35 分） 轻度或偶尔疼痛（30 分） 中度疼痛（15 分） 重度疼痛（0 分）	左： 右：
		上下楼梯	无痛（15 分） 轻度或偶尔疼痛（10 分） 中度疼痛（5 分） 重度疼痛（0 分）	左： 右：

续表

		评分指标		评分
临床评分	B.稳定性 （25分）	内外侧位移	＜5 mm(15 分) 5～9 mm(10 分) 10～15 mm(5 分) ＞15 mm(0 分)	左: 右:
		前后方位移	＜5 mm(10 分) 5～10 mm(5 分) ＞10mm(0 分)	
	C.活动度 （25分）	左: 右:	评分标准为每 5°＝1 分	左: 右:
	D.缺陷 （扣分）	过伸	左:　　右: 无过伸(0 分) ＜10°(-5 分) 10°～20°(-10 分) ＞20°(-15 分)	左: 右:
		屈曲挛缩	左:　　右: ＜5°(0 分) 5°～10°(-2 分) 11°～15°(-5 分) 16°～20°(-10 分) ＞20°(-15 分)	左: 右:
		力线畸形	左内翻:　　左外翻:　　右内翻:　　右外翻: 5°～10°(0 分)，每增加 5°内/外翻(-3 分)	
		休息时疼痛	左:　　右: 轻度疼痛(-5 分) 中度疼痛(-10 分) 重度疼痛(-15 分)	
		临床总分 A＋B＋C－D＝(左　　/右　　)分 　　　优 □　　　良 □　　　可 □　　　差 □ 85～100 分为优/70～84 分为良/60～69 分为可/＜60 分为差		
功能评分	A.行走情况 （50分）	无任何限制(50 分) 连续步行距离超过 2 km(40 分) 连续步行距离 1～2 km(30 分) 连续步行距离小于 1 km(20 分) 仅能在室内活动(10 分) 不能步行(0 分)		

续表

评分指标			评分
功能评分	B.上下楼梯 情况(50分)	正常上下楼梯(50分) 正常上楼梯,下楼梯借助扶手(40分) 需借助扶手才能上下楼梯(30分) 借助扶手能上楼梯,但不能独立下楼梯(15分) 完全不能上下楼梯(0分)	
	C.功能缺陷 (扣分)	使用单拐行走(-5分) 使用双拐行走(-10分) 需使用腋杖或助行器辅助活动(-20分)	
	功能总分 A+B-C=( )分 (如果总分为负值,则得分为0分) 优□　　良□　　可□　　差□ 85~100分为优/70~84分为良/60~69分为可/<60分为差		
附加项目	实际活动 范围情况	屈曲(左:　　右:　　) 伸直(左:　　右:　　)	
	肌力	屈膝(左:　　右:　　) 伸膝(左:　　右:　　)	
	畸形情况	内翻(左:　　右:　　) 外翻(左:　　右:　　) 屈曲挛缩畸形(左:　　右:　　)	

二、康复指导

1. 非手术治疗康复指导

(1)降低活动频率:建议从事走动少、关节屈曲活动少、关节负荷小的工种,以减少对患病关节的刺激,防止病情加重。

(2)减轻体重:肥胖患者应减轻体重,以减小关节负担。

(3)应用工具:应用助行器或拐杖等辅助工具,减少膝关节与髋关节负载,缓解症状。

(4)适度锻炼:最好的运动方式为游泳,在水的浮力下进行全身锻炼及全身关节活动。

(5)康复体操应用:行卧位、坐位及立位下的康复体操,改善或维持关节活动度,增强膝/髋关节周围肌力。

2. 关节镜手术后康复指导

1)术后第1周　目的是预防下肢深静脉血栓形成,避免肌肉萎缩。

(1)术后佩戴膝关节支具(图7-6-3),固定膝关节,患肢不负重。

(2)踝泵运动:每日累计进行200~300次。

(3)股四头肌等长收缩练习:每组15个,每日3~4组。

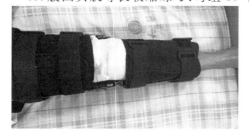

图7-6-3　膝关节支具

(4)髌骨内推活动:完全伸直膝关节,用同侧大拇指压在髌骨外侧边缘,向内推动髌骨,至最大限度后松开,反复进行。每日2次,每次15 min。

(5)膝关节伸直练习:将膝关节主动下压,每日2~3次,每次20~30 min。

(6)直腿抬高练习:将膝关节绷直抬高,维持20~30 s放下,每日3~4组,每组不少于20次。

(7)屈膝锻炼:患者仰卧,脚跟不离开床面,弯曲膝关节,持续 3 s 后伸直放松。亦可在床边,借助床沿进行屈膝锻炼。屈膝角度可逐步增加至 90°,每日 3 次,每次 5~10 组。

(8)屈膝抗阻训练:患者进行屈膝锻炼时,其家属辅助进行抗阻训练,即在屈膝时手放于患者小腿后侧加力。

2)术后第 2~6 周　目的是逐渐恢复关节功能。

(1)屈膝锻炼。

(2)绑沙袋抬腿锻炼:患者进行抬腿训练时,可在小腿处绑沙袋进行负重锻炼。

(3)侧卧外展锻炼:取左侧卧位,头置于左侧手臂上。保持身体平直,下肢伸直。通过髋关节外展使左下肢缓慢直腿上举至极限,坚持片刻,然后缓慢下降还原,重复上述动作。换右侧卧位,重复上述动作。每组 10 次,每日 3~5 组。

(4)踮脚练习:双脚并拢,提起脚跟,坚持 15 s,然后慢慢放下,连续 20 次为 1 组,每日 5 组。在双脚完全站立后可抬起一侧脚改为单脚站立,双脚交替进行。在患肢可以负重后逐渐加强练习。

(5)前向踏步练习:取立位,前方放一高 15 cm 的板凳。患肢迈步踏上板凳,健侧腿跟上,再以相反顺序回到起始位置,重复 10 次为 1 组,每日 3~5 组。

(6)蹬车练习:每日练习蹬自行车 10 min,可逐渐增加练习时间至每日 20 min。

(7)靠墙静蹲:背靠墙,双脚分开,与肩同宽,逐渐向前伸,小腿长轴与地面垂直,锻炼时逐渐增加角度,大腿与小腿之间的夹角应不小于 90°。每组 2~3 次,每日 2~3 组。

3)术后注意事项　①患肢冰敷。②负重:患肢 4 周后可负重,6~8 周可停止佩戴支具。合并有髌骨脱位、半月板缝合、韧带重建患者,患肢 6 周后可负重,3 个月后停止佩戴支具。③肿胀:术后膝关节肿胀,应制动休息,减少活动,但活动程度要足够。肿胀程度较重时可行关节腔穿刺抽液治疗。

3.人工全膝关节置换术后康复指导

(1)术后 0~1 日:行卧床功能锻炼。指导患者行双下肢踝泵运动、股四头肌等长收缩练习、直腿抬高练习、屈膝锻炼等,每日 3 次,每次 5~10 min。在患者能耐受情况下,可抬高床头 30°~45°,起到被动屈髋的效果。每次训练完毕,抬高下肢,给予膝关节冰袋冷敷,一般维持 15~20 min,以达到消肿、镇痛的目的。

(2)术后 2~3 日:行站立训练。可视患者体力恢复情况扶助行器下地站立训练,做髋部外展运动,以锻炼外展肌力。

(3)术后 4 日~6 周:行助行器或双拐下地行走训练。先在室内短距离行走,后至室外行走。

(4)术后 6~12 周:6 周后患肢逐步负重,一般负重 20% 的体重。12 周后关节稳定性增强,逐步由双拐改为单拐,单拐用于健侧。上楼梯时先移动健侧,下楼梯时先移动患侧。

(5)术后 12 周后:目标为恢复术前的膝关节功能活动,逐渐改善负重、平衡和矫正步态偏差,达到功能性活动水平所需的耐力及关节活动度。

【出院指导】

1.休息与活动　以卧床休息为主,养成良好的生活及活动习惯,维持关节稳定性。1 个月后可恢复办公室工作,如果工作强度较大,需休息 3~4 个月。一般 6 个月后,可恢复正常的工作。要注意保护关节,避免突然增加关节的压力,以减缓假体磨损的程度。

2.定期复查　遵医嘱定期复查,了解关节假体的位置及稳定性是否良好。如出现关节红肿、疼痛或活动不便等情况,及时到医院检查。

3.功能锻炼　继续进行功能锻炼,锻炼过程中不宜扭转膝/髋关节,不宜跳跃,不宜过度运动。

4.保持正确的姿势　膝关节处于功能位,避免扭曲,转身时应先移脚再转身。

【护理评价】

(1)患者疼痛是否减轻或消失?

（2）患者焦虑情绪是否得到缓解？心理健康水平是否提高？

（3）患者关节功能是否得到恢复？是否满足日常活动需要？

（4）患者是否知晓功能锻炼方法？

（5）患者并发症是否得到有效预防？病情变化能否被及时发现与处理？

（袁飞骏　付玉芳）

第七节　类风湿性关节炎护理与康复

7-7 导入案例
与思考

扫码看视频

【定义】

类风湿性关节炎（rheumatoid arthritis，RA）是一种病因尚未明确的以关节病变为主的非特异性炎症，以慢性、对称性、多滑膜关节炎和关节外病变为主要临床表现，属于自身免疫病。好发于手、腕、足等小关节，反复发作，呈对称分布。表现为全身多发性和对称性慢性关节炎，其特点是关节痛和肿胀反复发作的进行性发展，最终导致关节破坏、强直和畸形。

【病因】

1.自身免疫反应　人类白细胞相关抗原与本病有不同程度的相关性，在某些环境因素作用下与短链多肽结合，激活 T 细胞，可产生自身免疫反应，导致滑膜增殖、血管翳形成、炎性细胞聚集和软骨退变。

2.感染　本病发展过程中的一些特征符合病毒感染，因此多认为甲型链球菌感染为本病诱因。

3.遗传因素　RA 有明显的遗传特点，发病率在 RA 患者家族中明显增高。

【分型】

1. Ⅰ 期　正常或骨质疏松。

2. Ⅱ 期　骨质疏松，有轻度关节面下骨质侵袭或破坏，关节间隙轻度狭窄。

3. Ⅲ 期　关节面下有明显的骨质侵袭和破坏，关节间隙明显狭窄，关节半脱位畸形。

4. Ⅳ 期　上述改变合并关节纤维性或骨性强直。胸部 X 线检查可见肺间质病变、胸腔积液等。

【临床表现】

多发生于 20～45 岁，女性多见。早期呈红、肿、热、痛和功能障碍，反复发作、对称性、多发性小关节炎。

1.症状

（1）疼痛：关节疼痛的程度通常与其肿胀程度相关，关节肿胀越明显，越疼痛，甚至呈剧烈疼痛。

（2）活动受限：受累关节以近端指间关节、掌指关节、腕、肘、肩、膝和足趾关节较为多见。颈椎、颞下颌关节、胸锁和肩锁关节也可受累，并伴活动受限。

2.体征

（1）关节肿胀：绝大多数患者是以关节肿胀开始发病的。肿胀是由关节腔内渗出液增多及关节周围软组织炎症改变所致，表现为关节周围均匀性肿大。反复发作后受累关节附近肌肉萎缩，关节呈梭形肿胀。

（2）多关节受累：受累关节多为双侧性、对称性，常见于掌指关节或近侧指间关节，其次是手、腕、膝等关节。

（3）关节摩擦音：RA 炎症期，检查运动关节时常可感到细小的捻发音或有握雪感，以肘、膝关节

Note

较为典型,表明关节存在炎症。有的关节在炎症消退后,活动关节时可以闻及"嘎嗒"声响,以指、膝、髋关节较明显,可能是 RA 伴骨质增生所致。

(4)畸形:晚期关节出现不同程度畸形,如手指的鹅颈畸形(图 7-7-1),掌指关节偏畸形,膝关节内、外翻畸形等,掌指关节屈曲、近侧指间关节过伸、远侧指间关节屈曲。

【辅助检查】

1. 实验室检查　血红蛋白减少,白细胞计数正常或降低,淋巴细胞计数增加。70%～80%的类风湿因子阳性,但其他结缔组织病也可为阳性。红细胞沉降率(简称血沉)加快,血清 IgG、IgA、IgM 增高。关节液混浊,黏稠度降低,黏蛋白凝固力差,糖含量降低,细菌培养阴性。

2. X 线检查　早期 X 线表现为关节周围软组织肿胀及关节附近骨质疏松,随病情进展可出现关节面破坏、关节间隙均匀狭窄、关节融合或脱位(图 7-7-2)。

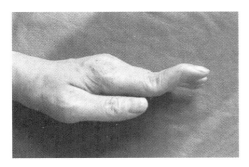

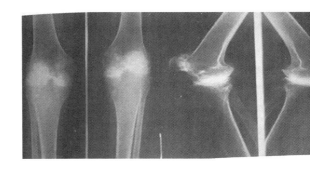

图 7-7-1　手指的鹅颈畸形　　　　　　　　　图 7-7-2　RA 的 X 线检查

3. MRI 检查　MRI 检查在显示关节病变方面优于 X 线检查,近年已越来越多地应用到 RA 的诊断中。MRI 检查可显示关节炎症反应初期出现的滑膜增厚、骨髓水肿和轻度关节面侵蚀,有助于 RA 的早期诊断。

4. 超声检查　高频超声检查能清晰显示关节腔、关节滑膜、滑囊、关节腔积液、关节软骨厚度及形态等,彩色多普勒血流成像和彩色多普勒能量图能直观地检测关节组织内血流的分布,反映滑膜增生情况,并具有很高的敏感性。超声检查还可以动态判断关节积液量和距体表的距离,用于指导关节穿刺及治疗。

5. 特殊检查

(1)关节穿刺术:对于有关节腔积液的关节,关节液的检查包括关节液培养、类风湿因子检测、抗 CCP(环瓜氨酸肽)抗体检测、抗核抗体检测等。

(2)关节镜检查及关节滑膜活检:对 RA 的诊断及鉴别诊断具有价值,对于单关节难治性的 RA 具有辅助治疗作用。

【治疗】

1. 非手术治疗　适用于功能分级 I 级的患者,其目标是尽快控制炎症。RA 药物治疗方案应个体化,主要包括非甾体抗炎药、抗风湿药、免疫抑制剂、糖皮质激素等。

2. 手术治疗　经过正规保守治疗,效果不明显,或存在较明显的关节畸形,严重影响生活质量者可行手术治疗,适用于功能分级 II 级、III 级或 IV 级的患者。

(1)滑膜切除术:对于经积极正规的内科治疗后仍有明显关节肿胀及滑膜增厚者,可行关节镜下滑膜切除术。

(2)关节置换术:对于软组织条件良好,关节变形且症状明显的患者可考虑行人工全膝关节置换术(图 7-7-3)。

(3)关节融合术:随着人工关节置换术的成功应用,已经很少使用关节融合术,但对于晚期关节炎、关节破坏严重、软组织条件不佳者,可行关节融合术。此外,关节融合术还可作为关节置换术失

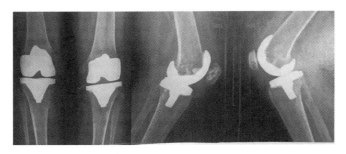

图 7-7-3　人工全膝关节置换术

败的挽救手术。

【护理评估】

1. 健康史　评估患者是否存在强迫体位,皮肤黏膜有无溃疡等。评估患者有无风湿性疾病家族史,有无寒冷、潮湿生活环境因素。记录患者生命体征,有无发热等。评估患者营养状况,有无消瘦及营养不良。评估患者有无焦虑、抑郁等不良情绪。

2. 症状和体征　评估晨僵出现及持续时间,有无关节疼痛,关节疼痛及活动受限出现的时间、部位及持续时间。评估有无关节畸形及活动受限,活动受限的部位及程度,有无伴随症状,如发热等。

【护理措施】

1. 一般护理

(1)病情观察:密切观察患者关节肿胀、疼痛及活动受限的程度,如有异常应及时报告医生。

(2)环境与休息:改善居住条件,避免寒冷、潮湿环境。当疾病处于急性期时,应注意休息,除保证晚上有充足的睡眠外,白天也应安排一定的睡眠及休息时间。

(3)饮食护理:应摄入足够热量,给予高热量、高蛋白、高维生素、易消化食物,补充足够的水分,改善患者的长期消耗状态。

(4)用药护理:抗风湿治疗疗程较长,需观察药物副作用。非甾体抗炎药常见副作用是胃痛、厌食,还可影响凝血功能,对肝、肾和中枢神经系统也有副作用。长期用药者应定期检查尿常规、血尿素氮、血肌酐及肝功能。

2. 专科护理

(1)发热护理:急性期应卧床休息,密切监测体温变化,注意热型及伴随症状。注意观察是否伴有皮疹、眼部受损及心功能不全表现,有无脱水体征。高热时采用物理降温,或遵医嘱使用药物进行病因治疗。

(2)皮肤护理:指导患者穿宽松的棉质内衣,保持床单清洁、干燥、柔软,经常更换体位,并按摩皮肤受压部位,保持皮肤清洁。

(3)口腔黏膜护理:由于长期应用抗生素,易造成口腔内真菌感染,不宜吃过烫、辛辣等刺激性食物,每日用漱口水漱口。

(4)关节疼痛的护理:急性期应卧床休息,注意患者体位。可利用夹板、沙袋固定患肢于舒适的位置以减轻疼痛,用支被架保护患肢以免受压。除药物治疗外,可配合热敷、温水浴、按摩、红外线照射等方法促进血液循环,减轻关节强直和软组织挛缩,缓解疼痛和晨僵。

3. 心理护理　对患者及其家属进行心理支持,告知本病的慢性特征,树立战胜疾病的信心。

【康复应用】

1. 康复评定

(1)活动期评定:通过晨僵时间、关节疼痛度、关节肿胀度、握力、步行试验及血沉指标来明确疾病是否处于活动期,对后期康复治疗的选择具有指导意义。

（2）疼痛评定:通过疼痛评估量表来评定。

（3）关节活动度评定:采用通用量角器或方盘量角器,对腕、肘、肩、髋、膝、踝关节进行主动活动度及被动活动度测量。内容包括屈、伸、内收、外展、内旋、外旋。

（4）肌力评定:采用徒手肌力评定、握力计法对手握力进行评定;采用捏力计法对各手指捏力进行评定。

（5）生活自理能力评定:采用 Barthel 指数评定量表进行评定。

（6）心理评定:采用焦虑抑郁评分量表进行评定。

2.康复指导　不同患者具体情况不同,需遵医嘱进行个体化的康复指导。

（1）手术当日:麻醉清醒后,抬高患肢,行双下肢主动肌肉收缩和放松练习。指导患者进行深呼吸练习。

（2）术后 1 周:行膝关节伸直练习,保持膝关节处于伸直状态。术后第 3 日行直腿抬高练习,当患者疼痛明显减轻,可用下肢关节持续被动活动(CPM)仪进行被动屈膝锻炼,从屈膝 50°开始,每日增加 10°,术后 1 周屈膝到 90°,上述被动练习每日 3 次,每次 1 h。同时,可在康复治疗师帮助下持双拐或助行器进行床边站立练习,能耐受情况下可进行短距离行走练习。

（3）术后 2 周:继续利用 CPM 仪锻炼,练习角度根据患者能忍受疼痛的程度有所不同,一般屈膝角度为 90°~110°。患者可独立扶拐进行简单的日常生活活动。同时可行双上肢和腰背肌力量练习,以增强患者日常生活活动能力,改善患者的精神状况和增强恢复健康的信心。

（4）术后 3 周:进行短时间不扶拐独立行走练习,每次 5 min。可完全负重进行上、下台阶训练。继续行膝关节屈膝练习,训练完毕可行患肢冰敷,以减轻疼痛及肿胀感。

（5）术后 4 周:继续加强股四头肌等长收缩练习和膝关节伸直练习,屈膝角度在术后第 4 周要达到 120°。增加爬楼梯的次数和时间,锻炼膝关节的灵活性。其中膝关节伸直练习方法包括:①在足跟下垫毛巾卷,在膝关节上方压上一定重量的重物,重量以压上重物后膝关节能完全伸直为宜。②患者俯卧,将膝关节放在床边,足上挂重物,练习伸直,重量以患者能耐受且膝关节可以完全伸直为宜。

（6）术后 5 周:继续行股四头肌等长收缩练习和膝关节伸直练习。屈膝角度要大于 120°,以满足日常生活所需。患者能耐受情况下行蹬车练习,同时重建膝关节的平衡功能和本体感觉。

（7）术后 6~8 周:巩固屈膝和伸膝练习,增加上下楼梯、蹬车练习的次数和时间。增加独立行走的距离,强度以患者能耐受为宜。

（8）术后 9~12 周:逐渐恢复日常生活活动。

【出院指导】

1.用药指导　继续遵医嘱进行药物治疗,包括抗生素、免疫调节剂等。按时服药,不可随意停药或改变剂量。

2.功能锻炼　指导患者掌握疾病有关知识和功能锻炼方法,急性期过后尽早开始关节的康复治疗。强调尽量保持正确的体位、姿势,可进行关节允许范围内的活动,如骑车、游泳等。

3.休息与活动　注意休息,适量活动,避免过度使用关节,给予身体充分休息的时间。同时适当进行轻度活动,促进血液循环和改善关节灵活性。

4.控制体重　保持健康的体重有助于减轻关节的负担和压力,减轻疼痛和炎症。

5.饮食指导　建议选择富含抗氧化剂的食物,如蔬菜、水果、鱼类等。同时减少高脂肪、高糖食品和加工食品的摄入,避免加重炎症症状。

6.定期复诊　遵医嘱定期复诊,一般分别于术后 1 个月、3 个月、6 个月、12 个月复诊,及时评估疾病的情况和调整治疗方案。

（袁飞骏　付玉芳）

7-8 导入案例
与思考

扫码看视频

第八节　髋关节发育不良护理与康复

【定义】

髋关节发育不良是由于髋臼先天性发育缺陷,髋臼对股骨头的覆盖减少,髋臼与股骨头的匹配关系不良,长期生物力学异常继发股骨发育异常,股骨侧的异常变化进一步加重了髋臼的畸形发育。随着病情的发展,长期的应力异常会导致髋关节软骨退行性变,股骨头半脱位或脱位,甚至局灶性坏死。

【病因】

髋关节发育不良的确切病因尚不清楚,它可由多种原因引起,其中最常见的原因为发育性髋关节发育不良。其发病是遗传、环境等多种因素共同作用的结果。

1. 遗传因素　临床观察髋臼发育异常的父母,其子女患髋关节发育不良的比例约增加10%。若第一胎是髋关节发育不良患儿,第二胎患髋关节发育不良的概率为6%,遗传机制考虑与遗传性关节韧带松弛、子宫异常形状有关。

2. 环境影响　本病的发生与地区、环境及生活习惯有密切关系。如我国南方某些地区习惯将儿童背在后背保持髋关节处于蛙式位,该病发病率显著低于平均水平。有些地区习惯用襁褓包裹婴儿,迫使婴儿髋关节处于伸直位,可增加髋关节发育不良的概率。

3. 胎位　胎位与髋关节发育不良有直接关系,特别是臀位分娩者该病发病率较高。当臀位分娩时,婴儿臀部和膝盖处于伸展状态,随后增加的屈曲导致髂腰肌收缩,会导致关节脱位。

【发病机制】

髋关节发育不良患者负重时应力会异常分布于髋臼外上方,导致髋臼倾斜,进而造成髋臼与股骨颈撞击。如髋臼持续撞击,会造成髋关节盂唇损伤及股骨头颈交界前外侧增生,导致股骨头逐渐畸形,即凸轮型髋关节撞击综合征,进而引发髋关节不稳、疼痛和退行性变加重,严重影响患者日常生活。

先天性髋关节发育不良或儿童时期继发的髋关节发育不良未得到治疗或未被发现,仅在成年后才出现临床症状,称为残留性髋关节发育不良。这些症状会持续到成年期,并会变得更加严重。如不及时治疗,长期慢性关节不稳定会导致早期髋关节病。

髋关节半脱位、脱位时,早期会有肢体不等长表现,但多数在20～40岁才出现症状,表现为患髋疲劳感、酸胀及隐痛,也可发生于腹股沟区、大腿前方及臀部等部位,有时伴有膝关节疼痛。病情逐渐进展后,髋关节疼痛加重,活动受限。

【分型】

1. Crowe 分型　它是基于 X 线片股骨头半脱位量相对于未变形股骨头的高度划分,但此分型不能提供有关髋臼病理形态解剖学的信息,且结果易受股骨前倾和扭转的影响。

(1)Ⅰ型:股骨头半脱位,脱位率<50%;或股骨头上移比值<10%。

(2)Ⅱ型:股骨头半脱位,脱位率50%～75%;或股骨头上移比值10%～<15%。

(3)Ⅲ型:股骨头半脱位,脱位率<75%～100%;或股骨头上移比值15%～20%。

(4)Ⅳ型:股骨头全脱位,脱位率>100%;或股骨头上移比值>20%。

2. Hartofilakidis 分型　它是基于髋关节的影像学髋臼解剖结构,同时考虑了股骨和髋臼侧形态。

（1）A 型：单纯发育不良。股骨头虽然脱位但仍位于真臼内，臼浅，臼顶有骨缺损。

（2）B 型：轻度/大部脱位。假臼与真臼部分重叠且股骨头与假臼构成关节，髋臼开口狭窄且深度不够，大多数伴有髋臼前倾角过大。

（3）C 型：重度/全部脱位。关节上方脱位与骨翼形成关节，股骨头与真臼无接触。真臼边缘缺损，过度前倾，深度不足，开口狭窄。

【临床表现】

1. 症状　早期髋关节酸胀，轻度疼痛；中期疼痛加重；后期疼痛进一步加重，可出现夜间痛。

2. 体征

（1）跛行：疼痛所致。

（2）脱位：疾病发展至中后期会继发关节不同程度的半脱位、脱位。

（3）关节功能障碍：关节功能明显受限，严重影响患者正常工作与生活。

【辅助检查】

1. X 线检查　包括骨盆正位、髋关节侧位、双髋关节功能位等，可以明确髋臼对股骨头的包容情况。用于观察股骨头、股骨颈、大小粗隆、股骨上端的骨质情况及是否存在骨折移位或脱臼等（图 7-8-1）。

2. CT 及三维重建　可呈现骨性骨盆的具体细节，有利于术者对患者的前方、后方、外侧的股骨头覆盖缺损有整体的认识。基于 CT 及三维重建的术前设计可测量达到最佳矫正时髋臼截骨块在各个方向上需要旋转的度数，提高手术精确性，还可了解截骨术后头臼的对合关系，以及髋臼的前后倾状态等。

3. MRI 及造影检查　MRI 及造影检查主要用于发现是否存在盂唇病变，包括盂唇撕裂、退行性变、囊肿形成等，而后者常是退行性变的先兆。这项技术也可更好地发现关节软骨的损伤（图 7-8-2）。

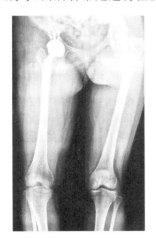

图 7-8-1　髋关节发育不良 X 线检查

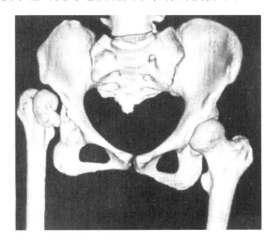

图 7-8-2　髋关节发育不良 MRI 检查

【治疗】

目前对于髋关节发育不良的治疗主要根据病变发展的不同阶段，并结合影像学表现及临床症状综合评估，分阶段采取相应的治疗方案。分阶段治疗模式总结如下。

1. 早期　此期治疗的目的在于防止髋关节发生半脱位或脱位，减轻关节负重，避免关节高强度活动。若无明显临床症状，仅有 X 线表现，也可考虑行预防性截骨术。

2. 中期　此期治疗的目的是减轻关节疼痛，紧缩关节囊，增强关节稳定性。代表性的术式主要是 Chiari 骨盆内移截骨术和髋臼加盖术。

3.晚期　人工关节技术的发展突飞猛进,早期用于治疗终末期骨关节炎的关节融合术逐渐被临床淘汰,全髋关节置换术是治疗的最佳选择。

【康复应用】

1.术前康复训练

(1)体位训练:向患者说明防止术后假体脱位的正确体位,可取仰卧位或半坐卧位,但屈髋屈曲<45°,不侧卧。保持患肢于外展中立位,必要时可穿"丁字鞋"。

(2)肌力训练:应从术前开始,并一直持续到术后关节功能完全恢复后。术前因原有疾病,在训练时可能导致疼痛,通过物理因子和药物治疗控制疼痛以及采用等长收缩练习及抗阻训练,从而较好地增加肌力。术前肌力训练的效率优于术后训练,应予以重视。

(3)关节牵引:关节牵引的术前意义也大于术后。通过术前的充分牵引,可以避免术中不必要的软组织松解,减少手术损伤,减少术中血管神经损伤并发症的发生,为术后康复训练提供良好条件。

(4)体能训练:若患者年龄较大,手术创伤较大,术前应开展必要的体能训练,包括仰卧位和半坐卧位下健肢屈膝支撑床面、手拉吊环臀部离床等运动。

2.术后康复训练

(1)术后1周:首次,仰卧,双下肢呈15°外展位,行踝泵运动及股四头肌等长收缩练习,以促进小腿深静脉回流,避免血栓形成。其次,进行主动屈膝锻炼,逐渐增加屈曲度数,以达到被动屈髋的目的。在前两项训练的基础上,训练患侧下肢做主动直腿抬高练习,收缩大腿肌肉,每日3次,每次10min。髋关节抬高不宜超过45°,为下地行走做必要的准备。患者可练习床上坐起,床头抬高30°～45°,起到被动屈髋的作用。

(2)术后2～4周:患者体力耐受情况下,可扶助行器下地站立训练,如条件许可,行部分负重行走训练。站立时做髋部外展活动,以锻炼外展肌力。

(3)术后5～12周:患肢逐渐负重,一般负重20%的体重。行髋部伸肌、外展肌肌力增强训练或抗阻训练。逐步双拐改为单拐,单拐用于健侧。上下楼梯时使用扶手,上楼梯时先移动健侧,下楼梯时先移动患侧。

(4)术后12周以后:继续功能锻炼,逐渐改善负重、平衡和矫正步态偏差,开始或继续在健侧使用单拐。使用单拐步行时,可在不平坦和较软的地面行走以改善平衡功能。

【出院指导】

1.保持正确的姿势　避免长时间跪坐、蹲下、站立及行走等,以免增加髋关节的负担。起立或坐下时,避免用力过猛,建议逐渐增加活动的幅度和频率。

2.正确使用辅助工具　使用拐杖、助行器等辅助工具时,应遵循医生或康复治疗师的指导。

3.控制体重　注意控制体重,避免肥胖对髋关节造成额外压力。

4.康复锻炼　定期进行康复锻炼,在医生或康复治疗师的指导下进行。

5.饮食和营养　遵循均衡饮食原则,多吃新鲜水果、蔬菜、全谷物食品和低脂食品。可适量增加蛋白质和维生素D的摄入,有助于骨骼健康。减少高盐、高糖、高脂食品的摄入。

6.定期复诊　遵医嘱定期复诊,以监测骨折愈合情况和髋关节发育的进展。如出现不适或疑问,及时与医生联系并咨询专业意见。

(袁飞骏　付玉芳)

第八章 运动医学疾病的护理与康复

第一节 膝关节韧带损伤护理与康复

【定义】

膝关节韧带损伤(ligamentous injury of knee joint)是指进行非生理性暴力活动时,膝关节周围韧带,包括前交叉韧带、内侧副韧带、外侧副韧带、后交叉韧带、髌骨内侧韧带、髌骨外侧韧带等,受到超过其耐受的牵拉,而发生的一处或多处损伤。

【病因】

膝关节韧带损伤通常由高能量暴力引起,是一种外伤性疾病,其主要病因如下。

1. 运动损伤 身体密切接触的运动,如橄榄球、篮球、足球、柔道、摔跤等;还包括竞技水平较高、跌倒风险较高的运动,如滑冰、滑雪、体操等。

2. 交通损伤 机动车事故,尤其是摩托车事故,如司机屈曲的膝关节撞击车挡板等。

【发病机制】

1. 股骨在胫骨上外展、屈曲和内旋 最常见,多见于运动员的负重下肢遭受从外侧的撞击。首先受损的是膝关节内侧支持结构,如胫侧副韧带、内侧关节囊韧带。如作用力足够大,前交叉韧带可撕裂。

2. 股骨在胫骨上内收、屈曲和外旋 较少见,主要造成膝关节外侧损伤。

3. 过伸 外力直接作用于伸直的膝关节前部,常造成前交叉韧带损伤。若暴力继续作用或很强烈,可造成后关节囊和后交叉韧带的牵拉和损伤。

4. 前后移位 前后方向上的暴力作用于胫骨或股骨,根据胫骨移位的方向,可导致前交叉韧带或后交叉韧带损伤。

【分型】

1. 前交叉韧带(anterior cruciate ligament,ACL)损伤 由膝关节伸直位下内翻损伤、膝关节屈曲位下外翻损伤所致,多见于竞技运动,往往合并内、外侧副韧带与半月板损伤。

2. 后交叉韧带(posterior cruciate ligament,PCL)损伤 由来自前方的使胫骨上端后移的暴力所致,通常与前交叉韧带同时损伤。

3. 内侧副韧带(medial collateral ligament,MCL)损伤 由膝外翻暴力所致,多见于运动损伤。

4. 外侧副韧带(lateral collateral ligament,LCL)损伤 由膝内翻暴力所致,易伤及腓神经。

5. 膝关节复合韧带损伤 多见于急性膝关节脱位,一般至少侵犯 2 条主要韧带,常伴有半月板损伤和关节软骨损伤,严重影响膝关节稳定性,亦可伴血管神经损伤。

第八章
学习目标

8-1 导入案例
与思考

扫码看视频

Note

【临床表现】

1. ACL 损伤

（1）症状：损伤时可有断裂声和剧痛感。慢性期表现为膝无力、滑落、交锁、不稳、反复错动,在跑跳、活动时更明显。

（2）体征：关节肿胀,关节腔内积液、积血。前抽屉试验阳性,轴移试验有前向膝关节不稳。

2. PCL 损伤

（1）症状：膝关节疼痛、肿胀、功能障碍。陈旧性损伤并发关节不稳,可出现上下楼梯及上下坡困难。

（2）体征：膝关节检查有后向膝关节不稳。急性期关节腔内积血、积液,肌肉痉挛等,后方 Lachman 试验阳性。慢性期股四头肌动力试验阳性。

3. MCL 损伤

（1）症状：受伤时可听见韧带断裂声,膝部内侧疼痛、肿胀,出血较多时可见皮下青紫瘀斑。膝关节屈伸活动障碍。

（2）体征：固定的膝关节内侧局限性压痛点,可扪及裂隙或空虚感。压痛点常在股骨内上髁或胫骨内侧髁的下缘处。侧压试验（也称分离试验）于屈膝 30°阳性,和（或）内侧直向不稳。

4. LCL 损伤

（1）症状：受伤时可听见韧带断裂声,膝部外侧局限性剧烈疼痛。腓骨头附近肿胀、皮下淤血,局部压痛明显。伴腓总神经损伤时可出现足下垂、足背及小腿外侧麻木。

（2）体征：韧带损伤处压痛明显,压痛点常在股骨外上髁或腓骨小头处。侧压试验阳性。

【辅助检查】

1. X 线检查　多数无明显阳性表现,少数可出现因韧带牵拉引起的撕脱骨折,并注意有无胫骨平台骨折。

2. MRI 检查　可直接显示韧带、肌腱。正常韧带、肌腱在所有 MRI 序列上表现为低信号影。不完全撕裂表现为低信号影中出现散在高信号影,其外形可增粗,边缘不规则。完全中断则可见断端（图 8-1-1）。

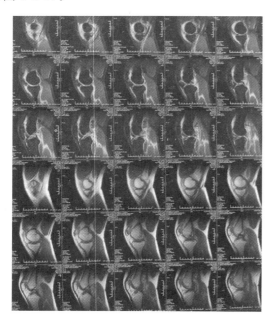

图 8-1-1　膝关节韧带损伤 MRI 检查

3. 关节镜检查　有助于观察交叉韧带、半月板、侧副韧带、关节囊韧带损伤和骨软骨骨折。

4. 超声检查　有助于判断韧带损伤的情况。

5. 体格检查　评估关节活动度、关节稳定性等。

【治疗】

1. 保守治疗　急性损伤立即冰敷,或局部喷射冷冻剂,并加压包扎固定,抬高患肢,佩戴膝关节支具制动。可行保守治疗的韧带损伤是指韧带的不完全断裂,不引起急性不稳定者,如 ACL 损伤患者可行增强腘绳肌肌力训练,PCL 损伤患者可行增强股四头肌肌力训练。

2. 手术治疗　膝关节韧带完全断裂者常需行手术治疗。交叉韧带断裂者可采用关节镜下交叉韧带重建术,侧副韧带断裂者可行手术修补术。手术修复应贯彻全面修复的原则,而在所有韧带的修复中,交叉韧带是核心。

【护理评估】

一、术前评估

1. 健康史

(1)一般情况:包括患者姓名、性别、年龄、出生日期、身高、体重、职业、联系方式、家族史等。

(2)现病史:是否参与了身体频繁接触、竞技水平较高、跌倒风险高的体育运动或发生机动车事故等。疼痛、功能障碍等对日常生活的影响程度,如活动受限、生活自理能力下降等。

(3)既往史:是否有膝部受伤史或手术史,以及是否有其他骨骼关节疾病(骨质疏松、类风湿性关节炎等)、慢性疾病(心脏病、高血压、糖尿病、脑卒中等)等。

(4)过敏史:对药物、食物、环境物质或其他过敏原的过敏反应。

2. 身体状况　了解患者全身器官、系统功能状况和辅助检查结果,以准确估计患者的手术耐受力。

3. 症状和体征

(1)症状:①疼痛:评估患者的疼痛程度、性质、部位和持续时间。②活动受限:评估患者在日常生活中的活动能力,包括行走、上下楼梯、下蹲、如厕等活动的受限程度。③关节不稳:评估患者膝关节的稳定性。④感觉异常:评估患者是否存在感觉异常,如麻木、刺痛等。

(2)体征:①视诊:评估患者是否存在关节肿胀、皮肤温度升高、皮肤破损、关节脱位等。②触诊:评估患者是否存在关节周围压痛,浮髌试验是否为阳性。③关节活动度:评估患者的关节活动度,包括膝关节的屈伸、外旋、内旋等。④肌力检查:评估患者的肌力、肌张力、肌肉萎缩情况,以了解肌肉功能的损害程度。⑤步态异常:评估患者的步态,包括行走姿势、步态稳定性和步态的改变。⑥影像学检查:评估患者 X 线、MRI 等影像学检查结果,以了解骨骼结构和关节病变情况。

4. 专科评估

(1)抽屉试验:患者仰卧,髋关节屈曲 45°,膝关节屈曲 90°,检查者双手握住胫骨上段,分别在中立位、内旋位、外旋位向前/后牵拉(图 8-1-2、图 8-1-3)。根据胫骨相对于股骨前/后移的程度与健侧比较,前/后移 0～5 mm 为Ⅰ度,前/后移 6～10 mm 为Ⅱ度,前/后移＞10 mm 为Ⅲ度,提示 ACL/PCL 损伤。

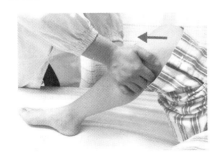　　　　　　　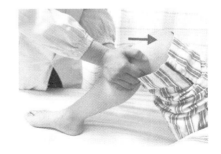

图 8-1-2　前抽屉试验　　　　　　　图 8-1-3　后抽屉试验

(2)Lachman 试验:评估 ACL 损伤最常用的方法,敏感性较高。患者仰卧,膝关节屈曲 20°,检查者双手分别放在股骨下端和胫骨上端,向后推大腿和向前拉小腿,有松弛、错动感者为阳性(图 8-1-4)。

(3)轴移试验:患者仰卧,膝关节屈曲,检查者一只手置于膝关节内侧,给予外翻力,另一只手置于踝关节处,使小腿外旋,后顺着股骨施加轴向力,如出现弹跳感即为阳性,提示 ACL 松弛或断裂(图 8-1-5)。

(4)外翻应力试验:患者仰卧,检查者一只手置于膝外侧,另一只手置于内踝,共同施加使膝关节内翻的应力。首先进行屈膝 30°位检查,然后在膝关节完全伸直(0°)位检查,如外侧间隙张开,即为

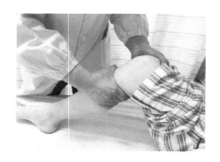

图 8-1-4　Lachman 试验

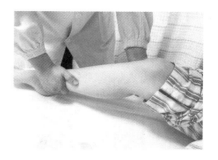

图 8-1-5　轴移试验

阳性。仅 30°位呈阳性,提示单纯 MCL 损伤;如 0°位和 30°位均呈阳性,提示 MCL 和膝关节后内侧复合体同时损伤(图 8-1-6)。

（5）内翻应力试验:患者仰卧,检查者一只手置于膝内侧,另一只手置于外踝,共同施加使膝关节外翻的应力。首先进行屈膝 30°位检查,然后在膝关节完全伸直(0°)位检查,如内侧间隙张开,即为阳性。仅 30°位呈阳性,提示单纯 LCL 损伤;如 0°位和 30°位均呈阳性,提示 LCL 和膝关节后外侧复合体损伤,且常同时累及 PCL(图 8-1-7)。

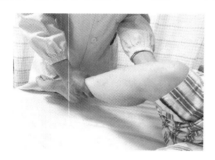

图 8-1-6　外翻应力试验

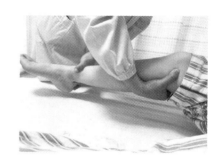

图 8-1-7　内翻应力试验

5.实验室检查　根据患者的具体情况,可能需要进行一些实验室检查,如血常规、凝血功能、肝肾功能等,以评估患者的全身健康状况。

6.心理社会状况　评估患者的心理状态,有无焦虑、恐惧等心理反应;对疾病的了解程度、治疗期望、健康认知;家庭支持程度和家庭经济状况。综合分析有助于医护人员更全面地了解患者,为术前准备和术后康复提供个体化的指导和支持。

二、术后评估

1.手术交接

（1）基本信息:包括患者姓名、年龄、性别、住院号等,以确保患者身份正确。同时,了解患者的既往史、过敏史、家族史等,以便为患者制订个体化的护理计划。

（2）手术信息:包括手术名称、手术时间、手术部位、手术方式等,以确保手术信息准确无误。了解手术过程中是否出现并发症或特殊情况,以便进行相应的护理干预。

（3）麻醉情况:包括麻醉方式、麻醉药物使用情况、麻醉效果等。了解患者的麻醉深度、呼吸情况、血压、心率等,以及麻醉后是否出现不良反应,以便及时采取相应的护理措施。

（4）术后病情:评估患者的意识状态、呼吸情况、血压、心率、体温等。观察患者术后出血、疼痛、恶心、呕吐等情况,及时告知医生并采取相应的护理措施。

（5）伤口情况:观察患者伤口是否有红肿、渗液、感染等情况,及时告知医生并采取相应的护理措施。

（6）疼痛评估:评估患者术后膝部和相关区域的疼痛情况,包括疼痛的程度、性质、持续时间等。

根据疼痛评估结果,制订个体化的疼痛管理计划。

(7)患肢感觉运动评估:评估术后患肢感觉运动情况,包括患肢皮肤温度、颜色、末梢循环的充盈度及足背动脉的搏动情况等。

(8)神经功能评估:评估患者术后神经功能的恢复情况,包括感觉、肌力、反射等。观察是否出现神经损伤的征象,及时告知医生并采取相应的护理措施。

(9)膝关节稳定性评估:评估患者术后膝关节的稳定性、膝关节支具类型选择是否正确。观察膝关节支具固定情况,包括是否正确使用及固定效果。

(10)护理措施:根据患者的术后护理需求,制订相应的护理计划。包括协助患者进行康复训练、提供适当的体位护理、监测生命体征、预防并发症等。

(11)健康教育:包括术后伤口护理、疼痛管理、引流管护理、康复锻炼、动作技巧指导、支具调节、饮食调理、心理支持、定期复诊和注意事项等,以促进康复、预防并发症的发生。

2.症状和体征

(1)症状:评估患者的疼痛程度、性质、部位和持续时间。术后是否存在感觉异常,如麻木、刺痛等及运动障碍。

(2)体征:观察患者腿部摆放姿势和软枕摆放部位是否正确。评估患者术后是否存在关节肿胀、皮肤温度升高、皮肤破损等,以及肌力、肌张力、肌肉萎缩情况。

3.心理社会状况　评估术后患者的心理社会状况,了解其心理状态、社会支持情况、生活质量和康复需求。通过交谈和心理量表评估患者心理状态,提供心理支持。评估患者社会支持情况,提供相应支持和建议。关注患者生活质量和康复需求,制订个体化康复计划,帮助患者恢复功能和提高生活质量。

【常见护理诊断/问题】

1.疼痛　与手术创伤、术后炎症、关节积液、关节肿胀等有关。

2.活动受限　与术后膝关节稳定性、康复计划执行等有关。

3.肌无力　与术后肌肉损伤、康复训练等有关。

4.焦虑　与担心手术风险、手术预后等有关。

5.知识缺乏　缺乏术后功能锻炼的相关知识等。

6.潜在并发症　下肢深静脉血栓形成、感染、关节僵硬、软组织损伤等。

【护理目标】

(1)减轻术后疼痛,提高患者舒适度,促进康复。

(2)促进患者术后患肢功能的恢复,减轻活动受限的程度。

(3)改善患者术后肌无力症状,提高膝部肌肉力量。

(4)缓解患者术后焦虑情绪,提高心理健康水平。

(5)提供术后功能锻炼的教育和指导,增强患者对康复的理解和配合度。

(6)预防术后并发症的发生,保障患者安全。

【护理措施】

一、术前护理

1.评估患者病情　通过与患者进行交流,了解患者的病史、症状、疼痛程度及其对日常生活的影响。进行全面的体格检查,包括肌力、感觉和下肢的活动度等方面的评估,以便制订个体化的护理计划。

2.术前准备

(1)皮肤准备:根据患者的病情、手术部位与手术方式,进行必要的皮肤准备,协助患者清洁皮肤,更换干净病服。

(2)饮食指导:根据患者的病情、耐受情况及手术方式,跟麻醉师、医生沟通后确定并告知患者术前禁食、禁水的时间。

(3)休息与睡眠:尽量使患者在术前能够充分休息,必要时术前一晚遵医嘱给予口服催眠镇静类药物以保证睡眠。

(4)膀胱准备:根据手术及麻醉方式,遵医嘱于术前留置导尿,排空膀胱。导尿时必须严格执行无菌操作规程,以防逆行感染。妥善固定尿管,防止脱落。

(5)个人清洁:患者术前应洗澡或擦拭身体,清洁头发,去除脸部和手部的化妆品并摘下耳环、项链和手表等,穿着干净整洁的衣物,以减少手术过程中的干扰和感染风险。

(6)其他:遵医嘱行药敏试验,并将结果记录于临时医嘱单上。手术期间,根据患者手术及麻醉方式铺好麻醉床,准备好急救用物和监护仪器。

3. 术前风险评估和预防　术前需要对患者进行全面的风险评估,包括发生血栓、感染、出血等并发症的风险。根据评估结果采取相应的预防措施,如使用抗凝剂、抗生素预防感染、术前备血等,以确保手术的安全性和成功性。

4. 术前康复指导　术前应该向患者提供康复指导,包括腿部肌肉的锻炼、正确的姿势和体位调整、支具的佩戴、拐杖和轮椅的使用方法等。这些康复指导可以帮助患者减轻疼痛、改善下肢功能,并为术后的康复打下基础。

5. 专科护理

(1)适应性训练:术前指导患者床上使用便器、卧床翻身方法及进行呼吸功能训练等。有吸烟史的患者,指导其于术前1周戒烟。

(2)功能锻炼:术前指导患者进行针对性的功能锻炼,可根据患者具体情况调整练习强度,因人而异,循序渐进。

①踝泵运动:患者取仰卧位,大腿放松,用力、缓慢、全范围屈伸踝关节,在勾脚和绷脚背的极限位置保持3～5 s。

②股四头肌等长收缩练习:膝关节伸直,大腿前方的股四头肌收紧,保持3～5 s后缓慢放松。

③腘绳肌等长收缩练习:患者取仰卧位,膝关节伸直,用力向下压,使大腿后侧肌肉绷紧,保持3～5 s后放松。

④直腿抬高练习:患者取仰卧位,踝关节尽量背伸,膝关节伸直,缓慢向上抬腿至30°～45°,保持3～5 s,再保持同样姿势缓慢放下。双腿交替进行。

⑤侧抬腿练习:患者取侧卧位,下肢伸直,缓慢向侧上方抬起,保持3～5 s,再保持同样姿势缓慢放下。双腿交替进行。

⑥后抬腿练习:患者取俯卧位,下肢伸直,缓慢向后上方抬起,保持3～5 s,再保持同样姿势缓慢放下。双腿交替进行。

6. 心理护理　缓解患者术前焦虑和恐惧,促进心理健康。提供详细的手术信息,包括麻醉、手术过程、术后恢复情况等,以减少患者担忧。理解患者担忧,耐心解释,建立良好关系,鼓励患者表达情绪,提供安慰。教导患者心理放松技巧,如深呼吸、肌肉松弛,以缓解焦虑。

二、术后护理

1. 术后常规护理

(1)床旁交接:手术结束患者返回病房后,病房护士应与手术室护士和麻醉师进行详细的交接,内容包括患者一般生命体征、神志情况、各种管道的固定和引流情况、切口敷料情况、皮肤情况等,并做好记录。

(2)观察生命体征:观察患者心率、呼吸、血压和血氧饱和度等生命体征的变化,按照护理级别定时巡视患者,发现病情变化及时告知医生。

（3）体位管理:全麻患者清醒后返回病房,取去枕仰卧位。

（4）伤口护理:术后严密观察患者伤口情况,保持伤口干燥、清洁。观察患者患膝有无渗血、渗液情况,发现异常及时告知医生。

（5）疼痛护理:采取多种方式进行疼痛宣教,根据患者情况选择合适的疼痛评估量表进行评估,并根据评估结果,遵医嘱采取多模式镇痛、预防性镇痛及个体化镇痛相结合的管理模式,同时动态评估患者镇痛效果,及时调整用药方案,以减少疼痛相关并发症,加速患者术后康复。

（6）基础护理:鼓励患者早期活动,保持排尿、排便通畅,预防术后压力性损伤、肺部感染、静脉血栓栓塞等并发症的发生。

（7）引流管护理:术后保持引流管妥善固定,引流通畅,观察并记录引流液的颜色、性状和量,如短时间内引流量增多,应及时通知医生。

（8）用药护理:遵医嘱实施治疗给药措施,注意观察患者用药后的反应。

（9）饮食护理:患者全麻清醒后,根据患者的年龄、耐受情况及手术方式,与麻醉师、医生沟通后确定进食、进水时间,由流质或半流质饮食逐渐过渡至普通饮食,以营养丰富、高膳食纤维、高维生素、高蛋白、清淡易消化的食物为主。

（10）深静脉血栓形成的预防:患者入院后行血栓风险评估,根据评估结果对患者进行针对性的知识宣教。对于低风险患者,应采取鼓励患者多饮水、尽早下床活动,指导踝泵运动,同时避免下肢行静脉穿刺等基础预防措施。对于中风险患者,除基础预防措施外,还应采取物理预防措施,包括使用间歇充气加压装置,并根据病情需要遵医嘱采取药物预防措施。对于高风险患者,应采用基础预防、物理预防与药物预防相结合的措施。如发生深静脉血栓形成,立即请血管外科医生会诊,及时诊断和治疗。

2. 专科护理

（1）患肢感觉运动评估:观察患肢感觉情况及运动功能,观察是否出现止血带综合征,遵医嘱使用营养神经药物,向患者解释患肢麻木的原因,以缓解患者的紧张情绪。

（2）冰敷:患处间断冰敷,以减轻出血、肿胀和疼痛。

（3）膝关节固定:下肢呈外展中立位,并予以软枕抬高 $30°$。膝部给予铰链式膝关节支具外固定,正确佩戴和调节支具,避免过紧或过松。对于 ACL 重建术后患者,应立即使用支具将膝关节固定于完全伸直位,以防止膝关节屈曲挛缩。

（4）功能锻炼:指导患者做主动运动,以增强肢体肌肉力量。肢体不能活动者,病情许可时,协助并指导其做被动运动,以防肌肉萎缩和关节僵硬。主要包括踝泵运动、股四头肌等长收缩练习、腘绳肌等长收缩练习、直腿抬高练习、侧抬腿练习、后抬腿练习、膝关节被动伸直、髌骨松动术、主动屈膝练习等,其中主动屈膝练习的角度要严格根据康复计划进行,因人而异。术后 $2\sim3$ 日,拔除引流管后,患者可戴支具下床活动,避免患肢负重。

①膝关节被动伸直:患者取仰卧位或坐位,踝关节下垫高,使患腿抬离床面,肌肉放松,自然伸直。必要时在膝关节上方放一重物,或由他人辅助向下压腿。注意与屈曲练习时间间隔开。

②髌骨松动术:用手指抵住患者髌骨边缘,分别向内侧、上、下三个方向缓慢、水平用力推动髌骨至极限位置,每方向 $15\sim20$ 次/组,$2\sim3$ 组/日(图 8-1-8)。

③主动屈膝练习:患者取仰卧位,足跟不离开床面,主动、缓慢屈髋屈膝,保持 $10\sim30$ s 后缓慢伸直,$4\sim6$ 次/组,2 组/日(图 8-1-9)。练习后即刻给予冰敷 $15\sim20$ min。若患者平时感到关节肿、痛、发热明显,可多次冰敷。

（5）并发症的预防与护理:密切观察患者的病情变化,特别注意观察伤口出血、下肢深静脉血栓形成、感染、神经损伤、关节僵硬、止血带综合征等并发症,观察患者体温、血压、伤口情况等,如有异常应立即告知医生。同时,严格遵医嘱服药,保持伤口清洁和干燥,避免剧烈运动或过度活动,应避

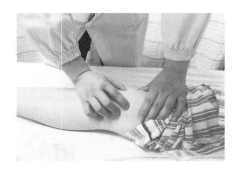

图 8-1-8　髌骨松动术

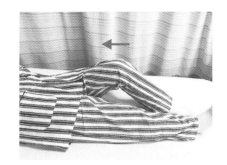

图 8-1-9　主动屈膝练习

免接触污染物,保持个人卫生,勤洗手,以避免交叉感染的发生。

3.心理护理　术后心理护理至关重要。建立家庭支持系统,帮助患者树立康复信心。有效管理疼痛,缓解焦虑。提供康复指导,鼓励患者积极参与康复活动。教导患者心理放松技巧,如深呼吸等。定期随访,了解患者康复进展和心理状态。提供个体化心理护理,以促进患者康复和心理健康。通过综合心理护理,帮助患者应对术后挑战,提高康复效果,提升生活质量。

【康复应用】

一、康复评定

对膝关节韧带损伤患者的康复评定包括韧带强度、肌力、下肢周径测量、膝关节稳定性、膝关节活动度、疼痛、生活质量、日常生活活动能力、心理功能、社会支持等方面。国际膝关节文献委员会(International Knee Documentation Committee,IKDC)膝关节评估表(表 8-1-1)是膝关节韧带损伤较常用的一种评估方法,特别是 ACL 损伤、缺损的评估量表,有着较高的可靠性、有效性和敏感性。IKDC 膝关节评估表可用于各种条件的膝关节,并不专门针对运动或膝关节不稳的评价,而是全面评价膝关节系统的主观症状和客观体征,但不能反映患者的基本生活环境。

表 8-1-1　IKDC 膝关节评估表

1.如果膝关节没有显著的疼痛,您认为您最好能达到下列哪种活动水平?

□4 非常剧烈的运动,如篮球、足球运动中的跳跃、旋转等

□3 剧烈运动,如重体力劳动、滑雪、打乒乓球、打网球

□2 中等程度活动,如中度体力劳动、跑步、慢跑

□1 轻体力活动,如散步、家务劳动或庭院劳动

□0 由于膝关节的疼痛,以上活动都不能进行

2.在过去的 4 周里,或从您受伤开始(受伤至今<4 周),疼痛的频率是怎样的?

无痛　□1　□2　□3　□4　□5　□6　□7　□8　□9　□10　　持续性疼痛

3.如果有疼痛,疼痛的程度如何?

无痛　□1　□2　□3　□4　□5　□6　□7　□8　□9　□10　　想象中最严重的疼痛

4.在过去的 4 周里,或从您受伤开始(受伤至今<4 周),膝关节僵硬或肿胀的程度如何?

□4 完全没有僵硬或肿胀

□3 轻度僵硬或肿胀

□2 中度僵硬或肿胀

□1 重度僵硬或肿胀

□0 极重度僵硬或肿胀

5.如果没有显著的膝关节肿胀,下列哪项最能反映您最好的活动水平?

□4 非常剧烈的运动,如篮球、足球运动中的跳跃、旋转等

□3 剧烈运动,如重体力劳动、滑雪、打乒乓球、打网球

□2 中等程度活动,如中度体力劳动、跑步、慢跑

□1 轻体力活动,如散步、家务劳动或庭院劳动

□0 由于膝关节的肿胀,以上活动都不能进行

6.在过去的 4 周里,或从您受伤开始(受伤至今<4 周),膝关节有过交锁现象吗?

□4 没有

□0 有

7.如果没有膝关节的打软腿现象,下列哪项最能反映您最好的活动水平?

□4 非常剧烈的运动,如篮球、足球运动中的跳跃、旋转等

□3 剧烈运动,如重体力劳动、滑雪、打乒乓球、打网球

□2 中等程度活动,如中度体力劳动、跑步、慢跑

□1 轻体力活动,如散步、家务劳动或庭院劳动

□0 由于膝关节的打软腿现象,以上活动都不能进行

8.一般情况下,您最好可以参加哪个水平的运动?

□4 非常剧烈的运动,如篮球、足球运动中的跳跃、旋转等

□3 剧烈运动,如重体力劳动、滑雪、打乒乓球、打网球

□2 中等程度活动,如中度体力劳动、跑步、慢跑

□1 轻体力活动,如散步、家务劳动或庭院劳动

□0 以上活动都不能进行

9.膝关节的问题对您的日常生活有影响吗?　如果有,影响程度如何?

		无影响	轻度影响	中度影响	重度影响	不能进行
a.	上楼	□4	□3	□2	□1	□0
b.	下楼	□4	□3	□2	□1	□0
c.	直跪	□4	□3	□2	□1	□0
d.	下蹲	□4	□3	□2	□1	□0
e.	膝关节弯曲坐下	□4	□3	□2	□1	□0
f.	从椅子上站起	□4	□3	□2	□1	□0
g.	向前跑	□4	□3	□2	□1	□0
h.	用伤腿跳起并落地	□4	□3	□2	□1	□0
i.	迅速停止或开始	□4	□3	□2	□1	□0

10.用 0 到 10 的等级来评价您的膝关节功能,10 代表正常的功能,0 代表不能进行一般的日常活动。

(1)受伤前的功能:

不能进行 日常活动	□0	□1	□2	□3	□4	□5	□6	□7	□8	□9	□10	日常活动 不受限制

(2)目前膝关节的功能:

不能进行 日常活动	□0	□1	□2	□3	□4	□5	□6	□7	□8	□9	□10	日常活动 不受限制

Note

二、康复指导

1. 关节活动度训练

（1）被动关节活动度训练：根据韧带损伤部位、病情、术中情况等，严格遵医嘱进行角度与负重训练，可用健肢协助患肢完成，循序渐进。

（2）关节松动术：摆动、滚动、旋转、分离等。

2. 力量训练

（1）术后早期以等长运动训练为主，早期负重。早期关节活动度练习包括踝泵运动、直腿抬高练习、侧位髋外展训练等。

（2）术后中期以等张运动训练、轻负荷抗阻练习为主，强化关节活动度练习及平衡练习，包括膝部微蹲训练（15°～45°微蹲）（可从双腿过渡到单腿）、上下台阶训练、双侧臀桥训练（图8-1-10）、单侧臀桥训练（图8-1-11）、侧卧位蚌式开合训练（图8-1-12）等。

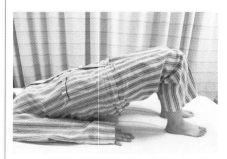 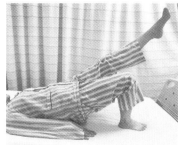 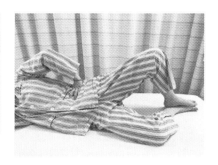

　图 8-1-10　双侧臀桥训练　　　图 8-1-11　单侧臀桥训练　　　图 8-1-12　侧卧位蚌式开合训练

（3）术后后期以抗阻练习为主，增强肌力，强化功能性练习以早日恢复正常功能。可在健身器材上进行下肢的股四头肌、腘绳肌训练，内收肌群的力量训练，以及深蹲、侧向弓步训练等。

3. 协调性训练　本体感觉训练、核心肌群训练。术后中期可在稳定和不稳定平面上进行单腿站立平衡训练、侧向跳跃训练等，后期可进行进阶性的单腿站立平衡训练、双腿和单腿的跳跃训练等。

4. 合理佩戴膝关节支具　膝关节韧带损伤术后除进行相应的康复锻炼，尚需辅助工具进行保护，以避免早期再次损伤。根据不同情况，佩戴合适支具；根据不同时间点及实际个人训练情况调整支具固定角度，循序渐进。

（1）佩戴膝关节支具的目的：维持膝关节的稳定，保护重建的韧带，避免其受到过度牵拉或外伤；在患者睡觉时防止屈膝状态造成膝关节后侧关节挛缩及伸膝受限；在患者下地负重时避免意外损伤等。

（2）佩戴膝关节支具的注意事项。

①遵医嘱佩戴膝关节支具：佩戴膝关节支具应在医生的指导下进行，根据个体情况和病情的严重程度来确定使用的时间和方式。

②屈曲角度调节：每周根据康复方案调整屈曲角度。术后第1周达到30°，第2～3周达到60°，第4周达到90°，侧副韧带损伤手术患者的屈曲角度调节时间可适当推迟。

③佩戴膝关节支具的松紧度：佩戴膝关节支具应确保支具与下肢的贴合度良好，不宜过紧或过松，以能伸入2指为宜。如出现下肢疼痛，注意有无压迫伤口，支具是否佩戴过紧或造成局部压力性损伤，并及时调整。

④固定下肢的观察：防止腓总神经受压，损伤后主要表现为足下垂，踝关节、足趾不能背伸，小腿外侧及足背皮肤感觉减退或消失。同时，避免过度依赖支具固定而造成肌肉萎缩，应在医嘱下进行肌力恢复训练。

【出院指导】

1.休息和活动　在出院后的一段时间内,适当休息是必要的,但也要避免长时间保持同一姿势。根据医生的建议,逐渐增加日常活动量,避免干重活及进行剧烈的体育活动,预防感冒。

2.保持正确的姿势　注意正确佩戴膝关节支具,下肢给予软枕抬高,避免下肢长时间下垂。

3.疼痛管理　如果出现疼痛,可以遵照医生的建议使用冰敷或非甾体抗炎药来缓解疼痛。

4.康复锻炼　根据医生或康复治疗师的指导,继续住院期间进行的各项功能锻炼,逐渐恢复膝关节功能,加强肌力的训练,最大限度地恢复生活自理能力。

5.饮食和营养　保持营养均衡、全面的饮食,摄入足够的能量、蛋白质、维生素和矿物质,以促进骨骼和肌肉的健康。

6.出院指导　指导患者术后 1～3 个月复诊,不适随诊。

【护理评价】

(1)患者疼痛和不适是否得到缓解? 舒适度是否提高?

(2)患者膝部活动能力及稳定性是否恢复? 膝部活动受限程度是否改善?

(3)患者下肢肌肉力量是否逐渐恢复?

(4)患者焦虑情绪是否得到缓解? 心理健康水平是否有所提高?

(5)患者是否掌握术后功能锻炼的方法?

(6)患者并发症是否得到有效预防? 病情变化能否被及时发现与处理?

(金　环　罗思斯)

第二节　膝关节半月板损伤护理与康复

【定义】

膝关节半月板损伤(meniscus injury of knee)是指由外伤、关节退变、炎症、慢性劳损等导致的半月板完整性和连续性遭到破坏和中断,主要表现为膝关节明显疼痛、肿胀和积液,关节屈伸活动障碍等。

【病因】

1.运动损伤　最常见,多见于青少年运动群体。因运动不当或施展极限动作时,膝关节内半月板发生突然挤压、剪切或矛盾运动,造成半月板损伤,从而引起膝关节肿胀、疼痛、活动受限。

2.退行性损伤　多见于老年人。随着年龄增长,半月板韧性及延展性下降,MRI 检查表现为半月板内 1～3 级损伤信号改变,并逐渐累及表面,最终发生撕裂。

3.高能量损伤　常见于交通事故、高空坠落、跌倒、砸伤等,暴力作用大,常造成骨折、韧带撕裂,同时累及半月板损伤。

4.发育异常　包括膝关节发育异常和半月板发育异常。前者多见于中老年患者,由膝关节内外翻畸形,下肢力线不良,内外侧膝关节负重过多,关节内外侧压力过大所致。后者通常指盘状半月板,由于盘状半月板与股骨内髁、胫骨平台不匹配,压力集中于半月板中央,造成其过早退变。

5.慢性劳损　多见于长期负重下蹲,经常爬楼梯、爬山,体重超标的人群及举重运动员。

6.继发性损伤　多见于膝关节韧带损伤所致的膝关节不稳导致半月板继发性损伤。

8-2 导入案例
与思考

扫码看视频

【发病机制】

膝关节由屈曲位向伸直位突然运动,同时伴旋转,是半月板最易受损伤的姿势。膝关节在半屈曲位时,关节周围的肌肉和韧带较松弛,关节不稳,可发生内收外展和旋转活动,容易造成半月板损伤。

当膝关节处于半屈曲外展位时,内侧半月板向膝关节中央和后侧移位,如同时股骨下端骤然内旋,半月板即被拉入股骨内髁和胫骨平台之间,因旋转和挤压造成半月板损伤。

当膝关节处于半屈曲位内收时,股骨猛力外旋,易造成外侧半月板损伤。先天性关节松弛、先天性半月板异常,尤其是外侧盘状半月板更具退变和损伤的倾向。膝关节交叉韧带损伤的患者在运动时经常会出现膝关节错动,其剪切应力作用于半月板,容易造成内侧半月板后角损伤。

【分型】

1.纵裂 半月板的裂口与半月板纵轴相平行的撕裂,可分为垂直撕裂、斜行撕裂、全层撕裂、非全层撕裂。常因外伤直接的撞击或随着关节囊的撕裂而形成。

2.层裂 也称水平裂,半月板的裂口与半月板表层相平行的撕裂,较常见于中老年人,多见于内侧半月板的体后部和外侧半月板的体部。大部分斜裂和复合裂即由层裂发展而来,在盘状半月板损伤中更为常见。

3.斜裂 也称活瓣状撕裂,由游离缘斜行走向半月板体部的全层撕裂。斜向后角方向为后斜裂,反之为前斜裂。

4.横裂 也称放射裂,裂口的方向与半月板纵轴相垂直,呈放射状,从游离缘裂向滑膜缘,大部分是全层的垂直撕裂。

5.复合裂 也称退变性撕裂,指上述两种以上的撕裂同时存在的一种损伤类型。多见于老年骨关节炎患者或半月板损伤病史较长的患者。

【临床表现】

1.症状

(1)疼痛:最常见的症状,单纯半月板疼痛位于膝关节内侧或外侧关节间隙。半月板损伤后的疼痛有时在膝关节伸屈活动到某一位置时出现。一般半月板滑膜缘撕裂疼痛症状明显,位置固定;半月板体部撕裂疼痛症状不典型。急性损伤发生后 24 h 内可有隐匿发作的疼痛和肿胀,扭转或旋转动作可使疼痛加剧。膝部广泛疼痛者,多与关节积液或积血使滑膜肿胀有关,这种疼痛可逐渐减轻,但不能消失。

(2)关节交锁或卡顿感:半月板损伤的典型症状,表现为膝关节屈伸活动到某一位置时,突然出现疼痛,不敢活动。

(3)弹响:多见于盘状半月板损伤患者。在膝关节活动时,关节间隙挤压撕裂的半月板或盘状半月板增厚,边缘滑跳产生的爆破音。

(4)打软腿:损伤半月板被嵌夹住和突然疼痛,引起股四头肌反射性不敢用力,发生膝关节松动或膝软,常有突然要跪倒的趋势,尤其在上下楼梯或行走于高低不平的路面时。

2.体征

(1)肿胀:见于绝大多数患者。损伤初期肿胀严重,随时间推移肿胀逐渐消退,但可再次出现膝部疼痛和肿胀(比首发轻)。

(2)股四头肌萎缩:较常见,但并非半月板损伤的专有体征。疼痛限制膝部活动,特别是伸直受限时股四头肌萎缩明显,以股内侧头最明显。

(3)压痛:关节间隙压痛,压痛点固定而局限。

(4)过伸或过屈痛。

（5）McMurray 征阳性伴有卡压、疼痛或咔嗒声：膝关节屈曲状态下，将小腿外旋或内收内旋，再缓慢伸膝，损伤侧半月板可有弹响和痛感。

【辅助检查】

1.X 线检查　半月板是软骨结构，在常规 X 线片上显示能力差，X 线检查在半月板损伤中的应用价值不大，但所有决定做半月板手术的患者都应以膝关节 X 线片作为鉴别诊断的依据，以排除关节的骨性损伤，在盘状半月板及长期关节失稳患者的 X 线片上可见到相应的骨性改变。

2.CT 检查　可直接显示半月板，但常规 CT 扫描很难在同一层面显示半月板全貌，常因扫描层较厚而漏诊病变。对诊断复合型损伤有一定应用价值。

3.MRI 检查　首选检查方法。可清晰显示关节内部结构变化，可观察矢状面、冠状面及横断面等不同平面，对肌腱、肌肉、韧带及软骨面等有很高的分辨率及敏感性，对判断半月板损伤程度特异性较高，对证实损伤的确切位置非常有帮助（图 8-2-1）。

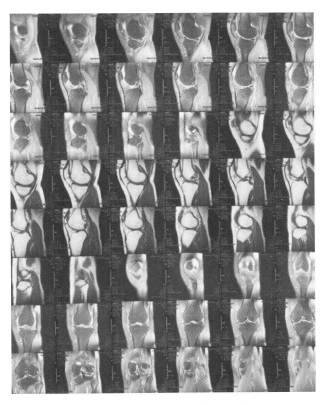

图 8-2-1　膝关节半月板损伤 MRI 检查

4.B 超检查　有一定临床应用价值，其准确性主要依赖于检查医生的诊断水平。

5.膝关节镜检查　直视下观察膝关节腔内的情况，可作为诊断膝关节内损伤的金标准。但膝关节镜检查是有创检查，存在一定的风险和并发症。

6.体格检查　评估关节活动度，韧带和髌股关节功能，排除伴发病变，联合应用多种检查手法有利于提高体格检查的准确性及特异性。

【治疗】

1.急性期　膝关节半月板急性损伤时，关节肿胀明显，疼痛剧烈，需固定膝关节 2～3 周。如患者无明显交锁征、MRI 检查无明显撕裂移位，一般不需要行急诊手术。如积血明显，应在无菌条件下抽出积血。如关节损伤引起剧烈疼痛，一般治疗方法不能缓解时，可考虑行膝关节镜检查和手术。

2. 慢性期　陈旧性半月板损伤不能自行愈合。如没有症状或症状轻微,可行保守治疗,加强下肢肌肉力量练习,以达到稳定和保护关节的目的。如症状严重,应及时安排手术。常见手术方法有半月板部分切除术、半月板次全切除术、半月板全切术、半月板成形术、半月板缝合术等。手术原则为适合缝合的半月板尽量缝合;只切除不稳定的、引起症状的损伤部分,尽量多地保留半月板组织;切除后剩余的半月板表面尽量光滑、平整。

【护理评估】

一、术前评估

1. 症状和体征

(1)症状:①疼痛:包括休息时疼痛水平(当前疼痛水平)、疼痛最轻的程度(24 h 内最低疼痛水平)、疼痛最严重的程度(24 h 内最高疼痛水平)、进行最激烈的活动时疼痛水平、负重膝过伸时的疼痛水平、被动最大屈膝位的疼痛水平及关节线处压痛程度。②活动受限:评估患者在日常生活中的活动能力,包括行走、上下楼梯、屈膝、伸膝等的受限程度。③膝关节卡顿:评估患者是否无法被动伸直膝关节,即膝关节固定在屈膝位,无法完成全范围的伸膝活动,且伴随疼痛。

(2)体征:①关节肿胀和红肿:评估患者是否存在关节肿胀、红肿和温度升高等。②关节活动度:评估患者的关节活动度,包括膝关节的屈伸、内旋、外旋功能。③肌力和肌肉萎缩:评估患者的肌力和肌肉萎缩情况,以了解肌肉功能的损害程度。④步态异常:评估患者的步态,包括行走姿势、步态稳定性和步态的改变。⑤影像学检查结果:评估患者的 X 线、MRI 或 CT 等影像学检查结果,以了解骨骼结构和关节病变的情况。

2. 专科评估

(1)McMurray 试验:检查半月板损伤最常用的方法。患者取仰卧位,用力将膝关节屈曲成锐角。检查内侧半月板时,检查者一手触摸关节后内缘,另一手握住足部,使小腿尽可能外旋,逐渐伸直膝关节,当股骨经过半月板损伤处时,可听到或感觉到弹响。检查外侧半月板时,一手触及关节后外侧缘,另一手握住足部,使小腿内旋,逐渐伸直膝关节可听到或感觉到弹响(图 8-2-2)。

(2)研磨挤压试验:患者取俯卧位,屈膝 90°。检查者握住踝部,使膝关节在不同角度研磨加压膝关节,同时做外展外旋或内收内旋活动,如出现膝关节疼痛和弹响则为阳性,说明存在半月板损伤(图 8-2-3)。

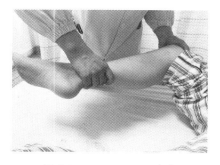

图 8-2-2　McMurray 试验

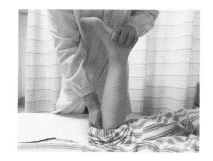

图 8-2-3　研磨挤压试验

(3)交锁征:患者取坐位或仰卧位,屈伸膝关节数次,若突然出现关节疼痛且不能屈伸,但慢慢旋膝以后,又能主动屈伸,则为阳性,说明存在半月板损伤。

(4)膝关节伸屈试验:患者取侧卧位,患肢离开床面,并做膝关节伸屈活动,利用小腿的重力挤压内、外侧半月板,如出现响声或疼痛,则为阳性,提示半月板损伤(图 8-2-4、图 8-2-5)。

(5)关节间隙压痛:膝关节内外侧间隙处的压痛是半月板损伤的重要诊断依据。

二、术后评估

1. 症状　①疼痛:评估患者的疼痛程度、性质、部位和放射范围,了解疼痛对患者日常生活和活

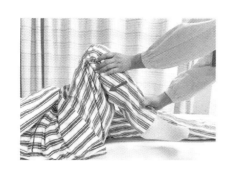

图 8-2-4　膝关节过屈试验

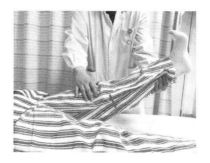

图 8-2-5　膝关节过伸试验

动的影响。②运动功能障碍:评估患者的膝关节活动度、下肢肌力和协调性,观察是否存在运动功能障碍,了解病情和功能损害程度,制订个体化治疗方案和康复计划,促进患者康复和改善生活质量。③感觉异常:检查患者是否存在膝关节或下肢的感觉异常,如麻木、刺痛等。

2.体征　①摆放姿势:观察患者的下肢摆放姿势是否为外展中立位,并以软枕抬高。②活动度:测量患者的膝关节活动度,包括屈伸和旋转,以评估膝关节活动度的限制程度。③肌肉紧张度:评估患者是否存在肌肉紧张、僵硬等情况。④神经系统检查:评估患者的肌力、感觉、反射等方面的功能,以了解是否存在神经损伤。

【护理措施】

一、术前护理

评估患者病情、术前准备、术前风险评估和预防、术前康复指导、适应性训练、心理护理(参照第八章第一节"术前护理")。术前指导患者进行针对性的功能锻炼,以及股四头肌及相关关节锻炼的方法和要领,为术后功能锻炼做好准备。

二、术后护理

1.患肢感觉运动评估　观察患肢感觉情况及运动功能,观察是否出现止血带综合征,遵医嘱使用营养神经药物,向患者解释患肢麻木的原因,消除患者的紧张情绪。

2.冰敷　患处间断冰敷,以减轻出血、肿胀和疼痛。

3.膝关节固定　下肢呈外展中立位,并予以软枕抬高 30°。根据医生的建议,使用正确的膝关节支具,一般半月板成形术选用固定式膝关节支具,半月板缝合术选择铰链式膝关节支具。正确佩戴及调节膝关节支具,避免过紧或过松。

4.呼吸训练　指导患者深呼吸运动、吹气球训练等,以增加肺的通气功能。痰不易咳出者指导其有效咳嗽,行翻身拍背、雾化吸入,必要时吸痰。

5.功能锻炼　每日训练前询问患者的自我感觉、有无不适,以调整训练量的大小。训练量及持续时间因人而异,需循序渐进。

(1)术后麻醉清醒后:在患者生命体征平稳且疼痛可耐受的情况下即可行踝泵运动、股四头肌等长收缩练习、直腿抬高练习。三项运动交替进行,反复练习,循序渐进,每个动作停留 3~5 s,直腿抬高练习以抬高不超过 45°为宜,从而减轻水肿,增强肌力。

(2)术后第 2 日关节无明显肿胀、疼痛:行半月板成形术患者可在医护人员指导下行膝关节屈曲运动,行半月板缝合术患者应严格遵医嘱及康复计划进行膝关节屈曲运动,以避免关节僵硬。对于主动锻炼有困难的患者,采用 CPM 仪进行被动锻炼以确保治疗效果。CPM 仪训练起始角度为 0°,逐渐增大屈曲度,以患者能耐受为度,每日 2 次,每次 30 min。功能锻炼期间密切观察患肢的肿胀情况。当出现血液循环障碍相关症状,如趾端皮肤颜色变深或苍白、温度较低、毛细血管充盈时间延长等,应暂停锻炼,进行对症处理,待好转后再进行训练。

【康复应用】

一、康复评定

对半月板损伤患者的康复评定包括疼痛评定、关节活动度评定、下肢围度测量、下肢长度测量、步态评估等。

1. 疼痛评定　采用视觉模拟评分法（VAS）。

2. 关节活动度评定　测量尺的轴心对准腓骨小头，固定臂与股骨平行，移动臂与腓骨平行，注意健侧与患侧对比。

3. 下肢围度测量　分别在小腿最粗，内外髁最细，髌骨上缘起 6 cm、8 cm、10 cm、12 cm 处测量，注意健侧与患侧对比。

4. 下肢长度测量　分别测量髂前上棘至内踝、股骨大转子至外踝、股骨大转子至膝关节外侧关节间隙、膝关节外侧关节间隙至内踝的距离，注意健侧与患侧对比。

5. 步态评估　包括步频、步速及步行周期，步频指行走中每分钟迈出的步数，正常人通常为 95～125 步/分。步速指步行的平均速度，正常人一般为 65～95 m/min。步行周期指行走时一侧足跟着地到该侧足跟再次着地的时间过程，一般为 1～1.32 s。

6. Lysholm 膝关节评分表（表 8-2-1）　Lysholm 膝关节评分表是由 Lysholm 和 Gillqui 在 1982 年提出的，是对 Larson 评分系统做了重要改进后建立的一个以问卷形式为主的评分系统。Lysholm 将改良 Larson 评分系统的分数进行了重新分配，并且引入了"脱膝感"和"不稳"等概念，将焦点集中于日常症状和运动能力，重点关注膝关节的稳定性，根据分值可评出优、良、可、差 4 个等级，总分越高代表膝关节功能状态越好。

表 8-2-1　Lysholm 膝关节评分表

项　目		分　值	项　目		分　值
跛行（5）	无	5 分	支持（5）	无	5 分
	轻度或间歇跛行	3 分		手杖或拐杖	2 分
	严重或持续跛行	0 分		不能负重	0 分
肿胀（10）	无	10 分	上楼（10）	无问题	10 分
	过度用力后肿胀	6 分		轻度减弱	6 分
	平时用力后肿胀	2 分		每一步都困难	2 分
	持续肿胀	0 分		不能上楼	0 分
交锁（15）	无交锁或卡顿感	15 分	下蹲（5）	无问题	5 分
	有交锁但无卡顿感	10 分		轻度减弱	4 分
	偶然交锁	6 分		不大于 90°	2 分
	经常交锁	2 分		不能下蹲	0 分
	体检时交锁	0 分	疼痛（25）	无	25 分
不稳定（25）	从无打软腿	25 分		不常疼痛或用力时轻微疼痛	20 分
	运动或费力时偶有打软腿	20 分			
	运动或费力时常有打软腿	15 分		用力时显著疼痛	15 分
	日常生活偶有	10 分		步行 2 km 后显著疼痛	10 分
	日常生活常发	5 分		步行 2 km 内显著疼痛	5 分
	每一步	0 分		持续性疼痛	0 分

二、康复指导

康复治疗方案的制订需考虑损伤部位的大小、手术方式、缝合材料、缝合线数量,以及是否存在关节松弛、合并损伤等情况,由手术医生、康复治疗师、患者及其家属共同制订个体化康复方案。主要分为四个阶段,这些阶段可能会相互重叠,应基于患者及其功能变化,因人制宜,而非简单通过时间来划分。

1. 第一阶段(0～2 周)　旨在减轻疼痛,消除肿胀,恢复患者关节活动度,激活肌肉,防止关节粘连和肌肉萎缩,解决关节积液问题。一般来说,半月板部分或完全切除的患者可在术后立即进行可耐受负重;缝合术后的患者在 2～6 周往往需使用拐杖进行无负重或部分负重练习。

(1)被动活动:活动范围需通过术中对膝关节运动的安全评估来确定。

(2)关节松动:髌股关节和胫股关节的早期松动可以减少瘢痕组织粘连和关节活动受限的风险。

(3)牵伸:股四头肌拉伸(在关节活动度限制内)、腓肠肌拉伸。

(4)冰敷:减轻疼痛、消除肿胀简单而有效的方法。

(5)肌力训练:股四头肌的激活练习、踝泵运动等。

2. 第二阶段(3～4 周)　旨在管理疼痛和肿胀,增加关节活动度和肌力,增加负重活动。

(1)仰卧位足跟滑墙或被动足跟滑动,持续 30 s,重复 10 次,所施压力应在患者耐受范围内。

(2)股四头肌和腘绳肌的协同等长收缩训练,持续 10 s,重复 10～20 次,具体情况取决于手术部位。

(3)股四头肌、内收肌、腘绳肌等长收缩训练,持续 10 s,重复 10～20 次。

(4)腘绳肌和小腿三头肌柔韧性训练,牵伸持续至少 30 s,重复 5～10 次。

(5)耐受范围内,于肢体远端增加负重。

(6)低阻中速功率自行车训练。

(7)肢体继续抬高并冰敷。

3. 第三阶段(5～11 周)　旨在达到全关节活动度,90％～100％的肌力,进阶到功能性活动,过渡到健身训练。

(1)持续开链训练:牵伸腘绳肌、小腿三头肌、股四头肌和髂腰肌,重复 5～10 次,至少持续 30 s。

(2)提踵,2～3 组,每组 10 次;侧向踏台阶及向前上下台阶,2～3 组,每组 10 次。靠墙下蹲,屈膝角度从 45°进阶到 60°,2 组,每组 10 次,维持 10 s。微蹲、半弓步及增加屈膝关节活动度,2～3 组,每组 10 次,维持 5～10 s。

(3)平衡训练:可通过重心转移等方法进行练习。

(4)功率自行车训练:需基于患者对活动的反应来调整运动参数,包括速度、阻力及时间。

(5)踏台阶机训练:根据患者的反应和耐受情况来增加运动负荷。

4. 第四阶段(12～18 周)　旨在恢复运动能力,回归家庭和社会。

(1)肌力和肌耐力训练进阶。

(2)可进行体育专项活动训练,练习项目和具体参数应该根据患者的喜好及其耐受情况而定。

(3)应该给予患者出院指导、家庭长期随访等,以保证对患者的长期关注。

【出院指导】

出院指导包括休息与活动、保持正确的姿势、疼痛管理、康复锻炼、饮食和营养等方面。康复锻炼应严格按照个体化康复计划进行,行半月板切除术者术后 4 周左右允许全范围关节活动,而行修复和重建术者需延迟活动时间。行半月板切除术者术后 1 周内便可开始负重,而行修复和重建术者术后 2～6 周才可逐渐负重。行半月板切除术者术后 2～3 个月便可回归运动,而行修复和重建术者至少在 4 个月后才可以回归运动。

(金　环　罗思斯)

第三节 膝关节软骨损伤护理与康复

【定义】

膝关节软骨是覆盖在股骨远端、胫骨近段及髌骨后方关节表面的一层透明软骨,无血管、淋巴管及神经支配。适当的关节运动有利于维持正常关节软骨组成、结构和平衡。一旦膝关节运动强度或频率超出或低于此范围,膝关节软骨的合成与降解就会失去平衡,从而导致膝关节软骨损伤(cartilage injury of knee joint)的发生。

【病因】

1. 创伤 最常见原因,由压缩应力或旋转剪切应力所致。急性或重复的钝性创伤可导致软骨和软骨下骨损伤,反复高强度的碰撞负荷可劈裂软骨基质并导致软骨退变。

2. 关节制动 长期关节制动改变了关节的力学和生物学平衡,可引起关节软骨的退变、破坏。破坏的严重程度取决于制动负荷的大小与持续时间。

3. 关节不稳 半月板或韧带损伤导致膝关节不稳,改变了作用于关节表面应力的大小与部位,导致关节软骨的退变。

4. 过度使用或肥胖 关节负荷增加、过度使用是关节软骨退变的始动因素,关节软骨破坏的程度随反复过度负荷作用时间的延长而增大,且当取消过度负荷作用时,关节软骨的破坏仍在继续。

【发病机制】

膝关节软骨由软骨细胞、胶原和蛋白多糖等组成,组织学上可分为表层、移行层、柱状层、潮线和钙化软骨层5层。膝关节软骨的退变、软骨基质的破坏、过度负荷的力学因素、软骨细胞骨架和软骨下骨的改变对膝关节软骨的破坏起重要作用。

发生膝关节软骨损伤后,膝关节软骨表层有局灶性改变,软骨的基质浅层破裂,如膝关节软骨表面出现纤毛样撕裂,裂隙会随时间延长而逐渐增大,继而进入关节层表面,形成剥脱,累及放射层,形成软骨纤维化。在致病因素的持续作用下,裂隙会逐步累及膝关节软骨全层,最终改变软骨基质代谢,主要病理表现为蛋白质、多糖浓度下降,关节软骨完全磨损,关节下骨有明显裸露受累。

关节软骨自身修复能力有限,其血供主要来源于关节腔内滑液和软骨下骨,几乎不能再生,一旦损伤便会造成永久性损伤。

【分型】

1. 国际软骨修复学会(ICRS)分级

(1)0级:正常。

(2)1级:基本正常,即浅表损伤。

(3)2级:异常,裂缝向下延长,但小于软骨厚度的50%。

(4)3级:严重异常,裂缝向下延长超过软骨厚度的50%,可深及钙化软骨层,但不穿透软骨下骨。

(5)4级:严重异常,裂缝穿透软骨全层,合并软骨下骨缺损或暴露。

2. 根据损伤的深度分型

(1)软骨损伤:好发于成人。当膝关节遭受快速扭转、剪切或重创后,应力传至潮线已形成的成人膝关节软骨后,在软骨钙化与未钙化处形成软骨骨折。膝关节可能仅有局部轻微压痛,伴中度肿胀,但多无关节内血肿形成。

（2）骨软骨损伤：好发于青少年。其软骨内潮线尚未形成，软骨与软骨下骨连接紧密，作用力在关节软骨潮线未形成区常向软骨下骨深层传递，造成骨软骨联合骨折。膝关节常疼痛剧烈，伴关节内积血、肿胀。

【临床表现】

小面积的缺损可能无不适症状，但随着损伤面积扩大和深度的加深，可出现不适表现，与半月板损伤的症状类似，有时难以鉴别，需询问完整病史，以助于疾病诊断。

1.症状　主要表现为关节疼痛、肿胀、交锁、弹响、打软腿等。疼痛是最常见的症状，呈钝痛，活动后加重，休息后缓解。与活动相关的疼痛，往往能提示损伤的部位。

2.体征　主要表现为肌肉萎缩、关节压痛、活动受限、捻发音等。

【辅助检查】

1.X线检查　对于检测骨软骨损伤有一定帮助。纯软骨碎片（软骨损伤）不显影，包含钙化软骨或骨性成分的剥脱碎片（骨软骨损伤）可以显影。

2.CT检查　敏感性高于X线检查，可显示髌股关节的外形和特点，提高膝关节骨软骨骨折的检出率，帮助确定骨折部位，但亦不能显示关节软骨及骨髓内水肿情况。

3.MRI检查　首选方法，诊断分辨力较高，能够清晰观察到大部分区域关节软骨。

4.超声检查　可动态观察屈伸状态下关节及其周围软组织的形态结构变化，显示关节软骨厚度和评价其表面光滑程度，可作为关节软骨早期损伤诊断的一种辅助方法。

5.膝关节镜检查　目前公认诊断关节软骨损伤的金标准，可在直视下明确关节软骨损伤的部位、大小、深度及有无合并损伤的情况。

6.光学相干断层成像技术　一种能定量检测关节软骨病变的影像技术，可以观察软骨表面的完整情况。

【治疗】

1.保守治疗　目前临床上治疗关节软骨损伤的首选方法，以解除外界损伤因素，减轻疼痛及局部炎症反应，改善关节软骨的局部症状和患者的活动能力。主要措施包括药物治疗、改变关节负重、减轻体重、物理治疗、关节腔注射透明质酸钠等。

2.手术治疗　经保守治疗无效或患者症状明显，才进行手术治疗。手术方式的选择需考虑软骨损伤的大小、深度、部位、急慢性损伤、伴随病变，以及患者年龄、对术后活动水平的要求和期望等因素。常见手术方法有关节灌洗术和清理术、射频软骨成形术、骨髓刺激术、组织移植术等。

【护理措施】

1.患肢感觉运动评估　下肢呈外展中立位，并予以软枕30°抬高。观察患肢感觉情况及运动功能，观察是否出现止血带综合征，遵医嘱使用营养神经药物，向患者解释患肢麻木的原因，以缓解患者的紧张情绪。

2.冰敷　患处间断冰敷，以减轻出血、肿胀和疼痛症状。

3.功能锻炼　在患者生命体征平稳、疼痛可耐受情况下，通过提供的应力刺激软骨愈合，同时恢复关节活动度、灵活性、肌肉力量和本体感觉。

（1）术后0～6周：24 h后可使用CPM仪进行被动锻炼。2周后，进行持续被动活动的同时进行膝关节的主动伸屈训练。4周后，可下床行膝关节非负重功能锻炼。6周左右，可开展短臂功率自行车训练。

（2）术后7～12周：重点在于恢复正常的关节活动度并开始步行。

（3）术后13～18周：重点在于恢复正常功能活动所需要的肌力。

（4）术后 18 周以后：开始为恢复正常生活做准备。

【康复应用】

一、康复评定

对于膝关节软骨损伤修复效果的症状和功能评价,推荐结合国际膝关节文献委员会(IKDC)评分和 Lysholm 评分的方法。对于运动活跃人群长期随访,推荐采用 IKDC 评分和膝关节损伤与骨关节炎评分量表(KOOS 量表)(表 8-3-1)。

表 8-3-1　膝关节损伤与骨关节炎评分量表

说明:这个调查会询问一些关于您膝盖的问题。这些信息将会帮助我们了解您对膝盖的感觉及您进行日常活动的能力。在回答每个问题时,请在合适的方框内打钩,每题只能选一个答案。如果您不是很确定怎样回答一个问题,请尽量选择一个您认为最好的答案。

症状

请想一下您上个星期膝盖的症状,然后回答这些问题。

S1.您的膝盖有肿胀吗?

□没有　　　　□很少有　　　　□有时有　　　　□经常有　　　　□总是有

S2.在活动膝盖时,您有没有感到摩擦,听到咔嚓声或其他的声音?

□没有　　　　□很少有　　　　□有时有　　　　□经常有　　　　□总是有

S3.在活动膝盖时,您有被卡住或锁住的感觉吗?

□没有　　　　□很少有　　　　□有时有　　　　□经常有　　　　□总是有

S4.您能够完全伸直您的膝盖吗?

□总是能　　　　□经常能　　　　□有时能　　　　□很少能　　　　□从不能

S5.您能够完全弯曲您的膝盖吗?

□总是能　　　　□经常能　　　　□有时能　　　　□很少能　　　　□从不能

僵硬

以下的问题是关于上个星期您所感受到膝关节僵硬的程度。僵硬是指在活动膝关节的时候,您感到行动受限或者行动缓慢。

S6.早晨当您醒来的时候,您的膝关节僵硬程度如何?

□没有　　　　□轻微的　　　　□中等的　　　　□严重的　　　　□非常严重的

S7.在一天当中的晚些时候,当您坐下、躺下或休息时,您的膝关节僵硬程度如何?

□没有　　　　□轻微的　　　　□中等的　　　　□严重的　　　　□非常严重的

疼痛

P1.您有多久常会感觉到膝盖的疼痛?

□没有　　　　□每个月　　　　□每个星期　　　　□每天　　　　□总是

上个星期,在以下活动中,您膝盖的疼痛达到何种程度?

P2.扭动/以膝盖为中心转动

□没有　　　　□轻微的　　　　□中等的　　　　□严重的　　　　□非常严重的

P3.完全伸直膝盖

□没有　　　　□轻微的　　　　□中等的　　　　□严重的　　　　□非常严重的

续表

P4. 完全弯曲膝盖

　　□没有　　　　　□轻微的　　　　　□中等的　　　　　□严重的　　　　　□非常严重的

P5. 在平坦的路面行走

　　□没有　　　　　□轻微的　　　　　□中等的　　　　　□严重的　　　　　□非常严重的

P6. 上楼梯或下楼梯

　　□没有　　　　　□轻微的　　　　　□中等的　　　　　□严重的　　　　　□非常严重的

P7. 晚上在床上的时候

　　□没有　　　　　□轻微的　　　　　□中等的　　　　　□严重的　　　　　□非常严重的

P8. 坐着或躺着

　　□没有　　　　　□轻微的　　　　　□中等的　　　　　□严重的　　　　　□非常严重的

P9. 站直

　　□没有　　　　　□轻微的　　　　　□中等的　　　　　□严重的　　　　　□非常严重的

功能：日常生活

以下的问题是关于您的身体功能，包括您行动和照顾自己的能力。对以下的每项活动，请指出在上个星期您因为您的膝盖而感受到的困难程度。

A1. 下楼梯

　　□没有困难　　　□轻微的困难　　　□中等的困难　　　□非常困难　　　□极其困难

A2. 上楼梯

　　□没有困难　　　□轻微的困难　　　□中等的困难　　　□非常困难　　　□极其困难

A3. 从坐的姿势起身

　　□没有困难　　　□轻微的困难　　　□中等的困难　　　□非常困难　　　□极其困难

A4. 站着

　　□没有困难　　　□轻微的困难　　　□中等的困难　　　□非常困难　　　□极其困难

A5. 弯向地面/捡起东西

　　□没有困难　　　□轻微的困难　　　□中等的困难　　　□非常困难　　　□极其困难

A6. 在平坦的路面行走

　　□没有困难　　　□轻微的困难　　　□中等的困难　　　□非常困难　　　□极其困难

A7. 进出汽车

　　□没有困难　　　□轻微的困难　　　□中等的困难　　　□非常困难　　　□极其困难

A8. 逛街购物

　　□没有困难　　　□轻微的困难　　　□中等的困难　　　□非常困难　　　□极其困难

A9. 穿短袜/长袜

　　□没有困难　　　□轻微的困难　　　□中等的困难　　　□非常困难　　　□极其困难

A10. 起床

　　□没有困难　　　□轻微的困难　　　□中等的困难　　　□非常困难　　　□极其困难

A11. 脱去短袜/长袜

　　□没有困难　　　□轻微的困难　　　□中等的困难　　　□非常困难　　　□极其困难

续表

对以下的每项活动,请指出在上个星期您因为您的膝盖而感受到的困难程度。

A12.躺在床上(翻身,保持膝盖位置)

□没有困难　　　□轻微的困难　　　□中等的困难　　　□非常困难　　　□极其困难

A13.洗澡

□没有困难　　　□轻微的困难　　　□中等的困难　　　□非常困难　　　□极其困难

A14.坐着

□没有困难　　　□轻微的困难　　　□中等的困难　　　□非常困难　　　□极其困难

A15.上厕所

□没有困难　　　□轻微的困难　　　□中等的困难　　　□非常困难　　　□极其困难

A16.重的家务(搬很重的箱子、擦地板等)

□没有困难　　　□轻微的困难　　　□中等的困难　　　□非常困难　　　□极其困难

A17.轻的家务(做饭、除尘等)

□没有困难　　　□轻微的困难　　　□中等的困难　　　□非常困难　　　□极其困难

功能:体育及娱乐活动

以下的问题是关于您的身体处在较高活动水准时的功能。请根据上个星期您因为您膝盖的问题而感受到的困难程度来进行回答。

SP1.蹲着

□没有困难　　　□轻微的困难　　　□中等的困难　　　□非常困难　　　□极其困难

SP2.跑步

□没有困难　　　□轻微的困难　　　□中等的困难　　　□非常困难　　　□极其困难

SP3.跳跃

□没有困难　　　□轻微的困难　　　□中等的困难　　　□非常困难　　　□极其困难

SP4.扭动/以膝盖为中心转动

□没有困难　　　□轻微的困难　　　□中等的困难　　　□非常困难　　　□极其困难

SP5.跪下

□没有困难　　　□轻微的困难　　　□中等的困难　　　□非常困难　　　□极其困难

生活质量

Q1.您有多久常会意识到您的膝盖问题?

□从不　　　□每月　　　□每周　　　□每天　　　□一直

Q2.为了避免可能伤害到膝盖的活动,您有改变过您的生活方式吗?

□从没有　　　□稍许有　　　□中度的　　　□很大的　　　□完全改变

Q3.您因为对自己的膝盖缺乏信心而受到的困扰程度有多大?

□没有　　　□轻微的　　　□中度的　　　□严重的　　　□极端的

Q4.总的来说,您的膝盖会给您带来多大的困难?

□没有困难　　　□轻微的困难　　　□中等的困难　　　□非常困难　　　□极其困难

非常感谢您完成了这份调查中所有的问题。

二、康复指导

膝关节软骨损伤的手术方式多样,即使是同一种修复方法,如微骨折术,不同软骨损伤区的康复方法也不相同,需严格遵循手术医生和康复治疗师的意见进行功能康复。这里分别阐述《膝关节软骨损伤修复重建指南(2021)》中推荐的两种手术方式的康复方案。

1. 骨髓刺激技术　推荐在微骨折术后早期佩戴保护性膝关节支具,进行连续被动活动(continuous passive motion,CPM)训练及肌力训练。负重训练要循序渐进,并且根据软骨损伤部位不同确定具体负重时间及参加运动时间。

(1)阶段一(术后 0～6 周):目标为控制术后疼痛和肿胀,关节活动度为 0°～120°,预防股四头肌抑制,使近端肌群肌力正常化。具体措施包括:CPM;辅助下主动关节活动度练习(无痛活动范围内);垫毛巾卷伸直练习;髌骨松动术;使用拐杖,将支具锁定于 0°,足尖触地负重;股四头肌再训练(使用肌肉电刺激或肌电图);多角度股四头肌等长收缩练习,各个平面直腿抬高练习;下肢柔韧性练习等。耐受情况下,进行上肢心血管系统练习及冰敷等。

(2)阶段二(术后 7～12 周):目标为关节活动度 0°至正常范围内,正常髌骨活动度,恢复正常步态,在无痛及良好控制下能上 20 cm 高的台阶。具体措施包括:使用拐杖行渐进性负重及步态练习;股四头肌得到良好控制后,进行辅助下主动关节活动度练习;本体感觉和平衡练习;开始上台阶练习、下肢灵活性练习、开链伸膝运动至 40°(胫股骨病变)等。

(3)阶段三(术后 13～18 周):目标为在无痛及良好的腿部控制下能下 20 cm 高的台阶,在等速测试和向前下台阶测试中达到 85% 肢体对称性,恢复正常的日常生活活动。具体措施包括:渐进性静蹲练习,下台阶练习,压腿,强化本体感觉练习和灵活性练习,下肢牵伸等。

(4)阶段四(术后 18 周以后):目标为不惧怕专项体育运动;肌力和灵活性达到最大限度,可满足个体体育活动的需要;单腿跳测试的肢体对称性≥85%。具体措施包括:继续强化下肢肌力、柔韧性和灵活性练习,向前跑步,进行功能往复运动练习等。

2. 软骨细胞移植术　推荐逐步增加负重,恢复活动范围,加强神经肌肉的控制和力量对自体软骨细胞移植术后的临床结果有较大影响。术后 1 年内不推荐进行冲击性运动。

1)阶段一(术后 0～6 周)　目标为保护修补组织,恢复关节的内稳定,增加活动范围。

(1)挂拐进行负重控制训练:由手术医生和康复治疗师共同指导患者循序渐进地完成负重过程,需明确修补的位置,考虑胫骨关节面和髌股关节面在生物力学上的差异,避免软骨移植处的过度压力。

(2)CPM:屈曲目标为术后 2 周达 90°,3 周达 105°,4 周达 115°。其中股骨髁软骨损伤者第 1 日使用 CPM 仪的角度控制在 0°～60°,髌骨及滑车软骨缺损者第 1 日使用 CPM 仪的角度控制在 0°～40°,随后根据患者耐受情况每日增加 5°～10°。

(3)主动关节活动度练习(髋、膝、踝关节):需在监督下循序渐进进行。行股四头肌静力收缩练习、侧卧下髋外展练习、膝关节伸直下髋伸展练习、等长臀肌收缩练习。

(4)冷疗、抬高患肢及加压:降低组织温度,减缓代谢,减少继发性缺氧损伤并减少水肿的形成。

(5)活动髌骨:预防髌骨粘连和关节纤维化。

(6)生物反馈与肌肉电刺激:作为辅助治疗,特别是对股四头肌自主控制障碍的患者。

2)阶段二(术后 7～12 周)　目标为修补组织功能恢复,恢复全范围关节活动,开始肌力训练。

(1)在监督下使用辅具进行负重训练,并逐渐进展为完全负重。

(2)适当进行关节牵伸练习(髋、膝、踝关节)。

(3)主动关节活动度练习(修复区无阻力,安全范围内轻阻力),行股四头肌静力收缩练习进阶至多角度等长练习,臀肌再训练(髋关节外旋、外展)。

(4)针对日常生活的负重控制训练。

（5）髌骨松动术。

（6）生物反馈和肌肉电刺激。

3）阶段三（术后13～26周）　目标为肌力、肌耐力的增强以及功能性活动的恢复。

（1）运动训练：逐渐增加股四头肌抗阻练习（合适角度膝关节伸直练习），膝关节屈膝练习，立位踝关节处加弹力带髋关节屈曲、外展、内收抗阻练习，仰卧核心和脊柱稳定性训练，不稳定平面的本体感觉练习。

（2）步态训练。

（3）髌骨松动术。

4）阶段四（术后26周以后）　目标为患者回归完全无限制活动。根据患者的需要制订强度练习计划，单足平衡练习增加平衡功能和肌肉力量。增加核心、脊柱、髋、膝、踝关节运动训练的频率、时间和强度。增加平板支撑运动的时间。有氧运动时，间接增加坡度和速度来恢复受伤前的健身水平。

（罗思斯　张隽雅）

第四节　膝关节内游离体护理与康复

8-4 导入案例
与思考

扫码看视频

【定义】

膝关节内游离体（loose body of knee joint），又称关节鼠，是指膝关节的某些组织从原来的位置剥离、脱离，以游离体式存在于关节腔内。关节内游离体可来自软骨、骨软骨或滑膜，可以是完全游离的，也可以由软组织束带相连。好发于中老年患者，病程较长，常伴随骨关节炎等退变性疾病。

【病因】

膝关节内游离体与关节内组织剥脱有关。常见病因包括剥脱性骨软骨炎、骨关节炎、髌骨脱位、骨软骨瘤、骨赘、半月板损伤等。

1.剥脱性骨软骨炎　好发于中青年患者。在损伤、局部缺血、异位骨化及个人体质等多因素作用下，可形成剥脱性骨软骨炎，受累的软骨崩裂分离，随后萎缩、重新钙化，最终形成游离体。

2.骨关节炎　好发于中老年患者。关节退变、老化、软骨或骨软骨剥脱，剥脱组织在关节内积聚，逐渐形成游离体。

3.髌骨脱位　好发于青少年患者。髌骨内侧软骨和股骨外髁软骨撞击，产生的骨软骨脱落形成游离体，导致关节交锁。

4.骨软骨瘤、骨赘　这些病变可以自然断裂，或在损伤作用下断裂，逐渐钙化，形成游离体。

5.其他　半月板损伤、关节内骨折、关节内血凝块等。

【分型】

1.骨软骨性　由骨和软骨组成，X线检查可发现。最常见的来源为剥脱性骨软骨炎、骨软骨骨折、骨赘和滑膜软骨瘤病。

2.软骨性　可透过X线，常为外伤性，源于髌骨、股骨或胫骨髁关节面。

3.纤维性　可透过X线，较少见，由滑膜的透明变性反应形成，通常继发于外伤或慢性炎症反应，后者更常见。滑膜绒毛增厚、纤维化，形成蒂，脱落后成为关节内游离体。半月板损伤也可导致纤维软骨碎片脱落形成游离体，但较少见。

4.其他　关节内肿瘤，如脂肪瘤，和局限性结节性滑膜炎可形成蒂，触之像游离体，极少数情况下会掉进关节内。子弹、针和折断的关节镜器械也可能成为外源性膝关节内游离体。

【临床表现】

1.症状

（1）运动障碍：本病的典型症状，患者在行走时可感觉膝关节不适，易反复出现膝关节交锁，不能伸直和屈曲。稍活动膝关节后，常出现弹响，随后症状消失。

（2）疼痛：由于较小的游离体被夹挤在关节面之间，可造成膝关节的关节面损伤，出现疼痛，活动时加重。每次发作时疼痛部位可不相同。

（3）跪跌：较多见于中老年患者，常在行走时突然跪地，这是由于关节突然卡牢，走路失稳所致。

2.体征

（1）关节积液、肿胀：膝关节因摩擦产生水肿、充血等炎症反应。早期为积液，长期易发展为慢性滑膜炎。

（2）可触及骨块：当游离体位于浅表部位时，可触及可移动性骨块。由于关节腔较大，游离体可在关节腔内自由移动，位置不恒定，并随膝关节的活动而发生位置变化。

（3）股四头肌萎缩：膝关节活动受限，可出现股四头肌萎缩，膝部软弱无力。

【辅助检查】

1. X线检查　该病的首选检查方法，含有骨及软骨组织的游离体在X线下可显影。单纯的软骨组织形成的游离体在X线下不显影（图8-4-1）。

2. CT检查　对X线检查的有力补充，帮助术前评估游离体的大小、数目及位置，但对于软骨组织形成的游离体不能很好地显影。

3. MRI检查　可显影软骨组织游离体，有助于术前评估。此外，还可对关节的软骨损伤、软骨下骨坏死、半月板损伤、韧带损伤进行评估（图8-4-2）。

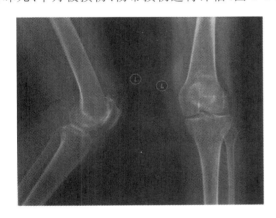

图8-4-1　膝关节内游离体X线检查

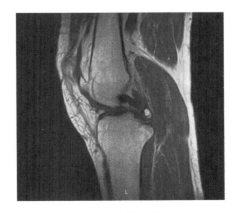

图8-4-2　膝关节内游离体MRI检查

4.膝关节镜检查　诊断膝关节内游离体的金标准，在明确诊断的同时可进行相应的外科治疗。

【治疗】

通常以膝关节镜手术取出游离体为首选的最佳治疗方法，对带关节面的骨软骨碎片尽可能复位固定。常用方法有吸引和冲洗出关节内的小游离体，用三角技术摘除大的游离体。

【护理评估】

1.症状和体征

（1）症状：①疼痛：评估患者的疼痛程度、疼痛性质、疼痛部位和疼痛持续时间。②运动障碍：评估患者在日常生活中的活动能力，包括行走、上下楼梯、屈膝、伸膝等活动的受限程度，以及是否出现过跪跌症状。

（2）体征：①关节肿胀和积液：评估患者是否存在关节肿胀、积液和温度升高等。②关节活动度：评估患者的关节活动度，包括膝关节的屈伸、内旋、外旋功能。③肌力和肌肉萎缩：评估患者的肌力和肌肉萎缩情况，以了解肌肉功能的损害程度。④触诊：评估是否可触及浅表部位的可移动性骨块。⑤X线及其他影像学检查：评估患者的X线、MRI或CT等影像学检查结果，以了解游离体的大小、数目及位置。

2.专科评估

（1）膝关节过伸试验：检查者一手握住患者小腿，另一手按压髌骨使膝关节过伸，如出现疼痛则为阳性，可见于关节游离体卡夹于关节内。

（2）关节积液评估：患者取仰卧伸膝位。①一度：用一横指沿髌骨外侧支持带处施压，另一手示指于髌骨内侧支持带处检查液压传递感或波动感，如果有此感觉则为阳性。②二度：一手拇、示指分别置于髌韧带两侧"膝眼"处，另一手于髌上囊加压，如果拇、示指由于关节内压力作用而张开，则为阳性。此时关节内有30～40 ml积液，尚不足以浮起髌骨。③三度（浮髌征）：一手于髌上囊加压，另一手向后点击髌骨，有髌骨和股骨撞击感即为阳性，此时关节内有60～80 ml积液。

【护理措施】

一、术前护理

评估患者病情、术前准备、术前风险评估和预防、术前康复指导、适应性训练、心理护理（参照第八章第一节"术前护理"）。术前指导患者进行针对性的功能锻炼，以及股四头肌及相关关节锻炼的方法和要领，为术后功能锻炼做好准备。

二、术后护理

1.膝关节固定　下肢呈外展中立位，并予以软枕抬高30°。根据医生的建议，使用正确的膝关节支具，一般膝关节内游离体取出术选用固定式膝关节支具。正确佩戴及调节膝关节支具，避免过紧或过松。

2.功能锻炼　在患者生命体征平稳且疼痛可耐受的情况下，指导其行踝泵运动、股四头肌等长收缩练习、直腿抬高练习、屈膝锻炼。其中屈膝锻炼方法如下。

（1）仰卧位练习法：患者取仰卧位，双手交叉紧抱患肢大腿后侧，将患肢向胸部靠拢，小腿自然下垂。

（2）床边坐位练习法：患者取床边坐位，双下肢下垂，健肢置于患肢之上，健肢向后方用力压，使膝关节屈曲。以上动作交替进行，循序渐进。第一次下床活动应在床周围进行，使用助行器或拐杖，避免负重和跌倒，量力而行。通常术后3周可在无不适情况下，逐渐负重过渡到正常活动。具体恢复速度因人而异，应遵医嘱运动。

【康复应用】

一、康复评定

对膝关节内游离体患者的康复评定包括疼痛和肿胀评估、关节活动度评估、肌力评估、生活质量评估、日常生活活动能力评估、心理功能评估等方面。

1.疼痛和肿胀评估　主要采用单维度疼痛强度的评估方法，以数字、文字的形式表达，具有简单、易行、高效的特点，最常用的评估方法为视觉模拟评分法（VAS）。肿胀程度评估包括视觉检查、卷尺维度测量和特殊试验检查，因肿胀通常伴随炎症反应，局部皮肤温度的测量亦具有一定的临床意义。

2.关节活动度评估 采用关节角度尺对膝关节屈伸、内外旋角度进行测量。

3.肌力评估 通过肌力分级评定、手持测力计和等速肌力测试等进行评估。

4.生活质量评估 采用 SF-36 简明健康状况量表进行评估,其包括生理功能、身份角色限制、躯体疼痛、总体健康、活力、社会功能、情感职能、情绪角色限制和健康变化 9 个维度,共计 36 个条目。

5.日常生活活动能力评估 采用 Barthel 指数评定量表进行评估。

6.心理功能评估 采用广泛性焦虑自评量表(GAD-7)、抑郁症自我评估量表(PHQ-9)进行评估。

二、康复指导

结合患者病情,由康复治疗师为其制订康复方案,主要包括关节活动度的练习、维持与增强肌力的训练、本体感觉训练。本体感觉是关节运动觉和位置觉的一种特殊感觉形式,膝关节的损伤使本体感觉下降,降低了神经肌肉的控制能力,易造成再次损伤。膝关节本体感觉的训练对膝关节功能康复有利,明显增强了膝关节的平衡功能。

1.术后当日 佩戴支具,行踝泵运动,使踝关节尽可能背伸、跖屈,预防下肢深静脉血栓形成,避免肌肉萎缩。

2.术后第 1 周 在术后当日运动基础上,逐步增加股四头肌等长收缩练习、髌骨内推活动、膝关节伸直练习、直腿抬高练习、屈膝锻炼(弯曲角度可逐步增加到 90°)、屈膝抗阻训练。

(1)股四头肌等长收缩练习:患者取坐位或仰卧位,下肢伸直,尽量勾脚使大腿上方肌肉收缩绷紧,维持 10 s,放松 2 s。每组 15 次,每日 3～4 组。

(2)髌骨内推活动:完全伸直膝关节,用同侧大拇指压膝外侧缘,向内推动髌骨,至最大限度后松开。

(3)膝关节伸直练习:将膝关节用力下压,家属可适当加压。

(4)直腿抬高练习:膝关节绷直抬高,维持 3～5 s 放下,每日 3～4 组,每组不少于 20 次。

(5)屈膝锻炼:患者取仰卧位,足跟不离开床面,弯曲膝关节,持续 3 s 后伸直放松。

(6)屈膝抗阻训练:在患者进行屈膝锻炼时,家属辅助进行抗阻训练,即在患者屈膝时手放于患者小腿后侧加力,感受到患者屈膝的力量时缓慢放松下移。

3.术后第 2～6 周 在前期锻炼基础上,逐步增加坐位屈膝、绑沙袋抬腿训练、侧卧外展锻炼、踮脚练习、前向踏步练习、蹬车练习、靠墙静蹲。

(1)坐位屈膝:在膝关节不负重情况下,坐在板凳上,脚掌着地,慢慢弯曲膝关节,借助地面摩擦力将膝关节弯曲至正常角度。亦可利用双手抱膝,辅助患膝关节弯曲,直至完全正常。

(2)绑沙袋抬腿训练:患者进行抬腿训练时可在小腿处绑上沙袋进行负重锻炼。

(3)侧卧外展锻炼:取侧卧位,头置于同侧手臂上。保持身体平直,下腿伸直,通过髋关节外展使同侧腿缓慢上举至极限,停留 3～5 s。每组 10 次,每日 3～5 组。

(4)踮脚练习:双脚并拢,提起脚跟,坚持 15 s,再缓慢放下。在双脚完全站立后可改为单脚站立,双脚交替进行。在患肢可以负重后逐渐加强练习。

(5)前向踏步练习:取立位,前方放一高 15 cm 的板凳。患肢迈步踏上板凳,健侧腿跟上,再以相反顺序回到起始位,每组 10 次,每日 3～5 组。

(6)蹬车练习:练习蹬自行车 10 min,可逐渐增加练习时间至每日 20 min。

(7)靠墙静蹲:背靠墙,双脚分开与肩同宽,小腿与地面垂直,逐渐增加角度,大腿与小腿夹角由 150° 逐步调整到 90°,大腿与小腿的夹角应不小于 90°。每次 2～3 组,每日 2～3 次。

(罗思斯 张隽雅)

第五节　髌骨脱位护理与康复

8-5 导入案例
与思考

扫码看视频

【定义】

髌骨脱位(patella dislocation)是指在膝关节屈伸过程中,由于先天因素及外力作用,髌骨完全脱出股骨滑车沟,导致相关组织结构损伤、局部肿胀疼痛和膝关节运动功能障碍等。

【病因】

1. 髌骨形态　根据髌骨的形态可将髌骨分为 3 种类型,分别为 Wiberg Ⅰ型、Wiberg Ⅱ型和 Wiberg Ⅲ型。其中 Wiberg Ⅰ型的特点为髌骨内侧与外侧的尺寸大致相等。Wiberg Ⅱ型的特点为内侧髌骨面稍短于外侧髌骨面。Wiberg Ⅲ型的特点为内侧髌骨面比外侧髌骨面短的程度较 Wiberg Ⅱ型更大。在人群中以 Wiberg Ⅱ型髌骨较为常见,但是对于 Wiberg 髌骨分型在各个年龄段人群中的具体分析及统计尚无统一的意见。就髌骨脱位而言,研究表明,Wiberg Ⅲ型髌骨发生急性初次髌骨脱位的概率高于 Wiberg Ⅱ型髌骨。

2. 滑车沟的深度　滑车沟的深度作为影响滑车形态的重要因素近年来被广泛地研究和报道,其对于髌骨不稳的影响具有一定的意义。滑车沟过浅可导致髌股关节接触面积减小,在膝关节屈伸过程中易导致髌骨向外侧脱位。

3. 髌骨倾斜　髌骨倾斜是指髌骨以股骨解剖轴为中心,环绕股骨关节面向内侧或外侧倾斜,临床上以髌骨向外侧倾斜较为常见。

4. TT-TG 距离增大　TT-TG 指胫骨结节到股骨滑车沟最深点的水平距离,用来评估胫骨结节的侧偏。TT-TG 距离增大使股四头肌肌腱和髌韧带对髌骨的外向牵拉力增大,膝关节伸肌力量向外侧偏移,是髌骨脱位的重要危险因素。

5. 滑车发育不良　常被认为是急性初次髌骨脱位及复发性髌骨脱位的最重要因素,具有滑车发育不良的患者初次髌骨脱位后再次脱位的风险较高。

6. 高位髌骨　股骨滑车沟槽是维持髌股关节最重要的骨性稳定结构,正常情况下,当膝关节屈曲 20°～30°时,髌骨开始进入滑车沟,以维持髌股关节的稳定性,若髌骨位置过高,其活动范围增大,则髌骨脱位风险增加。

【发病机制】

1. 间接暴力　运动损伤的髌骨脱位绝大部分是向外侧脱位,膝关节扭转或突然内翻,股四头肌强力收缩,髌骨被侧方分力牵向外侧脱出,脱位后,髌股关节内侧的稳定结构被破坏,包括髌股关节内侧支持带、股内侧肌、内侧髌骨韧带均被撕裂,导致膝关节腔内血肿和滑膜炎。髌骨自动复位时,软骨面被股骨外侧髁的外侧嵴撞压,会引起软骨损伤或股骨外侧髁切线骨折。

2. 直接暴力　往往发生于跑步(特别是弯道、转体时)、半蹲侧方移位(打篮球防守移步)或膝关节侧方撞击等直接创伤。青少年一旦发生髌骨脱位损伤,再次脱位的风险将会增加。膝关节先天性解剖结构异常是引发髌骨脱位、习惯性脱位的潜在因素。存在髌骨发育异常的情况下,进行剧烈运动时,由于髌周软组织松弛、劳损、股四头肌力线改变、肌力相对减弱,可出现习惯性脱位。习惯性脱位使股内侧肌、关节囊及支持带被拉长而松弛,股外侧肌、关节囊及髂胫束被逐渐拉紧而挛缩,脱位易复发。

【分型】

1. 复发性髌骨脱位　常见于急性髌骨脱位患者保守治疗或不恰当的手术治疗后,通常由一次或

Note

多次创伤性髌骨脱位后膝关节周围支持带组织愈合不良引起,多合并解剖结构异常,在膝关节屈伸时发生髌骨脱位或半脱位。

2.习惯性髌骨脱位　表现为不自主屈膝位髌骨脱位、伸膝位复发,膝关节屈伸每次均移位和再脱位。

3.固定性髌骨脱位　髌骨在膝关节伸直和屈膝时均不能复位,属于非常严重的一类髌骨脱位。

【临床表现】

1.症状　髌骨周围钝痛,当做增加髌骨关节压力的活动时,如上下楼梯和下蹲时都会加剧疼痛或发生脱位。关节不稳,如打软腿、活动不灵,甚至摔倒。

2.体征　部分患者有膝关节肿胀及髌骨摩擦音,髌骨恐惧试验阳性。

【辅助检查】

1.X线检查　包括膝关节正侧位、髌骨轴位等,有助于评估膝关节力线及滑车形态、髌骨高度、髌骨倾斜、关节病等信息。

2.CT检查　可以动态观察膝关节活动时髌骨相对位置,能够提供髌骨不稳的准确信息(图8-5-1)。

3.MRI检查　评估髌股关节软组织结构的最优选择。

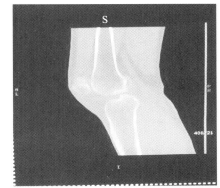

图 8-5-1　髌骨脱位 CT 检查

【治疗】

急性髌骨脱位或半脱位后,采用支具固定膝关节,使用拐杖辅助行走。如果存在关节积血,并引起明显的疼痛和关节紧缩感,应在肢体制动前进行无菌条件下的穿刺抽吸。伴有骨软骨骨折、游离体形成或关节不匹配者的急性、首次脱位,应行手术治疗。采用适当的非手术治疗后髌骨仍反复脱位者,应考虑行手术治疗。

【护理评估】

1.症状和体征

(1)症状:①疼痛:评估患者的疼痛程度、疼痛性质、疼痛部位和疼痛持续时间。②活动受限:评估患者在日常生活中的活动能力,包括行走、上下楼梯、屈曲等活动的受限程度。③乏力:评估患者是否有膝关节不稳、打软腿。

(2)体征:①关节肿胀:评估患者是否存在关节肿胀、淤血等症状。②关节活动度:评估患者的关节活动度,包括关节屈曲、伸展等功能。③步态:评估患者的步态,包括行走姿势、步态稳定性和步态的改变。④关节畸形:评估患者是否有膝关节畸形。⑤X线和其他影像学检查:评估患者的X线、MRI或CT等影像学检查结果,以了解骨骼结构和关节病变的情况。

2.专科评估

(1)髌骨推移试验:患者取仰卧位,股四头肌放松,膝关节完全伸直,检查者的拇指置于髌骨内缘,将髌骨轻轻向外推。采用4分髌骨法进行测量和记录髌骨外移程度。正常情况下髌骨向外侧推移不应超过2/4,如果髌骨外移3/4,表明内侧限制结构薄弱或缺失;如果髌骨外移4/4,意味着髌骨能够向外侧脱位(图8-5-2)。

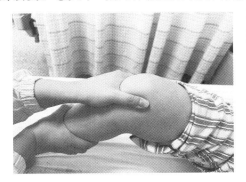

图 8-5-2　髌骨推移试验

（2）髌骨恐惧试验:患者取仰卧位,股四头肌放松,膝关节屈曲 30°,检查者将拇指置于髌骨内侧缘,轻轻向外侧推髌骨,观察患者的反应。如果患者表现出明显的不适和恐惧,出现股四头肌收缩,对抗髌骨半脱位,并且试图屈膝牵拉髌骨复位,则为髌骨恐惧试验阳性。

【护理措施】

一、术前护理

评估患者病情、术前准备、术前风险评估和预防、术前康复指导、适应性训练等内容(参照第八章第一节"术前护理")。此外,术前还应指导患者进行踝泵运动、股四头肌等长收缩练习、直腿抬高练习、股内侧肌锻炼、膝关节活动度练习、扶拐负重练习等康复锻炼。

髌骨脱位患者对手术的担忧主要源于三方面:术后膝关节疼痛、术后膝关节功能改善程度及能否解决复发性髌骨脱位。向患者介绍麻醉及术后镇痛的有效性,缓解患者对疼痛的担忧,介绍手术的优势及多例成功手术的范例,讲述多名术后患者膝关节功能及髌骨脱位的改善情况,使患者对手术及康复锻炼充满信心。教导患者心理放松技巧,如深呼吸、肌肉松弛,以缓解焦虑。

二、术后护理

1.肢端血运观察　密切观察患肢情况,包括患肢皮肤温度、颜色、末梢循环的充盈度及足背动脉的搏动情况等,如有异常及时向医生汇报,并给予处理。

2.膝关节固定　根据医生的建议,使用髌骨支具来固定膝部,以限制膝关节的活动。正确佩戴和调整髌骨支具,避免过紧或过松。

3.功能锻炼　指导肢体能活动者做主动运动,以增强肢体的肌肉力量;肢体不能活动者,病情许可时,协助并指导其做各关节的被动运动,以防肌肉萎缩和关节僵硬。

（1）术后 0～2 周:进行直腿抬高练习、股四头肌激活训练、仰卧位足跟滑动训练,每组 10 次,每日 2 组。踝泵运动可多次进行,以促进血液循环。

（2）术后 3～6 周:进行仰卧位足跟滑动训练,目标是在 6 周时达到 120°的屈曲角度,每组 20 次,每日 3 组。股四头肌激活训练及直腿抬高练习,每组 10 次,每日 3 组。

（3）术后 7～12 周:在前述运动的基础上进行立位提踵训练,每组 20 次,每日 3 组;髋关节外展运动,每日 20 次。

【康复应用】

一、康复评定

对髌骨脱位患者的康复评定包括膝关节情况(活动度、肌力、下肢感觉、运动及反射等)、膝关节功能、生活质量、日常生活活动能力、心理状况、社会支持等方面。

二、康复指导

1.体位管理　患肢垫软枕抬高 20°～30°,以促进静脉回流,减少关节内出血,减轻肿胀。

2.合理佩戴支具　髌骨脱位术后伤口、肌肉、骨质和神经功能均需逐渐恢复,佩戴支具可以固定和保护关节,以减轻关节的压力,并帮助膝部康复。

（1）佩戴支具的目的:①稳定关节或控制关节活运,改善下肢的运动能力。②保护骨与关节,减少疼痛,促进损伤愈合。

（2）佩戴支具的注意事项:①遵医嘱佩戴支具:佩戴支具应在医生的指导下进行,根据个体情况和病情的严重程度来确定佩戴的时间和方式。②佩戴时间适当:一般佩戴 6 周后根据医生复查情况决定是否继续佩戴。③松紧度适宜:佩戴支具应确保支具与下肢的贴合度良好,不宜过紧或过松。佩戴支具时可以在支具与皮肤之间垫棉质衬垫,以提高患者舒适度,减少对皮肤的摩擦和压力,衬垫还可以吸收汗水,保持皮肤的干燥。

3.功能锻炼

(1)踝泵运动:踝关节尽可能背伸、跖屈。

(2)直腿抬高练习:患者取仰卧位,要求患者激活股四头肌,保持膝关节伸直,将腿抬高至45°的位置保持1~2 s后将腿慢慢放下。

(3)股四头肌激活训练:患者取仰卧位或坐位,激活股四头肌并且保持伸膝5 s。脚跟下放置一毛巾卷可以促进膝关节伸展及激活股四头肌。

(4)仰卧位足跟滑动训练:患者仰卧时,让患者使用健侧腿或毛巾来辅助膝关节屈曲。保持最大屈曲位置,直至感觉到紧绷或拉伸并保持5 s,然后将膝关节伸直并重复。

(5)立位提踵训练:面对墙站立,同时激活股四头肌保持膝关节伸直,并抬起脚跟用脚尖站立,保持1 s,然后慢慢回落。让患者尽可能少借助墙壁达到平衡。

(6)髋关节外展运动:患者取健侧卧位,膝关节伸直,患侧腿抬高45°,保持1 s,慢慢返回起始位置。

(罗思斯　张隽雅)

第六节　膝关节滑膜皱襞综合征护理与康复

【定义】

膝关节滑膜皱襞综合征(plica syndrome of knee joint)为膝关节运动不当或遭受损伤后出现的以膝前区疼痛为典型临床表现的一种退行性疾病,常表现为膝关节间歇性疼痛,活动后加剧,上下楼梯、蹲坐、弯曲等活动时疼痛加重,打软腿,出现假性交锁等,部分患者可闻及弹响、触及痛性条索。

【病因】

1.直接损伤　滑膜皱襞受到钝性撞击。

2.间接损伤　运动过量,膝关节被迫反复屈伸、扭转,使滑膜皱襞受到牵拉。

3.膝内其他的病变引发慢性炎症,累及滑膜皱襞　这些因素使得滑膜皱襞炎性变而充血、水肿,久之则增生、肥厚、纤维化,失去原有弹性。

4.滑膜皱襞变异　滑膜皱襞肥厚、纤维化,质较硬而缺乏弹性,这种滑膜皱襞更易发生病理变化。

【发病机制】

人体膝关节内有4处滑膜皱襞,即髌上滑膜皱襞、髌下滑膜皱襞、髌内侧滑膜皱襞、髌外侧滑膜皱襞。正常的滑膜皱襞与膝关节的结构相适应,多数滑膜皱襞可长期存在而无症状,活动时不出现疼痛、弹响等情况。

膝部在遭受急性创伤后治疗不当,使局部积血不去而致血肿机化,慢性劳损、局部炎性刺激使滑膜皱襞肥厚并失去弹性,破坏了形态结构的协调性,与关节面出现不适当的摩擦,或滑膜皱襞充血、水肿、增厚、硬化、纤维化、穿孔破裂,膝关节活动时可将其挤压于髌骨和股骨内髁之间,因受到挤压,出现弹响、疼痛等症状,即滑膜皱襞综合征。

【分型】

1.髌上滑膜皱襞　将髌上囊与其下的关节腔分开,但很少完全隔绝。

2.髌外侧滑膜皱襞　罕见,无明显临床意义。

8-6 导入案例
与思考

扫码看视频

3. 髌下滑膜皱襞 又称滑膜韧带,起于股骨髁间窝,下行逐渐变宽止于髌下脂肪垫。有时与前方的前交叉韧带连成一体,很少将内外侧完全隔开,无临床症状。

4. 髌内侧滑膜皱襞 可引起临床症状。多沿膝关节内侧壁斜行走向,其上端起于髌骨内侧,下端连于髌下脂肪垫表面的滑膜皱襞上。

【临床表现】

1. 症状 ①膝关节内侧疼痛:疼痛部位多位于髌骨内侧或髌股关节,呈间歇性疼痛,且随屈曲膝关节加重,伸直后消失。②关节内弹响:弹响多发生在非负重部位的髌股关节间隙。③关节交锁:多为弹拨感。④膝关节无力:打软腿。

2. 体征 ①部分患者出现膝关节肿胀、积液。②股骨内侧髁上触及滑动的条索。③Stutter 试验阳性。④Hughston 试验阳性。

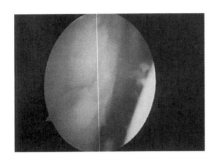

图 8-6-1 关节镜下滑膜皱襞

【辅助检查】

1. CT 检查 可显示髌内侧滑膜皱襞,并能判断滑膜皱襞组织是否增厚。

2. 超声检查 有助于确诊滑膜皱襞综合征。

3. MRI 检查 有时可清楚发现关节内的游离滑膜皱襞,但也存在一定的误诊率。

4. 关节镜检查 滑膜皱襞综合征诊断的金标准(图 8-6-1)。

【治疗】

早期采取保守治疗,制动、减少或停止运动,弹性绷带固定,做股四头肌(直腿抬高)和腘绳肌力量训练。必要时使用消炎镇痛药、温热疗法,局部封闭治疗。保守治疗 2~4 个月无效者宜采取手术治疗。

【护理评估】

1. 症状和体征

(1)症状:滑膜皱襞综合征患者主要评估疼痛、活动受限及感觉异常 3 个方面。①疼痛:评估患者的疼痛程度、疼痛性质、疼痛部位和疼痛持续时间。②活动受限:评估患者在日常生活中的活动能力,包括行走、上下楼梯、屈膝等活动的受限程度。③感觉异常:评估患者是否存在关节僵硬、弹响等。

(2)体征:①关节肿胀:评估患者是否存在关节肿胀。②关节活动度:评估患者的关节活动度,包括关节屈曲、伸展、旋转等功能。③肌力和肌肉萎缩:评估患者的肌力和肌肉萎缩情况,以了解肌肉功能的损害程度。④步态异常:评估患者的步态,包括行走姿势、步态稳定性和步态的改变。⑤影像学检查:评估患者的超声、MRI 或 CT 等影像学检查结果,以了解滑膜皱襞结构和关节病变的情况。

2. 专科评估

(1)Stutter 试验:嘱患者坐直,膝盖弯曲 90°,双脚悬空。检查者将示指和中指放在患侧腿的髌骨中心并压紧,嘱患者伸展膝关节,感受到髌骨活动卡顿感即为阳性。

(2)Hughston 试验:嘱患者仰卧,双膝伸直。检查者一只手握住患者患侧足踝处,另一只手的手掌覆盖患侧髌骨。然后向内侧推动髌骨并内旋胫骨,同时弯曲和伸展移动患者的膝盖。如果患者出现疼痛或闻及爆裂声,则该试验为阳性。

【护理措施】

(1)待麻醉作用消失后指导患者主动用力进行踝泵运动。

（2）术后第 2 日,协助患者行患肢股四头肌及小腿肌肉收缩运动和踝泵运动,同时鼓励其做直腿抬高练习。

（3）膝关节主动锻炼:嘱患者坐于床边,膝关节位于床沿,两腿自然下垂,伸直膝关节,持续 5～10 s,然后放松,使小腿自然下垂,每 2 h 进行 1 次,每次 5～10 min。对于主动屈膝功能差者可配合使用膝关节运动仪协助进行被动屈膝活动,每次 0.5～1 h,每日 1～2 次,角度从 30°开始,每日增加 5°～10°,直至 100°～130°。

【康复应用】

一、康复评定

对滑膜切除术后患者的康复评定包括膝关节情况(活动度、感觉、运动等)、生活质量、日常生活活动能力、心理状况、社会支持等方面。

二、康复指导

1. 术后当日　佩戴支具,行踝泵运动,使踝关节尽可能背伸、跖屈,预防下肢深静脉血栓形成,避免肌肉萎缩。

2. 术后第 1 周　在术后当日活动基础上,逐步增加股四头肌等长收缩练习、髌骨内推活动、膝关节伸直练习、直腿抬高练习、屈膝锻炼(弯曲角度可逐步增加到 90°)、屈膝抗阻训练。

（1）股四头肌等长收缩练习:患者取坐位或仰卧位,下肢伸直,尽量勾脚使大腿上方肌肉收缩绷紧,维持 10 s,放松 2 s。每组 15 次,每日 3～4 次。

（2）髌骨内推活动:完全伸直膝关节,用同侧大拇指压膝外侧缘,向内推动髌骨,至最大限度后松开。

（3）膝关节伸直练习:将膝关节用力下压,家属可适当加压。

（4）直腿抬高练习:膝关节绷直抬高,维持 3～5 s 放下,每组不少于 20 次,每日 3～4 组。

（5）屈膝锻炼:患者取仰卧位,足跟不离开床面,弯曲膝关节,持续 3 s 后伸直放松。

（6）屈膝抗阻训练:在患者进行屈膝锻炼时,家属辅助进行抗阻训练,即在患者屈膝时手放于患者小腿后侧加力,感受到患者屈膝的力量时缓慢放松下移。

3. 术后第 2～6 周　在前期锻炼基础上,逐步增加坐位屈膝、绑沙袋抬腿训练、侧卧外展锻炼、踮脚练习、前向踏步练习、蹬车练习、靠墙静蹲。

（1）坐位屈膝:在膝关节不负重情况下,坐在板凳上,脚掌着地,慢慢弯曲膝关节,借助地面摩擦力使膝关节弯曲至正常角度。亦可利用双手抱膝,辅助患膝关节弯曲,直至完全正常。

（2）绑沙袋抬腿训练:患者进行抬腿训练时可在小腿处绑上沙袋进行负重锻炼。

（3）侧卧外展锻炼:取侧卧位,头置于同侧手臂上。保持身体平直,下腿伸直,通过髋关节外展使同侧腿缓慢上举至极限,停留 3～5 s。每组 10 次,每日 3～5 组。

（4）踮脚练习:双脚并拢,提起脚跟,坚持 15 s,再缓慢放下。在双脚完全站立后可改为单脚站立,双脚交替进行。在患肢可以负重后逐渐加强练习。

（5）前向踏步练习:取立位,前方放一高 15 cm 的板凳。患肢迈步踏上板凳,健侧腿跟上,再以相反顺序回到起始位,每组 10 次,每日 3～5 组。

（6）蹬车练习:练习蹬自行车 10 min,可逐渐增加练习时间至每日 20 min。

（7）靠墙静蹲:背靠墙,双脚分开与肩同宽,小腿与地面垂直,逐渐增加角度,大腿与小腿夹角由 150°逐步调整到 90°,大腿与小腿的夹角应不小于 90°。每次 2～3 组,每日 2～3 次。

（罗思斯　张隽雅）

第七节　肩峰下撞击综合征护理与康复

8-7 导入案例
与思考

扫码看视频

【定义】

肩峰下撞击综合征（subacromial impingement syndrome）是指由于解剖结构或动力学原因，在肩的上举、外展运动中因肩峰下组织发生撞击而产生的临床症状。

【病因】

1. 急性创伤　由手臂过度伸展或跌倒时肩部着地引起的急性创伤性撞击导致。

2. 慢性功能障碍　包括结构性原因和功能性原因。结构性原因常见的有滑囊的炎症、肩袖肌腱增厚、呈钩状的肩峰。功能性原因常见的有肩袖肌肌力不足、肩胛骨不稳、关节囊松弛、相关神经损伤以及胸椎过度后凸的姿势等。

【发病机制】

肩峰下撞击综合征的发病机制涉及多个因素，包括但不限于以下内容。

1. 肩峰形态的异常　研究表明，异常的肩峰形态可导致撞击征的产生。

2. 盂肱关节不稳　肌肉是关节的稳定器，对关节起保护和稳定作用。肩周肌群的力量下降时，会导致盂肱关节不稳，肩部运动力学发生变化，从而引起撞击。

3. 喙肩韧带的撞击　当喙肩韧带受损时，肩峰下组织的覆盖面会缩小，从而更易受损。喙肩韧带出现生理性或病理性增厚时，促使肩峰下间隙变窄，更易促使肩峰下撞击综合征的产生。

4. 肩锁关节退行性变　随着年龄和关节活动量的不断增加，肩锁关节易发生退行性变，导致锁骨远端和肩峰骨质增生，使得肩锁关节下方空间缩小，从而发生撞击。

5. 喙突撞击　喙突与肱骨小结节发生撞击。

6. 肩胛骨关节盂后上方的撞击　频繁用肩的运动员过度进行上举、外展投掷等活动时，肩胛骨关节盂后上方组织受到不断的摩擦和碰撞，致使肩峰下组织出现炎症、水肿、纤维化等一系列病理变化。

7. 其他　内在肌腱的炎症或退变。

【分型】

1. 原发性撞击征　可由内部原因引起，也可由外部原因引起或者由内外因共同引起。

（1）内部原因：肩袖肌腱退变是肩袖功能丧失的最主要慢性原因，常发生于肌腱反复磨损的老年人。急性损伤包括外伤和继发的肌腱钙化，二者可以引起肩袖的部分或者全部撕裂。钙化性肌腱炎常发生于肩袖肌腱，并且可以引起剧烈的肩部疼痛，大量钙化的沉积可引起肩峰下的碰撞等问题。

（2）外部原因：肩峰形态、喙肩韧带的附着、肩锁关节的改变。特别是肩峰形态：Ⅰ型为扁平型，Ⅱ型为弯曲型，Ⅲ型为钩型。Ⅲ型肩峰者的碰撞发生率会提高。其他的外部原因包括继发于肩锁关节骨关节炎形成的肩峰下骨赘、肩峰下滑囊炎、增粗的喙肩韧带，总之这些因素可以引起肩峰下间隙的减小而增加撞击概率。

2. 继发性撞击征　引起盂肱关节及肩锁关节功能紊乱的因素均可以引起继发性撞击征，长期进行过顶运动（如投掷、游泳）的人群，会加速其进程。

【临床表现】

1. 症状　肩峰下撞击综合征一部分由外伤引起，隐匿性疼痛时间多数超过数周或数月。疼痛点局限在肩峰的前外侧,并且频繁向肱骨中外侧放射,患者通常主诉夜间疼痛,患侧肩部受压或前臂上举过头时加剧,偶可提及乏力和肌肉僵硬,一般继发于疼痛之后。

2.体征　撞击试验阳性,Hawkins-Kennedy 征阳性,肩峰下注射试验阳性。

【辅助检查】

1.X 线检查　可以显示盂肱关节、肩锁关节、肩峰、肩峰下间隙、喙突形态等变化。

2.超声检查　可以显示肩关节在不同运动状态下的肌腱、韧带、关节囊及神经的解剖图形,可动态观察肩袖在肩峰下间隙的运动情况。

3.MRI 检查　对于肩部软组织的病变敏感性高,能显示肩关节的细微结构,而且能较好呈现软组织和骨结构的连接情况。

4.特殊检查　包括肩关节活动度测量、特殊肩部试验等。通过这些检查,医生可以评估肩关节的稳定性、肩袖肌腱的受压情况和肩关节的功能状态。

【治疗】

1.保守治疗　较常见的保守治疗方式包括运动疗法、应用非甾体抗炎药、肩峰下类固醇注射和理疗。

2.手术治疗　经过正规保守治疗 3～6 个月,患者的症状仍不缓解,可采用手术治疗。手术采用肩峰下间隙减压术,包括前肩峰成形、肩峰下滑囊切除、肩锁关节骨赘切除。

【护理评估】

一、术前评估

1.症状和体征

(1)症状:①疼痛:评估患者的疼痛程度、疼痛性质、疼痛部位和疼痛持续时间。②活动受限:评估患者在日常生活中的活动能力,包括手臂伸过头顶、手伸到背后。③感觉异常:评估患者是否存在感觉异常,如无力、僵硬等。

(2)体征:①肩关节活动度:评估患者的关节活动度,包括关节屈曲、外展、旋转、上举等。②肩关节稳定性:评估患者肩关节的稳定程度。③肩袖肌腱受压情况:评估患者有无肩袖肌腱受损。④肩关节的功能状态:评估患者肩关节的功能是否受损。⑤X 线及其他影像学检查:评估患者的 X 线、MRI、超声等影像学检查结果,以了解骨骼结构和关节病变的情况。

2.专科评估

(1)Neer 征:患者取坐位,手臂在肩胛骨平面强制抬高并内旋,出现疼痛即为 Neer 征阳性。

(2)Hawkins-Kennedy 征:患者取坐位,患肩被动前屈 90°,然后检查者将患肩强制内旋,若出现肩部疼痛即为 Hawkins-Kennedy 征阳性。

(3)疼痛弧征:患者主动缓慢外展患肩,当外展范围在 60°～120° 时出现肩部疼痛即为疼痛弧征阳性。

(4)空罐试验(Jobe 征):患者取坐位,上肢外展 90°、前屈 30°,拇指朝下,检查者施力抵抗外展,若患侧同健侧对比出现肌力减弱和不足,则为 Jobe 征阳性。

(5)撞击试验:患者取坐位,检查者对患侧肩胛骨施以压力并抬高患者上臂,如因肱骨大结节与肩峰撞击而出现疼痛,则为撞击试验阳性。

以上体征均是人为造成肩峰与肱骨之间发生撞击,引发肩峰下撞击综合征的阳性体征。

二、术后评估

1. 肩部姿势　观察患者的肩部姿势是否正常，是否有过度抬高或下垂。

2. 肩部活动度　测量患者的肩部活动度，包括屈曲、外展、旋转等，以评估肩关节活动范围的限制程度。

3. 肩部肌肉紧张度　评估患者是否存在肌肉紧张、僵硬等情况。

4. 神经系统检查　评估患者的肌力、感觉、反射等方面的功能，以了解是否存在神经损伤。

5. 术后并发症　观察患者术后有无出血、感染、神经损伤等并发症发生征象。

【护理措施】

一、术前护理

1. 术前康复指导　术前应该向患者提供康复指导，包括肩部肌肉力量的锻炼，正确的姿势和体位调整，避免长时间压迫肩部等。这些指导可以帮助患者减轻疼痛，改善肩关节功能，并为术后康复打下基础。

2. 心理护理　患者缺乏对疾病的正确认识，对术后的治疗效果预期过高，加上患肢疼痛给工作和生活带来的诸多不便，容易产生焦虑心理。针对这些问题，术前心理护理十分必要，须对患者的心理状况进行正确评估后，有针对性地向患者介绍术后注意事项，以及功能锻炼的重要性，使他们树立信心，自觉地配合治疗与护理。

二、术后护理

1. 功能锻炼　指导肢体能活动者做主动运动，以增强肢体肌肉力量。肢体不能活动者，病情许可时，协助并指导其做各关节的被动运动，以防肌肉萎缩和关节僵硬。

（1）术后1周内，进行握拳训练、固定外关节活动、静态肌肉训练。

（2）术后1~2周内，患肩用支具固定，在耐受范围内，加强患者肩关节外旋、外展、内收活动训练，如钟摆运动、面壁爬墙、越头摸耳训练等。

（3）术后3~6周，进行卧位三角肌训练或立位三角肌训练，扩胸、耸肩，加强肩关节力量训练。

（4）术后6周以后，注重肩关节的灵活性和协调性训练，进行抗阻训练，抗阻训练和牵伸练习一直要持续至术后1年，以获得最佳的疗效。

2. 并发症的预防与护理　需密切观察患者的病情变化，特别注意观察切口出血、神经损伤、关节僵硬等并发症，观察患肢的运动及感觉，肘、腕、指关节是否存在活动障碍，检查患肢前臂及手是否有感觉麻木或感觉消失。如发现异常应立即告知医生。同时，严格遵医嘱用药，保持伤口清洁、干燥，避免剧烈运动或过度活动，应避免接触污染物，保持个人卫生，勤洗手，以避免交叉感染的发生。对于长时间卧床的患者应采取预防血栓形成措施，如穿弹力袜、进行肢体活动、按摩等，以降低血栓形成的风险。

【康复应用】

一、康复评定

对肩峰下撞击综合征患者的康复评定包括肩关节情况（活动度、肌力、上肢感觉、运动及反射等）、肩关节功能、生活质量、日常生活活动能力、心理状况、社会支持等方面。UCLA评分量表（表8-7-1）是由美国加州大学洛杉矶分校医学院骨科的Harlan C. Amstut医生在1981年分享的一个肩关节功能评分量表，其中由患者主观评价的是疼痛、功能活动情况及满意度，前屈活动度和肌力由医生通过体检来客观评价。

表 8-7-1　UCLA 评分量表

姓名：　性别：　年龄：　住院号：	
诊断：	联系方式：

功能/治疗反应	得分
疼痛	
持续性疼痛且难以忍受,经常服用强镇痛药	1
持续性疼痛可以忍受,偶尔服用强镇痛药	2
休息时不痛或轻微疼痛,轻微活动时出现疼痛,经常服用水杨酸制剂	4
仅在重体力劳动或激烈运动时出现疼痛,偶尔服用水杨酸制剂	6
偶尔出现轻微疼痛	8
无疼痛症状	10
功能活动情况	
不能使用上肢	1
仅能轻微活动上肢	2
能做轻家务劳动或大部分日常活动	4
能做大部分家务劳动、购物、开车;能自己梳头、更衣,包括系乳罩	6
仅轻微活动受限,能举肩工作	8
活动正常	10
满意度	
满意,较以前好转	5
不满意,比以前差	0
前屈活动度	
150°以上	5
>120°～150°	4
>90°～120°	3
>45°～90°	2
30°～45°	1
<30°	0
肌力(徒手)	
5级(正常)	5
4级(良)	4
3级(可)	3
2级(差)	2
1级(肌肉萎缩)	1
0级(无肌肉萎缩)	0
总分	

注:总分为35分,34～35分为优,29～33分为良,小于29分为差。

二、康复指导

1. 握拳训练　手用力握拳 5 s,然后用力伸手指,连续 5～10 次为 1 组,每日 6～8 组。

2.固定外关节活动　用健手或由他人帮助,做肘、掌指、指尖关节的伸屈及腕关节的背伸掌屈等主动或被动运动,每个关节活动 5～10 次为 1 组,每日 5～6 组。

3.静态肌肉训练　在护士协助下做肩关节的被动运动,每 10 次为 1 组,每次 2～3 组,每日 2～3 次。

4.钟摆运动　弯腰接近 90°,健侧手扶持床沿或者椅背,依靠身体前后左右摆动的惯性,让肩膀放松自然下垂跟着摆动。

5.面壁爬墙　面对墙壁站立,用患侧手指沿墙缓缓向上爬动,使上肢尽量高举到最大限度,在墙上做一记号,然后再徐徐向下回原处,反复进行,逐渐增加高度。

6.越头摸耳训练　屈肘,手指从患侧耳朵向上,越过头顶去摸健侧耳朵,或从前额经过头顶摸脑后部,反复练习肩关节内收外旋活动。

7.扩胸练习　用力做动作将两侧肩胛骨向后背中线夹紧,每组 10～20 次,每日 3 次。

8.耸肩练习　用健手托住患肢垂直于体侧,用力耸肩,反复进行。

（罗思斯　王　爽）

第九章 足踝外科疾病的护理与康复

第一节 跟骨骨折护理与康复

【定义】

跟骨骨折(calcaneous fracture)是由于外力创伤等因素导致足跟处骨骼受到破坏,使其完整性或连续性中断,是最常见的跗骨骨折,占跗骨骨折的 60%,占全身骨折的 2%。多见于 30～50 岁的工作人群,患者中男女比例约为 5∶1。

【病因】

跟骨骨折主要由外力创伤因素导致,约 75% 为高处坠落伤,特别是高处坠落时,足跟先着地遭受撞击所致,跟骨受到暴力损伤后,引起粉碎性塌陷性骨折。其他常见的创伤因素还有交通伤、运动损伤、被重物砸伤或挤压伤等,可对跟骨造成直接损伤而导致跟骨骨折。在所有跟骨骨折中,移位的关节内骨折占 60%～75%。10% 的跟骨骨折患者可伴有脊柱骨折,26% 的患者存在其他肢体损伤。

【发病机制】

1. 关节外骨折(约占 25%,不累及距下关节) 扭转暴力、肌肉牵拉暴力、直接暴力等。最常见类型是累及前结节和结节。前结节骨折可进一步分为撕脱骨折和压缩性骨折,前结节骨折是足跖屈和内收的结果;结节骨折分为鸟嘴样骨折和撕脱骨折,其损伤机制是跟腱受到强力牵拉作用。

2. 关节内骨折(约占 75%,累及距下关节) 轴向暴力,如坠落、交通事故等。通常由高能量损伤所致,如高处坠落伤,受伤瞬间,患者体重集中于足跟;或是车祸伤,汽车脚踏板直接暴力作用于足跟。

【分型】

1. 关节外骨折

(1)跟骨结节骨折:较少见。跟骨结节骨折既可以是跟骨结节后部撕脱骨折,也可以是跟骨后上部鸟嘴样骨折。损伤机制:主要由小腿三头肌突然猛烈收缩牵拉跟腱附着部位所致,少数由直接暴力引起。表现为足跟疼痛和肿胀。跟骨结节上方只有少量的软组织覆盖,被撕脱的骨块移位可能会危及周围的皮肤。

(2)跟骨载距突骨折:足内翻位时,载距突受到距骨内下方冲击而引起,极少见。一般移位不多,如有移位可用手指将其推归原位,用短腿石膏固定 4～6 周。

(3)跟骨前突骨折:①跟骨前突撕脱骨折:多见,常由足跖屈、内翻应力引起。暴力引起附着在跟骨前突及足舟骨、骰骨近端的分歧韧带紧张,造成跟骨前突撕脱骨折。骨折线伸入跟骰关节,骨折块较小,典型的情况下包含极少量的关节面。②跟骨前突压缩性骨折:较少见,足强力外展挤压跟骰关

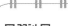

第九章
学习目标

9-1 导入案例
与思考

扫码看视频

节面造成。跟骨前突的压缩性骨折块特别大,波及跟骰关节,常常出现骨折移位。表现为跟骨前突部位的触痛,容易被误诊为足踝扭伤。

2.关节内骨折

(1)Sanders 分型:在冠状面上选择跟骨后距关节面最宽处,用 A、B 两条线将跟骨后关节面分成三部分,第 3 条骨折线 C 对应距骨后关节面内侧缘,将载距突与跟骨后关节面分开,分为四型。①Ⅰ型:所有非移位关节内骨折(<2 mm),不考虑后关节面骨折线的数量。②Ⅱ型:后关节面两部分骨折,根据原始骨折线的位置可分为三个亚型(ⅡA、ⅡB、ⅡC)。③Ⅲ型:三部分骨折,存在中央压缩骨块,根据骨折线位置分为三个亚型(ⅢAB、ⅢAC、ⅢBC)。④Ⅳ型:高度粉碎的四部分骨折,粉碎程度较高且受累的关节面骨块数超过 4 块。

(2)Essex-Lopresti 分型:此分型基于侧位 X 线,根据骨折是否累及距下关节面分为两型:①Ⅰ型,未累及跟骨关节面的关节外骨折,包括跟骨结节骨折和累积跟骰关节的骨折。②Ⅱ类,累及距下关节面的关节内骨折,原始骨折线多经过距下关节后半部或内侧部。根据Ⅱ型骨折继发骨折线的走行,又将其分为舌形骨折和关节面塌陷性骨折。

(3)AO/OTA 分型:①A 型,跟骨撕脱或跟骨前部或跟骨结节骨折,可分为 A1 跟骨前部骨折,A1.1 非粉碎性骨折,A1.2 粉碎性骨折;A2 跟骨载距突骨折,A2.1 非粉碎性骨折,A2.2 粉碎性骨折;A3 跟骨结节骨折,A3.1 非粉碎性骨折,A3.2 粉碎性骨折。②B 型,跟骨关节外跟骨体骨折,可分为 B1 非粉碎性骨折,B2 粉碎性骨折。③C 型,波及后关节面的跟骨骨折,可分为 C1 无移位骨折,C2 两部分骨折,C3 三部分骨折,C4 四部分及以上骨折。

【临床表现】

1.症状

(1)疼痛:足跟剧烈疼痛,不能着地,着地时疼痛加剧,伴有脊柱骨折时则存在胸腰部疼痛。

(2)肿胀:骨折断面易出血,致使血液及组织渗出液堆积造成肿胀。肿胀越严重,疼痛程度越重。

(3)活动受限。

2.体征

(1)畸形:可能会出现足跟横径增加,足底扁平,呈外翻畸形。

(2)皮下瘀斑:骨折断面出血,以及骨折断面对软组织的二次损伤,在骨折后数小时内会形成皮下瘀斑。

【辅助检查】

1.X 线检查 首选检查方法,通过足部多个方向的 X 线检查,可分别确定跟骨不同部位损伤情况。足正位和斜位可明确前突和跟骰关节是否受累;侧位片可观察 Böhler 角的改变;轴位片即 Harris 像,足背屈,X 线从斜 45°照射可得,用于确定跟骨结节的宽度及成角;Broden 位,足中立屈曲位,小腿内旋 30°~40°,X 线分别从垂直尾侧偏 10°、20°、30°、40°摄片,可用于判断后关节面骨折移位的情况(图 9-1-1)。

2.CT 检查 可更清楚地显示骨折块粉碎、移位情况,便于观察关节面损伤、塌陷情况,指导分型,CT 三维重建能更直观地指导治疗。通常可通过小于 2 mm 间隙半冠状面扫描图像对横断面、矢状面及冠状面进行重建。横断面扫描可以显示延伸至跟骨前突及跟骰关节的骨折线、载距突及后关节面的前下缘。矢状面重建图像可显示移位的结节骨块及前突受累范围。30°半冠状位图像可以显示后关节面骨块的移位、载距突、跟骨体增宽及短缩程度、跟骨外侧壁膨隆、跟骨结节内

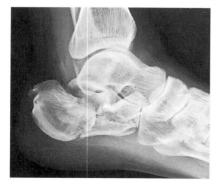

图 9-1-1　跟骨骨折 X 线检查

翻成角及跛长屈肌腱与腓肠肌腱的位置(图 9-1-2)。

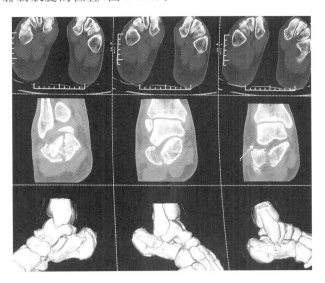

图 9-1-2　跟骨骨折 CT 检查

【治疗】

1.非手术治疗

(1)无移位的跟骨骨折:保守治疗包括早期功能疗法、闭合复位石膏支具或其他外固定器固定等。①休息并抬高患肢或单纯石膏固定 4～6 周。②早期活动和负重,通过功能锻炼减轻骨折部位的肿胀程度,以使关节间的纤维化与粘连降至最低限度,从而保存后足的部分活动功能。

(2)有移位的跟骨骨折:闭合复位石膏外固定,利用韧带导向作用,通过牵引、锤击松动和挤压牵拉等手法使骨折复位,并用石膏外固定以维持骨折的复位。

2.手术治疗　具体包括:①撬拨复位经皮螺钉或钢针固定;②骨折复位外固定器固定;③切开复位和骨移植;④跟骨骨折微创治疗。

【护理评估】

1.术前评估

(1)症状:①疼痛:评估患者足跟处疼痛程度、疼痛性质、疼痛部位和疼痛持续时间。②活动受限:评估患者活动能力,有无功能障碍、局部畸形和骨擦音。③感觉异常:评估患者是否存在感觉异常,如麻木、刺痛等。

(2)体征:①关节红肿、疼痛:评估患者是否存在关节红肿、疼痛等炎症反应。②关节活动度:评估患者骨折部位及关节活动度。③皮肤完整性:评估患者皮肤是否完整,开放性损伤的范围、程度和污染情况,有无其他重要伴发伤,如局部神经血管损伤等。④步态异常:评估患者的步态,包括行走姿势、步态稳定性和步态的改变。⑤评估患者 X 线、CT 等影像学检查结果,以了解骨骼结构和关节病变的情况。

2.术后评估

(1)症状:①疼痛:评估患者疼痛程度、疼痛性质、疼痛部位和疼痛放射范围,了解疼痛对其日常生活和活动的影响。②运动功能障碍:评估患者足踝关节活动范围、肌肉力量和协调性,观察是否存在运动功能障碍。③感觉异常:评估患者是否存在足部感觉异常,如麻木、刺痛等。④运动障碍:评估患者足踝部运动障碍,了解病情和功能损害程度,制订个体化治疗方案和康复计划,促进患者康复和改善生活质量。

（2）体征：①足部姿势：观察患者足部姿势是否正常，有无足下垂，如前屈、后伸、侧屈等，以判断是否存在异常姿势。②足部活动度：测量患者足部活动度，包括前屈、后伸、侧屈和旋转等，评估患者足部活动范围的限制程度，有无足内翻或外翻等。③足部肌肉紧张度：评估患者是否存在肌肉紧张、僵硬等情况。④术后并发症：观察患者术后有无伤口肿胀、骨折畸形愈合，足跟增宽、高度减低、扁平足等。

【常见护理诊断/问题】

1.疼痛 与手术创伤、术后炎症等有关。

2.焦虑 与担忧手术风险、术后康复、功能恢复等有关。

3.活动受限 与足跟部稳定性、术后康复计划执行等有关。

4.知识缺乏 缺乏术后功能锻炼的相关知识。

5.潜在并发症 感染、创伤性关节炎、神经血管损伤、深静脉血栓形成、骨-筋膜室综合征、足下垂等。

【护理目标】

（1）减轻患者术后疼痛，提高患者舒适度，促进康复。

（2）减轻患者术后焦虑情绪，提高心理健康水平。

（3）促进患者术后足部功能的恢复，减轻活动受限程度。

（4）提供术后功能锻炼知识的宣教，增强患者对康复的理解和配合度。

（5）预防术后并发症的发生，保障患者安全。

【护理措施】

一、术前护理

1.专科护理 搬运患者时将踝关节与患肢整体平行托起，防止关节脱位或骨折断端移位造成新

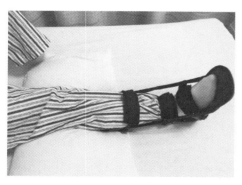

图 9-1-3 跟骨骨折支具佩戴

的损伤；保持患肢抬高，患肢制动于功能位；对拟行手术的患者指导如何正确佩戴支具（图 9-1-3），告知助行器、拐杖、床上便器的使用方法及卧床功能锻炼方法等。

2.心理护理 评估患者的心理状况、家庭和社会支持情况，及其对该疾病相关知识的了解程度。

二、术后护理

1.患肢血运观察 观察并评估患肢感觉及运动功能，如出现麻木、血运改变、肿胀、皮肤温度升高、疼痛、足背动脉搏动消失、不能自主活动等异常情况应立即通知医生处理。

2.患肢肿胀的护理 术后冰敷 20～30 min，以减少出血，减轻肿胀及疼痛。

3.并发症的预防与护理

（1）深静脉血栓形成的预防：患者术后行血栓风险评估，根据评估结果对患者进行针对性的知识宣教。对于低风险患者，采取鼓励患者多饮水、尽早下床活动，指导行健侧踝泵运动，同时避免下肢行静脉穿刺等基础预防措施；对于中风险患者，除基础预防措施外，还应采取物理预防措施，包括使用弹力袜或间歇充气加压装置，并根据病情需要遵医嘱采取药物预防措施；对于高风险患者，应采用基础预防、物理预防与药物预防相结合的措施。如发生深静脉血栓形成，应立即请血管外科医生会诊，及时诊断和治疗。

（2）跟骨感染：观察伤口敷料渗血、渗液情况，如敷料渗血较多或被污染，应及时更换，保持伤口清洁、干燥。

（3）创伤性关节炎：与原发软骨损伤、感染后病理变化或复位不良导致的病灶关节压力过高的关节软骨损伤有关。观察伤口情况并结合患者主诉，发现异常及时报告医生。

（4）足跟垫疼痛：跟骨骨折后，足跟垫疼痛比较常见，表现为足跟部显著疼痛，检查可发现局部有触压痛和叩击痛，足跟垫变薄、变软，移动性增加。采用橡皮圈或跟帽进行保护，使足跟垫位于正常负重区，以免足跟垫被挤压到外侧或不正确的位置。

（5）神经血管损伤：腓肠神经损伤，如患者自诉小腿后区感觉异常，应及时通知医生处理。胫后神经的内侧或外侧及腓骨神经的外侧可受到骨折软组织瘢痕的压迫，必要时行松解术。

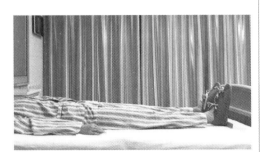

（6）骨-筋膜室综合征：密切观察患肢有无感觉异常、持续性疼痛，观察皮肤颜色、动脉搏动情况，发现异常及时通知医生处理。

（7）足下垂：观察有无足下垂发生，保持足背伸 90°中立位，正确使用辅助护具预防足下垂的发生（图 9-1-4）。

图 9-1-4　辅助护具预防足下垂

【康复应用】

一、康复评定

1. 跟骨骨折患者康复评定　包括跟骨恢复情况（如活动度、足部感觉、运动及反射等）、生活质量、日常生活活动能力、心理状况、社会支持等方面。常用美国足踝外科医师协会（AOFAS）评分量表对踝关节进行康复评估。

2. 骨折愈合评定　包括骨折对位，骨痂形成，延迟愈合或未愈合，有无假关节、畸形愈合，有无感染、神经血管损伤、骨化性肌炎等。

二、康复指导

1. 骨折固定期（早期）

（1）抬高患肢：有助于减轻肿胀，患肢远端必须高于近端，且患肢要高于心脏平面。

（2）物理疗法：有助于消炎，减轻肿胀，缓解疼痛，改善血液循环，促进骨痂形成，促进骨折愈合，软化瘢痕，松解粘连。

（3）石膏固定：将踝关节固定在屈曲位，膝关节屈曲 45°左右。石膏固定期间应注意抬高患肢，松紧适宜。关注皮肤情况，肿胀明显者，可使用冰袋冰敷消肿。

（4）运动疗法：主动运动有助于静脉和淋巴回流，是预防和消除水肿最有效及可行的方法。应尽可能维持患肢和躯干的正常活动，以改善全身状况，避免软组织粘连、关节囊挛缩、肌肉萎缩及防止并发症（如压力性损伤、呼吸系统疾病等）的发生。

①术后 1～3 日：术后需用石膏固定或支具制动。指导患者进行主动和被动屈伸足趾锻炼。每次 5 min，每日 5～10 次。术后 1 周内将患肢抬高，促进下肢静脉回流，促进肿胀消退。

②术后 4～7 日：指导患者进行股四头肌等长收缩练习，每组 20 次，休息 3 min 后，开始第 2 组，持续 2～4 组。指导患者进行直腿抬高练习，每组 20 次，休息 3 min 后，开始第 2 组，持续 2～4 组，但不宜过早进行足内外翻活动。

③术后 8～14 日：伤口拆线后可以开始主动和被动屈伸足趾锻炼，每次 5 min，每日 4～5 次，屈伸的幅度要循序渐进。用 1～2 个月时间将踝关节背伸范围恢复到 90°左右，跖屈范围达到 20°左右。

④术后 2～3 周：可尝试拄拐下地，但不能负重，术后 4 周，可试探性轻微触地。

⑤术后 4～6 周：开始进行足内外翻活动锻炼，此时应进一步加强患足的屈伸锻炼，以主动配合被动为主。患者出院后的功能锻炼应予特别重视，应在患者出院前进行患足屈伸和内外翻锻炼，以利于足部肿胀消退和关节功能的恢复。进行旋前练习（图 9-1-5）、旋后练习（图 9-1-6），当踝关节跖屈时足内翻、内旋，足内侧缘抬高、外侧缘降低，足尖朝内称为旋后。每组 30～50 次，每日 4～5 组。

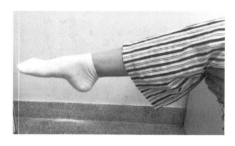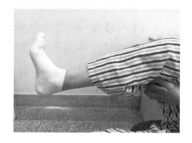

图 9-1-5　旋前练习　　　　　　　图 9-1-6　旋后练习

2. 骨折愈合期（后期）

（1）术后 6 周：X 线检查示骨折愈合良好，方可开始负重行走。负重程度由小及大，先从脚尖点地开始，逐渐扩大脚掌触地面积，最后以整个脚掌和脚跟着地。在此基础上还可以增加抗阻力踝关节运动（图 9-1-7）。患足完全负重一般在术后 2～3 个月。

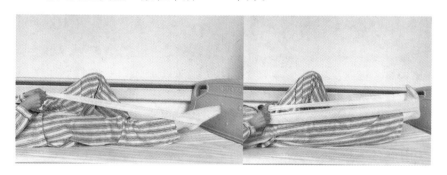

图 9-1-7　抗阻力踝关节运动

（2）术后 3 个月：继续行踝关节和下肢肌力练习，包括半蹲练习、提踵练习和上下台阶练习。在保护下完全下蹲，充分恢复踝关节背伸活动度和跟腱柔韧度，每次 3～5 min，每日 5～7 次。行走练习由慢到快，循序渐进，最后可逐渐参加各种活动。

【出院指导】

1. 休息和活动　指导患者有计划地进行功能锻炼，循序渐进，以不感疲劳为度，避免再次损伤。

2. 保持正确的姿势　告知患者正确的走路姿势并给予日常生活指导，避免危险活动，如跑步、跳跃、剧烈有氧活动等。

3. 疼痛管理　关节如有僵硬及疼痛，在康复锻炼的基础上遵医嘱使用热敷、冷敷，辅以中药外洗、理疗按摩等来缓解疼痛。避免过度依赖药物，如非处方镇痛药，以免产生依赖性。遵医嘱定期到医院复查，检查骨折愈合情况。

4. 康复锻炼　根据医生或康复治疗师的建议，进行适当的患肢康复锻炼，加强足踝部肌肉力量，改善足踝关节的稳定性和灵活性。

5. 饮食和营养　保持营养均衡的饮食，以促进骨骼和肌肉的健康。

6. 心理护理　保持心情舒畅，以利于骨折愈合。

7. 出院指导　遵医嘱按时随访，指导患者有计划地进行患肢功能锻炼，循序渐进，以不感疲劳为度，避免再次损伤。定期复查，检查骨折愈合情况，若骨折已骨性愈合，可酌情使用单拐而后弃拐行走，不适随诊。

【护理评价】

（1）患者疼痛和不适是否得到缓解？舒适度是否提高？

（2）患者焦虑情绪是否得到缓解？心理健康水平是否有所提高？

（3）患者足跟部功能是否逐渐恢复？活动受限程度是否改善？

（4）患者是否掌握跟骨骨折功能锻炼的方法？

（5）并发症是否得到有效预防？病情变化能否被及时发现与处理？

（高兴莲　刘　静）

第二节　距骨骨折护理与康复

【定义】

距骨骨折（talus fracture）是指距骨因受外力作用，而发生连续性或完整性中断，以局部疼痛、肿胀、皮下瘀斑、活动障碍等为主要表现的距骨部骨折。

【病因】

距骨骨折少见，约占所有骨折的 1%，常由高能量创伤造成，如车祸、高处坠落或滑雪等运动，足先着地，强大的暴力经足部向上传导至距骨，导致距骨骨折。距骨是全身唯一没有肌腱附着的骨骼，它通过韧带和骨结构保持位置稳定。

【发病机制】

大多系高处坠落时的压缩，或暴力挤压所致，尤以足背伸时更易引起。足处于中间位时，多导致距骨体骨折，而足跖屈时则距骨后突骨折多见。距骨头骨折由足部跖屈下轴向暴力所致，或极度背屈时距骨头与胫骨前方相撞引起。最常见的距骨颈骨折为足部受跖屈暴力而使距骨颈与胫骨下端前缘撞击发生骨折，也可以是踝关节跖屈旋转的剪力或踝关节的旋后暴力致距骨与内踝撞击而发生骨折。

【分型】

1. 距骨头骨折　占距骨骨折的 5%～10%，是足跖屈与胫骨前方撞击所致，坏死率低。常累及距舟关节，并可导致退行性关节炎。若无移位，可用短腿石膏固定 6 周；若有移位，可切开复位埋头螺钉固定。

2. 距骨颈骨折　占距骨骨折的 30%～40%，大多为交通事故或高处坠落所致。分为以下 4 型。

（1）Hawkins Ⅰ 型：距骨颈骨折无移位，距骨缺血坏死率<8%。

（2）Hawkins Ⅱ 型：距骨颈骨折移位，伴距下关节脱位或半脱位，距骨缺血坏死率可达 50%。

（3）Hawkins Ⅲ 型：距骨颈骨折移位，伴胫距关节和距下关节脱位或半脱位，坏死率为 90%～100%。

（4）Hawkins Ⅳ 型：距骨颈骨折移位，伴距舟关节、胫距关节和距下关节脱位或半脱位，坏死率几乎为 100%。

3. 距骨体骨折　占距骨骨折的 13%～23%，坏死率高。可分为压缩性骨折、冠状面骨折、矢状面剪切型骨折、距骨后结节骨折、距骨外侧突骨折、挤压骨折。

9-2 导入案例
与思考

扫码看视频

4. 距骨外侧突骨折 与足部过度背屈同时外翻或外旋的受伤机制相关,坏死率低。距骨外侧突骨折分为以下 3 型。

(1)Hawkins Ⅰ型:距骨外侧突撕脱骨折。

(2)Hawkins Ⅱ型:距骨外侧突大块骨折。

(3)Hawkins Ⅲ型:距骨外侧突粉碎性骨折伴有或无移位。

5. 距骨后突骨折 踝关节过度跖屈导致胫骨与跟骨挤压所致,坏死率低。

【临床表现】

1. 症状 主要为疼痛、肿胀、踝关节活动障碍。

2. 体征

(1)瘀斑:软组织挫伤严重,局部皮肤颜色苍白、缺血或发绀。

(2)畸形:距骨移位时足部有畸形。

(3)骨擦感:踝关节活动时有骨擦感。

【辅助检查】

1. X 线检查 最基础有效的检查,对明确距骨颈骨折是否移位至关重要。常规包括踝关节正侧位和踝穴正位检查。

2. CT 和 MRI 检查 可以发现 X 线检查漏诊的隐匿性距骨骨折。CT 检查对距骨颈骨折有较大的诊断价值,不仅有助于评价骨折移位程度,还有利于发现关节内小的游离骨块。

【治疗】

1. 非手术治疗 若移位<5 mm,采用闭合性复位。对于没有移位者采取保守治疗,如限制患者活动,冰敷并抬高患肢,石膏固定 6~8 周等。疼痛明显者可遵医嘱使用非甾体消炎镇痛药。

2. 手术治疗 ①切开复位内固定术;②自体软骨移植术;③关节融合术。

【护理评估】

1. 术前评估 评估患者的神经系统功能,包括感觉、运动、足背动脉搏动、毛细血管充盈试验等方面。通过神经系统检查,确定是否存在神经功能损害。护理人员进行感觉功能评估,检查患者对触觉、疼痛、温度等的感知情况;进行运动功能评估,检查患者的肌力和协调性。

2. 术后评估

(1)症状和体征:评估患者疼痛、运动功能障碍、感觉异常、足部姿势、足部活动度、足部肌肉紧张度等情况。

(2)术后并发症:观察患者术后有无伤口肿胀、骨折畸形愈合、足背伸及内外翻障碍等。

【常见护理诊断/问题】

1. 疼痛 与手术创伤、骨折部位神经软组织损伤、伤口肿胀、炎症等有关。

2. 焦虑 与担忧手术风险、功能恢复等有关。

3. 躯体移动障碍 与术后足踝部稳定性、支具或石膏固定、术后康复计划执行等有关。

4. 知识缺乏 缺乏术后功能锻炼的相关知识。

5. 潜在并发症 距骨缺血性坏死、创伤性关节炎、畸形愈合、足下垂、深静脉血栓形成等。

【护理目标】

(1)减轻术后疼痛,提高患者舒适度,促进康复。

(2)减轻患者术后焦虑情绪,提高心理健康水平。

(3)促进患者术后足部功能的恢复,减轻活动受限的程度,指导患者正确佩戴支具。

(4)提供术后功能锻炼知识的教育和指导,增强患者对康复的理解和配合度。

(5)预防术后并发症的发生,保障患者安全。

【护理措施】

1. 患肢血运观察 观察并评估患肢感觉及运动功能,如出现麻木、血运改变、肿胀、皮肤温度升高、疼痛、足背动脉搏动消失、不能自主活动等异常情况,应立即通知医生处理。

2. 冰敷 患者术后冰敷 20~30 min,有利于减少出血,减轻肿胀及疼痛。

3. 并发症的预防与护理 需密切观察患者的病情变化,如呼吸频率、血压、伤口情况等,如有异常应立即告知医生。同时,严格遵医嘱用药,避免剧烈运动或过度活动,应避免接触污染物,保持个人卫生,勤洗手,以避免交叉感染的发生。特别注意观察伤口感染、距骨缺血性坏死、创伤性关节炎、畸形愈合、足下垂等并发症的发生。

(1)深静脉血栓形成的预防:行血栓风险评估,根据评估结果进行针对性预防。对于低风险患者,采取鼓励患者多饮水、尽早下床活动,指导踝泵运动等基础预防措施;对于中风险患者,除基础预防措施外还应采取物理预防措施;对于高风险患者,应采用基础预防、物理预防与药物预防相结合的措施。

(2)伤口感染:观察伤口敷料渗血、渗液情况,如敷料渗血较多或被污染,应及时更换,保持伤口清洁、干燥。

(3)距骨缺血性坏死:距骨大部分为松质骨,当受伤时可因骨被压缩而伤及骨内血管,导致距骨血供中断、灌注不良,继而发生距骨变性、坏死、坍塌。观察患者有无足踝部疼痛、肿胀、关节僵硬、肢体短缩等情况的发生,及时行 MRI 检查。

(4)创伤性关节炎:距下关节处疼痛,或中足和后足疼痛,可遵医嘱早期使用非甾体消炎镇痛药。

(5)足下垂:观察有无足下垂发生,保持足背伸 90°中立位,正确使用辅助护具预防足下垂的发生。

【康复应用】

1. 骨折固定期康复指导

(1)距骨头骨折:如果获得安全固定,术后 2 周左右开始进行早期功能锻炼,术后至少 6 周才能负重;如果固定有限,需用短腿石膏固定在中立位或者跖屈位 6 周并避免负重。

(2)距骨颈骨折:Ⅰ型距骨颈骨折用短腿石膏固定 8~12 周,当骨小梁穿过骨折线后表示距骨体未发生缺血性坏死,再开始适当负重。

(3)距骨体骨折:术后 6~8 周避免负重,踝关节用支具保护。

(4)距骨外侧突骨折:无移位或者轻微移位者应用短腿石膏固定 6~8 周,术后 4~6 周避免负重。

2. 抬高患肢 有助于肿胀消退,患肢的远端必须高于近端,患肢要高于心脏平面,关注皮肤情况,肿胀明显者,可使用冰袋冰敷消肿。

3. 物理疗法 有助于消炎,减轻肿胀,缓解疼痛,改善血液循环,促进骨痂形成,促进骨折愈合,软化瘢痕,松解粘连。

4. 运动疗法 主动运动有助于静脉和淋巴回流,是预防和消除水肿最有效及可行的方法。根据患者情况制订功能锻炼计划,指导患者循序渐进地进行肌力和关节活动度的锻炼,增加的强度以患者感到疼痛但可耐受为度。注重早期活动,尽早下床,晚负重,活动范围由小到大,次数由少变多,时间由短变长,强度由弱变强。

5. 负重时间 在明确骨折愈合前,患肢避免负重 8 周,佩戴支具 2~3 个月,X 线检查示骨折愈合良好,负重程度由小及大,先从脚尖点地开始,逐渐扩大脚掌触地面积,最后以整个脚掌和脚跟着地。一般开始负重 5 kg,每周增加 5 kg,直至体重的一半。在此基础上还可以增加抗阻力的踝关节活动。患肢完全负重一般在术后 3 个月以上。

【护理评价】

(1)患者疼痛和不适是否得到缓解？舒适度是否提高？

(2)患者焦虑情绪是否得到缓解？心理健康水平是否有所提高？

(3)患者足部功能是否逐渐恢复？活动受限程度是否改善？

(4)患者是否掌握距骨骨折功能锻炼的方法？

(5)并发症是否得到有效预防？病情变化能否被及时发现与处理？

（高兴莲　刘　静）

第三节　跟腱断裂护理与康复

**9-3 导入案例
与思考**

扫码看视频

【定义】

跟腱断裂(rupture of the Achilles tendon)是由各种直接或间接暴力因素引起的损伤,一般是由于运动过程中突然发力引起,踝关节背伸状态下,小腿三头肌强烈迅速收缩,使跟腱张力急剧增大,导致跟腱断裂;少数跟腱断裂是由于直接暴力损害,锐器或钝器直接作用于跟腱,使跟腱断裂。

【病因】

1.直接暴力　即暴力直接作用于受伤部位,如重物击打跟腱,可使跟腱挫伤、部分或完全断裂,并常伴皮肤损伤。

2.间接暴力　即暴力不直接作用于受伤部位,而是通过传导、杠杆、旋转、肌肉收缩等使肢体受力部位的远处发生损伤。如高处落地姿势不当等导致小腿三头肌剧烈收缩,使跟腱撕裂而损伤。

3.其他　感染性疾病、内分泌疾病、神经功能异常、激素水平异常、年龄增大、高温、肌腱钙化等均可能导致跟腱断裂。

【分型】

1.根据病因　分为直接断裂与间接断裂。

2.根据跟腱断裂的程度　分为完全性断裂与不完全性断裂。

3.根据是否有伤口　分为开放性跟腱断裂与闭合性跟腱断裂。

4.根据受伤的时间　分为新鲜损伤与陈旧损伤,通常将 4～6 周未进行正规治疗的跟腱断裂划分为陈旧性跟腱断裂。

【临床表现】

1.症状　脚跟疼痛、肿胀,行走无力,不能提起。

2.体征　局部皮肤颜色正常或潮红,可有瘀斑或肿胀,温度略增高,能触碰到凹陷。轻度跖肌弯曲,拉伸跖肌时疼痛加剧,体格检查时可扪及凹陷感。单腿提踵试验阳性,跟腱挤压试验阳性。

【辅助检查】

1.X 线检查　Kager 三角为脂肪影像,由跟腱前缘、跟骨上缘及深部屈肌肌腱后缘构成。当跟腱损伤或撕裂时,Kager 三角区轮廓模糊、密度增高或 Kager 三角区影像消失,称为 Kager 征阳性。

2.MRI 检查　肌腱局灶性缺失;早期肌腱间由高信号的血肿填充;后期增强扫描肉芽组织强化;肌腱内陈旧的肌腱断裂持续存在;影像学诊断可指导外科治疗,其可以判断肌腱间隙的大小(图 9-3-1)。

3.超声检查　跟腱断裂处回声中断,断端挛缩增厚,断端周围可探及不均质偏低回声。

4.体格检查　评估患者的跟腱功能是否完好。

（1）单腿提踵试验:患者站立,腰部直立,抬起一只脚,单脚负重,前脚独立,紧贴地面,脚跟尽可能抬起,远离地面,并保持平衡。检查者站于患者侧方,将量角器放置于地面,测量患者足底与地面的角度,并记录在册;患者抬起另一只脚,重复上述步骤,测量提踵角度。正常情况下脚底与地面间夹角可至60°。单腿提踵试验阳性指患足不能提踵30°站立,仅能提踵60°站立,提示患者跟腱断裂。

（2）跟腱挤压试验（Thompson试验）:患者取俯卧位,脚悬空在床边,检查者用手捏患者小腿三头肌肌腹。如果出现跖屈活动,则提示跟腱没有断裂;如果没有跖屈活动,则提示跟腱的连续性中断（图9-3-2）。

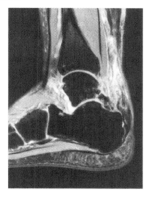

图9-3-1　跟腱断裂MRI检查

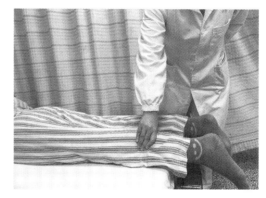

图9-3-2　跟腱挤压试验

【治疗】

1.保守治疗　应在伤后早期进行,延期治疗会增加跟腱挛缩,跟腱断端间隙内的血肿机化也会妨碍跟腱断端对位,容易导致跟腱延长或再断裂的发生。

2.手术治疗　①经皮盲缝术;②开放性手术。

【护理评估】

一、术前评估

1.专科评估　进行单腿提踵试验,检查脚跟处是否有压痛及脚跟肿胀程度等。

2.影像学检查　评估患者X线、MRI或CT等影像学检查结果,以了解跟腱滑囊炎的严重程度。

3.实验室检查　根据患者具体情况,进行实验室检查,以评估患者全身健康状况。

4.心理社会状况　综合评估患者的心理状况、对疾病的了解程度、治疗期望、健康认知和家庭支持等。

二、术后评估

1.手术交接　与手术室的麻醉师或护士交接患者姓名、年龄、性别、住院号等基本信息,了解手术名称、手术时间、手术部位、手术方式等。

2.观察生命体征　根据患者的手术方式及麻醉方式进行相应的生命体征监测,与麻醉师沟通患者术中情况是否平稳,有无特殊情况发生。

3.管道护理　交接静脉通道、尿管及引流管并给予妥善固定。

4.疼痛护理　采取多种方式进行疼痛宣教,能有效沟通的患者,可以使用数字评价量表、视觉模拟评分法将患者的疼痛进行量化评估;无法正常交流的患者,可以使用面部表情疼痛量表进行疼痛评分来判断患者的疼痛程度。

5.患肢观察　评估患肢的肿胀程度、皮肤温度、运动感知觉、足背动脉搏动情况及末梢血运,检查有无神经损伤,观察敷料有无渗血、渗液,包扎的松紧程度是否适宜,是否给予支具或石膏固定,评估患者受压皮肤,关注医疗器械相关性压力性损伤。

6.并发症的观察

(1)感染:观察伤口敷料是否渗血、渗液,患肢是否有红、肿、热、痛等炎症反应,监测患者体温,如有异常及时告知医生处理。

(2)深静脉血栓形成:根据入院 Caprini 评分结果采取相应的基础预防措施,如指导患者进行直腿抬高练习、股四头肌等长收缩练习、屈髋屈膝运动等;物理预防措施,如使用弹力袜、足底静脉泵等;药物预防措施,如使用肝素钠注射液、阿哌沙班片等。观察患者足背动脉搏动情况及患肢有无肿胀,必要时进行 B 超检查。

(3)跟腱挛缩、跟腱延长、跟腱再次断裂、踝关节粘连:遵医嘱指导患者进行功能锻炼,以患者能耐受为度,如活动中诉剧烈疼痛,应及时告知医生。

(4)神经损伤:检查患者是否存在足或小腿的感觉异常,如麻木、刺痛等。

7.心理社会状况　　评估患者术后的心理社会状况,了解其社会支持、生活质量和康复需求,并提供相应的心理支持。

【护理措施】

一、术前护理

1.术前准备　　包括皮肤准备、留置导尿,进行药敏试验、个人清洁,通知患者禁食禁水时间等。

2.术前风险评估和预防　　评估深静脉血栓形成、感染、出血等并发症的发生风险,并根据评估结果采取相应的预防措施。

3.术前康复指导　　包括足踝部限制活动,指导正确的姿势和体位调整方法、术前预防跌倒措施,给予适当的冰敷或热疗以减轻肿胀等。

4.专科护理

(1)股四头肌等长收缩练习、足趾屈伸运动、屈髋屈膝运动:对于足踝活动受限的患者,指导进行下肢功能锻炼,促进血液回流,预防下肢深静脉血栓形成。

(2)呼吸功能训练:对高龄,有吸烟史、慢性呼吸道疾病史等术后呼吸道感染高风险患者,指导其进行呼吸功能训练,如深呼吸运动、吹气球等,以增加肺的通气功能。有吸烟史的患者,指导其于术前 1 周戒烟。

5.心理护理　　为患者提供详细的手术信息,包括麻醉方式、手术过程、术后恢复方案等,以减少担忧。教导患者心理放松技巧,以缓解焦虑。

二、术后护理

1.专科护理　　术后 3 周加强足踝制动,予以支具或石膏固定。患肢抬高,促进静脉回流,减轻肿胀。下床活动时,需帮助患者佩戴支具固定足踝。观察患肢血运、皮肤颜色、温度、肿胀程度等,保证患肢的血运情况良好。

2.功能锻炼

(1)术后 3 周内:足踝给予支具或石膏固定,限制活动。做除踝关节以外的其他关节锻炼,如直腿抬高练习,10～12 个为 1 组,每次 1～3 组,每日 3 次;股四头肌等长收缩练习,10～12 个为 1 组,每次 1～3 组,每日至少 3 次。

(2)术后 3～5 周:行踝关节功能锻炼,如踝泵运动,10～12 个为 1 组,每次 1～3 组,每日 3 次。

(3)术后 6～12 周:在支具的保护下拄拐行走,进行负重练习。

(4)术后 12 周以后:去除支具,进行提踵训练,锻炼肌肉力量。

3.并发症的预防与护理　　密切观察患者的病情变化,注意是否有伤口感染、跟腱挛缩、踝关节粘连等。指导患者定时锻炼,穿弹力袜或按摩以促进血液循环,预防血栓。遵医嘱使用药物,预防感染;避免剧烈运动;避免接触污染物,保持敷料清洁、干燥,保持个人卫生,避免交叉感染。

【康复应用】

一、康复评定

跟腱断裂康复评定主要包括疼痛、足踝的功能状况和对患者日常生活活动能力的影响。Maryland 足功能评分是一种用于评价足部疾病、畸形或创伤患者足部情况的评分系统(表 9-3-1),包括疼痛和功能两项,满分 100 分,现广泛应用于足部疾病疗效的评价。

表 9-3-1　Maryland 足功能评分

评 估 内 容		分　值
1.疼痛		
无疼痛,包括运动时		45
轻微疼痛,日常生活或工作能力无变化		40
轻度疼痛,日常生活或工作能力仅有微小变化		35
中度疼痛,日常生活活动明显减少		30
明显疼痛,在很轻的日常活动中,如洗澡、简单家务劳动中即出现,需经常服用较强的镇痛药		10
残疾,不能工作或购物		5
2.功能		
行走距离	不受限	10
	轻度受限	8
	中度受限(2～3 个街区)	5
	重度受限(1 个街区)	2
	仅能在室内活动	0
稳定性	正常	4
	感觉无力	3
	偶尔打软腿(1～2 个月 1 次)	2
	经常打软腿	1
	需要使用矫形支具	0
支撑工具	不需要	4
	手杖	3
	腋杖	1
	轮椅	0
跛行	无	4
	轻度	3
	中度	2
	重度	1
	不能行走	0
穿鞋	不受限制	10
	很小的妨碍	9

续表

评估内容		分　值
穿鞋	只能穿平底、有带子的鞋子	7
	穿矫形鞋	5
	穿加垫鞋	2
	不能穿鞋	0
上楼梯	正常	4
	需要扶楼梯扶手	3
	使用其他任何方法	2
	不能	0
对地面的要求	在任何地面均能行走	4
	在石头地面和山丘行走有问题	2
	在平地行走有问题	0
外观	正常	10
	轻度畸形	8
	中度畸形	6
	重度畸形	0
	多种畸形	0
活动度(踝关节、距下关节、跖趾关节)与健侧对比	正常	5
	轻度减少	4
	明显减少	2
	僵直	0

结果判断:
优,90～100 分;良,75～89 分;中,50～74 分;差,50 分以下

二、康复指导

1. 缩唇呼吸训练　指导患者取坐位或仰卧位,放松身体,将嘴唇轻轻闭合,通过缩小唇间的空隙,进行缓慢而深长的呼气。然后通过放松唇间的空隙,进行缓慢而深长的吸气。重复这个过程,逐渐增加呼吸的深度和时间,8～10 次为 1 组,每组训练 10～20 min,每日 3～4 组。

2. 直腿抬高练习　指导患者取仰卧位,先用最大力量把腿伸直,之后大腿用力抬腿,抬到脚跟离床面 15 cm 左右,保持 5 s,而后缓慢放下,重复以上动作,10～12 个为 1 组,每次 1～3 组,每日 3 次。

3. 股四头肌等长收缩练习　患者取仰卧位,双下肢自然放松进行股四头肌收缩锻炼,但肢体不移动位置。

4. 足趾的屈曲与背伸　足趾向上用力抬起张开,再用力向下收起,足踝不动,重复以上过程,促进足趾末梢血液循环。

5. 踝泵运动　足背反复跖屈和背伸,每个动作保持 3～5 s,10～15 个为 1 组,每次 1～3 组,每日 3 次。

6. 滚瓶训练　将玻璃瓶横放在地上,脚踩在玻璃瓶上,来回滚动,踝关节随之做屈伸活动,屈伸度逐渐改善。随后加大难度,玻璃瓶滚到脚尖部位时脚跟着地,玻璃瓶滚到脚跟时脚尖着地。

7. 双腿提踵训练　患者取坐位,脚尖负重,提起脚跟,提起后坚持 5 s,脚跟提起高度不超过 5

cm,目的是训练小腿后群肌力量。该动作从坐位开始,而后逐渐转为立位,直到患肢和正常肢体的活动能力及力量相同。

【出院指导】

1. 患肢制动及功能锻炼 术后按照医生指导,3 周内踝关节制动,预防跟腱断裂,仅做其他关节或肌肉的锻炼;3～5 周进行踝关节功能锻炼;6～12 周佩戴支具在拐杖或助行器辅助下下地行走;12 周以后可脱离支具,进行肌力训练。

2. 休息和活动 根据医生的建议,逐渐增加日常活动量,避免剧烈运动和患肢负重,以免对跟腱造成损伤。

3. 疼痛管理 根据医生的建议使用热敷或冷敷来缓解疼痛。避免过度依赖药物,以免产生依赖性。

4. 康复锻炼 在医生或康复治疗师的指导下进行适当的腿部或足部锻炼,加强患肢肌肉锻炼,预防肌肉萎缩。

5. 饮食和营养 保持营养均衡的饮食,戒烟、戒酒,摄入足够的蛋白质、热量和维生素,以促进骨骼和肌肉的健康。

6. 定期复诊 指导患者术后 1～3 个月复诊,不适随诊。

(刘 静 刘 莉)

第十章　小儿骨科疾病的护理与康复

第十章
学习目标

10-1 导入案例
与思考

扫码看视频

第一节　先天性马蹄内翻足护理与康复

【定义】

先天性马蹄内翻足(congenital clubfoot,CCF)是最常见的足部先天性复杂畸形,包括前足内收和内旋,中足内翻和高弓,后足马蹄样畸形,常合并胫骨内旋。发生率约为 1/1000,男性多于女性,单侧或双侧均可发病。幼儿期以后,因患足在畸形状态下行走,骨骼随着负重和长期处于畸形位,而逐渐发生骨骼发育障碍和畸形。患儿年龄越大,负重时间越长,畸形越严重,手术越复杂,疗效越差。

【病因】

(1)遗传因素:发病在种族与性别上有显著差异。

(2)胚胎发育受阻:胚胎发育过程中的相关因素导致了畸形的发生。

(3)纤维组织挛缩。

(4)神经肌肉病变。

(5)其他:如血管异常、孕早期羊膜穿刺等也可能与马蹄内翻足有关。

目前多认为该病是由多种因素综合作用影响了足部软组织和骨骼发育所致。

【分型】

1.松软型　畸形程度轻,骨骼无明显畸形,皮肤、肌腱均不紧绷,轻轻用手即可矫正恢复至正常位置,但松手后畸形又出现。

2.僵硬型　畸形程度重而不易改变,骨骼有畸形,跖面可见一条深的横行皮肤皱褶,皮肤紧绷,跟腱细而紧,呈明显马蹄、内翻、内收畸形,多为双侧。

【临床表现】

患儿于出生后,即新生儿期就表现有不同程度的马蹄内翻畸形,表现为足下垂、前足内收、内翻,畸形程度随病理变化的轻重而异。随患儿年龄的增长,站立、行走时足背外侧负重,骨骼出现变形,足背外侧出现胼胝和滑囊,常合并胫骨内旋。

【辅助检查】

1.X线检查　该检查不是诊断的必须依据,但有助于观察患儿足部跗骨的骨化和异常关系及评价治疗效果(图 10-1-1)。

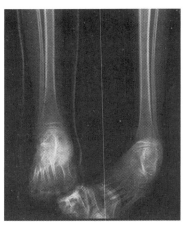

图 10-1-1　先天性马蹄内翻足的 X 线检查

2. CT 检查　已被推荐用作先天性马蹄内翻足术前评估方法,可为大龄儿童足部截骨矫形提供依据。

3. MRI 检查　检查脊髓可以发现脊髓栓系,可鉴别马蹄足畸形。

【治疗】

治疗目的是矫正畸形,防止足部僵硬,保留活动度和肌力,恢复足的正常负重区,改善外观,使患儿能正常负重行走。

1. 非手术治疗　常用的方法有 Ponseti 方法、Kite 技术和 French 技术等,其中 Ponseti 方法运用最为广泛。该方法包括手法矫正、系列管形石膏固定、经皮跟腱切断及矫形支具穿戴维持。在出生后 7～10 日即可进行,年龄越小矫正效果越好,28 个月内均可采用。其治疗流程如下:每周进行 1 次手法矫正,然后用石膏固定(一般 5～8 周),内翻及内收畸形可得到矫正;如果患儿出现背屈受限、跟腱挛缩,则行经皮跟腱切断术,术后石膏固定 3 周;然后每日穿戴足外展支具 23 h,维持至少 3 个月,会行走后夜间戴支具,维持到 3～4 岁。

2. 手术治疗　适用于就诊晚、已经负重行走的幼儿,以及非手术治疗失败、畸形矫正不满意和畸形复发者。手术方法有两类:一类是单纯软组织松解术,如 Mckay、Carroll、Turco 等三种常见的松解手术;另一类是截骨术,可用于 3～10 岁严重畸形患儿,除了广泛软组织松解术外,针对骨性畸形,可选择行跟骨截骨矫形术、骰骨截骨术、跟骰关节融合术和三关节融合术等。

【护理评估】

一、术前评估

1. 健康史

(1)评估患儿肌力和关节活动度的变化。

(2)了解患儿有无合并其他畸形。

(3)了解患儿就医经过、检查结果、治疗疗效。

(4)了解患儿全身状况,包括主要器官、系统功能状况、辅助检查结果、皮肤情况,准确评估患儿的手术耐受力。

2. 症状和体征

(1)症状:有无足内翻、足下垂、足跟小、足弓高、前足内收(足趾向内偏斜)、步态异常、运动功能障碍等症状。

(2)体征:通过 X 线检查(正位片、侧位片),可判断马蹄内翻足的畸形程度;用手握住足前部向各个方向活动,可判断足外翻背伸时的弹性阻力,有助于初步诊断。

3. 专科评估

1)患肢石膏松紧度的评估

(1)石膏过紧:可影响肢体的血液循环。在肢体肿胀期,由于肢体持续肿胀可造成石膏过紧,肢体末端血液循环障碍,出现皮肤颜色青紫、皮肤温度降低、感觉障碍或消失、动脉搏动不可触及,要及时通知医生。

(2)石膏过松:不能起到固定效果。尤其是在肿胀明显消退后可能会造成石膏的松脱,出现松脱现象要及时通知医生并更换石膏。

2)患儿步态评估　分别于患儿站立、行走及静止情况下检查双足状态,了解不同状态下足弓高度和宽度、足部的形状、关节的位置等。

4. 实验室检查　根据患儿的具体情况,可能需要进行一些实验室检查,如血常规、凝血功能、肝肾功能等,以评估患儿的全身健康状况。

5. 心理社会状况　观察患儿哭闹及表情变化;评估患儿家属对疾病的了解程度,对治疗经过及治疗结果的期望值,对疾病和健康的认识;评估患儿及其家属的精神和情绪状态、宗教信仰和需求、家庭经济情况、社会支持系统等。注意评估疾病性质和手术方式带给患儿及其家属的心理压力。

二、术后评估

1. 手术交接 了解患儿神志、精神变化及皮肤完整性,确认手术方式、麻醉类型和术中补液量;了解手术过程是否顺利,以判断手术创伤大小及其对机体的影响。

2. 症状和体征

(1)症状:石膏是否干燥,患儿有无哭闹,全身皮肤是否完整,留置管道是否通畅,有无恶心、呕吐等不良反应,有无发热等感染征象,对患儿皮肤的完整性、营养状况、疼痛、留置管道情况等进行风险评估。

(2)体征:患儿的生命体征是否正常,下肢的肿胀程度,以及下肢的皮肤温度、色泽、感觉运动是否正常。

3. 心理社会状况 评估患儿对手术的耐受力,患儿家属对手术结局以及疾病转归的接受程度,患儿家庭的社会支持系统、经济承受能力等。

【常见护理诊断/问题】

1. 疼痛 与手术切口有关。

2. 躯体活动障碍 与患儿足部畸形、使用矫形器具及手术有关。

3. 有皮肤完整性受损的危险 与石膏或支具固定有关。

4. 有养育功能障碍的危险 与患儿家属的病耻感有关。

5. 知识缺乏 患儿家属缺乏疾病相关知识。

6. 焦虑 与担心手术及疾病预后有关。

【护理目标】

(1)患儿的疼痛减轻或缓解,舒适度提高。

(2)促进患儿术后足部功能的恢复,减轻活动受限的程度。

(3)患儿皮肤能够保持完整。

(4)患儿家属对疾病有正确的认知,能够提供良好的养育环境。

(5)患儿家属能够掌握疾病照护的相关知识。

(6)减轻患儿术后紧张情绪,提高心理健康水平。

【护理措施】

一、术前护理

1. 术前准备

(1)皮肤准备:保持皮肤清洁、干燥。

(2)饮食指导:根据患儿的耐受情况及手术方式,跟麻醉师、医生沟通后确定禁食禁水时间。

(3)休息与睡眠:尽量使患儿在术前能够充分休息,可借助安抚奶嘴等工具。

2. 专科护理 手法矫正前拆除原有石膏,保持皮肤清洁、干燥。

3. 心理护理 做好患儿家属的心理护理,此病的治疗是一项长期而艰巨的工作,需要患儿家属有充分的思想准备。向患儿家属解释手术治疗过程和术前、术后的注意事项,介绍成功病例让患儿家属树立信心。术前患儿家属的心理障碍最为严重,应多与患儿家属进行交流沟通,对其提出的问题给予耐心解释,提高其心理承受能力,取得其支持与配合,这对稳定患儿的情绪和配合治疗起到很大的作用。

二、术后护理

1. 术后常规护理

（1）床旁交接：手术结束患儿返回病房后，病房护士应与手术室护士和麻醉师进行详细的交接，内容包括患儿一般生命体征、神志、皮肤情况、各种管道的固定和引流情况等，并做好记录。

（2）体位管理：全麻患儿未清醒前应有专人看护，取仰卧位，头偏向一侧，以防误吸。对于婴幼儿可将其肩背部稍垫高，以保证呼吸道通畅。

（3）观察生命体征：保持呼吸道通畅，按照护理级别定时巡视患儿，发现病情变化及时通知医生。

（4）切口护理：术后严密观察患儿切口情况。切口有渗血、渗液等异常情况时，及时通知医生。

（5）疼痛护理：采取多种方式进行疼痛宣教，根据患儿情况选择合适的疼痛评估量表进行评估，根据评估结果，遵医嘱采取多模式镇痛、预防性镇痛及个体化镇痛相结合的管理模式，并动态评估患儿镇痛效果，及时调整用药方案，以减少疼痛相关并发症，加速患儿术后康复。

（6）皮肤护理：石膏边缘使用宽胶布包裹，保持皮肤清洁、干燥，床铺平整、无皱褶、无渣屑。

（7）用药护理：遵医嘱实施治疗给药措施，注意观察患儿用药后反应。

（8）饮食护理：患儿全麻清醒后，根据患儿的年龄、耐受情况及手术方式，与麻醉师、医生沟通后确定进食进水时间。

（9）并发症的预防与护理：做好并发症的观察，发现病情变化时及时通知医生，并遵医嘱进行预防与护理。

2. 专科护理

（1）加强石膏的护理：将室温调到 25～27 ℃，移动患儿时动作轻柔，用手掌平托，切忌抓捏，以免引起石膏受压凹陷变形。石膏干固后，应抬高患肢 20°～30°，以利于静脉回流，防止肢体肿胀。抬高患肢时，保持足跟悬空，避免压迫足跟而引起疼痛和压力性损伤。在搬动患儿或患儿自行玩耍时，注意避免石膏断裂，如发生断裂应及时通知医生进行修补。观察患肢末梢血液循环、感觉、运动情况。

（2）功能锻炼：术后应辅助患儿做适当的功能锻炼，如按摩患儿患侧大腿的肌肉，行患侧脚趾的主动运动、被动运动及抬臀运动等，每日 3 组，每组 30 次。

（3）大小便护理：指导患儿家属协助患儿床上大小便，使用尿不湿的患儿应及时更换尿不湿，避免污染石膏。若尿液污染石膏，及时使用吹风机吹干，注意控制吹风机的温度，防止烫伤的发生。

3. 心理护理　通过人文关怀与沟通，评估患儿及其家属需求，缓解心理焦虑问题。指导术后康复的要点，增强患儿及其家属的治疗信心，积极乐观面对术后生活。

【康复应用】

一、康复评定

1. 畸形矫正　观察足部形态是否恢复正常，包括足部内收、内翻和足下垂等畸形是否得到明显改善。

2. 活动度和肌力恢复情况　评估足部关节的活动度及肌力是否恢复正常，能否进行正常的站立、行走和运动。

3. 负重区恢复情况　检查足底着地部位是否恢复正常，包括负重区是否能够正常支撑体重，以及足弓是否恢复正常的生理形态。

4. 外观和穿鞋　观察足部外观是否美观，能否正常穿鞋，避免对患儿的心理造成影响。

5. 功能评价　评估患儿的步态、行走距离和速度等是否恢复正常，以及能否进行正常的日常活动。

先天性马蹄内翻足的康复评定标准是多方面的，需要综合考虑足部形态、活动度、肌力、外观和功能等，AOFAS踝-后足评分量表（表 10-1-1）被广泛运用于该病的评估和治疗效果的监测。

表 10-1-1 AOFAS 踝-后足评分量表

姓名：　　　　　住院号：　　　　　部位:左/右　　　联系电话：　　　　　评分日期：

项　　　目		得　　分
疼痛（40 分）		
无	40	
轻度，偶见	30	
中度，常见	20	
重度，持续	10	
功能和自主活动、支撑情况（10 分）		
不受限，无需支撑	10	
日常活动不受限，娱乐活动受限，需使用手杖	7	
日常活动严重受限，需使用手杖、轮椅、支架等	0	
最大步行距离（5 分）		
＞6 个街区（＞1200 m）	5	
4～6 个街区（800～1200 m）	4	
1～3 个街区（200～600 m）	2	
＜1 个街区（＜200 m）	0	
地面步行（5 分）		
任何地面无困难	5	
走不平地面、楼梯、斜坡、爬梯时有困难	3	
异常步态（8 分）		
无，轻微	8	
明显	4	
显著	0	
前后活动（屈曲加伸展）（8 分）		
正常或轻度受限（≥30°）	8	
中度受限（15°～29°）	4	
重度受限（＜15°）	0	
后足活动（内翻加外翻）（6 分）		
正常或轻度受限（75％～100％正常）	6	
中度受限（25％～74％正常）	3	
重度受限（＜25％正常）	0	
踝-后足稳定性（前后、内翻外翻）（8 分）		
稳定	8	
明显不稳定	0	
足部对线（10 分）		
优：跖行足，踝-后足排列正常	10	
良：跖行足，踝-后足明显排列成角，无症状	5	
差：非跖行足，踝-后足严重对线，有症状	0	
总分		
结果判断：优，90～100 分；良，75～89 分；可，50～74 分；差，50 分以下		

评定人：

二、康复指导

（1）术后 24 h 指导患儿家属开始教患儿主动、被动足趾屈伸锻炼，按摩患儿患侧大腿的肌肉，并牵拉按摩足趾。

（2）指导患儿或由家属协助患儿进行主动、被动石膏内肌肉收缩运动，如股四头肌的收缩舒张运动，防止肌肉萎缩、锻炼肌力的同时促进血液循环，活动次数应由少到多，以患儿能耐受的程度为准。

（3）鼓励患儿进行固定范围以外的肌肉收缩和关节的主动活动。功能锻炼宜循序渐进，待石膏拆除后，则按早期康复训练计划进行康复锻炼，每日被动按摩足部，踝关节做背伸和跖屈活动，动作轻柔，持续 5～10 min 为 1 组，每日 2 组。

（4）外固定解除后嘱患儿 2 周内在床上进行锻炼，活动关节，做抬腿及肌肉收缩训练。

（5）2 周后患儿可在其家属的保护下开始行走训练，此后逐渐进行上下楼梯的锻炼，以恢复肌力和各关节协作功能。

（6）每日泡脚的同时加用手法活动关节和挤捏腓肠肌，以增加患肢的血液循环，改善腓肠肌的营养，这对增加关节的活动度，降低腓肠肌的疲劳感均有益处。

【出院指导】

1. 病情观察　教会患儿家属如何观察患肢末梢血液循环、运动及感觉情况，如发现患儿患肢肿胀、发凉、发绀或苍白，做主动、被动运动时疼痛剧烈，应立即带患儿到医院诊治。

2. 饮食和营养　保持营养均衡，给予患儿高热量、高蛋白、高维生素、高钙、易消化饮食。

3. 石膏护理　保持患儿石膏清洁，防止被大小便污染，避免碰撞致石膏断裂，患儿患肢下垫软枕，以抬高患肢，利于静脉回流。患儿石膏固定 4～6 周可带患儿到门诊复查，拆除石膏。

4. 功能锻炼　坚持对患肢进行按摩和功能锻炼，督促患儿勿过早负重行走，以防畸形复发。

5. 复查与随访　遵医嘱按时随访，在矫形术后的最初 6 个月内每个月门诊复查 1 次，若拍片证实无复发倾向则改为每 3 个月门诊复查 1 次，坚持复查 1 年以上，以防复发。

【护理评价】

（1）患儿疼痛是否得到减轻或缓解？舒适度是否提高？

（2）患儿足部功能是否逐渐恢复？足部活动受限程度是否改善？

（3）患儿皮肤是否保持完整？

（4）患儿家属对疾病是否有正确的认知？能否提供良好的养育环境？

（5）患儿家属是否掌握疾病照护的相关知识？

（6）患儿术后紧张情绪是否得到缓解？心理健康水平是否提高？

（高兴莲　胡梅园）

第二节　发育性髋关节发育不良护理与康复

【定义】

发育性髋关节发育不良（developmental dysplasia of the hip，DDH），又称发育性髋关节脱位，是指婴幼儿髋关节发育相关的一系列疾病，包括髋臼和股骨近端的发育异常以及髋关节的力学不稳定。新生儿常出现生理性髋关节松弛及髋臼不成熟，大多数在 2～6 周龄前可自行改善并获得髋关

10-2 导入案例与思考

扫码看视频

节的正常发育。通过评估危险因素、对髋关节进行连续体格检查以及合理运用影像学检查,大多数髋关节疾病患儿都可得到正确的诊断和治疗,不会产生远期后遗症。若未得到早发现、早治疗,则逐渐出现一系列髋关节病症,严重者髋关节功能丧失,影响正常的工作和生活。

【病因】

本病病因至今尚不完全清楚,更常见于具有某些危险因素的婴儿,如女性、妊娠晚期臀先露胎位、DDH 阳性家族史和婴儿下肢被包裹太紧等。

1. 遗传因素　Wynne-Davies 于 1970 年提出发育性髋关节脱位的主要遗传机制之一是遗传性韧带松弛。

2. 胎位　妊娠晚期臀先露胎位是 DDH 一个最大的危险因素。

3. 产后环境因素　已发现将婴儿双髋固定于伸直位包裹的习俗是 DDH 高发的直接原因。

【临床表现】

由于患儿年龄、脱位程度以及单侧或双侧病变的不同,临床表现可以不同。主要的临床表现如下。

1. 婴儿期　此期患儿尚未行走、髋关节尚未负重,症状并不明显。单侧者,大腿内侧皮纹及臀纹加深上移,双侧者表现为会阴部增宽。患侧肢体缩短,髋关节活动受限,髋关节呈轻度外旋位。

2. 幼儿期及儿童期　患儿已开始学步并独立行走,主要表现为步态异常,常为患儿就诊的唯一主诉。单侧脱位者,身体向患侧晃动,呈跛行步态;双侧脱位者,左右摇摆,呈明显鸭步。单侧脱位者,双下肢不等长,双膝不等高,患髋外展受限。患儿站立时,可以发现腹部前坠、臀部后耸的体态。

3. 体征

(1) Ortolani 征:主要适用于新生儿及 3 个月以内的婴儿。患儿仰卧,屈髋屈膝 90°,检查者示指和中指沿患儿大转子放置,拇指置于大腿内侧,轻轻抓住大腿。向前上提或挤压大转子,同时将髋关节从内收位置轻轻外展。如果髋关节脱位,则 Ortolani 手法可使其复位,并伴随着明显的弹响(弹进)。Ortolani 征阳性说明脱位髋关节是可复位的。

(2) Barlow 征:检查者将示指和中指沿患儿大转子放置,拇指置于大腿内侧,轻轻抓住大腿。将髋部轻柔内收,不施加任何向下的压力,同时触诊股骨头是否从髋臼后方移出。如果髋关节可脱位,则随着股骨头脱出髋臼,可触及后移和闻及沉闷的响声(弹出)。髋关节半脱位的特征是轻微的滑动或者松弛感,就像一个网球在汤碗中移动。Barlow 征阳性说明复位髋关节是不稳定的。

(3) Galeazzi 征或 Allis 征:适用于单侧脱位的患儿。检查时让婴儿仰卧,髋关节屈曲至 90°,膝关节屈曲,双足并拢平放在同一水平面,足跟与臀部靠拢。正常情况下,双膝处于同一水平面。单侧脱位时,大腿因股骨头后移而在功能上缩短,患侧膝平面低于健侧。

(4) 外展试验:屈膝和屈髋后,脱位侧髋关节外展角度受限,为外展试验阳性。对于大于 2 月龄的患儿,外展受限(<45°)是最可靠的 DDH 体征。婴儿正常髋关节活动度为外展>75°,内收至少越过中线 30°。

(5) Trendelenburg 征:通常情况,当健侧单脚站立时,骨盆保持水平。当患侧单脚站立时,由于患侧臀肌无力,可导致对侧骨盆向下倾斜,即为 Trendelenburg 征阳性。

【辅助检查】

1. 超声检查　超声检查是用于评估婴儿髋关节形态学和稳定性的主要影像学技术,它是小于 6 月龄婴儿临床评估的重要辅助检查。超声诊断有助于确认体格检查发现以及评估检查正常但有危险因素的婴儿。

2. X 线检查　有助于评估 6 月龄以上患儿的 DDH。X 线检查的价值有限,因为股骨头和髋臼都是软骨,还未骨化。骨化中心出现后,可采用 X 线摄片来帮助诊断和治疗(图 10-2-1)。

3.其他影像学检查　如关节造影术、CT 检查及 MRI 检查(图 10-2-2)等,可评估术后的复位情况。

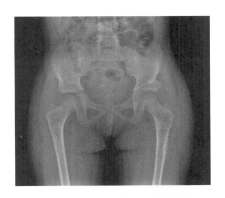

图 10-2-1　DDH 术后 X 线检查

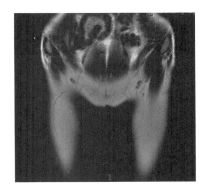

图 10-2-2　DDH 的 MRI 检查

【治疗】

对诊断为 DDH 的病例应早期治疗,其治疗原则包括:①获得中心复位;②维持稳定的复位;③促进髋关节正常生长和发育;④减少并发症。不同年龄段治疗效果明显不同,年龄越小,治疗效果越好,治疗费用越低。治疗方法因患儿年龄和病理变化情况而有所不同。

1.6 个月以内患儿　采用髋关节屈曲外展挽具或支具治疗,最常用的是 Pavlik 挽具,总疗程 3～6 个月。

2.7～18 个月患儿　在麻醉下轻柔手法复位,必要时行内收肌切断,采用人类位(人类位指髋关节屈曲 95°～100°、外展 40°～50°、旋转中立位)石膏固定。石膏固定维持 2～3 个月方可行第 2 个疗程的石膏固定,或用外展支具治疗 6 个月或更长时间。如果闭合复位失败,则要行手术开放复位。

3.19～24 个月患儿　对关节松弛、身高矮、体重轻的患儿可试行闭合复位;对不宜闭合复位,或闭合复位失败的患儿,可采用切开复位加截骨矫形术。

4.大于 24 个月患儿　可行切开复位术、骨盆截骨术、股骨短缩术及旋转截骨术。2～5 岁时的治疗效果更好,8 岁以后治疗效果较差,选择手术治疗需慎重。

【护理评估】

一、术前评估

1.健康史

(1)了解患儿有无双侧臀纹不对称、髋关节外展受限、双下肢活动受限,询问就医经过、检查结果、治疗效果、用药后反应。

(2)了解患儿全身状况,包括主要器官、系统功能状况、辅助检查结果,准确评估患儿的手术耐受力。

(3)评估患儿营养状况,包括是否存在贫血、营养不良或肥胖等。

2.症状和体征

(1)症状:有无关节活动障碍、双下肢不等长,臀部皮纹有无变化。

(2)体征:出生早期体格检查可有外展试验阳性、弹出试验阳性。

3.专科评估

(1)患肢石膏松紧度的评估:详见第十章第一节相关内容。

(2)髋部运动评估:评估患儿髋部的运动范围,包括屈髋屈膝程度、髋部内收和外展程度等,评估其运动情况。

4. 实验室检查　详见第十章第一节相关内容。

5. 心理社会状况　评估患儿家属对疾病的了解程度,对治疗经过及治疗结果的期望值,对疾病和健康的认识,评估患儿及其家属的精神和情绪状态、宗教信仰和需求、家庭经济情况、社会支持系统等。注意评估疾病性质和手术方式带给患儿家属的心理压力。

二、术后评估

1. 手术交接　详见第十章第一节相关内容。

2. 症状和体征

(1)症状:评估髋部切口敷料是否干燥,有无疼痛,全身皮肤是否完整,留置管道是否通畅,有无恶心、呕吐等不良反应,有无发热等感染征象。评估患儿有无腹胀、腹痛及切口疼痛情况,对患儿的皮肤完整性、营养状况、疼痛、留置管道等情况进行风险评估。

(2)体征:患儿的生命体征是否正常,引流液的量和性状,下肢皮肤温度、色泽、水肿情况。

3. 心理社会状况　详见第十章第一节"术后评估"中相关内容。

【常见护理诊断/问题】

1. 躯体活动障碍　与治疗性固定有关(如使用 Pavlik 挽具、石膏、支具等)。

2. 有皮肤完整性受损的危险　与使用外固定器具及制动有关。

3. 舒适度减弱　与治疗及固定有关。

4. 有发育迟缓的危险　与活动受限及刺激减少有关。

5. 知识缺乏　患儿家属缺乏疾病及照护相关知识。

【护理目标】

(1)患儿能够获得治疗所允许的最大活动度,不产生因制动所导致的并发症。

(2)患儿皮肤能够保持完整。

(3)患儿舒适度提高。

(4)患儿能够获得生长发育所需的养育环境及刺激。

(5)患儿家属能够复述并掌握 DDH 照护相关知识。

【护理措施】

一、术前护理

1. 术前准备

(1)皮肤准备:保持皮肤清洁、干燥。

(2)饮食指导:详见第十章第一节相关内容。

(3)休息与睡眠:尽量使患儿在术前能够充分休息,保持环境安静。

(4)其他:遵医嘱行药敏试验,并将结果记录于医嘱单上。手术期间,根据患儿手术及麻醉方式铺好麻醉床,准备好监护仪器。

2. 专科护理　指导术前适应性功能锻炼,如在床上指导患儿翻身,如何正确使用便器和护理垫等;指导患儿进行股四头肌、小腿肌肉的等长收缩练习,每日 3 组,每组 30 次,每次坚持 5～10 s。

3. 心理护理　详见第十章第一节"术前护理"中相关内容。

二、术后护理

1. 术后常规护理

(1)床旁交接:详见第十章第一节"术后护理"中相关内容。

（2）体位管理：全麻患儿未清醒前应有专人看护，取仰卧位，头偏向一侧，以防误吸，用软枕将患儿双下肢抬高 20°～30°。患儿清醒后，病情允许时可摇高床头 30°，头下垫软枕。

（3）观察生命体征：按照护理级别定时巡视患儿，发现病情变化及时通知医生。

（4）髋部切口的护理：术后严密观察患儿切口情况。切口有渗血、渗液等异常情况时，及时通知医生。

（5）疼痛护理：详见第十章第一节"术后护理"中相关内容。

（6）皮肤护理：石膏边缘使用宽胶布包裹，背部及腰两侧各垫 1 条长条形小毛巾以减轻皮肤摩擦，防止压力性损伤的发生。骶尾部的石膏修剪整齐，内面保持平坦，每班检查骨突出部位及受压部位皮肤。保持皮肤清洁、干燥、床铺平整、无皱褶、无渣屑。每 2 h 翻身 1 次，以患儿健侧肢体为轴缓慢翻身，并将患肢用软枕垫高。

（7）尿管护理：遵医嘱及时拔除尿管。因病情需要留置尿管期间，保持尿管通畅，观察并记录尿液的量、颜色及性状。保持会阴部清洁，病情允许情况下早日拔除尿管，预防泌尿系统感染。出现异常时及时通知医生，并协助处理。

（8）引流管护理：部分患儿术后需在髋部放置引流管。术后妥善固定引流管，保持引流通畅，观察并记录引流液的颜色、性状和量，引流液量多时及时协助医生处理。

（9）用药护理：遵医嘱实施治疗给药措施，注意观察患儿用药后的反应。

（10）饮食护理：患儿全麻清醒后，根据患儿的年龄、耐受情况及手术方式，与麻醉师、医生沟通后确定进食进水时间，由流质或半流质饮食逐渐过渡至普通饮食，以营养丰富、高膳食纤维、高维生素、高蛋白、不油腻、易消化的食物为主。

（11）并发症的预防与护理：进行相关风险评估，根据风险评估结果对患儿及其家属进行针对性的知识宣教，以预防压力性损伤、肺部感染、泌尿系统感染等并发症的发生。

2.专科护理

（1）石膏护理：患儿术后采用髋人字石膏固定（图 10-2-3），保持石膏清洁、干燥；观察患肢末梢血液循环、感觉、运动情况；石膏固定时腹部留约 2 指的空隙，防止饭后腹部受压，发生腹胀、胸闷等石膏综合征。

（2）功能锻炼：协助患儿进行踝泵运动、股四头肌等长收缩练习，并用足蹬足底石膏，每日 3 组，每组 30 次。锻炼时注意循序渐进，以患儿能耐受为宜。

（3）大小便护理：拔除尿管后协助患儿床上大小便，减少石膏污染，小便后可用吹风机吹干石膏内衬，注意控制吹风机的温度，防止烫伤。女性患儿接小便时采取低斜坡位，防止小便倒流，便后及时清洗。

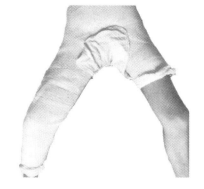

图 10-2-3　DDH 患儿髋人字石膏固定

3.心理护理　详见第十章第一节"术后护理"中相关内容。

【康复应用】

一、康复评定

1.临床评估　观察患儿的步态、姿势和关节活动度等，判断患儿的病情和功能状况。

2.影像学检查　通过 X 线、CT 或 MRI 等影像学检查，了解髋关节的结构和形态，评估脱位程度和关节稳定性。

3.肌力和关节活动度评估　通过测力计和量角器等工具，评估患儿的肌力和关节活动度，以便制订适合患儿的康复训练计划。

4. 平衡和协调性评估　通过平衡测试和协调性评估,了解患儿的平衡和协调功能,预测患儿跌倒的风险。

5. 功能评估　通过日常生活活动能力评估、儿童生长发育评估等,了解患儿的生活质量和功能状况,为制订康复训练计划提供依据。

二、康复指导

DDH 术后功能锻炼的目的是通过康复护理和功能锻炼,使术后的髋关节达到或接近正常的髋关节活动度。术后 1 周,患肢疼痛缓解,即可指导患儿进行功能锻炼。

1. 患肢石膏内功能锻炼　术后 1 周在石膏内练习股四头肌的等长收缩;也可教会患儿用足蹬足底石膏,每日以最大的肌力练习 2~3 组,每组 20~30 次,每次持续 3~10 s。目的是通过肌肉收缩和舒张改善下肢的血液循环,增加局部营养,以利于术后组织的修复;同时,可有效地防止股四头肌的失用性萎缩,为下一步功能锻炼打好基础。

2. 拆除石膏后的功能锻炼　对于 DDH 患儿,要根据患儿年龄、性别及关节松弛情况,决定石膏固定的时间、石膏拆除后是否行双下肢皮牵引治疗。一般 6 岁以下、关节松弛的患儿可直接用石膏固定 6 周,无需行双下肢皮牵引治疗。反之,年龄大、关节僵硬的患儿,为防止由于石膏固定时间过长引起髋关节僵硬,一般于石膏固定 3 周后拆除石膏,行双下肢皮牵引治疗 3 周。其目的是在牵引下早期活动髋关节。要注意行单侧髋关节脱位牵引时,也要行双下肢皮牵引,以维持髋关节水平位。锻炼方法及注意事项如下。

(1)指导患儿双手撑床慢慢坐起,待患儿坐稳后,可在床尾系拉绳,绳上等距离打结,让患儿握着绳上的结,尽可能握住最远的结。同时根据所握距离的远近,还可以检验屈髋功能锻炼的效果。

(2)指导患儿双手撑床慢慢坐起,待患儿可触到双足后,再鼓励患儿用前额触碰膝关节,逐渐加大髋关节的屈曲活动度。

(3)指导患儿正确功能锻炼方法,注意防止腰部代偿作用带来的训练效果的假象。

(4)解除石膏固定后,继续进行股四头肌等长收缩练习。

(5)解除石膏固定后,注意牵引角度的调整,由双下肢外展 30°开始,每周调整牵引角度 10°,由外展位逐渐内收。第 3 周后,使双下肢达到中立位牵引。

3. 髋关节屈曲训练　患儿取仰卧位,髋关节屈曲,大腿能碰到腹部,足跟能碰到臀部。此动作应以主动训练为主。被动训练时要求动作轻柔,循序渐进,多采用屈膝位进行训练。即患儿取仰卧位,患儿家属用一只手帮助固定健侧下肢及健侧骨盆。另一只手放于患侧大腿远端的后侧施力,使患髋屈曲。当经过多次训练,患髋屈曲大于 90°时,可让患儿自行用双手抱住膝下小腿,尽量贴紧。

【出院指导】

(1)告知患儿家属注意保持石膏清洁、干燥、不变形。

(2)术后 6 周复查髋关节复位良好,可拆除石膏和牵引,指导并教会患儿家属在家中继续协助和督促患儿做功能锻炼。

(3)告知患儿家属术后半年内患儿患肢不能负重,即不能站立、蹲、跪、盘腿。由于非负重情况下的关节活动有利于术后髋臼的塑造,而过早的负重可因股骨头上覆盖的骨未愈合而导致手术失败和头臼未经充分塑造而造成髋关节不对称、疼痛,股骨头坏死、变形及关节活动受限或僵直。

(4)告知患儿家属由于术后髋人字石膏固定于伸直、外展、内旋位,所以这三种活动不用进行特殊训练,而内收训练与屈髋训练可同时进行。

【护理评价】

(1)患儿是否获得治疗所允许的最大活动度? 患儿是否产生因制动所导致的并发症?

（2）患儿皮肤是否保持完整？

（3）患儿舒适度是否提高？

（4）患儿能否获得生长发育所需的养育环境及刺激？

（5）患儿家属能否复述并掌握 DDH 照护相关知识？

（高兴莲　胡梅园）

第三节　先天性肌性斜颈护理与康复

**10-3 导入案例
与思考**

扫码看视频

【定义】

先天性肌性斜颈（congenital myogenic torticollis，CMT）是指由于一侧胸锁乳突肌挛缩导致的头颈部特殊姿势的先天畸形，其典型特点为头颈偏向患侧，下颌转向健侧。其发病率为 $0.1\%\sim0.3\%$，是小儿常见的先天畸形之一，以右侧多见。患儿出生后 7～14 天，一侧胸锁乳突肌出现包块，出现斜颈。包块随月龄增大，3～5 个月后肿块逐渐缩小，可出现多种转归。

【病因】

1. 宫内拥挤　由胎儿颈部在宫内受到压迫或发生扭转所致。

2. 骨-筋膜室综合征后遗症　由出生前或生产时胸锁乳突肌受到挤压、折叠，引起缺血性损伤所致。

3. 胚胎发育异常　胸锁乳突肌胚胎发育中出现间充质样细胞残留，出生后增生引起胸锁乳突肌包块。随生长发育，如果以成肌为主，则包块消失后，临床可自愈；如果包块以纤维化为主，则包块消失后，胸锁乳突肌出现不同程度挛缩，出现斜颈。

4. 遗传因素　该病有一定比例的家族史。

5. 其他　如炎症、血肿、胎儿运动、胎内负荷等。

【临床表现】

主要表现为患儿头颈向患侧偏斜，下颌转向健侧，颈部活动有不同程度的受限。

【辅助检查】

1. B 超检查　B 超检查是斜颈最常用的影像学检查方法，可以观察胸锁乳突肌的连续性，包块的部位、大小、内部回声情况并比较两侧胸锁乳突肌的厚度。

2. X 线检查　可明确有无颈椎畸形或其他病变（图 10-3-1、图 10-3-2）。

【治疗】

1. 非手术治疗　婴儿期患儿主要采取物理治疗，包括主动生活矫正、按摩、推拿、手法矫正和固定等。在患儿出生后进行主动生活矫正，即在日常生活中利用喂食方式、光线、玩具、卧位姿势等诱使患儿头颈向患侧主动旋转，能使约 90% 患儿得到矫正，且安全有效。

2. 手术治疗　1 岁以后确诊、头斜明显、颈部旋转活动受限、胸锁乳突肌超声强回声者，宜采用手术治疗。常用的手术方法是胸锁乳突肌切断术和部分切除术，术后根据患儿年龄进行矫形器具佩戴及康复治疗。1～3 岁手术，头面部畸形更容易恢复，效果更好。大龄患儿手术治疗可以改善颈部活动功能，但面部不对称难以恢复。

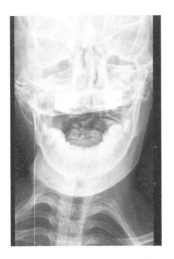

图 10-3-1　CMT 前侧 X 线检查

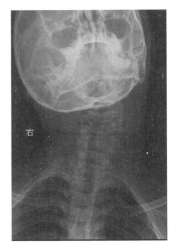

图 10-3-2　CMT 背侧 X 线检查

【护理评估】

一、术前评估

1. 健康史

（1）评估患儿颈部活动受限程度，了解就医经过、检查结果、治疗疗效、用药后反应。

（2）评估全身状况，包括主要器官、系统功能状况、辅助检查结果，准确评估患儿的手术耐受力。

（3）评估患儿营养状况，包括是否存在贫血、营养不良或肥胖等。

2. 症状和体征

（1）症状：有无颈部包块、面部不对称及其他症状。

（2）体征：通过骨科检查评估斜颈严重程度。了解患儿斜颈姿势、向左或向右倾斜的程度，观察面部及颅骨变形程度。

3. 专科评估

（1）神经功能评估：评估患儿的神经系统功能，包括感觉、运动、反射等方面。通过神经系统检查，可以确定是否存在神经功能损害。护士进行感觉功能评估，检查患儿对触觉、疼痛、温度等的感知情况；进行运动功能评估，检查患儿的肌力和协调性；进行反射测试，检查患儿的深反射和浅反射。

（2）颈部活动度评估：了解斜颈持续时间，检查胸锁乳突肌有无紧绷或肿胀，进行颈部活动度评估时了解颈部的倾斜能否主动或被动地移动回或移动过中立位，以及向健侧的旋转是否可以纠正。

4. 实验室检查　详见第十章第一节相关内容。

5. 心理社会状况　采用行为观察法、访谈法等评估患儿家属对疾病的了解程度，对治疗经过及治疗结果的期望值，对疾病和健康的认识；评估患儿及其家属心理状态、精神和情绪状态、宗教信仰和需求、家庭经济情况、社会支持系统等。注意评估疾病性质、手术方式及疾病转归带给患儿及其家属的心理压力。

二、术后评估

1. 手术交接　详见第十章第一节相关内容。

2. 症状和体征

（1）症状：颈部切口敷料是否干燥，有无疼痛，全身皮肤是否完整，留置管道是否通畅，有无恶心、呕吐等不良反应，有无发热等感染征象。对患儿的皮肤完整性、营养状态、疼痛、留置管道情况等进行风险评估。

(2)体征:患儿的生命体征是否正常,颈部切口有无红肿、渗血、渗液。

3.心理社会状况　同本节"术前评估"中"心理社会状况"评估内容。

【常见护理诊断/问题】

1.疼痛　与手术切口有关。

2.运动障碍　与胸锁乳突肌挛缩矫形治疗有关。

3.体像紊乱　与头颈及面部畸形有关。

4.社会交往障碍　与头颈及面部畸形有关。

5.知识缺乏　患儿家属缺乏疾病相关知识及照护知识。

【护理目标】

(1)患儿术后疼痛感减轻或缓解,舒适度提高。

(2)患儿颈部运动能力逐渐恢复,活动受限程度减轻。

(3)患儿自我形象逐渐恢复正常。

(4)患儿及其家属能够消除病耻感,恢复并维持正常的社会交往。

(5)患儿家属能够复述并掌握 CMT 照护相关知识。

【护理措施】

一、术前护理

1.术前准备

(1)皮肤准备:了解病情及手术种类,为患儿做好备皮,保持皮肤清洁、干燥。

(2)饮食指导:详见第十章第一节相关内容。

(3)休息与睡眠:尽量使患儿在术前能够充分休息。

(4)其他:遵医嘱行药敏试验,并将结果记录于医嘱单上。手术期间,根据患儿手术及麻醉方式铺好麻醉床,准备好监护仪器。

2.专科护理　指导患儿行术前适应性呼吸功能训练,如深呼吸、吹气球等,每日 4～6 次,每次 15～20 min。

3.心理护理　患儿常担心住院使其失去日常习惯的生活方式,手术是否会引起疼痛,恐惧手术的并发症或者风险。护士应采用通俗易懂的语言,耐心解答患儿的问题,为其讲解疾病相关知识,安慰鼓励患儿,缓解患儿焦虑,提高患儿对治疗的信心,使其配合诊疗。

二、术后护理

1.术后常规护理

(1)床旁交接:详见第十章第一节相关内容。

(2)体位管理:全麻患儿未清醒前应有专人看护,取仰卧位,头偏向健侧,颈部下垫薄枕,注意防止呕吐和舌后坠,保持呼吸道通畅。呼吸道有分泌物时,使患儿头后仰,用双手托起下颌关节,及时清除呼吸道分泌物、呕吐物,防止误吸。

(3)观察生命体征:按照护理级别定时巡视患儿,发现病情变化及时通告医生。

(4)颈部切口的护理:术后严密观察患儿切口情况。切口有无明显肿胀、渗血、渗液,发生异常情况时,及时通知医生。

(5)疼痛护理:详见第十章第一节相关内容。

(6)皮肤护理:保持患儿皮肤和床单清洁、干燥。

(7)用药护理:遵照医嘱实施治疗给药措施,注意观察患儿用药后反应。

(8)饮食护理:详见第十章第二节相关内容。

(9)活动管理:在病情允许且安全的情况下,鼓励患儿早期下床活动,活动时注意循序渐进,以患儿能耐受为宜。

(10)并发症的预防与护理:详见第十章第二节相关内容。

2. 专科护理

(1)呼吸道护理:保持呼吸道通畅,避免颈部水肿、血肿或外固定物压迫过紧以致呼吸困难。

(2)功能锻炼:指导患儿立于镜前,依靠自己头颈部肌肉的力量尽量将头置于正中位,并行左右旋转、前后屈伸活动,每日3~5次,以患儿能耐受为度。

(3)枕颌带牵引护理:减少患儿活动,保持身体纵轴和牵引成一条直线,维持牵引的有效性,牵引时观察有无牵引并发症,不适时暂停牵引。

3. 心理护理 术后主动为患儿做好心理护理,取得患儿家属的支持与配合,帮助其树立战胜疾病的信心。针对患儿不良心理状态的影响因素,如疼痛、术后胃肠道反应、担心疾病预后、社会支持系统缺乏等,采用多种心理干预措施,如支持心理疗法、认知疗法、音乐疗法等。医护患共同制订周密的康复计划并有效实施,提高患儿治疗的积极性。

【康复应用】

一、康复评定

1. 颈部姿势 观察患儿颈部姿势恢复情况,判断患儿颈部外观是否恢复。

2. 辅助检查结果 通过相关辅助检查结果,判断患儿病情恢复情况。

3. 转头角度 通过观察患儿患侧转头角度和功能是否与健侧相同,是否存在患侧受限情况,从而进行相关评定。

4. 肌纤维评估 通过观察患儿肌纤维排列是否清晰,走向是否正常,增粗的部位是否消失等进行相应的评估。

二、康复指导

1. 转头 患儿仰卧,指导患儿家属固定患儿两侧肩部,将患儿的头转向患侧4次,再向健侧转1次作为1次转头,共转5次,要求角度不超过90°,不能用暴力。

2. 扳头 患儿取坐位,护士一手按住其患侧肩部,另一手按住头部,将头轻轻按向健侧,角度为45°左右,动作柔和,共扳头20次。

3. 颈部牵拉 固定好患儿肩背部,将患儿的头颈从患侧牵拉至健侧,直到健耳廓触及健侧肩部。缓缓转动头部,使下颌贴近患侧肩部,训练时注意手法轻柔,牵拉动作应持续而稳定。每次牵拉15~20下,每日3~4次。

4. 偏颈锻炼 对4岁以上的患儿增加左右偏颈锻炼,每组15~20次,每日3~4组,并给予局部理疗、热敷、定时按摩以尽快促进瘢痕组织软化吸收,增强功能恢复的效果。对于软组织挛缩严重者,经保守及手术治疗后,继续头颈胸支具矫正6周。解除外固定后,继续进行胸锁乳突肌的手法牵拉,每组牵拉15~20次,每日4~6组。功能锻炼至少保持半年,以防畸形复发。

【出院指导】

(1)教会患儿家属为患儿正确佩戴支具的方法,告知支具佩戴的注意事项以及佩戴时间。

(2)指导患儿家属清洁和保养支具的方法,以防保养不当支具作用减弱。清洁时,用温水加普通清洁剂将支具清洗干净,用毛巾拭干抚平,或平放于阴凉处晾干备用。不可用强清洁剂用力清洗,更不可用吹风机吹干或在阳光下暴晒,以免变形。变形后易造成受力点不准,达不到固定作用。

(3)患儿术后4周内患侧肢体避免负重,需24 h佩戴支具,清洁支具或更换内衣时动作要轻柔,其余时间不可随意拆卸。

（4）患儿活动时家属要在旁陪护，防止跌倒等意外发生。

（5）督促患儿坚持每日做胸锁乳突肌的手法牵拉。

（6）遵医嘱定期复诊，不适随诊。

【护理评价】

（1）患儿疼痛和不适是否得到缓解？舒适度是否提高？

（2）患儿颈部运动能力是否逐渐恢复？活动受限程度是否减轻？

（3）患儿自我形象是否逐渐恢复正常？

（4）患儿及其家属能否消除病耻感？能否恢复并维持正常的社会交往？

（5）患儿家属能否复述并掌握 CMT 照护相关知识？

（胡梅园　宋红燕）

第四节　先天性下肢畸形护理与康复

【定义】

先天性下肢畸形是指膝内翻和膝外翻，两者是膝关节冠状面畸形，角度超出了正常范围。膝内翻指自膝关节以下向内翻转，踝关节面向内倾斜。患儿双侧踝关节靠拢后，股骨内髁之间留有间隙，又称 O 型腿或弓形腿。膝外翻为膝关节以下向外翻转，股骨下关节面向外倾斜，患儿双膝靠拢后，两侧内踝之间有一距离，又称碰膝症或 X 型腿。

【病因】

1. 膝内翻　缺钙和遗传是膝内翻形成的基础原因，更直接的原因则是走姿、站姿、坐姿等异常。走路呈外八字、稍息姿势站立、长期穿高跟鞋、盘坐、跪坐、蹲马步等，会给膝关节向外的力量，而这种力量会牵拉膝关节外侧副韧带，长期如此，就会导致膝关节外侧副韧带松弛。膝关节内外侧副韧带是维持膝关节内外侧角度的稳定结构，当外侧副韧带松弛的情况下，内侧副韧带偏大的力量就会牵拉小腿胫骨向内侧旋转，形成膝内翻。

2. 膝外翻　主要由以下原因导致：①佝偻病或骨软化病；②脊髓前角灰质炎、骨髓炎等导致股骨或胫骨发育异常；③其他疾病（如骨折、外伤、骨瘤等引起的后遗症）导致股骨或胫骨发育异常。以上各种发病因素中，佝偻病为最常见的重要因素。

【临床表现】

膝内、外翻以双侧者居多，偶有单侧畸形。患儿立位时畸形较坐位和仰卧位时明显。膝内翻患儿常有摇摆步态。膝外翻患儿常诉易跌倒，膝前方有浅表瘢痕。走路时下肢向外游动以避免双膝互碰。由于下肢负重力线异常，有时感膝部或小腿疼痛。增加活动量后，晚间感下肢疲乏，膝部疼痛加重。血钙、血磷和碱性磷酸酶正常，X 线片无特殊结构异常者多系发育性膝内、外翻。

【辅助检查】

1. 体格检查　通过观察患儿的步态、姿势、外观等情况，初步了解患儿的病情，为下一步检查打好基础。

2. X 线检查　常用的辅助检查手段，有助于诊断骨骼的畸形情况，从而对疾病及治疗效果做出初步诊断（图 10-4-1 至图 10-4-3）。

10-4 导入案例与思考

扫码看视频

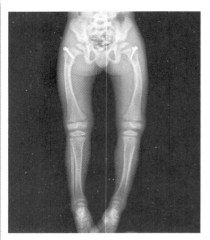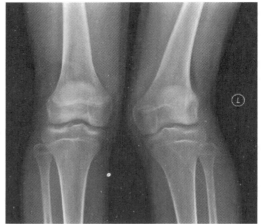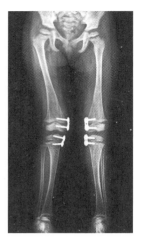

图 10-4-1　膝内翻 X 线检查　　　　　图 10-4-2　膝外翻 X 线检查　　　图 10-4-3　膝外翻术后
　　　X 线检查

【治疗】

1. 非手术治疗　轻中度膝内、外翻无需特殊治疗,可自行矫正。若有下肢疼痛症状者可先行保守治疗,包括减少活动量;若为病理性,应明确原因,再选择治疗方法;对早期的胫骨内翻畸形可采用长腿支具治疗。

2. 手术治疗　若畸形加重到膝或踝间距在 15 cm 以上,自觉症状明显,血生化变化稳定者,宜行截骨术矫正。另外,有单侧膝内、外翻畸形者,宜及早进行手术治疗。截骨部位,膝外翻常采用股骨髁上截骨,膝内翻多行胫腓骨上中段截骨,将术前不平行的膝踝关节面调整到正常,恢复其平行关系。

【护理评估】

一、术前评估

1. 健康史

(1)评估患儿的肌力和关节活动度。

(2)了解患儿有无合并其他畸形。

(3)了解患儿就医经过、检查结果、治疗效果。

(4)了解患儿全身状况,包括主要器官、系统功能状况、辅助检查结果、皮肤情况,准确评估患儿的手术耐受力。

2. 症状和体征

(1)症状:有无膝内、外翻畸形,患儿走路时是否呈外八字等步态。

(2)体征:通过 X 线检查(正位片、侧位片),可判断膝内、外翻的畸形程度。

3. 专科评估　评估膝关节屈曲、伸展范围,了解膝关节稳定性,有无关节僵硬、屈曲挛缩、肌肉萎缩等症状。

4. 实验室检查　详见第十章第一节相关内容。

5. 心理社会状况　详见第十章第一节相关内容。

二、术后评估

1. 手术交接　详见第十章第一节相关内容。

2. 症状和体征

（1）症状：包括疼痛、运动功能障碍、感觉异常等方面。

（2）体征：包括膝部姿势、膝部活动度、膝部肌肉紧张度和术后并发症等方面。

3. 心理社会状况　评估患儿术后的心理社会状况，了解患儿及其家属的心理状况、社会支持情况、生活质量和康复需求等。通过交谈和心理量表评估患儿心理状况，提供心理支持；评估社会支持，提供相应支持和建议；关注生活质量和康复需求，制订个体化康复计划，帮助患儿恢复功能和提高生活质量。

【常见护理诊断/问题】

1. 躯体活动障碍　与治疗性固定（如应用石膏、外固定器具等）有关。

2. 有皮肤完整性受损的危险　与使用外固定器具及制动有关。

3. 舒适度的改变　与治疗及固定有关。

4. 有发育迟缓的危险　与活动受限及刺激减少有关。

5. 知识缺乏　患儿家属缺乏疾病及照护相关知识。

【护理目标】

（1）患儿能够获得治疗所允许的最大活动度，不产生因制动所导致的并发症。

（2）患儿皮肤能够保持完整。

（3）患儿舒适度提高。

（4）患儿能够获得生长发育所需的养育环境及刺激。

（5）患儿家属能够复述并掌握膝内、外翻照护相关知识。

【护理措施】

一、术前护理

1. 评估患儿病情　通过与患儿及其家属进行交流，了解患儿的病史、症状、疼痛程度及其对日常生活的影响。进行全面的体格检查，包括神经系统、肌力、感觉和膝部活动度等，以便制订个体化的护理计划。

2. 术前准备

（1）皮肤准备：根据患儿的病情、手术部位与方式，进行必要的皮肤准备，协助患儿清洁皮肤，更换干净病服。

（2）饮食指导：根据患儿的病情、耐受情况及手术方式，与麻醉师、医生沟通后确定并告知患儿及其家属术前禁食禁水的时间。

（3）休息与睡眠：尽量使患儿在术前能够充分休息，必要时术前 1 日晚遵医嘱给予口服催眠镇静类药物以保证睡眠。

（4）膀胱准备：根据手术及麻醉方式，遵医嘱术前留置导尿，排空膀胱。导尿时必须严格执行无菌操作规程，以防逆行感染。妥善固定尿管，防止脱落。

（5）个人清洁：患儿术前应洗澡或擦拭身体，穿着干净整洁的衣物，以减少手术过程中的干扰和感染风险。

（6）其他：遵医嘱行药敏试验，并将结果记录于医嘱单上；手术期间，根据患儿手术及麻醉方式铺好麻醉床，准备好急救用物和监护仪器。

3. 术前风险评估和预防　术前需要对患儿进行全面的风险评估，根据评估结果采取相应的预防措施，以确保手术的安全性和成功性。

4. 术前康复指导 术前应该向患儿及其家属提供康复指导,包括患肢肌肉的锻炼方法、正确的姿势和体位调整方法等,以帮助患儿减轻疼痛、改善膝部功能,并为术后的康复打下基础。

5. 专科护理

(1)股四头肌收缩训练:对拟行手术的患儿指导其进行股四头肌收缩训练,术前 3～5 日开始,每日 3 次,每次 20～30 min。

(2)呼吸功能训练:对术后呼吸道感染高风险患儿进行呼吸功能训练,如做深呼吸运动、吹气球等,以增加肺的通气功能。

6. 心理护理 膝内、外翻患儿术前心理护理是关键,应减轻患儿及其家属焦虑和恐惧情绪,促进心理健康。提供详细的手术信息,包括麻醉方式、手术过程等。理解患儿及其家属的担忧,耐心解释,建立良好关系,鼓励表达情绪,提供安慰。教导心理放松技巧,如深呼吸、肌肉松弛,以缓解焦虑情绪。

二、术后护理

1. 术后常规护理

(1)床旁交接:详见第十章第一节相关内容。

(2)观察生命体征:观察患儿心率、呼吸、血压和血氧饱和度等,按照护理级别定时巡视患儿,发现病情变化及时通知医生。

(3)体位管理:全麻患儿未清醒前,取仰卧位。

(4)患肢切口的护理:术后严密观察患儿切口情况,保持切口清洁、干燥。观察患肢切口有无明显肿胀,切口有无渗血、渗液情况,发现异常及时通知医生。

(5)疼痛护理:详见第十章第一节相关内容。

(6)基础护理:定时翻身、拍背和早期活动,保持排尿、排便通畅。

(7)引流管的护理:术后保持引流管妥善固定,引流通畅,观察并记录引流液的颜色、性状和量,如短时间内引流量增多,应及时通知医生。

(8)用药护理:遵医嘱实施治疗给药措施,注意观察患儿用药后反应。

(9)饮食护理:详见第十章第二节相关内容。

(10)并发症的预防与护理:详见第十章第二节相关内容。

2. 外固定架的护理

(1)评估和观察要点:

①观察患肢的皮肤感觉、关节活动度、动脉搏动及末梢循环情况,并与术前对比。

②观察患肢有无偏移、成角、扭转等。

③观察针孔处有无渗液、红肿。

(2)体位管理:患儿取仰卧位,患肢抬高 30°,置于准备好的软枕上,以利于静脉回流、减轻肿胀,足跟部悬空,以防骨突处发生压力性损伤。

(3)操作要点:

①定时检查螺帽、螺杆有无松动,钢板张力是否降低。检查钢针松紧度,保持钢针张力,保持针道清洁、干燥。

②每日用 0.5% 碘伏消毒针孔处 2～3 次。

③术后 7 日开始延长肢体,每日 1 mm,分 4 次完成。

④延长肢体过程中,协助医生每 2 周拍片 1 次,复查骨端的愈合情况,随时调节速度,确保每日延长 1 mm。

3. 心理护理 术后心理护理至关重要,建立患儿的家庭支持系统,树立康复信心;有效管理疼痛,减轻焦虑,教导患儿及其家属应对技巧,如深呼吸、放松训练;提供康复指导,鼓励患儿积极参与康复活动;定期随访,了解患儿康复进展和心理状态;提供个体化心理护理,以促进患儿康复和心理健康;通过综合心理护理,帮助患儿应对术后挑战,提高康复效果,提升生活质量。

【康复应用】

一、康复评定

1.体格检查　观察患儿的步态、姿势、外观等情况,评估患儿的病情程度。

2.X 线检查　通过 X 线检查了解骨骼的畸形情况,为诊断和治疗提供依据。

3.康复评估量表　采用相关的康复评估量表对患儿的功能状况进行评估,如步行速度、步态、平衡能力等。

4.疼痛评估　评估患儿的疼痛程度,了解患儿的疼痛情况。

5.心理评估　对于伴有心理问题的患儿,需要进行心理评估,以便更好地了解患儿的病情。

二、康复指导

(1)每日做膝关节和踝关节屈伸活动 2 次,以免引起膝关节屈曲和马蹄足畸形,并用绷带套住患肢足部,让患儿经常牵拉绷带带动足背伸活动,防止跟腱挛缩。

(2)术后 1 周内在床上进行功能锻炼。开始锻炼时间稍短,每次 5～10 min,每日 2～3 次,以后逐渐增加锻炼时间及次数。

(3)术后第 2 周起协助患儿下床并佩戴支架下地负重站立,并逐渐锻炼佩戴支架行走。

【出院指导】

1.伤口护理　保持伤口清洁、干燥,避免感染,定期进行伤口换药。

2.运动康复　根据医生指导进行适当的康复运动,如腿部肌肉锻炼、关节活动等,逐渐增加运动量,避免过度运动。

3.饮食指导　保持营养均衡,多摄取富含蛋白质、钙的食物,如牛奶、鸡蛋、豆类等。

4.药物治疗　如有需要,遵医嘱服用药物,如抗生素、镇痛药等。

5.定期复查　出院后定期复查,以便及时了解康复情况。

6.注意生活习惯　保持正确的坐姿、站姿和走姿,避免长时间保持同一姿势。

7.心理支持　对于伴有心理问题的患儿,给予适当的心理支持和疏导,鼓励患儿保持乐观的心态。

8.安全防护　在日常生活中注意安全,避免摔倒等意外情况的发生。

【护理评价】

(1)患儿是否获得治疗所允许的最大活动度? 患儿是否产生因制动所导致的并发症?

(2)患儿皮肤是否保持完整?

(3)患儿舒适度是否提高?

(4)患儿能否获得生长发育所需的养育环境及刺激?

(5)患儿家属能否复述并掌握膝内、外翻照护相关知识?

(胡梅园　宋红燕)

第五节　先天性多发性关节挛缩症护理与康复

【定义】

先天性多发性关节挛缩症是指肌肉、关节囊及韧带纤维化,引起以全身多个关节僵直为特征的

10-5 导入案例
与思考

扫码看视频

综合征。其是一种少见的综合征,包括出生后即有的以周身多关节挛缩为特征的非进展性疾病。最初关节扭曲并非真正的畸形,而是肌肉挛缩使关节处于异常姿势。

【病因】

引起关节挛缩的原因是多样的,目前尚不完全清楚,大多数病例与遗传因素无关,但近30%可能是由基因问题导致的。关节挛缩可以在许多疾病中体现,可能与环境因素、单基因缺陷、染色体异常等有关。本质原因是母体或胎儿的异常导致胎儿运动减少。

【临床表现】

临床表现非常典型,有的在出生后只有上肢或下肢畸形,也可四肢和躯干均受累。双侧病变并不一定产生对称性畸形。具体特点如下。

（1）肌肉少,外观似有失用。

（2）关节的主动和被动活动均受限,固定于伸直或屈曲位,关节僵硬且无痛。

（3）皮肤无正常皱褶且紧缩发亮。关节部位的皮肤有小坑,多见于肘、膝前和腕部。面部特别是前额部有红痣。屈曲畸形的屈侧有皮肤和皮下组织形成的蹼状畸形。深触诊会感到患肢肌肉和皮下组织均不发达。

（4）无感觉异常,但深层腱反射减弱或消失。

（5）一般智力正常,但严重的神经性多关节挛缩可伴有脑发育不全。

（6）并发畸形足、髋关节脱位和膝关节脱位者较多见。

【辅助检查】

1.显微镜检查　镜下可见肌纤维数量减少、直径减小,但横纹多保留。关节软骨初期完全正常,年长儿童则出现关节软骨损伤,并发生退行性变。受累关节的关节囊也因纤维化而增厚。

2.X线检查　可见患儿关节有内收、内翻畸形,以及其他骨骼和关节畸形等(图10-5-1)。

3.CT检查　CT检查(图10-5-2)可以发现软组织病变,更加明确诊断关节的受累情况,也可进行CT三维重建,立体诊断关节受累情况。

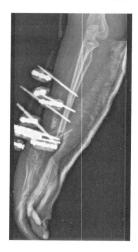
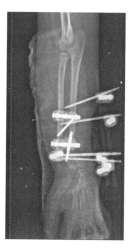

图 10-5-1　先天性多发性关节挛缩症术后 X 线检查

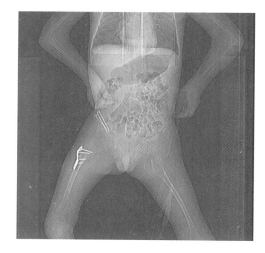

图 10-5-2　先天性多发性关节挛缩症 CT 检查

【治疗】

1.治疗原则

（1）早期行软组织松解术,切开或切除某些阻碍关节运动的关节囊、韧带和挛缩的肌肉,使受累的关节获得一定范围的运动功能。

（2）单纯物理治疗多无矫正作用，但在软组织松解的基础上进行物理治疗，可保持手术松解的效果，推迟复发的时间。

（3）支具固定具有一定的辅助作用，夜间穿戴有利于保持手术矫正的位置，白天佩戴可辅助行走。

（4）本病具有术后复发倾向，应用肌肉-肌腱移位，替代某些已纤维化或肌力弱的肌肉，可获得肌力平衡，改善肢体功能。

2.手术治疗　在治疗原则指导下，根据每个患儿的具体畸形性质、程度、年龄，选择不同的手术方法。

【护理评估】

一、术前评估

1.健康史

（1）了解患儿各关节活动程度，询问就医经过、检查结果、治疗效果、用药后反应。

（2）了解患儿全身状况，包括主要器官、系统功能状况、辅助检查结果，准确评估患儿的手术耐受力。

（3）评估患儿营养状况，包括是否存在贫血、营养不良或肥胖等。

2.症状和体征

（1）症状：评估各关节活动受限程度。

（2）体征：通过 X 线检查（正位片、侧位片），可判断各关节的畸形程度。

3.专科评估

（1）站立姿势评估：从前方、后方、侧方全面观察四肢和脊柱的畸形程度。

（2）关节活动度评估：评估各关节屈曲、伸展范围和各关节稳定性，以及关节僵硬、屈曲挛缩、肌肉萎缩等症状的严重程度。

4.心理社会状况　评估患儿对手术的耐受力，患儿家属对手术结局以及疾病转归的接受程度，患儿家属的社会支持系统、经济承受能力等。

二、术后评估

1.手术交接　详见第十章第一节相关内容。

2.症状和体征

（1）症状：包括疼痛、运动功能障碍、感觉异常等。

（2）体征：包括患肢姿势、患肢活动度、患肢肌肉紧张度和术后并发症等。

3.心理社会状况　详见第十章第四节"术后评估"中相关内容。

【常见护理诊断/问题】

1.疼痛　与关节僵硬和畸形有关。

2.躯体活动障碍　与治疗性固定（如石膏、支具固定等）有关。

3.有皮肤完整性受损的危险　与使用外固定器具及制动有关。

4.知识缺乏　患儿家属缺乏疾病及照护相关知识。

5.潜在并发症　肌肉萎缩。

【护理目标】

（1）患儿疼痛减轻或缓解，舒适度提高。

（2）患儿能够获得治疗所允许的最大活动度,不产生因制动所导致的并发症。

（3）患儿皮肤保持完整。

（4）患儿家属能够复述并掌握该疾病照护相关知识。

（5）患儿未发生并发症或并发症发生后得到及时发现和处理。

【护理措施】

一、术前护理

详见第十章第四节相关内容。

二、术后护理

1.术后常规护理

详见第十章第四节相关内容。

2.石膏外固定护理

（1）保持石膏清洁、干燥,勿向石膏中塞异物。

（2）石膏未干时,将患肢放在软枕上,并减少搬动。需要搬动时,应用手掌平托石膏,切忌用手指按压,以免造成石膏部分凹陷而压迫皮肤形成压力性损伤。

（3）石膏边缘如过于粗糙摩擦皮肤,应及时修整及进行石膏包边,石膏如挤压皮肤或松动,应及时松解或重新打石膏,保持石膏的清洁、干燥及完整性,避免污染、潮湿、变形、折断。

（4）注意观察石膏的松紧和塑形,患肢抬高 $30°$,以促进患肢血液循环,减轻肿胀。

（5）观察伤口处石膏有无渗血,给予标记和记录,如渗血范围迅速扩大,需及时通知医生处理。

（6）观察患肢或足趾的颜色、温度、感觉和运动情况,若发现皮肤苍白或发绀、皮肤温度降低、感觉麻木、剧烈疼痛、不能活动足趾等周围循环障碍的症状,应及时通知医生处理。

（7）倾听患儿主诉,防止石膏内皮肤及其他部位皮肤形成压力性损伤,必要时行石膏松解或修整。

3.心理护理 详见第十章第四节"术后护理"中相关内容。

【康复应用】

一、康复评定

1.关节活动度评估 评估患儿的关节僵硬程度和活动范围受限程度。可以采用量角器等工具测量关节活动度,以便了解患儿的具体情况。

2.肌力评估 评估患儿的肌力和肌肉萎缩程度。可以采用徒手肌力评定等方法进行评估。

3.日常生活能力评估 评估患儿独立生活的能力和完成日常生活活动的程度。可以采用日常生活能力评定量表进行评估。

4.心理状态评估 评估患儿对疾病的认知、情绪状态和应对策略。可以采用心理量表和访谈等方法进行评估。

5.疼痛评估 评估患儿的疼痛程度和疼痛对日常生活的影响。针对不同年龄阶段的患儿采用合适的疼痛评分法。

二、康复指导

（1）婴儿期可采取被动牵拉和支具固定措施。

（2）幼儿期应用虎口成形、拇收肌起点切断和拇长伸肌延长或肌腱移位,以改善拇指功能。手指屈曲挛缩常见但不严重,早期采取被动牵拉、夜间支具固定,防止随年龄增长而加重。严重者需要松解指浅屈肌和侧副韧带,并用细克氏针固定 3 周。

（3）患儿 5 岁以后,能够配合功能训练时,应选择肱三头肌、胸大肌移位重建屈肘功能。在某些情况下,如需扶拐行走或坐轮椅者,肘关节伸直位更有利于完成上述动作。而屈肘功能重建后会产生一定程度的屈肘畸形。若双肘均有肘伸直型畸形,并需扶拐或坐轮椅者,只能对一肘进行屈肘功能重建。

【出院指导】

1. 石膏护理　告知患儿家属注意保持石膏清洁、干燥、不变形。

2. 定期复查　定期到医院复查,以便及时了解病情变化和调整治疗方案。

3. 坚持康复训练　在家中继续进行关节功能恢复锻炼和日常生活能力训练,以促进关节功能的恢复和提高生活质量。

4. 合理饮食　保持合理的饮食结构,多摄入富含蛋白质、维生素和矿物质的食物,以促进身体健康。

5. 预防并发症　注意预防感染、血栓形成等并发症的发生,保持身体的清洁卫生。

6. 心理支持　保持积极的心态和情绪稳定,如有需要可寻求心理支持和疏导。

7. 遵循医嘱　遵循医嘱按时服药和进行其他必要的治疗措施。

【护理评价】

(1)患儿疼痛是否减轻或缓解? 舒适度是否提高?

(2)患儿能否获得治疗所允许的最大活动度? 患儿是否产生因制动所导致的并发症?

(3)患儿皮肤是否保持完整?

(4)患儿家属能否复述并掌握先天性多发性关节挛缩症照护相关知识?

(5)患儿是否发生并发症? 或并发症发生后能否得到及时发现和处理?

(胡梅园　宋红燕)

第六节　先天性高位肩胛护理与康复

【定义】

先天性高位肩胛(congenital high scapula)又称 Sprengel 畸形,是一种少见的先天畸形。一侧肩胛骨的位置比正常高,同时可伴有颈胸椎、肋骨等畸形。

10-6 导入案例
与思考

扫码看视频

【病因】

胚胎期第 3 个月末,两侧肩胛带应从颈部下降到胸廓的上部。羊水量不正常导致子宫内压力过高,肌肉发育缺陷,肩胛骨与脊椎间有异常的软骨或骨性连接,可能是发病的直接原因。概括来说,肩胛骨下降不良可能不是肌肉异常,而是因为子宫内环境或其他因素导致肩胛骨不能下降,但也可能是肩胛骨的大小和形态正常而因肌肉张力不良使肩胛骨发育停滞。

【分类】

按 Cavendish 畸形外观分类法,可分为以下 4 级。

1. Ⅰ级　畸形很轻,在穿衣后双肩高度几乎对称。无手术指征。

2. Ⅱ级　畸形轻,双肩几乎等高,但不着装时可见一侧肩胛骨上内角隆起,有如皮蹼。

3. Ⅲ级　肩部中等程度增高 2～5 cm,容易看出。随发育畸形会加重,因此宜手术矫正。

4. Ⅳ级　严重畸形,患侧肩胛骨很高,其内上角几乎达枕骨,肩部有皮蹼,并呈短颈畸形。若双侧严重畸形,常伴真性先天性短颈。

【临床表现】

(1)两侧肩部不对称,患侧肩胛骨较小,向上方和前侧凸出,并有旋转,位置高于健侧 1～12 cm(平均 3～5 cm)。

(2)患侧颈部较丰满且变短,颈肩弧度平坦,在锁骨上区可摸到肩胛骨的冈上部分。

(3)锁骨向上方和外侧倾斜,并与水平线成 25°角(立位)。

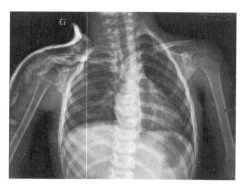

图 10-6-1　先天性高位肩胛 X 线检查

【辅助检查】

X 线检查表现为肩胛骨位置升高,抬高的肩胛骨内上角居第 1 胸椎至第 4 颈椎,肩胛骨发育较小,正位近似方形或三角形,其内上角变尖,内下角内收且逆时针旋转(图 10-6-1)。

【治疗】

1. 非手术治疗　对于本病畸形不严重、功能障碍不显著者,不考虑手术治疗,可做被动和主动的上肢活动,如外展、上举、下压及内收,伸展牵引短缩的肌肉,改善和增进肩的外展和上举功能。

2. 手术治疗　适用于畸形严重、功能障碍明显的患儿,主要采取肩胛骨下移固定术,将肩胛骨下移并固定。

【护理评估】

一、术前评估

1. 健康史

(1)一般情况:了解患儿的个人信息、现病史、既往史等基本情况。

(2)评估全身状况,包括主要器官、系统功能状况、辅助检查结果,准确评估患儿的手术耐受力。

(3)评估患儿营养状况,包括是否存在贫血、营养不良或肥胖等。

2. 症状和体征

(1)症状:评估患儿肩部有无不对称及其程度,观察患儿意识及生命体征。

(2)体征:通过骨科检查评估先天性高位肩胛的严重程度。了解患儿躯体姿势,观察肩部变形程度。

3. 专科评估　肩部活动评估:分别于患儿取立位、坐位情况下检查肩部,以了解不同状态下肩部高度、形状等。

4. 心理社会状况　采用行为观察法、访谈法等评估患儿对疾病的了解程度,对治疗经过及治疗结果的期望值,对疾病和健康的认知;评估患儿心理状态、精神和情绪状态、宗教信仰和需求、家庭经济情况、社会支持系统等。注意评估疾病性质、手术方式及疾病转归带给患儿的心理压力。

二、术后评估

1. 手术交接　详见第十章第一节相关内容。

2. 症状和体征

(1)症状:包括疼痛、运动功能障碍、感觉异常等。

(2)体征:包括肩部姿势、肩部活动度、肩部肌肉紧张度和术后并发症等。

【常见护理诊断/问题】

1. 疼痛　与手术切口有关。

2.焦虑　与担心手术及疾病预后有关。

3.社会交往障碍　与肩部畸形有关。

4.知识缺乏　患儿家属缺乏疾病相关知识及照护知识。

5.潜在并发症　血管神经损伤。

【护理目标】

(1)减轻术后疼痛,提高患儿舒适度,促进康复。

(2)减轻患儿术后紧张情绪,提高心理健康水平。

(3)患儿社会交往能力逐渐恢复。

(4)患儿家属能够复述并掌握疾病照护相关知识。

(5)预防术后并发症的发生,保障患儿安全。

【护理措施】

一、术前护理

1.评估患儿病情　通过与患儿及其家属进行交流,了解患儿的病史、症状、疼痛程度及其对日常生活的影响。进行全面的体格检查,包括神经系统、肌力、感觉和肩部的活动度等,以便制订个体化的护理计划。

2.术前准备

(1)皮肤准备:根据患儿的病情、手术部位与方式,进行必要的皮肤准备,协助患儿清洁皮肤,更换干净病服。

(2)饮食指导:详见第十章第四节相关内容。

(3)休息与睡眠:尽量使患儿在术前能够充分休息,必要时术前 1 日晚遵医嘱给予口服催眠镇静类药物以保证睡眠。

(4)膀胱准备:详见第十章第四节相关内容。

(5)个人清洁:患儿术前应洗澡或擦拭身体,穿着干净整洁的病服,以减少手术过程中的干扰和感染风险。

3.术前康复指导　术前应该向患儿及其家属提供康复指导,包括患肢肌肉的锻炼方法、正确的姿势和体位调整方法等。这些指导可以帮助患儿减轻疼痛、改善患肢功能,并为术后的康复打下基础。

4.专科护理

(1)股四头肌收缩训练:对拟行手术的患儿指导其进行股四头肌收缩训练,术前 3～5 日开始,每日 3 次,每次 20～30 min。

(2)呼吸功能训练:对术后呼吸道感染高风险患儿进行呼吸功能训练,如做深呼吸运动、吹气球等,以增加肺的通气功能。

5.心理护理　先天性高位肩胛患儿术前心理护理是关键,应减轻患儿及其家属焦虑和恐惧情绪,促进心理健康。提供详细的手术信息,包括麻醉方式、手术过程等。理解患儿及其家属的担忧,耐心解释,建立良好关系,鼓励表达情绪,提供安慰。教导心理放松技巧,如深呼吸、肌肉松弛,以缓解焦虑情绪。

二、术后护理

1.术后常规护理　详见第十章第一节相关内容。

2.石膏外固定护理　术后为促进石膏凝固,防止石膏变形、断裂,石膏应完全暴露。冬季可用烤灯照射,在石膏未干前,避免用手指在石膏上按压,以免该部分石膏凹陷使该处组织受压。密切观察石膏绷带松紧度及上肢血液循环情况,包括术侧肢体末梢血液循环、皮肤感觉、温度、颜色,发现异常及时处理。患儿术后用 U 形石膏托保护 2 周,石膏应固定牢固,无变形及断裂发生,石膏绷带松紧度适宜。

3. 心理护理　建立患儿的家庭支持系统,树立康复信心;有效管理疼痛,减轻焦虑;提供康复指导,鼓励患儿积极参与康复活动。

【康复应用】

一、康复评定

1. 肩胛骨位置　观察肩胛骨的位置是否恢复正常,是否与对侧对称。

2. 肩部外形　观察肩部的外形是否美观,是否符合正常生理曲线。

3. 肩部功能　评估肩部的活动度、力量和稳定性,包括外展、上举、内收、前屈和后伸等。

4. 臂丛神经损伤　检查是否有臂丛神经损伤的症状,如麻木、疼痛、肌无力等。

5. 疼痛程度　评估患儿术后疼痛的程度,以便及时采取措施缓解疼痛。

6. 日常生活能力　评估患儿术后日常生活能力,如穿衣、洗澡、梳头等。

二、康复指导

1. 外固定期间　患儿麻醉清醒后即行患肢的被动按摩,按摩时由上至下按摩三角肌、肱三头肌及前臂肌群,每日 3 次,每次 10 min;指导患儿进行患肢屈指、握拳及伸屈腕、肘关节的活动,每日 4 次,每次 10 min,以预防关节粘连,促进患肢血液循环,减轻肿胀。

2. 外固定拆除后　手术 14 日后,拆除 U 形石膏托,开始进行功能锻炼,主要进行肩关节前后左右的摆动运动,每日 4 次,每次 10 min,每分钟 15～20 组,并逐日增加运动的次数和摆幅。

3. 恢复期　术后 4～5 周开始训练。卧位旋臂操练:患儿仰卧,肘部紧贴身旁,手掌向上,前臂逐渐向外,直至手背触及床沿,重复数次。爬墙运动:面墙而立,患肢的示指、中指在墙上爬动,后做环旋运动,使患肢上抬,待不能再往上爬时,做好标记,保持于该位置至疲劳为止,每日 3 次,每次重复 5 遍。立位操练法:患儿站立,弯腰后患肢自然下垂,先做前后甩动运动,后做环旋运动,活动度由小到大,每日操练 3 次,每次至少 5 min,自由活动,最初可做一些小游戏,如玩滚球、投圈等。

【出院指导】

(1)教会患儿家属为患儿正确佩戴支具的方法,告知支具佩戴的注意事项以及佩戴时间。指导患儿家属清洁和保养支具的方法,以防保护不当支具失去作用。清洁支具时,用温水加普通清洁剂将支具清洗干净,用毛巾拭干抚平,或平放于阴凉处晾干备用。不可用强清洁剂用力清洗,更不可用吹风机吹干或在阳光下暴晒,以免变形。变形后易造成受力点不准,达不到固定作用。

(2)患儿术后 4 周内患侧肢体避免负重,需 24 h 佩戴支具,清洁支具或更换内衣时动作要轻柔,其余时间不可随意拆卸。

(3)患儿活动时要在旁陪护,防止跌倒等意外发生。

(4)遵医嘱定期复诊,不适随诊。

【护理评价】

(1)患儿术后疼痛是否减轻? 舒适度是否提高?

(2)患儿术后紧张情绪是否减轻? 心理健康水平是否提高?

(3)患儿社会交往能力是否逐渐恢复?

(4)患儿家属能否复述并掌握疾病照护相关知识?

(5)术后并发症是否得到有效预防? 患儿安全是否得到保障?

(胡梅园　宋红燕)

第七节　小儿臀肌挛缩护理与康复

10-7 导入案例
与思考

扫码看视频

【定义】

臀肌挛缩(gluteus contracture)系指肌肉纤维性变和瘢痕形成。肌肉因纤维性变,丧失弹性,比原来长度短缩,导致该挛缩肌肉或肌群邻近关节的活动功能受限,甚至形成关节的某种固定畸形。多发于婴幼儿时期青霉素肌内注射,引起臀大肌筋膜纤维性变、挛缩。其发病与针刺造成的物理性损伤、药物引起的化学性刺激有关,尤其是含苯甲醇的药物刺激等,导致无菌性肌纤维坏死,发展为肌肉纤维化及瘢痕。

【病因】

(1)臀肌内反复药物注射引起肌肉局部形成硬块、瘢痕化,为最常见病因。
(2)易感因素:免疫因素、瘢痕体质、遗传因素。
(3)外伤、感染。

【分型】

1. 肿块型　臀部可触及结节状硬块。
2. 膜型　臀肌筋膜呈片状挛缩。
3. 束带型　臀肌筋膜呈束状挛缩。

【临床表现】

(1)髋关节外展、外旋畸形。
(2)尖臀。
(3)因膝关节不能靠拢而呈绕膝征阳性。
(4)有些病例可触及硬索条物,严重者有皮下粘连成板状硬化块。
(5)髋部弹响也很常见,弹响是髋在屈曲、内收或内旋时,挛缩的臀大肌瘢痕条索在大转子表面滑动引起的。
(6)有时可有膝关节的不适甚至疼痛。

【辅助检查】

1. 体格检查　不能跷二郎腿、不能双膝并拢下蹲,臀部两侧有凹陷或弹响等。

2. X 线检查　骨盆 X 线骨质没有异常改变,双侧病变可以出现假性髋外翻,表现为股骨颈干角大于 130°,股骨小转子明显可见,单侧病例可见骨盆倾斜,患侧髋外翻畸形,肢体假性增长,健侧可出现髋内收畸形,股骨头假性半脱位等(图 10-7-1)。

3. 超声检查　可以发现肌肉结构异常。

4. MRI 检查　可以详细检查臀部软组织以及肌肉的情况,观察周围组织是否粘连,可以排除臀部肿瘤,特别是臀部侵袭性纤维瘤以及其他因素。

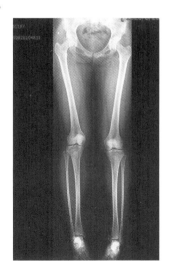

图 10-7-1　臀肌挛缩 X 线检查

【治疗】

1. 非手术治疗 单纯的臀大肌纤维化引起弹响,如果无明显功能障碍,亦不引起疼痛,则无需手术治疗,嘱患儿练习跷二郎腿、双膝并拢下蹲等动作,如病情变化,随时复查。

2. 手术治疗 症状明显,影响关节活动时,可通过手术治疗。手术彻底松解挛缩带是治疗本病的最好方法,术中注意保护坐骨神经不受损伤。

【护理评估】

一、术前评估

1. 健康史

(1)一般情况:了解患儿的年龄、日常饮食结构、现病史等。

(2)既往史:了解患儿家族遗传因素,有无臀部肌内注射史等。

2. 症状和体征

(1)症状:评估患儿意识及生命体征。

(2)体征:评估患儿有无髋部弹响、髋内收受限、髋屈曲受限、步态异常、骨盆倾斜及双下肢不等长导致的跛行及臀部是否能触及挛缩束等。

3. 专科评估 评估患儿有无髋关节下蹲受限,有无髋关节外展、外旋、屈曲双膝分开呈蛙式位,坐位及下蹲双膝不能并拢呈外展位;了解患儿有无行走、步态和形体异常改变等。

4. 心理社会状况 因患儿多为青少年,青少年多处在青春期特殊的心理状态,常会因担心活动受限及发育异常而焦虑,影响身心健康。患儿家属也会因担心手术预后而产生烦躁、焦虑等情绪反应。了解患儿及其家属对疾病的认知程度,对治疗和护理的期望程度,家庭经济状况及对此病预后的心理承受能力等。

二、术后评估

1. 症状和体征

(1)症状:切口敷料是否干燥,有无疼痛,全身皮肤是否完整,留置管道是否通畅,有无恶心、呕吐等不良反应,有无发热等感染征象;对患儿的生活自理能力、压力性损伤、营养状态、疼痛、留置管道情况等进行风险评估;评估患儿睡眠情况。

(2)体征:患儿的生命体征是否正常,切口出血的量、性质及持续时间,切口有无红肿、渗血、渗液,引流液的量和性状,患肢皮肤温度、色泽、肿胀程度、动脉搏动情况、毛细血管充盈情况。

2. 心理社会状况 采用行为观察法、访谈法等评估患儿心理状况,对手术的耐受力,对手术结局以及疾病转归的接受程度,能否配合术后的功能锻炼,患儿的社会支持系统及经济承受能力等。

【常见护理诊断/问题】

1. 疼痛 与术后切口有关。

2. 舒适度减弱 与治疗及固定有关。

3. 知识缺乏 患儿家属缺乏疾病及照护相关知识。

【护理目标】

(1)患儿疼痛减轻或缓解。

(2)患儿舒适度提高。

(3)患儿家属能够复述并掌握臀肌松解术后照护相关知识。

【护理措施】

一、术前护理

1. 术前准备

（1）皮肤准备：了解手术方式，为患儿做好手术区域皮肤准备，协助患儿清洁皮肤，更换干净病服。

（2）饮食指导：详见第十章第一节相关内容。

（3）休息与睡眠：尽量使患儿在术前能够充分休息，必要时术前1日晚遵医嘱给予口服催眠镇静类药物以保证睡眠。

（4）膀胱准备：术前为患儿留置导尿。导尿时必须严格执行无菌操作规程，以防逆行感染。妥善固定尿管，防止脱落。

（5）其他：遵医嘱行药敏试验，并将结果记录于医嘱单上。手术期间，根据患儿手术及麻醉方式铺好麻醉床，准备好急救用物和监护仪器。

2. 专科护理 严密观察患儿生命体征，观察患儿步态是否异常及评估患儿双下肢肌力等级。

3. 心理护理 建立良好的护患关系，尊重患儿，与患儿做好心理沟通，帮助其树立战胜疾病的信心。针对患儿不良心理状态的影响因素，如担心术后并发症、疾病认知不良、缺乏社会支持等，将其作为心理护理的主要依据，以增强心理干预的针对性。采用多种心理干预措施，如支持心理疗法、认知疗法、音乐疗法等，使其消除不必要的紧张、焦虑和恐惧心理，产生安全感、信赖感，以最佳的心理状态接受手术。

二、术后护理

1. 术后常规护理

（1）床旁交接：手术结束患儿返回病房后，病房护士应与手术室护士和麻醉师进行详细的交接，内容包括患儿一般生命体征、意识、各管道的固定和引流情况、皮肤情况等，并做好记录。

（2）观察生命体征：严密观察患儿呼吸、血压、脉搏、体温、血氧饱和度等情况，根据生命体征、尿量等调节输液速度。

（3）切口的护理：术后严密观察患儿切口情况，观察切口敷料有无渗血、渗液，发现异常时，及时通知医生。

（4）疼痛护理：详见第十章第一节相关内容。

（5）皮肤护理：术后每2h为患儿翻身1次，检查皮肤受压情况，并根据具体情况选择护理用具。保持患儿皮肤和床单清洁、干燥。鼓励患儿自行床上翻身，并尽早离床活动。

（6）尿管护理：遵医嘱及时拔除尿管。

（7）引流管护理：臀肌挛缩患儿术后会在双侧臀部各留置引流管，术后应妥善固定引流管，防止扭曲、折叠、脱落，保持引流通畅，密切观察并记录引流液的颜色、性状和量，引流液异常时及时协助医生处理。

（8）用药护理：遵医嘱实施治疗给药措施，注意观察患儿用药后反应。

（9）饮食护理：详见第十章第二节相关内容。

（10）活动管理：术后鼓励患儿早期进行双下肢运动。

（11）并发症的观察：术后密切观察患儿有无感染、皮下血肿、挛缩束再次粘连等并发症。

2. 专科护理

（1）体位管理：术后用绷带或其他约束带束缚患儿双膝，使双下肢呈内收位，并用软枕垫高双下肢，使髋关节、膝关节呈屈曲位，以利于臀肌的松弛和减轻疼痛，术后仰卧2h后可更换体位。

（2）功能锻炼指导：向患儿及其家属介绍功能锻炼的重要性与方法，鼓励患儿尽早下床活动，即进行双下肢交叉运动、走一字步练习、跷二郎腿练习及双膝并拢下蹲练习，患儿锻炼时应遵循循序渐进原则。

【康复应用】

一、康复评定

1. 步态评估 观察患儿的步态,包括步幅、步频、步态稳定性等,以评估患儿的行走能力。

2. 下蹲动作评估 观察患儿在下蹲过程中是否受限,以及髋关节的活动范围,评估患儿的关节功能。

3. 交腿试验 评估患儿在进行交腿动作时的关节活动度和肌力。

4. 中立屈髋评估 评估患儿在保持中立位时髋关节的屈曲角度,了解肌肉挛缩程度。

5. 疼痛评估 采用疼痛评估量表评估患儿的疼痛程度,了解疼痛对患儿的影响。

6. 功能评定 根据患儿的日常生活能力、工作能力等进行评估,以了解患儿的整体功能状况。

二、康复指导

由于锻炼过度会造成切口出血,功能锻炼须循序渐进,不可急于求成。如有出血,应停止锻炼,及时汇报医生,采取加压止血。

(1)术后返回病房,双下肢并拢并以软布带适当约束,保持下肢中立位;避免下肢外展、外旋。

(2)麻醉清醒后,即开始股四头肌等长收缩练习、足部运动及臀部肌肉收缩运动,每次持续 5 min,每组 20 次,每日 3 组。

(3)术后第 1 日,拔除引流管后,去除约束膝关节的布带。指导患儿在仰卧位下进行髋关节内收及膝关节屈曲练习。固定双侧骨盆,将双下肢交叉后保持 5～10 min,双腿交替进行,每日 3 次。膝关节屈曲练习每组 10 次,每日 3 组。

(4)术后第 2 日,行屈膝练习。患儿取仰卧位,双膝并拢、屈曲,要求患儿双手抱紧膝关节,尽量贴近胸腹部,并保持姿势。保持时间由 30 s 逐渐延长至 5 min。

(5)术后第 3～7 日可进行以下练习:

①坐位练习:指导患儿行髋关节屈曲内收练习。让患儿坐在椅子上,一名护士站在椅子后方,使患儿躯干挺直靠于椅背上,另一名护士将一侧患肢交叠于另一侧患肢上,保持承重患肢的足跟部踩在地面,俗称"跷二郎腿"。双下肢交替进行,每侧肢体保持 5～10 min,每日 3～5 次。

②蹲位练习:指导患儿行髋关节屈曲练习。患儿站于床尾,双手握紧床栏缓慢下蹲,下蹲过程中,保持双膝并拢、双足并拢。双足跟不能离开地面,蹲下后,将胸部尽量贴近膝关节,双手抱紧双腿,保持 5～10 min,每日 3～5 次。护士站在患儿身后,双手放至患儿腋下起到保护和部分支撑作用,防止患儿摔倒。

③行走练习:在患儿面前画一条直线,让患儿行走时每一步均踩在直线上,俗称"走猫步"。不要求行走速度,但每一步均应达到标准。护士在一旁保护患儿的同时,注意观察患儿步态是否协调,并及时给予纠正。

【出院指导】

(1)告知患儿家属术后坚持功能锻炼的重要性,督促患儿出院后继续进行功能锻炼,根据患儿恢复情况增加锻炼时间和次数。术后 1 个月可适当进行跑跳运动。

(2)遵医嘱及时复诊,不适随诊。

【护理评价】

(1)患儿疼痛是否减轻或缓解?

(2)患儿舒适度是否提高?

(3)患儿家属能否复述并掌握臀肌松解术后照护相关知识?

(胡梅园　胡　甜)

第八节　成骨不全护理与康复

【定义】

成骨不全(osteogenesis imperfecta,OI)又称脆骨病,是一类遗传性结缔组织病,临床上常以骨质疏松和骨的脆性增加及易于骨折作为诊断依据之一。其临床表现严重程度不等,可以从轻微、无症状难以被临床发现到严重骨骼畸形甚至围生期死亡。部分成骨不全患儿还会有身材矮小、蓝巩膜、骨骼畸形、牙本质发育不全、早熟性耳硬化、脊柱后凸或侧弯、关节及韧带松弛以及肌肉薄弱等症状。经典的成骨不全以常染色体显性遗传方式为主,85%～90%为Ⅰ型胶原蛋白结构基因 COL1A1 或 COL1A2 突变所致。非经典的常染色体隐性遗传其致病基因种类多,但患儿数量较少。

10-8 导入案例
与思考

扫码看视频

【病因】

成骨不全是基因变异的典型例证。近年来在生化、细胞超微结构和分子水平已有不少的研究,其可能的病因如下。

(1)骨粘连蛋白、聚糖蛋白减少。

(2)骨组织内胶原类型改变。

(3)骺板肥大,原始矿化区矿化紊乱。

(4)骨膜增厚,微血管形成缺陷。

(5)骨细胞与骨痂细胞的培养细胞对生长转移因子没有反应,骨细胞处于不同程度的未成熟阶段。

【分型】

从遗传发生学角度将成骨不全分为以下四型。

1.Ⅰ型　常染色体显性遗传,蓝巩膜,只表现为轻度骨骼畸形。

2.Ⅱ型　常染色体显性或散发,表现为极度骨脆性、宫内骨折、呼吸衰竭、新生儿死亡。

3.Ⅲ型　严重型,呈现宫内发育迟缓,出生后即出现骨折,临床上出现严重的骨关节畸形。

4.Ⅳ型　常染色体显性遗传,但无蓝巩膜,中度骨关节畸形。

【临床表现】

(1)骨脆性增加:轻微的损伤即可引起骨折,严重的患儿表现为自发性骨折。青春期过后,骨折趋势逐渐减少。

(2)蓝巩膜:占 90% 以上。

(3)耳聋:常于 11～40 岁出现。

(4)关节过度松弛:尤其是腕及踝关节,这是由肌腱及韧带的胶原组织发育障碍所致。

(5)肌肉薄弱。

(6)严重的颅骨发育不良者,在出生时头颅有皮囊感。以后头颅宽阔,顶骨及枕骨突出,两颞球状膨出,脸呈倒三角形。有的患儿伴脑积水。

(7)牙齿发育不良:牙齿呈黄色或蓝灰色,易患龋齿及早期脱落。

(8)侏儒:由发育较正常稍短,加上脊柱及下肢多发性骨折畸形愈合所致。

(9)皮肤瘢痕宽度增加,这也是由胶原组织发育障碍所致。

【辅助检查】

1.实验室检查　实验室检查包括血、尿生化检测和基因检测等。成骨不全患儿在骨折后碱性磷酸酶增高。基于核酸水平的基因检测在成骨不全的确诊,以及疑似成骨不全病例的临床确诊和产前检测等方面意义重大。

2. X 线检查 成骨不全患儿显示全身性骨质疏松,长骨皮质骨菲薄。在表型中等严重的成骨不全患儿中,长骨弯曲且变形,有的干骺端存在"爆米花"样改变,存在椎体压缩(图 10-8-1、图 10-8-2)。

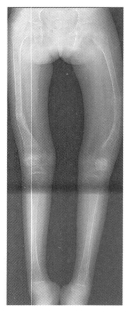 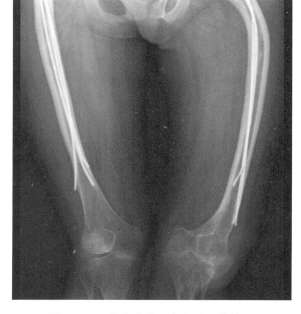

图 10-8-1　儿童成骨不全术前 X 线检查　　　　图 10-8-2　儿童成骨不全术后 X 线检查

3. CT 检查 可以分别评估骨松质和骨皮质的密度,以及骨小梁微细结构的变化,对成骨不全骨密度的评估具有潜在优势。

【治疗】

成骨不全的治疗主要是预防骨折,改善负重力线,增加骨骼强度,改善功能。

1. 非手术治疗

(1)药物治疗:骨化三醇与降钙素可联合应用治疗伴有疼痛症状的成骨不全患儿,用药数周后症状缓解,3 个月后骨密度增加、骨皮质增厚。

(2)康复治疗:在严格保护下水疗、练习坐直、加强骨盆与下肢肌力。可以独立坐直后,在长腿支具保护下练习站立,以后在支具保护、助行器帮助下练习行走。

2. 手术治疗

(1)婴儿期可采用经皮或经骨折端髓内穿针处理,暂时维持骨的力线顺列,此时穿针不一定要求完全贯穿髓腔,可部分在髓腔内,部分在骨旁。

(2)3 岁以后更换可延伸的髓内支杆。多段截骨髓内钉或可延伸髓内支杆矫形术是治疗因成骨不全复合畸形的一种行之有效的方法。

(3)大龄儿童胫骨多段截骨最好植骨,因为有不愈合的可能。股骨近端截骨线过高,术后有可能出现髋内翻。

【护理评估】

一、术前评估

1. 健康史

(1)了解患儿是否有外伤史、遗传史等,详细询问受伤时间、受伤方式、受伤时姿势与受伤后肢体活动情况,观察呼吸、血压、脉搏、体温和意识情况等,了解患儿就医经过、检查结果、治疗效果、用药后反应。

(2)评估患儿营养状况,包括是否存在贫血、营养不良或肥胖等。

(3)了解患儿全身状况,包括主要器官、系统功能状况、辅助检查结果,准确评估患儿的手术耐受力。

(4)评估患儿骨折部位有无局部特有体征和一般表现,皮肤是否完整,有无其他重要并发症(如局部神经血管损伤等)。

2.症状和体征

(1)症状:评估患儿患肢动脉搏动情况,有无肿胀等,观察患儿意识及生命体征。

(2)体征:评估患儿骨折部位关节活动度,有无骨折局部特有体征和一般表现,皮肤是否完整,开放性损伤的范围、程度和污染情况,有无其他重要伴发损伤(如局部神经血管损伤),有无骨折并发症,有无石膏固定、小夹板或其他支具固定,牵引是否处于有效状态。

3.专科评估　评估患儿患肢的运动范围,了解患肢骨折受限程度。

二、术后评估

1.症状和体征

(1)症状:手术切口敷料是否干燥,有无疼痛,全身皮肤是否完整,留置管道是否通畅,有无恶心、呕吐等不良反应,有无发热等感染征象,评估患儿有无腹胀、腹痛及切口疼痛情况,对患儿的皮肤完整性、营养状态、疼痛、留置管道情况等进行风险评估。

(2)体征:患儿的生命体征是否正常,引流液的量和性状,下肢皮肤温度、色泽、水肿情况。

2.心理社会状况　评估患儿对手术的耐受力,患儿家属对手术结局以及疾病转归的接受程度,患儿家庭的社会支持系统、经济承受能力等。

【常见护理诊断/问题】

1.躯体活动障碍　与患肢畸形、使用矫形器具及手术有关。

2.有皮肤完整性受损的危险　与石膏或支具固定有关。

3.有养育功能障碍的危险　与患儿家属的病耻感有关。

4.知识缺乏　患儿家属缺乏疾病相关知识。

5.焦虑　与担心疾病预后有关。

【护理目标】

(1)患儿能够获得治疗所允许的最大活动度,不产生因制动所导致的并发症。

(2)患儿皮肤保持完整。

(3)患儿家属对疾病有正确的认知,能提供良好的养育环境。

(4)患儿家属能够复述并掌握该病照护相关知识。

(5)患儿术后紧张情绪缓解,心理健康水平提高。

【护理措施】

一、术前护理

1.术前准备

(1)皮肤准备:保持皮肤清洁、干燥。

(2)饮食指导:根据患儿的耐受力及手术方式,与麻醉师、医生沟通后确定禁食禁水时间。

(3)休息与睡眠:尽量使患儿在术前能够充分休息,保持环境安静。

（4）其他：遵医嘱行药敏试验，并将结果记录于医嘱单上。手术期间，根据患儿手术及麻醉方式铺好麻醉床，准备好监护仪器。

2. 专科护理　指导术前适应性功能锻炼，如在床上指导患儿翻身，如何正确使用便器和护理垫等；指导患儿进行股四头肌、小腿肌肉的等长收缩练习，每日 3 组，每组 30 次，每个动作坚持 5～10 s。

3. 心理护理

（1）成骨不全患儿因为多次骨折的经历，会出现恐惧心理。从接诊开始，应以微笑面对患儿及陪护人员，耐心介绍医院规章制度。

（2）主动、及时、经常性地与患儿沟通。

（3）对患儿家属担心的问题给予耐心解答，消除顾虑，尽量满足其合理要求。

（4）在与患儿接触中与患儿目光平视，手抚摸患儿头部或身体，消除患儿恐惧心理。

（5）告知患儿家属疾病相关知识及护理要点，取得其信任。

二、术后护理

1. 术后常规护理

（1）体位管理：全麻患儿未清醒前应有专人看护，取仰卧位，头偏向一侧，以防误吸，用软枕将患肢抬高 20°～30°。患儿清醒后，病情允许时即可摇高床头 30°，头下垫软枕。

（2）观察生命体征：按照护理级别定时巡视患儿，发现病情变化及时通知医生。

（3）手术切口的护理：术后严密观察患儿切口情况，如切口有无渗血、渗液，发现异常及时通知医生。

（4）疼痛护理：根据患儿情况选择合适的疼痛评估量表进行评估，根据评估结果，遵医嘱采取多模式镇痛，动态评估患儿镇痛效果，及时调整用药方案。

（5）皮肤护理：保持皮肤清洁、干燥，床铺平整、无皱褶、无渣屑，以患儿健侧肢体为轴缓慢翻身，每 2 h 1 次，并将患肢用软枕垫高。

（6）尿管护理：遵医嘱及时拔除尿管。因病情需要留置尿管期间，保持尿管通畅，观察并记录尿液的颜色、性状及量。保持会阴部清洁，病情允许情况下早日拔除尿管，预防泌尿系统感染。出现异常时及时通知医生，并协助处理。

（7）引流管护理：部分患儿术后需要在髋部放置引流管。术后妥善固定引流管，保持引流通畅，观察并记录引流液的颜色、性状和量，引流液量多时及时协助医生处理。

（8）用药护理：遵医嘱实施治疗给药措施，注意观察患儿用药后反应。

（9）饮食护理：根据患儿的年龄、耐受力及手术方式，与麻醉师、医生沟通后确定进食进水时间，由流质或半流质饮食逐渐过渡至普通饮食。

（10）并发症的预防与护理：详见第十章第二节相关内容。

2. 石膏外固定护理　详见第十章第五节相关内容。

【康复应用】

一、康复评定

1. 畸形矫正　观察患肢形态是否恢复正常，包括患肢内收、内翻和前足下垂等畸形是否得到明显改善。

2. 活动度和肌力恢复情况　评估患肢关节的活动度及肌力是否恢复正常。

3. 功能评价　评估患儿的步态、行走距离和速度等是否恢复正常，以及能否进行正常的日常活动。

二、康复指导

患儿长期卧床及石膏固定更易发生肌肉失用性萎缩。因此,在骨折整复固定 3 日、损伤反应开始消退时,即开始训练。护士为患儿及其家属讲解术后功能锻炼的方法及重要性,使患儿及其家属全面配合。

(1)等长运动训练:股四头肌及小腿三头肌的静力收缩运动,每日 3 组,每组 20 次。

(2)等张运动训练:足趾及踝关节的主动背伸活动,有利于骨折部位的消肿和血液循环,每日 3 组,每组 20 次。

(3)在康复治疗期间,为获得满意的关节活动度,应进行早期关节功能锻炼。功能锻炼应遵循由被动到主动、循序渐进的原则。

【出院指导】

(1)如患儿带石膏出院,指导患儿家属居家期间做好石膏护理,石膏固定 4~6 周方可带患儿于门诊复查。拍 X 线片证实骨折处骨痂生长良好,骨折愈合后,即可拆除石膏。

(2)督促患儿进行正确的功能锻炼。在石膏固定期间,无需协助患儿行被动活动,应鼓励患儿行主动活动,并督促患儿进行肌肉等张和等长运动训练,以有效保持肌力。

(3)制订饮食计划,适当控制患儿体重,为患儿建立健康的生活方式,以延长患儿寿命,提高患儿生活质量。

(4)加强患儿皮肤护理,严防各种并发症的发生。

(5)严防坠床等意外事件的发生。

(6)遵医嘱按时复查,不适随诊。术后 8~12 周可带患儿于门诊拍 X 线片。如骨折处愈合良好,无压痛,督促患儿逐步进行负重行走训练。

【护理评价】

(1)患儿能否获得治疗所允许的最大活动度? 患儿是否产生因制动所导致的并发症?

(2)患儿皮肤是否保持完整?

(3)患儿家属对疾病是否有正确的认知? 能否提供良好的养育环境?

(4)患儿家属能否复述并掌握该病照护相关知识?

(5)患儿术后紧张情绪是否缓解? 心理健康水平是否提高?

(胡梅园　胡　甜)

第十一章　手外科疾病的护理与康复

第十一章
学习目标

11-1 导入案例
与思考

扫码看视频

第一节　腕管综合征护理与康复

【定义】

腕管综合征（carpal tunnel syndrome，CTS）又称迟发性正中神经麻痹，俗称"鼠标手"，是一种由于正中神经通过腕管时受到压迫而引起腕部以下正中神经分布区域感觉和运动功能障碍的一系列症候群。腕管综合征是神经卡压综合征中最常见的一种。

【解剖】

腕管是腕掌侧的一个骨纤维隧道，由腕骨和腕横韧带构成。腕管底部是三角骨、月骨、舟骨，两侧是尺侧腕屈肌、桡侧腕屈肌和豌豆骨，浅表面是腕横韧带。共有 9 条屈肌腱穿过腕管：其中 4 条来自指浅屈肌，4 条来自指深屈肌，1 条来自拇长屈肌。腕管包含 2 个滑囊：包住拇长屈肌的桡侧滑囊和包住指深屈肌腱和指浅屈肌腱的尺侧滑囊。腕管的内容物由浅至深可分为三层，第一层是正中神经，第二层是指浅屈肌腱，第三层是指深屈肌腱。正中神经是腕管中最浅表的结构，位于腕横韧带和尺侧滑囊之间，因此容易受到内外压力的压迫。

【流行病学】

腕管综合征在普通人群中的患病率约为 8.0%，其中女性的患病率是男性的 3～5 倍，妊娠产前和更年期激素水平的变化，也使此病的发病率增加。同时，女性腕管的横截面积较小，力量也小于男性，同样的工作，女性需要比男性更大的手腕活动度。另外，随着年龄增加，血管异常和轴突数量的减少，神经传导速度下降，致 50 岁以上的人群患腕管综合征的风险增加 1 倍，且人群中发病率最高的是老年女性。

【病因】

1. 劳损　腕部因频繁活动、过度用力而导致的劳损是腕管综合征的显著病因。因此，频繁不恰当的手部姿势及重体力劳动会显著提高此病的发病率。腕管综合征具备一定的职业倾向性，如教师、计算机工作者、厨师、木工等是此病的易患人群。

2. 腕管容积减小　包括腕横韧带增厚、腕骨脱位、腕部骨折（如 Colles 骨折、月骨骨折）、进行性增生性关节炎等，导致患者腕管容积减小，而使正中神经卡压。

3. 腕管内容物增加　①局部占位，如神经瘤、脂肪瘤、腱鞘囊肿。②滑膜增生，如非特异性滑膜炎。③变异的肌肉，如蚓状肌肌腹过高或屈指肌肌腹过低等。

4. 代谢因素　肥胖、糖尿病、甲状腺功能减退症和类风湿性关节炎等代谢性疾病与腕管综合征的发生密切相关。

（1）肥胖：肥胖不仅会增加腕管内压力从而压迫正中神经，而且会引起代谢变化致神经内水肿和正中神经肿胀。因此，妊娠期、更年期脂肪组织的增加是女性腕管综合征发病率高于男性的原因之一。

（2）糖尿病：糖尿病通过增加循环中蛋白质终产物的糖基化而引起周围神经病变，使正中神经对腕管内的改变更加敏感。另外，糖尿病也可能引起血管改变和肌腱病变，从而导致腕管综合征的发生。

（3）甲状腺功能减退症（简称甲减）：甲减导致的屈肌腱周围的滑膜增厚，正中神经上假性黏液物质沉积，液体平衡改变和周围水肿增加均可导致腕管综合征的发生。

（4）类风湿性关节炎：类风湿性关节炎导致的滑膜扩张、关节糜烂和韧带松弛可能导致腕管容积减小和正中神经压力增加，从而导致腕管综合征的发生。

（5）吸烟：尼古丁可损伤血管内皮、形成微血栓并造成局部微循环障碍。微循环损伤可导致正中神经内膜水肿，增加腕管综合征的发病风险。

【发病机制】

腕关节处于中立位时，腕管内压力正常值为 3～5 mmHg。当腕关节屈曲或伸展时，这个压力会不断上升。当腕管内压力达到 20～30 mmHg 时，正中神经的外膜血流受阻，导致神经缺血。若腕管内压力超过 40 mmHg，则会影响正中神经的微循环静脉回流，静脉淤滞，进而使正中神经内膜水肿、组织渗透性降低，导致神经功能障碍。若压力持续增加，神经外膜和神经束间质也可发生水肿，引起物质交换障碍和氧气供应减少，进而刺激结缔组织反应性增生，神经膜纤维化增厚。长时间的缺血、缺氧引起正中神经脱髓鞘结构改变，最终造成运动和感觉功能受损。

【临床表现】

1. 症状　多见于习惯性用手，但也见于双手。表现为手掌桡侧三个半手指（拇指、示指、中指和环指桡侧）的麻木和刺痛，夜间为甚，部分患者感觉异常还可累及环指尺侧及小指（图 11-1-1）。

（1）初期：多表现为间歇性夜间感觉异常和感觉迟钝，频率逐渐增加，因此患者常因夜间患肢麻木导致睡眠紊乱。手部的麻木、刺痛和肿胀感明显，早期患者在活动手腕后症状会缓解。

（2）加重期：随着疾病进展，当患者做一些腕关节的重复动作时即会诱发，严重时麻木和疼痛的感觉可从腕关节近端放射至前臂、上臂甚至肩部。

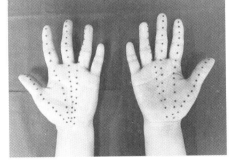

图 11-1-1　腕管综合征双手桡侧麻木

（3）后期：患者出现持续性的疼痛、感觉异常，甚至大鱼际肌萎缩而造成拇指外展和内收功能下降。表现为患者在日常生活中会感到手指无力、笨拙和精细动作灵巧性下降，如无法正常完成系鞋带、系衣扣、使用筷子等动作。

2. 体征　拇短展肌及拇对掌肌肌力减弱或麻痹，造成大鱼际肌萎缩，患者表现为对掌功能受限。Tinel 征和 Phalen 征可呈阳性。通过叩击腕部正中神经区域诱发手指麻木提示 Tinel 征阳性；前臂上举，屈肘，双腕屈曲90°，手指伸直，手背合拢，如果在 1 min 内出现麻木或症状加重，提示 Phalen 征阳性。

【辅助检查】

1. 电生理检查　电生理检查包括神经传导检查（NCS）和肌电图（EMG），在检查神经损伤引起的功能障碍方面十分敏感，可确定神经脱髓鞘和轴突损伤的程度，因此在诊断腕管综合征时可帮助量化疾病的严重程度，是周围神经损伤诊断的金标准。

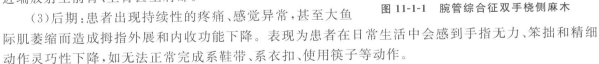

2. 高频超声(HFUS)检查 可呈现神经束膜和外膜及其周围结构间的立体解剖关系。腕管综合征患者正中神经受压部位体积减小，而在受压近端或远端的神经明显增粗。在超声下对腕部豌豆骨平面和钩骨平面的正中神经横截面积及腕横韧带厚度的测量可作为电生理检查的补充方法和量化指标，协助诊断腕管综合征。

3. MRI 检查 MRI 检查具有极佳的成像能力，可提供腕管内各个结构的细节，还能应用弥散张量成像(DTI)技术探测正中神经的损伤。但其在诊断能力上并不优于电生理检查和超声检查，同时由于 MRI 检查的成本较高，目前并不推荐其作为腕管综合征的常规检查手段。

【治疗】

可参考顾玉东提出的腕管综合征临床分型与治疗方案(表 11-1-1)。通过评估麻木、感觉、肌萎缩、对掌受限、两点辨别觉、大鱼际潜伏期进行临床分型，并指导治疗方案的选择。若患者临床分型为轻型，可采取保守治疗，若患者临床分型为中、重型，则应进行手术治疗。

表 11-1-1 腕管综合征临床分型与治疗方案

分 型	麻 木	感 觉	肌萎缩	对掌受限	两点辨别觉	大鱼际潜伏期	治 疗 方 案
轻	＋	－	－	－	<4 mm	<4.5 ms	保守治疗
中	＋＋	痛觉减退	＋	－	>4 mm	>4.5 ms	手术治疗
重	＋＋＋	痛觉消失	＋＋	＋	>10 mm	>10 ms	手术治疗

1. 保守治疗

(1)去除诱因、积极控制原发病：腕管综合征存在明显的诱因，因此需要有针对性地对易患人群进行健康宣教，及时去除危险因素，降低发病率。比如对于从事手腕重复劳作的工种，可通过劳作过程中短暂休息放松或更换工作来控制和缓解病情。对于合并肥胖、糖尿病、甲减、类风湿性关节炎的患者，在治疗计划中应包括这些慢性疾病的控制治疗。

(2)功能位制动：支具固定是将患者的腕关节保持在中立位，减少关节的屈曲和伸展，从而降低腕管内压力。支具固定操作简单，成本低廉，同时可有效改善患者的临床症状，已成为腕管综合征保守治疗的一线选择，支具通常建议在夜间使用，也可根据患者需求在白天佩戴。佩戴时间一般为 3 个月。佩戴期间手指适量缓慢轻柔活动，以减轻手部肿胀和关节僵硬。

(3)腕管注射治疗：相对于其他保守治疗，腕管注射治疗是一种侵入性操作治疗。通过在腕管内注射药物来缓解炎症，改善症状。常采用皮质类固醇(如甲泼尼龙)作为注射药物。有研究表明，注射 5% 葡萄糖 5 ml 亦可减轻疼痛，缓解炎症及神经周围组织的肿胀，缓解腕管综合征症状。采用超声引导下注射定位更准确，不容易损伤腕管内的神经和血管，且治疗效果更理想。但是需注意的是，若患者合并糖尿病、甲减、类风湿性关节炎则应慎用，以免出现注射部位感染、组织坏死等严重并发症。

2. 手术治疗 手术是治疗腕管综合征的有效手段，与保守治疗相比，手术治疗的远期疗效更好。

(1)适应证：对于经过系统保守治疗无效，缓解后又复发，合并大鱼际肌萎缩、持续性麻木、腕部有占位性病变者，均可考虑进行手术治疗。

(2)手术方式：手术治疗可分为传统腕管松解术、小切口腕管松解术和腕关节镜下腕管松解术，三者对腕管综合征症状的缓解效果相似且各有优缺点。①传统腕管松解术：做前臂远端至手掌的 S 形切口，常规切断腕横韧带，探查正中神经及其返支，切开正中神经外膜，并进行松解。此手术暴露范围大、视野清晰、松解可靠、腕管探查彻底，但手术切口长，不美观，患者恢复慢，且容易诱发瘢痕痛，因而目前临床较为少见。②小切口腕管松解术：操作简单，手术切口可选择腕掌侧横行小切口、纵行小切口或掌根部纵向小切口，切口长度为 1.5～2 cm。术中切断腕横韧带并松解正中神经。这种手术方式手术时间短、康复快，可在门诊完成，术后瘢痕小，临床上广泛使用。③腕关节镜下腕管松解术:常用 Agee 单切口和 Chow 双切口两种术式。Agee 单切口术式是在腕横纹近端桡侧腕屈肌腱和尺侧腕屈肌腱之间做切口,并置入通道、内镜和切割装置。Chow 双切口术式是在手腕做入口切口,手掌做出口切口,建立操作通道并在内镜指引下切开腕横韧带。该手术属于微创手术,术后切口并发症少,肌力恢复快,较少发生尺侧疼痛,缺点在于价格相对高昂,对手术医生的技术要求较高。

【护理评估】

一、术前评估

1. 健康史

(1)基本信息:患者基本信息,包括姓名、性别、年龄、出生日期、身高、体重和联系方式等。

(2)全身状况:评估患者生命体征、主要器官及系统功能状况、辅助检查结果,以了解患者能否耐受手术。注意评估患者有无感冒、发烧、咳嗽、咳痰等呼吸道感染症状。

(3)主诉:了解患者腕部麻木、疼痛、肿胀或感觉异常的主要症状,包括起始时间、频率、持续时间和变化情况,有无捏物无力、手部精细活动能力下降等,评估不适症状的部位、性质和程度。

(4)现病史:了解引起患者腕部麻木、疼痛、肿胀或感觉异常的诱因或加重因素,如长时间不良用手姿势及重体力劳动等,以及对日常生活的影响程度,如活动受限、生活自理能力下降、睡眠质量下降等。

(5)外伤史:了解患者是否有腕部受伤及手术史。

(6)既往史:了解患者既往有无慢性疾病,如高血压、糖尿病、心脏病、甲减、类风湿性关节炎等;有无抽烟史、饮酒史、手术史。

(7)过敏史:了解患者对药物、食物、环境物质或其他过敏原的过敏反应。

(8)其他高风险项目筛查:如跌倒、压力性损伤、深静脉血栓及营养筛查,及时进行预防与干预。

2. 专科评估

(1)患肢评估:评估患肢的末梢血运、运动和感觉功能情况,有无大鱼际肌萎缩,以及有无 Tinel 征或 Phalen 征阳性,评估疼痛和麻木的部位、性质和程度。

(2)肌电图:行肌电图检查,评估有无正中神经受压的表现。

3. 实验室检查 根据患者的具体情况,可能需要进行一些实验室检查,如血常规、凝血功能、肝肾功能等,以评估患者的全身健康状况。

4. 心理社会状况 综合评估患者的心理状态、对疾病的了解程度、治疗期望、健康认知和家庭支持情况。评估方法包括行为观察和访谈,关注情绪状态、焦虑程度、疾病认知、治疗期望和家庭支持。此类患者病程一般较长,保守治疗效果不佳,对于手术效果的期望较高。医护人员在全面了解患者的心理、社会支持的前提下,应帮助患者建立合理预期,放松心态,为术前准备和术后康复提供个体化的指导和支持。

二、术后评估

1. 手术交接 术后交接内容包括患者基本信息、手术信息、麻醉情况、术后病情、患肢情况、伤口敷料情况、疼痛情况、护理措施、医嘱用药、健康教育等。

(1)患者基本信息:包括患者姓名、年龄、性别、住院号等基本信息,以确保患者身份正确。同时,再次确认患者的既往史、过敏史、家族史等,以便为患者制订个体化的护理计划。

(2)手术信息:包括手术名称、手术时间、手术部位、手术方式等。了解手术过程是否出现任何并发症或特殊情况,术中出血量、输血量、输液量、尿量以及术中引流情况。

(3)麻醉情况:包括麻醉方式、麻醉药物使用情况、麻醉效果等。了解患者的麻醉深度、呼吸情况、血压、心率等,以及麻醉后是否出现不良反应。

（4）术后病情：评估患者的意识状态、呼吸情况、血压、心率、体温等。观察患者术后出血、疼痛、恶心、呕吐等情况，及时告知医生并采取相应的护理措施。

（5）患肢情况：评估患者术后肢体感知觉恢复情况、四肢肌力及活动度、患肢肿胀程度及血运情况等。

（6）伤口敷料情况：观察患者伤口敷料是否渗血、渗液、有异味等，发现异常及时告知医生并采取相应的护理措施。

（7）疼痛情况：评估患者术后患肢的疼痛情况，包括疼痛的程度、性质、持续时间等。根据疼痛评估结果，制订个体化的疼痛管理计划。

（8）其他高风险项目筛查：如跌倒、压力性损伤、深静脉血栓及营养筛查。

（9）护理措施：根据患者的术后护理需求，制订相应的护理措施，包括康复训练、体位护理、生命体征监测、并发症预防等。

（10）健康教育：包括伤口护理、患肢护理、疼痛管理、康复锻炼、动作技巧指导、饮食调理、心理支持、定期复诊等。

2. 心理社会状况　评估患者心理状态、社会支持、生活质量和康复需求，为患者制订个体化康复计划，以促进患者的快速康复。

【常见护理诊断/问题】

1. 焦虑　与手术风险、术后康复、功能恢复等有关。

2. 疼痛　与手术创伤、神经受压、术后炎症等有关。

3. 知识缺乏　缺乏疾病相关知识。

4. 潜在并发症　有出血的危险，与手术切口有关。

【护理目标】

（1）减轻患者焦虑情绪，提高心理健康水平。

（2）减轻疼痛，提高患者舒适度，促进康复。

（3）提供疾病围手术期知识的宣教，增强患者对医疗护理服务的理解和配合度。

（4）预防术后并发症的发生，或并发症得到及时发现和处理，保障患者安全。

【护理措施】

一、术前护理

1. 患肢护理　患肢支具或石膏固定，限制腕关节活动，减轻疼痛及肿胀。疼痛明显者，遵医嘱使用非甾体抗炎药，或局部进行封闭治疗。

2. 术前准备

（1）皮肤准备：术前 1 日，根据患者的病情、手术部位与方式，进行必要的皮肤准备。为患者修剪指甲，清洁患肢，更换干净病服。根据麻醉方式及手术部位，去除手术视野皮肤的污垢及毛发，取下义齿、饰物、隐形眼镜。备皮的范围为以腕部为中心，上下各 20 cm 以上，臂丛麻醉的患者需剔除腋毛。

（2）饮食指导：根据患者的病情、耐受情况及手术方式，与麻醉师、医生沟通后确定禁食禁水时间，告知患者术前禁食 8 h，禁水 6 h，特殊准备遵医嘱执行。如高血压患者可遵医嘱服用降压药。

（3）休息与睡眠：尽量使患者在术前能够充分休息，必要时术前 1 日晚遵医嘱给予口服催眠镇静类药物以保证睡眠。

（4）膀胱准备：拟行全麻的患者遵医嘱术前留置尿管。导尿时必须严格执行无菌操作规程，以防逆行感染。妥善固定尿管，防止脱落。

（5）个人清洁：患者术前应洗澡或擦拭身体，清洁头发，去除脸部和手部的化妆品，摘下耳环、项链和手表等首饰，穿着干净、整洁的衣物，以减少术中感染的风险。

（6）其他：必要时遵医嘱行药敏试验，并将结果记录于临时医嘱单上。手术期间，根据患者手术及麻醉方式铺好麻醉床，准备好急救用物和监护仪器。

3.术前风险评估和预防 术前需要对患者进行全面的风险评估，包括跌倒风险、疼痛、生活自理能力的评估。根据评估结果采取相应的预防措施，如术前教会患者使用起床三步法、正确合理用药等。

4.术前康复指导 包括患肢抬高、用手姿势正确、避免重体力劳动等。

5.心理护理 了解患者的心理状态及手术预期，讲解手术方案、术后功能锻炼的方法及疾病治疗效果和预后，有利于患者配合治疗，减轻焦虑和恐惧情绪，促进心理健康。

二、术后护理

1.术后常规护理

（1）床旁交接：病房护士应与手术室护士和麻醉师进行详细的交接，内容包括患者一般生命体征、术中出血量及尿量、伤口敷料情况、管道通路、皮肤情况等，并做好记录。

（2）观察生命体征：严密观察患者意识状态及生命体征，按照护理级别定时巡视患者，发现病情变化及时通知医生。

（3）体位护理：全麻术后，患者未清醒前，协助患者取去枕仰卧位，患肢可采用软枕抬高 20°～30°，保持患肢于功能位。

（4）饮食护理：全麻患者术后禁食 6 h，臂丛神经阻滞麻醉患者术后禁食 4 h 后可进普通饮食，局麻患者可直接进食。以清淡、易消化饮食为主，忌烟酒及辛辣刺激性食物，如辣椒、浓茶、咖啡等。指导患者摄入高蛋白、高热量食物，如鸡蛋、瘦肉、牛奶等。慢性病患者还需遵守慢性病饮食要求。

（5）伤口敷料：术后严密观察患者伤口敷料渗血、渗液及石膏固定情况。

（6）疼痛护理：采取多种方式进行疼痛宣教，根据患者情况选择合适的疼痛评估量表，进行疼痛评估，遵医嘱给予镇痛措施。对于轻度疼痛，指导患者采用患肢按摩抬高、听音乐等方式缓解；对于中度及重度疼痛，遵医嘱使用镇痛药治疗，使用镇痛药时，应注意观察患者有无头晕、恶心、呕吐等不适。

（7）基础护理：根据患者病情和活动能力，鼓励并协助患者术后从床上、床边活动逐步过渡到病室活动，同时进行患肢屈伸活动，促进康复。

（8）用药护理：遵医嘱给予营养神经药物并观察用药后的不良反应。

2.专科护理

（1）加压包扎：观察伤口敷料及加压包扎情况，防止出血。若伤口敷料渗血过多，应告知医生进行更换，避免因积血引起神经粘连与卡压。若伤口敷料包扎过紧，应告知医生进行减压，避免引起肢端血运障碍。

（2）观察血运情况：包括患肢末梢颜色、温度、肿胀程度、毛细血管充盈度等。若患者出现患肢末梢发绀、麻木、肿胀，触摸时温度低，毛细血管回流消失，应立即告知医生并协助处理。

（3）正中神经损伤：若患者出现患肢手指麻木、伸指受限及感觉障碍，应告知医生检查是否为正中神经损伤。

3.并发症的预防与护理 腕管松解术的并发症发生率低于 0.1%，主要是感染、一过性神经失用症、柱状痛，以及神经、肌腱或血管损伤。因此医护人员应重点关注患者的体温及伤口分泌物情况、伤口的渗血范围等，发现异常及时告知医生。患者术后肢体感觉运动恢复后，应评估患者的手指抓握情况，若患者术后出现手指麻木且长时间不缓解、手指无法完成抓握动作时，应及时告知医生，辨别是否出现了神经、肌腱损伤。出院前评估患者术后疼痛的缓解情况，若疼痛未缓解，应告知医生进行干预。

4.心理护理 腕管综合征患者由于术后手部活动受限致使生活自理能力下降，特别是双侧腕综合征的患者,因此应主动、及时地为患者提供力所能及的帮助,满足患者心理和生理上的需求,同时鼓励患者家属陪同,帮助患者树立信心,积极应对术后挑战,提高康复效果,提升生活质量。

【康复应用】

一、康复评定

采用波士顿腕管综合征评分量表(Boston carpal tunnel questionnaire,BCTQ)(表 11-1-2)。通过症状评分和功能状况评分两个部分,对患者的临床症状和功能恢复情况进行评估。症状评分(BCTQ-SSS)包括疼痛、麻木、无力、刺痛及发作频率、持续时间等 11 个条目。功能状况评分(BCTQ-FSS)包括写字、扣纽扣、拧开瓶盖、提购物袋等 8 个条目,患者需根据自己最近 2 周的真实情况作答,每个条目设有没有困难、稍有困难、较困难、很困难、无法完成 5 个选项,分别计为 1～5 分,分数越高表示症状越重。

表 11-1-2　波士顿腕管综合征评分量表(BCTQ)

为了解您最近 2 周内手腕的症状和功能情况,此量表共有两个部分,请根据自己真实感受在各选项前打"√"(A～E 分别为 0～5 分)

第一部分　症状评分(BCTQ-SSS)

1.您是否感觉手有刺痛感?

A.不会
B.轻度刺痛
C.中度刺痛
D.重度刺痛
E.非常严重的刺痛

2.半夜时您的手或者手腕的疼痛有多严重?

A.没有夜间疼痛
B.轻度疼痛
C.中度疼痛
D.重度疼痛
E.非常严重的疼痛

3.最近 2 周内,您因为手或者手腕半夜疼痛而醒来的次数是多少?

A.无痛醒
B.1 次
C.2～3 次
D.4～5 次
E.>5 次

4.您夜间手或者手腕的刺痛感有多严重?

A.没有夜间刺痛感
B.轻度刺痛感
C.中度刺痛感
D.重度刺痛感
E.非常严重的刺痛感

续表

第一部分　症状评分（BCTQ-SSS）

5.您夜间因麻木或者疼痛而醒来的次数是多少？

A. 无痛醒
B. 1 次
C. 2～3 次
D. 4～5 次
E. >5 次

6.您最近 2 周内白天手或者手腕会疼痛吗？

A. 没有疼痛
B. 轻度疼痛
C. 中度疼痛
D. 重度疼痛
E. 非常严重的疼痛

7.您白天时手或者手腕会疼痛几次？

A. 从不
B. 每天 1～2 次
C. 每天 3～5 次
D. 每天 5 次以上
E. 持续性疼痛

8.您每次白天出现疼痛时大概持续多久？

A. 从不
B. 少于 10 min
C. 10～60 min
D. 多于 60 min
E. 持续性疼痛

9.您的手会感到麻木（没有感觉）吗？

A. 不会
B. 轻度麻木
C. 中度麻木
D. 重度麻木
E. 非常严重的麻木

10.您是否会感觉到手或者手腕乏力？

A. 不会
B. 轻度乏力
C. 中度乏力
D. 重度乏力
E. 非常严重的乏力

续表

第一部分 症状评分（BCTQ-SSS）

11. 您在使用小物体（如钥匙）的时候是否感觉困难？

A. 没有困难

B. 稍有困难

C. 较困难

D. 困难

E. 非常困难

第二部分　功能状况评分（BCTQ-FSS）
（2周内患侧手或者手腕执行下列活动是否有困难）

活动	没有困难 （1分）	稍有困难 （2分）	较困难 （3分）	很困难 （4分）	无法完成 （5分）
写字					
扣纽扣					
拿书看书					
拿起手机					
拧开瓶盖					
简单家务					
提购物袋					
洗澡穿衣					

二、康复指导

1. 术后 1～2 日　保持患肢高于心脏水平 20°～30°，指导患者进行患肢上举和手指主动屈伸活动，每日 3～5 次，每次 15～20 min，如手指抓空锻炼（图 11-1-2）、手腕旋转法（图 11-1-3）、腕关节活动度练习法（图 11-1-4 至图 11-1-6），以及分次合指法（图 11-1-7）。活动角度可逐渐加大，以患肢能承受的范围和不感疲劳为宜。

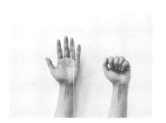

图 11-1-2　手指抓空锻炼

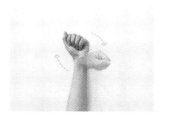

图 11-1-3　手腕旋转法

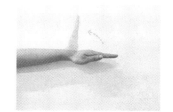

图 11-1-4　腕关节活动度练习法之背伸

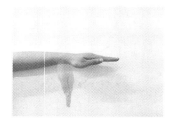

图 11-1-5　腕关节活动度练习法之掌曲

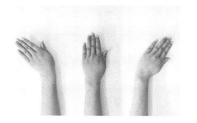

图 11-1-6　腕关节活动度练习法之尺偏桡偏

2. 术后 10～14 日 根据切口愈合情况,可在医生指导下拆除缝线和石膏,患肢可做握拳、捏皮球、拇指对指练习(图 11-1-8)等活动。

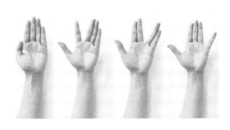

图 11-1-7 分次合指法

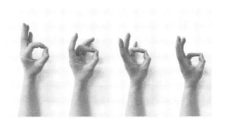

图 11-1-8 拇指对指练习

3. 术后 2～3 周 可做日常生活自理能力训练,如进食、穿衣等。

4. 术后 4～6 周 可做增强肌力的运动,使萎缩的大鱼际肌肉面积扩大,恢复手部的功能。

【出院指导】

1. 保持正确的用手姿势 避免手腕部过度用力,比如洗衣服后不要用力拧,选择轻巧的炊具。避免手部负荷大的工种,减少腕关节的过度屈伸。注意手腕休息,不提倡连续的腕部活动以免造成腕关节劳累。切忌长时间保持一个姿势不动,使用电脑每工作 1 h 应起身,行放松手部的活动操,谨记手部放松五字诀"甩、抓、旋、摆、捏",即做甩手、手指抓空、手腕旋转、腕关节尺偏桡偏、拇指对指练习。

2. 控制诱因 肥胖者应减肥,糖尿病、甲减和类风湿性关节炎患者需要积极治疗原发病。

3. 用药指导 可遵医嘱口服促进神经功能恢复的药物,如甲钴胺、维生素 B$_6$等。

4. 康复锻炼 根据医生或康复治疗师的指导,进行适当的患肢康复锻炼,逐渐加强腕关节的关节活动度和手部力量训练,尽早恢复日常用手功能。

5. 饮食和营养 保持营养均衡、全面的饮食,进高蛋白、高能量、高维生素饮食,以促进骨骼和肌肉的健康。

6. 复诊指导 指导患者术后 3～4 周复诊,若局部疼痛明显或功能锻炼后肌肉萎缩无改善,应及时就诊。

【护理评价】

(1)患者焦虑情绪是否得到减轻?心理健康水平是否提高?

(2)患者疼痛和不适是否得到缓解?舒适度是否提高?

(3)患者是否了解疾病术前术后知识?对康复的理解和配合度是否有所提高?

(4)患者住院期间并发症是否得到有效预防?病情变化能否被及时发现与处理?

(金 环 林 玲)

第二节　狭窄性腱鞘炎护理与康复

【定义】

狭窄性腱鞘炎(tenosynovitis stenosans)是指肌腱和腱鞘长期反复摩擦形成的慢性损伤性炎症,是手外科的常见疾病,根据其发生部位的不同,可分为桡骨茎突狭窄性腱鞘炎和屈指肌腱狭窄性腱鞘炎。

11-2 导入案例与思考

扫码看视频

Note

【病因】

1. 先天因素　局部解剖结构的先天异常,先天性拇指扳机指是常见的手指畸形。

2. 后天因素

(1)慢性劳损:手指和腕部的长期快速或用力活动造成肌腱的摩擦频率增加。常见于女性及长期从事手工劳动的人,如电脑工作者、乐器演奏者、电子游戏爱好者、家庭主妇等。

(2)急性创伤:腱鞘部位受到剧烈的拉伤或挤压,如提重物、摔跤等。

(3)代谢因素:哺乳期或更年期女性发病率较高,可能与内分泌变化相关。

【发病机制】

腱鞘是包围在肌腱外的管状结构,外层为纤维鞘,内层为滑液鞘(滑膜鞘)。滑膜因过度摩擦而发生浆液性渗出性炎症,反复的炎症刺激使纤维鞘增厚,在鞘管的开口处形成环状狭窄,肌腱的纤维化和增粗又增加了肌腱在腱鞘内滑动的困难,尤其在有骨性隆起的部位或肌腱走行方向发生改变而形成角度的部位,肌腱和腱鞘之间的机械摩擦力会增加。由于频繁活动引起过度摩擦,早期出现充血、水肿、渗出等无菌性炎症反应,晚期发生慢性纤维结缔组织增生、肥厚、粘连等病变,腱鞘的厚度由原来的小于 1 mm 增加到 2~3 mm,从而导致狭窄性腱鞘炎的发生。

【分类】

1. 桡骨茎突狭窄性腱鞘炎　又称 de Quervain 病,发生在桡骨茎突处的拇短伸肌腱和拇长展肌腱。

2. 屈指肌腱狭窄性腱鞘炎　又称为扳机指或弹响指,发生在拇指或手指的指屈肌腱。小儿拇指扳机指多为先天性。

【临床表现】

1. 症状

(1)桡骨茎突狭窄性腱鞘炎:常见于中年妇女,主要是日常生活及工作中用手频繁者。起病缓慢,主诉腕部桡侧疼痛,可向手部和前臂放射。表现为桡骨茎突处疼痛,局部压痛,拇指做大幅度伸展和屈曲活动时疼痛加重。有时可触及摩擦音,扪及痛性结节(图 11-2-1)。

(2)屈指肌腱狭窄性腱鞘炎:可发生于不同的年龄阶段。各手指发病频度为中指、环指最多,示指、拇指次之,小指最少。按病情程度分级,Ⅰ度为掌指关节掌侧局限性疼痛,主动伸屈无弹响及受限。Ⅱ度为患指主动伸屈时伴弹响,活动后好转。Ⅲ度为患指主动伸屈活动受限,被动活动可见绞锁现象。包括:①先天性拇指扳机指(图 11-2-2)常见于婴幼儿,表现为一侧或双侧拇指指间关节常呈半屈曲状,搬动拇指指间关节伸直时,可有弹响。掌指关节掌侧可触及硬结节,无明显压痛。部分患儿有吮指习惯。②成人屈指肌腱腱鞘炎(图 11-2-3)表现为掌指关节掌侧肿胀、疼痛及压痛,清晨患指活动受限,即晨僵。手指活动后好转,屈伸患指时有扳机样感觉,伴有弹响及轻度疼痛。严重时,手指绞锁在屈曲位不能伸直,或在伸直位不能屈曲。患指掌指关节掌侧可触及硬结,压痛明显,活动时硬结可随屈肌腱上下移动,并可发生弹响。

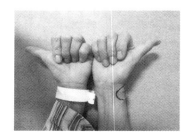

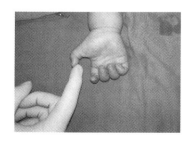

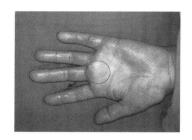

图 11-2-1　右手桡骨茎突狭窄性腱鞘炎　　图 11-2-2　先天性拇指扳机指　　图 11-2-3　成人屈指肌腱腱鞘炎

2.体征　握拳尺偏试验即 Finkelstein 征阳性为桡骨茎突狭窄性腱鞘炎的特有体征,试验方法为拇指内收屈曲,其他四指握拇指于掌心,此时将腕关节向尺侧偏倾,桡骨茎突处产生剧烈疼痛(图 11-2-4)。扳机样动作、弹响指为屈指肌腱狭窄性腱鞘炎的特有体征。

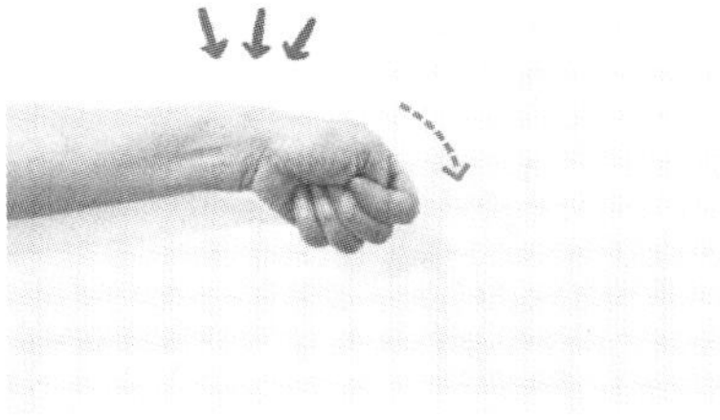

图 11-2-4　握拳尺偏试验阳性

【辅助检查】

1.B 超检查　B 超可以显示出腱鞘的形态以及肌腱的损伤,明确腱鞘的损伤程度。

2.X 线检查　通过 X 线片可以看到肌腱钙化,用于排除骨质异常。

3.实验室检查　通过血常规、类风湿因子等检查,可以排除感染、类风湿性关节炎等其他疾病导致的腱鞘炎。

【治疗】

1.保守治疗　一般先选取局部制动、热疗、推拿、针灸等方法,必要时可采用药物治疗、局部封闭治疗、小针刀治疗等。婴幼儿先天性拇指扳机指在 6 个月内常可自愈。

(1)局部制动:在炎症的急性期可以使用小夹板或支具固定,通过减少手指和手腕的活动来减少肌腱在腱鞘内的摩擦,达到缓解疼痛的效果。

(2)药物治疗:可使用美洛昔康等非甾体抗炎药缓解疼痛和炎症,活动性消化性溃疡或出血者应禁用,本药对肝有损害,严重肝功能不全者应禁用。

(3)局部封闭治疗:在局部疼痛处进行鞘内注射类固醇激素,以达到局部抗炎的目的。当制动和药物治疗效果不显著时可选择该疗法。一般只注射 1～2 次,不可多次注射,以免引起肌腱的广泛粘连,增加肌腱断裂的风险。

(4)小针刀治疗:小针刀治疗是在非直视下进行的闭合性手术,通过对病变部位切割、剥离,达到松解治疗,恢复人体力学平衡的目的。具有创伤小、恢复快、并发症少的优势,在超声引导下,定位更准确,效果更好。

2.手术治疗　如采用保守治疗 3～4 周无效或反复发作、腱鞘已有狭窄,或小儿先天性拇指扳机指无法自愈或影响发育,均可考虑行狭窄性腱鞘炎切开松解术。

(1)传统开放手术:麻醉后,直接在压痛部位切开,露出腱鞘,部分切开或单纯切开腱鞘,从而使肌腱能自由滑动,消除症状。

(2)关节镜下松解术:直接在关节镜下松解腱鞘,能够有效地清除关节内致炎因子,减轻炎症导致的疼痛,且手术创伤小,恢复快,疗效显著。

【护理评估】

1.健康史

(1)主诉:了解患者手部疼痛、肿胀、活动受限的具体部位,发生的时间及病情进展。

(2)现病史:评估患者疼痛加重的因素及是否存在扳机指、弹响指、Finkelstein 征阳性等体征,关节的屈伸活动是否受限等。评估疾病是否影响患者日常生活及影响程度,如患者是否存在生活自理能力下降、睡眠质量下降、感觉减退等。

2.专科评估　评估患肢是否存在扳机指、弹响指,压之是否触及结节或疼痛加重,有无 Finkelstein 征阳性,关节能否伸直或屈曲以及运动和感觉功能情况,其他评估内容可参见第十一章第一节相关内容。

【常见护理诊断/问题】

1.焦虑　与术前角色转变困难、担忧手术效果及预后等有关。

2. 疼痛 与腱鞘摩擦、手术创伤等有关。

3. 知识缺乏 缺乏疾病相关知识。

【护理目标】

(1)减轻患者的焦虑情绪,提高心理健康水平。

(2)减轻疼痛,提高患者舒适度,促进康复。

(3)提供疾病围手术期知识的宣教,增强患者对医疗护理服务的理解和配合度。

【护理措施】

一、术前护理

1. 患肢护理 戴小夹板或支具进行固定,限制掌指关节或腕关节活动,以减轻肿胀。患肢保暖,避免受压负重,用软枕抬高 20°～30°。早期或病程较短的患者,可以采取局部制动或热敷等方法。疼痛明显者,遵医嘱使用非甾体抗炎药,或进行局部封闭治疗。

2. 术前常规护理 包括术前准备、术前风险评估和预防、心理护理等,可参见第十一章第一节相关内容。

二、术后护理

1. 术后常规护理 严格落实床旁交接班,交接内容包括手术方式、生命体征及术中特殊情况等,落实生命体征观察、疼痛的评估与控制等。

2. 专科护理 观察患肢末梢血运情况,包括颜色、温度、肿胀程度、毛细血管充盈度等,以及感知觉、运动功能的恢复状况。

3. 心理护理 狭窄性腱鞘炎术后,应主动为患者讲解正确的用手习惯、康复训练的方法、预防疾病复发的方法。及时解答患者疑问,减轻其焦虑情绪。

【康复应用】

一、康复评定

对狭窄性腱鞘炎术后患者可通过临床症状及体征、关节功能恢复情况进行评定,可分为三类:①痊愈:临床症状及体征完全消失,桡骨茎突处、掌指关节无压痛,Finkelstein 征阴性、弹响消失,腕关节、患指活动功能恢复正常。②好转:临床症状及体征减轻,桡骨茎突稍有压痛,掌指关节绞锁消失但仍存有轻微触痛或偶有无症状弹响,腕关节、患指活动功能改善。③无效:临床症状没有明显缓解,腕关节、患指活动功能无明显变化。

二、康复指导

狭窄性腱鞘炎术后,患者麻醉清醒即可开展康复指导,根据患者的耐受情况,进行手指屈伸、腕关节拉伸练习、腕关节屈曲(力量)练习、指簧练习等。

1. 手指屈伸 将手指用力伸直,然后握拳,重复这个动作,或者用握力球锻炼手指力量,还可以在手指上套橡皮筋练习拉伸。每日 3 组,每组 10 次,每次坚持 5 s 左右。

2. 腕关节拉伸练习 先压住患侧手背使腕关节尽量屈曲,维持姿势不动,再扳住患侧手掌或手指使腕关节尽量背伸,维持姿势不动,注意保持患侧肘关节处在伸直位(图 11-2-5)。每日 3 组,每组 3 次,每次每个位置坚持 15～30 s。

3. 腕关节屈曲(力量)练习 掌心向上,手握一哑铃,匀速向上用力使腕关节屈曲,然后缓慢放松回到原位。根据练习情况可以适当增加哑铃重量,每日 3 组,每组 10 次。

4. 指簧练习 手指伸直,五指并拢,在五指上套一个橡皮筋,用力将五指张开(图 11-2-6)。每日 3 组,每组 10 次。

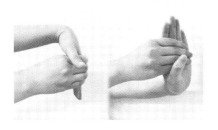

图 11-2-5　腕关节拉伸练习

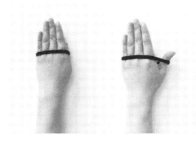

图 11-2-6　指簧练习

【出院指导】

1. 患肢指导

（1）避免寒冷与二次损伤：防止手部受寒，注意保暖。防止手腕受到二次损伤，如避免受到撞击。

（2）纠正不良姿势：尽量让双手平衡，手腕有所支撑，勿悬空操作，避免手腕过度受力。可借助符合人体工程学设计的键盘、鼠标和其他工具，减轻手腕的负担。

（3）适当休息和活动：注意手部的放松，适当搓揉手指和手腕，再用热水泡手。建议长时间用手后，可进行简单的手部运动，将手腕关节做 360°的旋转，或将手掌用力握拳再放松，来回多做几次或将手指反压或手掌反压几下，均可有效缓解手部的酸胀感。

2. 康复锻炼　根据医生或康复治疗师的指导，进行适当的患肢康复锻炼，加强手指和腕关节的精细练习，最大限度恢复日常用手功能。

3. 饮食和营养　患儿应加强营养，根据年龄阶段，添加生长发育所需的蛋白质、维生素和矿物质等。成人以膳食均衡为原则，摄入高蛋白、高能量、高维生素饮食，以促进骨骼和肌肉的健康。

4. 复诊指导　指导患者术后 2～3 周复诊，根据伤口愈合情况拆线。若伤口渗血、渗液及红肿，应及时就诊。

【护理评价】

（1）患者焦虑情绪是否得到缓解？ 心理健康水平是否有所提高？

（2）患者疼痛和不适是否得到缓解？ 舒适度是否提高？

（3）患者是否了解疾病术前、术后知识？ 对康复的理解和配合度是否有所提高？

（金　环　林　玲）

第三节　四肢先天畸形护理与康复

【定义】

先天畸形（congenital deformity）是指在患者出生前或出生时存在肢体形态结构和功能的发育异常。四肢先天畸形种类繁多，其中上肢先天畸形较为常见。可为一种畸形单独出现，也可多种上肢畸形同时存在，上肢先天畸形还可能是多种综合征的表现之一。

【病因】

先天畸形的确切病因目前尚不明确，一般认为可能与内外两个因素有关，内因即遗传因素，外因即胚胎所处的外部环境因素，但是也可能是遗传因素与外部环境因素相互作用的结果。

11-3 导入案例与思考

扫码看视频

Note

1. 遗传因素　遗传因素是指造成畸形的因素来自父母遗传物质的异常,包括染色体异常和基因突变,如父母染色体异常、父母携带突变基因、受精卵自身染色体分离异常或基因突变等。由于手部先天畸形多为单基因遗传,遗传方式常见于染色体显性遗传,表现为家族中连续几代发病,但在病情严重程度上各有不同,可以通过基因检测及遗传咨询实现优生优育。

2. 外部环境因素　在胚胎发育的整个过程中,四肢的发育主要在胚胎早期,因此妊娠前三个月是影响胚胎发生畸形的关键时期。若胚胎畸形仅仅是由外部环境因素所致,不涉及遗传因素,则一般不会遗传给下一代。目前已知的致畸因子可能有以下几种:母体营养缺乏、化学因素(如应用避孕药、抗生素以及抗癌药等)、放射因素(如 X 线照射、核辐射)、生物因素(如风疹病毒、弓形虫感染等)。

【分类】

四肢先天畸形按照发生的部位,可分为手部先天畸形和足部先天畸形。

1. 手部先天畸形　采用美国手外科协会和国际手外科联合会应用的先天性肢体畸形分类法,手部先天畸形分为以下六大类。

(1)肢体分化障碍:包括累及软组织、骨骼的先天畸形和先天性肿瘤致畸。其中最常见的是并指畸形,即两个及两个以上手指的组织结构不完全性或完全性相连。可表现为单纯性并指(皮肤并指)和复杂性并指(骨性并指)。

(2)重复畸形:包括整个肢体重复畸形、肱骨重复畸形、桡骨重复畸形、尺骨重复畸形和多指畸形。其中最常见的是多指畸形,即正常手指以外的赘生手指或手指孪生畸形,可分为桡侧多指、尺侧多指及中央型多指,其中以桡侧多指及尺侧多指最为常见。

(3)肢体形成障碍:包括横向肢体缺损,含肩部缺损、臂部缺损、肘部缺损、前臂缺损、腕部缺损、腕骨部缺损、掌骨部缺损、指骨部缺损;纵向肢体缺损,含桡侧纵列缺失、尺侧纵列缺失、中央纵列缺失、纵向节间型。其中较为常见的是分裂手,又称为缺指畸形、少指畸形,即手指中央列发育异常或缺失,使手指和手掌明显分开,手部中央出现 V 形裂隙,将手分成尺侧和桡侧两部分。

(4)生长过度:包括整个上肢生长过度、部分肢体肥大和巨指畸形。其中巨指畸形指一个或多个手指的所有组织结构包括皮肤、皮下组织、肌腱、血管、神经、骨骼和指甲均发生肥大。

(5)生长迟缓:包括整个上肢生长迟缓、前臂和手生长迟缓、手部生长迟缓、掌骨生长迟缓、手指生长迟缓,表现为肢体短小畸形。

(6)其他:先天性环状缩窄带综合征、广泛性骨畸形等。其中,先天性环状缩窄带综合征又称先天性束带综合征、先天性环状沟畸形、先天性绞扼轮综合征,是由于宫内羊膜束带形成过程中缠绕肢体,逐渐形成缩窄环,阻碍其正常发育。患者表现为肢体上有索状环形凹陷,犹如扎带的压痕,可造成肢体远端的发育、感觉、运动功能和血运障碍。

2. 足部先天畸形　包括先天性马蹄内翻足、先天性下肢肥大症、先天性胫骨缺如、先天性多发性关节挛缩症等。其中最常见的是先天性马蹄内翻足,又称下垂足、尖足,是指出生后出现的单足或双足马蹄内翻畸形,由足下垂、内翻、内收三种主要畸形综合而成。

【临床表现】

1. 症状　主要是外观及活动畸形。不同部位表现出肢体局部外观及活动的异常,如肥大、缺如、并连、抓握功能障碍、屈伸功能障碍、行走平衡失调等。

2. 体征

(1)并指:①轻者仅两指皮肤软组织相连,存在不完全蹼膜(图 11-3-1)。②较重者从指根到指尖皮肤软组织完全合并(图 11-3-2)。③严重者第 2～5 手指相互并连,如铲形手(图 11-3-3)。④另外常伴有指骨融合、多发关节畸形或与其他畸形合并存在(图 11-3-4、图 11-3-5)。

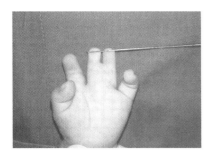

图 11-3-1　并指（轻者）

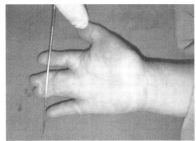

图 11-3-2　并指（较重者）

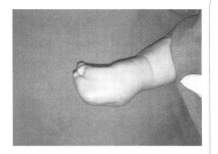

图 11-3-3　铲形手

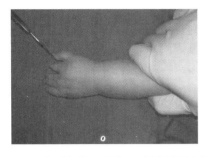

图 11-3-4　右手短指合并第三、四指并连（背侧）

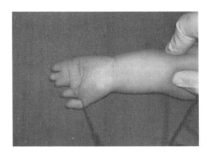

图 11-3-5　右手短指合并第三、四指并连（掌侧）

（2）多指：可以是单个手指多指，也可以是多个手指多指。①桡侧多指畸形又称复拇指畸形，是最常见的手部畸形，表现为拇指孪生（图 11-3-6、图 11-3-7）。拇指桡侧多指（图 11-3-8、图 11-3-9）或尺侧多指，常伴有拇指发育不良，表现为次要指为一漂浮指（图 11-3-10），固定或悬挂于拇指尺侧缘。②尺侧多指畸形少见，多表现为尺侧软组织赘生指，仅以狭窄的软组织蒂与手相连，也可含有骨、肌腱等组织，且包括掌骨孪生。③中央型多指畸形较为少见，一般多来源于环指，位于正常的环指和小指指间，表现为一块多余的软组织或多个手指重叠在一起，同时合并其他畸形如分裂手、并指等（图 11-3-11、图 11-3-12）。

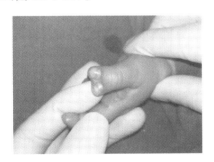

图 11-3-6　拇指孪生

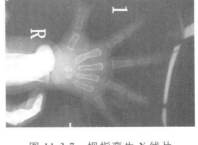

图 11-3-7　拇指孪生 X 线片

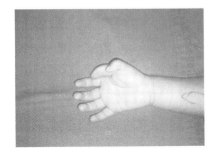

图 11-3-8　拇指桡侧多指

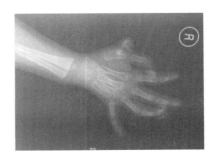

图 11-3-9　拇指桡侧多指 X 线片

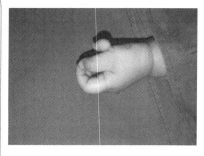

图 11-3-10　漂浮指

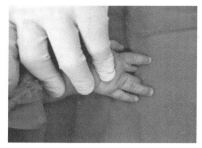

图 11-3-11　中央型多指

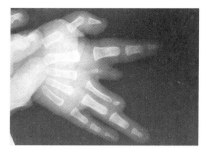

图 11-3-12　中央型多指 X 线片

（3）分裂手：较为罕见，一般可累及双侧手指，表现为特征性的深 V 形或 U 形中央缺损，可伴有残余指骨和掌骨的并指、发育异常或缺失（图 11-3-13）。典型病例为中指缺失，伴第 3 掌骨缺失。可有示指、中指和环指缺失。有时相应掌骨也缺失，手掌部裂开，将手分成两部分，形如龙虾钳，即"龙虾钳手"。

（4）巨指：较为罕见，可表现为一个或多个手指为巨指，包括手掌的弥漫性、非对称性增大和持续生长，并导致肢体外观及功能严重障碍（图 11-3-14）。

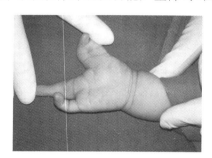

图 11-3-13　分裂手

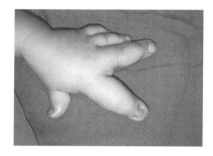

图 11-3-14　巨指

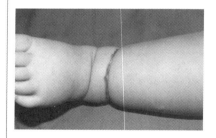

图 11-3-15　先天性环状缩窄带
综合征（下肢）

（5）先天性环状缩窄带综合征：较为罕见，缩窄带可表现为环状或半环状，深度不一，轻者仅表现为皮肤浅的凹痕，不影响远端肢体血运，重者可达深筋膜，导致远端血运障碍，肢体肿胀、青紫、淋巴回流受阻呈气球样变，神经功能障碍（图 11-3-15）。少数可压迫骨骼形成凹陷，称 Streeter 综合征，病变进展可造成远端肢体坏死。

（6）先天性马蹄内翻足：常见的足部先天畸形，表现为后足马蹄、内翻、内旋，前足内收、内翻、高弓，各足趾向内侧偏斜，在站立时仅能以前足着地，踝关节过度跖屈，足跟不能负重着地，患足跟腱挛缩变短，常合并小腿内旋畸形。

【辅助检查】

1. 产前 B 超检查　大多数的产前 B 超检查可对胎儿四肢畸形进行诊断。同时在术前还可通过 B 超检查以排查患者有无合并的心血管畸形。

2. X 线检查　通过 X 线检查可判断骨骼的发育情况，帮助区分畸形类型，是四肢先天畸形的主要辅助检查。如可结合指骨和掌骨的发育情况和手指的功能，辨别何为多指。

3. MRI 检查　用于辅助中枢神经系统异常、先天性过度生长或肿瘤性疾病的诊治。

4. 遗传学检查　包括染色体检查、基因测序等。

【治疗】

四肢畸形的治疗包括非手术治疗和手术治疗，提倡将二者相结合，以获得理想的治疗效果。畸形程度较轻者,若外观及功能影响不大,可先行非手术治疗,定期随访观察。畸形程度较重者,可考虑行手术治疗。手术治疗原则以改善功能为主,兼顾外观,尽早纠正妨碍发育的畸形。

1. 非手术治疗 包括日常手功能和生活能力训练、佩戴矫形支具、康复理疗、心理治疗以及假体的应用等,也可作为术前和术后的干预治疗。

(1)先天性手部关节挛缩、桡侧纵列发育不良和手指偏斜畸形等,一经确诊,需佩戴矫形支具延缓及控制畸形的进展,训练日常生活能力,同时根据需要训练上肢肌力。另外,需引导患儿及其家属正确认识畸形,缓解心理问题,以便患儿更好地融入社会。

(2)缺指畸形和一些横向缺陷,可建议患者佩戴假肢,如各方面条件具备可行肢体重建或再造术。

(3)先天性马蹄内翻足可行 Ponseti 矫形法,通过手法按摩将畸形的组成部分按一定程序逐个予以矫正,行石膏管型固定。待足部外展 75° 以上时,可行跟腱松解术,后期穿戴矫形鞋进一步治疗。

2. 手术治疗

(1)并指:借助手术将并指分开,以避免手指继发性挛缩并建立满意的指蹼外观。多个手指并指者,可分期手术。采取分指手术的时机要根据年龄和并指畸形的程度决定,若畸形影响到手指发育及关节功能时,应尽早干预。

(2)多指:一般以单纯手术切除多生指为主,若合并骨融合,还需进行骨劈开术,同时保留或重建主手指的功能,并对手部的美观度进行修复。

(3)分裂手:术中应切除手掌部裂口皮肤,将两侧掌骨靠近后缝合缺口部皮肤。常采用的术式包括分裂手合并术、切除发育不良指分裂手矫正术、并指分指分裂手矫正术、分裂手虎口修复术等。

(4)巨指:肥大的软组织和结节性肿块可手术切除,使手指形状接近正常。手术可分期进行,以免损伤手指血管。指神经无异常者应予以保留,仅切除周围软组织。如手指或指骨太长,畸形严重影响功能,可切除手指的一部分。

(5)先天性环状缩窄带综合征:尽早彻底切除瘢痕组织,包括深筋膜在内,使受压的肌腱、血管及神经得到充分的松解。肥厚、增生的组织也需切除。若皮肤缺损过大,可行植皮术。

(6)先天性马蹄内翻足:对足踝挛缩的软组织进行手术松解,以恢复跗骨间正常解剖结构。对跟腱行松解延长术,将跟腱行 Z 形切开,使跟骨下落。若患儿合并距骨内收、后足内翻、跖屈三种畸形,可考虑行三关节融合术。

【护理评估】

一、术前评估

1. 健康史

(1)现病史:重点评估患者畸形的部位、种类以及有无外观异常,有无运动、感觉、肌力障碍,有无随生长发育加重的情况(如手指偏斜),关节挛缩有无加重,巨指的生长速度,对日常生活的影响程度(如患儿的抓握和捏持方式改变等),有无其他不适症状。

(2)家族史:了解患者家族成员中有无相关肢体畸形或异常的情况。

(3)既往史:了解既往有无其他部位的发育畸形,特别是心血管畸形。

(4)健康评估:了解患者全身器官及系统功能状况、辅助检查结果等,评估患者的耐受力。①基本体征:生命体征、营养状态、身高、体重等。②其他合并畸形的评估:尤其关注心血管畸形。③患者的高风险项目评估:如跌倒、压力性损伤、深静脉血栓及营养筛查,以便及时进行预防与干预。

2. 专科评估

(1)患肢评估:评估患肢的外形、长短,重点评估运动、感觉、肌力等情况。

(2)全身评估:评估患者有无口唇、甲床发绀,有无呼吸频率及节律异常,了解患者有无其他部位的发育畸形,特别是心血管畸形。

二、术后评估

先天畸形患者术后应重点评估患者的意识及生命体征、末梢血运情况,关注患者的吞咽功能,具体可参考第十一章第一节内容。

【常见护理诊断/问题】

1. 疼痛　与手术创伤有关。

2. 知识缺乏　缺乏疾病相关知识。

3. 潜在并发症　感染、肢体血运障碍等。

【护理目标】

(1)逐渐减轻患者术后疼痛和不适,提高患者舒适度,促进康复。

(2)提供疾病术前、术后知识的教育和指导,增强患者及其家属对康复的理解和配合度。

(3)预防术后并发症的发生,或并发症得到及时发现和处理,保障患者安全。

【护理措施】

一、术前护理

1. 预防感冒　四肢先天畸形患者多为婴幼儿,因其体温调节中枢发育不完善,应告知患儿及其家属住院期间预防感冒,注意保暖,尽量减少外出,特别是人群密集的场所。以避免温差变化导致外界病菌侵入机体,引发上呼吸道感染,从而影响手术的正常开展。

2. 患肢护理　保持患肢清洁,对皮肤感觉异常者,应注意防烫伤、冻伤。

3. 术前准备　遵医嘱通知患者及其家属禁饮禁食时间,并告知重要性,婴幼儿术前可更换干净尿不湿。术前进行全面的风险评估,重点包括跌倒、坠床以及营养不良风险。注重营养筛查及均衡饮食,确保患者的安全及维持良好的生理状态。

4. 术前康复指导　术前应该向患者及其家属提供康复指导,包括患肢抬高、日常生活及学习的用手功能训练、佩戴矫形支具的正确方法等。

5. 心理护理　减轻焦虑和恐惧,促进心理健康。指导患儿家属给予亲子陪伴与关怀,通过不同的方式增强患儿自信心,如讲故事、做游戏、玩玩具等。

二、术后护理

1. 术后常规护理　除严格落实床旁交接,密切观察患者生命体征之外,还应做好以下护理。

(1)体位护理:全麻未清醒前,协助患者取去枕仰卧位,患肢可采用软枕抬高 20°～30°,保持患肢于功能位。婴幼儿患者,可指导家属采取舒适抱姿,尽量以横抱为主,观察患儿有无恶心、呕吐反应,注意患肢勿受压。

(2)饮食护理:全麻患者常规术后禁食 6 h,臂丛神经阻滞麻醉患者术后禁食 4 h,局麻患者可直接进食,以患者的耐受程度为准。婴幼儿患者术后首次进食时应给予少量清水,观察患儿的吞咽功能及有无呛咳,无异常后才可正常喂奶,喂奶后用手轻拍患儿后背,以预防吐奶。当患儿哭闹及玩耍时,避免进食,以免呛咳。成年患者以清淡、易消化饮食为主,忌烟酒及辛辣刺激性食物。指导患者摄入高蛋白、高热量食物,如鸡蛋、瘦肉、牛奶等。慢性病患者还需遵守慢性病饮食要求。

(3)伤口敷料:严密观察患者伤口敷料渗血、渗液情况,对于儿童患者应注意指导患儿家属伤口敷料清洁及石膏有效固定的方法。

(4)疼痛护理:采取多种方式进行疼痛宣教,对于儿童患者可采用脸谱评估法进行评估。根据评估结果,遵医嘱采取多模式镇痛、预防性镇痛及个体化镇痛相结合的管理模式,并动态评估患者镇痛效果，及时调整用药方案，以减少疼痛相关并发症的发生，加速患者术后康复。儿童患者使用镇痛药时，应注意使用剂量，并观察有无头晕、恶心、呕吐等不适。

（5）用药护理：合理使用药物，观察患者用药后的不良反应。因患儿年纪尚小不善表达，应特别注意在患儿输液过程中要加强巡视，避免药物外渗，以免造成不良后果。善于发现患儿的过敏反应，如有异常，及时通知医生并协助处理。

2.专科护理

（1）患肢护理：观察伤口敷料松紧度是否合适，若包扎过紧而导致患者肢体肿胀时，应及时通知医生并协助处理。患儿哭闹时，应注意保护患肢，可通过播放音乐、轻声安慰、轻拍等方式缓解患儿的烦躁不安。

（2）石膏及克氏针护理：指导患者及其家属勿随意拆除石膏，若石膏松散或脱落，应及时告知医生并协助重新包扎和固定。保持克氏针的有效固定，防止意外拔出。

（3）血运观察：观察患肢末梢血运情况，包括颜色、温度、肿胀程度、毛细血管充盈度等。一旦出现异常，及时告知医生并协助处理。

（4）并发症的观察与护理：监测患者体温，若患者突发高热，应警惕是否出现伤口感染，及时告知医生。

3.心理护理　安抚患者及其家属的情绪，及时解答患者家属的疑问。对于需多次手术进行畸形矫正的患者，耐心解释原因，帮助患者及其家属建立正确预期，消除他们的自卑心理，缓解他们过度焦虑的情绪，使他们积极配合治疗。

【康复应用】

一、康复评定

对手部先天畸形患儿的康复评定，目前尚无统一的标准。通常采用体格检查、仪器检测、临床观察、问卷调查等方法对患儿手部的功能状况及外观表现进行分析判断。可通过关节活动度、肌力测量、生活自理能力测评等，进行手功能的评估。对于外观的评定可以采用改良 Withey 量表（表 11-3-1）。

表 11-3-1　改良 Withey 量表

屈 指 畸 形	指 蹼 爬 移	评 分
正常手指	重建指蹼与相邻或健侧指蹼大致相同	0
手指不能过伸	重建指蹼未向远端迁移，但增厚，活动度降低	1
可逆屈曲畸形	重建指蹼向远端迁移至正常指蹼水平与近指间关节之间距离的近1/3	2
不可逆屈曲畸形	重建指蹼向远端迁移至正常指蹼水平与近指间关节之间距离的近2/3	3
	重建指蹼向远端迁移至近指间关节水平	4

二、康复指导

1.早期（术后0～2周）

（1）手部先天畸形：术后 24 h 可协助患手未制动关节做主动、被动运动，如握拳、伸指等，可配合使用玩具，如搭积木、下跳棋等帮助患儿手指抓握，活动频次以患儿的耐受程度为准。

（2）足部先天畸形：对于石膏固定患儿，可协助患肢股四头肌收缩和舒张运动及各足趾的屈伸活动，促进足部血液循环。可配合行肌肉按摩，预防关节僵硬、肌肉萎缩等并发症。

2.中期（术后3～4周）

（1）手部先天畸形：指导患儿做患指的屈伸运动，用最大力量屈伸患指到功能位。可通过让患儿抓玩具、捏皮球、捏橡皮泥等动作锻炼手的伸、屈、外展、内收功能。另外通过抓握一些较大的球状、棍状物体,增加虎口的活动度,锻炼拇指掌指关节、指间关节的屈伸练习。并指患儿可协助行患手的分指训练,逐渐增加活动力度和持续时间。遵循拇指—示指—中指—环指—小指、远指间关节—近指间关节—掌指关节的顺序,可在康复治疗师指导下进行,以患儿能耐受的程度为宜。

(2)足部先天畸形:在疼痛可耐受情况下,逐渐增加主动关节活动、肌力训练等,促进足部功能恢复。拆除石膏后,可每日行局部按摩,指导患儿做足背伸、外展、外翻位等动作训练,以循序渐进为原则,加强足趾及踝关节的屈伸活动,每日 4 次,每次 30 min。

3. 后期(术后 5 周以后)

(1)手部先天畸形:指导患儿家属督促和协助患儿行被动活动、伸展及关节活动,尽可能达到最大的活动范围。通过使用勺子、筷子、绘画、系鞋带等动作进行抗阻力训练,加大关节活动度。通过分豆子、串珠子等动作,促进拇指的对掌功能,提高手指的灵活性和协调性。

(2)足部先天畸形:指导患儿家属坚持手法按摩放松患儿肌肉,逐渐进行负重和步行训练,纠正不良姿势。可指导患儿在呈四面的两条三角形长木板上行走,以改善患儿足内翻。

【出院指导】

1. 患肢指导 术后抬高患肢,加强手指活动,以利于消肿。注意保护患肢,以避免暴力撞击引起二次损伤。

2. 康复锻炼 根据医生或康复治疗师的指导,进行适当的患肢康复锻炼。①进行关节活动度训练,先从被动活动开始,逐渐过渡到主动活动,循序渐进。②根据患手的生长情况选择合适的掌托,尽量坚持 24 h 佩戴掌托,其间适当取下清洗或更换,预防术后畸形,纠正指根、指间关节偏斜。③伤口局部可涂抹硅酮凝胶等去瘢痕药物,通过手法牵拉、按揉手指偏斜的部位,坚持半年左右,可帮助手指朝好的方向生长,在一定程度上矫正手指生长方向,也可以减少瘢痕的产生。

3. 饮食和营养 根据年龄阶段,按照患儿生长发育所需,适当摄入高蛋白、高能量、高维生素饮食,以促进骨骼和肌肉的健康。

4. 复诊指导 指导患儿术后 2～3 周复诊,根据伤口愈合情况拆线。若伤口出现渗血、渗液及红肿,应及时就诊。克氏针、石膏固定者,术后 4～6 周视复查情况拆除石膏,拔除克氏针,针孔 2～3 天可愈合结痂,注意保持伤口干燥,预防感染。

5. 其他注意事项 神经移植或感觉障碍的患儿要防止烫伤和冻伤。吻合血管者要注意保暖,远离吸烟人群。骨关节矫形患者要保持石膏有效固定,防止骨关节畸形。

【护理评价】

(1)患者术后疼痛和不适是否得到缓解?

(2)患者及其家属是否了解疾病术前、术后知识? 对康复的理解和配合度是否有所提高?

(3)患者术后并发症是否得到有效预防? 或并发症是否得到及时发现与处理?

(林　玲　王娇娇)

第四节　创面修复护理与康复

【定义】

创面指正常皮肤或组织在各种因素作用下所导致的皮肤连续性、完整性破坏,以及皮肤及皮下组织的缺失和缺损。微小创面一般可自行愈合,但创面缺损较大,伴随骨骼、肌肉等组织外漏时,则

11-4 导入案例
与思考

扫码看视频

需要手术干预。创面修复学应运而生。

创面修复(wound repair)指在创面愈合的不同阶段,根据其特点给予人为干预,以缩短创面自然愈合时间或改善创面愈合质量。创面修复的目的在于预防和控制创面感染,促进创面快速、高质量愈合,以最大限度恢复其外形和功能。创面自体组织移植是创面修复的主要方式,包括皮肤移植及皮瓣移植,被认为是创面修复的金标准。

皮肤移植(植皮)又称皮片移植,指将表皮及部分或全层真皮自身体某部位切取下来,移植到身体另一皮肤缺损区域的方法。皮片指切取的表皮和(或)真皮组织。皮瓣移植指将带有自身血供、包含皮肤组织的活组织块,从身体某一部位移植到另一部位的方法,主要用于修复创面、功能重建和改善外形。皮瓣是由具有血供的皮肤及其附着的皮下脂肪组织形成。提供皮肤及皮下组织来源的部位为供区,接受皮片及皮瓣移植的部位为受区。本节将重点介绍皮肤及皮瓣移植修复术后患者的护理与康复。

【创面产生原因】

创面产生的常见原因包括创伤、感染、病理性血供障碍(如糖尿病足、大隐静脉曲张、血栓闭塞性脉管炎等)、恶性肿瘤切除、医源性损伤等,严重时可能导致骨及肌腱、神经、血管等重要组织外露。

【创面愈合过程】

正常创面愈合过程可分为凝血期、炎症期、修复期(增生期)和重塑期,四个阶段在时间上渐次发生又互相重叠。创面形成瞬间启动止血系统,即为凝血期;进而引发机体的防御系统,使细胞组织发生炎症反应,即为炎症期;随后推动组织启动修复,通过上皮细胞再生、肉芽组织形成,促使创面收缩、封闭,即为修复期;最后,创面被完全覆盖,瘢痕不断收缩,即为重塑期。

【影响创面愈合因素】

1.外源性因素　包括机械性外伤、手术、感染等,还受创伤的严重程度(如累及血管、神经、骨和损伤范围等)、创面的局部环境(如细菌感染、创面湿润程度、局部氧分压、血供等)等影响。

2.内源性因素　包括年龄,肥胖或消瘦的营养状况,合并糖尿病、自身免疫性疾病、心血管疾病等疾病,交感神经系统活化等感觉神经病变,局部周围血运障碍等。常见于自身体质机能的减退,抵御外界的免疫力下降,营养状态差的老年人,合并糖尿病等基础疾病的患者。

【创面分类】

根据创面的愈合周期,将创面分为急性创面和慢性创面。

急性创面指自创面形成后4周内未愈合的所有创面。慢性创面指经过规范且完整的4周及以上的治疗后,仍未能愈合且无愈合倾向的创面。

【创面修复原则】

创面修复原则包括清除创面坏死组织,控制炎症和(或)感染,保持创面的水分平衡和修复创面边缘,简称为创面床准备的TIME原则。对于因严重创伤导致的急性创面,应结合患者全身情况、肢体损伤情况及创面情况等综合考虑确定修复方案。

1.Ⅰ期创面修复　在患者生命体征平稳,经过彻底清创后评估,无可预见的骨及软组织感染的前提下,可尽早进行Ⅰ期创面修复。

2.Ⅱ期创面修复　对于患者生命体征不稳定、合并其他重要脏器损伤或创面存在明显污染,感染风险较高等情况,以抢救生命为主,在生命体征平稳、控制感染后,再行Ⅱ期创面修复。

【辅助检查】

1.实验室检查　实验室检查项目包括全血细胞计数、红细胞沉降率、C反应蛋白及降钙素原等指标,以及伤口分泌物涂片、细菌培养和血液培养等以综合评估患者全身炎症情况。

2. 血管彩色多普勒超声检查　通过血管分布、周围血管血流灌注信息等,明确患肢血运情况。对筛查有无血管类疾病如肢体动脉损伤、脉管性皮肤溃疡等具有重要意义。

3. X线检查　包括术前胸部、肢体X线检查,可协助筛查有无合并其他损伤。

4. 心电图检查　完善的心电图检查可排除心脏节律异常,便于医生及麻醉师进行术前评估。

【治疗】

1. 非手术治疗　通过控制基础疾病,改善全身情况,达到促进创面愈合的目的。对于糖尿病足溃疡应联合内分泌科,积极调控血糖水平,促进创面愈合。对于压力性损伤应严格遵循减压原则,充分缓解创面处的压力。对于感染性创面,应行细菌培养,选用敏感抗生素。另外,可联合其他治疗,加强创面局部管理,促进创面的愈合。

2. 手术治疗　非手术治疗效果不佳的情况下,应尽快手术治疗。手术方式包括清创缝合术、植皮术、皮瓣移植术等。无论选择何种修复手术,首先需确保创面感染得到控制,否则移植的皮片或皮瓣不易成活。此外,对伴有坏疽、脓毒血症或全身炎症反应严重的患者,截肢也是一种避免病灶进一步发展的治疗方法。

(1)清创缝合术:对于缺损面积小、伤口齐整、不伴有骨骼及肌腱外露的创面,可直接行清创缝合术。清创应遵循适度原则,临床常通过清创后联合负压封闭引流(vacuum sealing drainage,VSD),以负压的方式去除皮肤表面炎性渗出物,促进肉芽组织生长,为后续治疗提供良好的创面基底。

(2)植皮术:对于缺损较大、无法直接缝合、不伴有深部组织外露的创面,可根据受区血供情况选择彻底清创。在感染控制的前提下,可进行皮片移植,可应用于体表任何部位的皮肤缺损创面的修复。

(3)皮瓣移植术:对于创面基底条件差,组织缺损多,合并骨、肌腱等组织外露的大面积创面,应进行皮瓣移植术。皮瓣移植术具有创面闭合好、创面外观厚度及色泽一致、功能性重建效果佳、移植存活率高等优点,但是在手术方式的选择上应尽量权衡供区组织结构和功能损伤与受区功能恢复效果的利弊,帮助患者做出最佳选择。目前临床常见的皮瓣移植术式按供血模式,可分为随意型皮瓣与轴型皮瓣。

【护理评估】

1. 术前评估

1)现病史　重点了解创面发生原因,创面面积,是否伴随骨骼、肌肉及肌腱等深部组织外露,是否合并骨折及其他器官及组织损伤等。了解创面的污染程度、损伤程度、现场急救处理措施。

2)全身评估　评估患者的生命体征、营养状况、失血量、疼痛程度、皮肤完整性等。

3)专科评估

(1)组织损伤的评估:评估不同组织损伤的性质、程度和范围,了解损伤是否累及骨、肌腱、神经、血管等深部组织。

(2)皮肤缺损的评估:评估受区创面的类型、分期以及有无红肿、破溃、异常分泌物等炎症表现,供区血管有无静脉炎、栓塞或畸形,供区皮肤有无感染、湿疹或者破损。

(3)患肢循环评估:评估患肢末梢血运、感觉和运动情况。

(4)并发症评估:评估患者有无大出血、感染等并发症的发生。

2. 术后评估

(1)创面修复患者:包括供区与受区伤口敷料的渗血范围,引流管的通畅性,引流液的颜色、性质及量等。

(2)皮瓣移植患者:重点关注皮瓣的血运情况。

【常见护理诊断/问题】

1. 疼痛　与创伤、手术等有关。

2. 活动无耐力　与术后长期卧床、患肢制动等有关。

3. 自我形象紊乱　与术后外观形象的改变等有关。

4. 营养失调　与代谢不良、创伤或手术应激反应、术后食欲减退等有关。

5. 潜在并发症　感染、血管危象、外周组织灌注无效等。

【护理目标】

（1）患者疼痛缓解。

（2）正确进行功能锻炼，增强活动耐力。

（3）自信心得到提升，接受自我形象。

（4）加强营养状况，恢复机体功能。

（5）预防术后并发症的发生，或并发症得到及时发现和处理，保障患者安全。

【护理措施】

一、术前护理

1. 供区的护理　检查供区皮肤有无红肿、破溃，注意保护供区皮肤。勿在供区进行穿刺及其他损伤性操作，防止进一步引起损伤及感染。术前通过血管彩色多普勒超声检查，评估患者供区移植组织内的血管有无栓塞、炎症或者畸形。

2. 受区的护理　对于缺损创面，患肢用软枕垫高 20°～30°，使之略高于心脏水平。保持伤口敷料及周围皮肤清洁干燥。保持受区 VSD 管道通畅，密切观察引流液的颜色、性质及量，有异常时及时告知医生。注意保持受区周围皮肤清洁。

3. 体位训练　术前训练床上大小便、床上翻身活动、抬臀运动等，提前适应卧床期间的体位改变。

4. 用药护理　遵医嘱为患者行抗生素治疗，控制创面感染。对于糖尿病患者，结合患者自身情况对术前血糖水平进行调控，一般建议择期手术患者空腹血糖控制在 7.8～10 mmol/L，急诊手术患者随机血糖控制在 14 mmol/L 以下。

5. 术前准备　遵医嘱为患者行术前皮肤准备及留置尿管，告知术前禁饮食时间，取下活动性义齿及饰品。

二、术后护理

1. 常规护理　密切关注患者的生命体征及伤口敷料的渗血情况，若患者伤口敷料渗血量持续增加或引流液超过 200 ml/h，应评估患者是否出现活动性出血，及时告知医生，必要时协助医生做好血管探查的准备。指导患者多饮水，进清淡易消化饮食。评估患者的疼痛程度，遵医嘱使用镇痛药，避免疼痛刺激诱发血管危象。用药过程中关注患者的反应，使用低分子右旋糖酐时应减慢滴速，观察患者有无心慌、出冷汗、红疹等反应。

2. 体位护理　对于行皮瓣移植术的患者，术后需绝对卧床休息 7～10 日，禁止大幅度翻身坐起，床上使用大小便器。

（1）患肢功能位：保持患肢于功能位，用软枕垫高 20°～30°，以减轻患肢肿胀。

（2）皮瓣保暖、防压：加强皮瓣保暖，采用毛巾包裹，严禁使用热水袋，以防烫伤。采用患肢支被架，避免皮瓣受到外力压迫性刺激导致缺血坏死。如果手术部位处于身体容易受压的部位，如上肢的伸侧、下肢的曲侧、枕部、背部、臀部等，应采用侧卧位或肢体悬吊体位。

（3）皮瓣吻合处张力：在调整患肢位置或变换体位时，应随时观察皮瓣的血运情况，尤其在多方向活动的关节部位，如颈部、肩部、前臂、髋部和小腿，防止因为肢体活动而使血管吻合处受压、扭曲和出现张力，从而影响皮瓣血运。

（4）床上活动：保持患肢于功能位，早期可用健肢按摩患肢肩关节，未制动肢体可在床上做屈伸练习，预防关节僵硬及深静脉血栓形成。健肢还可帮助患肢手指做伸屈活动，每日 2～3 次，每次 10～15 min。活动过程中以不引起皮瓣受压扭转为宜。卧床期间可练习床上抬臀，以预防压力性损伤。术后第 2 周，应遵循循序渐进的原则，鼓励患者床上坐起或下床活动。

3. 专科护理

1）受区护理

（1）对于行皮瓣移植术的患者，应重点观察皮瓣的血运情况，包括颜色、温度、皮瓣肿胀程度、毛细血管回流情况，如有异常及时告知医生处理。观察皮瓣时要求光线充足，必要时与供区正常皮肤进行对比，以确定皮瓣颜色是否正常。对于大面积的穿支皮瓣，应注意观察缝线处及各区域的血运情况，若出现血管危象，应及时进行手术探查。

（2）对于行皮片移植术的患者，应重点观察伤口敷料有无渗血、渗液，加压包扎松紧度是否适宜。为防皮片脱落，表层皮片及中厚皮片需要固定 3～5 日，而全厚皮片需要固定 5～7 日，并加以适当压力。临床可采用 VSD 加压，既可以吸收皮片与受区间渗出的液体，又起到加压作用，可促进皮片在受区的成活。对于在肢体关节附近植皮的患者，肢体应固定制动，禁止在患肢测量血压或使用止血带，以免造成皮下血肿，导致植皮失败。

2）供区护理

（1）皮片移植的供区：多以油纱覆盖，且使用弹力绷带加压包扎，以减少供区出血，防止瘢痕增生。

（2）皮瓣移植的供区：部分可直接缝合，若缝合区张力较高时，应警惕骨-筋膜室综合征的发生，及时告知医生处理。部分患者采用局部缝合联合植皮的方式进行供区修复，应保持敷料加压包扎的有效性。指导患者勿抓挠创面，以免新生皮肤因抓挠而破溃出血，导致感染。

3）管道护理　联合 VSD 的患者，应做好 VSD 管道的观察与护理。从上至下动态观察负压源是否在正常范围内（负压值 125～450 mmHg），各连接处的管道是否通畅，人工皮是否紧贴皮肤以及有无漏气声，记录引流瓶中引流液的颜色、性质及量，在使用过程中妥善固定管道，以确保负压封闭引流的有效性，警惕创面活动性出血的可能。

4. 并发症的预防及护理　术后常见的并发症包括活动性出血导致的低血容量性休克、肾衰竭以及感染等，应密切关注，积极预防。对于行皮瓣移植术的患者，血管危象也是常见的并发症，严密观察及时干预，可提高皮瓣的存活率。因此术后 24～72 h，应每 30～60 min 巡视患者 1 次，进行血运评估，并区分动静脉危象，具体如下。

（1）动脉危象：表现为皮瓣颜色由红润变苍白、浅灰色及花斑状；皮肤温度低；皮瓣皱缩；毛细血管充盈时间延长。一旦发现，应立即通知医生，解除诱发血管痉挛的因素，如加强皮瓣保暖，解除寒冷刺激，放松心情，及时镇痛等；同时遵医嘱给予抗凝解痉药物治疗，必要时做好血管探查的准备。

（2）静脉危象：表现为皮瓣颜色由正常变暗红色、暗紫色且皮瓣张力增高、起水疱，毛细血管充盈时间缩短。此时应立即通知医生，纠正患者异常体位，防止皮瓣受压，抬高患肢，遵医嘱给予消肿处理；同时注意观察缝线处张力是否过大、皮瓣下有无血肿，若因血肿造成吻合静脉受压，应及时查看引流管是否受压，保持引流通畅，必要时行血肿清除术或缝线拆除减压术，协助医生做好血管探查的准备。

【康复应用】

一、康复评定

1. 对于行皮瓣移植术的患者　采用关节活动度（ROM）、肌力、肌腱、感觉、体积、上肢功能评定表（DASH）等方法进行康复评定。

2. 对于行皮片移植术的患者　目前临床上采用改良温哥华瘢痕评定量表(mVSS)对增生性瘢痕进行康复评定。

二、康复指导

皮片移植术、皮瓣移植术后患者的康复指导分三个阶段(主要针对受区为手部者)。

1. 早期(术后 4 周内)　加强患者对皮片(皮瓣)、受区及供区的防护意识,以确保移植物存活,预防关节僵硬及皮瓣水肿。

(1)麻醉清醒后:进行健侧肢体各关节的主动运动,受区患肢绝对制动 7～10 日。当皮片(皮瓣)情况稳定后,可开始轻柔地做被动关节活动及肌肉的等长收缩运动,未制动的关节可在医护人员的指导下进行轻微的屈伸运动,逐渐加大力量,以患者能耐受为度。

(2)术后 10 日:待皮片(皮瓣)存活后,开始无阻力的关节活动。

(3)术后第 3 周:对未受伤但水肿的手指,可采用压力性指套或弹力绷带绑扎来促进血液回流,以消除肿胀。

(4)术后第 4 周:通过按摩或施加轻度压力来促进皮瓣消肿及瘢痕软化。

2. 中期(术后 5～8 周)　以增加关节活动度为主,指导患肢进行主动和被动运动。主动运动包括患肢未制动关节的屈伸、上举,以及手指的伸、屈、勾指、握拳等。应循序渐进,待逐渐适应后,可行患肢关节的抗阻运动。

3. 后期(术后 9～12 周)　加强患肢肌力及耐力训练、皮瓣感觉功能训练,以进一步训练手部灵活性和协调功能。肌力训练可通过牵拉型支具对软组织进行牵拉,同时辅助超声波、蜡疗等物理治疗,软化瘢痕。感觉训练可通过脱敏治疗、感觉再训练等方式促进感觉恢复。最后,可通过自理能力训练,提高患者生活自理能力,促进功能恢复,以便于更好地回归工作、生活、学习。

【出院指导】

1. 供、受区防护　注意皮瓣、植皮区以及供区的防护,保持皮瓣及周围皮肤清洁干燥,避免抓挠、碰撞尖锐物品,以免出现皮肤二次破损。由于术后初期受区感觉功能尚未恢复,应预防烫伤、冻伤的发生。受区为下肢者,应避免长时间站立与行走,自觉坚持循序渐进的功能锻炼;受区为足部者,应穿宽松柔软的鞋袜,勿打赤脚;受区为手部者,应戴手套及防风套,加强保暖。

2. 控制原发病　积极控制糖尿病、免疫性疾病、心血管疾病等基础慢性疾病,降低感染风险,促进伤口愈合。

3. 适应自我形象　指导患者逐渐适应自我形象,促进自信心恢复,鼓励其参加正常的社交活动。若皮瓣过于臃肿,影响日常生活者,可在皮瓣稳定后的 3～6 个月行皮瓣修整术,改善皮瓣外形。

4. 复查　遵医嘱定期复查,确保移植的皮片(皮瓣)存活、创面愈合良好。

5. 康复训练　移植的皮片(皮瓣)存活后,应进行关节活动度、肌力以及生活自理能力训练,促进肢体功能康复。

【护理评价】

(1)患者疼痛是否得到缓解?

(2)患者活动耐力是否得到增强? 能否循序渐进开展功能锻炼?

(3)患者是否逐渐接受自我形象?

(4)患者营养状况是否得到改善? 机体是否恢复良好?

(5)患者术后并发症是否得到有效预防? 或并发症能得到及时发现和处理?

(林　玲　王娇娇)

Note

11-5 导入案例
与思考

扫码看视频

第五节　手外伤护理与康复

【定义】

手外伤(hand injury)是指手部组织因外力作用造成的各种损伤,常伴有皮肤、骨骼、肌腱、血管、神经等多部位的损伤,可分为闭合性损伤和开放性损伤。

【流行病学】

手外伤是较常见的创伤之一,目前在全球范围内,手外伤的发生率一直攀升。我国手外伤以工业性外伤居多,好发于青壮年男性,这是因为从事体力劳动者以男性居多。右手多于左手,因为右手为大多数人的优势手。损伤类型以开放性损伤为主,从外伤机制来看以切割伤和压砸伤较为常见,其中损伤部位以手指损伤最多。

【病因】

本病主要由外伤及暴力因素所致,致伤原因多种多样,如刀伤、玻璃割伤、物体砸伤、机器绞伤、锐器刺伤、爆炸伤等。

【损伤机制及特点】

1.切割伤　可造成重要的深部组织如神经、肌腱、血管的切断伤。严重者导致指端缺损、断指或断肢。损伤一般较整齐,污染较轻,伴出血较多。

2.压砸伤　物体由于力的作用而引起的压伤、砸伤,轻者可致组织挫伤、皮肤裂伤,重者可致皮肤撕脱、粉碎性骨折。常伴有皮下血肿,肢体肿胀明显,伴有骨折者可出现畸形,异常活动,骨擦音或骨擦感,伴有血管损伤的患者还会出现皮肤及软组织坏死。

3.绞伤　多由高速旋转的机器所致,造成皮肤撕裂,神经、肌腱扭转牵拉,骨骼及血管毁损,创伤严重,失血量大,伤口污染严重,感染风险高。

4.刺伤　多由锐器等造成,如钉、针、竹尖、木片等刺伤。刺伤特点是进口小,损伤深,可伤及深部组织,并可将污物带入深部组织内,导致异物存留于腱鞘或深部组织而引起感染。

5.爆炸伤　多由鞭炮、雷管爆炸所致,伤口极不整齐,损伤范围广泛,伴皮肤及软组织灼伤,常致大面积皮肤及软组织缺损和多发性粉碎性骨折。由于污染严重、坏死组织多,极易发生感染。

6.撕脱伤　多由印刷机、压胶机、和面机、梳棉机、脱粒机或交通事故所致。撕脱范围较大,多呈环形,创缘不整齐,可造成套状皮肤撕脱及大面积皮肤缺损,伴有广泛深部组织损伤者,容易继发感染,预后较差。

7.咬伤　由动物或人咬伤,创面一般不大,但较深,若沾染异源性蛋白质,伤口极易出现感染,导致愈合困难。

【分类】

(1)根据患者伤口的情况,可分为开放性损伤和闭合性损伤。

①开放性损伤:存在皮肤破损的手部外伤,肉眼可见手部内部组织。

②闭合性损伤:手部皮肤或黏膜完整,无裂口与外界相通。

(2)根据患者损伤的组织类型,可以分为骨折、肌腱损伤、血管损伤、皮肤缺损、神经损伤。

【临床表现】

开放性损伤常表现为伤口出血、疼痛、肿胀,合并骨骼、肌腱、神经损伤时,可表现为畸形和(或)患肢(指)功能障碍。闭合性损伤不伴皮肤破裂及外出血,可表现为肢体肿胀、皮肤青紫伴压痛,若肿胀的组织压迫血管,则会出现肢体远端的血运障碍,部分患者甚至会因此导致肢体远端或软组织的坏死。

不同的外伤所致损伤组织的类型不同,常会表现出不同的症状及体征,具体如下。

1. 骨折　患者除了会出现局部疼痛、肿胀及功能障碍外,还会出现骨折的特有体征,即畸形、异常活动、骨擦音或骨擦感。

2. 肌腱损伤　除了具备外伤的一般表现外,屈肌腱损伤患者会出现患肢(指)屈曲障碍,伸肌腱损伤患者会出现患肢(指)伸直受限。

3. 神经损伤　除了会出现对应神经支配区域的麻木、放电样疼痛等感觉异常外,正中神经损伤主要表现为拇指对掌功能障碍及拇指、示指捏物功能障碍,呈"猿手"畸形。尺神经损伤主要表现为环指、小指掌指关节过伸、指间关节屈曲,呈"爪形手"畸形。桡神经损伤可表现为拇指背侧及手的桡侧感觉障碍,呈垂腕畸形。臂丛神经损伤的患者患肢可能出现麻木无力,无法完成肩外展、屈肘、伸腕、上肢内外旋等。

4. 血管损伤　患者表现为活动性出血、血肿,动脉损伤的患者还会出现动脉搏动减弱,肢体远端血运障碍等情况。

5. 皮肤软组织缺损　患者表现为皮肤破溃、渗血、渗液,严重时还会出现血管、肌腱、骨骼外露等。

【现场急救】

1. 开放性损伤　对于开放性损伤,在现场急救时应首先评估患者生命体征及有无其他重要器官的损伤,在保障患者生命安全的同时,做好现场止血、伤口包扎、局部固定和紧急转运。

(1)止血:手部创伤最简单有效的止血方法是局部加压包扎,对尺、桡动脉亦有效。若出现大血管损伤严重出血时,有条件者可采用止血带或布带捆扎止血,捆扎部位以上臂上 1/3 处及大腿上 1/3 处为宜。为防肢体长时间缺血坏死,应做好时间记录,每 60 min 放松 5~10 min。放松止血带时动作要缓慢,同时按压肢体近心端主干血管,以减少伤口出血。

(2)伤口包扎:看清伤口,准确找到出血点,采用无菌敷料或清洁布类包扎伤口。

(3)局部固定:固定物可就地取材,因地制宜,可采用木板、竹片、硬纸板等。固定范围应达腕关节以上。固定伤肢,以减轻局部异常活动引起的疼痛,防止组织的进一步损伤。

(4)紧密转运:及时就近送到医院进行治疗,为后续处理争取宝贵时间。

2. 闭合性损伤　发生闭合性损伤时,也应及时就医,让医生对伤情给出全面、准确的判断,避免延误治疗。如果患者感觉肢体肿胀明显,出现了手部苍白或青紫、手指发麻、桡动脉搏动消失等情况,应警惕骨-筋膜室综合征的发生,及时就医。

【辅助检查】

1. X 线检查　疑有骨折或异物存留者,常规拍摄手部正、侧位 X 线片,以明确手部有无骨折、脱位及骨折部位、类型和移位情况。掌骨在侧位片时可出现重叠,应加拍斜位片。

2. CT 检查　通过 CT 横断面成像,以避免手部关节解剖结构的重叠,可检查出关节内微小的骨折游离体和区分不同性质的软组织。

3. MRI 检查　能准确显示软组织损伤,包括关节囊和韧带的撕裂、关节软骨损伤、肌肉损伤以及骨-筋膜损伤等。但利用 MRI 检查辅助诊断时仍然要结合临床症状和体征以及 X 线检查、CT 检查等其他影像学表现进行综合分析。

4. 肌电图检查　当出现手部功能性障碍时则提示有肌肉、关节和神经的损伤,必要时可进行肌电图检查来辅助诊断。

5.伤口分泌物涂片 对伤口表面的分泌物进行涂片,可检查有无细菌感染。

6.术前常规检查 心电图、胸片、血常规、凝血功能及肝肾功能等作为术前常规检查项目,便于医生评估患者的一般生理状态,及时干预,保障患者安全。

【治疗】

1.手部开放性损伤 应以早期彻底清创,防止伤口感染,尽量保留修复受损组织,最大限度恢复手部功能为原则。治疗方式主要为彻底清创,处理骨折和肌腱、神经、血管损伤,修复皮肤软组织损伤,进行早期康复治疗等。

(1)早期彻底清创:开放性伤口的早期彻底清创至关重要。应争取在受伤后8 h内进行,对于时间较长的创口应根据污染程度而定。鉴于手部解剖结构极其复杂,具有丰富的神经和血管,在清创时应尽可能多地保留有血供的皮肤组织,避免缝合后因张力过大而导致皮肤坏死。在有计划清创的同时,全面、系统地检查损伤组织,估计损伤程度及范围,必要时松开止血带,观察组织(如肌肉、皮肤等)的血运情况。

(2)修复与重建:对于断裂的肌腱、神经、血管,如覆盖其上的皮肤和皮下组织条件较好,在彻底清创后,可行一期缝合。对于受伤超过12 h,且伤口污染严重,组织损伤广泛的患者,可首先清创,后续再根据情况进行修复与重建。

(3)一期闭合伤口:闭合伤口是预防伤口进一步感染的重要措施,可保护外露的深部组织,阻止细菌入侵,促进组织修复。闭合伤口的方法有以下几种。①直接缝合:适用于伤口整齐,无明显皮肤缺损者。②Z成形术:适用于伤口纵行越过关节、与指蹼边缘平行或与皮纹垂直者,使直线伤口变为曲线伤口,以避免损伤血管及皮肤瘢痕形成,从而影响手部功能。③自体游离皮肤移植修复:适用于张力过大或有皮肤缺损,而基底部软组织良好或深部重要组织能用周围软组织覆盖者。④其他:皮肤缺损而伴有重要深部组织如肌腱、神经、骨关节外露者,不适用于游离植皮,可根据局部和全身情况,选择应用皮瓣转移修复。

(4)术后包扎固定:手外伤术后的包扎与固定对防止骨折移位、肌腱断裂以及保持肢体的功能位有重要意义。若患者伴随骨折、肌腱或神经损伤,为了防止骨折断端错位,还须进行石膏托或支具外固定。部分肌腱损伤的患者还应根据肌腱损伤的情况,维持固定姿势,防止手部屈伸活动的过程中,导致肌腱再次断裂。比如,屈肌腱损伤患者应将肢体固定于屈曲位,防止主动屈曲而导致吻合的肌腱再次断裂。伸肌腱损伤则正好相反。对于神经损伤的患者,常会使用支具将肢体固定于功能位,以防关节挛缩或畸形,比如,为了预防桡神经损伤导致的垂腕,临床会用支具将患者手腕固定于功能位,预防垂腕的发生。固定时间依修复组织的性质而定,一般血管吻合后固定2周,肌腱缝合后固定3～4周,神经修复后根据有无张力固定4～6周,关节脱位为3周,骨折为4～6周。

2.手部闭合性损伤 若患肢肿胀明显合并骨关节损伤,首选手法复位,辅助石膏托或支具行初步固定,待肿胀缓解后择期手术。若患者合并骨-筋膜室综合征,应立即切开减压,防止肌肉和神经发生缺血性坏死。

【护理评估】

1.健康史 重点了解外伤原因、环境、时间和外伤后现场的急救情况,评估患者的生命体征和实验室检查结果,评估患者是否合并其他重要脏器损伤,尤其关注患者有无颅脑外伤、肝脾破裂、胸廓损伤等。

2.全身评估

(1)生命体征:评估患者的生命体征,包括呼吸、血压、心率、体温等。

(2)出血量:评估患者的出血量,必要时为患者建立静脉双通道,遵医嘱补充血容量,活动性出血的患者,采用止血带捆扎止血。

(3)疼痛:评估患者疼痛的严重程度及耐受程度,包括患者疼痛的部位、程度、性质、持续时间、是否影响生活等。

3. 专科评估

(1)皮肤损伤:①检查伤口的部位和性质,对于开放性损伤应仔细检查伤口位置、形状、大小、深浅、皮肤缺损的程度。②估计皮肤缺损的面积。③判断皮肤活力:根据皮肤的颜色与温度、毛细血管充盈试验以及皮肤边缘出血状况判断。④评估全身皮肤有无青紫、血肿、破溃。

(2)肌腱损伤:肌腱断裂表现为手的休息位发生改变,如指屈肌腱断裂时该手指伸直角度加大,指伸肌腱断裂则表现为该手指屈曲角度加大,而且该手指的主动屈指或伸指功能丧失。还会出现典型的畸形,如指深、浅屈肌腱断裂,该手指呈伸直状态。

(3)神经损伤:评估患者有无肢体无力、活动障碍以及垂腕、爪形手或猿手畸形,评估患者有无麻木、放电样疼痛等神经损伤的症状及表现。

(4)血管损伤:手部血运状况和血管损伤可通过手指的颜色、温度、肿胀程度和血管搏动等来判断。如皮肤颜色苍白、皮肤温度降低、指腹瘪陷、毛细血管回流缓慢或消失,则为动脉损伤。如皮肤颜色青紫、肿胀、毛细血管回流加快,动脉搏动良好,则为静脉回流障碍。

(5)骨关节损伤:往往表现为局部疼痛、肿胀及功能障碍,如手指明显缩短、旋转、成角或侧偏畸形及异常活动者则可确诊为骨折。

4. 术前检查　拟行急诊手术的患者,应完善相关术前检查,如伤口分泌物涂片检查、心电图检查、X线检查、血常规检查、凝血功能检查、肝肾功能检查等,以评估患者的全身健康状况。

5. 心理社会状况　评估患者的心理状态,有无焦虑及抑郁情绪,有无创伤后应激障碍,了解患者社会支持系统,鼓励患者家属陪伴与关怀,帮助患者积极应对创伤应激,积极配合治疗与康复过程。

【常见护理诊断/问题】

1. 疼痛　与创伤、手术等有关。

2. 焦虑　与担心再植手术成活率、术后康复、功能恢复等有关。

3. 潜在并发症　感染、血容量不足、外周组织灌注无效等。

【护理目标】

(1)缓解疼痛不适。

(2)减轻患者术后焦虑情绪,提高心理健康水平。

(3)预防术后并发症的发生,或并发症得到及时发现和处理,保障患者安全。

【护理措施】

一、术前护理

1. 评估患者病情　密切观察患者的生命体征,包括意识状态、血压、心率、呼吸情况、体温、尿量、出血量等。迅速建立 2 条及以上静脉通道,必要时遵医嘱备血,给予输液、输血以补充血容量,预防失血性休克。若合并不同程度的脑、胸、腹等重要脏器损伤,协助医生做好抢救准备。

2. 体位护理　卧床休息,根据患者损伤部位,选取舒适体位,抬高患肢 20°～30°,使其略高于心脏水平,以利于血液回流,减轻水肿和疼痛,同时注意局部保暖。休克患者取休克体位。

3. 饮食护理　通知患者暂禁饮食,必要时行胃肠减压。

4. 伤口清理与止血　对伤口进行初步冲洗、消毒并包扎,若伤口有活动性出血,应行加压包扎或用止血带捆扎止血,记录止血带捆扎时间,每 60 min 放松 5～10 min,捆扎部位以上臂上 1/3 处及大腿上 1/3 处为宜。

5. 用药护理　遵医嘱给予抗感染、镇痛、破伤风等药物治疗,并观察用药后反应。

6. 皮肤护理 及时清理皮肤上的血迹、污渍,更换清洁病号服,检查皮肤完整性,保持皮肤清洁干燥。

7. 术前准备 完善相关术前检查,取下活动性义齿、饰物、隐形眼镜等,行术前备皮、备血。

8. 心理护理 安抚患者情绪,关心患者,讲解疾病相关知识及手术方案,解答患者的疑问,消除患者紧张情绪。

二、术后护理

1. 术后常规护理

(1)伤口护理:术后严密观察患者伤口敷料有无渗血、渗液或异味等情况。若渗血渗液过多,应警惕血管吻合口破裂导致活动性出血的发生。若伤口敷料存在明显异味,应及时告知医生,具体结合换药时局部伤口情况、分泌物培养情况等综合判断伤口是否有感染的风险,并做好记录。

(2)管道护理:保证各引流管引流通畅,妥善固定,观察并记录引流液的颜色、性状、量。如发现管道堵塞、漏气或引流液异常,及时告知医生并进行处理。

(3)用药护理:合理使用药物,遵医嘱给予抗感染、营养血管、抗痉挛、改善微循环等药物,观察用药后的不良反应。

2. 专科护理 对手外伤的患肢护理主要从包扎、固定、拆线三个方面来进行。

(1)包扎:注意观察敷料包扎的松紧度是否适宜,一般以容纳一到两指为宜。若肢体肿胀明显,可能是敷料包扎过紧,导致肢端血运障碍所致。若敷料包扎过松,可导致敷料脱落,增加感染风险,加大患者经济负担。指导患者保持伤口敷料周围清洁干燥,定期换药,嘱患者勿自行拆解敷料。由专业医生评估伤口情况,若发现感染症状,遵医嘱及时处理。

(2)固定:在石膏固定期间,嘱患者勿自行拆除石膏,避免导致缝合的血管、肌腱或神经再次发生断裂。指导患者注意观察石膏周围皮肤情况,若出现皮肤瘙痒、起红疹等过敏现象,立即告知医生,可更换适配的支具进行重新固定,并遵医嘱进行对症处理。若出现疼痛加剧或感觉异常,及时告知医生,协助查体与处理。

(3)拆线:术后 10~14 日拆除伤口缝线,组织愈合后尽早拆除外固定,需二期修复的深部组织,根据伤口愈合和局部情况,在 1~3 个月进行修复。

3. 并发症的预防与护理 密切关注患者的血压、心率及脉搏,警惕低血容量性休克的发生,同时遵医嘱为患者静脉输液或输血,维持有效血容量。记录患者 24 h 液体出入量,若患者出现少尿或无尿的情况,要立即告知医生,在补充血容量的前提下积极利尿,以免出现急性肾功能衰竭。关注患者电解质及酸碱平衡,尤其是高度怀疑挤压综合征或肌肉坏死的患者,可能会产生大量的肌红蛋白及肌酸激酶等代谢废物,必要时应遵医嘱给予碳酸氢钠碱化尿液。积极预防感染,遵医嘱正确使用抗生素,并监测体温。

4. 心理护理 对于创伤的患者须评估患者是否存在创伤后应激障碍,评估患者的心理及睡眠状态,教导患者心理放松的技巧,如深呼吸、放松训练。提供个性化心理护理,促进患者康复和心理健康。通过综合的心理护理,帮助患者应对术后挑战,提高康复效果,提升生活质量。

【康复应用】

一、康复评定

采用单项功能与综合功能共同评定,其中单项功能评定指标主要包括手的关节活动度(ROM)、肌力、肌腱、感觉、体积的评定,综合功能评定可采用上肢功能评定表(disabilities of the arm,shoulder and hand,DASH)进行评定。

1. 手关节活动度的测量 使用量角器分别测量手指的掌指关节(MP)、近侧指间关节(PIP)和远侧指间关节(DIP)的主动及被动活动范围。

2. 手部肌力的测量　使用握力计、捏力计进行徒手肌力测量,包括:①手的握力;②拇指分别与示、中、环、小指的捏力;③拇指与示、中指同时相捏的捏力;④拇指与示指桡侧侧捏的捏力。

（1）握力测量:常用握力计测量等长收缩的肌力,握力指数＝健侧握力（kg）/体重（kg）,正常值＞50,健侧握力常比患侧握力高 5%～10%,女性握力为男性的 1/3～1/2。

（2）捏力测量:可用捏力计测量,也可用袖带血压计以捏充气的袖带的方式测量。捏的方式有三种,拇指分别与示、中、环、小指相捏,拇指与示、中指同时相捏,拇指与示指桡侧侧捏。

3. 手部肌腱的功能评定　中华医学会手外科学会手部肌腱修复后评定标准提出,屈伸肌腱的疗效评定,宜采用 1975 年美国手外科学会推荐的 TAM 系统评定方法,即总主动活动度测定法。

（1）测量方法:将掌指关节（MP）、近侧指间关节（PIP）、远侧指间关节（DIP）主动屈曲度之和减去以上三个关节主动伸直受限度之和即为该手指的总主动活动度（TAM）,即总主动活动度（TAM）＝各关节屈曲度之和（MP＋PIP＋DIP）－各关节伸直受限度之和（MP＋PIP＋DIP）。各关节伸直以 0°为准,过伸部分不计。

（2）评定标准:活动范围正常,TMP＝260°为优,TAM＞健侧的 75% 为良,TAM＞健侧的 50% 为中,TAM＜健侧的 50% 为差。

4. 手部感觉神经的功能评定　采用感觉检查分级和两点感觉辨别试验（表 11-5-1、表 11-5-2）进行评定。王澍寰将两种检查结果对应的关系进行了界定,感觉检查分级 S_2 对应两点感觉辨别试验极差,感觉检查分级 S_3 对应两点感觉辨别试验减退,感觉检查分级 S_5 对应两点感觉辨别试验正常。

表 11-5-1　感觉检查分级

分　　级	感　　觉
S_1	无感觉
S_2	在单一神经支配区有深部组织痛觉
S_3	在单一神经支配区有浅表痛觉和触觉
S_4	在单一神经支配区有浅表痛觉、触觉,同时皮肤过敏反应消失
S_5	在单一神经支配区两点感觉辨别试验恢复正常

表 11-5-2　两点感觉辨别试验结果评定标准

分　区	1	2	3	4	5	6
极差/mm	＞10	＞10	＞10	＞20	＞20	＞20
减退/mm	6～10	7～10	8～10	9～20	10～20	11～20
正常/mm	5	6	7	8	9	10

注:分区均为手掌侧:1.指端-DIP;2.DIP-PIP;3.PIP-指蹼;4.指蹼-远掌横纹;5.远掌横纹-掌中心;6.掌基底-腕。

5. 手的体积测量　可采用由 Brand 和 Wood 设计的体积计量仪,按照阿基米德定律,通过测量排出水的体积从而算出肢体的体积。测量仪是一个有排水口的大容器,容量至少是测量体积的 2 倍。测量时,将手浸入容器中,容器中有水平停止杆,使手进入容器的一定位置,排出的水从排水口流出,用量杯测量排出水的体积,即为手的体积。可测量双手,以便对比。

6. 综合功能评定　采用上肢功能评定表（DASH）（表 11-5-3）进行评定。A 部分（23 个条目）评估患者日常生活活动能力。B 部分（7 个条目）评估患者不适症状,包括疼痛、肌力、僵硬等的严重程度。C 部分（4 个条目）适用于音乐和体育专业人员,评估其从事娱体活动或日常工作的能力。每个条目各对应 5 个等级的分值,即毫无困难/无（1 分）、有点困难/轻微（2 分）、中等困难但能做到/中度（3 分）、非常困难/重度（4 分）、无法做到/极度（5 分）,DASH 评分值为 0 表示上肢功能完全正常,得分越高表示上肢功能障碍越严重。

表 11-5-3　上肢功能评定表(DASH)

请根据最近 1 周内您的活动情况,在以下项目相应等级的数字(1～5)上画圈,并请您务必回答以下每个问题。如果在上周您没有机会从事某项活动,请您设想一下,哪个项目与您的上肢功能状况最符合,并在相应等级的数字上画圈。

注:不管您是用哪只手完成的下列活动、也不管您是如何完成的,只要求您根据相应的项目回答问题

A 部分

请您评估在最近 1 周内,进行下列活动的能力,并在相应等级的数字上画圈

项　　目	活　动　能　力				
	毫无困难	有点困难	中等困难但能做到	非常困难	无法做到
1.拧开已拧紧的或新的瓶盖	1	2	3	4	5
2.写字	1	2	3	4	5
3.用钥匙开门	1	2	3	4	5
4.准备饭菜	1	2	3	4	5
5.推开一扇大门	1	2	3	4	5
6.将物品放到头部上方的小柜子里	1	2	3	4	5
7.繁重的家务劳动(擦地板、洗刷墙壁)	1	2	3	4	5
8.花园及院子的劳动(打扫卫生、松土、割草、修剪花草树木)	1	2	3	4	5
9.铺床	1	2	3	4	5
10.拎购物袋或文件箱	1	2	3	4	5
11.搬运重物(超过 5 kg)	1	2	3	4	5
12.更换头部上方的灯泡	1	2	3	4	5
13.洗发或吹干头发	1	2	3	4	5
14.擦洗背部	1	2	3	4	5
15.穿毛衣	1	2	3	4	5
16.用刀切食物	1	2	3	4	5
17.轻微体力的业余活动(打牌、织毛衣等)	1	2	3	4	5
18.使用臂部力量或进行有冲击力的运动(使用锤子、打高尔夫球、打网球等)	1	2	3	4	5
19.灵活使用臂部的运动(打羽毛球、扔飞盘等)	1	2	3	4	5
20.驾驶或乘坐交通工具	1	2	3	4	5
21.性生活	1	2	3	4	5
22.影响您同家人、朋友、邻居以及其他人群社会交往的程度	1	2	3	4	5
23.影响您的工作或其他日常活动的程度	1	2	3	4	5

续表

B 部分
请您评估在最近 1 周内下列症状的严重程度,并请在相应等级的数字上画圈

项　　目	严　重　程　度				
	无	轻微	中度	重度	极度
24.休息时肩、臂或手部疼痛	1	2	3	4	5
25.活动时肩、臂或手部疼痛	1	2	3	4	5
26.肩、臂或手部麻木,针刺样疼痛	1	2	3	4	5
27.肩、臂或手部无力	1	2	3	4	5
28.肩、臂或手部僵硬	1	2	3	4	5
29.肩、臂或手部疼痛对睡眠的影响	1	2	3	4	5
30.肩、臂或手部功能障碍使您感到能力下降、缺乏自信	1	2	3	4	5

计算方法:
DASH 评分值＝[(A 部分分值＋B 部分分值)－30]÷1.2
注:DASH 评分值为 0 表示上肢功能完全正常,为 100 表示上肢功能极度受限

C 部分(适用于音乐和体育专业人员)
调查您肩、臂或手的功能障碍对您从事音乐或体育活动的影响,如果您使用多种乐器或者从事多项体育活动,请您写出您认为最重要的乐器及体育活动项目。请您根据在最近 1 周内的活动能力,在相应等级的数字上画圈

项　　目	严　重　程　度				
	无	轻微	中度	重度	极度
31.影响用以往惯用的方式演奏乐器或进行体育活动	1	2	3	4	5
32.肩、臂或手部疼痛影响演奏乐器或进行体育活动	1	2	3	4	5
33.影响达到您要求的那样演奏乐器或进行体育活动	1	2	3	4	5
34.影响像以往一样长时间演奏乐器或者进行体育活动	1	2	3	4	5

二、康复指导

1. 手部骨折

(1)对于稳定性骨折,术后 5～7 日即可开始主动运动,鼓励患者进行固定部位肢体的肌肉等长性收缩练习,可减少固定部位肢体的水肿和预防肌肉萎缩。

(2)对于不稳定性骨折及复合性骨折脱位者,应固定 3 周以上再开始主动运动练习。

2. 肌腱损伤

(1)伸肌腱修复术后:①早期使用掌侧夹板,固定腕关节 30°～40°伸直位,同时用橡皮筋牵拉伸直所有指间关节,另用夹板防止掌指关节屈曲。②术后 1～3 周,指导患者在掌侧夹板控制范围内练习主动屈指,被动伸指。禁止被动屈指和主动伸指。③术后第 3 周,在医生指导下去除夹板,进行康复训练,训练完毕,重新进行夹板固定。④术后第 6 周,可直接去除夹板,开始主动伸指练习,包括各条肌腱滑动训练。⑤术后第 7 周,开始抗阻力练习。

(2)屈肌腱修复术后:①早期用背侧石膏托或用支具固定患肢,维持腕关节 20°～30°屈曲,掌指关节 45°～60°屈曲,指间关节允许伸直位。将橡皮筋的一端用胶水固定在指甲上,另一端通过掌心的滑车后用别针固定在前臂屈侧的敷料上。②术后 1～2 日,利用橡皮筋牵引被动屈曲指间关节,在

夹板范围内主动伸指间关节。此期间禁止主动屈曲指间关节及被动伸指间关节。③术后第4周,指导患者主动进行患指的屈曲练习,包括单个手指、指屈浅肌腱和指屈深肌腱的练习,勾指、握拳等。

3. 周围神经损伤　桡神经、正中神经、尺神经等周围神经的损伤常累及感觉、运动和交感神经功能,对于周围神经损伤的患者,可进行如下康复指导。①损伤后尽早通过被动和主动活动维持关节活动度,防止关节挛缩和肌肉萎缩,以恢复关节和肌肉的功能。②通过肌力训练、关节活动度的维持训练等运动疗法以及日常生活活动的训练帮助恢复患手的运动功能。对于肌力恢复达3级以上者,进行协调能力的训练。通过反复的训练和练习,改善患手的协调性,尽可能恢复患者的神经功能。③通过感觉再训练对患者的感觉障碍(如感觉减退或消失)、感觉过敏等进行训练。对感觉障碍者注意保护患手,避免被扎伤、烫伤、冻伤及擦伤,一旦受伤感染,则会影响功能的正常恢复。

【出院指导】

1. 患肢体位　保持患肢功能位,高于心脏放置。石膏固定的患者,应保持石膏周围清洁干燥,勿随意拆卸石膏。患肢未制动关节可做屈伸练习。

2. 饮食和营养　指导患者注意休息,禁烟酒,加强营养。饮食应营养均衡全面,保证摄入足够的蛋白质、能量、维生素和矿物质,以促进骨骼和肌肉的健康。

3. 康复锻炼　根据手部损伤的具体情况,在医生或康复治疗师的指导下进行功能康复训练,逐渐增加关节活动度的练习。合并多种组织损伤者,制动范围应逐步改变。解除制动后,早期活动遵循循序渐进的原则,避免肌腱粘连、关节僵硬,以期最大限度恢复手的功能。

4. 复诊指导　遵医嘱定期换药,保持伤口干燥。骨折患者,术后1个月、3个月、6个月时须进行X线检查,以了解骨折愈合情况,内固定应在骨折完全愈合后取出。神经损伤患者3周时复查1次,评估有无肌肉萎缩及关节僵硬,进行肌电图检查,以了解神经恢复情况,此后每隔3个月复查1次。肌腱损伤患者3周时复查,之后可在1个半月、3个月、6个月复查。

【护理评价】

(1)患者疼痛是否得到缓解?

(2)患者焦虑情绪是否得到缓解?心理健康水平是否有所提高?

(3)患者住院期间并发症是否得到有效预防?病情变化是否能被及时发现及处理?

(林　玲　王娇娇)

第六节　断肢(指)再植护理与康复

【定义】

断肢(指)再植(replantation of amputated limb(finger))是指将完全或不完全离断的肢(指)体,采用显微外科技术将离断的血管重新吻合,进行彻底清创和骨、神经、肌腱及皮肤的修复,以恢复其一定功能的精细手术。血管吻合是手术的重点与难点。对完全或不完全离断的肢(指)体仅进行骨骼、神经、肌腱、皮肤的修复,而未进行血管吻合的情况,称为原位缝合。

【病因】

1. 切割伤　切割伤是肢(指)体离断的主要原因。切割伤的伤口特点是断端齐整,血管骨骼及皮肤破坏不明显,伤口污染少。

2. 绞伤　机器绞伤导致的肢(指)体毁损伤也是肢(指)体离断的常见原因。绞伤患者一般伴有明显的皮肤、骨骼及血管毁损，创面污染严重，感染风险高，肢（指）体再植难度增加。

3. 压砸伤　部分重物砸伤也会导致肢（指）体离断。压砸伤对血管及骨骼损伤严重，组织早期肿胀明显，再植难度也较高。

【临床表现】

肢（指）体离断包括完全离断和不完全离断。完全离断是指没有任何组织相连或虽有残存的少量组织相连，但清创时必须切除者。不完全离断是指伤肢（指）断面有主要血管断裂合并骨折脱位，伤肢（指）断面相连的软组织少于断面总量的 1/4，或伤肢（指）断面相连皮肤不超过周径的 1/8，不吻合血管，伤肢（指）远端将发生坏死者。

患者出现肢（指）体离断后的临床表现，具体如下。

1. 症状　患者出现心率增快、皮肤湿冷等贫血表现，主要与离断肢（指）体出血相关，出血量与损伤的部位相关，近心端离断出血量大于远心端。肢体离断甚至会导致患者出现失血性休克。同时会伴随剧烈的疼痛；若未及时进行清创处理，患者还可能出现体温升高等感染表现。

2. 体征　患者可见肢（指）异常关节活动，皮肤及软组织损伤，活动性出血。

【现场急救】

由于肢（指）体离断常由意外创伤造成，常伴有血管断裂，出血量大，因此应警惕失血性休克的发生。因此，现场急救至关重要，需争分夺秒，因地制宜，就地取材做好止血包扎、正确保存断肢（指）、迅速转运。

1. 止血包扎　根据出血部位选择合适的止血方法。

（1）加压包扎止血法：一般情况采用无菌敷料或清洁布类局部加压包扎。

（2）止血带止血法：大动脉（如肱动脉、腘动脉）出血时采用止血带或布带捆扎出血动脉，为防止肢体长时间缺血坏死，应记录捆扎时间，每 60 min 放松 5～10 min。松止血带时动作要缓慢，同时按压肢体近心端主干血管，以减少伤口出血。止血带捆扎部位：上肢为上臂的上 1/3 处，避免桡神经损伤（图 11-6-1），下肢为大腿的上 1/3 处（图 11-6-2）。

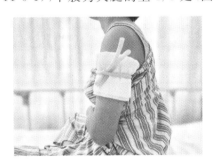

图 11-6-1　上肢止血带捆扎部位

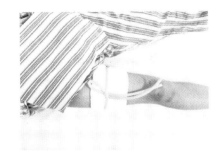

图 11-6-2　下肢止血带捆扎部位

（3）止血钳止血法：对于离断部位较高，如在肩下或髋下，无法使用止血带者，加压包扎又不能控制出血时，急救人员可用无菌止血钳夹住血管断端进行止血。

2. 断肢（指）保存

（1）完全离断的肢（指）体：采用干燥冷藏法保存，即将断肢（指）使用无菌敷料或清洁布类包好，放入塑料袋内密封，做好标记，再放入加盖的容器中，容器外周加放水和冰块各一半，进行保存。禁止采用任何液体对断肢（指）进行冲洗、浸泡、涂抹，切忌使用冰箱冷冻保存，否则会造成肢（指）体组织血管损伤影响再植。

（2）不完全离断的肢（指）体：包扎止血后，采用夹板或硬纸板固定，固定至腕关节以上，以减轻转运途中的疼痛，防止进一步加重组织损伤。如断肢（指）仍在机器中，切勿强行拉出，应立即关闭机器电源,设法取出断肢(指),必要时拆开机器。

3.迅速转运 迅速将患者和断肢(指)送往有条件的医院,力争在 6 h 内进行再植手术。转运过程中,严密观察患者的生命体征,加强保暖,建立静脉通道,积极防治休克;昏迷患者需尤其注意保持呼吸道通畅。

【再植适应证】

离断的肢(指)体是否宜行再植手术,应根据以下条件进行全面评估。

1.全身情况 患者生命体征平稳,是耐受较长时间断肢(指)再植手术的必要条件。若合并不同程度的脑、胸、腹等重要脏器损伤,应遵循救命为先,适时再植的基本原则。断肢(指)再植与年龄无明确关系,但老年人常合并慢性疾病,应慎重决定是否再植。小儿因组织再生能力强,自我修复功能强,只要条件允许均应尽量再植。

2.断肢(指)情况

(1)缺血时间:一般以外伤后 6～8 h 为限。由于肢(指)体离断后,缺血引起的组织学变化会随时间延长而加重,因此再植时限原则上是越早越好。不同组织对缺血的耐受性不一,肌肉丰富的高位断肢比肌肉组织较少的断掌、断指和断足耐受性差。如为上臂和大腿离断,则应严格控制再植时限,如为断指再植则可根据创面评估,适当延长至 12～24 h。

(2)损伤程度:锐器切割伤致断面整齐、污染轻、组织挫伤轻,再植成活率较高。严重的压砸伤、撕脱伤,由于软组织损伤严重,再植成活率一般较低。同时应结合患者意愿,评估术后再植肢(指)体功能和外观的恢复情况,最大程度实现再植的价值。

【再植禁忌证】

1.全身情况不佳 合并全身性慢性疾病,或合并严重脏器损伤,不允许长时间手术或凝血功能障碍者。

2.局部毁损严重 断肢(指)多发性骨折及严重软组织挫伤,血管床严重破坏,血管、神经、肌腱高位撕脱者。

3.断肢(指)保存不当 断肢(指)经刺激性液体及其他消毒液长时间浸泡者。

4.感染风险高 高温季节,断肢(指)缺血时间过长,且未进行冷藏,创面污染严重者。

5.无法配合者 患者精神不正常、本人无再植要求且不能合作者。

6.患者拒绝 若患者本人拒绝肢(指)体再植时,也应遵从患者意愿。

【辅助检查】

1.X 线检查 包括术前胸部、肢(指)体 X 光片,协助筛查有无其他合并损伤。

2.心电图 完善心电图检查,排除心脏节律异常,便于医生及麻醉师进行术前评估。

3.血常规、凝血及肝肾功能 术前常规检查项目,便于医生评估患者的一般生理状态,保障患者安全。

【治疗】

1.彻底清创 彻底清创是再植手术的基础,对建立血液循环,促进再植成活,预防感染,减少术后组织粘连,预防瘢痕增生有着极其重要的作用。一般对肢体的近、远端同时进行清创。除遵循一般创伤的清创原则外,还应仔细寻找和修整重要组织,如血管、神经、肌腱,并分别予以标记。肢(指)体血液循环恢复后,需再次对无血供的组织进行彻底切除。

2.重建骨的连续性 修整和缩短骨骼,缩短长度的目的是使血管与神经可在无张力下进行缝合、肌腱或肌肉在适当张力下缝合,一般以皮肤及皮下组织能够覆盖为标准。为恢复骨的支架作用,骨端要对合准确,断面要紧密接触,固定牢靠,不应有成角,防止旋转畸形,常采用纵行克氏针、交叉克氏针、螺丝钉、钢丝、钢板、外支架等。

3. 缝合肌腱肌肉　早期手术中,对于重要的屈肌腱、伸肌腱及肌肉缺损,原则上应争取一期缝合,以尽早恢复再植肢(指)体的功能。缝合以满足手部主要功能为准,不必缝合所有离断的肌腱,以免增加术后粘连的风险。

4. 重建血液循环　断肢(指)体再植成功的关键取决于重建良好的血液循环。因此,要求在血管吻合时做到高质量地尽快接通足够数量的静脉和动脉。吻合血管的数目尽可能多,动静脉比例以1:2为宜。一般主要血管均须吻合,如尺、桡动脉和手指的双侧指固有动脉等。一般先吻合静脉,再吻合动脉。如有血管缺损应行血管移位或移植。

5. 缝合神经　离断神经应尽早行一期缝合,如有缺损,可采用神经移植或神经移位吻合的方法。

6. 创面闭合　断肢(指)再植的创面应争取一期闭合和一期愈合,不应遗留任何创面。选择血管间隙处的皮肤缝合进针,采用Z成形术,使直线伤口变为曲线伤口,以避免损伤血管及形成皮肤瘢痕。必要时采用局部皮瓣转移或游离皮片覆盖。

【护理评估】

一、术前评估

1. 健康史　了解断肢(指)原因以及外伤的环境、时间和外伤后现场的急救情况,尤其是了解对离断肢(指)体的保存方法和时间,评估患者有无其他重要器官的损伤。

2. 专科评估

(1)离断肢(指)体的评估:评估患者离断肢(指)体的离断部位、断端污染情况、离断时间及离断肢(指)体的保存情况。若已行止血带捆扎止血,应了解捆扎的时间。

(2)末梢血液循环评估:评估患者离断肢(指)体末梢的血液循环情况,包括颜色、温度、肿胀程度、毛细血管充盈时间等。

(3)感觉及运动评估:评估患者离断肢(指)体的感觉及运动功能情况。

二、术后评估

1. 术后常规评估　包括患者基本信息、手术信息、麻醉情况、术后生命体征、伤口敷料及疼痛评估等。

2. 术后专科评估　主要从皮肤颜色、皮肤温度、肢(指)体肿胀程度、毛细血管充盈时间等指标进行观察。

(1)皮肤颜色:肢(指)体颜色的变化是反应血液循环直观的指标之一。正常状态下,再植肢(指)体应与健侧皮肤颜色一致,色泽红润。若动脉供血不足,出现动脉危象,肢(指)体颜色则由红润变苍白。若静脉回流受阻,出现静脉危象,肢(指)体颜色由红润变暗紫。若动静脉危象同时存在,肢(指)体颜色发黑,再植肢(指)体坏死。由于肢(指)体颜色评估效果受评估者的经验、患者的自然肤色、光线强弱、灯光颜色等多种因素影响,因此,评估应尽量在自然光线或白光手电筒下进行,观察时与健侧肢(指)体颜色进行对比。

(2)皮肤温度:肢(指)体温度的变化是反应血液循环重要的指标之一。正常状态下,再植肢(指)体的皮肤温度应与健侧肢(指)体温度基本相同或低1~2℃。若低于健侧肢(指)体3~4℃甚至以上,则说明再植肢(指)体血液循环发生障碍,应及时通知医生,协助处理。由于肢(指)体温度评估效果受室温、气流、自身体温、保暖措施、测量工具等多种因素影响,因此,术后应常规加强保暖,观察前及时记录室温,可采用皮肤温度测量仪,测量时确保"三定",即定时、定位、定力,避免光源直射肢(指)体对结果造成干扰。先测量健侧肢(指)体温度,再测量再植肢(指)体温度,做好对比记录。

(3)肢(指)体肿胀程度:正常状态下,再植肢(指)体外观饱满且富有弹性,肿胀程度与健侧一致或略高。动脉危象时,动脉供血不足,肢(指)体干瘪,皮纹加深;静脉危象时,静脉回流受阻,静脉血液淤积,肢(指)体肿胀,皮纹消失,甚至出现张力性水疱。

(4)毛细血管充盈试验:肢(指)体毛细血管充盈时间是反应血液循环常用的指标之一。毛细血管充盈试验即对肢(指)体施加一定压力后,局部毛细血管血流中断,皮肤呈白色,去除压力后,皮肤重新变为潮红色,观察血流恢复所需的时间。正常状态下,再植肢(指)体毛细血管充盈时间为1~2 s。若毛细血管充盈时间>2 s或充盈现象消失,则表示毛细血管回流慢或无,说明再植肢(指)体动脉供血不足,即发生动脉危象。若毛细血管充盈时间<1 s或充盈现象消失,则表示毛细血管回流快或无,说明再植肢(指)体静脉回流障碍,即发生静脉危象。

(5)指端侧方小切口放血试验:指端用酒精消毒后,用针刺或手术刀做 0.3~0.5 cm 小切口,通过出血速度和颜色来判断再植肢(指)体末梢血液循环的状态。切开1~2 s立即流出鲜红色血液,用生理盐水棉球边擦边流,则说明末梢血液循环正常;如果切开后不出血,用力挤压切口处挤出少许血液,说明动脉供血障碍;如果切开后立即流出暗紫色血液,不久又流出鲜红色血液,且流速较快,说明肢(指)体静脉回流障碍;如果切开后流出一些暗紫色血液,量较少,以后不再流出,但从切口处渗出一些血浆液,说明断肢(指)静脉危象继发动脉危象。

在临床工作中,观察再植肢(指)体的颜色和毛细血管充盈时间是监测末梢血液循环的首选方法,也是观察的重点和难点,应动态监测每项指标的变化、综合判断,及时发现和处理血管危象。可通过再植肢(指)体末梢血液循环评估对比表(表 11-6-1)进行评估。

表 11-6-1 再植肢(指)体末梢血液循环评估对比表

观察指标	正常	动脉危象	静脉危象
颜色	红润,与正常皮肤颜色一致	苍白,浅灰色,花斑状	暗红色,暗紫色
温度	低于健侧1~2 ℃	低于健侧3~4 ℃	先升高后降低
肿胀程度	饱满而富有弹性	指腹塌陷,皮纹加深	指腹肿胀,伴水疱
毛细血管充盈时间	1~2 s	延长或者消失	缩短或者消失
指端侧方小切口放血试验	1~2 s 流出鲜红色血液	不出血或仅流出少量暗紫色血液	立即流出暗紫色血液,后有鲜红色血液流出

【常见护理诊断/问题】

1.疼痛 与创伤、手术有关。

2.焦虑 与担心再植手术成活率、术后康复、功能恢复等有关。

3.舒适度改变 与术后需要严格卧床有关。

4.知识缺乏 与缺乏疾病相关知识有关。

5.潜在并发症 ①有感染的危险,与创面污染严重、手术清创不彻底有关。②有血容量不足的危险,与创伤失血过多、手术时间长有关。③有外周组织灌注无效的危险,与血管痉挛、血管栓塞有关。

【护理目标】

(1)缓解患者疼痛不适。

(2)减轻患者术后焦虑情绪,提高患者心理健康水平。

(3)提高患者卧床期间的舒适度。

(4)提供疾病围手术期的健康宣教,增强患者对康复的理解和配合度。

(5)预防术后并发症的发生,或并发症得到及时发现和处理,保障患者安全。

【护理措施】

一、术前护理

1.急救护理 为患者建立静脉通道,协助医生为患者包扎止血,为患者正确保存断肢(指);同时遵医嘱给予抗生素及破伤风,完善术前检查,尽快转运至手术室进行手术治疗。对于不完全离断肢

(指)体,应协助固定患肢(指),防止在转运过程中加重组织损伤。

2. 心理护理　患者多由意外创伤所致,常出现不同程度的紧张、焦虑、恐惧等心理反应,会严重影响麻醉和手术的顺利进行及术后再植肢(指)体的成活率。因此,术前向患者介绍手术的目的和方法,给予其关心、安慰和心理支持,且说明通过治疗和长期功能锻炼有助于恢复患肢(指)功能,解除患者及其家属的忧虑,鼓励患者勇敢面对现实,积极配合,力争手术成功。

3. 环境准备　室温保持在20～25 ℃,湿度为50％～60％,保持安静、舒适、空气新鲜。防止寒冷刺激、严禁吸烟,以免发生血管痉挛。若伤口分泌物涂片结果为阳性,应遵医嘱备单间,做好接触隔离的准备。

二、术后护理

1. 术后常规护理

(1)体位护理:全身或硬膜外麻醉术后患者,协助患者取去枕平卧位6 h,患肢休息位外展,勿使肢(指)体受压。患肢可采用软枕垫高手20°～30°,使其略高于心脏水平,以利静脉回流,减轻肢(指)体肿胀。

(2)饮食护理:为预防卧床期间肠蠕动减少引发便秘,可指导患者适量摄入高纤维、高维生素食物,如新鲜绿叶蔬菜、红心火龙果、猕猴桃、香蕉、粗粮等。严禁主动或被动吸烟,因香烟中的尼古丁可致血管痉挛。

(3)疼痛护理:评估患者的疼痛部位、性质及程度,遵医嘱及时给予镇痛治疗,以免疼痛刺激诱发微血管痉挛而影响再植肢(指)体的血液循环。

(4)基础护理:指导患者行床上抬臀训练、定时翻身,必要时备气垫床及减压贴,预防压力性损伤的发生,指导患者正确咳嗽咳痰、拍背、多饮水,早期可行未制动关节的屈伸活动及踝泵运动,保持排尿、排便通畅,预防长期卧床可能导致的泌尿系统及肺部感染,预防深静脉血栓形成的发生。

(5)用药护理:遵医嘱实施抗炎、抗凝、防止血管痉挛等治疗,以减少红细胞之间的凝集和对血管壁的附着,增加血容量,降低血液黏度,防止血栓形成,影响再植肢(指)体成活。用药过程中,注意观察药物的不良反应,如使用左氧氟沙星时,有无皮肤瘙痒、皮疹等不适;使用抗凝药时,有无鼻出血、牙龈出血、伤口出血量增加等情况;使用扩血管药时,有无脸色发红、头痛等不适。用药时根据患者个人体质及耐受情况,调节合适的滴速并给予对症处理。

2. 专科护理　密切观察再植肢(指)体的末梢血运变化,术后24 h内应每30～60 min观察一次,有异常时及时告知医生,必要时做好血管探查的准备。及时协助患者调整患肢体位,防止患肢受压,保持石膏的有效固定。同时密切观察伤口敷料的渗血情况,若发现渗鲜红色血液,渗血范围快速扩大,且再植肢(指)体处出现鲜红色血液凝集,则应警惕患者出现了血管吻合口破裂出血,此时应立即告知医生,做好血管探查的准备。

3. 并发症的预防与护理　一般低位断肢(指)再植术后全身反应较轻,高位断肢(指)再植,特别是缺血时间较长的高位断肢(指)再植,须密切观察患者的病情变化,特别注意观察休克、急性肾功能衰竭、血管危象、感染等并发症的预防与护理。

(1)休克:肢(指)体离断因创伤大、血管损伤严重、出血多,机体有效循环血量骤减,经历长时间的再植手术、术后创面持续伴渗血渗液,术后组织再灌注不足等,患者易出现低血容量性休克,表现为烦躁不安、口渴、面色苍白、四肢湿冷、血压低、心率加快、呼吸急促、尿量减少等症状和体征。因此,护士应严密观察患者的意识、血压、心率、呼吸、血氧饱和度、伤口敷料渗血渗液情况,及早发现休克的症状和体征,立即通知医生,协助处理。根据血压和脉率变化估计失血量,快速补充血容量的同时做好术前准备,尽早进行手术止血。一旦患者出现休克表现,应立即协助患者取仰卧中凹位,迅速建立2条以上静脉通道,补充血容量,做好抢救准备。

（2）急性肾功能衰竭：断肢（指）再植术后严重的并发症之一。患者若低血容量性休克未得到及时纠正，机体内的儿茶酚胺、血管升压素和醛固酮分泌增加，引起肾血管收缩、血流量减少，导致肾组织细胞缺血缺氧大量坏死，肾功能急剧下降，引起急性肾功能衰竭。另外，术前肢（指）体缺血时间过长或术中清创不彻底，坏死肌肉组织产生的有毒物质、肌红蛋白等肾毒物质损害肾小球，最终造成肾组织损伤。患者常表现为尿量减少且尿比重小。因此应积极补充血容量，严格记录 24 h 液体出入量，关注尿量及尿常规结果。若尿量<500 ml/d 或 30 ml/h，在补充血容量的前提下，遵医嘱给予呋塞米等利尿剂，做到早发现，早处理。

（3）血管危象：可分为动脉危象和静脉危象。夜间和凌晨为血管危象高发时段。再植术后血管吻合口痉挛或栓塞，造成血流不通畅，进而再植肢（指）体出现缺血或淤血。与肢体肿胀、血肿压迫、血管条件及手术技术有关。另外，寒冷、疼痛、吸烟、焦虑紧张、体位压迫也可诱发血管危象的发生。因此应加强夜间和凌晨高发时段的巡视，一旦发现异常，立即告知医生。保持室温 20～25 ℃，严格禁烟，注意患肢（指）体位，防止受压；指导患者放松心情，保持情绪稳定，勿紧张焦虑，坦然面对。遵医嘱及时给予镇痛、扩容、抗凝及改善微循环治疗。发生动脉危象时，应立即通知医生。遵医嘱给予解痉药物如罂粟碱 30 mg 肌内注射或抗凝溶栓如低分子肝素钠等处理，加强患肢保暖，做好血管探查的准备。发生静脉危象时，应立即通知医生，抬高患肢，可协助医生拆除部分缝线以减轻患肢（指）张力，行小切口放血试验，做好血管探查准备。

（4）感染：与伤口污染严重、组织缺血时间长、术中清创不彻底有关。表现为患者伤口局部出现红、肿、热、痛，伴皮肤温度升高，伤口敷料持续渗液，有异味，若局部感染控制不及时，可出现体温持续高热。因此术中应彻底清创、严格遵循无菌原则。伤口处可留置引流管，促进伤口分泌物充分引流。受伤 24 h 内肌内注射破伤风，尽早应用抗生素。若低热，指导患者多饮温水，行温水擦浴或冰袋降温。若体温≥38.7 ℃，遵医嘱使用解热药，如双氯芬酸钠塞肛门等处理。伴大量出汗时，应指导患者摄入液体或遵医嘱及时补液，注意保持衣物干燥，避免着凉。当感染严重，危及患者生命时，警惕大出血，做好截肢（指）的术前准备。

4. 心理护理　断肢（指）手术的成功与否将直接关系到患者自身的形象及肢体的功能康复，因此患者常常会出现情绪低落、焦虑不安甚至暴躁易怒等情绪反应。医务人员应注意评估患者的心理状态，及时给予解释安抚，解答患者的疑惑。同时指导患者放松心情，鼓励患者家属多给予患者陪伴与关怀，帮助患者树立信心，配合治疗与护理。

【康复应用】

一、康复评定

采用中华医学会手外科学会上肢断肢再植功能评定试用标准（表 11-6-2），评估患者的关节活动度 TAM、肌力、感觉、外形、遗留症状、工作情况，根据以上 6 项评分进行综合评定：100～80 分为优，79～60 分为良，59～40 分为差，40 分以下为劣。

表 11-6-2　中华医学会手外科学会上肢断肢再植功能评定试用标准

项　　目	评　　分	
	1.肩关节（外展）	
（一）关节活动度 TAM（30 分）	90°～60°	6 分
	59°～45°	5 分
	44°～30°	3～4 分
	<30°	0～2 分

项　　目	评　　分	
	2.肘关节（伸屈）	
	120°～90°	7～8 分
	89°～60°	5～6 分
	59°～30°	3～4 分
	＜30°	0～2 分
	3.腕关节（伸屈）	
	60°～90°	3.1～4 分
	45°～59°	2.1～3 分
	30°～44°	1.5～2 分
	＜30°	0～1.4 分
	4.掌指关节（伸屈）	
（一）关节活动度 TAM(30 分)	90°～70°	4.1～5.0 分
	69°～50°	3.1～4.0 分
	49°～30°	2.1～3.0 分
	＜30°	0～2.0 分
	5.近指关节（伸屈）	
	100°～80°	3.1～4.0 分
	79°～60°	2.1～3.0 分
	59°～30°	1.5～2.0 分
	＜30°	0～1.4 分
	6.远指关节（伸屈）	
	45°～30°	2.1～3 分
	29°～20°	1.1～2 分
	19°～15°	1 分
	＜15°	0 分
（二）肌力(20 分)	M4 以上	17～20 分
	M4	13～16 分
	M3	8～12 分
	M2 以下	0～7 分
（三）感觉(20 分)	S4	16～20 分
	S3$^+$	12～15 分
	S3	8～11 分
	＜S2	0～7 分
（四）外形(10 分)	正常或略显萎缩	8.1～10 分
	轻度萎缩	6.1～8 分
	中度萎缩	2.1～6 分
	明显萎缩	0～2 分

Note

续表

项　　目	评　　分	
（五）遗留症状（10分）	无麻木、疼痛或其他不适	10分
	轻度麻/痛，轻度不适	7分
	不适或麻/痛	3分
	疼痛、过敏、成为累赘	0分
（六）工作情况（10分）	恢复原工作	10分
	从事轻工作	7分
	能满足日常生活需要	3分
	无实用功能	0分

采用中华医学会手外科学会断指再植功能评定试用标准（表11-6-3）评估患者的运动功能、日常生活活动能力、感觉恢复、血液循环状态、外观及恢复工作情况，其中感觉评估采用英国BMRC感觉恢复分级评定法。根据以上6项评分进行综合评定：100～80分为优，79～60分为良，59～40分为差，39分以下为劣。

表11-6-3　中华医学会手外科学会断指再植功能评定试用标准

项　　目	评　　分	
（一）运动功能：TAM系统评定标准（20分）	1.拇指	
	a.拇指对指（10分）	
	可以	10分
	困难	5分
	不能	0分
	b.拇指关节自主活动度（10分）掌指关节ROM＋指间关节ROM＝总ROM	
	总ROM>90°	10分
	总ROM<90°	5分
	强直	0分
	2.手指关节自主活动度（20分）掌指关节＋近位指间关节＋远位指间关节总屈曲度－总欠伸度＝总TAM	
	总TAM 260°～200°	16～20分
	总TAM 190°～130°	11～15分
	总TAM 130°～100°	6～10分
	总TAM<100°	0～5分
（二）日常生活活动能力（ADL）（20分）	1.捡针（指甲捏）2.捡硬币（指腹捏）3.写字（三指捏）4.提（提箱子等重物）5.拿大茶缸（握）6.锤钉子（强力握持）7.上螺丝（中央握持）8.系鞋带（综合细动作）9.扣纽扣（综合细动作）10.开广口瓶（综合强力握持和精细握持）	每项进行评分完成良好：2分可以完成、动作不太好：1分不能完成：0分

续表

项　目	评　分	
（三）感觉恢复:按照英国医学研究会（BMRC）评定标准(1954)(20分)	S4:感觉恢复正常,两点分辨觉<6 mm	20分
	S3$^+$:除 S3 外尚有部分两点分辨觉存在	16分
	S3:浅感觉与触觉完全恢复,没有过敏	12分
	S2:浅感觉与触觉有少许恢复	8分
	S1:皮肤深痛觉恢复	4分
	S0:神经管辖区无任何感觉	0分
（四）血液循环状态(10分)	优:皮肤色泽、温度正常,不需要特殊保护	10分
	良:色泽稍差,温度略低,怕冷	8分
	差:肤色苍白或发绀,温度明显发凉,特别怕冷	4分
	劣:肤色灰暗或发绀,天气寒冷时不敢外露	2分
（五）外观(20分)	优:再植指没有旋转、非功能成角畸形,外形丰满,短缩<1 cm,无明显功能影响	20分
	良:再植指轻度旋转、非功能成角畸形,轻度萎缩,短缩<1.5 cm,无明显功能影响	16分
	差:旋转、成角畸形影响功能,有萎缩,短缩不超过2 cm	8分
	劣:畸形明显,短缩超过 2 cm,严重影响功能及外观	4分
（六）恢复工作情况(10分)	恢复原工作	10分
	从事轻工作	7分
	能满足日常生活需要	3分
	无实用功能	0分

说明:多指离断时,对于关节活动各指各个关节独立检查,然后相加,除以指数,取其平均值。

二、康复指导

1. 早期（术后 4 周内）　术后 1 周内,为保证再植肢(指)体的成活,此期间一般不介入康复。待再植肢(指)体稳定后,以被动活动为主,对四肢未制动的关节和肌肉,可指导患者进行按摩,进行轻微的屈伸活动,同时鼓励患者主动进行耸肩、肩关节旋转活动。避免因长时间制动而引起其他关节的僵硬。卧床期间可进行床上抬臀训练、下肢踝泵运动及股四头肌收缩训练。

2. 中期（术后 4～6 周）　以主动活动为主,继续进行被动活动,并开始指导患者对腕关节、掌指关节和指间关节进行主动活动和肌腱的被动和主动练习,如患肢(指)伸屈、握拳等动作。主动活动开始在夹板或石膏托内进行,力量与幅度从轻微开始,由小至大,逐渐尝试不用夹板或石膏托进行主动活动,仅在睡觉和外出时装夹板或石膏托。

3. 后期（术后 6～8 周）　加强受累关节的主动活动,进行患肢负重及精细活动的练习,如患手做提、挂、抓等动作,鼓励患者完成日常生活的自理,如穿脱衣服、鞋袜,盥洗、进餐等。可配合感觉再训练及理疗等,促进肢体运动和感觉功能的恢复。

【出院指导】

1. 患肢(指)防护　骨折内固定取出前,避免剧烈活动,防止内固定断裂或再次骨折。勿自行拆除石膏,预防患肢(指)撞击及跌倒,早期勿提重物,以免血管、肌腱再次断裂。秋冬季加强患肢(指)保暖,严禁使用热水袋或烤火,预防冻伤、烫伤。

2. 饮食和营养 严禁烟酒,避免接触吸烟人群,以防吸入二手烟。加强营养摄入,保持营养均衡全面的饮食,以促进骨骼和肌肉的健康。

3. 康复锻炼 骨折内固定取出后,根据医生或康复治疗师的指导进行功能康复训练,加强关节活动度及肌力的训练,促进肢体运动和感觉的恢复,以尽早恢复患肢(指)的功能,回归日常生活。

4. 复诊指导 遵医嘱定期换药,保持伤口干燥。术后3周拆线。术后6～8周进行X线复查,查看骨痂生长情况,根据骨折愈合情况,取克氏针内固定。不适随诊。

【护理评价】

(1)患者疼痛是否得到缓解?

(2)患者焦虑情绪是否得到缓解? 心理健康水平是否有所提高?

(3)患者卧床期间的舒适度是否得到提高?

(4)患者是否了解疾病术前术后的知识? 对康复的理解和配合度是否有所提高?

(5)患者住院期间并发症是否得到有效预防? 病情变化是否被及时发现及处理?

(林　玲　王娇娇　谢　芬)

第三篇 骨科常用的护理与康复技术

第十二章 骨科护理评估技术

第一节 日常生活活动能力的评估

【重要性】

日常生活活动能力的评估可以了解骨科患者的身体功能和残存能力,对确定患者能否自理及自理的程度、制订和修改治疗计划、判断预后、评估治疗效果有重要参考意义。骨科患者常因经历创伤或者手术后,日常生活活动能力发生变化,客观、准确、全面地对患者进行评估,根据评估结果为患者提供个性化的指导,对促进患者早日康复、重返社会具有重要的意义。

【定义】

日常生活活动(activity of daily living,ADL)指人们为了维持生存及适应生存环境而每天进行的、最基本的、具有共性的活动。"日常生活活动能力"的概念最早由 Sidney Katz 等人于 1963 年提出,指一个人为了满足日常生活的需要每天所进行的必要活动的能力,反映了人们在家庭(或医疗机构内)和在社区中最基本的能力。

【原则】

日常生活活动能力可通过直接观察和间接评估的方法进行评估,主要依据患者日常实际表现,不以患者可能具有的能力进行判断。评估前需了解患者的基本情况,如肌力、关节活动度、平衡能力等,通过直接观察患者实际生活中完成动作的情况,对于患者不便或不易完成的动作可询问患者本人及家属,对患者的日常生活活动能力进行准确的评估,从而为患者提供合理的、个性化的治疗和护理方案。

【评估工具】

目前临床常用的日常生活活动能力评估工具为 Barthel 指数评定量表(表 12-1-1)。

表 12-1-1 Barthel 指数评定量表

项　目	完全独立	需部分帮助	需极大帮助	完全依赖
进食	10	5	0	—
洗澡	5	0	—	—
修饰	5	0	—	—
穿(脱)衣	10	5	—	—
控制大便	10	5	0	—
控制小便	10	5	0	—

Note

443

续表

项　　目	完 全 独 立	需 部 分 帮 助	需 极 大 帮 助	完 全 依 赖
如厕	10	5	0	—
床椅转移	15	10	5	0
平地行走	15	10	5	0
上下楼梯	10	5	0	—

Barthel 指数总分：_____分。

注：根据患者的实际情况，在每个项目对应的得分上划"√"。

Barthel 指数评定量表可用于患者治疗前后的功能恢复评估，是临床应用最广、研究最多的一种基础性日常生活活动评估方法，是用来评估日常生活活动能力常用的方法之一，它包括进食、洗澡、修饰、穿(脱)衣、大便控制、小便控制、如厕、床椅转移、平地行走、上下楼梯 10 项内容，满分为 100 分。100 分表示无需依赖；61～99 分表示轻度依赖，说明能独立完成部分日常活动，少部分需他人照护；41～60 分表示中度依赖，说明需要极大的帮助才能完成日常生活活动，大部分需他人照护；≤40 分表示重度依赖，说明全部需要他人照护。

（王慧文　王剑桥）

第二节　疼痛的评估

12-2 导入案例
与思考

扫码看视频

【重要性】

在骨科护理中，准确评估疼痛的重要性不可忽视，尤其是要针对骨科患者的特点。骨科患者经常遭遇手术后的术痛、创伤引起的疼痛以及慢性疾病所带来的疼痛。骨骼的特殊结构和功能使得骨科患者疼痛反应更为显著和复杂。准确评估患者的疼痛程度和特点，将有助于为患者制订个性化的疼痛管理计划，从而提供个性化的护理，并减轻患者的疼痛困扰。精确评估骨科患者的疼痛不仅是为了减轻患者痛苦，更是为了降低并发症的风险、提高康复效果和生活质量。

【定义】

2020 年，国际疼痛学会(International Association for the Study of Pain，IASP)修正了疼痛的定义。2020 年 Pain 杂志将疼痛定义为"与实际的或潜在的组织损伤相关的不愉快的感觉和情绪情感体验"。

IASP 对疼痛(pain)的定义添加了 6 个关键注释，从词源学上分析了单词"pain"的意义并修订了疼痛的定义。

(1)疼痛始终是一种主观体验，在不同程度上受到生物学、心理学和社会因素的影响。

(2)疼痛和伤害性感受不同，不能仅从感觉神经元的伤害过程中推断。

(3)人们只有通过生活经历才能理解和感知疼痛的实际意义。

(4)应该尊重和接受患者主诉的疼痛经历。

(5)人们可以适应疼痛，但疼痛也可能对机体功能、社会和心理健康产生不利影响。

(6)语言描述只是表达痛苦的几种方式之一，不能说没有语言交流就没有经历疼痛的感受。

【原则】

1.疼痛的性质及分布来评估　疼痛的性质可以是刺痛、钝痛、酸痛、胀痛、灼痛等。不同性质的疼痛可能提示不同的病因和病变类型。疼痛的部位可以是局部的,仅局限在一部分身体区域,也可以是远离病变区的牵涉痛,还可以从一个部位传导到其他部位。对于此类型的疼痛,了解疼痛的传导路径有助于诊断潜在的神经受压或疾病。疼痛往往伴随着其他症状,如恶心、呕吐、头晕、失眠等。

2.疼痛的时间模式和触发因素 了解疼痛的时间模式和触发因素有助于排除特定的诊断或疾病。例如,疼痛出现在特定的时间段或在进行特定的活动后可能与特定的疾病相关。使用疼痛评估工具可以帮助医护人员准确地评估患者的疼痛程度,其中包括静息状态、深呼吸、说话、咳嗽、行走、直立自身负重时的疼痛评分等。医生可以根据评估结果制订治疗方案。

3.评估关节活动度和睡眠姿势影响 针对关节疼痛,医生可以评估关节活动度(关节疼痛的影响程度),并且评估其睡眠姿势是否受到影响。这些信息可以告诉医生患者日常生活中的疼痛程度,从而制订更科学、合理的治疗方案。

【评估工具】

目前临床常用的疼痛评估方法主要有以下几种。

1.视觉模拟评分法(visual analogue scale,VAS) 一种常用的疼痛评分量表,它通过让患者在一条线段上标记自己的疼痛程度来评估(图 12-2-1)。通常,这条线段的一端表示"无痛",另一端表示"最严重的疼痛",可以根据标记的位置来评估疼痛的程度。VAS 可以提供连续的疼痛评分,能够较为准确地反映疼痛的程度,利于动态、连续的疼痛评分,但不适用于对感知能力较差的老年人或认知能力较差的患者。

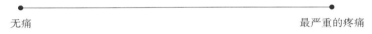

无痛　　　　　　　　　　　　　　　　　　　　　最严重的疼痛

图 12-2-1　视觉模拟评分法

2.数字分级评分法(numerical rating scale,NRS) 在临床工作中应用最为广泛,它要求患者根据自己的疼痛程度在从 0 到 10 的数字上进行评分,数字从低到高表示从无痛到最痛,其中 0 表示"无痛",10 表示"最剧烈的疼痛"。可以根据患者的评分来评估疼痛的强度。NRS 较 VAS 更加简便,容易被患者理解,易于记录,适用于文化程度相对较高的患者或儿童(6 岁以上)疼痛的评估(图12-2-2)。

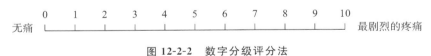

无痛　0　1　2　3　4　5　6　7　8　9　10　最剧烈的疼痛

图 12-2-2　数字分级评分法

3.口头评分法 加拿大 McGill 疼痛问卷的一部分,医生常将其独立出来用于评估单维度的疼痛强度问题。VRS 有多个版本,但常用为 5 点评分法,其疼痛等级如下。1 级:轻微的疼痛。2 级:引起不适感的疼痛。3 级:比较疼痛难受。4 级:严重的疼痛。5 级:剧烈的疼痛。口头评分法的优点是评估简单快捷,但要求评估对象有一定的语言理解能力,且容易受文化程度、方言等因素的影响。

4.语言分级评分法(verbal rating scale,VRS) 要求患者从一系列描述疼痛的词语中选择适合自己的描述,例如"无痛""轻微疼痛""中度疼痛"和"剧烈疼痛"。评分方法是根据患者选择的词语来确定疼痛的程度。VRS 的优点是比语言分级评分法更具体,缺点是存在主观性和个体差异性。

5.修订版 Wong-Baker 面部表情疼痛评估法(Wong-Baker faces pain scale revision,FPS-R) 适用于儿童、老年人、文化程度较低、表达困难、意识不清及有认知功能障碍的患者。该量表提供了 6 种面部表情的卡通图片(从微笑、悲伤至痛苦的哭泣等)来形象表达分值区域所代表的疼痛程度(图12-2-3)。评估时,患者指向与其疼痛程度相符的刻度或卡通面孔即可。FPS-R 优点是简单易行;缺点是评分离散,可能无法准确反映疼痛的程度,且易受到患者的文化水平和其他干扰因素的影响。

6.改良面部表情评分法(modified facial expression pain scale) 是对 FPS-R 的改进,增加了更

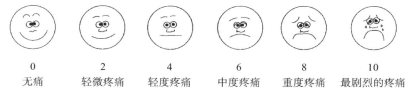

0	2	4	6	8	10
无痛	轻微疼痛	轻度疼痛	中度疼痛	重度疼痛	最剧烈的疼痛

图 12-2-3　修订版 Wong-Baker 面部表情疼痛评估法

多的面部表情选项,以提高评估的准确性。评分方法及优缺点与 FPS-R 相似。

7. 中文版晚期老年痴呆患者疼痛评估量表(pain assessment in advanced dementia scale, PAINAD)　是一种适用于晚期老年痴呆患者的评分量表,它通过观察患者的行为和生理指标来评估疼痛的程度(表 12-2-1)。评分项目包括呼吸、面部表情和身体姿势等。PAINAD 的优点是适用于无法用语言表达疼痛的患者,但缺点是评估结果可能受到观察者主观判断的影响。

表 12-2-1　中文版晚期老年痴呆患者疼痛评估量表

条　目	0 分	1 分	2 分	评　分
呼吸	正常	偶尔呼吸困难/短时间的换气过度	呼吸困难并发出吵闹声音/长时间的换气过度/潮式呼吸	
负面的声音表达	没有	偶尔呻吟/低沉的声音,带有负面的语气	重复性地叫嚷/大声呻吟/哭泣	
面部表情	微笑或无表情	难过/恐惧/皱眉头	愁眉苦脸	
身体姿势	轻松	绷紧/紧张步伐/坐立不安	僵硬/紧握拳头/膝盖提起/拉扯或推开/推撞	
可安抚程度	无须安抚	通过分散注意力或触摸、安慰,可安抚患者	通过分散注意力或触摸、安慰,也不能安抚患者	

总分:_____分。

注:观察时间约为 5 min。疼痛分值范围 0(无痛)~10(极度疼痛)分,分值越高表示疼痛越剧烈。

(王慧文　王剑桥)

第三节　跌倒(坠床)风险的评估

【重要性】

跌倒(坠床)是住院患者常见的安全问题之一。患者发生跌倒(坠床)会产生严重的不良后果,如软组织损伤、骨折、心理创伤及损伤后长期卧床导致一系列并发症等。跌倒(坠床)的发生既增加了患者痛苦、家庭负担,也可能导致医患矛盾甚至医疗纠纷的产生。跌倒(坠床)风险评估是进行跌倒(坠床)干预的基础和前提,根据跌倒(坠床)评估结果采取相应的干预措施和指导,可有效地降低跌倒(坠床)的发生率。

【定义】

跌倒是指住院患者在医疗机构内任何场所,因突发的、不自主的、非故意的体位改变,未预见性地倒于地上或倒于比初始位置更低的地方,可伴有或不伴有外伤。坠床是指住院患者从床面跌落至地面或低于床单位的平面。

12-3 导入案例
与思考

扫码看视频

【评估工具】

目前临床上最常用的跌倒评估量表为 Morse 跌倒风险评估量表（Morse Fall Scale）（表 12-3-1），该量表包括 6 个条目：跌倒史、医学诊断数量、活动帮助、使用特殊药物治疗、步态、认知状态，总分 125 分，得分越高，表明跌倒风险越大。0～24 分为低风险、25～44 分为中风险、45～125 分为高风险。

表 12-3-1　Morse 跌倒风险评估量表

项　　目	危 险 因 素	分值/分
跌倒史	近 3 个月无跌倒史	0
	近 3 个月有跌倒史	25
医学诊断数量	1 个医学诊断	0
	2 个及以上医学诊断	15
活动帮助	不需要/绝对卧床/护士照顾活动	0
	使用拐杖、手杖、助行器/他人协助活动	15
	扶靠家具扶行/自行驱动轮椅	30
使用特殊药物治疗	无	0
	有	20
步态	正常/绝对卧床	0
	虚弱乏力	10
	平衡失调/不平衡	20
认知状态	清楚了解自己活动能力且量力而行	0
	高估自己活动能力/意识障碍/躁动不安	25
总分		125
护理措施	1.指导患者及家属识别住院环境中不安全因素	
	2.衣物穿着适当，鞋子大小、软硬合适且选择防滑底	
	3.避免翻越床栏、快速变换体位、疾行等危险行为	
	4.指导患者正视自身活动能力，避免超范围行为	
	5.如厕时动作宜慢，遇紧急情况按红色按钮呼救	
	6.指导床栏、助行器、轮椅的安全使用	
	7.病情许可，在安全防护下适当活动	
	8.80 岁及以上老年人、体弱患者活动、如厕时应有人陪伴	
	9.告知患者及家属风险等级、风险项及预防措施	
	10.高风险患者按照相关要求落实护理措施	

注：特殊药物指抗组胺药、降压药、镇静催眠药、扩血管药、抗癫痫药、镇痛药、利尿剂、降糖药、抗精神病药、抗抑郁药、麻醉药、氨基糖苷类抗生素等。

复评时机：①高风险患者每周评估 1 次。②患者发生跌倒、病情告病重、病危时。③转科时（转入科室评估）。④绝对卧床 72 h 及以上或手术后第一次离床活动前。⑤新增特殊药物时。

评估为高风险的患者，应在其床头悬挂跌倒（坠床）风险标识牌，以提醒护理人员重点关注患者的跌倒（坠床）风险。

（王剑桥　周爽悦　马舒晨）

**12-4 导入案例
与思考**

扫码看视频

第四节 导管滑脱风险的评估

【重要性】

患者经历手术治疗后,组织间或体腔内会积聚脓液、积血、分泌物等,临床多采用留置导管的方式将其引出体外,以防止术后感染,促进切口愈合。置管患者常受留置导管类型、导管材质、年龄、活动状况、意识状况等因素影响,存在不同程度的导管风险。做好对患者的导管护理,防止出现管道滑脱成为临床护理工作的重要内容之一。导管滑脱是护理不良事件之一,一旦发生导管滑脱,将严重影响患者疾病的治疗和术后的康复,增加患者的痛苦,甚至威胁患者的生命安全,造成医疗事故或引发医患纠纷。导管滑脱风险评估可帮助护理人员快速了解患者导管风险危险因素,及时采取相应的预防措施。同时,通过对风险项目的分析,护理人员可以知晓并重点关注导管滑脱高风险的患者,防止导管滑脱等风险事件的发生,保障护理质量和患者的安全。

【定义】

导管滑脱(unplanned extubation)指胃管、尿管、各类引流管、气管插管、气管切开、中心静脉导管和经外周置入中心静脉导管等导管在非计划拔出的情况下发生脱落。导管滑脱风险评估即对留置导管的患者进行风险评估,充分了解和把握患者导管滑脱的风险级别,采取防范措施,降低导管滑脱发生风险。

【评估工具】

目前我院(华中科技大学同济医学院附属协和医院)临床常用的导管滑脱风险评估表(表 12-4-1),是由我院护理人员编制,在进行信效度检验后投入临床使用的。量表的评估内容涉及年龄、意识状态、情绪状态、理解合作程度、耐受程度、导管本身的风险等级、导管数量、导管管道的一次固定、导管管道的二次固定、活动情况十个方面,涵盖了可能导致导管滑脱的所有风险因素,内容符合测量学要求,具有较好的信效度和适用性。该量表将临床护理工作与置管患者的个人情况紧密结合,根据评分情况划分危险度,对危险度不同的患者采取针对性的护理安全防范措施。评分≥10 分即为高风险患者,需在患者床头悬挂导管滑脱风险标识牌,以提醒护理人员重点关注患者的导管滑脱风险。

表 12-4-1 导管滑脱风险评估表

项 目	危 险 因 素	分值/分
年龄	>10 岁,且<65 岁	0
	≤10 岁,或者≥65 岁	1
意识状态	清醒	0
	偶尔或者持续模糊	1
	昏迷	2
情绪状态	情绪稳定	0
	恐惧/焦虑/抑郁	1
	躁动/狂躁	2
理解合作程度	理解并能配合	0
	偶尔配合	1
	不配合	2

续表

项　　目	危 险 因 素	分值/分
耐受程度	舒适	0
	疼痛或不适,但能耐受	1
	疼痛或不适,不能耐受	2
导管本身的风险等级	高危导管:胸腔引流管、T 管、气管插管、脑室引流管、动脉或深静脉插管、气管切开早期(7 天内)、其他	7
	中危导管:腹腔引流管、造瘘管、三腔引流管/营养管、气管切开后期(7 天后)、腰大池引流管、其他	5
	低危导管:尿管、氧气管、其他	3
导管数量	每增加 1 根导管加 1 分	
导管管道的一次固定	缝线固定	0
	尿管的气囊或水囊固定	0
	应该用缝线固定而没有固定的导管	1
导管管道的二次固定	特殊胶布固定	0
	纸胶布固定	1
活动情况	术后 3 天内,活动受限	2
	没有手术或手术超过 3 天,活动受限	1
	能自由活动	0
总分		
护理措施	1.导管相关知识的健康教育	
	2.妥善固定导管	
	3.贴导管标识	
	4.先理清导管再行护理操作	
	5.使用约束带或镇静镇痛	
	6.动态观察及评估	
	7.高风险患者贴床边警示标识或悬挂导管滑脱风险标识牌	

(王剑桥　周爽悦　马舒晨)

第五节　皮肤的评估

【重要性】

皮肤状况可反映个体健康状态。健康的皮肤温暖、光滑、柔嫩、不干燥、不油腻,且无发红、破损、肿块和其他疾病征象。皮肤的新陈代谢迅速,其代谢产物如皮脂、汗液及表皮碎屑等与外界细菌和尘埃结合形成污垢,黏附于皮肤表面,如清除不及时,可刺激皮肤,降低皮肤抵抗力,破坏其屏障作用,使其成为细菌入侵的门户,造成各种感染。通过评估皮肤情况,能及时发现患者的皮肤状况和潜在问题,根据评估的结果,及时有效地采取相应的护理措施,有助于维持身体的完整性,促进舒适,预

12-5 导入案例
与思考

扫码看视频

Note

防感染,防止压力性损伤及其他并发症的发生,同时还可维护患者形象,促进康复。

【定义】

皮肤(skin)是人体最大的器官,由表皮、真皮及皮下组织组成。皮肤还包括由表皮衍生而来的附属器,如毛发、皮脂腺、汗腺和指(趾)甲等。皮肤与其附属物共同构成皮肤系统。完整的皮肤具有保护机体、调节体温、感觉、吸收、分泌及排泄等功能。皮肤的评估即通过视诊和触诊评估患者的皮肤情况,作为患者一般健康资料和清洁护理的依据。

【评估工具】

临床工作中,护理人员应通过视诊和触诊,仔细检查患者皮肤的颜色、温度、湿度、弹性、有无压力性损伤及有无皮疹、皮下出血、皮下结节、水肿和瘢痕等皮肤异常情况,以及皮肤的感觉和清洁度。

一、颜色

皮肤颜色与种族和遗传有关,受毛细血管分布、血红蛋白含量、皮肤厚度、皮下脂肪含量和皮肤色素含量等因素影响。因此,同一个体不同部位、不同生理及疾病状态、不同环境下,皮肤颜色也各不相同。临床上常见的异常皮肤颜色如下。

1.苍白 由贫血、末梢毛细血管痉挛或充盈不足所致,如寒冷、惊恐、休克、虚脱以及主动脉瓣关闭不全等。

2.发红 由毛细血管扩张充血,血流加速、血量增加及红细胞含量增高所致。生理情况见于运动、饮酒后;病理情况见于发热性疾病,如肺炎球菌性肺炎、肺结核及猩红热等。

3.发绀 皮肤呈青紫色,由于单位容积血液中还原血红蛋白含量增高所致,常见于口唇、耳廓、面颊和肢端。

4.黄染 皮肤黏膜发黄称为黄染。因溶血性疾病、肝损害或胆道阻塞致血清内胆红素浓度增高,使皮肤黏膜甚至体液及其他组织黄染,称黄疸。黄疸先出现于巩膜、硬腭后部及软腭黏膜,较明显时才致皮肤黄染。黄疸所致巩膜黄染是连续的,近角巩膜缘处黄染轻,远角巩膜缘处黄染重。此外,过多食用胡萝卜、橘子、南瓜等也可使皮肤黄染,多见于手掌、足底、前额及鼻部皮肤,而巩膜和口腔黏膜黄染一般不会出现。长期服用米帕林、呋喃类等药物也可引起皮肤黄染,以近角巩膜缘处黄染最明显,以此可与黄疸相区别。

5.色素沉着 因皮肤基底层黑色素增多而导致局部或全身皮肤颜色加深。生理情况下,身体外露部分以及乳头、腋窝、生殖器官、关节、肛门周围等处皮肤颜色较深。若上述部位颜色明显加深或其他部位出现色素沉着,则提示为病理征象。常见于慢性肾上腺皮质功能减退症、肝硬化等。

6.色素脱失 正常皮肤均含有一定的色素,当酪氨酸酶缺乏致使体内酪氨酸转化为多巴胺发生障碍,进而影响黑色素形成时,即可发生色素脱失。临床上常见的色素脱失见于白癜风、白斑和白化病。

二、温度

皮肤温度有赖于真皮层循环血量,可提示有无感染和循环障碍。如局部炎症或全身发热时,循环血量增多,局部皮肤温度增高;休克时,末梢循环差,皮肤温度降低。另外,皮肤温度受室温影响,并伴随皮肤颜色变化。皮肤苍白表明环境较冷或有循环障碍;皮肤发红表明环境较热或有炎症存在。

三、湿度

皮肤湿度与汗腺的分泌功能、气温及空气的湿度变化有关。正常人在气温高、湿度大的环境中出汗增多是生理反应。病理情况下,出汗过多可见于风湿病、结核病、甲状腺功能亢进症。夜间睡后盗汗,常见于结核病。大汗淋漓伴手脚皮肤发凉为冷汗,见于休克、虚脱。皮肤干燥无汗见于维生素A缺乏、尿毒症、脱水、黏液性水肿等。

四、弹性

皮肤弹性与年龄、营养状态、皮下脂肪及组织间隙含液量有关。儿童与青少年皮肤弹性好,中年以后皮肤弹性减弱,老年人皮肤弹性差。检查方法:检查时常取手背或上臂内侧部位,用示指和拇指将皮肤捏起,片刻后松手,观察皮肤皱褶平复速度。正常人于松手后皮肤皱褶迅速平复。皮肤弹性减弱,表现为皮肤皱褶平复缓慢,见于长期消耗性疾病、营养不良或严重脱水者。

五、压力性损伤

易发生在枕部、耳廓、肩胛部、肘部、骶尾部、膝关节内外侧、内外踝、足跟等身体易受压的骨突部位。其定义、临床表现等详见第三章第二节。

六、其他

包括评估皮肤有无皮疹、皮下出血、皮下结节、水肿和瘢痕等皮肤异常情况,以及皮肤的感觉和清洁度等。

(王剑桥　周爽悦　马舒晨)

第六节　血栓风险的评估

【重要性】

静脉血栓栓塞发病隐匿,具有高发生率、高死亡率、高误诊率、高漏诊率的特点,已成为院内非预期死亡的重要原因之一,严重威胁患者生命安全,增加医疗费用负担。提高静脉血栓栓塞规范预防率是国家医疗质量安全改进目标之一,根据不同人群及疾病特征选择恰当的血栓风险评估工具,早期精准识别静脉血栓栓塞发生风险,并准确地进行风险分层,是临床及时实施针对性预防的关键,对提高静脉血栓栓塞规范预防率、降低其发生率至关重要。住院患者血栓的风险评估是防治静脉血栓栓塞的首要环节,早期预见和积极有效的干预对改善患者的预后具有重要意义。

【定义】

静脉血栓栓塞(venous thromboembolism,VTE)指血液在静脉内异常凝结导致的血管完全或不完全阻塞,属于静脉回流障碍性疾病,包括深静脉血栓形成(deep venous thrombosis,DVT)和肺栓塞(pulmonary embolism,PE)。DVT指血液在深静脉腔内异常凝结,阻塞静脉管腔,导致静脉回流障碍,多见于下肢深静脉。

【评估工具】

Caprini血栓风险评估量表和Padua血栓风险评估量表是两种常用于评估深静脉血栓形成风险的工具,可以帮助医护人员评估患者在特定情境下面临的深静脉血栓形成风险,并采取相应的预防措施。两种量表的具体内容和评分规则详见第三章第五节。

对于Caprini血栓风险评估量表或Padua血栓风险评估量表评估为血栓高风险患者,需悬挂血栓风险标识牌,以提醒护理人员重点关注患者的血栓风险。

12-6 导入案例与思考

扫码看视频

(王剑桥　周爽悦　马舒晨)

第七节　出血高危风险的评估

【重要性】

出血风险的评估是临床工作的重要一环,应用于多种场景,如抗凝治疗前的评估。抗凝治疗会增加出血性并发症的风险,在治疗前及治疗过程中,应对患者进行出血风险的评估,并根据评估结果确定合适的治疗方案,减少出血风险,提高患者的治疗效果。

【定义】

出血风险(bleeding risk)指患者发生出血性症状的危险性。出血高危风险的评估指根据患者的临床情况和相关指标,评估其发生出血的风险程度。

【评估工具】

鉴于抗凝预防本身潜在的出血并发症,应对所有需要预防 VTE 的住院患者进行出血高危风险的评估和其他可能影响预防的因素评估。评估内容应包括以下几个方面。

1. 患者因素　年龄≥75 岁,凝血功能障碍,血小板计数<50×10^9/L 等。

2. 基础疾病　活动性出血,如未控制的消化性溃疡、出血性疾病或出血等。既往颅内出血史或其他大出血史。未控制的高血压,收缩压>180 mmHg 或舒张压>110 mmHg。可能导致严重出血的颅内疾病,如急性脑卒中(3 个月内)、严重颅脑或急性脊髓损伤。糖尿病,恶性肿瘤,严重的肾功能衰竭或肝功能衰竭等。

3. 合并用药　正在使用抗凝药物、抗血小板药物或溶栓药物等。

4. 侵入性操作　接受手术、腰椎穿刺或硬膜外麻醉术前 4 h 至术后 12 h 等。

临床常用的出血高危风险评估表,包括手术患者出血高危风险评估表和非手术患者出血高危风险评估表。

手术患者出血高危风险评估表(表 12-7-1)中,有任何一项符合就说明有大出血的风险或导致严重后果的出血高危风险,即为出血高风险人员。符合的项目数越多,则出血风险越高。

表 12-7-1　手术患者出血高危风险评估表

基础疾病相关	手术相关
活动性出血	腹部手术:术前贫血/复杂手术(联合手术、分离难度高或超过 1 个吻合术)
3 个月内有出血事件	胰十二指肠切除术:败血症、胰瘘、手术部位出血
严重肾功能衰竭或肝功能衰竭	肝切除术:原发性肝癌、术前血红蛋白和血小板计数低
血小板计数<50×10^9/L	心脏手术:体外循环时间较长
未控制的高血压	胸部手术:全肺切除术或扩张切除术
腰椎穿刺、硬膜外或椎管内麻醉操作术前 4 h 至术后 12 h	开颅手术、脊柱手术、脊柱外伤、游离皮瓣重建手术
正在使用抗凝/抗血小板/溶栓药物	
凝血功能障碍	
活动性消化性溃疡	
已知、未治疗的出血疾病	

非手术患者出血高风险评估见表 12-7-2,按照表格内容,符合即有出血高风险。符合的项目数越多,则出血风险越高。

表 12-7-2　非手术患者出血高危风险评估表

具有以下 1 项即为出血高危风险	具有以下 3 项及以上为出血高危风险
活动性胃十二指肠溃疡	年龄≥85 岁
入院前 3 个月内有出血事件	肝功能不全(INR>1.5)
血小板计数<50×10^9/L	严重肾功能不全(GFR<30 ml/min)
	入住 ICU 或 CCU
	中心静脉置管
	风湿性疾病
	现患恶性肿瘤
	男性

INR:国际标准化比值;GFR:肾小球滤过率;ICU:重症监护室;CCU:心脏病监护室。

(王剑桥　周爽悦　马舒晨)

第八节　营养风险的评估

【重要性】

合理的营养能够促进健康,减少疾病。较长时期的营养摄入不足或不平衡会增加营养不良的风险,导致营养性疾病的发生。营养风险评估作为一种有效手段,可以发现具有营养疾病风险和营养不良的高危患者,确定营养治疗的对象,从而实施营养治疗,以预防临床并发症。由于营养风险与临床结局密切相关,营养不良会导致感染性并发症的发生率增加、住院时间延长、生活质量下降以及医疗费用的增加等问题。因此,对于围手术期、老年患者、肿瘤患者等特殊人群来说,营养风险评估具有重要的意义。

【定义】

营养风险(nutritional risk)指现存的或潜在的,由营养或代谢状况引起的,出现疾病或手术相关的不利于临床结局的风险。

【评估工具】

营养风险筛查 2002(nutritional risk screening 2002,NRS 2002)(表 12-8-1)是欧洲肠内肠外营养学会采用循证医学的方法发展出的营养筛查表,是目前国际上推荐的营养筛查工具。中华医学会肠外肠内营养学分会推荐 NRS 2002 作为住院患者营养风险筛查的工具。NRS 2002 适用于 18 岁以上的住院患者,不推荐用于未成年患者。评估内容包含营养状况、疾病严重程度、年龄三个部分,每一部分多项同时符合,只取单项最高分值,不进行相加,总分最高分为 7 分。评分≥3 分,表示存在营养风险,需进行营养评定进一步制订营养计划,每周复评,并悬挂营养风险标识牌;评分<3 分,给予营养宣教,每周重新评估。评估时机:新入院、发生病情变化、手术后、出院之前。

12-8 导入案例
与思考

扫码看视频

表 12-8-1　营养风险筛查 2002

评 估 项 目		评　分
营养状况	BMI≥18.5 kg/m²； 近 1～3 个月体重无下降； 近 1 周进食量无变化	0 分
	近 3 个月体重下降＞5％； 近 1 周进食减少 25％～50％	1 分
	近 2 个月体重下降 5％； 近 1 周进食量减少 51％～75％	2 分
	BMI＜18.5 kg/m² 伴一般情况差； 近 1 个月体重下降＞5％或近 3 个月体重下降＞15％； 近 1 周进食量减少 76％及以上	3 分
疾病严重程度	正常营养需要量	0 分
	髋骨骨折；慢性疾病急性发作或有并发症；慢性阻塞性肺疾病；血液透析；一般恶性肿瘤患者；糖尿病；肝硬化	1 分
	腹部大手术；脑卒中；重度肺炎；血液恶性肿瘤	2 分
	颅脑损伤；骨髓移植；APACHE-Ⅱ评分＞10 分的 ICU 患者	3 分
年龄	年龄 18～69 岁	0 分
	年龄 70 岁及以上	1 分

（王剑桥　周爽悦　马舒晨）

第九节　焦虑的评估

12-9 导入案例与思考

扫码看视频

【重要性】

患者在围手术期产生的紧张不安情绪称为围手术期焦虑，是患者对疾病、住院、麻醉、手术等未知因素的不安、恐惧、紧张和忧虑的感觉，由情感、认知和行为变化组成。焦虑可引起明显的神经、内分泌反应，致儿茶酚胺、皮质醇分泌水平增加，交感神经活动增强，血压升高，心率加快，这些生理变化反过来又会使患者的焦虑症状加重。当焦虑超过正常水平时，可能导致不良的代谢变化，如心动过速、高血压和耗氧量增加，干扰手术的开始或完成，甚至导致手术暂停或取消。对患者进行焦虑的评估，可以及时发现患者的焦虑状态及程度，针对性地采取相应的措施，消除或降低患者焦虑，有利于患者手术及治疗的顺利进行，促进患者恢复。

【定义】

焦虑（anxiety）是一种源于内心的紧张、压力感，常表现为内心不安、心烦意乱，有莫名的恐惧感和对未来的不良预感，常伴有憋气、心悸、出汗、手抖、尿频等自主神经紊乱症状。焦虑普遍存在于人们的日常生活中，也是患者最常见的情绪反应。

【评估工具】

1. 广泛性焦虑量表(generalized anxiety disorder,GAD-7)　用于广泛性焦虑的筛查及症状严重程度的评估(表 12-9-1),共由 7 个条目组成,目的是了解被调查者在过去 2 周,有多少时间受到包括感觉紧张、担忧等 7 个问题的困扰。每个评分项目采用 0~3 级评分,分别为 3 分为"几乎每天",2 分为"一半以上天数",1 分为"有几天",0 分为"从来没有",总分值范围 0~21 分。根据评分结果,0~4 分为正常焦虑,5~9 分为轻度焦虑,10~14 分为中度焦虑,15~21 分为重度焦虑。

表 12-9-1　广泛性焦虑自评量表(GAD-7)

根据过去 2 周的状况,请您回答是否存在下列描述的状况及频率,在相应的位置打"√"

评 分 项 目	从来没有 (0分)	有几天 (1分)	一半以上天数 (2分)	几乎每天 (3分)
1.感觉紧张、焦虑或急切				
2.不能停止或控制担忧				
3.对各种各样事情担忧过多				
4.很难放松下来				
5.由于不安而无法静坐				
6.容易变得烦恼或急躁				
7.似乎将有可怕的事情发生而感到害怕				

2. 焦虑自评量表(self-rating anxiety scale,SAS)　用于测量患者焦虑状态轻重程度及其在治疗过程中变化情况(表 12-9-2)。该量表的特点是简便省时,易于掌握,能迅速反映出被测者个人主观感受到的焦虑程度。该量表由 20 个条目组成,每个评分项目采用 1~4 级评分,1 分为"没有或很少有",2 分为"有时有",3 分为"大部分时间有",4 分为"绝大部分或全部时间有"。其中有 5 个条目(5、9、13、17、19)为反向计分。计算总分时,先将反向计分的评分项目进行分值转换后(1→4,2→3,3→2,4→1),再将 20 个评分项目得分相加,即得到初分,总分值范围为 20~80 分。将初分乘以 1.25,四舍五入取整数部分,即得到标准分,SAS 评分的标准分≥50 分即表示存在焦虑症状,评分 50~59 分为轻度焦虑,评分 60~69 分为中度焦虑,评分>69 分为重度焦虑。

表 12-9-2　焦虑自评量表(SAS)

根据您最近 1 周或现在的实际感觉选择与您的情况相符的描述,并在相应位置打"√"。每道题不要花费太久时间思考,凭第一印象回答

评 分 项 目	没有或 很少有 (1分)	有时有 (2分)	大部分时间有 (经常有) (3分)	绝大部分或 全部时间有 (4分)
1.我感到比往常更加敏感和焦虑				
2.我无缘无故感到担心				
3.我容易心烦意乱或感到恐慌				
4.我感到我的身体好像被分成几块,支离破碎				
5.我感到事事都很顺利,不会有倒霉的事情发生*				
6.我的四肢抖动和震颤				
7.我因头痛、颈痛、背痛而烦恼				
8.我感到无力且容易疲劳				

续表

评 分 项 目	没有或 很少有 （1分）	有时有 （2分）	大部分时间有 （经常有） （3分）	绝大部分或 全部时间有 （4分）
9.我感到很平静,能安静坐下来*				
10.我感到我的心跳较快				
11.我因阵阵的眩晕而不舒服				
12.我有阵阵要昏倒的感觉				
13.我呼吸时进气和出气都不费力*				
14.我的手指和脚趾感到麻木和刺痛				
15.我因胃痛和消化不良而苦恼				
16.我必须时常排尿				
17.我的手总是很温暖而干燥*				
18.我觉得脸发热发红				
19.我容易入睡,晚上休息很好*				
20.我做噩梦				

注:* 为反向计分。

（王剑桥　周爽悦　马舒晨）

第十节　抑郁的评估

【重要性】

抑郁是全球范围内首要的公众心理健康问题,对公众的健康危害巨大。抑郁症不仅会损害患者的健康,还会降低其个人及其家庭的生活质量。因此,早期对抑郁进行准确的评估和筛查,识别潜在的危险因素,及时采取相应的干预措施,以防止严重事件的发生,对患者的治疗和护理意义重大。

【定义】

抑郁（depression）是一种精神心理疾病,以心境抑郁和快感缺失为主要症状,以情绪低落、兴趣减少、疲劳或精力不足、睡眠紊乱、自责或内疚、注意力减退或犹豫不决、反复出现自杀观念或自杀企图等为附加症状。

【评估工具】

目前临床常用的抑郁评估量表为患者健康问卷（patient health questionnaire,PHQ-9）（表 12-10-1）。该问卷是一个简便、有效的抑郁障碍自评量表,在抑郁症诊断的辅助和症状严重程度评估方面具有良好的信度和效度。PHQ-9 量表由 9 个条目组成,每个条目答案由 4 个选项构成,分别为"从来没有""有几天""一半以上天数""几乎每天",相应的分数分别为 0 分、1 分、2 分、3 分,总分是 27 分,根据评分结果,0～4 分为没有抑郁症,5～9 分为可能有轻微抑郁症,10～14 分为可能有中度抑郁症,15～19 分为可能有中重度抑郁症,20～27 分为可能有重度抑郁症。

表 12-10-1　患者健康问卷(PHQ-9)

根据过去 2 周的情况,请您回答是否存在下面描述的状况和频率,在相应位置打"√"

评 分 项 目	从来没有 (0分)	有几天 (1分)	一半以上天数 (2分)	几乎每天 (3分)
1.做事时提不起劲或没有兴趣				
2.感到心情低落、沮丧或绝望				
3.入睡困难、睡不安稳或睡眠过多				
4.感觉疲倦或没有活力				
5.食欲不振或吃太多				
6.觉得自己很糟,或觉得自己很失败,或让自己或家人失望				
7.对事物专注有困难,例如阅读报纸或看电视时不能集中注意力				
8.动作或说话速度缓慢到别人已经觉察,或正好相反,烦躁或坐立不安、动来动去的情况更胜于平常				
9.有不如死掉或用某种方式伤害自己的念头				
总分				

（王剑桥　　周爽悦　　马舒晨）

第十一节　吞咽功能的评估

【重要性】

通过吞咽功能的评估,可以筛选出患者有误吸或者误咽的危险因素,明确患者吞咽功能的障碍程度,判断其代偿能力,并根据患者的吞咽障碍程度制订康复目标,找出合适的治疗和护理方案,评估患者的预后情况。

【定义】

正常的吞咽功能是指把唾液、水、食物等液体和固体的物质,以适宜的频率和速度通过口腔、咽和食管,送入胃中的功能。吞咽不是一个单纯的随意活动,而是一种复杂的反射活动。正常的吞咽活动分为 4 个期,即口腔准备期、口腔期、咽期、食管期。

吞咽困难(dysphagia)指由于下颌、双唇、舌、软腭、咽喉、食管括约肌或食管结构和(或)功能受损,食物和水从口腔送到胃内的过程中出现受阻,无法安全有效地进食、饮水,以获取足够营养和水分,包括口咽或食管的吞咽困难。

【评估工具】

目前临床最常用于评估吞咽功能的是洼田饮水试验和标准吞咽功能评价量表。

1. 洼田饮水试验　日本学者洼田俊夫提出的评定吞咽障碍的实验方法,分级明确清楚,操作简单(表 12-11-1)。进行洼田饮水试验时要注意在患者意识清楚或者格拉斯哥昏迷评分(GCS)≥12 分时进行,患者能够按照指令完成试验。试验时不能告诉患者正在做试验,避免患者紧张导致测试结

12-11 导入案例
与思考

扫码看视频

果不准确。同时,要注意饮水量准确,不宜过多或过少。进行试验时,要求患者端坐,喝下 30 ml 温开水,观察所需时间和呛咳情况。正常:1 级。可疑:1 级 5 s 以上或 2 级。异常:3～5 级。

表 12-11-1　洼田饮水试验

1 级(优)	5 s 内能顺利将 30 ml 水 1 次饮下,无呛咳
2 级(良)	5 s 内能顺利将 30 ml 水分 2 次饮下,无呛咳
3 级(中)	＞5 s 将 30 ml 水 1 次饮下,但有呛咳
4 级(可)	＞5 s 将 30 ml 水分 2 次以上咽下,但有呛咳
5 级(差)	频繁呛咳,＞5 s 且不能将 30 ml 水全部咽下

注:GCS 评分 12 分及以上适用。

2. 标准吞咽功能评价量表　由初步评价(临床检查)、5 ml 饮水试验、60 ml 饮水试验三步组成(表 12-11-2)。第一部分初步评价(临床检查)包括意识水平、头与躯干的控制、呼吸模式、唇的闭合、软腭运动、喉功能、咽反射和自主咳嗽,总分 8～23 分。初步评价(临床检查)正常后方可进行第二步 5 ml 饮水试验。5 ml 饮水试验即让患者吞咽 5 ml 水 3 次,观察水流出情况、有无喉运动、重复吞咽、吞咽时的喘鸣和吞咽后的喉功能,总分 5～11 分。第二步至少 2 次无异常方可进行第三步 60 ml 饮水试验,嘱患者吞咽 60 ml 水,观察吞咽所需要的时间,有无咳嗽等,总分 5～12 分。该量表的最低分为 19 分,最高分为 48 分,分数越低,说明吞咽功能越好。

表 12-11-2　标准吞咽功能评价量表

测 评 项 目		得　　分
第一步:初步评价(临床检查)		
(1)意识水平	清醒	1
	嗜睡但能唤醒	2
	有反应但无睁眼和言语	3
	仅对疼痛刺激有反应	4
(2)头与躯干的控制	正常坐稳	1
	不能坐稳	2
	只能控制头部	3
	头部也不能控制	4
(3)呼吸模式	正常	1
	异常	2
(4)唇的闭合	正常	1
	异常	2
(5)软腭运动	对称	1
	不对称	2
	减弱或缺乏	3
(6)喉功能	正常	1
	减弱	2
	缺乏	3
(7)咽反射	存在	1
	缺乏	2
(8)自主咳嗽	存在	1
	减弱	2
	缺乏	3

续表

测 评 项 目		得　分
第二步:5 ml 饮水试验,给予 1 汤匙水(5 ml)(重复 3 次)		
(9)水流出	无/1 次	1
	>1 次	2
(10)有无喉运动	有	1
	无	2
(11)重复吞咽	无/1 次	1
	>1 次	2
(12)吞咽时咳嗽	无/1 次	1
	>1 次	2
(13)吞咽时喘鸣	无	1
	有	2
(14)吞咽后的喉功能	正常	1
	减弱或声音嘶哑	2
	发音不能	3
第三步:如果第二步正常,那么进行 60 ml 饮水试验,给予吞咽 60 ml 水		
(15)能否完成	能	1
	不能	2
(16)吞咽时或完毕后咳嗽	无	1
	有	2
(17)吞咽时或完毕后喘鸣	无	1
	有	2
(18)吞咽后的喉功能	正常	1
	减弱或声音嘶哑	2
	发音不能	3
(19)误吸是否存在	无	1
	可能	2
	有	3
得分		

评价原则:

(1)初步评价(临床检查)异常,则不进行后续评价。判定误吸风险为Ⅳ级,分数为初步评价各项目的分数＋第二步最高分(13 分)＋第三步最高分(12 分)。

(2)初步评价正常,第二步评价异常(饮 3 次水有至少 2 次异常),则不进行第三步评价。判定误吸风险为Ⅲ级,分数为初步评价各项目的分数＋第二步各项目的分数＋第三步最高分(12 分)。

(3)初步评价正常,第二步评价正常(饮 3 次水有至少 2 次正常),第三步评价异常。判定误吸风险为Ⅱ级,分数为初步评价各项目的分数＋第二步各项目的分数＋第三步项目分数。

(4)初步评价正常,第二步评价正常(饮 3 次水有至少 2 次正常),第三步评价正常。判定误吸风险为Ⅰ级。不计算分数。

(王剑桥　周爽悦　马舒晨)

Note

12-12 导入案例
与思考

扫码看视频

第十二节　肺功能的评估

【重要性】

肺功能评估可以早期检出肺部和呼吸道疾病,鉴别呼吸困难的原因,判断气道阻塞的部位和程度,明确肺部疾病,如慢性阻塞性肺疾病的严重程度,并依据严重程度制订相应的治疗和护理方案。

对于骨科需进行手术治疗的患者,尤其是脊柱手术,如颈椎、胸椎手术或脊柱侧弯矫形术的患者,由于手术创伤、麻醉和术后疼痛限制呼吸和咳嗽动作,可能对患者的呼吸中枢、膈神经和呼吸肌的影响较大,导致术后通气量不足,气道分泌物排除受限,容易并发肺炎、肺不张。术前进行肺功能的评估,对判断患者呼吸功能的基本状态,评估手术风险和制订手术计划,明确麻醉的风险等级及程度,以及制订围手术期改善肺功能的治疗计划和预防术后并发症有重要的参考意义。

【定义】

肺功能(pulmonary function)的含义包括广义和狭义两个方面。广义的肺功能包括肺的呼吸、防御、代谢、贮血、水液调节的功能。狭义的肺功能主要指呼吸功能(包括气体代谢功能),即肺进行内外环境间的气体交换,从而为全身组织细胞提供氧气并清除其代谢产生的二氧化碳,以维持最佳的内环境的功能,这是肺最基本和最重要的功能。人体与外环境所进行的气体交换,是不断从外界摄取氧气并不断向外界排出二氧化碳的过程,称为外呼吸,包括肺通气和肺换气两个过程。此外,呼吸功能还包括肺循环毛细血管和体循环毛细血管之间的气体运输、血液通过组织液与细胞之间的气体交换(内呼吸)两部分。肺功能是维持人体新陈代谢和功能活动的重要保证。

【评估工具】

1. 呼吸功能评价量表　改良英国医学研究委员会(modified Medical Research Council,mMRC)呼吸困难指数在临床上简单易行,且研究表明其与肺功能检查结果有相关性。mMRC 呼吸困难指数根据患者出现气短时的活动程度分为 0~4 个等级,0 级为轻度呼吸困难,1 级为中度,2 级为重度,3~4 级为极重度(表 12-12-1)。一般 0~1 级可按期手术;2 级提示围手术期须强化呼吸功能锻炼,持续吸氧,预防肺部并发症发生;3~4 级预示术后可能出现严重呼吸系统并发症,应待患者呼吸状况改善后再行择期手术。

表 12-12-1　mMRC 呼吸困难指数

分　级	判 定 标 准
0	仅在费力运动时出现呼吸困难
1	平地快步行走或爬小坡时出现气短
2	由于气短,平地行走时比同龄人慢或者需要停下来休息
3	在平地行走 100 m 左右或数分钟后需要停下来喘气
4	因严重呼吸困难以至于不能离开家,或在穿/脱衣服时出现呼吸困难

2. 临床评估　临床医护人员可通过既往病史、主诉、体格检查、辅助检查、肺功能检查等进行全面的肺功能评估。

1)既往病史　评估患者有无慢性阻塞性肺疾病、慢性支气管炎、哮喘、支气管扩张症、肺结核等疾病,是否进行过规律的治疗,治疗效果如何,现在是否用药等。

2)主诉　评估患者有无咳嗽、咳痰、咯血、呼吸困难、气促等主观症状。

3)体格检查　①用指脉氧测定仪测量经皮血氧饱和度数值。②观察呼吸频率和节律。③重点

Note

评估胸廓、胸壁和心肺体征。

4)辅助检查 查验患者的动脉血气分析、胸部 X 线检查、肺部 CT 检查等。

5)肺功能检查 肺容积、肺容量的测定以及肺通气功能的测定。

(1)肺容积和肺容量的测定:①基础肺容积包括潮气量(TV),补吸气量(IRV),补呼气量(ERV)和残气量(RV);②基础肺容量包括深吸气量(IC),功能残气量(FRC),肺活量(VC)和肺总量(TLC)。

(2)肺通气功能检测指标:①一秒率(FEV_1/FVC);②呼气流量峰值(PEF);③静息每分钟通气量(VE);④最大自主通气量(MVV)。

3.六分钟步行试验(6 minute walking test,6MWT) 测定患者 6 min 内在平坦硬地上以能耐受的最大速度步行的距离。6MWT 的功能代偿能力和系统受损情况分级标准,与肺功能有较好的相关性。临床一般这样判读:≥350 m 为轻度肺功能受损,250～349 m 为中度,150～249 m 为重度,≤149 m 为极重度。

(王剑桥 周爽悦 马舒晨)

第十三节 患肢末梢血运、感觉、活动的评估

【重要性】

良好的末梢血运是保证肢体正常生理功能的基础,能够为肢体提供充足的氧气和营养物质并排除代谢废物,促进神经和肌肉的修复。当肢体受到损伤或疾病影响时,末梢血运可能受到影响,导致肢体功能障碍或并发症的发生。通过观察患肢末梢血运是否良好,可以判断患者的血液循环状况,进而评估骨折愈合的情况。同时,对患肢感觉和活动的评估也可以帮助医生判断患者的神经功能恢复情况和肌肉力量恢复情况,从而了解骨折术后的恢复状态。在患者治疗过程中,密切监测患肢末梢血运、感觉和活动的变化,做好患肢末梢血运、感觉和活动的评估,可以为患者的治疗、护理和康复治疗提供理论依据和指导,并根据评估结果及时调整治疗方案,以促进患者的全面康复。

【定义】

末梢血运(peripheral blood circulation)指肢体末端的手指、脚趾的血液循环,其主要功能是为肢体末端提供足够的氧气和营养物质,同时将代谢废物排出体外。末梢血运对于维持肢体正常的生理功能和预防并发症至关重要。

感觉(feeling)指个体对外部刺激的认知和体验。在骨科患者中,感觉评估主要是对患者感知、疼痛、触觉等方面进行评估。

活动(movement)指骨骼、关节和肌肉协同工作以完成特定动作的过程。活动评估是对患者肌肉力量、关节活动度等方面进行评估。

【评估工具】

1.末梢血运评估 通过皮肤颜色、温度,动脉搏动和肢端毛细血管充盈情况来进行判断。①皮肤颜色:当动脉供血不足时,肤色苍白,指(趾)腹空虚感。静脉回流不良时,皮肤呈青紫色。②皮肤温度:伤肢远端同健侧对称点做比较。对比时双侧肢体要在同一室温下。亦可用皮温计进行测量和比较。皮温低于健侧说明血运差。③动脉搏动:上肢可触诊桡动脉和尺动脉。下肢可触诊足背动脉及胫后动脉。如动脉搏动消失,则有肢端缺血现象。④毛细血管充盈情况:用手指压迫伤肢的指(趾)甲,甲下颜色变为苍白,移去压迫,1～2 s 内即恢复原来红润现象为正常。若动脉供血欠佳,则恢复时间延长。

2.感觉评估 进行双侧对比,检查健侧的目的是在判断患者理解力的同时,建立患者自身的正

12-13 导入案例
与思考

扫码看视频

常标准,用于与患侧进行比较,以判断患肢的感觉。

3.活动评估　患者主动活动患肢远心端关节,由远及近,上肢关节依次为掌指关节、腕关节、肘关节、肩关节,下肢关节依次为足趾关节、踝关节、膝关节、髋关节。观察远心端关节的活动情况,以判断肢体的功能,排除肌肉萎缩及神经损伤的可能。

（王剑桥　周爽悦　马舒晨）

第十四节　关节活动度的评估

12-14 导入案例与思考

扫码看视频

【重要性】

关节活动度的评估是测量关节的远端骨朝向或离开近端骨运动的过程中,远端骨所达到的新位置与开始位置之间的夹角,主要是为了确定关节有无活动障碍及障碍程度,能够根据测定结果确定治疗目标,评价治疗效果。

【定义】

关节活动度,亦称关节活动范围(range of motion,ROM)指关节活动时可达到的最大弧度,是衡量一个关节运动量的尺度,常以度数表示,是肢体运动功能检查的基本内容之一。根据关节运动的动力来源分为主动关节活动度和被动关节活动度。

主动关节活动度指人体自身的主动随意运动而产生的运动弧,用以评估受检者肌肉收缩力量对关节活动度的影响。

被动关节活动度指通过外力,如在康复治疗师的帮助下而产生的运动弧。正常情况下,被动运动至终末时会产生一种关节囊内的、不受随意运动控制的运动。

【评估工具】

1.常用测量工具

(1)通用量角器:由一个圆形的刻度盘和固定臂、移动臂构成。固定臂与刻度盘相连,不能移动。移动臂的一端与刻度盘的中心相连,可以移动(图 12-14-1)。通用量角器主要用于四肢关节 ROM 的测量,7.5 cm 的短臂量角器用于上肢关节,如肩、肘、腕关节 ROM 的测量,40 cm 的长臂量角器常用于下肢关节,如膝、髋关节 ROM 的测量。

(2)指关节量角器:指关节量角器用于手指关节活动度的测量,为小型半圆形量角器,半圆形的刻度盘和固定臂相连,不能移动。移动臂与半圆形刻度盘相连,可以移动(图 12-14-2)。

(3)脊柱活动量角器:用于测量脊柱屈、伸的活动度,也可用于脊柱侧弯的测量(图 12-14-3)。

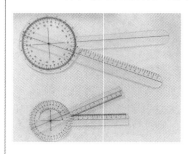

图 12-14-1　通用量角器

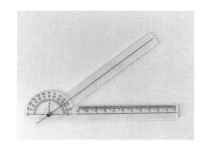

图 12-14-2　指关节量角器

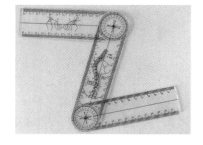

图 12-14-3　脊柱活动量角器

(4)电子量角器:固定臂和移动臂为 2 个电子压力传感固定臂器,刻度盘为液晶显示器。电子量角器测量准确程度优于通用量角器,且重复性好,使用方便。

2. 主要关节 ROM 的测量方法 如表 12-14-1 所示。

表 12-14-1 主要关节 ROM 的测量方法

关 节	运 动	体 位	量角器放置方法			正常参考值
			轴心	固定臂	移动臂	
肩关节	屈、伸	坐位或立位,臂置于体侧,肘伸直	肩峰	腋中线	肱骨长轴	屈 0°～180° 伸 0°～60°
	外展	坐位或立位,臂置于体侧,肘伸直	盂肱关节的前方或后方	通过肩峰,与地面垂直的线(前或后面)	肱骨长轴	0°～180°
	内收	坐位或站位,臂置于体侧,肘伸直	盂肱关节的前方或后方	通过肩峰,与地面垂直的线(前或后面)	肱骨长轴	0°～45°
	内、外旋	坐位、仰卧位或俯卧位,肩外展 90°,屈肘 90°,前臂旋前并与地面平行	尺骨鹰嘴	通过肘关节,与冠状面垂直的线	尺骨	内旋 0°～70° 外旋 0°～90°
肘关节	屈、伸	仰卧位、坐位或立位,前臂解剖中立位	肱骨外上髁	与肱骨纵轴平行	与桡骨纵轴平行	0°～150°
腕关节	屈、伸	坐位或站位,前臂完全旋前	尺骨茎突稍向远端,或桡骨茎突	与尺骨长轴平行	与第五掌骨长轴平行	屈 0°～80° 伸 0°～70°
	尺、桡侧偏移或外展	坐位,屈肘,前臂旋前,腕中立位	腕背侧中点	前臂背侧中线	第三掌骨纵轴	桡偏 0°～20° 尺偏 0°～30°
髋关节	屈	仰卧位或侧卧位,对侧下肢伸直	股骨大转子	与身体纵轴平行	股骨纵轴	0°～125°
	伸	仰卧位,被测下肢在上	股骨大转子	与身体纵轴平行	股骨纵轴	0°～15°
	内收、外展	仰卧位	髂前上棘	左右髂前上棘连线的垂直线	髂前上棘至髌骨中心的连线	内收 0°～35° 外展 0°～45°
	内旋、外旋	坐位或仰卧位,髋、膝屈曲 90°	髌骨中心	通过髌骨中心的垂线,与地面垂直	胫骨纵轴	内旋 0°～35° 外旋 0°～45°
膝关节	屈、伸	俯卧位、仰卧位或坐在椅子边缘	股骨外侧髁	股骨纵轴	腓骨小头与外踝连线	屈 0°～135° 伸 0°
踝关节	背屈、跖屈	仰卧位,踝处于中立位	第 5 跖骨与小腿纵轴延长线在足底的交点	腓骨小头与外踝的连线	第五跖骨长轴	背屈 0°～20° 跖屈 0°～45°
	内翻、外翻	俯卧位,足位于床缘外	踝后方两踝中点	小腿纵轴	足底面长轴	各 0°～35°

(王剑桥 周爽悦 马舒晨)

第十三章 骨科专科护理技术

第一节 脊柱专科神经功能评估技术

术前、术后须对患者神经功能进行评估,主要评估患者感觉运动情况,如发现异常,及时通知医生。

【目的】

(1)评估患者的神经功能,以利于疾病排查。

(2)及时发现患者的神经功能问题,以利于疾病诊断及治疗。

(3)通过评估患者的神经功能,预防并发症的发生。

【评分标准】

见表 13-1-1。

表 13-1-1 脊柱专科神经功能评估技术评分标准

项 目	总 分	操 作 步 骤	操 作 要 点	分 值
操作前准备	20分	(1)知识准备:了解操作目的		3分
		(2)患者准备:①评估患者病情、意识状态及配合度(3分);②观察患者脊柱受损部位的情况(3分)	评估患者配合度	6分
		(3)环境准备:整洁,安静,温湿度适宜,光线充足(2分)	避免患者着凉、保护患者隐私。必要时用屏风遮挡	2分
		(4)用物准备:棉签、大头针、叩诊锤、皮尺、手消毒液、PDA(3分)	多人间准备屏风	3分
		(5)护士准备:仪表端庄(2分),衣帽整洁(2分),洗手及修剪指甲(2分)	遵守医院感染控制要求	6分
操作过程	70分	(1)核对医嘱,至患者床旁,评估患者情况,做好解释,取得合作(3分)		3分
		(2)洗手、戴口罩,准备用物(2分)		2分
		(3)携用物至患者床旁,再次核对并解释(3分)		3分

续表

项 目	总 分	操 作 步 骤	操 作 要 点	分 值
操作过程	70分	(4)全身观察(6分):①观察患者肩及胸廓是否对称;②两侧髂嵴是否在同一水平线上;③双下肢是否等长;④肢体肌肉有无萎缩;⑤皮肤有无咖啡斑、异常毛发异常、破溃等;⑥脊柱生理曲度是否正常	充分暴露,注意保暖	6分
		(5)患者仰卧,浅感觉评估(10分)。 ①触觉:用棉签轻划患者,自上而下,左右对称,询问患者感知情况。测量部位:C5肘前窝的外侧、C6拇指近节背侧皮肤、C7中指近节背侧皮肤、C8小指近节背侧皮肤、T1肘前窝的内侧、T2腋窝的顶部、T4锁骨中线第4肋间(乳线)、T6锁骨中线第6肋间(剑突水平)、T10锁骨中线第10肋间(脐水平)、L2大腿前内侧、L3膝上股骨内髁处、L4内踝、L5足背第3跖趾关节、S1足跟外侧。 ②痛觉:用大头针的针尖轻刺患者皮肤,让患者陈述感受(测量部位同上)		10分
		(6)深感觉评估,让患者闭眼(3分)。 ①位置觉:触摸任一手指或足趾,要求患者说出准确位置。 ②运动觉:轻捏手或足趾两侧,上下运动,让患者说出肢体被动运动的方向(向上或向下)		3分
		(7)肌张力的评估:触摸肌肉硬度,关节被动运动的阻力(2分)		2分
		(8)肌力的评估(20分):嘱患者用力做肢体伸屈运动,护士分别从相反的方向测试患者对阻力的克服力量。注意两侧的对比:C5屈肘肌(肱二头肌、肱肌)、C6伸腕肌(桡侧伸腕长肌和短肌)、C7伸肘肌(肱三头肌)、C8中指屈指肌(指深屈肌)、T1小指外展肌(小指展肌)、L2屈髋肌(髂腰肌)、L3伸膝肌(股四头肌)、L4踝背伸肌(胫骨前肌)、L5伸趾肌(趾长伸肌)、S1踝跖屈肌(腓肠肌和比目鱼肌)	动作轻柔	20分
		(9)各关节的主动运动范围(2分)		2分
		(10)浅反射评估:用棉签轻划,评估腹壁反射、提睾反射、肛门反射是否存在(3分)	询问患者有无不适	3分
		(11)深反射评估:用叩诊锤轻叩,评估肱二头肌反射、肱三头肌反射、桡骨膜反射、膝反射、跟腱反射是否存在(5分)		5分

Note

续表

项 目	总 分	操 作 步 骤	操 作 要 点	分 值
操作过程	70分	(12)病理反射评估：Hoffmann征、Babinski征、Oppenheim征、Gordon征、髌阵挛、踝阵挛（5分）		5分
		(13)安置患者，询问患者需求（2分）		2分
		(14)处理用物（2分）	按照医疗废物处理原则处理	2分
		(15)洗手、脱口罩，记录（2分）	记录患者神经功能评定情况，记录阳性体征	2分
注意事项	10分	(1)检查顺序：先健侧后患侧，先主动后被动（4分）。 (2)充分暴露，两侧对比，评估感觉时，还要与脸颊的皮肤对比（3分）。 (3)检查全面，动作轻柔到位（3分）		10分

【评分依据】

（1）操作程序缺项或不符合要求按各项实际分值扣分。

（2）操作顺序颠倒一处扣1分。

（3）操作时间为20 min，超过规定时间的30%及以下扣1分；超过规定时间的31%～39%扣2分；超过规定时间的40%扣3分并终止操作，其他未完成项及操作速度项得分全部扣除。

（4）仪表一项不符合扣2分，扣完为止。

（5）态度生硬、沟通不足、未保护患者隐私、缺乏人文关怀，扣1～3分，扣完为止。

（6）注意事项回答不全，漏一项按实际分值扣分，扣完为止。

（王慧文　何　燕）

第二节　脊柱损伤搬运技术

脊柱损伤搬运技术是骨科护士的基本技能，由于脊柱结构的特殊性及重要性，因此，安全地转运患者至关重要，防止搬运不当加重脊柱损伤，甚至威胁患者生命。

【目的】

正确地搬运、转移患者，避免加重脊柱损伤。

【评分标准】

见表13-2-1。

表13-2-1　脊柱损伤搬运技术评分标准

项 目	总 分	操 作 步 骤	操 作 要 点	分 值
操作前准备	20分	(1)知识准备：了解操作目的		3分
		(2)患者准备：①评估患者意识状态，四肢肌力及体重情况（3分）；②观察损伤部位，伤口情况和管道情况（3分）		6分

扫码看视频

续表

项　　目	总　分	操　作　步　骤	操　作　要　点	分　值
操作前准备	20分	(3)环境准备：整洁，安静，温湿度适宜，光线充足(2分)	避免患者着凉、保护患者隐私。必要时用屏风遮挡	2分
		(4)用物准备：平车、棉被、PDA，检查平车的性能(3分)		3分
		(5)护士准备：仪表端庄(2分)，衣帽整洁(2分)，洗手及修剪指甲(2分)	遵守医院感染控制要求	6分
操作过程	70分	(1)携用物至患者床旁，核对患者信息，说明操作目的、方法，取得患者的配合(5分)		5分
		(2)移开床旁桌椅，将平车推至床尾，使平车头端与床尾成钝角，固定刹车(5分)	平车刹车固定	5分
		(3)放下两侧护栏，移去枕头，松开被尾(4分)	注意保暖，注意保护隐私	4分
		(4)妥善安置各管道，并夹闭引流管(5分)	防止管道滑脱	5分
		(5)协助患者双下肢伸直，双上肢自然摆放于身体两侧或交叉放于胸前(5分)		5分
		(6)三位操作者站于患者同侧(如有颈椎损伤，需四人操作)(3分)	三人操作法适合胸椎、腰椎骨折患者。四人操作法适合颈椎骨折患者	3分
		(7)第一操作者托住患者头、颈、肩胛部及胸部；第二操作者托住患者腰背部及臀部；第三操作者托住患者腿部，使头、颈、肩、腰、髋保持在同一水平线上。患者如有颈椎损伤，须第四操作者为患者正确佩戴颈托后，双手固定患者头部，沿纵轴向上略加牵引，使头、颈随躯干一起移动(10分)	所有人步调一致，注意预防患者坠落	10分
		(8)三人或四人步调一致，将患者搬运至平车的中央(5分)		5分
		(9)拉起平车护栏，妥善安置各管道(5分)		5分
		(10)安置患者，为患者保暖并防止坠落(4分)		4分
		(11)观察患者，如无不适，将患者推至目的地(5分)		5分
		(12)检查结束，同法将患者搬运至床上(5分)		5分
		(13)整理床单位，协助患者取舒适体位，询问患者需要，告知注意事项(5分)	注意采取轴线翻身技术及防止管道滑脱	5分
		(14)处理用物(2分)	清洁平车	2分
		(15)洗手，记录(2分)		2分

续表

项 目	总 分	操 作 步 骤	操 作 要 点	分 值
注意事项	10分	(1)搬运患者时,应注意保持患者脊椎平直,维持脊柱的正确生理曲度,避免由于躯干扭曲,加重脊柱骨折、脊髓损伤和关节脱位(3分)。 (2)患者有颈椎损伤时,特别注意观察呼吸情况,勿扭曲或旋转患者的头部,以免加重神经损伤引起呼吸肌麻痹而死亡(3分)。 (3)搬运时须观察患者感受及病情变化,妥善安置各管道,防止扭曲(2分)。 (4)多人搬运时,动作要协调统一(2分)		10分

【评分依据】

(1)操作程序缺项或不符合要求按各项实际分值扣分。

(2)操作顺序颠倒一处扣1分。

(3)操作时间为20 min,超过规定时间的30%及以下扣1分;超过规定时间的31%~39%扣2分;超过规定时间的40%扣3分并终止操作,其他未完成项及操作速度项得分全部扣除。

(4)仪表一项不符合扣2分,扣完为止。

(5)态度生硬、沟通不足、未保护患者隐私、缺乏人文关怀,扣1~3分,扣完为止。

(6)注意事项回答不全,漏一项按实际分值扣分,扣完为止。

(王慧文　徐瑞璟)

第三节　轴线翻身技术

由于疾病或治疗的限制,许多骨科患者需长期卧床,可能导致精神萎靡、消化不良、便秘和肌肉萎缩等症状。此外,持续的压力会导致局部血液循环障碍,增加压力性损伤的风险。另外,长期卧床可能导致呼吸道分泌物不易咳出,容易引发坠积性肺炎。因此,护士应定期帮助患者改变体位,以确保其舒适和安全,预防并发症的发生,并促进康复和恢复。

【目的】

(1)协助颅骨牵引、脊柱损伤、脊柱手术、髋关节术后的患者在床上翻身。

(2)预防脊柱再损伤及关节脱位。

(3)减轻对特定部位的压力,改善血液循环,降低压力性损伤的发生风险。

(4)促进肌肉的血液循环和营养代谢,有助于维持肌肉的功能和力量。

(5)促进呼吸道分泌物的排出,减少呼吸道感染的风险。

(6)可以改善患者的舒适度,减轻不适症状,提高患者的心理状态和生活质量。

【评分标准】

见表13-3-1。

扫码看视频

表 13-3-1 轴线翻身技术评分标准

项 目	总 分	操 作 步 骤	操 作 要 点	分 值
操作前准备	20分	(1)知识准备:了解操作目的		3分
		(2)患者准备:①评估患者病情、意识状态及配合能力(3分);②观察损伤部位、伤口情况和管道情况等(3分)		6分
		(3)环境准备:整洁,安静,温湿度适宜,光线充足(2分)	避免患者着凉、保护患者隐私。必要时进行遮挡	2分
		(4)用物准备:治疗车、治疗盘、翻身枕、PDA,视病情准备软枕若干、翻身单等(3分)		3分
		(5)护士准备:仪表端庄(2分),衣帽整洁(2分),洗手及修剪指甲(2分)	遵守医院感染控制要求	6分
操作过程	70分	(1)核对医嘱,至患者床旁,评估患者情况,做好解释,取得合作(4分)		4分
		(2)洗手、戴口罩,准备用物(3分)		3分
		(3)携用物至患者床旁,再次核对并解释(4分)		4分
		(4)固定床脚轮,将各种仪器、导线及输液装置安置妥当(4分)		4分
		(5)协助患者移去枕头,松开被尾,拉起对侧床栏,妥善安置各种管道(4分)		4分
		(6)第一操作者移开床旁桌取下患者床头(3分)		3分
		(7)第一操作者站于患者头部旁,固定患者头颈部,沿纵轴向上略加牵引,使患者头、颈随躯干一起移动(5分);第二、第三操作者站于患者同侧,第二操作者将双手分别置于患者肩部、腰部,第三操作者将双手分别置于腰部、臀部(10分);三位操作者使头、颈、肩、腰、髋保持在同一水平线上,同时用力,先将患者平移至第二、第三操作者同侧床旁(5分);再将患者翻转至侧卧位(5分);翻身时注意观察患者病情变化及受压处皮肤有无压力性损伤的发生(2分)。对无颈椎损伤的患者:可由两位操作者完成轴线翻身(3分)		30分
		(8)观察受压皮肤的情况及肢体是否处于功能位置,检查各种管道并保持其通畅(4分)		4分
		(9)将翻身枕放于患者背部支撑身体,另一软枕放于双膝间使双膝呈自然弯曲状(4分)	保持双膝处于功能状态	4分
		(10)整理床单位,询问患者需要,拉起床栏(4分)	保证患者舒适安全	4分

续表

项　目	总　分	操　作　步　骤	操　作　要　点	分　值
操作过程	70分	(11)处理用物(2分)		2分
		(12)洗手、脱口罩(2分),记录(2分)		4分
注意事项	10分	(1)翻转患者时注意保持患者脊柱平直(2分)。 (2)患者有颈椎损伤时,应有一名操作者固定头部,有牵引的患者,翻身时不能放松牵引。翻身时注意保暖,防止坠床(2分)。 (3)若患者身上留置有多种管道,翻身时应观察管道是否安置妥当,翻身后检查各管道是否扭曲、受压,注意保持管道通畅,防止管道脱落(2分)。 (4)为术后患者翻身时,应先检查敷料是否脱落,如脱落或分泌物浸湿敷料,应先换药再行翻身(2分)。 (5)翻身后注意观察患者皮肤有无压力性损伤及破损,询问患者有无不适(1分)。 (6)翻身时护士应注意节力原则(1分)		10分

【评分依据】

(1)操作程序缺项或不符合要求按各项实际分值扣分。

(2)操作顺序颠倒一处扣 1 分。

(3)操作时间为 8 min,超过规定时间的 30% 及以下扣 1 分;超过规定时间的 31%～39% 扣 2 分;超过规定时间的 40% 扣 3 分并终止操作,其他未完成项及操作速度项得分全部扣除。

(4)仪表一项不符合扣 2 分,扣完为止。

(5)态度生硬、沟通不足、未保护患者隐私、缺乏人文关怀,扣 1～3 分,扣完为止。

(6)注意事项回答不全,漏一项按实际分值扣分,扣完为止。

(徐瑞璟　郑茜茜　李雨萱)

第四节　佩戴颈托技术

颈托具有保护颈椎不使其过伸、过屈、过度转动的功能,从而避免造成脊髓、血管进一步受损。颈托适用于急性颈椎间盘突出症、严重颈部外伤、神经根型颈椎病伴有颈肩部严重疼痛、颈椎骨折、颈椎脱位等患者。颈椎病有多种类型,一般轻、中度颈椎病无须佩戴颈托,仅较重的脊髓型颈椎病须佩戴颈托。应选择软硬适中、透气性较好、有一定支撑力的颈托。

扫码看视频

【目的】

(1)固定颈椎于适当的位置,以保持正常体位。

(2)限制颈部过度活动,以保持局部稳定,减少脊髓、神经根、血管及关节面之间的互相刺激、摩擦所产生的创伤性炎症反应,并促进炎症的消散和吸收。

(3)缓解与改善椎间隙的压力状态,减少颈椎间盘的劳损、退变。

（4）纠正颈椎内外平衡失调，防止小关节紊乱、错位及脱位等，以保持颈椎序列及椎体间、关节间的稳定，加强颈部支撑作用。

（5）可减轻术后局部及邻近部位的创伤反应，限制颈部活动以防止椎骨块的压缩或脱出，促进骨融合及患部软组织愈合。

【评分标准】

见表 13-4-1。

表 13-4-1　佩戴颈托技术评分标准

项　目	总　分	操　作　步　骤	操　作　要　点	分　值
操作前准备	20 分	（1）知识准备：了解操作目的		3 分
		（2）患者准备：①评估患者病情、意识状态及配合能力（3分）；②评估佩戴颈托部位有无伤口，有伤口渗液者先换药包扎（3分）	评估患者的配合能力	6 分
		（3）环境准备：整洁、安静，温湿度适宜，光线充足（2分）	避免患者着凉、保护患者隐私。必要时用屏风遮挡	2 分
		（4）用物准备：颈托（根据患者颈部粗细选择合适的尺码）、两条软毛巾、PDA 等（3分）		3 分
		（5）护士准备：仪表端庄（2分），衣帽整洁（2分），洗手及修剪指甲（2分）	遵守医院感染控制要求	6 分
操作过程	70 分	（1）核对医嘱（2分）	经双人核对无误	2 分
		（2）至患者床旁，使用 PDA 核对患者身份信息（2分）；评估患者病情、颈部皮肤、伤口及引流情况（2分）；向患者解释操作的目的，取得配合（1分）	评估患者病情及配合程度，伤口敷料有无渗血渗液，引流液的颜色、性状、量，引流管是否通畅，标识是否脱落、字迹是否清晰	5 分
		（3）洗手、戴口罩（2分），备齐用物，检查颈托是否完好、大小及软硬是否合适，携至患者床旁，酌情关门窗（2分）	根据患者颈部粗细，正确选择合适的尺码，避免太大或太小	4 分
		（4）协助患者取仰卧位，将颈部处于正中位（4分）		4 分
		（5）再次检查患者颈部的皮肤（4分）		4 分
		（6）解开紧身衣扣、围巾、领带，动作轻柔（3分）	避免随意移动患者，注意保暖及保护患者隐私	3 分
		（7）正确佩戴颈托后半部分：①采取轴线翻身技术，保护颈椎，防止再次损伤脊髓（4分）；②将颈托后半部分放于患者颈下（4分）；③将患者安置于仰卧位，调整颈托后半部分（2分）	为保护患者的颈椎，一名护士在患者头顶前方，另两名护士在患者同一侧。注意正确区分颈托的前后与上下，切勿将颈托戴反。托起患者的头颈部时，注意头颈肩同时抬起，动作要轻柔。将颈托的后半部分置于正确的位置	10 分

续表

项　目	总　分	操　作　步　骤	操　作　要　点	分　值
操作过程	70分	(8)正确佩戴颈托前半部分:①护士用双手将颈托的前半部分与后半部分对齐,轻柔地将颈托的前半部分压住颈托的后半部分,并确认颈托处于颈部正中处,无歪斜(6分);②将颈托后半部分两侧的粘贴胶带粘于颈托前半部分的粘贴处,松紧适宜,切勿过紧或过松(4分)	必要时可在颈托内侧垫小毛巾防止受压。 松紧以一指为宜,过紧影响呼吸及皮肤受压,过松则达不到固定颈部的效果	10分
		(9)佩戴完毕后,询问患者感受,向患者及其家属讲解佩戴颈托的重要性及注意事项(4分)	告知患者勿自行脱下颈托	4分
		(10)协助患者起床,再次检查颈托(4分)	防止体位性低血压	4分
		(11)摘除颈托:①协助患者取仰卧位(2分);②撕开粘贴胶带,取下颈托的前半部分(2分);③采取轴线翻身技术(2分);④取下颈托后半部分(2分);⑤协助患者用盐枕固定于两侧头颈部,保护颈椎(2分)	摘除颈托的注意事项同佩戴颈托。 颈托摘下后用温水清洁,待干备用	10分
		(12)对患者进行健康指导(4分)	指导患者颈部在无颈托固定时切忌随意活动	4分
		(13)整理床单位,询问患者的需要(2分)		2分
		(14)处理用物,洗手、脱口罩(2分),记录(2分)	记录颈托佩戴相关情况	4分
注意事项	10分	(1)选择合适尺码的颈托(2分)。 (2)分清颈托的前后与上下,佩戴时不要戴反(2分)。 (3)调整松紧以使颈部能小范围活动(松紧以一指为宜),不妨碍吞咽、呼吸(2分)。 (4)佩戴时注意保护患者的皮肤,必要时可以在颈托内侧垫小毛巾(2分)。 (5)佩戴颈托后,注意观察患者的呼吸情况,如患者出现呼吸困难应立即通知医生进行处理(2分)		10分

【评分依据】

(1)操作程序缺项或不符合要求按各项实际分值扣分。

(2)操作顺序颠倒一处扣1分。

(3)操作时间为10 min,超过规定时间的30%及以下扣1分;超过规定时间的31%～39%扣2分;超过规定时间的40%扣3分并终止操作,其他未完成项及操作速度项得分全部扣除。

(4)仪表一项不符合扣2分,扣完为止。

(5)态度生硬、沟通不足、未保护患者隐私、缺乏人文关怀,扣1～3分,扣完为止。

(6)注意事项回答不全,漏一项按实际分值扣分,扣完为止。

(徐瑞璟　郑茜茜　李雨萱)

第五节　腰部支具的使用技术

腰围的主要作用是对腰椎进行制动和保护。腰围通过限制腰椎的活动量和活动范围,尤其是限制腰椎的前屈活动,从而使得局部受损组织得以休息,为患者机体恢复和损伤组织修复创造有利环境。腰围适用于急性腰痛症、脊椎滑脱、椎间盘突出、根性坐骨神经痛及腰部疾病患者术后,还可应用于轻度腰椎病、急慢性腰部损伤、腰肌劳损的患者以及长期从事弯腰负重的劳动者等。

【目的】

(1)通过正确佩戴腰围,使腰部制动,限制腰椎的屈曲等运动,使损伤的椎间盘可以充分休息,为机体的恢复创造良好的条件。

(2)减轻腰背部肌肉的劳损。

(3)正确佩戴腰围除了可以保持腰椎曲线处于一个良好的状态,也可以保护腰部,避免再度损伤。

【评分标准】

见表 13-5-1。

表 13-5-1　腰部支具的使用技术评分标准

项　目	总　分	操 作 步 骤	操 作 要 点	分　值
操作前准备	20分	(1)知识准备:了解操作目的		3分
		(2)患者准备:①评估患者意识及配合度(3分);②观察患者受伤部位皮肤情况(3分)	评估患者病情及配合程度,如佩戴支具处有伤口,需先进行换药包扎	6分
		(3)环境准备:安静、整洁,温湿度适宜(2分)	注意保暖及保护患者隐私。必要时用屏风遮挡	2分
		(4)用物准备:腰围、毛巾(必要时)、PDA 等(3分)	必要时备屏风	3分
		(5)护士准备:仪表端庄(2分),衣帽整洁(2分),洗手及修剪指甲(2分)	遵守医院感染控制要求	6分
操作过程	70分	(1)核对医嘱(2分)	经双人核对无误	2分
		(2)至患者床旁,核对患者身份信息(2分),评估患者病情、使用支具处皮肤、伤口及引流情况(2分),向患者解释操作的目的(1分)	评估患者病情及配合能力。引流管妥善固定	5分
		(3)洗手、戴口罩(2分)		2分
		(4)检查腰围:无老化,尼龙搭扣牢固,弹性良好(4分)	根据患者的腰围正确选择合适的尺码,避免太大或太小	4分
		(5)携用物至患者床旁,关闭门窗,必要时用屏风遮挡(3分);再次核对患者信息,取得配合(3分)		6分

续表

项　目	总　分	操作步骤	操作要点	分　值
操作过程	70分	(6)协助患者轴线翻身侧卧(4分),佩戴腰围后片(4分)	护士站于患者的一侧,翻身时使患者脊柱呈一条直线,并保证患者安全、舒适;切勿将腰围戴反,动作要轻柔	8分
		(7)协助患者取仰卧位,佩戴腰围前片(4分)。系好尼龙搭扣,调整腰围,使腰围的上缘达到肋上缘,下缘至臀裂(4分)	松紧以一指为宜,过紧影响呼吸及皮肤受压,过松达不到固定脊柱的效果	8分
		(8)协助患者床边静坐15 min,并观察患者有无头晕心慌等不适(7分)	预防体位性低血压,预防跌倒	7分
		(9)向患者讲解注意事项(8分)	告知患者佩戴腰围时注意观察皮肤受压情况,有不适及时告知;佩戴及摘除腰围时必须保持卧位;坐起及下床活动时必须佩戴腰围	8分
		(10)摘除支具:协助患者取仰卧位,解开尼龙搭扣,摘除腰围前片(5分)		5分
		(11)协助患者轴线翻身至侧卧位,取下腰围后片(4分);协助患者取舒适体位(2分)		6分
		(12)整理床单位,询问患者的需要(3分)		3分
		(13)处理用物(2分)	按照医疗废物处理原则处理	2分
		(14)洗手、脱口罩(2分);记录(2分)	记录患者佩戴腰围期间病情情况、伤口情况及有无不适	4分
注意事项	10分	(1)佩戴及摘除腰围时必须保持卧位(2分)。 (2)佩戴时先戴后片再戴前片,前片压住后片(2分);摘除时先取下前片再取下后片(2分)。 (3)佩戴腰围的松紧度以一指为宜,过紧会造成呼吸困难,过松起不到固定脊柱的作用(2分)。 (4)注意观察腰围有无压迫皮肤,避免皮肤受损(2分)		10分

【评分依据】

(1)操作程序缺项或不符合要求按各项实际分值扣分。

(2)操作顺序颠倒一处扣1分。

(3)操作时间为20 min,超过规定时间的30%及以下扣1分;超过规定时间的31%～39%扣2分;超过规定时间的40%扣3分并终止操作,其他未完成项及操作速度项得分全部扣除。

(4)仪表一项不符合扣2分,扣完为止。

(5)态度生硬、沟通不足、未保护患者隐私、缺乏人文关怀,扣1～3分,扣完为止。

(6)注意事项回答不全,漏一项按实际分值扣分,扣完为止。

(徐瑞璟　郑茜茜　李雨萱)

第六节　丁字鞋的规范使用技术

扫码看视频

丁字鞋，又称防旋鞋，是一种"丁"字形的鞋，适用于股骨粗隆间骨折、股骨头骨折、股骨颈骨折或合并腓总神经损伤及髋关节置换、股骨头置换术后等需要患肢保持外展中立位的患者。对于髋关节置换术后的患者，可保持患肢的外展中立位，避免患肢内旋内收而导致脱位；对于股骨颈骨折、转子间骨折的患者，可防止患肢外旋及足下垂。

【目的】

保持患肢中立功能位，防止足下垂、髋关节置换后人工关节脱位等各种并发症的发生。

【评分标准】

见表 13-6-1。

表 13-6-1　丁字鞋的规范使用评分标准

项　目	总　分	操 作 步 骤	操 作 要 点	分　值
操作前准备	20 分	(1)知识准备：了解操作目的		3 分
		(2)患者准备：①评估患者意识，配合能力，患肢情况(3分)；②观察穿丁字鞋的足部皮肤情况(3分)	评估患者病情及配合程度	6 分
		(3)环境准备：整洁，安静，温湿度适宜，光线充足(2分)	避免患者着凉、保护患者隐私。必要时用屏风遮挡	2 分
		(4)用物准备：棉袜或小毛巾、按摩乳、丁字鞋(根据患肢足部大小选择)、PDA 等(3分)	必要时备屏风	3 分
		(5)护士准备：仪表端庄(2分)，衣帽整洁(2分)，洗手及修剪指甲(2分)	遵守医院感染控制要求	6 分
操作过程	70 分	(1)核对医嘱(2分)	经双人核对无误	2 分
		(2)至患者床旁，核对患者身份信息(1分)；评估患者病情、伤口及引流情况(3分)；向患者解释操作目的(2分)	评估患者病情及配合程度，伤口敷料有无渗血、渗液，引流液的颜色、性状、量，引流管是否通畅，标识是否脱落，字迹是否清晰	6 分
		(3)洗手、戴口罩(2分)，备齐用物，选择大小合适的丁字鞋(2分)，携至患者床旁，酌情关门窗、拉床帘(2分)	避免患者着凉，操作时注意保护患者的隐私	6 分
		(4)再次核对并解释，取得配合，评估患者的肢体伤口及皮肤情况(3分)，协助患者取仰卧位(2分)	注意核对患肢	5 分
		(5)观察患肢血运，足背动脉搏动，皮温，足跟等皮肤受压状况，必要时使用按摩乳按摩(8分)	注意观察病情及皮肤情况，做相应处理	8 分
		(6)指导患者行踝泵运动及股四头肌运动，防止肌肉萎缩(8分)	告知患者及其家属功能锻炼的方法及目的	8 分

Note

续表

项　目	总　分	操作步骤	操作要点	分　值
操作过程	70分	(7)协助患者穿好棉袜或裹好毛巾,穿好丁字鞋(15分)	注意足部保暖及防止受压	15分
		(8)协助患者取舒适体位(6分)		6分
		(9)对患者进行健康指导(8分)	讲解穿丁字鞋的重要性,并注意观察皮肤情况	8分
		(10)处理用物(2分)	按照医疗废物处理原则处理	2分
		(11)洗手,脱口罩(2分);记录(2分)	记录丁字鞋穿戴情况	4分
注意事项	10分	(1)丁字鞋要与患者的足部大小匹配(3分)。 (2)要注意保护受压皮肤(4分)。 (3)做好对患者及其家属的宣教,使其配合(3分)		10分

【评分依据】

(1)操作程序缺项或不符合要求按各项实际分值扣分。

(2)操作顺序颠倒一处扣1分。

(3)操作时间为20 min,超过规定时间的30％及以下扣1分;超过规定时间的31％～39％扣2分;超过规定时间的40％扣3分并终止操作,其他未完成项及操作速度项得分全部扣除。

(4)仪表一项不符合扣2分,扣完为止。

(5)态度生硬、沟通不足、未保护患者隐私、缺乏人文关怀,扣1～3分,扣完为止。

(6)注意事项回答不全,漏一项按实际分值扣分,扣完为止。

(徐瑞璟　郑茜茜　李雨萱)

第七节　皮牵引的护理技术

扫码看视频

　　皮牵引(间接牵引)指利用粘贴于肢体皮肤的粘胶条使牵引力直接作用于皮肤,间接牵拉肌肉和骨骼,达到患肢复位、固定与休息的目的。皮牵引适用于老年人或儿童的稳定性骨折、成人下肢骨骼牵引的辅助牵引、手术前后的辅助固定治疗、炎症肢体须临时制动和预防关节挛缩畸形等情况。

【目的】

(1)患肢制动,减少局部刺激,减轻炎症扩散。

(2)稳定骨折断端,镇痛。

(3)矫正和预防因肌肉挛缩所致的关节畸形。

(4)解除肌肉痉挛,改善静脉血回流,消除肿胀。

【评分标准】

见表13-7-1。

表 13-7-1　皮牵引的护理技术评分标准

项　目	总　分	操作步骤	操作要点	分　值
操作前准备	20 分	(1)知识准备：了解操作目的		3 分
		(2)患者准备：①评估患者病情、意识状态及配合能力(3分)；②观察患肢局部皮肤情况、手术部位、伤口情况，观察患肢感觉、运动、皮温、血运情况(3分)		6 分
		(3)环境准备：整洁、安静，温湿度适宜，光线充足(2分)	避免患者着凉、保护患者隐私。必要时用屏风遮挡	2 分
		(4)用物准备：牵引架、滑轮、重锤或秤砣、牵引套1副、牵引绳、手消毒液、PDA等(3分)		3 分
		(5)护士准备：仪表端庄(2分)，衣帽整洁(2分)，洗手及修剪指甲(2分)	遵守医院感染控制要求	6 分
操作过程	70 分	(1)核对医嘱，至患者床旁，核对患者身份，评估患者情况，做好解释，取得合作(4分)	核对医嘱及重锤重量	4 分
		(2)洗手、戴口罩，准备用物(3分)		3 分
		(3)携用物至患者床旁，再次核对并解释(4分)		4 分
		(4)协助患者取仰卧位，抬高床尾15°～30°，保持下肢抬高位(4分)	抬高床尾可使患者自身重力对抗牵引重量，有利于牵引复位	4 分
		(5)一名护士双手牵拉固定患肢并轻轻将患肢抬离床面约10 cm，另一护士将牵引套平铺于患肢下方床上，置于合适位置，调节好长度，暴露膝关节(8分)	牵引套上缘位于大腿中上1/3处，下缘至踝关节上3横指，暴露踝关节，并使牵引套中线与患肢对齐	8 分
		(6)用毛巾包裹患肢，将患肢放于牵引套上(3分)，骨突部位用棉垫或棉花包绕、垫好(3分)，系上牵引套的尼龙搭扣，松紧度以能够伸进1～2指为宜(2分)	检查皮肤完整性，定期用清水擦洗患肢，用毛巾或棉垫保护骨突部位，预防压力性损伤	8 分
		(7)安装牵引架，系好牵引绳，挂重锤(秤砣)(5分)，悬离地面15～20 cm(5分)	牵引重量一般不超过5 kg，否则牵引力过大，易损伤皮肤或引起水疱，影响牵引治疗的效果	10 分
		(8)全面检查牵引情况，包括牵引架的位置、角度、高度及牵引绳有无阻力等(10分)	患肢保持外展中立位，牵引期间每班检查牵引装置及效果，如牵引位置、力线是否正确，包扎松紧度是否合适，牵引绳与滑轮是否合槽，重锤(秤砣)是否离地	10 分

项　目	总　分	操 作 步 骤	操 作 要 点	分　值
操作过程	70 分	(9)对患者进行健康指导(8 分)	指导患者进行踝泵运动及股四头肌收缩训练,防止足下垂及肌肉萎缩。观察皮肤受压情况,可牵引 2 h,松开牵引套,停止牵引 15 min	8 分
		(10)整理床单位,询问患者的需要(4 分)		4 分
		(11)处理用物(3 分)		3 分
		(12)洗手、脱口罩(2 分),记录(2 分)		4 分
注意事项	10 分	(1)选择大小合适的牵引套,患肢外展中立位,牵引套避开腓总神经,防止引起足下垂(2 分)。 (2)正确评估患肢皮肤情况,防止皮肤受损(2 分)。 (3)确保牵引有效,向患者讲解注意事项,如牵引位置、力线是否正确;包扎松紧是否合适;牵引绳与滑轮是否合槽;重锤(秤砣)是否触地;告知患者不可随意移动牵引装置、自行增减牵引重量等(3 分)。 (4)避免压迫腓总神经,严密观察,认真倾听患者主诉,发现异常及时调整,并告知医生;对危重、老年患者定时巡视,主动检查足背伸、跖屈功能,防止并发症发生(3 分)		10 分

【评分依据】

(1)操作程序缺项或不符合要求按各项实际分值扣分。

(2)操作顺序颠倒一处扣 1 分。

(3)操作时间为 20 min,超过规定时间的 30％及以下扣 1 分;超过规定时间的 31％～39％扣 2 分;超过规定时间的 40％扣 3 分并终止操作,其他未完成项及操作速度项得分全部扣除。

(4)仪表一项不符合扣 2 分,扣完为止。

(5)态度生硬、沟通不足、未保护患者隐私、缺乏人文关怀,扣 1～3 分,扣完为止。

(6)注意事项回答不全,漏一项按实际分值扣分,扣完为止。

(徐瑞璟　郑茜茜　李雨萱)

第八节　骨牵引的护理技术

　　骨牵引又称直接牵引,是利用不锈钢针穿过骨质,使牵引力直接通过骨骼抵达损伤部位,起到复位、固定的作用。骨牵引适用于成人肌力较强部位的骨折、不稳定性骨折、开放性骨折、颈椎骨折、骨

扫码看视频

盆骨折等;其他需要牵引又不适于皮牵引的情况。

【目的】

(1)对骨折部位临时制动,减轻局部损伤,缓解疼痛症状。

(2)纠正骨折错位,并可维持复位。

(3)维持肢体长度,纠正短缩,有利于手术。

(4)如患者因身体原因无法手术,则可作为治疗方法之一。

【评分标准】

见表 13-8-1。

表 13-8-1　骨牵引的护理技术评分标准

项　目	总　分	操　作　步　骤	操　作　要　点	分　值
操作前准备	20 分	(1)知识准备:了解操作目的		3 分
		(2)患者准备:①患者病情,意识状态及配合能力(3分);②观察患处皮肤、血运、肿胀等情况(3分)		6 分
		(3)环境准备:整洁,安静,温湿度适宜,光线充足(2分)	避免患者着凉、保护患者隐私。必要时用屏风遮挡	2 分
		(4)用物准备:牵引架、牵引绳、牵引弓,重锤(秤砣),牵引针,手摇钻、骨锤、止血钳、刀片、镊子、无菌手套、局麻药、0.1%碘伏消毒液、PDA 等(3分)	必要时备屏风,条件允许可用牵引床	3 分
		(5)护士准备:仪表端庄(2分),衣帽整洁(2分),洗手及修剪指甲(2分)	遵守医院感染控制要求	6 分
操作过程	70 分	(1)核对医嘱,计算并核对重锤重量(4分)	经双人核对无误	4 分
		(2)至患者床旁,核对患者信息(2分);评估患者患肢血运及皮肤情况(3分);向患者解释操作目的(1分)	评估患者病情及配合程度,患肢有无肿胀,患肢皮肤是否完好	6 分
		(3)洗手、戴口罩(2分);备齐用物,携至患者床旁,再次核对,向患者做好解释,取得配合(3分)		5 分
		(4)协助患者取仰卧位,患肢摆放于功能位,清洁皮肤,抬高床尾 15°~30°,保持患肢抬高位(5分)	抬高床尾可使患者自身重力对抗牵引重量,利于牵引复位。患肢可由支架悬吊或专人扶持	5 分
		(5)协助医生行骨牵引术(4分)	避免患者着凉、保护患者隐私。牵引重量为患者体重的 1/10~1/7,不可随意增减	4 分
		(6)骨牵引术后,评估针孔及周围皮肤情况(5分)	评估针孔处有无渗血渗液,针孔周围皮肤有无红肿、破溃	5 分
		(7)用温水将患肢处大面积的消毒液擦拭干净,以便观察患肢血运(5分)	避开牵引针周围皮肤	5 分

续表

项 目	总 分	操 作 步 骤	操 作 要 点	分 值
操作过程	70分	(8)观察牵引是否有效(5分)、患肢血运(4分)、有无足下垂(4分),颅骨牵引注意观察有无胸闷、憋气(4分)	观察牵引架、牵引绳、牵引重量、牵引滑车及牵引方向、患肢位置、患者的体位,以保证牵引有效。观察患肢血运包括观察患肢的皮温、颜色、运动、感觉、肿胀程度、足背动脉搏动、毛细血管充盈程度(按压甲床,松开后颜色是否能在 1~2 s 恢复红润)。观察足部是否处于功能位	17分
		(9)向患者及其家属进行健康宣教(8分)	指导患者进行踝泵运动及足趾背伸、跖屈功能锻炼,防止足下垂及肌肉萎缩。告知患者及家属功能锻炼的方法及注意事项,防止足下垂及肌肉萎缩;观察皮肤受压情况,指导患者及其家属不可放松牵引,不可擅自增减牵引重量,重锤(秤砣)不可着地	8分
		(10)整理床单位,询问患者需要(4分)	遵医嘱每日行 3 次钉道护理	4分
		(11)处理用物(3分)	按照医疗废物处理原则处理	3分
		(12)洗手、脱口罩(2分),记录(2分)	记录患者患肢牵引、血运及针孔处有无红肿热痛等情况	4分
注意事项	10分	(1)注意牵引装置是否有效(1分)。 (2)保持牵引针及针孔的清洁(1分)。 (3)观察有无血管神经受压表现(1分)。 (4)牵引开始数日,X线检查确认骨折对位情况(1分)。 (5)牵引时间一般不得超过 8 周,如需继续牵引治疗,则应更换牵引针的部位或改为皮牵引(1分)。 (6)牵引过程中应鼓励患者进行功能锻炼,防止患肢及未牵引的肢体肌肉萎缩,关节僵硬(1分)。 (7)保持对抗牵引重量,颅骨牵引时应抬高床头,下肢牵引时应抬高床尾 15~20 cm(1分)。 (8)牵引弓两侧螺丝要拧紧,防止牵引弓脱落(1分)。 (9)严格无菌操作(2分)		10分

【评分依据】

(1)操作程序缺项或不符合要求按各项实际分值扣分。

(2)操作顺序颠倒一处扣1分。

(3)操作时间为20 min,超过规定时间的30％及以下扣1分;超过规定时间的31％～39％扣2分;超过规定时间的40％扣3分并终止操作,其他未完成项及操作速度项得分全部扣除。

(4)仪表一项不符合扣2分,扣完为止。

(5)态度生硬、沟通不足、未保护患者隐私、缺乏人文关怀,扣1～3分,扣完为止。

(6)注意事项回答不全,漏一项按实际分值扣分,扣完为止。

(徐瑞璟　郑茜茜　李雨萱)

第九节　关节腔冲洗引流护理技术

关节腔冲洗引流是外科治疗的重要方法,可彻底清除和引流坏死组织、凝血块、致病菌、毒素,使被引流的区内达到"零积聚"。关节腔冲洗引流可以抑制细菌繁殖,形成无菌环境;增加创面血供,改善创面微循环,促进肉芽组织生长,使创面愈合;减少关节粘连,减轻创面水肿,降低血管通透性,有利于术后关节功能的恢复。关节腔冲洗引流技术适用于骨髓炎、化脓性关节炎、关节术后感染等的患者。

扫码看视频

【目的】

(1)用于骨髓炎或化脓性关节炎和关节手术后感染的患者。

(2)连续闭合冲洗可以更彻底清除坏死组织及炎症,防止继发感染,促进伤口愈合,并保持关节腔内一定的液体充盈,避免关节粘连。

【评分标准】

见表13-9-1。

表 13-9-1　关节腔冲洗引流护理技术评分标准

项　　目	总　分	操　作　步　骤	操　作　要　点	分　值
操作前准备	20分	(1)知识准备:了解操作目的		3分
		(2)患者准备:①评估患者病情、意识及配合能力(3分);②观察患者冲洗处伤口及皮肤,血运情况(3分)	评估患者病情及配合能力	6分
		(3)环境准备:安静、整洁,温湿度适宜(2分)	注意保暖及保护患者隐私	2分
		(4)用物准备:治疗盘、冲洗液(遵医嘱选择)、0.5％活力碘、棉签、弯盘、输液器、医嘱单、中心吸引表、中心负压吸引装置、引流管冲洗卡、PDA(3分)	必要时备输液架、屏风及电动吸引装置,无菌物品在有效期内	3分
		(5)护士准备:仪表端庄(2分),衣帽整洁(2分),洗手及修剪指甲(2分)	遵守医院感染控制要求	6分

项　　目	总　　分	操　作　步　骤	操　作　要　点	分　　值
操作过程	70分	(1)核对医嘱(2分)	经双人核对无误	2分
		(2)至患者床旁,使用PDA核对患者身份信息(2分);评估患者病情、伤口及引流情况(3分);向患者解释操作的目的(1分)	评估患者病情及配合度。引流管妥善固定	6分
		(3)洗手、戴口罩(2分);携用物至床旁,再次核对患者信息并解释,取得配合(1分)		3分
		(4)遵医嘱准备冲洗液,双人核对药名、浓度、剂量、有效期及用法,检查瓶口、瓶体、瓶内液体是否完好(4分)	严格执行查对制度	4分
		(5)检查输液器后关闭调节器,取出输液器插入瓶塞至针头根部(5分)	严格遵守无菌原则	5分
		(6)检查中心负压吸引装置是否完好,有无漏气(2分)	负压装置表头是否归零	2分
		(7)整理治疗台,洗手(2分)		2分
		(8)携用物至患者床旁。再次核对患者并解释,调节输液架,悬挂引流管冲洗卡(2分)	与静脉输液架区分,不可使用同一个输液架	2分
		(9)安装中心吸引表,连接中心负压吸引装置,再次检查中心压力表是否有效(4分)		4分
		(10)将冲洗液挂于输液架上,排尽空气,关闭调节器,检查输液管内有无空气(5分)	冲洗液应有明显标记,避免误为静脉补液	5分
		(11)连接前对各个连接部位进行检查及消毒,将冲洗管与冲洗液连接,接于关节近心脏处引流管,打开冲洗管,使溶液滴入关节腔内,速度为60～80滴/分,均匀持续(6分)		6分
		(12)关节远心脏处引流管接中心负压吸引装置,调节负压吸引至0.04～0.06 MPa,流出冲洗液,遵医嘱观察(6分)	注意观察伤口情况;引流液的颜色、性状及量	6分
		(13)妥善固定中心负压吸引装置,位置低于关节面(5分)		5分
		(14)再次核对药物,记录冲洗时间、滴速,签全名(2分),挂冲洗医嘱单(2分)。再次核对患者信息(2分)		6分
		(15)对患者进行健康指导(4分)	告知患者及其家属不可随意调节滴速,冲洗过程中如有不适及时告知	4分
		(16)整理床单位,询问患者的需要(2分)		2分
		(17)处理用物(2分)	按照医疗废物处理原则处理	2分
		(18)洗手、脱口罩(2分);记录(2分)	记录引流液的颜色、性状、量	4分

续表

项　目	总　分	操 作 步 骤	操 作 要 点	分　值
注意事项	10分	(1)抬高患肢,保持冲洗管道的通畅,以防管道扭曲而影响疗效(1分)。 (2)冲洗液瓶应与静脉输液采用不同输液架悬挂,且有明显标记(2分)。 (3)准确记录冲洗液的出入量,若出入不平衡且差距明显时应排查原因,根据病情决定冲洗液的成分、量及时间(2分)。 (4)观察引流液的颜色、性状、量,术后24 h如有较多渗血,可较快滴入冲洗液,每隔2~3 h加快滴速滴注半分钟,也可在术后1~2 d快速滴注,80~100 滴/分,以免渗血凝固或脱落的坏死组织堵塞管道(2分)。 (5)加强生命体征和局部切口观察,如体温正常,切口局部无炎症,引流液清澈无混浊,可根据医嘱拔管,拔管时先拔去进水管,继续吸引1~3 d切口内无渗出物可拔出引流管(2分)。 (6)保持伤口局部清洁、干燥,如有渗出及时更换敷料(1分)		10分

【评分依据】

(1)操作程序缺项或不符合要求按各项实际分值扣分。

(2)操作顺序颠倒一处扣1分。

(3)操作时间为20 min,超过规定时间的30%及以下扣1分;超过规定时间的31%~39%扣2分;超过规定时间的40%扣3分并终止操作,其他未完成项及操作速度项得分全部扣除。

(4)仪表一项不符合扣2分,扣完为止。

(5)态度生硬、沟通不足、未保护患者隐私、缺乏人文关怀,扣1~3分,扣完为止。

(6)注意事项回答不全,漏一项按实际分值扣分,扣完为止。

(徐瑞璟　郑茜茜　李雨萱)

第十节　负压封闭引流护理技术

负压封闭引流(vacuum sealing drainage,VSD)是指用内含有引流管的聚乙烯酒精水化海藻盐泡沫敷料,覆盖或填充皮肤、软组织缺损的创面,再用生物半透膜将其封闭成一个密闭空间,将引流管接通负压源,通过可控制的负压使创面渗液、坏死组织等及时彻底排出,是促进创面愈合的一种全新的治疗方法。

【目的】

(1)全方位引流,减少机体组织对毒素和坏死组织的重吸收。

扫码看视频

（2）阻止外部细菌进入创面,保证创面内和皮肤的水蒸气正常透出,将开放创面变为封闭创面。

（3）促进局部血液循环,刺激肉芽生长,加快创面愈合时间。

【评分标准】

见表 13-10-1。

表 13-10-1　负压封闭引流护理技术评分标准

项　　目	总　　分	操 作 步 骤	操 作 要 点	分　　值
操作前准备	20分	（1）知识准备:了解操作目的		分
		（2）患者准备:①评估患者病情、意识及配合能力(3分);②观察患者伤口及皮肤血运情况(3分)	评估患者病情及配合度	6分
		（3）环境准备:安静、整洁,温湿度适宜(2分)	注意保暖及保护患者隐私	2分
		（4）用物准备:治疗盘、弯盘、0.5%活力碘、棉签、止血钳、负压吸引装置、一次性中单、手套、PDA等(3分)	必要时备屏风及电动吸引装置,无菌物品保证在有效期内	3分
		（5）护士准备:仪表端庄(2分),衣帽整洁(2分),洗手及修剪指甲(2分)	遵守医院感染控制要求	6分
操作过程	70分	（1）核对医嘱(2分)	经双人核对无误	2分
		（2）至患者床旁,核对患者身份信息(2分);评估患者病情、伤口、VSD敷料及引流情况(3分);向患者解释操作的目的(1分)	评估患者病情及配合度。引流管妥善固定。检查VSD敷料有无漏气、漏液。评估患肢的肿胀情况、皮温	6分
		（3）洗手、戴口罩(2分),备齐用物,携至患者床旁,酌情关门窗、拉床帘(3分)	将用物置于有负压吸引装置肢体一侧,检查引流器的有效期,有无漏气	5分
		（4）再次核对患者信息并解释,摆好体位(3分)	保护患者隐私,保暖	3分
		（5）将一次性中单垫于引流管接头处,置弯盘(3分)		3分
		（6）戴手套(3分)		3分
		（7）从上至下挤压引流管(3分),用止血钳夹住引流管(3分),分离引流管的接头处,换下的负压收集袋放于治疗车下层黄色垃圾桶内(7分)		13分
		（8）用棉签蘸0.5%活力碘从内向外消毒引流管的末端(5分)	严格执行无菌操作	5分
		（9）更换负压收集袋(3分),松开止血钳,向下挤压检查引流管是否通畅(2分),妥善固定引流管(2分)	挤压引流管,检查管道是否通畅	7分

续表

项　目	总　分	操作步骤	操作要点	分　值
操作前准备	20分	(10)调整负压至 0.04～0.06 MPa(4分)		4分
		(11)观察引流液的颜色、性状、量(3分)	当发现有大量新鲜血液被吸出时,应及时报告医生	3分
		(12)脱手套(2分),再次核对患者信息(2分)		4分
		(13)对患者进行健康指导(4分)	向患者做好宣教,防止患者翻身或活动时引流管脱落或引流不畅	4分
		(14)整理床单位,询问患者需要(2分)		2分
		(15)处理用物(2分)	按照医疗废物处理原则处理	2分
		(16)洗手、脱口罩(2分);记录(2分)	记录引流液的颜色、性状及量	4分
注意事项	10分	(1)引流管不可反折、受压、牵拉(2分)。 (2)妥善放置引流瓶,防止倾倒(2分)。 (3)密切观察材料是否塌陷、有无干结、变硬,管形是否正常,固定膜下有无液体积聚(2分)。 (4)密切观察负压吸引装置有无漏气现象(2分)。 (5)根据医嘱调节合适的负压(2分)		10分

【评分依据】

(1)操作程序缺项或不符合要求按各项实际分值扣分。

(2)操作顺序颠倒一处扣 1 分。

(3)操作时间为 15 min,超过规定时间的 30% 及以下扣 1 分;超过规定时间的 31%～39% 扣 2 分;超过规定时间的 40% 扣 3 分并终止操作,其他未完成项及操作速度项得分全部扣除。

(4)仪表一项不符合扣 2 分,扣完为止。

(5)态度生硬、沟通不足、未保护患者隐私、缺乏人文关怀,扣 1～3 分,扣完为止。

(6)注意事项回答不全,漏一项按实际分值扣分,扣完为止。

（徐瑞璟　郑茜茜　李雨萱）

第十一节　抗血栓压力带操作技术

抗血栓压力带又称压力梯度袜(抗血栓弹力袜),是一种预防和治疗下肢静脉回流障碍性疾病的医疗产品。通过对下肢的束紧压迫,在体表形成由下向上递减的压力,促进下肢静脉血液回流,有效缓解或改善下肢静脉和静脉瓣膜所承受的压力,预防因下肢静脉血液回流障碍引起的各种不适症状。

扫码看视频

【目的】

(1)促使下肢静脉血液回流,改善下肢静脉血运。

(2)减少下肢静脉血液逆流和淤滞。

（3）预防和治疗下肢静脉曲张。

（4）预防下肢静脉血栓。

【评分标准】

见表 13-11-1。

表 13-11-1 抗血栓压力带操作技术评分标准

项 目	总 分	操 作 步 骤	操 作 要 点	分 值
操作前准备	20 分	（1）知识准备：了解操作目的		3 分
		（2）患者准备：①评估患者病情、意识状态及配合能力（2 分）；②评估患者腿部是否存在感染、出血、溃疡、动脉缺血性疾病、坏疽等（2 分）；③测量小腿肚周长，选择合适型号抗血栓弹力袜（1 分）；④评估患者是否有使用抗血栓弹力袜的适应证和禁忌证，检查抗血栓弹力袜是否完好（1 分）		6 分
		（3）环境准备：整洁，安静，温湿度适宜，光线充足（2 分）	避免患者着凉、保护患者隐私。必要时进行遮挡	2 分
		（4）用物准备：抗血栓压力带、皮尺、PDA（3 分）		3 分
		（5）护士准备：仪表端庄（2 分），衣帽整洁（2 分），修剪指甲（2 分）	遵守医院感染控制要求	6 分
操作过程	70 分	（1）核对医嘱，至患者床旁，评估患者情况，做好解释，取得合作（3 分）		3 分
		（2）洗手、戴口罩，准备用物（3 分）		3 分
		（3）携用物至患者床旁，再次核对并解释。关门窗、拉床帘遮挡，保护患者隐私（4 分）	必要时用屏风遮挡	4 分
		（4）根据患者病情协助患者取舒适体位，检查腿部情况，一手伸进抗血栓弹力袜袜筒内，捏住袜头处，另一手把抗血栓弹力袜袜筒翻至足跟部（5 分）		5 分
		（5）将抗血栓弹力袜反面展顺，以便脚能轻松伸进抗血栓弹力袜袜头内（5 分）		5 分
		（6）两手拇指撑在抗血栓弹力袜内侧，其余四指抓紧抗血栓弹力袜，把脚伸入抗血栓弹力袜内，两手拇指撑紧抗血栓弹力袜，四指与拇指协调把抗血栓弹力袜拉向踝部，并把抗血栓弹力袜跟部置于足跟处（10 分）		10 分
		（7）把抗血栓弹力袜顺腿部往回翻并向上拉，穿好后将抗血栓弹力袜贴身抚平（10 分）		10 分

续表

项 目	总 分	操 作 步 骤	操 作 要 点	分 值
操作过程	70分	(8)过膝长筒抗血栓弹力袜最好配用吊带袜,防止抗血栓弹力袜下滑(4分)		4分
		(9)脱抗血栓弹力袜时,手指协调抓紧抗血栓弹力袜的内侧将抗血栓弹力袜外翻,顺腿脱下(10分)		10分
		(10)对患者进行健康指导(6分)	定期清洗抗血栓弹力袜,每周使用中性洗涤剂在温水中清洗一次,阴凉处晾干,不可干洗、暴晒、使用衣物柔软剂或去污剂等,以延长使用寿命。穿着位置正确,任何部位均平整	6分
		(11)整理床单位,询问患者需求,协助患者取舒适体位(4分)		4分
		(12)处理用物(2分)		2分
		(13)洗手、脱口罩(2分),记录(2分)		4分
注意事项	10分	(1)选择合适尺寸的抗血栓弹力袜(2分)。 (2)注意观察肢体周径有无改变(2分)。 (3)做好足部护理,避免足部受压发生压力性损伤(2分)。 (4)观察肢端的皮肤色泽、皮肤温度以及肢体有无肿胀和疼痛等,及时发现深静脉血栓的症状,及时汇报并正确处理(2分)。 (5)注意观察和询问患者使用感受(2分)		10分

【评分依据】

(1)操作程序缺项或不符合要求按各项实际分值扣分。

(2)操作顺序颠倒一处扣1分。

(3)操作时间为20 min,超过规定时间的30%及以下扣1分;超过规定时间的31%～39%扣2分;超过规定时间的40%扣3分并终止操作,其他未完成项及操作速度项得分全部扣除。

(4)仪表一项不符合扣2分,扣完为止。

(5)态度生硬、沟通不足、未保护患者隐私、缺乏人文关怀,扣1～3分,扣完为止。

(6)注意事项回答不全,漏一项按实际分值扣分,扣完为止。

(徐瑞璟 郑茜茜 李雨萱)

第十二节　间歇充气加压装置操作技术

扫码看视频

间歇充气加压装置由充气压力带、充气压力管、气泵三部分组成。通过对包裹腿部的充气压力带进行间歇性充气、放气,按摩腿部肌肉,间歇性增加腿部静脉压力,促进腿部血液静脉回流。根据加压部位不同,充气压力带分为腿部充气压力带和足部充气压力带。间歇充气加压装置适用于骨科大中型手术患者,如全髋关节置换术、全膝关节置换术、腰椎骨折、多发性创伤患者等;卧床或肢体制动＞72 h、血液黏度增高、血液高凝状态等存在发生深静脉血栓形成风险的患者;对抗凝治疗有禁忌的患者,如神经外科、头部创伤等的患者。

【目的】

促进下肢血液循环,预防深静脉血栓形成。

【评分标准】

见表 13-12-1。

表 13-12-1　间歇充气加压装置操作技术评分标准

项　目	总　分	操作步骤	操作要点	分　值
操作前准备	20分	(1)知识准备:了解操作目的		3分
		(2)患者准备:①评估患者病情、意识状态及配合能力(2分);②评估患肢伤口情况(2分);③测量患肢大腿周径(2分)		6分
		(3)环境准备:整洁,安静,温湿度适宜,光线充足(2分)	避免患者着凉、保护患者隐私。必要时进行遮挡	2分
		(4)用物准备:器械车、间歇充气加压装置一台、压力腿套(足套)、电源线、PDA(2分);检查间歇充气加压装置性能(1分)	治疗前检查间歇充气加压装置性能是否完好(连接管有无破损、老化、扭曲、打折,装置主机电源线是否完好、充气压力管接头与主机、压力腿套(足套)是否连接紧密)	3分
		(5)护士准备:仪表端庄(2分),衣帽整洁(2分),洗手及修剪指甲(2分)	遵守医院感染控制要求	6分
操作过程	70分	(1)核对医嘱,至患者床旁,评估患者情况,观察患者下肢皮肤情况,做好解释,取得合作(4分)	观察下肢皮肤是否有破溃	4分
		(2)洗手、戴口罩,准备用物(3分)		3分
		(3)携用物至患者床旁,再次核对并解释(4分)		4分
		(4)将间歇充气加压装置放于床尾,连接电源(6分)		6分
		(5)将合适的压力腿套(足套)扣置患者合适肢体位置,充气囊置于患者肢体下方(8分)		8分
		(6)将连接管与泵连接,并确保在连插扣住处听到一声"咔嚓"(7分)		7分

Note

续表

项　目	总　分	操　作　步　骤	操　作　要　点	分　值
操作过程	70分	(7)打开气泵开关,绿色指示灯亮起,此时气泵开始进行短暂的自检、运行(5分)		5分
		(8)整理床单位及用物,询问患者感受,协助患者取舒适体位,告知注意事项(8分)		8分
		(9)规范洗手、记录(5分)		5分
		(10)停止:①查对,告知患者原因,关闭机器开关(4分);②解开压力腿套(足套)(3分);③拔下电源线,撤离机器(3分);④协助患者取舒适体位,整理床单位(3分)		13分
		(11)清洁机器,整理用物(3分)		3分
		(12)洗手、脱口罩(2分),记录(2分)		4分
注意事项	10分	(1)掌握使用适应证和禁忌证(2分)。 (2)根据手术部位,选择合适的压力腿套(足套)(1分)。 (3)压力足套和腿套不可同时在同侧使用(2分)。 (4)穿上压力腿套,松紧为刚好在腿与压力腿套之间可以伸进2个手指(1分)。 (5)选择尺寸合适的压力腿套或足套,以保证最大化效果(2分)。 (6)推荐全天不间断使用(2分)		10分

【评分依据】

(1)操作程序缺项或不符合要求按各项实际分值扣分。

(2)操作顺序颠倒一处扣1分。

(3)操作时间为15 min,超过规定时间的30%及以下扣1分;超过规定时间的31%～39%扣2分;超过规定时间的40%扣3分并终止操作,其他未完成项及操作速度项得分全部扣除。

(4)仪表一项不符合扣2分,扣完为止。

(5)态度生硬、沟通不足、未保护患者隐私、缺乏人文关怀,扣1～3分,扣完为止。

(6)注意事项回答不全,漏一项按实际分值扣分,扣完为止。

（徐瑞璟　郑茜茜　李雨萱）

第十三节　助行器的使用技术

　　助行器是一种辅助用具,是为下肢行动不便的患者提供的一类可避免患肢负重、辅助行走的简单器械。助行器可支持体重,便于站立或步行,其支撑面积大,稳定性好,使用助行器可辅助人体支撑体重、保持平衡、锻炼行走,在保障患者安全的情况下使患者得到有效的康复锻炼,适用于行动不便者、弱视者、盲人、老年人和残疾人。

扫码看视频

【目的】

(1)协助患者保持身体平衡。

(2)帮助患者恢复正常行走姿态。

【评分标准】

见表 13-13-1。

表 13-13-1　助行器的使用技术评分标准

项　目	总　分	操 作 步 骤	操 作 要 点	分　值
操作前准备	20分	(1)知识准备:了解操作目的		3分
		(2)患者准备:①评估患者病情、意识、四肢肌力及活动情况(3分);②观察患者受伤部位情况(3分)	评估患者病情及配合度	6分
		(3)环境准备:安静、整洁,温湿度适宜,光线明亮,行走路面平整(2分)	注意保暖及保护患者的隐私,保证路面干燥平整、无障碍物,光线明亮,防止患者行走时跌倒	2分
		(4)用物准备:助行器(处于功能状态)、PDA(3分)		3分
		(5)护士准备:仪表端庄(2分),衣帽整洁(2分),洗手及修剪指甲(2分)	遵守医院感染控制要求	6分
操作过程	70分	(1)核对医嘱(2分)	经双人核对无误	2分
		(2)至患者床旁,核对患者身份信息(2分);评估患者病情、伤口及引流情况(5分);向患者解释操作的目的(1分)	评估患者病情及配合程度,伤口敷料有无渗血、渗液,引流管是否固定,环境光线是否明亮	8分
		(3)洗手、戴口罩(2分),检查助行器功能状态,携至患者床旁,再次核对患者信息、向患者解释操作目的,取得患者配合(4分)	检查助行器橡皮头及螺丝有无松动、变形及损坏,防止行走时发生意外	6分
		(4)扶患者保持坐位,双足着地,患者穿好衣裤鞋袜,询问患者有无不适(5分)	全髋关节置换应从患侧下床,防止脱位。注意保暖,避免着凉,避免只穿袜子或穿拖鞋、高跟鞋甚至不穿鞋,防止跌倒。长期卧床者站立前先保持坐位15~30 min,防止体位性低血压	5分
		(5)观察患者病情变化,保持患者身体平衡(5分)	注意患者平衡及行走耐受能力	5分

续表

项　目	总　分	操 作 步 骤	操 作 要 点	分　值
操作过程	70分	(6)协助患者站立并行走。 ①协助患者站起:确定椅子或床是否稳定牢固,将患者健侧腿支撑在地面上,身体向前移动到椅子或床的边缘,嘱患者用患腿一侧的手握住助行器扶手,健侧的手扶住椅子扶手或床沿,两手一起支撑用力,同时健侧腿发力站起,保持站稳(15分)。 ②行走:双肘关节屈曲 25°~30°,提起助行器,放在身前合适距离处(通常为一臂之长),先迈患侧腿,再迈健侧腿,重复上述步骤(5分)。 ③落座:慢慢后退,直至腿的后面碰到要落座的物品,一手向后摸索抓住床、椅子扶手或马桶圈,同时患侧腿伸直,慢慢放低身体坐下,身体前倾,动作缓慢,勿让椅子突然承重(5分)	观察患者的活动耐力及伤口情况。 双手紧握助行器扶手,肘关节屈曲 25°~30°,向前跨步不宜过大,以到助行器的一半距离为宜,眼睛平视前方,以免重心不稳向前跌倒。 助行器的顶部与腕横纹齐平	25分
		(7)停止行走,协助患者取舒适体位(5分)		5分
		(8)对患者进行健康指导(5分)	告知患者行走以不疲劳为宜,注意保护伤口及防止跌倒	5分
		(9)整理床单位,询问患者的需要(3分)		3分
		(10)处理用物(2分)	按照医疗废物处理原则处理,助行器清洁备用	2分
		(11)洗手、脱口罩(2分),记录(2分)	记录患者功能锻炼的次数及时间、伤口情况及患者有无不适感	4分
注意事项	10分	(1)下地行走前,应先练习上臂肌肉的力量(1分),第一次下地活动时,警惕体位性低血压发生(1分)。 (2)在使用助行器前,先调整好助行器高度,检查各处螺丝是否均已旋紧,底座橡皮座有无变形或损坏(2分)。 (3)双手紧握助行器扶手,肘关节屈曲 25°~30°,向前跨步不宜过大,以到助行器的一半距离为宜,眼睛平视前方,以免重心不稳向前跌倒(2分)。 (4)医务人员应在旁进行指导和保护,及早发现患者的错误站立和行走姿势,予以纠正;密切观察患者的活动情况,避免跌倒等其他意外发生(2分)。 (5)穿防滑鞋,避免穿拖鞋,避免地面潮湿、光线不足、有障碍物,以免跌倒(2分)		10分

【评分依据】

(1)操作程序缺项或不符合要求按各项实际分值扣分。

(2)操作顺序颠倒一处扣1分。

(3)操作时间为15 min,超过规定时间的30%及以下扣1分;超过规定时间的31%~39%扣2分;超过规定时间的40%扣3分并终止操作,其他未完成项及操作速度项得分全部扣除。

(4)仪表一项不符合扣2分,扣完为止。

(5)态度生硬、沟通不足、未保护患者隐私、缺乏人文关怀,扣1~3分,扣完为止。

(6)注意事项回答不全,漏一项按实际分值扣分,扣完为止。

(徐瑞璟　郑茜茜　李雨萱)

第十四节　拐杖的使用技术

扫码看视频

拐杖是为下肢行动不便的患者提供的一种可避免患肢负重、辅助行走的简单器械,适用于严重的髋、膝关节炎或有足踝疾病的患者;下肢行动不便的老年人;下肢无力,关节扭伤疼痛的患者;骨折愈合康复期、髋关节置换、关节镜术后,患肢可部分负重进行行走锻炼及日常活动的患者。

【目的】

(1)协助患者保持身体平衡。

(2)辅助下地起到支持保护作用。

(3)增强肌力,逐步恢复正常功能。

(4)帮助患者恢复正常行走姿态。

【评分标准】

见表13-14-1。

表 13-14-1　拐杖的使用技术评分标准

项　目	总　分	操作步骤	操作要点	分　值
操作前准备	20分	(1)知识准备:了解操作目的		3分
		(2)患者准备:①评估患者病情、意识、四肢肌力、活动情况(3分);②观察患者受伤(骨折)部位情况(3分)	评估患者病情及配合度	6分
		(3)环境准备:安静、整洁,温湿度适宜,光线明亮,行走路面平整(2分)	注意保暖及保护患者的隐私,保证路面干燥平整、无障碍物,光线充足,防止患者行走时跌倒	2分
		(4)用物准备:拐杖(可调式腋杖)(根据患者身高选择)一副,PDA(3分)		3分
		(5)护士准备:仪表端庄(2分),衣帽整洁(2分),洗手及修剪指甲(2分)	遵守医院感染控制要求	6分

Note

续表

项　　目	总　分	操 作 步 骤	操 作 要 点	分　值
操作过程	70 分	(1)核对医嘱(2 分)	经双人核对无误	2 分
		(2)至患者床旁,核对患者身份信息(1 分);评估患者病情、伤口及引流情况,四肢肌力(3 分);向患者解释操作目的(1 分)	评估患者病情及配合度。 引流管妥善固定	5 分
		(3)洗手、戴口罩(2 分),准备用物,检查拐杖各部件质量,携用物至患者床旁,再次核对患者信息,做好解释说明,取得配合(3 分)	检查拐杖各部件质量,防止行走时发生意外	5 分
		(4)扶患者保持坐位,协助患者下床,双足着地,穿好衣裤鞋袜,调节好拐杖长度(4 分)	全髋关节置换应从患侧下床,防止脱位。 注意保暖,避免着凉,穿平底防滑鞋。 长期卧床者站立前先保持坐位 15～30 min,防止体位性低血压	4 分
		(5)观察患者病情变化,保持患者身体平衡(4 分)	注意患者平衡及行走耐受能力	4 分
		(6)使用。 ①双拐置于双脚外上方 45°处,使双脚与双拐头呈等腰三角形(5 分)。 ②平地行走法(20 分)。 两点步态:先迈右拐杖与左脚,再迈左拐杖与右脚。 三点步态:先迈患肢与双拐,再迈健肢。 四点步态:先迈右拐杖,再迈左脚,接下来左拐杖向前一步,最后迈右脚。 摇摆步态:健侧腿承担身体重量,然后拐杖举出,接着身体摇摆至拐杖处。 ③上楼梯法(5 分)。 患者站稳,健肢先上,将拐杖向上一步,然后患肢跟进,重复进行。 ④下楼梯法(5 分)。 患者站稳,先将拐杖向下一步,患肢跟着向下,最后健肢再下,重复进行	注意观察患者有无不良反应,保持患者身体平衡,使患肢行走不负重。 拐杖的把手不能用腋窝出力,必须用双手出力,否则会伤及臂丛神经。 迈患肢,脚尖不超越双拐连线,同时提拐前移,再迈健肢。 观察患者的活动耐力及伤口情况。 注意腋窝下有无压力性损伤的发生	35 分
		(7)停止行走,协助患者取舒适体位(3 分)	疲劳时可稍事休息	3 分
		(8)对患者进行健康指导(4 分)	告知患者行走以不疲劳为宜,注意伤口及防止跌倒	4 分
		(9)整理床单位,询问患者的需要(2 分)		2 分
		(10)处理用物(2 分)	按照医疗废物处理原则处理,拐杖清洁备用	2 分
		(11)洗手、脱口罩(2 分);记录(2 分)		4 分

续表

项　目	总　分	操 作 步 骤	操 作 要 点	分　值
注意 事项	10分	(1)下地行走前,应先练习好上臂肌肉的力量(1分),第一次下地活动时,警惕体位性低血压发生(1分)。 (2)在使用拐杖前,先调整好拐杖高度,检查各处螺丝是否均已旋紧,底座橡皮座有无变形或损坏(2分)。 (3)使用拐杖时,主要力量应集中在上肢。使用时调节适合的高度,使拐杖顶部与腋下约有2横指间隙,避免压迫臂丛神经,导致手臂麻痹或麻木;离腋下太远会增加腰椎后弯,引起姿势不良、背部疼痛(2分)。 (4)医务人员应在旁进行指导和保护,及早发现患者的错误站立和行走姿势,并予以纠正;密切观察患者的活动情况,避免跌倒等其他意外发生(2分)。 (5)穿平底防滑鞋,避免穿拖鞋,避免地面潮湿、光线不足、有障碍物,以免跌倒(2分)		10分

【评分依据】

(1)操作程序缺项或不符合要求按各项实际分值扣分。

(2)操作顺序颠倒一处扣1分。

(3)操作时间为20 min,超过规定时间的30%及以下扣1分;超过规定时间的31%～39%扣2分;超过规定时间的40%扣3分并终止操作,其他未完成项及操作速度项得分全部扣除。

(4)仪表一项不符合扣2分,扣完为止。

(5)态度生硬、沟通不足、未保护患者隐私、缺乏人文关怀,扣1～3分,扣完为止。

(6)注意事项回答不全,漏一项按实际分值扣分,扣完为止。

(徐瑞璟　郑茜茜　李雨萱)

第十五节　外固定架钉道护理操作技术

外固定术是一种微创骨外科手术,术后通常需长时间留置外固定器,钉道处易发生钉道感染,影响术后康复,因此外固定架钉道处每日需用75%酒精或0.5%碘伏消毒2～3次,以防感染。

【目的】

(1)通过实施钉道护理,预防感染的发生。

(2)检查钉道处钢针位置是否松动、移位。

(3)观察患肢血运情况。

(4)观察皮肤受压情况及有无足下垂。

【评分标准】

见表 13-15-1。

表 13-15-1 外固定架钉道护理操作技术

项 目	总 分	操 作 步 骤	操 作 要 点	分 值
操作前准备	20 分	(1)知识准备:了解操作目的		3 分
		(2)患者准备:①评估患者病情,意识状态及配合度(3分);②观察患肢皮肤,血运,伤口情况等(3分)		6 分
		(3)环境准备:整洁,安静,温湿度适宜,光线充足(2分)	避免患者着凉、保护患者隐私。必要时进行遮挡	2 分
		(4)用物准备:治疗盘、75%酒精、0.5%碘伏、棉签、弯盘、一次性治疗巾、PDA(3分)		3 分
		(5)护士准备:仪表端庄(2分),衣帽整洁(2分),洗手及修剪指甲(2分)	遵守医院感染控制要求	6 分
操作过程	70 分	(1)核对医嘱(2分)	经双人核对无误	2 分
		(2)核对患者信息(2分);评估患者病情、钉道周围皮肤情况(3分);向患者解释操作的目的(1分)	评估患者病情及配合度。钉道处有无渗血、渗液,针孔周围皮肤有无红肿、破溃	6 分
		(3)洗手、戴口罩(2分);备齐用物,检查无菌物品是否在有效期内,携至床旁,酌情关门窗(2分);再次解释并核对(1分)	操作前检查物品是否符合标准。避免患者着凉,可用棉毯进行保暖,操作时注意保护患者的隐私	5 分
		(4)协助患者取合适体位(2分)		2 分
		(5)观察患者骶尾部及足跟等受压部位的皮肤(5分)	有皮肤受压情况需做相应护理	5 分
		(6)观察钉道处钢针位置是否准确、有效,有无松动(5分);患肢血运(5分)及有无足下垂(5分)	观察外固定架钉道处钢针位置是否准确、有效,有无松动。观察患肢血运:患肢的皮温、颜色、运动、感觉、肿胀程度、足背动脉搏动、毛细血管充盈程度(按压甲床,松开后颜色是否能 2 s 内恢复红润)。观察足背是否处于功能位	15 分
		(7)若需暴露患肢,冬天需用大棉垫保暖(2分)	注意保暖,防止受凉	2 分
		(8)使用消毒剂消毒钉道处钢针及周围皮肤,棉签消毒时呈螺旋式(5分),消毒范围为 6~8 cm(5分),消毒针孔时应由近侧向远侧(5分),勿去除针孔处血痂,以防引起再次出血(5分)	注意无菌操作原则,观察穿刺点有无红肿热痛、流脓等异常	20 分

Note

续表

项目	总分	操作步骤	操作要点	分值
操作过程	70分	(9)对患者进行健康指导(4分)	告知患者及其家属功能锻炼的方法,防止足下垂及肌肉萎缩	4分
		(10)整理床单位,询问患者的需要(3分)		3分
		(11)处理用物(2分)	按照医疗废物处理原则处理	2分
		(12)洗手、脱口罩(2分),记录(2分)	记录患者患肢外固定架钉道处情况、患肢血运情况等	4分
注意事项	10分	(1)注意患肢保暖(2分)。 (2)注意观察患肢末梢血运情况(2分)。 (3)注意无菌操作原则(2分)。 (4)告知患者及其家属如何保持患肢正常功能位(2分)。 (5)指导患者进行患肢功能锻炼并讲解其重要性(2分)		10分

【评分依据】

(1)操作程序缺项或不符合要求按各项实际分值扣分。

(2)操作顺序颠倒一处扣1分。

(3)操作时间为15 min,超过规定时间的30%及以下扣1分;超过规定时间的31%～39%扣2分;超过规定时间的40%扣3分并终止操作,其他未完成项及操作速度项得分全部扣除。

(4)仪表一项不符合扣2分,扣完为止。

(5)态度生硬、沟通不足、未保护患者隐私、缺乏人文关怀,扣1～3分,扣完为止。

(6)注意事项回答不全,漏一项按实际分值扣分,扣完为止。

(徐瑞璟　郑茜茜　李雨萱)

第十六节　骨折水疱的处理操作技术

扫码看视频

骨折水疱是指由于骨折等严重创伤,导致局部的表皮和真皮间因有液体积聚而出现的分离和表皮坏死。特点是骨折水疱可单个或多个出现,体积可大可小,水疱液可以是新鲜的清亮浆液,也可以是陈旧的暗红色血液。

【目的】

(1)降低局部皮肤坏死发生的概率,促进皮肤康复,减少术前等待时间。

(2)水疱液可加重局部水肿,增加感染的概率。及时抽吸水疱液,有利于创面的愈合。

【评分标准】

见表13-16-1。

表 13-16-1　骨折水疱的处理操作技术评分标准

项　目	总　分	操 作 步 骤	操 作 要 点	分　值
操作前准备	20 分	(1)知识准备:了解操作目的		3 分
		(2)患者准备:①评估患者病情、意识状态及配合能力(3 分);②观察水疱部位皮肤及肿胀情况,评估患肢末梢血运情况(3 分)		6 分
		(3)环境准备:整洁,安静,温湿度适宜,光线充足(2 分)	避免患者着凉、保护患者隐私。必要时进行遮挡	2 分
		(4)用物准备:治疗盘、治疗巾、弯盘、0.5%活力碘、棉签、5 ml 注射器、手套 1 双、PDA(3 分)		3 分
		(5)护士准备:仪表端庄(2 分)、衣帽整洁(2 分),洗手及修剪指甲(2 分)	遵守医院感染控制要求	6 分
操作过程	70 分	(1)核对医嘱信息(2 分)	经双人核对无误	2 分
		(2)核对患者信息;评估患者水疱大小、数量、周围皮肤情况以及患肢末梢血运,并向患者解释操作目的,取得患者的配合(5 分)		5 分
		(3)洗手,戴口罩(2 分),备齐用物,并检查无菌物品是否在有效期内(2 分)		4 分
		(4)携用物至患者床旁,再次核对床号、姓名。关门窗、拉床帘遮挡,保护患者隐私(3 分)		3 分
		(5)根据患者病情协助患者取舒适体位,正确暴露水疱处皮肤。患者若采用石膏或小夹板等支具固定患肢,请医生协助暂时取下固定支具(5 分)		5 分
		(6)戴手套。再次核对患者信息,并解释(5 分)		5 分
		(7)在水疱部位下方铺治疗巾(5 分)		5 分
		(8)消毒范围应以水疱为中心,直径比水疱直径大 6~8 cm,待干后用 5 ml 注射器在水疱的最低部位穿刺抽液,用棉签由高位向低位挤压疱液,保持皮肤完整使表皮贴紧,再次消毒,待干。视情况外敷凡士林油纱于水疱表面(20 分)		20 分
		(9)撤治疗巾,脱手套(4 分)		4 分
		(10)再次评估患肢末梢血运,协助患者抬高患肢。患者若采用石膏或小夹板等支具固定患肢,请医生再次予以患肢固定(5 分)		5 分
		(11)对患者进行健康指导(3 分)		3 分

续表

项　　目	总　分	操　作　步　骤	操　作　要　点	分　值
操作过程	70分	(12)整理床单位,询问患者需求,协助患者取舒适体位(3分)		3分
		(13)处理用物(2分)		2分
		(14)洗手、脱口罩(2分),记录(2分)		4分
注意事项	10分	(1)严格无菌操作(2分)。 (2)刺入注射器不可过深,避免刺入皮下组织引起患者疼痛(2分)。 (3)直径<2 cm、疱壁完整的水疱无须处理,保持完整疱壁,等待水疱自行吸收消退(2分)。 (4)疱壁破损者应用抗生素药膏或抗菌凝胶等(2分)。 (5)告知患者不可自行挤压水疱(2分)		10分

【评分依据】

(1)操作程序缺项或不符合要求按各项实际分值扣分。

(2)操作顺序颠倒一处扣1分。

(3)操作时间为15 min,超过规定时间的30%及以下扣1分;超过规定时间的31%～39%扣2分;超过规定时间的40%扣3分并终止操作,其他未完成项及操作速度项得分全部扣除。

(4)仪表一项不符合扣2分,扣完为止。

(5)态度生硬、沟通不足、未保护患者隐私、缺乏人文关怀,扣1～3分,扣完为止。

(6)注意事项回答不全,漏一项按实际分值扣分,扣完为止。

(徐瑞璟　郑茜茜　李雨萱)

第十七节　石膏固定技术

扫码看视频

石膏固定技术是利用无水硫酸钙吸收水分后的强塑性,制造骨折患者所需要的石膏模型,以达到固定骨折、制动肢体等治疗目的的一种医疗技术,具有价格便宜、使用方便、便于搬运、无须经常更换等优势。其缺点为硬固后缺乏弹性,不能随意调节松紧度。

【目的】

(1)骨折整复后及关节脱位复位后的固定,或保持患肢的特殊位置。

(2)手术修复周围神经、血管、肌腱断裂或损伤后的固定。

(3)患肢行局部牵引时作为辅助治疗。

(4)肢体严重创伤时的固定。

(5)骨及关节急、慢性炎症及肢体软组织急性炎症时的局部制动。

(6)畸形的预防矫正及矫形术后的固定。

【评分标准】

见表 13-17-1。

表 13-17-1　石膏固定技术评分标准

项　目	总　分	操 作 步 骤	操 作 要 点	分　值
操作前准备	20分	(1)知识准备:了解操作目的		3分
		(2)患者准备:①评估患者病情、意识、骨折部位(3分);②观察患肢受伤情况,如有伤口,需先换药包扎(3分)		6分
		(3)环境准备:整洁,安静,温湿度适宜,光线充足(2分)	避免患者着凉、保护患者隐私。必要时进行遮挡	2分
		(4)用物准备:石膏绷带、棉纸、棉垫、石膏板、水、普通绷带、剪刀及辅助用具、PDA(3分)		3分
		(5)护士准备:仪表端庄(2分),衣帽整洁(2分),洗手及修剪指甲(2分)	遵守医院感染控制要求	6分
操作过程	70分	(1)核对医嘱(2分)	经双人核对无误	2分
		(2)至患者床旁,使用 PDA 核对患者身份信息(2分);评估患者病情、患肢血运、皮肤、伤口及引流情况(3分);向患者解释操作的目的,取得配合(1分)	评估患者病情及配合度。评估伤口敷料有无渗血、渗液,引流液的颜色、性状、量,引流管是否通畅,标识是否脱落、字迹是否清晰	6分
		(3)洗手,戴口罩(2分);备齐用物,检查无菌物品是否在有效期内,携至床旁,再次解释并核对(3分)		5分
		(4)将患肢摆放于功能位,清洁皮肤,有伤口应消毒,以敷料包扎固定,骨突部用棉垫加以保护(5分)	患肢可由支架悬吊或专人扶持	5分
		(5)协助医生完成石膏包扎(7分)	注意保暖及保护患者隐私	7分
		(6)石膏硬固后用手掌平托搬运患者(8分)	搬运时要用手掌平托,避免用手抓捏,以免造成石膏凹陷压迫皮肤。可适当进行通风、灯烤或电吹风吹干,加快石膏硬固	8分
		(7)患肢予软枕抬高,使患处高于心脏水平 20 cm(6分)	抬高患肢,以利于静脉回流,减轻肢体肿胀	6分
		(8)用温水将指(趾)端石膏粉迹轻轻拭去,以便观察患肢血运(6分)		6分

续表

项　目	总　分	操　作　步　骤	操　作　要　点	分　值
操作过程	70分	(9)观察患肢血运,有无出血、石膏压迫而致神经麻痹情况,有无感染征象等(8分)	注意皮肤有无发绀或苍白、肿胀,有无剧烈疼痛,指(趾)是否发凉、麻木、不能活动,若有以上情况则说明石膏包扎过紧,应拆除石膏或松解	8分
		(10)对患者进行健康指导(4分)	指导患者进行功能锻炼,可自行活动指(趾)端关节及石膏未固定的关节	4分
		(11)整理床单位,询问患者的需要(3分)		3分
		(12)处理用物(2分)	按照医疗废物处理原则处理	2分
		(13)洗手,脱口罩(2分);记录(2分)	记录石膏及患肢情况	4分
		(14)巡视患者,评估石膏固定情况及患肢感觉运动情况(4分)	评估患肢皮肤温度、颜色、感觉、肿胀,是否疼痛及石膏固定情况,如发现异常,应及时告知医生	4分
注意事项	10分	(1)肢体或关节须固定在功能位或所需要的特殊体位上(2分)。 (2)石膏固定后扶持肢体时要尽量用手掌托扶,忌用手指抓提,以免石膏变形(2分)。 (3)包扎石膏时松紧度适宜(2分)。 (4)四肢石膏固定应将指(趾)远端露出,以便观察血运、感觉及运动(2分)。 (5)石膏固定完毕后,可用记号笔在石膏上写上石膏固定和拆石膏的日期(2分)		10分

【评分依据】

(1)操作程序缺项或不符合要求按各项实际分值扣分。

(2)操作顺序颠倒一处扣1分。

(3)操作时间为 20 min,超过规定时间的 30% 及以下扣 1 分;超过规定时间的 31%～39% 扣 2 分;超过规定时间的 40% 扣 3 分并终止操作,其他未完成项及操作速度项得分全部扣除。

(4)仪表一项不符合扣 2 分,扣完为止。

(5)态度生硬、沟通不足、未保护患者隐私、缺乏人文关怀,扣 1～3 分,扣完为止。

(6)注意事项回答不全,漏一项按实际分值扣分,扣完为止。

(徐瑞璟　郑茜茜　李雨萱)

第十八节　下肢训练仪的应用技术

下肢训练仪通过电机带动患者下肢进行主动、被动训练,通过正确的运动模式刺激患肢肌肉和神经组织,改善患肢血液循环,促进新陈代谢,增加关节活动度,促进肢体功能的恢复。

【目的】

(1)改善下肢、机体的血流速度,帮助患者恢复下肢运动功能。

(2)增强下肢肌力,有助于恢复患者自主功能。

(3)增加关节活动度,预防关节僵硬、肌肉萎缩及下肢静脉血栓等并发症。

【评分标准】

见表 13-18-1。

扫码看视频

表 13-18-1　下肢训练仪的应用技术评分标准

项　目	总　分	操 作 步 骤	操 作 要 点	分　值
操作前准备	20分	(1)知识准备:了解操作目的		3分
		(2)患者准备:①评估患者病情,意识状态及配合能力(3分);②询问病史,观察患肢血运、伤口及肌力情况(3分)	注意有无瘢痕或知觉异常情况	6分
		(3)环境准备:整洁,安静,温湿度适宜,光线充足。有电源及插座(2分)	避免患者着凉、保护患者隐私。必要时进行遮挡	2分
		(4)用物准备:下肢训练仪(检查是否处于功能状态并连接好线路)、PDA(3分)		3分
		(5)护士准备:仪表端庄(2分),衣帽整洁(2分),修剪指甲(2分)	遵守医院感染控制要求	6分
操作过程	70分	(1)核对医嘱信息(2分)	经双人核对无误	2分
		(2)核对患者信息,再次解释操作目的,取得患者的配合(4分)		4分
		(3)洗手,戴口罩(2分),准备用物(2分)		4分
		(4)携用物至患者床旁,再次核对床号、姓名,告知注意事项(3分)。关门窗、拉床帘遮挡,保护患者隐私(3分)	治疗前,开机检查,确保仪器性能完好,妥善置于患者床边,刹车固定	6分
		(5)患者取舒适体位,再次评估患肢皮肤、血运、伤口敷料情况(5分)	观察皮肤有无破损,双下肢有无肿胀,伤口辅料若有渗血须先行换药处理	5分
		(6)开机、预热,进入操作界面,在仪器上输入患者信息,调节参数、速度及时间,点击确定(5分)		5分
		(7)调节仪器两侧旋钮,选择合适的高度、方位(5分)		5分

续表

项 目	总 分	操 作 步 骤	操 作 要 点	分 值
操作过程	70分	(8)协助患者将下肢放于下肢训练仪的合适位置,粘贴尼龙带,松紧度适宜,足部与踏板贴合(5分)	妥善固定管道	5分
		(9)选择主屏幕训练,调节训练速度、强度,点击开始(5分)		5分
		(10)治疗过程中询问患者有无不适(5分)		5分
		(11)进行健康宣教(7分)	在训练过程中若肢体发生痉挛、过度疼痛、伤口敷料渗血,立即告知工作人员。根据患者关节活动度、肌力情况进行循序渐进的运动,选择合适的阻力、速度,每日2次,每次20 min	7分
		(12)治疗结束后,主屏幕显示停止,协助患者取下尼龙带,取舒适体位,再次评估患者双下肢皮肤、血运、伤口敷料情况(5分)		5分
		(13)整理床单位,查看主频幕显示屏,告知患者此次训练的结果,关闭仪器(5分)		5分
		(14)处理用物,整理导联线,清洁仪器(3分)		3分
		(15)洗手、脱口罩(2分),记录(2分)	记录患者使用情况、治疗时间、治疗强度及伤口情况	4分
注意事项	10分	(1)每次餐前1 h或餐后0.5 h进行,床头抬高30°,固定好所有管道(3分)。(2)仪器使用过程中注意预防下肢痉挛,一旦痉挛发生,立刻按暂停键,可在仪器设置当痉挛发生时暂停的时间(3分)(3)治疗后,观察伤口是否有渗液、红肿、过敏等异常,对症处理,必要时停止治疗(2分)(4)根据患者治疗情况调节阻力、速度及运动周期(2分)		10分

【评分依据】

(1)操作程序缺项或不符合要求按各项实际分值扣分。

(2)操作顺序颠倒一处扣1分。

(3)操作时间为20 min,超过规定时间的30%及以下扣1分;超过规定时间的31%~39%扣2分;超过规定时间的40%扣3分并终止操作,其他未完成项及操作速度项得分全部扣除。

(4)仪表一项不符合扣2分,扣完为止。

(5)态度生硬、沟通不足、未保护患者隐私、缺乏人文关怀,扣1~3分,扣完为止。

(6)注意事项回答不全,漏一项按实际分值扣分,扣完为止。

(徐瑞璟　郑茜茜　李雨萱)

第十九节 关节冰敷法的护理操作技术

扫码看视频

冰敷的作用是能降低身体局部组织的温度。在正常冰敷的过程中,当皮肤温度下降至 15 ℃ 左右时,由于皮肤对冷的正常感觉会促进交感神经的紧张,使血管收缩、降低血流速度,从而降低组织新陈代谢率,起到抑制炎症反应的作用。因而关节手术后可采用冰敷,如全膝关节置换术后、膝关节镜术后等。

【目的】

(1)减少以及减缓组胺的释放,降低关节疼痛的敏感性。
(2)减轻微循环及周围组织的渗出和肿胀。
(3)减少血管内皮细胞的作用和血栓的形成。
(4)减少氧自由基的释放,减轻组织继发性损伤。

【评分标准】

见表 13-19-1。

表 13-19-1 关节冰敷法的护理操作技术评分标准

项 目	总 分	操 作 步 骤	操 作 要 点	分 值
操作前准备	20分	(1)知识准备:了解操作目的		3分
		(2)患者准备:①评估患者病情、意识状态及配合能力(3分);②询问病史,观察冰敷部位皮肤情况,患肢血运,伤口情况(3分)		6分
		(3)环境准备:整洁,安静,温湿度适宜,光线充足。有电源及插座(2分)	避免患者着凉、保护患者隐私。必要时进行遮挡	2分
		(4)用物准备:冰敷袋、冰块、棉毯、中单、PDA(3分)	必要时准备屏风	3分
		(5)护士准备:仪表端庄(2分)、衣帽整洁(2分)、修剪指甲(2分)	遵守医院感染控制要求	6分
操作过程	70分	(1)核对医嘱信息(2分)	经双人核对无误	2分
		(2)核对患者信息,再次评估患者伤口情况,再次解释操作目的,取得患者的配合(3分)	评估患者病情及配合度。评估伤口敷料有无渗血、渗液、引流液的颜色、性状、量、引流管是否通畅,标识是否脱落、字迹是否清晰	3分
		(3)洗手、戴口罩(2分),准备用物(2分)		4分
		(4)将冰块放入冰敷袋内,携至患者床旁,酌情关门窗(2分)	注意冰敷袋完好无破损	2分
		(5)再次核对患者信息并做好解释,取得配合(2分),评估患者冰敷部位皮肤及伤口情况,有无伤口出血、压力性损伤及皮肤外伤(5分),注意保暖及保护患者的隐私(2分)	注意核对患肢并观察患者的伤口,如有出血情况,应询问医生是否行功能锻炼,注意保护受压及破溃皮肤,注意保暖及保护患者的隐私	9分

Note

续表

项 目	总 分	操 作 步 骤	操 作 要 点	分 值
操作过程	70 分	(6)患肢下铺中单,协助患者摆好体位(3分)。患肢用软枕抬高 10°～20°(5分)。将冰敷袋放于患肢处(5分)	冰敷过程中要观察患肢的皮肤情况,有无发生冻伤	13 分
		(7)向患者再次解释目的及注意事项(5分)	冰敷时间每次持续 20～30 min,4～6 次/天,根据患者患肢情况可酌情增加	5 分
		(8)巡视患者(2分),密切观察病情变化(5分)、伤口出血情况、皮肤情况及患者的舒适度,耐心解答患者的疑问(5分)	冰敷时,应加强巡视,观察伤口敷料是否干燥,是否有伤口出血情况,询问患者感受,耐心解答患者的疑问	12 分
		(9)冰敷结束后,撤掉冰敷袋和中单(3分)	查看患者皮肤有无冻伤	3 分
		(10)再次核对患者信息(2分);协助患者取舒适体位(2分)		4 分
		(11)对患者进行健康指导(5分)		5 分
		(12)整理床单位,询问患者的需要(2分)		2 分
		(13)处理用物(2分)	冰敷袋清洗消毒,冰块放入冰箱内冰冻备用	2 分
		(14)洗手、脱口罩(2分);记录(2分)		4 分
注意事项	10 分	(1)冰敷前后,要注意观察冰敷部位的皮肤情况(2分)。 (2)冰敷时间不宜过长,每次持续 20～30 min,每天 4～6 次(2分)。 (3)冰敷时,如果发现患者有不良反应,则应立即停止,并通知医生(3分)。 (4)冰敷过程中要经常巡视患者,观察患者的病情、伤口、皮肤情况(3分)		10 分

【评分依据】

(1)操作程序缺项或不符合要求按各项实际分值扣分。

(2)操作顺序颠倒一处扣 1 分。

(3)操作时间为 20 min,超过规定时间的 30% 及以下扣 1 分;超过规定时间的 31%～39% 扣 2 分;超过规定时间的 40% 扣 3 分并终止操作,其他未完成项及操作速度项得分全部扣除。

(4)仪表一项不符合扣 2 分,扣完为止。

(5)态度生硬、沟通不足、未保护患者隐私、缺乏人文关怀,扣 1～3 分,扣完为止。

(6)注意事项回答不全,漏一项按实际分值扣分,扣完为止。

(徐瑞璟　郑茜茜　李雨萱)

第二十节　光子治疗仪的应用技术

扫码看视频

　　光子治疗仪是一种能够满足临床多创面治疗需求的医疗器械,因其在照射伤口时具有不接触皮肤、无创、准确定位患处、无高热副作用等优点而在临床应用广泛。光子包括红光和蓝光两种,红光的照射距离为 8~12 cm,照射频率为每天 2~3 次,每次 20 min,5~7 天为一个疗程,目的是促进细胞快速新陈代谢,肉芽组织生长,促进伤口愈合;蓝光的照射距离为 8~12 cm,照射频率为每天 1~2 次,每次 20 min,2~3 天为一个疗程,蓝光作用于靶细胞,具有显著的消炎作用。

【目的】

(1)消炎、镇痛。

(2)阻止渗液、促进肉芽组织和内皮细胞生长。

(3)改善微循环。

(4)加速伤口愈合。

【评分标准】

见表 13-20-1。

表 13-20-1　光子治疗仪的应用技术评分标准

项　目	总　分	操　作　步　骤	操　作　要　点	分　值
操作前准备	20 分	(1)知识准备:了解操作目的		3 分
		(2)患者准备:①评估患者病情、意识状态及配合能力(3分);②询问病史,观察光子治疗仪使用处皮肤情况,伤口部位、伤口情况(3分)	注意有无瘢痕或知觉异常情况,局部有膏药或敷料等应去除	6 分
		(3)环境准备:整洁,安静,温湿度适宜,光线充足。有电源及插座(2分)	避免患者着凉、保护患者隐私。必要时进行遮挡	2 分
		(4)用物准备:光子治疗仪(检查是否处于功能状态)并连接好线路、毛毯一条、PDA(3分)		3 分
		(5)护士准备:仪表端庄(2分),衣帽整洁(2分),修剪指甲(2分)	遵守医院感染控制要求	6 分
操作过程	70 分	(1)核对医嘱信息(2分)	经双人核对无误	2 分
		(2)核对患者信息,再次解释操作目的,取得患者的配合(4分)		4 分
		(3)洗手、戴口罩(2分),准备用物(2分)		4 分
		(4)携用物至患者床旁,再次核对床号、姓名,告知注意事项(3分)。关门窗、拉床帘遮挡,保护患者隐私(3分)	治疗前,开机检查,确保仪器性能完好,妥善置于患者床旁,刹车固定	6 分
		(5)取舒适体位,为患者佩戴眼罩,暴露伤口(5分)	注意保护眼睛	5 分

Note

续表

项 目	总 分	操 作 步 骤	操 作 要 点	分 值
操作过程	70分	(6)开机、预热,进入操作界面,在仪器上输入患者信息(5分)		5分
		(7)调节光源悬臂和转动灯头角度,将光输出镜头对准伤口(5分)		5分
		(8)调节治疗时间、治疗能量(5分)	调节时间为15~20 min	5分
		(9)选择光源输出、治疗模式、治疗剂量,启动治疗(2分)。取舒适体位,保护隐私,注意保暖,治疗时间为15~20 min,每天2~3次(3分)		5分
		(10)治疗过程中询问患者主诉(5分)		5分
		(11)进行健康宣教(7分)	治疗过程中光输出镜头对准患者的病灶,嘱患者眼睛请勿直视光输出镜头,可戴上眼罩或防护眼镜,如照射过程中出现心慌、头晕时,立即告知工作人员	7分
		(12)治疗结束后关机,关闭仪器,整理导联线,清洁仪器(5分)		5分
		(13)协助患者取舒适体位,整理床单位,询问患者需要(5分)		5分
		(14)处理用物(3分)		3分
		(15)洗手、脱口罩(2分),记录(2分)	记录患者使用情况,治疗时间,治疗强度及伤口情况	4分
注意事项	10分	(1)建议治疗时裸露创面,如不方便裸露创面,照射时应适当增加治疗时间和治疗强度,每次增加5 min。照射距离最小不得小于5 cm,最大不得大于20 cm(3分)。 (2)因保持一个固定姿势时间相对较长,治疗过程中应加强巡视,检查照射距离和照射部位的皮肤颜色和血运情况,注意倾听患者有无不适(3分)。 (3)治疗后,观察伤口是否有渗液、红肿、过敏等异常,对症处理,必要时停止照射(2分)。 (4)严禁在仪器工作运行时使用物品覆盖或遮挡光输出镜头、禁止使用坚硬或尖锐的物体操作触摸屏、禁止使用腐蚀性清洁剂擦拭屏幕(2分)		10分

【评分依据】

(1)操作程序缺项或不符合要求按各项实际分值扣分。

(2)操作顺序颠倒一处扣1分。

（3）操作时间为 15 min，超过规定时间的 30％ 及以下扣 1 分；超过规定时间的 31％～39％ 扣 2 分；超过规定时间的 40％ 扣 3 分并终止操作，其他未完成项及操作速度项得分全部扣除。

（4）仪表一项不符合扣 2 分，扣完为止。

（5）态度生硬、沟通不足、未保护患者隐私、缺乏人文关怀，扣 1～3 分，扣完为止。

（6）注意事项回答不全，漏一项按实际分值扣分，扣完为止。

（徐瑞璟　郑茜茜　李雨萱）

第十四章 骨科常用康复评定技术

第十四章
学习目标

14-1 导入案例
与思考 1

扫码看视频

第一节 骨科常用康复评定

姿势评定与测量

【重要性】

姿势评定是骨科康复评定的重要组成部分,通过观察或测量获得有关患者身体结构的大量信息,了解有无姿势异常,分析骨骼肌的形态、体积、重量和骨骼结构情况,为制订治疗和康复方案提供客观依据,同时判断治疗和康复的效果。

【定义】

姿势(posture)是人体维持和保证功能状态的空间位置,保持身体节段间、身体与环境间适当关系的外在表现。正确的姿势是指身体各个部位维持在科学、平衡的排列线上,有正确的排列顺序。在正常人群中,正确的姿势有轻度偏差。

姿势评定包括静态姿势评定和动态姿势评定。静态时可观察到骨骼肌是否出现过度激活、过度紧张、肥大或萎缩、薄弱和抑制等情况;动态时可评定步行时身体的动态姿势情况。目前临床上也使用计算机控制下的姿势评估设备进行动态姿势评定。

【评定方法】

一、观察法

1. 侧面观察 从左右两侧对正常人群进行观察。足底应显示正常足弓,舟骨结节位于 Feiss 线(内踝至第一趾关节的连线)上;膝关节有 0°~5°屈曲,髋关节应为 0°屈曲;骨盆排列应是髂前上棘与髂后上棘位于同一平面上,形成一个正常的前倾。髂前上棘与耻骨联合位于同一垂直面上,自髂后上棘至耻骨支的后-前骨盆角是 30°。脊柱呈正常的前后弯曲,腰椎及颈椎前凸,胸椎后凸,胸椎后凸的顶点不应超过颈椎前凸最深点后方 5 cm。胸廓呈光滑的轮廓,无凸起及塌陷。肩关节无前移或变圆,耳屏位于肩峰突起的垂直线上。

2. 后面观察 正常人群中,从后面观察,跟骨中点连线与跟腱垂直。足尖朝外 8°~10°,双侧内踝等高。胫骨无弯曲,腘窝等高。双膝呈 13°~18°外翻,大转子及臀皱襞等高,双侧骨盆等高,髂后上棘位于同一水平。脊椎无侧弯,双侧肩胛骨与脊柱应等距且平贴于胸壁。肩胛冈水平与肩胛下角等高,双肩等高。优势手一侧可表现出肩关节降低及相应的髋关节升高。头颈应正直无侧倾。

3. 前面观察 正常人群中,从前面观察,足趾尖应外翻 80°~100°,双足内侧纵弓对称,舟骨结节应位于 Feiss 线上。胫骨应正直无弯曲,膝关节有 13°~18°外翻(正常 Q 角),髌骨应位于前方,腓骨头应等高,双侧骨盆应等高,双侧髂前上棘应在同一水平。胸廓应对称,肋骨或胸骨不应有凸起或塌陷。双肩应等高,斜方肌的斜部及伸展部应对称。双臂应对称等高,旋转角度相同,双肘提携角相同。头和颈应正直无旋转或侧倾。正常的颌骨姿势应是双唇相触,但放松时在上下牙齿之间有一小缝,舌应在上牙后居于硬腭上。

4. 坐姿　站在身后观察其坐姿。从后注意观察头颈、躯干及骨盆的排列差别。

二、铅垂线测量法

如果观察法发现姿势异常,可以通过铅垂线测量法了解有无脊柱侧弯。具体方法:患者站立,用一个铅垂线从枕骨隆突的中点下垂,如果铅垂线不经过臀中沟,则表示有脊柱侧弯(图 14-1-1)。如果姿势异常但铅垂线经过臀中沟,则表示脊柱侧弯的代偿完全。

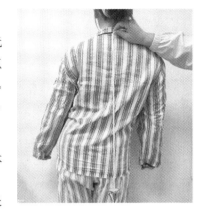

图 14-1-1　铅垂线测量法

三、肢体长度及围度测量

1. 上肢长度测量　患者取坐位或立位,上肢自然垂于身体一侧。

(1)总长度、相对长度为第 7 颈椎至中指指尖的长度;绝对长度为肩峰至中指指尖的长度。

(2)上臂长度及围度:相对长度为肩峰到尺骨鹰嘴的距离;绝对长度为肩峰到肱骨外上髁的距离。用皮尺绕肱二头肌肌腹或上臂最隆起处 1 周,其结果即为上臂周径(围度),一般在用力屈肘时和上肢下垂放松时各测量 1 次。

(3)前臂长度及围度:相对长度为肱骨内上髁到尺骨茎突的距离;绝对长度为尺骨鹰嘴到尺骨茎突或桡骨小头到桡骨茎突的距离。围度为前臂最粗处周径。

2. 下肢长度及围度测量　患者仰卧,骨盆摆正,如一侧畸形,则健侧下肢应放在与患侧下肢对应的位置上。测量围度时需分别测量大腿围度和小腿围度。

(1)总长度:相对长度为脐至内踝尖的距离;绝对长度为髂前上棘到内踝尖。正常两侧误差不到 1 cm。

(2)大腿长度及围度:相对长度为髂前上棘到股骨外侧髁的长度;绝对长度为股骨大转子顶点到膝关节外侧平面的距离。测量围度时患者取仰卧位,大腿肌肉放松,从髌骨上缘向大腿中段量一段距离(一般取髌骨上极向上 10 cm 或 15 cm),然后测量该处大腿周径。

(3)小腿长度及围度:为胫骨平台内侧上缘到内踝尖的距离,或腓骨小头到外踝下缘的距离。测量围度时患者取仰卧位,屈膝,双足平放于床上,测量小腿最粗处周径。

3. 躯体围度的测量

(1)胸围:患者取坐位或立位,双侧上肢在体侧自然下垂。用皮尺测量通过乳头上方和肩胛骨下角下方的围度(绕胸部一周)。对乳房较大的女性,可在乳头稍高的地方测量。测量分别在平静呼气末和吸气末时进行。

(2)腹围:患者取坐位或立位,双侧上肢在体侧自然下垂。用皮尺通过脐部绕腹部 1 周进行测量。

(3)臀围:患者取立位,双侧上肢在体侧自然下垂。测量大转子和髂前上棘连线中间臀部最粗处。

四、放射影像学评定

对怀疑有脊柱侧弯的患者,应建议做 X 线检查(妊娠妇女除外)。拍摄立位从第一胸椎到第一骶椎的正、侧位片,在 X 线片上可测量脊柱侧弯的角度。

关节活动度测量

【重要性】

关节活动度的测量是评定肌肉、骨骼、神经病损患者的基本步骤,是评定关节运动功能损害的范围与程度的指标之一。

【评定方法】

一、主要关节活动度的测量方法

以下主要介绍美国骨科运动医学学会关节运动委员会推荐的测量方法及参考值范围。重点介绍上、下肢大关节的测量方法。

1. 盂肱关节

(1)屈曲:患者取坐位或立位。肩关节无外展、内收、旋转,前臂中立位,手掌朝向体侧。检查时应固定肩胛骨,防止出现代偿运动(复合运动时固定胸廓防止脊柱伸展)。关节角度尺的摆放:固定臂处于腋中线;移动臂处于肱骨长轴;轴心处于肩峰(图 14-1-2)。盂肱关节屈曲活动度的正常参考值为 $0°\sim180°$。

(2)伸展:患者取坐位或立位。应避免肩胛骨前倾、上抬、外展等代偿运动出现。关节角度尺的摆放:固定臂处于腋中线;移动臂处于肱骨长轴;轴心处于肩峰(图 14-1-3)。盂肱关节伸展活动度的正常参考值为 $0°\sim60°$。

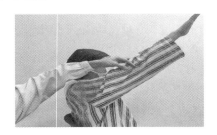

图 14-1-2　盂肱关节屈曲活动度测量方法

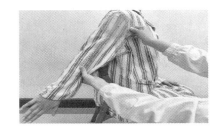

图 14-1-3　盂肱关节伸展活动度测量方法

(3)外展:患者取坐位或立位。肩关节屈曲、伸展均呈 $0°$,前臂旋后,手掌向前方,使肱骨充分外旋,防止因肱三头肌紧张限制运动的完成。应避免肩关节上抬、外旋等代偿运动出现。关节角度尺的摆放:固定臂通过肩峰与地面垂直的线(前、后面),通过肘关节与冠状面垂直的线;移动臂处于肱骨长轴;轴心处于盂肱关节前方或后方(图 14-1-4)。检查时应固定肩胛骨(复合运动时固定胸廓防止脊柱侧屈)。盂肱关节外展活动度的正常参考值为 $0°\sim180°$。

(4)内收:患者体位、测量尺的摆放位置、运动方式与盂肱关节外展活动度测量相同(图 14-1-5)。盂肱关节水平内收活动度的正常参考值为 $0°$。如肩关节处于 $20°\sim45°$屈曲位时,上肢可从前方向内做内收运动,正常参考值为 $0°\sim45°$。

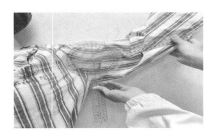

图 14-1-4　盂肱关节外展活动度测量方法

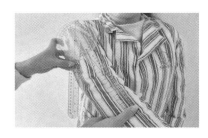

图 14-1-5　盂肱关节水平内收活动度测量方法

(5)内旋:患者取坐位、仰卧位或俯卧位。肩关节外展90°,肘关节屈曲90°,前臂旋前并与地面平行。应避免躯干屈曲,肘关节伸展,肩胛骨上抬、外展等代偿运动出现。关节角度尺的摆放:固定臂通过肘关节,与冠状面垂直的线;移动臂处于尺骨;轴心处于尺骨鹰嘴(图14-1-6)。盂肱关节内旋活动度的正常参考值为0°~70°。

(6)外旋:患者体位、关节角度尺的摆放位置与测量内旋活动度的方法相同。盂肱关节外旋活动度的正常参考值为0°~90°。应避免躯干屈曲,肘关节伸展,肩胛骨下撤、内收等代偿运动出现(图14-1-7)。

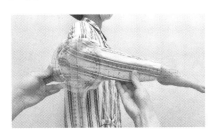

图 14-1-6　坐位盂肱关节内旋活动度测量方法

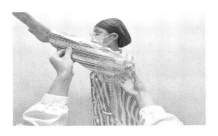

图 14-1-7　坐位盂肱关节外旋活动度测量方法

2. 肘关节

(1)屈曲:患者取坐位。上肢紧靠躯干,肘关节伸展,前臂解剖中立位。应避免肩关节屈曲的代偿运动出现。关节角度尺的摆放:固定臂与肱骨纵轴平行,指向尺骨鹰嘴;移动臂与桡骨纵轴平行,指向桡骨茎突;轴心处于肱骨外上髁(图14-1-8)。肘关节屈曲活动度的正常参考值为0°~150°。

(2)伸展:患者体位、关节角度尺摆放位置与测量屈曲活动度的方法相同。肘关节伸展活动度的正常参考值为0°。检查中应避免肩关节屈曲的代偿运动。

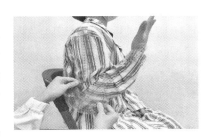

图 14-1-8　肘关节屈曲活动度测量方法

3. 腕关节

(1)掌屈:患者取坐位,肩关节外展90°,肘关节屈曲90°,前臂尺侧置于桌面上,手指轻度伸展。腕关节不得出现桡偏或尺偏及手指屈曲,以免影响腕关节活动。应避免出现腕关节桡偏或尺偏的代偿运动。关节角度尺的摆放:固定臂与尺骨长轴平行;移动臂与第5掌骨长轴平行;轴心处于尺骨茎突稍向远端,或桡骨茎突(图14-1-9)。腕关节掌屈活动度的正常参考值为0°~80°。

(2)伸展(背伸):患者体位、关节角度尺摆放方法与掌屈测量相同。应避免出现腕关节桡偏或尺偏的代偿运动。腕关节伸展活动度的正常参考值为0°~70°。

(3)桡偏:患者取坐位,前臂旋前,掌心朝下置于桌面上。关节角度尺的摆放:固定臂处于前臂背侧中线;移动臂处于第3掌骨背侧纵轴线;轴心处于腕关节背侧中点(第3掌骨基底部)(图14-1-10)。腕关节桡偏活动度的正常参考值为0°~20°。

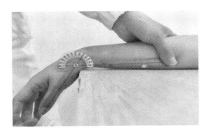

图 14-1-9　腕关节掌屈活动度测量方法

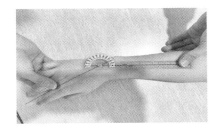

图 14-1-10　腕关节桡偏活动度测量方法

（4）尺偏：患者体位、关节角度尺摆放位置与测量桡偏活动度的方法相同。应避免出现腕关节伸展、屈曲的代偿运动。腕关节尺偏活动度的正常参考值 0°～30°。

4. 髋关节

（1）屈曲：患者取仰卧位，躯干无侧弯，髋关节无内收、外展、内旋、外旋。应避免出现腰椎屈曲的代偿运动。关节角度尺的摆放：固定臂通过大转子，与躯干腋中线平行；移动臂处于股骨纵轴；轴心处于大转子（图 14-1-11）。髋关节屈曲活动度的正常参考值为 0°～125°。

（2）伸展：患者取俯卧位，躯干无侧弯，髋关节无内收、外展、内旋、外旋。膝关节呈伸展位。应避免出现腰椎伸展的代偿运动。关节角度尺的摆放：固定臂通过大转子，与躯干腋中线平行；移动臂处于股骨纵轴；轴心处于大转子（图 14-1-12）。髋关节伸展活动度的正常参考值为 0°～30°。

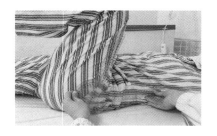 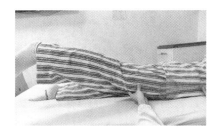

图 14-1-11　膝屈曲位髋关节屈曲活动度测量方法　　　图 14-1-12　髋关节伸展活动度测量方法

（3）外展：患者取仰卧位，髋关节无屈曲、伸展、旋转，膝关节呈伸展位。应避免出现髋关节外旋的代偿运动。关节角度尺的摆放：固定臂处于两侧髂前上棘连线；移动臂处于股骨纵轴（髂前上棘与髌骨中心连线）；轴心处于髂前上棘（图 14-1-13）。髋关节外展活动度的正常参考值为 0°～45°。

（4）内收：患者取仰卧位，髋关节无屈曲、伸展、旋转，膝关节呈伸展位，对侧下肢呈外展位。应避免出现髋关节内旋的代偿运动。关节角度尺的摆放：固定臂处于两侧髂前上棘连线；移动臂处于股骨纵轴（髂前上棘与髌骨中心连线）；轴心处于髂前上棘（图 14-1-14）。髋关节内收活动度的正常参考值为 0°～35°。

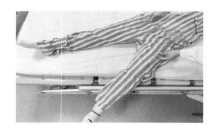 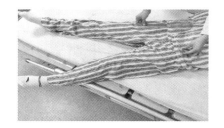

图 14-1-13　髋关节外展活动度测量方法　　　图 14-1-14　髋关节内收活动度测量方法

（5）内旋：患者取坐位或仰卧位，髋关节屈曲 90°，无外展及内收；膝关节屈曲 90°，置于诊查床边缘。双手固定于诊查床边缘。应避免出现髋关节内收的代偿运动。关节角度尺的摆放：固定臂通过髌骨中心的垂线，与地面垂直；移动臂处于胫骨纵轴；轴心处于髌骨中心（图 14-1-15）。髋关节内旋活动度的正常参考值为 0°～35°。

（6）外旋：患者取坐位或仰卧位，髋关节屈曲 90°，无外展及内收；膝关节屈曲 90°，置于诊查床边缘。双手固定于诊查床边缘。应避免出现髋关节外展的代偿运动。关节角度尺的摆放：固定臂通过髌骨中心的垂线，与地面垂直；移动臂处于胫骨纵轴；轴心处于髌骨中心（图 14-1-16）。髋关节外旋活动度的正常参考值为 0°～45°。

5. 膝关节

（1）伸展：患者取俯卧位，髋关节无内收、外展、屈曲、伸展及旋转。应避免出现髋关节旋转、屈曲、外展的代偿运动。关节角度尺的摆放：固定臂处于股骨纵轴；移动臂处于腓骨小头与外踝的连

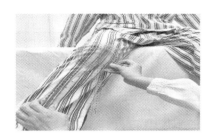

图 14-1-15 髋关节内旋活动度测量方法

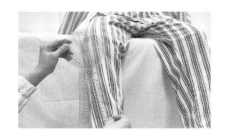

图 14-1-16 髋关节外旋活动度测量方法

线;轴心处于股骨外侧髁(图 14-1-17)。膝关节伸展活动度的正常参考值为 0°。

(2)屈曲:患者体位、关节角度尺摆放方法与膝关节伸展活动度测量相同。应避免出现髋关节旋转、屈曲、外展的代偿运动。膝关节屈曲活动度的正常参考值为 0°~135°。

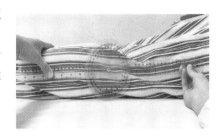

图 14-1-17 膝关节伸展与屈曲活动度测量方法

6.踝关节

(1)背屈:患者取仰卧位或坐位(坐位时膝关节屈曲 90°),踝关节无内翻及外翻。关节角度尺的摆放:固定臂处于腓骨小头与外踝的连线(腓骨外侧中线);移动臂处于第 5 跖骨长轴;轴心处于第 5 跖骨与小腿纵轴延长线在足底的交点(外踝下方约 1.5 cm 处)(图 14-1-18)。踝关节背屈活动度的正常参考值为 0°~20°。

(2)跖屈:患者体位、关节角度尺摆放方法与测量踝关节背屈活动度的方法相同。踝关节跖屈活动度的正常参考值为 0°~50°。

(3)内翻:患者取坐位或仰卧位,膝关节屈曲 90°,髋关节无内收、外展及旋转。关节角度尺摆放:固定臂与小腿纵轴一致;移动臂处于足底面长轴;轴心处于两臂交点(图 14-1-19)。踝关节内翻活动度的正常参考值为 0°~35°。

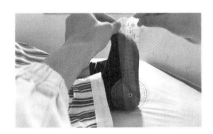

图 14-1-18 踝关节背屈活动度测量方法

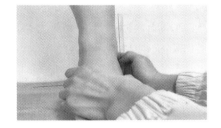

图 14-1-19 踝关节内翻活动度测量方法

(4)外翻:患者体位、关节角度尺摆放方法与测量踝关节内翻活动度的方法相同。踝关节外翻活动度的正常参考值为 0°~35°。

二、脊柱关节活动度测量方法及正常值(表 14-1-1)

表 14-1-1 脊柱关节活动度测量方法及正常值

关 节	运 动	测量体位	量角器放置方法			正常参考值
			轴 心	固定臂	移动臂	
颈部	前屈	坐位或立位,在侧方测量	肩峰	平行前额面中心线	头顶与耳孔的连线	0°~60°
	后伸	坐位或立位,在侧方测量	肩峰	平行前额面中心线	头顶与耳孔的连线	0°~50°

Note

续表

关 节	运 动	测 量 体 位	量角器放置方法			正常参考值
			轴 心	固 定 臂	移 动 臂	
颈部	左旋、右旋	坐位或仰卧位,于头顶测量	头顶后方	头顶中心矢状面	鼻梁与枕骨结节的连线	0°～70°
	左、右侧屈	坐位或立位,于后方测量	第7颈椎棘突	第7颈椎与第5腰椎棘突的连线	头顶中心与第7颈椎棘突的连线	0°～50°
胸腰部	前屈	坐位或立位	第5腰椎棘突	通过第5腰椎棘突的垂线	第7颈椎与第5腰椎棘突的连线	0°～45°
	后伸	坐位或立位	第5腰椎棘突	通过第5腰椎棘突的垂线	第7颈椎与第5腰椎棘突的连线	0°～30°
胸腰部	左旋、右旋	坐位,臀部固定	头顶部中点	两侧髂嵴上缘连线的平行线	双侧肩峰连线的平行线	0°～40°
	左、右侧屈	坐位或立位	第5腰椎棘突	两侧髂嵴连线中点的垂线	第7颈椎与第5腰椎棘突的连线	0°～50°

肌力与肌张力评定

14-1 导入案例与思考3

扫码看视频

【重要性】

肌力和肌张力是人体运动的基础。肌力决定了肌肉收缩的强度,而肌张力则决定了肌肉或关节的紧张度,这对于维持身体的姿势和进行正常的运动至关重要。许多神经系统疾病和肌肉疾病都会影响到肌力和肌张力。对于因疾病或损伤导致肌力和肌张力下降的患者,进行肌力与肌张力评定,可针对性地制订康复治疗计划。肌力与肌张力评定对于指导体育锻炼也非常重要。

【评定原则】

肌力与肌张力的评定在医学领域特别是神经学和康复医学中,具有非常重要的意义。肌力评定主要关注肌肉的力量和收缩能力,而肌张力评定则主要关注肌肉在静止状态下的紧张程度。

一、肌力评定原则

1. 标准化测试 使用标准化的肌力测试方法,以确保评估的一致性和准确性。

2. 观察肌肉收缩 包括主动收缩和被动收缩。

3. 分级评估 根据肌肉收缩的强度、速度和耐力,将肌力分为不同的等级。

4. 双侧对比 比较患者双侧同名肌肉的肌力,以发现可能存在的差异。

5. 考虑疼痛因素 在评估肌力时,要考虑疼痛对肌力的影响。

二、肌张力评定原则

1. 被动运动评估 通过被动运动患者的肢体,感受肌肉的紧张程度和阻力。

2. 分级评估 采用改良 Ashworth 分级标准对肌张力进行分级。

3. 考虑姿势和体位 肌张力可能受到姿势和体位的影响,因此在评估时要考虑这些因素。

4. 双侧对比 与肌力评定类似,需要比较患者双侧同名肌肉的肌张力。

5. 观察自发运动 观察患者在安静状态下的自发运动,如震颤、痉挛等,以辅助评估肌张力。

【评定方法】

一、肌力评定方法

1. Lovett 分级标准　临床上最常用的是 Lovett 6 级的徒手肌力检查法,是一种不借助任何器材,仅靠检查者徒手对患者进行肌力分级评定的方法(表 14-1-2)。

表 14-1-2　Lovett 分级法评级标准

分　级	名　称	评　级　标　准
0	零(zero,0)	未触及肌肉的收缩
1	微弱(trace,T)	可触及肌肉的收缩,但不能引起关节活动
2	差(poor,P)	解除重力的影响,能完成全关节活动范围的运动
3	可(fair,F)	能抵抗重力完成全关节活动范围的运动,但不能抵抗阻力
4	良好(good,G)	能抵抗重力及轻度阻力,完成全关节活动范围的运动
5	正常(normal,N)	能抵抗重力及最大阻力,完成全关节活动范围的运动

2. 徒手肌力评定(MMT)　检查者徒手施以一定的阻力来评定肌力是否正常、良好、尚可、差、微收缩、无收缩。徒手肌力评定具体内容如表 14-1-3、表 14-1-4 所示。

表 14-1-3　MMT 肌力分级标准

分　级	标　准	相当于正常肌力/(%)
0(无收缩)	肌肉无任何收缩	0
1(微收缩)	有轻微肌肉收缩,但不能引起关节活动	10
2(差)	在减重状态下,能做关节全范围运动	25
3(尚可)	能抵抗重力做关节全范围运动,但不能抵抗阻力	50
4(良好)	能抵抗重力,抵抗部分阻力运动	75
5(正常)	能抵抗重力,并完全抵抗阻力运动	100

表 14-1-4　肌力补充分级法

分　级		标　准
0		肌肉无任何收缩
1	1	有轻微肌肉收缩,但不能引起关节活动
	1+	有比较强的肌肉收缩,但没有关节活动
2	2−	减重状态下做关节大部分范围活动(ROM>50%)
	2+	减重状态下做关节全范围活动,抵抗重力做小部分范围活动(ROM<50%)
3	3−	抵抗重力做关节大部分范围运动(ROM>50%)
	3+	抵抗重力做关节全范围活动,抵抗较小阻力做部分范围活动(ROM<50%)
4	4−	抵抗部分阻力做关节大部分范围活动(ROM>50%)
	4+	抵抗充分阻力做关节小部分范围活动(ROM<50%)
5	5−	抵抗充分阻力做关节大部分范围活动(ROM>50%)
	5	抵抗充分阻力做关节最大范围活动(ROM100%)

3. 肌力评估的器械检查　在肌力超过 3 级时,为了做更详细的定量评定,需用专门的器械进行肌力测试。针对肌肉不同的收缩方式有不同的测试方式,包括等长肌力检查、等张肌力检查及等速

肌力检查。常用方法如下。

1）等长肌力检查　在标准姿势下用测力器测定一个肌肉或肌群的等长收缩肌力。常用检查项目如下。

（1）握力：测量时上肢在躯干侧下垂，握力计表面向外，将把手调节到适宜的宽度。测试 2～3 次，取最大值。以握力体重指数评定：握力体重指数＝握力（kg）/体重（kg）×100，正常成人应高于 50。

（2）捏力：用拇指和其他手指的指腹捏压握力计或捏力计可测得捏力，其值约为握力的 30%。

（3）背肌力：即拉力，用拉力计测定。测量时两膝伸直，将把手调节到膝盖高度，然后用力伸直躯干上拉把手。以拉力指数评定：拉力指数＝拉力（kg）/体重（kg）×100。成人正常值：男性 150～200，女性 100～150。

（4）四肢各组肌力测定：在标准姿势下通过钢丝绳及滑轮拉动固定的测力计，可分别测定四肢各组肌肉的等长肌力。

2）等张肌力检查　即测定肌肉进行等张收缩使关节做全幅度运动时所能克服的最大阻力。

3）等速肌力检查　用 Cybex 型等速测力器进行。测试时肢体带动仪器的杠杆做大幅度往复运动。运动速度用仪器预先设定，肌肉用力不能使运动加速，只能使肌力增高，力矩输出增加。此力矩的变化由仪器记录，并同步记录关节角度的改变，绘成曲线，并自动进行数据记录。这种等速测试法精确合理，能提供多方面的数据，已成为肌肉功能检查及其力学特性研究的重要手段。

4.肌力检查方法　在关节主动活动时施加阻力与所测肌肉对抗，测量其肌力，并进行双侧对比，临床常见肌力检查法如下。

（1）胸锁乳突肌：由 C2～C3 副神经颈丛肌支支配。检查时嘱患者头向一侧倾斜，脸转向对侧，检查者对此动作给予阻力。

（2）斜方肌：由 C3～C4 副神经外侧支支配。检查时嘱患者耸肩，检查者对此给予阻力。

（3）前锯肌：由 C5～C7 胸长神经支配。检查时嘱患者用双手用力推一物体，如斜方肌用力时，该肌正常使肩胛内缘紧贴胸壁，麻痹时肩胛骨与胸壁分离呈"翼状肩"（图 14-1-20）。

（4）胸大肌：由 C5～T1 胸前内侧皮神经支配。检查时嘱患者肘关节稍屈曲，上肢外展，然后内收上臂，检查者给予阻力（图 14-1-21）。

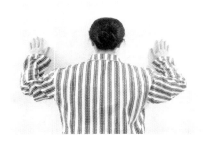

图 14-1-20　前锯肌的肌力检查

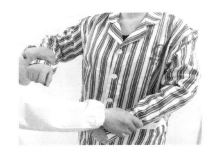

图 14-1-21　胸大肌的肌力检查

（5）背阔肌：由 C6～C8 胸背神经支配。检查时嘱患者上臂外展至 90° 后，做内收动作，检查者一手抵住患者的肘部，并给予阻力，另一手触摸肩胛下角肌肉的收缩（图 14-1-22）。

（6）三角肌：由 C5～C6 腋神经支配。检查时嘱患者将上肢外展 15°～90°，检查者对此动作给予阻力（图 14-1-23）。

（7）肱二头肌：由 C5～C6 肌皮神经支配。检查时患者前臂置旋后位，然后屈肘，检查者对此动作给予阻力（图 14-1-24）。

（8）肱三头肌：由 C7～C8 桡神经支配。检查时嘱患者肩外展，肘屈曲，做抗阻力伸肘动作，触摸肱三头肌、肘后肌的收缩（图 14-1-25）。

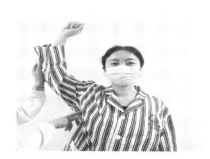

图 14-1-22　背阔肌的肌力检查

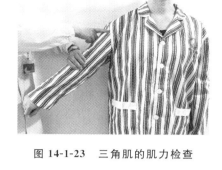

图 14-1-23　三角肌的肌力检查

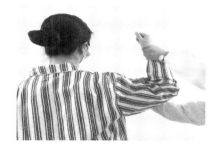

图 14-1-24　肱二头肌的肌力检查

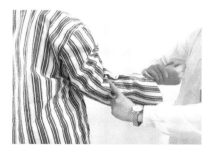

图 14-1-25　肱三头肌的肌力检查

（9）旋后肌：由 C5～C6 桡神经支配。检查时患者前臂置于旋前位,嘱其做旋后动作,检查者对此动作给予阻力（图 14-1-26）。

（10）伸指总肌：由 C5～C6 桡神经支配。检查时患者掌指关节伸直位,中、末节手指屈曲位,然后做伸直手指的动作,检查者给予阻力（图 14-1-27）。

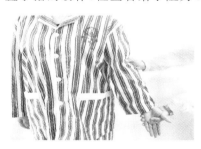

图 14-1-26　旋后肌的肌力检查

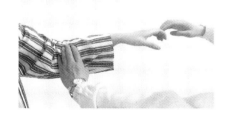

图 14-1-27　伸指总肌的肌力检查

（11）腹直肌：由 T5～T12 肋间神经支配。检查时患者取仰卧位,做起坐动作,检查者对此动作给予阻力。

（12）股四头肌：由 L2～L4 股神经支配。检查时患者取坐位或仰卧位,膝关节屈曲,嘱其伸直膝关节。

（13）臀中肌：由 L4～S1 臀上神经支配。检查时患者取侧卧位,下肢伸直内旋,大腿做外展动作,检查者给予阻力。

（14）臀大肌：由 L4～S1 臀下神经支配。检查时患者取俯卧位,小腿屈曲,大腿后伸,检查者给予阻力。

二、肌张力的检查与评定

1. 肌张力的检查

（1）静止性肌张力：静息状态下,通过观察外观、触摸硬度、被动牵伸运动时肢体活动受限的程度及其阻力来判断。

(2)姿势性肌张力:患者变换各种姿势过程中,观察肌肉的阻力和肌肉的调整状态。

(3)运动性肌张力:患者完成某一动作的过程中,检查相应关节的被动运动阻力。

2.临床评定

1)肌张力降低的分级

(1)轻度:将肢体置于可下垂的位置上并释放时,肢体只能短暂地对抗重力,随即下落。肢体仍存在一些功能活动。

(2)中到重度:将肢体置于可下垂位置上并释放时,立即下落;肢体不能进行任何功能活动。

2)改良阿什沃思量表评定   目前对痉挛的评定多采用改良阿什沃思(Ashworth)量表并进行分级(表 14-1-5)。

表 14-1-5   改良阿什沃思(Ashworth)量表分级

分　　级	检查所见
0	无肌张力的增加
I	肌张力轻度增加:受累部分被动屈伸时,在关节活动范围之末呈现最小的阻力或出现突然卡住
I+	肌张力轻度增加:在关节活动范围后 50% 范围内出现突然卡住,然后出现较小的阻力
II	肌张力较明显地增加:在关节活动范围的大部分范围内,肌张力均较明显地增加,但受累部分仍能比较容易地进行被动运动
III	肌张力严重增高:被动运动困难
IV	受累部分被动屈伸时呈现僵直状态而不能完成被动运动

平衡与协调评定

【重要性】

平衡与协调是骨科康复患者恢复功能的关键指标,有助于预测和预防跌倒等风险。通过学习和掌握平衡与协调评定的知识和技能,护士能够准确地评估患者的平衡与协调功能,客观地了解患者的康复进展,为制订个性化的康复计划提供科学依据。

【评定原则】

1.综合性原则   通过综合性的评定,可以更全面、准确地了解患者的平衡与协调能力。

2.个体化原则   个体化的评定能确保评估结果符合患者的实际情况,进而制订出更为合适的康复计划。

3.科学性原则   应基于科学的理论和方法,确保评定结果的准确性和可靠性。

4.动态性原则   平衡与协调能力会随着患者病情的改善和康复进程的推进而发生变化,因此评定应该是动态的,应定期进行,以了解患者的最新状况。

5.安全性原则   评定时,应确保患者安全,避免在评定过程中发生意外或损伤。

【评定方法】

一、平衡功能评定

平衡功能的评定方法:采用专业设备评定和量表评定。每个量表检查的侧重点不同,使用者可根据患者不同情况进行选择。

1.伯格平衡量表(berg balance scale,BBS)   一个标准化的评定方法,已广泛应用于临床,也是国际上评定脑卒中患者平衡功能最常用和最通用的评定量表,具有较好的信度、效度和敏感性(表 14-1-6)。

14-1 导入案例
与思考 4

扫码看视频

Note

表 14-1-6　伯格平衡量表

姿势	体位	测试命令	评定内容	分数	备注
由坐到站	坐在治疗床上	请站起来,尽量不要用手帮助	不用手帮助就能够站起且能够保持稳定	4	
			用手帮助能够站起来	3	
			用手帮助经过几次努力后能够站起来或保持稳定	2	
			需要较小的帮助能够站起来或保持稳定	1	
			需要中度或较大的帮助才能够站起来	0	
独立站立	立位	请尽量站稳	能够安全站立 2 min	4	如果能够独立站立 2 min,则第 3 项独立坐得满分,直接进行第 4 项评定
			能够在监护下安全站立 2 min	3	
			能够独立站立 30 s	2	
			经过几次努力能够独立站立	1	
			没有帮助不能站立 30 s	0	
独立坐	坐在椅子上,双足平放在地上、背部要离开椅背	请将上肢交叉抱在胸前并尽量坐稳	能够安全坐 2 min	4	
			能够在监护下坐 2 min	3	
			能够坐 30 s	2	
			能够坐 10 s	1	
			没有支撑则不能坐 10 s	0	
由站到坐	立位	请坐下,尽量不要用手帮助	用手稍微帮助就能够安全地坐下	4	
			需要用手帮助来控制身体重心下移	3	
			需要用双腿后侧抵住椅子来控制身体重心下移	2	
			能够独立坐在椅子上但不能控制身体重心下移	1	
			需要帮助才能坐下	0	
床椅转移	坐于治疗床上,双足平放于地面	请坐到有扶手的椅子上,再坐回到治疗床上;再坐到无扶手的椅子上,再坐回到治疗床上	用手稍微帮助就能安全转移	4	
			必须用手帮助才能安全转移	3	
			需要监护或语言提示才能完成转移	2	
			需要一个人帮助才能完成转移	1	
			需要两个人帮助或监护才能完成转移	0	
闭眼站立	立位	请闭上眼睛,尽量站稳	能够安全站立 10 s	4	
			能够在监护下站立 10 s	3	
			能够站立 3 s	2	
			闭眼时不能站立但睁眼站立时能够保持稳定	1	
			需要帮助以避免摔倒	0	
双足并拢站立	立位	请将双脚并拢并且尽量站稳	能够独立地将双脚并拢并独立站立 1 min	4	
			能够独立地将双脚并拢并在监护下站立 1 min	3	
			能够独立地将双脚并拢但不能站立 30 s	2	
			需要帮助才能将双脚并拢但双脚并拢后能够站立 15 s	1	
			需要帮助才能将双脚并拢且双脚并拢后不能站立 15 s	0	

续表

姿势	体 位	测 试 命 令	评 定 内 容	分数	备 注
立位上肢前伸	立位	将手臂抬高90°，伸直手指并尽量向前伸，请注意不要移动双脚	能够前伸大于25 cm的距离	4	
			能够前伸大于12 cm的距离	3	
			能够前伸大于5 cm的距离	2	
			能够前伸但需要监护	1	
			当试图前伸时失去平衡或需要外界支撑	0	
立位从地上拾物	立位	请把双脚前面的拖鞋捡起来	能够安全而轻易地捡起拖鞋	4	
			能够在监护下捡起拖鞋	3	
			不能捡起但能够到达距离拖鞋2～5 cm的位置且独立保持平衡	2	
			不能捡起且当试图努力时需要监护	1	
			不能尝试此项活动或需要帮助以避免失去平衡或跌倒	0	
转身向后看	立位	双脚不要动，先向左侧转身向后看；然后向右侧转身向后看	能够从两侧向后看且重心转移良好	4	
			只能从一侧向后看，另一侧重心转移较差	3	
			只能向侧方转身但能够保持平衡	2	
			当转身时需要监护	1	
			需要帮助以避免失去平衡或跌倒	0	
转身一周	立位	请转一圈，暂停；然后向另一个方向转一圈	能在两个方向只用4 s或更短的时间安全地转一圈	4	
			只能在一个方向用4 s或更短的时间安全地转一圈	3	
			能够安全地转一圈，但用时超过4 s	2	
			转身时需要密切监护或语言提示	1	
			转身时需要帮助	0	
双脚交替踏台阶	立位	请将左、右脚交替放到台阶/凳子上，直到每只脚都踏过4次台阶/凳子	能够独立而安全地站立且在20 s内（含20 s）完成8个动作	4	
			能够独立站立，但完成8个动作的时间超过20 s	3	
			在监护下不需要帮助能够完成4个动作	2	
			需要较小帮助能够完成2个或2个以上的动作	1	
			需要帮助以避免跌倒或不能尝试此项活动	0	
双脚前后站立	立位	将一只脚放在另一只脚的正前方并尽量站稳。如果不行，就将一只脚放在另一只脚前面尽量远的地方，使前脚后跟在后脚足趾之前	能够独立地将一只脚放在另一只脚的正前方且保持30 s	4	
			能够独立地将一只脚放在另一只脚的前方且保持30 s	3	
			能够独立地将一只脚向前迈一小步且能够保持30 s	2	
			需要帮助才能向前迈步但能保持15 s	1	
			当迈步或站立时失去平衡	0	

续表

姿势	体　位	测试命令	评定内容	分数	备　注
单腿站立	立位	请单腿站立尽可能长的时间	能够独立抬起一条腿且保持 10 s 以上	4	
			能够独立抬起一条腿且保持 6～10 s	3	
			能够独立抬起一条腿且保持 3～5 s	2	
			经过努力能够抬起一条腿,保持时间不足 3 s 但能够保持站立平衡	1	
			不能够尝试此项活动或需要帮助以避免跌倒	0	
评分结果	共 14 个项目,每个项目最低分为 0 分,最高分为 4 分,总分值为 56 分。根据评分结果可分为三组。 0～20 分:平衡能力差,只能坐轮椅。 21～40 分:平衡能力可,能辅助步行。 41～56 分:平衡能力好,能独立行走				

2. 限时起立-步行测试(timed up and go test,TUG)　一种动态平衡功能检查方法。测量工具包括一张有靠背有扶手的椅子(座高约 45 cm,扶手高约 20 cm)、秒表。从座椅在地面画一条长 3 m 的粗线,要求患者从座椅上站起来,向前走 3 m,然后转身走回到椅子再坐下。记录从开始站起到再次坐下所用时间,计时单位为秒(s)。在行走过程中,可使用助行器(如手杖、助行架),并记录助行器类型。测量 3 次,取平均值。

正常人 7～10 s 即可以完成测验;＞20 s 完成者提示存在移动障碍。14 s 为预测生活在社区的老年人跌倒风险的临界值,＞14 s 提示跌倒风险的存在。TUG 测验结果显示与静态平衡功能具有很好的相关性。

BBS 和 TUG 适用于多种疾病导致的平衡功能障碍者,包括中枢神经系统疾病、老年病、骨关节系统疾病等恢复期患者。

二、协调功能障碍评定

中枢神经系统病变根据部位的不同,分为小脑性共济失调、基底节共济失调和脊髓后索共济失调三个类型。

(1)小脑性共济失调:共济失调是小脑病变的主要症状,小脑半球损害导致同侧肢体共济失调。患者由于对运动的速度、力量和距离的控制障碍而产生辨距不良和意向性震颤,上肢较重,动作越接近目标震颤越明显,并有快复及轮替运动异常;在下肢则表现为行走时的酩酊步态。

(2)基底节共济失调:此类病变的主要表现是肌张力发生改变和随意运动功能障碍,表现为震颤、肌张力过高或低下、随意运动减少或不自主运动增多。

(3)脊髓后索共济失调:脊髓后索的病变会造成深感觉障碍,引起感觉性共济失调。此类患者的协调障碍主要表现为站立不稳,行走时动作粗大,迈步不知远近,落地不知深浅,有踩棉花感,并需要视觉补偿,常目视地面行走,在黑暗处则难以行走。检查时会发现振动觉、关节位置缺失、闭目难立征(Romberg)阳性。

协调功能分级见表 14-1-7。

表 14-1-7　协调功能分级

Ⅰ级	正常完成
Ⅱ级	轻度残损,能完成活动,但较正常速度和技巧稍有差异
Ⅲ级	中度残损,能完成活动,但动作慢、笨拙、明显不稳定
Ⅳ级	重度残损,仅能启动动作,不能完成
Ⅴ级	不能完成活动

协调功能检查方法见表 14-1-8。

表 14-1-8　协调功能检查方法

检 查 名 称	检 查 方 法
指鼻试验	患者用自己的示指先接触自己的鼻尖,再接触检查者的示指
指对指试验	检查者与患者相对而坐,将示指放在患者面前,让其用示指接触检查者的示指
轮替试验	患者双手张开,一手向上,一手向下,交替转动;也可以一侧手在对侧手背上交替转动
示指对指试验	患者双肩外展90°,伸肘,再同时向正中线运动,双手示指相对
拇指对指试验	患者拇指依次与其他四指相对,速度可以由慢渐快
握拳试验	患者双手握拳、伸开。可以同时进行或交替进行(一手握拳,一手伸开),速度可以逐渐加快
拍膝试验	患者一侧用手掌拍膝,对侧握拳拍膝;或一侧手掌在同侧膝盖上做前后运动,对侧握拳在膝盖上做上下运动
跟-膝-胫试验	患者仰卧,抬起一侧下肢,先将足跟放在对侧下肢的膝盖上,再沿着胫骨前缘向下推移
旋转试验	患者上肢在身体一侧屈肘90°,前臂交替旋前、旋后
拍地试验	患者足跟触地,足尖抬起做拍地动作,可以双足同时做或分别做
画圆或横"8"字试验	患者用上肢或下肢在空气中画一圆或横"8"字。测评下肢时取仰卧位

评分标准如下。

5 分:正常;

4 分:轻度障碍,能完成指定的活动,但速度和熟练程度比正常稍差;

3 分:中度障碍,能完成指定的活动,但协调缺陷极明显,动作慢、笨拙且不稳定;2 分:重度障碍,只能发起运动而不能完成;

1 分:不能活动

步 态 分 析

14-1 导入案例
与思考 5

扫码看视频

【重要性】

步态分析可以帮助医生了解患者步态异常的病因,制订治疗和康复方案,评估康复训练的效果,还可以帮助研究人员深入研究行走机制从而确定病因和制订治疗方案。

【定义】

步行是指通过双足的交互动作移动机体的人类特征性活动。步态是人类步行的行为特征。步态的控制十分复杂,包括中枢命令、身体平衡和协调控制、下肢各关节和肌肉的协同运动以及上肢和躯干的姿态等。步态分析是利用力学原理和已掌握的人体解剖、生理学知识对人体行走状态进行客观的定性和(或)定量分析。

【原则】

1.综合性原则　步态分析需要综合考虑患者的病史、体格检查、步态观察以及诊断性治疗等,以获得全面而准确的评估结果。

2.个体化原则　每个人的步态受年龄、性别、身体状况、疾病类型等多种因素的影响,制订个性化的评估方案,可确保评定结果的准确性和有效性。

3. 客观性原则　应基于客观事实和数据,避免主观臆断和偏见的影响,确保评估结果的客观性和可靠性。

4. 动态性原则　步态是一个动态的过程,会随着患者病情的变化、治疗的进展以及康复训练的进行而发生改变。因此,步态分析应该是动态的,根据需要进行相应的调整和优化。

5. 安全性原则　应确保患者的安全,避免在评定过程中发生意外或损伤。

【评定方法】

1. 正常步态　正常步态是人体在中枢神经系统控制下通过骨盆、髋、膝、踝及足趾等一系列活动完成的。正常步态具有周期性、稳定性、协调性,但神经系统、骨、关节及肌肉病变时会形成异常步态。

1)步行周期　步行周期是指从一侧足跟触地到同侧足跟再次触地所经历的时间,分为站立相(支撑相)和摆动相。站立相是指同侧足跟着地到足尖离地,即足与支撑面接触的时间,约占步行周期的60%。摆动相是指从足尖离地到足跟着地,即足离开支撑面的时间,约占步行周期的40%。

2)步行参数

(1)步长:行走时一侧脚跟着地到紧接着的对侧脚跟着地平均的距离。正常人平地行走时,步长为50~90 cm。

(2)步幅:行走时,由一侧脚跟着地到该侧脚跟再次着地的距离。通常为单步长的2倍。

(3)步宽:在行走中左、右两足间的横向距离。正常人为(8±3.5)cm。

(4)足偏角:在行走中人体前进的方向与足的长轴所形成的夹角。正常人约为6.75°。

(5)步频:单位时间内行走的步数,步频=步数÷60(步/分),正常人为95~125步/分。

(6)步速:即步行的速度,是指单位时间内行走的距离,正常人为65~100米/分。在临床上,一般是测量测试对象以平常的速度步行10 m所需的时间,步速=距离/所需时间。

2. 临床步态分析方法

(1)观察法:嘱患者以自然、习惯的姿势和速度在测试场地来回步行数次,检查者从前方、后方和侧方反复观察患者行走的姿势和下肢各关节的活动,通过表格或简要描述的方式记录患者步态周期中存在的问题,然后让患者做变速行走、慢速、快速、随意放松行走,观察有无异常;还可以让患者突然停下、转身行走、上下楼梯或斜坡、绕过障碍物,坐下和站起,原地踏步或原地站立,闭眼站立或用辅助装置步行时进行观察和评估。需要观察的内容包括步行节律、稳定性、流畅性、对称性、重心偏移、手臂摆动、关节姿态、患者神态与表情、辅助装置(矫形器、助行器)的作用等。

(2)测量法:测定时间参数,即让患者在规定距离的道路上行走,用秒表计时,实测行走距离不少于10 m,两端应至少再加2 m以便患者起步加速和减速停下。用足印法测定距离参数,其方法为在地面上撒上滑石粉,使患者行走时留下足印,测试距离至少6 m,每侧不少于3个连续足印,根据足印分析左右两侧下肢的步态参数。

(3)步行能力评定:一种相对精细的和半定量评定,常用 Hoffer 步行能力分级(表 14-1-9)、Holden 步行功能分级(表 14-1-10)。

表 14-1-9　Hoffer 步行能力分级

分　　级	评 定 标 准
Ⅰ级不能步行	完全不能步行
Ⅱ级非功能性步行	借助于膝-踝-足矫形器(KAFO)、手杖等能在室内行走,又称治疗性步行
Ⅲ级家庭性步行	借助于踝-足矫形器(AFO)、手杖等可在室内行走自如,但在室外不能长时间行走
Ⅳ级社区性步行	借助于 AFO、手杖或独立可在室外和社区内行走、散步,以及去公园、去诊所、去超市购物等,但时间不能持久,如需要离开社区长时间步行时仍须坐轮椅

表 14-1-10　Holden 步行功能分级

级　别	表　现
0 级　无功能	不能走,需要轮椅或 2 人协助才能走
Ⅰ级　需大量持续性的帮助	需使用双拐或需要 1 个人连续不断地搀扶才能行走及保持平衡
Ⅱ级　需少量帮助	能行走但平衡不佳,不安全,需 1 人在旁给予持续或间断的接触身体的帮助或需使用膝-踝-足矫形器(KAFO)、踝-足矫形器(AFO)、单拐、手杖等以保持平衡和保证安全
Ⅲ级　需监护或言语指导	能行走,但不正常或不够安全,需 1 人监护或用言语指导,但不接触身体
Ⅳ级　平地上独立	在平地上能独立行走,但在上下斜坡、在不平的地面上行走或上下楼梯时仍有困难,需他人帮助或监护
Ⅴ级　完全独立	在任何地方都能独立行走

3. 常见异常步态

(1)臀中肌步态:一侧臀中肌麻痹时,髋关节侧方稳定受到影响,表现为行走中患侧腿位于站立相时,躯干向患侧侧弯,以避免健侧骨盆下降过多,从而维持平衡。两侧臀中肌受损时,其步态特殊,步行时上身交替左右摇摆,状如鸭子,故又称鸭步。

(2)帕金森步态:一种极为刻板的步态。表现为步行启动困难、行走时上肢交替迈步动作消失、躯干前倾、髋膝关节轻度屈曲、踝关节于迈步时无跖屈,拖步、步幅缩短。由于帕金森患者常表现为屈曲姿势,致使重心前移。为了保持平衡,患者常小步幅向前行走,不能随意骤停或转向,呈现出向前冲或慌张步态。

(3)偏瘫步态:一侧肢体正常,另一侧肢体因各种疾病造成瘫痪所形成的步态。其典型特征为患侧膝关节因僵硬而于迈步时活动范围减少、患侧足下垂内翻,为了使患侧下肢向前迈步,迈步时患侧代偿性骨盆上提、髋关节外展、外旋,使患侧下肢经外侧划一个半圆弧而将患侧下肢回旋向前迈出,故又称为划圈步态。

(4)短腿步态:患肢缩短达 2.5 cm 以上者,该侧着地时同侧骨盆下降导致同侧肩倾斜下降,对侧迈步腿髋膝关节过度屈曲、踝关节过度背屈。如果缩短超过 4 cm,则缩短侧下肢常以足尖着地行走。

(5)剪刀步态:常见于痉挛型脑性瘫痪,由于髋关节内收肌痉挛,迈步时下肢向前内侧迈出,双膝内侧常相互摩擦碰撞,足尖着地,呈剪刀步或交叉步,交叉严重时步行困难。

(6)小脑性共济失调步态:为小脑功能障碍所致。患者行走时不能走直线,而呈曲线或呈"Z"形前进;两上肢外展以保持身体平衡。因步行摇晃不稳,状如醉汉,故又称酩酊步态或醉汉步态。

4. 步态与跌倒

(1)跌倒风险评估:详见第十二章第三节相关内容。

(2)步态及平衡功能的评估方法如表 14-1-11 所示。

表 14-1-11　步态及平衡功能的评估方法

评 估 名 称	方法或内容	评估结果判断及作用
改良 Romberg 试验	先将两脚打开站立与肩同宽,若患者可保持平衡,可将两脚并拢,甚至将一脚往后移动一半的距离,最后将一脚的脚跟与另一脚的脚尖并拢	每一步骤分别评估睁眼与闭眼的平衡性。此项检查可帮助找出其可能的原因,如关节炎、外周神经病、血管硬化、脑卒中、肢体无力、血管硬化、脑卒中及疼痛等

续表

评 估 名 称	方法或内容	评估结果判断及作用
Tinetti 平衡与 步态量表	量表包括两个部分,其中平衡测试部分共有 10 个项目,主要包括站起、坐位平衡、立位平衡、转体平衡、轻推反应等;步态测试表共有 8 个项目,分别有步行的启动、步幅、摆动足高度、对称性、连续性、步行路径、躯体晃动情况和支撑相双足水平距离	<24 分,表示有平衡功能障碍;<15 分,表示有跌倒的危险性;量表除了检测有无行动障碍,还可以定量其严重程度,分辨出步态或平衡项目中最受影响的部分,从而拟定治疗计划,并可根据此量表结果作为以后功能恶化或治疗进步的参考
前伸功能试验	患者肩靠墙壁站直,保持稳定状态,尽量将拳头向前伸	如往前 15 cm 仍保持平衡,则表明患者平衡性较好,其发生跌倒的危险性较低

（王　佳　谢　馨）

第二节　骨科常用神经功能检查

【重要性】

（1）脊髓损伤评定是制订个性化治疗和康复方案的基础。不同脊髓损伤患者的损伤程度、部位和功能障碍都是不同的,通过评定可以全面了解患者的具体情况,从而制订出更符合患者需求的治疗和康复计划。

（2）脊髓损伤评定有助于监测患者的康复进展。通过评定,能及时发现患者康复中的问题,调整治疗方案,提高康复效果,评定结果还可以作为治疗效果的依据,帮助医生和患者更好地了解康复进展。

（3）学习脊髓损伤评定有助于提高医护人员的专业水平和服务质量。掌握评定技能可以使医护人员更准确地判断患者的病情,为患者提供更科学、更专业的治疗和护理。

【原则】

1. 全面性原则　脊髓损伤评定需要全面考虑患者的身体、心理和社会功能。除了评估运动、感觉功能外,还需关注患者的自主神经功能、心理状态以及日常生活能力等方面。

2. 客观性原则　在评定过程中,应使用客观、标准化的评定工具和方法,确保评定结果的客观性和可靠性。避免主观臆断和偏见对评定结果的影响。同时,评定人员应接受专业培训,熟悉评定流程和标准,以确保评定结果的准确性和一致性。

3. 动态性原则　脊髓损伤患者的康复过程是一个动态变化的过程,因此评定工作也应具有动态性。评定人员需要定期进行评定,及时了解患者的康复进展和存在的问题,以便调整治疗和康复方案。同时,还要关注患者可能出现的新症状或并发症,及时采取相应的措施。

4. 个性化原则　每个脊髓损伤患者的具体情况都是不同的,因此在评定过程中应充分考虑患者的个体差异。评定人员应根据患者的年龄、性别、损伤程度、损伤部位等因素制订个性化的评定方案。

5. 保密性原则　在评定过程中,评定人员应尊重患者的隐私权和知情权,确保患者的个人信息和评定结果得到保密。

神经功能检查

【定义】

1.神经反射　神经反射是由反射弧的形成而体现的。反射弧包括感受器、传入神经元、中枢、传出神经元和效应器等。反射弧中任何一环节有病变都可影响神经反射,使其减弱或消失;神经反射受高级神经中枢控制,如锥体束以上病变,可使神经反射失去抑制而出现反射亢进。神经反射大体可分为浅反射和深反射。

(1)浅反射:刺激皮肤、黏膜、角膜等引起肌肉快速收缩的反应。

(2)深反射:肌腱和关节反射,又称腱反射。

2.病理反射　病理反射指锥体束病损时,大脑失去了对脑干和脊髓的抑制作用而出现的异常反射。1岁半以内的婴幼儿由于神经系统发育未完善,也可出现这种反射,但不属于病理反射。

【评定方法】

一、神经反射

1.浅反射

(1)腹壁反射:患者仰卧,下肢稍屈曲,使腹壁松弛,然后用钝头竹签分别沿肋缘下(T7～T8)、脐平(T9～T10)及腹股沟上(T11～T12)的平行方向,由外向内轻划腹壁皮肤。正常可见局部腹肌收缩。上、中或下部反射消失,提示上述不同平面的胸髓病损。双侧上、中、下部反射均消失见于昏迷和急性腹膜炎患者。一侧上、中、下部反射消失提示同侧锥体束病损。肥胖者和经产妇可引不出。

(2)提睾反射:患者仰卧,下肢稍屈曲,使腹壁松弛,然后用钝头竹签由下而上轻划股内侧上方皮肤。正常可以引起同侧提睾肌收缩,睾丸上提。双侧反射消失提示L1～L2神经节段病损。一侧反射减弱或消失可能有锥体束损害。局部病变如腹股沟疝、阴囊水肿等也会影响提睾反射。

(3)跖反射:反射中枢在S1～S2神经节段,患者仰卧,下肢伸直,检查者手持患者踝部,用钝头竹签划足底外侧,由后向前至小趾跖关节处转向趾侧。正常反应为足趾屈曲,即Babinski征阴性(图14-2-1)。

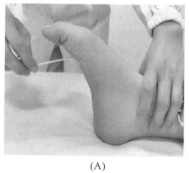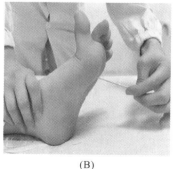

(A)　　　　　　　　　　　　　　(B)

图 14-2-1　跖反射检查法

(4)肛门反射:轻划肛门周围皮肤。正常引起肛门外括约肌收缩,反射障碍为S4～S5神经节段肛尾神经传导损伤。

2.深反射

(1)肱二头肌反射:患者前臂屈曲90°,检查者以左手拇指置于患者肘部肱二头肌肌腱上,然后右手持叩诊锤叩左手拇指指甲。正常可使肱二头肌收缩,引出屈肘动作。反射中枢为C5～C6神经节段(图14-2-2)。

（2）肱三头肌反射：患者外展上臂，半屈肘关节，检查者用左手托住其上臂，右手用叩诊锤直接叩击鹰嘴上方肱三头肌肌腱。正常可使肱三头肌收缩，引起前臂伸展。反射中枢为 C7～C8 神经节段（图 14-2-3）。

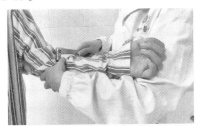

图 14-2-2　肱二头肌反射检查法

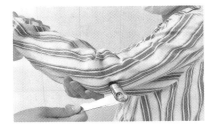

图 14-2-3　肱三头肌反射检查法

（3）桡骨膜反射：患者前臂置于半屈半旋前位，检查者以左手托住其腕部，并使腕关节自然下垂，随即以叩诊锤叩桡骨茎突。正常反应可引起肱桡肌收缩，发生屈肘和前臂旋前动作。反射中枢为 C5～C6 神经节段（图 14-2-4）。

（4）膝反射：坐位检查时，患者小腿完全松弛下垂；卧位检查时患者取仰卧位。检查者以左手托起其膝关节使之屈曲约 120°，用右手持叩诊锤叩击膝盖髌骨下方的髌腱。正常可引起小腿伸展。反射中枢为 L2～L4 神经节段（图 14-2-5）。

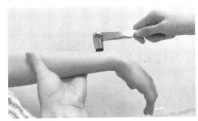

图 14-2-4　桡骨膜反射检查法

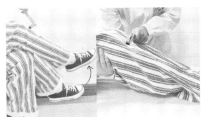

图 14-2-5　膝反射检查法

（5）踝反射（跟腱反射）：患者取仰卧位，髋及膝关节稍屈曲，下肢取外旋外展位。检查者左手将患者足部背屈成直角，以叩诊锤叩击跟腱。正常反应为足向跖面屈曲。反射中枢为 S1～S2 神经节段（图 14-2-6）。

（6）霍夫曼（Hoffmann）征：反射中枢为 C7～T1 神经节段，检查者左手持患者腕部，然后以右手中指与示指夹住患者中指并稍向上提，使腕部处于轻度过伸位。以拇指迅速弹刮患者的中指指甲，出现其余 4 指轻度掌屈为阳性反应，为上肢锥体束征，多见于颈髓病变，也可见于反射活跃的正常人（图 14-2-7）。

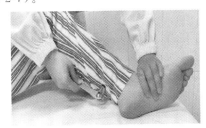

图 14-2-6　踝反射检查法

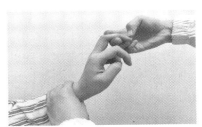

图 14-2-7　霍夫曼检查法

（7）阵挛：阵挛是腱反射亢进的表现。

①髌阵挛：患者下肢伸直，检查者以拇指与示指捏住其髌骨上缘，用力向远端快速连续推动数次后维持推力。阳性反应为股四头肌发生节律性收缩使髌骨上下移动（图 14-2-8）。

②踝阵挛：患者取仰卧位，髋与膝关节稍屈，检查者一手持患者腘窝部，另一手持患者足底前端，用力使踝关节过伸。阳性反应为腓肠肌与比目鱼肌发生连续性节律性收缩（图 14-2-9）。

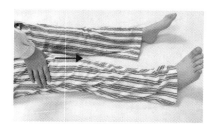

图 14-2-8　髌阵挛检查法

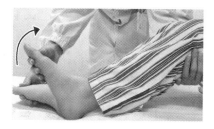

图 14-2-9　踝阵挛检查法

二、病理反射

1. 巴宾斯基(Babinski)征　患者取仰卧位,髋及膝关节稍屈曲,下肢取外旋外展位。检查者用竹签沿患者足底外侧缘,由后向前划至小趾根部并转向内侧。

2. 查多克(Chaddock)征　患者取仰卧位,髋及膝关节稍屈曲,下肢取外旋外展位。检查者用竹签在外踝下方足背外缘,由后向前划至趾跖关节处。

3. 奥本海姆(Oppenheim)征　检查者用拇指及示指沿患者胫骨前缘用力由上而下滑压。

4. 戈登(Gordon)征　检查者用手以一定力量捏压腓肠肌。

上述阳性反应均表现为拇趾背伸,其余 4 趾呈扇形展开(图 14-2-10)。

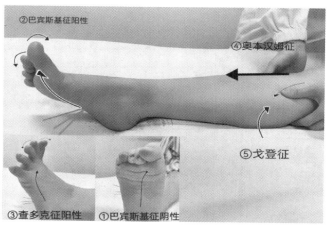

图 14-2-10　几种病理反射的检查法

脊髓损伤评定

【定义】

脊髓损伤(spinal cord injury,SCI)是指由于各种原因导致的椎管内神经结构(包括脊髓、神经根和马尾神经)的损害,出现损伤水平及以下的感觉、运动、反射及大小便等功能障碍。脊髓损伤根据致病因素可分为创伤性损伤及非创伤性损伤两大类;根据部位可分为下颈段脊柱脊髓损伤和胸腰段脊柱脊髓损伤。

【评定方法】

一、神经功能评估

常用的定量诊断方法是美国脊髓损伤协会(ASIA)神经功能评分,通过评估患者的运动和感觉功能来判定损伤程度。

(1)脊髓损伤神经学分类国际标准(international standards for neurological classification of spinal cord injury,ISNCSCI)是由美国脊髓损伤协会(American Spinal Injury Association,ASIA)编写和发布用

14-2 导入案例
与思考 2

扫码看视频

于脊髓损伤的检查方法和诊断标准。为了规范该标准的使用,美国脊髓损伤协会制定了《脊髓损伤神经学分类国际标准参考手册》。熟练应用 ISNCSCI 对明确预后、指导治疗有重大的临床意义。

(2)神经平面是指身体两侧有正常的感觉和运动功能的最低神经节段,包括感觉平面和运动平面。实际上,感觉、运动检查正常的神经节段在身体两侧常不一致。因此,在确定神经平面时,要确定 4 个平面,即左右侧感觉平面和左右侧运动平面。对于两侧正常节段不同的病例,使用上面的方法对每个节段进行记录,而不采用单一的平面,以免造成误解。感觉平面是指身体两侧具有正常感觉功能的最低神经节段。运动平面的概念与此相似,指身体两侧具有正常运动功能的最低神经节段。

脊髓损伤平面通过如下神经学检查来确定:①检查身体两侧各自 28 个皮节的关键感觉点进行评分(表 14-2-1)。②检查关键运动肌(表 14-2-2)。

表 14-2-1　关键感觉点感觉指数评分

左		关键感觉点		右	
痛觉(针刺觉)	轻触觉			轻触觉	痛觉(针刺觉)
		C2	枕骨粗隆两侧		
		C3	锁骨上窝		
		C4	肩锁关节顶部		
		C5	前肘窝外侧(桡侧)		
		C6	拇指		
		C7	中指		
		C8	小指		
		T1	前肘窝内侧(尺侧)		
		T2	腋窝顶部		
		T3	第 3 肋间隙		
		T4	第 4 肋间隙		
		T5	第 5 肋间隙(T4~T6 之间)		
		T6	第 6 肋间隙(T5~T7 之间)		
		T7	第 7 肋间隙(T6~T8 之间)		
		T8	第 8 肋间隙(T7~T9 之间)		
		T9	第 9 肋间隙(T8~T10 之间)		
		T10	脐		
		T11	第 11 肋间隙		
		T12	腹股沟韧带中点		
		L1	T12~L2 距离的一半		
		L2	股前中点		
		L3	股骨内髁		
		L4	内踝		
		L5	足背第 3 跖趾关节处		
		S1	足跟外侧		
		S2	腘窝中点部		
		S3	左骨结节		
		S4	肛周区		
		S5	肛周区(与 S4 共属一点)		

评分标准:2 分,正常;1 分,异常(减退或过敏);0 分,消失。

表 14-2-2　关键运动肌

平　　面	关键运动肌	平　　面	关键运动肌
C5	屈肘肌(肱二头肌,肱肌)	L2	屈髋肌(髂腰肌)
C6	伸腕肌(桡侧伸腕长肌和短肌)	L3	伸膝肌(股四头肌)
C7	伸肘肌(肱三头肌)	L4	踝背伸肌(胫前肌)
C8	中指屈指肌(指深屈肌)	L5	伸趾肌(趾长伸肌)
T1	小指展肌	S1	踝跖屈肌(腓肠肌、比目鱼肌)

(3)完全性损伤和不完全性损伤:如果脊髓损伤发生在神经平面以下(包括最低位的骶段),但仍保留部分感觉或运动功能,则此损伤被定义为不完全性损伤。骶部感觉包括肛门黏膜皮肤交界处和肛门深部的感觉。骶部运动功能检查是通过肛门指检发现肛门外括约肌有无自主收缩。完全性损伤指最低位的骶段的感觉和运动功能完全消失。

(4)部分保留区:此术语只用于完全性损伤,指在神经平面以下一些皮节和肌节保留部分神经支配。有部分感觉或运动功能的最低位称为部分保留区,应按照身体两侧感觉和运动功能分别记录。

二、感觉检查

感觉检查分必查部分和选查部分。必查部分是检查体表的 28 个关键感觉点的痛觉(针刺觉)和轻触觉,并按照 3 个等级评分。选择痛觉和轻触觉这两种感觉作为感觉的必查部分形式,是因为这两种感觉反映了不同脊髓传导束的感觉传导功能(图 14-2-11)。

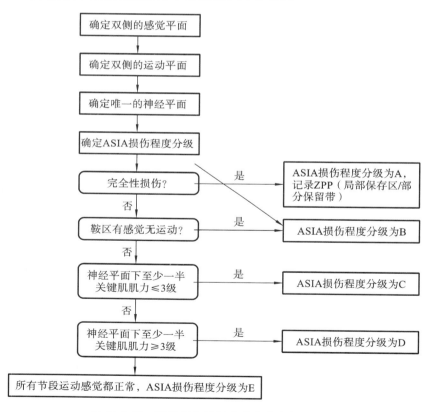

图 14-2-11　脊髓损伤神经病学分类步骤流程图

注:ZPP 仅适用于最低的 S4~S5 运动功能消失(无肛门括约肌自主收缩)或感觉功能消失(无直肠深压觉、无轻触觉和针刺觉)的患者,是指那些感觉和运动平面远端保留部分神经支配的皮节和肌节。

（1）评分标准见表 14-2-3。

表 14-2-3　脊髓损伤积分评定表（ASIA 量表）

运动得分 0:完全麻痹 1:触及或可见肌收缩 2:不抗重力主动运动 3:可抗重力主动运动 4:对抗部分阻力主动运动 5:对抗部分阻力主动运动 NT:无法检查			脊髓节段 （神经节段）	感 觉 得 分				
				轻 触 觉		痛 觉		0 无,1 减弱,2 正常, NT 无法检查
关　键　肌	左	右		左	右	左	右	关键感觉点
—			C2					枕骨粗隆
			C3					锁骨上窝
			C4					肩锁关节部
肘屈肌群/肱二头肌			C5					肘窝桡侧
腕伸肌群/桡侧伸腕肌			C6					拇指
肘伸肌群/肱三头肌			C7					中指
指屈肌群/中指末节屈肌			C8					小指
指外展肌群/小指外展肌			T1					肘窝尺侧
			T2					腋窝顶部
			T3					第 3 肋间隙（锁骨中线）
			T4					第 4 肋间隙（锁骨中线）
			T5					第 5 肋间隙（锁骨中线）
			T6					剑突水平
			T7					第 7 肋间隙（锁骨中线）
—			T8					第 8 肋间隙（锁骨中线）
			T9					第 9 肋间隙（锁骨中线）
			T10					脐水平（锁骨中线）
			T11					T10～T12 之间（锁骨中线）
			T12					腹股沟韧带中点
			L1					大腿前方 T12～L2 距离的一半
髋屈肌群/髂腰肌			L2					大腿前方中点
膝伸肌群/股四头肌			L3					股骨内髁
踝背伸肌群/胫前肌			L4					内踝
趾长伸肌群/拇长伸肌			L5					足背第三跖趾关节
踝跖屈肌群/腓肠肌			S1					足跟外侧
			S2					腘窝中点
—			S3					坐骨结节
			S4～S5					肛周区
得分(50)								得分(56)
总分(100)								总分(112)

续表

自主肛门括约肌收缩	有	无		有	无	有	无	肛门感觉	
左		右	神经水平（具有正常功能的最远节段）					左	右
完全性或不完全性（不完全性：在 S4～S5 存在感觉或运动功能）						ASIA 损伤程度分级级别			
左		右	部分功能保留带（部分神经的远端范围支配）					左	右
ASIA 损伤 程度分级	A 完全性损伤 在 S4～S5 节段无任何感觉或运动功能保留 B 不完全性损伤 损伤平面以下包括骶段有感觉但无运动功能 C 不完全性损伤 损伤平面以下存在运动功能,大部分关键肌肌力在 3 级以下 D 不完全性损伤 损伤平面以下存在运动功能,大部分关键肌肌力在 3 级或以上 E 正 常 感觉和运动功能正常								
评定者：			时间： 年 月 日						

（2）注意事项。

①对于肛门周围针刺觉和轻触觉均消失的患者,有必要查肛门内深压觉,如深压觉存在,则认为是骶段保留,为不完全性损伤。

②痛觉（针刺）中若患者不能分辨锐/钝端,则应得分判为 0 分。

③轻触觉中棉束划动的范围小于 1 cm。

④若有 NT（not testable）,则感觉检查不能评分。

三、运动检查

运动检查为检查身体两侧 10 对关键肌,左右侧各选一块关键肌。检查顺序为从上而下。

1. 评分标准 0 级完全瘫痪;1 级可触及或可见肌肉收缩;2 级在无重力下全关节范围的主动活动;3 级对抗重力下全关节范围的主动活动;4 级在中度阻力下进行全关节范围的主动活动;5 级（正常肌力）对抗完全阻力下全关节范围的主动活动;5 级（正常肌力）在无抑制因素存在的情况下,对抗充分阻力下全关节范围的主动活动。

2. 10 对关键肌 参照表 14-2-3 中所示的脊髓节段对应的关键肌。

3. 注意事项

（1）所有的运动功能检查都要在仰卧位进行。

（2）在临床上肌力无法检查的肌节,如 C1～C4,T2～L1,S2～S5,在这些节段其运动平面等同于感觉平面。

（3）除对以上这些肌肉进行两侧检查外,还要检查肛门外括约肌,以肛门指检感觉括约肌收缩,评定分级为有或无。如果存在肛门括约肌自主收缩,则运动损伤为不完全性损伤。

四、感觉平面和运动平面的确定

脊髓损伤积分评定表把身体每侧的皮节评分相加,产生 2 个总的感觉评分,即痛觉和轻触觉评分,并用感觉评分量化评定感觉功能的变化。痛觉和轻触觉都正常的最低平面称为感觉平面,可以有左右两个不同的感觉平面,并可以据此判断部分保留区域是否有骶残留。各肌节按左、右两侧进行运动评分。如表 14-2-3 所示,将左右侧肌节得分相加,得出两侧上下肢一个总的运动评分并用这一评分量化评定运动功能的变化。此外,通过该运动部分项目的检查,可以判断两个运动平面、部分保留区和残损分级。

运动平面确定需进一步考虑的内容:每个节段的神经（根）支配一块以上的肌肉,同样大多数肌肉接受一个以上的神经节段支配（通常为 2 个神经节段）。因此,用一块肌肉或一组肌肉（关键肌）代表一个神经节段支配的目的是简化检查。如果一块肌肉肌力至少在 3 级以上,则说明该肌节的上一个肌节存在完整的神经支配。在确定运动平面时,相邻的上一个关键肌肌力必定是 5 级,因为预计这块肌肉受 2 个完整的神经节段支配。例如,C7 神经节段支配的关键肌无任何活动,C6 神经节段支配的肌肉肌力为 3 级,若 C5 神经节段支配的肌肉肌力为 5 级,那么,该侧的运动平面在 C6 神经节段。

检查者的判断依赖于确定其所检查的肌力小于 5 级的肌肉是否有完整的神经支配。许多因素可以抑制患者充分用力,如疼痛、体位、肌张力过高或失用等。如果存在任何上述或其他因素妨碍肌力检查,则该肌肉的肌力应被认为是 NT。然而,如果这些因素不妨碍患者充分用力,检查者的最佳判断为排除这些因素后患者肌肉肌力为正常(5 级),那么该肌肉肌力评级为 5 级。

五、残损程度判定

残损程度参照表 14-2-3 中所示 ASIA 损伤程度分级进行判定。

需要注意的是,当患者被评为 C 级或 D 级时,必须是不完全性损伤,即在 S4～S5 神经节段有感觉或运动功能存留。此外,该患者必须具备以下两者之一:①肛门括约肌有自主收缩。②运动平面以下有 3 个神经节段以上有运动功能保留,这里可使用非关键肌功能来判断运动功能是否完全丧失(判断 B 级和 C 级)。非关键肌功能的神经支配详见表 14-2-3。

六、自主神经功能评定

脊髓损伤除了导致运动功能、感觉功能障碍外,还会导致自主神经系统功能障碍。为了描述脊髓损伤对自主神经功能的影响,2009 年,ASIA 和国际脊髓协会(International Spinal Cord Society, ISCOS)等国际组织共同制定了《脊髓损伤后残存自主神经功能国际标准》(以下简称《自主神经标准》),并提供了自主神经标准评定表。与基于客观体格检查的 ISNCSCI 不同,《自主神经标准》的评定信息可来源于体格检查、询问病史、观察、患者的主诉以及尿流动力学检查等,而且不要求一次就评定完自主神经标准评定表中所有内容。自主神经标准评定表包括三部分:①一般自主神经评定;②下尿路、肠道和性功能评定;③尿流动力学评估。每一部分都有不同的计分标准。ASIA 和 ISCOS 建议自主神经功能的评定应成为脊髓损伤临床评定的一部分。

1. 一般自主神经功能评定 包括心脏、血压、排汗、体温调节和呼吸系统的自主神经功能评定。

(1)心脏的自主神经评定,包括心动过缓(心率少于 60 次/分),心动过速(心率超过 100 次/分)以及其他类型的心律失常。

(2)血压的自主神经评定有三种异常情况:①安静状态时收缩压低于 90 mmHg。②体位性低血压,是指患者从仰卧位转换为立位时出现的一种有症状或无症状性的血压下降(收缩压下降超过 20 mmHg,舒张压下降超过 10 mmHg)。③自主神经反射异常,这种异常情况多发生于 T6 以上脊髓损伤患者,主要由损伤平面以下有害或者无害的刺激引起,表现为血压升高(收缩压比基础血压升高 20 mmHg 以上)、头痛、面部潮红、损伤平面以上出汗、损伤平面以下血管收缩和心律失常。

(3)排汗的自主神经评定有三种异常情况:①损伤平面以上多汗。②损伤平面以下多汗。③损伤平面以下少汗。前两种异常情况是指由有害或无害的刺激引起的非生理性出汗,例如在没有发热、运动和外界环境高温时出现多汗。损伤平面以下少汗是指损伤平面以下在任何时候都没有出汗。

(4)体温调节的评定,包括体温过高(在没有感染的情况下体温高于 38.5 ℃),体温过低(体温低于 35.0 ℃)。

(5)支气管肺的自主神经功能评定有三种异常情况:①脊髓损伤患者不能自主呼吸,需要机械通气支持。②自主呼吸受损,需要部分机械通气支持。③自主呼吸受损,不需要机械通气支持。

2. 下尿路、肠道和性功能评定

(1)下尿路的自主神经功能评定包括以下三项内容:①有想要排空膀胱的意识。②预防漏尿的能力(尿失禁)。③膀胱排空方式。这三项内容的评定全部基于患者的主诉。前两项的计分标准:功能正常计 2 分,神经功能减弱或改变计 1 分,完全失去控制计 0 分,不能进行特定功能的评定记为 NT。膀胱排空方式应具体说明。

(2)肠道的自主神经功能评定包括以下三项内容:①有想要排便的感觉。②预防大便漏出(大便失禁)的能力。③肛门自主括约肌收缩。前两项内容基于患者的主诉。第三项内容基于肛门直肠检查。肠道的自主神经评定的计分与下尿路的自主神经评定计分标准相同(0、1、2、NT)。

(3)性功能的自主神经功能评定包括心理性的性唤起(阴茎勃起或阴道润滑)、反射性的性唤起(由生殖器的物理刺激引起的阴茎勃起或阴道润滑)、是否存在性高潮、男性能否射精以及女性是否月经来潮。这些评定内容全部基于患者的主诉,计分标准与下尿路的自主神经评定计分标准相同(0、1、2、NT)。

3. 尿流动力学评估　尿流动力学评估包括膀胱充盈时的感觉、逼尿肌功能、膀胱充盈时的顺应性、排尿时的尿道功能、逼尿肌漏尿点压力、最大逼尿肌压力、膀胱容量和排尿后残余尿量。评定基于尿流动力学检查的结果和观察。

膀胱充盈时的感觉评定分类包括正常过敏、减退、缺失和非特异性感觉。逼尿肌功能的评定分类包括正常逼尿肌功能、逼尿肌反射亢进、逼尿肌无力和逼尿肌无收缩。排尿时的尿道功能评定分类包括正常、逼尿肌括约肌协同失调和不松弛性尿道括约肌梗阻。排尿期正常尿道功能是指尿道开放并持续松弛,允许膀胱在正常压力下排空。

逼尿肌括约肌协同失调是指排尿期逼尿肌收缩的同时存在尿道和(或)尿道周围横纹肌不自主收缩。有时候尿流会被完全阻断。不松弛性尿道括约肌梗阻是指排尿期尿道不松弛,尿道阻断导致尿流减少,这通常发生在骶段或马尾神经损伤的患者。

膀胱充盈时的顺应性、逼尿肌漏尿点压力、最大逼尿肌压力、膀胱容量和排尿后残余尿量根据尿流动力学检查的结果来记录。

七、自主神经功能损伤分类(下运动神经元损害表现)

ASIA 和 ISCOS 建议以脊髓损伤对膀胱、肠道和性功能的影响来描述自主神经功能损伤分类。自主神经功能损伤分类包括圆锥上损伤、圆锥损伤和马尾神经损伤三类。这是一种基于解剖学的分类标准。圆锥上损伤是指发生于脊髓圆锥以上的损伤,通常圆锥上损伤(上运动神经元损伤)引起下尿路、肠道和性功能混合性损伤,结果可能是过度活动或失能。马尾神经损伤包括侵袭马尾神经的损伤,通常导致下尿路、肠道和性功能的失能。

【损伤水平与功能预后】

功能预后不是脊髓损伤神经学分类标准的评定内容,但是一旦完成了该项评定,即可根据其神经平面的确定估计其预后,为接下来的护理工作,制订相应的护理措施。

神经肌电图检查

【定义】

肌电图(electromyography)是通过分析肌肉静息、随意收缩的各种电特性,记录神经肌肉的电位活动,以判定神经、肌肉的功能状态。肌电图常用于下运动神经元疾病的检查,可用于区分神经源性、失用性及肌源性病变;在神经源性中还可以鉴别出脊髓性、神经根性或周围神经性病变,并可对治疗效果进行监测及评价预后。

狭义肌电图是指以同心圆针插入肌肉中收集针电极附近一组肌纤维的动作电位以及在插入处于静息状态下的肌肉的过程中,肌肉做不同程度随意收缩时的电活动。广义肌电图还包括神经传

14-2 导入案例
与思考 3

扫码看视频

导,神经重复电刺激等有关周围神经、神经肌肉接头和肌肉疾病的电诊断学(图 14-2-12、图14-2-13)。

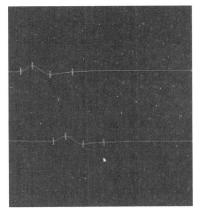

图 14-2-12　异常肌电图(1)

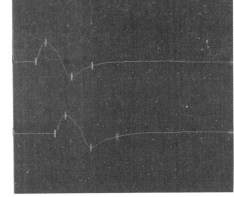

图 14-2-13　异常肌电图(2)

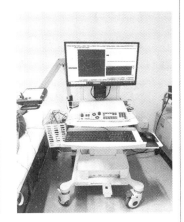

图 14-2-14　肌电图机器设备

【注意事项】

(1)操作人员必须熟悉人体运动解剖及肌肉的分布及常见变异,了解所用机器设备及辅助配件的性能(图 14-2-14),掌握常用肌肉和神经传导的检查方法,能正确放置刺激电极与记录电极位置。

(2)检测前要充分了解患者病情,对患者进行必要的体格检查,并记录相关的病史及其他辅助检查结果。根据临床诊断及鉴别诊断需要,设定检查方案,根据检查过程中发现的信息,合理修改方案,以提供相应的治疗。

(3)注意检测的安全性:①用电的安全性问题。②针电极穿刺的安全性。③电极刺激的安全性。④皮肤升温的安全性。

【评定方法】

神经肌肉的功能状况可用肌电图仪进行检测,肌电图是通过检查和分析肌肉在静息和随意收缩状态下各种生物电的特征,来判断神经肌肉系统的变化。肌电图仪还能做重复电刺激和各种神经电图检查,如神经传导速度、H 反射、F 波以及瞬目反射等,所有上述检查结果必须结合详细的临床资料进行分析,因为神经肌电图的检查结果和临床诊断属于两个概念,神经肌电图检查可帮助了解是神经源性损害还是肌源性损害、判断神经源性损害的定位(前角细胞、神经根、神经丛、周围神经或者上运动神经元)、区别是轴索损害还是脱髓鞘改变,评估神经肌肉接头的功能和判断神经肌肉损害的程度及预后等。

(王　佳　谢　馨)

第三节　骨科常用特殊体征

骨科常用体表标志

【重要性】

学习骨科常用体表标志是骨科实践的关键环节,它们作为人体表面的特殊点或区域,具有定位、诊断、手术操作参考、康复评估及学术交流等多重意义。通过识别和理解这些体表标志,医生可以更

14-3 导入案例
与思考 1

扫码看视频

Note

准确地诊断疾病、制订治疗计划,并在手术操作中提高精确度和安全性。

【定义】

骨科常用标志线是指在人体骨骼和肌肉系统中,用于标识、定位和评估特定结构、功能或病理状态的一系列参考线。

【骨科常用标志线】

1. 颈部标志线(图 14-3-1)

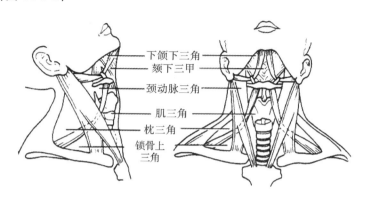

图 14-3-1　颈部标志线

（1）交感神经节:以胸锁乳突肌中段为中心点。颈上神经节最大,呈梭形,在下颌角后 1 cm,多位于第 1～3 颈椎横突前方,颈内动脉后方。颈中节最小,在胸锁乳突肌后缘与环状软骨同高,多位于第 6 颈椎横突处。星状神经节在颈中节下 2 cm 锁骨上窝深部,位于第 7 颈椎下缘,常与第 1 胸神经节合并成为颈胸神经节。

（2）臂丛神经节:位于锁骨中点上方,经锁骨后深入腋窝,分出桡神经、尺神经、正中神经等若干支,分布于上肢及手部。

2. 胸部标志线(图 14-3-2)

（1）前正中线:又称胸骨中线,自胸骨柄上缘中点向下至剑突所作的垂线,可延伸至腹部。

（2）锁骨中线:经锁骨中点向下所作的垂线(分左、右两线)。

（3）腋前线:沿腋前皱襞向下所作的垂直线。

（4）腋中线:自腋窝中点向下所作的垂直线。

（5）腋后线:沿腋后皱襞向下所作的垂直线。

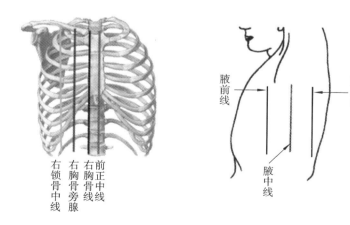

图 14-3-2　胸部标志线

3. 背部标志线（图 14-3-3）

（1）后正中线：经背部正中所作的垂线，相当于各棘突尖的连线。

（2）肩胛线：双臂下垂时，经肩胛下角向下所作的垂直线（分左、右两线）。

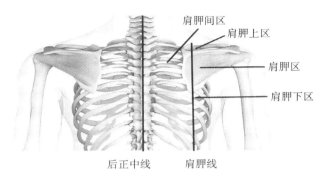

图 14-3-3　背部标志线

4. 腹部标志线（图 14-3-4）

（1）肋骨线：通过两侧第 10 肋最低点的横线。

（2）棘间线：两侧髂前上棘之间所作的横线。

（3）左、右纵线：由两侧腹股沟中点向上所作的纵线。

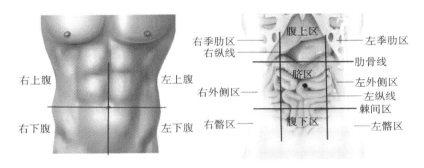

图 14-3-4　腹部标线

上肢特殊体征

【重要性】

上肢特殊体征检查在临床医学中具有极其重要的意义。这些特殊体征通常能够反映上肢骨骼、肌肉、神经等结构的异常或损伤，不同的特殊体征往往与特定的疾病或损伤类型相关，并与疾病的进展程度或损伤的严重程度成正比。医生通过观察和检测这些特殊体征，可以初步判断上肢病变的部位和性质，为后续治疗提供方向。

【定义】

上肢特殊体征是指在上肢出现的一些异常体征或症状，这些体征或症状可能与特定的疾病、损伤或异常情况有关。

【检查方法】

1. 肩关节稳定试验　是一种通过检查者手动施加外力，使肩关节在各个方向上产生移动和应力，观察肩关节的反应和位移情况，以评估肩关节稳定性的方法。

14-3 导入案例
与思考 2

扫码看视频

（1）立位检查：患者向前弯腰45°，臂部放松下垂，检查者一手固定肩胛颈部，另一手将患臂伸展并从后方给肱骨头施加压力，可试出肩前方不稳。臂部放松下垂，向后推肱骨头，可试出肩后方不稳。将肱骨向下牵拉时，可试出肩下方不稳（图14-3-5）。

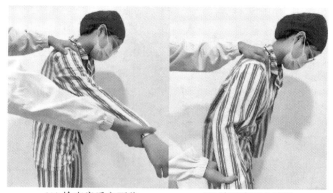

(A) 检查肩后方不稳　　　　(B) 检查肩下方不稳

图 14-3-5　立位检查

（2）卧位检查：患者取仰卧位，患肩放在诊床边缘，外展90°，检查者支撑患臂。检查者一手固定肩胛颈，另一手握住肱骨近端向前后下方移动。受损的一方通常活动加大，并有滑出关节盂的感觉及疼痛，需双肩对比进行检查（图14-3-6）。

2.杜加斯（Dugas）征　也被称为肩内收试验或搭肩试验，是通过患者主动进行肩关节内收动作来检查肩关节功能的方法。在进行测试时，患者被要求将患侧手臂的肘部紧贴于胸壁上，同时尝试用患侧手掌搭在对侧肩部。正常人能够轻松完成这个动作，即手掌能够搭在对侧肩部，同时肘部紧贴胸壁。然而，在肩关节脱位或其他异常情况下，患者可能无法完成这个动作，或者即使能够完成，也会感到疼痛或不适（图14-3-7）。

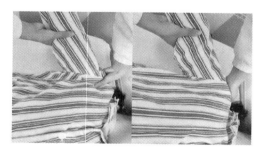

图 14-3-6　卧位检查

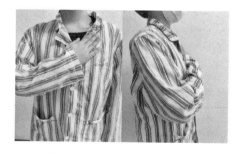

图 14-3-7　杜加斯（Dugas）征

3.Jobe 试验阳性　主要是由肩周炎、冈上肌肌腱炎、肩峰撞击综合征、颈肩肌筋膜炎、肩袖损伤等因素引起的。Jobe 试验，也被称为空罐试验或者空杯试验，是一种用于评估肩袖肌肉，特别是肩部上部冈上肌的功能的测试。

在进行 Jobe 试验时，患者需要站立并将患肢伸直，然后肩胛骨平面缓慢上举至90°，接着充分内旋并使前臂旋前，如同试图从空罐子里抖掉最后几滴饮料。此时，检查者对患者上肢施加向下的压力，如果患者出现明显的疼痛增加或者无力，那么 Jobe 试验即为阳性，提示患者可能存在冈上肌肌腱炎或者肩峰撞击综合征等疾病（图14-3-8）。

4.肩峰撞击诱发试验（Neer 试验）　①患者在肩胛骨平面保持手臂内旋，做肩关节上举动作的过程中诱发疼痛；②患者将手臂外旋，然后做上举动作，则不能诱发疼痛或疼痛减轻。同时符合上述两部分表现即为 Neer 试验阳性（图14-3-10、图14-3-9）。

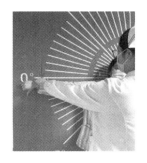

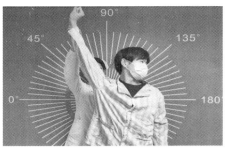

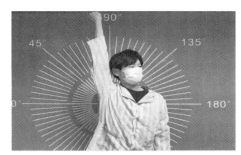

图 14-3-8　Jobe 试验　　　图 14-3-9　肩峰撞击诱发(Neer)试验 1　　　图 14-3-10　肩峰撞击诱发(Neer)试验 2

5. 肩外展疼痛弧　是一种特定的肩部疼痛综合征,主要表现为在肩关节主动外展活动时,疼痛出现在一定的角度范围内,而在其他角度则疼痛减轻或消失。

肩外展疼痛弧是指在肩关节主动外展活动时,疼痛出现在 60°～120°的范围内,而在小于 60°或大于 120°的角度范围内疼痛减轻或消失的现象。这个特定的疼痛角度范围被称为"疼痛弧"。在此范围以外则无疼痛,也见于冈上肌肌腱炎。肩锁关节病变的疼痛弧在肩关节外展 150°～180°(图 14-3-11、图 14-3-12)。

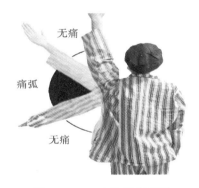

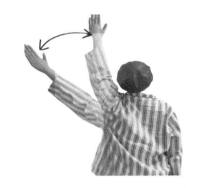

图 14-3-11　肩外展疼痛弧　　　　　　　图 14-3-12　肩锁关节病变的肩外展疼痛弧

下肢特殊体征

【重要性】

不同的下肢特殊体征往往与特定的疾病或损伤类型相关,并与疾病的进展程度或损伤的严重程度成正比,特殊体征的检查结果对于治疗方案的制订具有指导意义。通过观察这些特殊体征,可以初步判断下肢病变的部位和性质,为后续治疗提供方向。

【定义】

下肢特殊体征通常指的是一系列与下肢相关的异常体征,这些体征可能表明下肢存在某种疾病或异常状况。

【检查方法】

1. 托马斯(Thomas)征阳性　又称髋关节屈曲挛缩试验,是一种用于检查腰椎或髋关节是否存在病变的专科检查方法(图 14-3-13)。

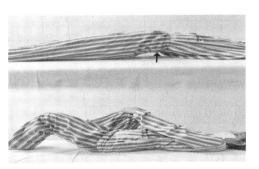

图 14-3-13　托马斯(Thomas)征

14-3 导入案例
与思考 3

扫码看视频

患者取仰卧位,双下肢伸直。健侧下肢屈髋、屈膝,大腿贴近腹壁,对侧的髋膝关节出现屈曲为托马斯征阳性,说明髋关节有屈曲挛缩畸形,并记录其屈曲畸形角度。其机制是髋关节的屈曲挛缩可由腰椎的前凸来代偿。

2.浮髌试验 患者取仰卧位,伸膝,放松股四头肌,检查者一手虎口对着髌骨上方,手掌压在髌骨上方,使膝内液体流入关节腔,另一手示指以垂直方向轻压髌骨,快速松开后即觉髌骨浮起,表明关节内有积液。正常膝内液体约为 5 ml,当膝内液体达 50 ml 时,说明为阳性(图 14-3-14)。

3.指压试验(Fimbrill-Fisher 征) 是一种用于检测膝关节半月板损伤的特殊检查方法。检查者以指尖置于内侧副韧带前方的关节间隙,屈膝,旋转小腿数次或同时伸膝,若内侧半月板损伤,则可感觉到手指下有物体在移动,并伴有摩擦声,患者可感觉疼痛。可用同法检查外侧半月板损伤(图14-3-15)。

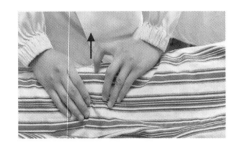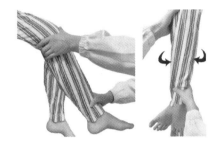

图 14-3-14 浮髌试验 图 14-3-15 指压试验(Fimbrill-Fisher 征)

4.半月板研磨试验(Apley 试验) 一种判断侧副韧带或半月板是否损伤的检查方法。检查时患者俯卧,屈膝 90°,检查者一手握患肢足部,一手压住患肢大腿下端后侧以固定,旋转提起患膝,若出现疼痛,则为侧副韧带损伤;将膝下压,再旋转,若出现疼痛,则为半月板损伤;轻微屈曲时痛,则为半月板前角损伤(图 14-3-16)。

5.旋转挤压试验(改良 McMurray 征) 用于检测膝关节半月板或侧副韧带的损伤。检查时患者取仰卧位,检查左膝外侧半月板时,检查者右手放于膝关节上以稳定大腿,左手握足跟,先使小腿在内旋位充分内收,极度屈膝,然后外展,伸直。伸直过程中有响声与疼痛为旋转挤压试验阳性。检查内侧半月板时,先使小腿在外旋位充分外展屈膝,然后内收伸直。于一定角度有清脆响声为外侧半月板损伤。声音大且伴有弹跳者多为盘状半月板损伤。此试验应在内收内旋、内收外旋、外展外旋、外展内旋四个方位进行(图 14-3-17)。

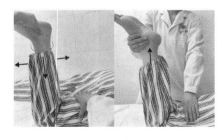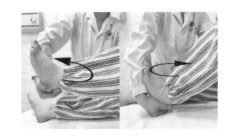

图 14-3-16 半月板研磨试验(Apley 试验) 图 14-3-17 旋转挤压试验(改良 McMurray 征)

6.过伸(Jones)试验 用于检测膝关节半月板前角损伤。检查时患者取仰卧位,检查者一手固定股骨远端,另一手抬起足跟,膝前缘疼痛说明半月板前角损伤(图 14-3-18)。

7.过屈试验 用于评估膝关节内部结构的损伤。检查时患者取仰卧位,被动极度屈曲膝关节时出现疼痛,提示半月板后角损伤(图 14-3-19)。

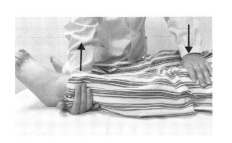

图 14-3-18　过伸(Jones)试验

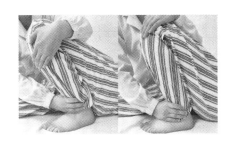

图 14-3-19　过屈试验

脊柱骨盆特殊体征

14-3 导入案例
与思考 4

扫码看视频

【重要性】

检查脊柱和骨盆的特殊体征在医学诊断、治疗和康复过程中具有非常重要的意义。这些体征能够提供关于脊柱和骨盆结构、功能和健康状态的关键信息,有助于医生准确评估患者的病情,并制订相应的治疗方案。

【定义】

脊柱骨盆特殊体征是指在脊柱和骨盆区域出现的异常体征,这些体征可能由脊柱和骨盆的结构异常、损伤或疾病引起。

【检查方法】

1. 直腿抬高试验(Lasègue 试验)　是一项用于检查坐骨神经痛以及腰椎间盘突出症等腰部疾病的临床试验(图 14-3-20)。

患者取仰卧位,下肢伸直,检查者一手握患者足跟,另一手保持膝关节在伸直位,下肢抬高,一般能自动直腿抬高 80°～90°。抬高不能达到 70°,且沿坐骨神经有放射性疼痛者为直腿抬高试验阳性。腰椎间盘突出症早期,直腿抬高到 30°～70°时引起放射性腿痛,超过 70°时又无痛,而可抬高到 90°。引起疼痛的活动度范围 30°～70°称为疼痛弧。为了增加坐骨神经的张力,可在直腿抬至最高时将足背屈,此时放射性痛加重,为直腿抬高加强试验(Bragard 试验)阳性。有时健侧举腿到一定高度时亦引起患侧的坐骨神经痛,常见于腰椎间盘突出患者,为健侧直腿抬高试验(Fajerztain 试验)阳性。

2. 股神经牵拉试验　是一种用于检查上腰部椎间盘突出症或股神经病变的试验。检查时患者取俯卧位,检查者一手固定其骨盆,另一手握患肢下端,屈膝 90°,将小腿上提或尽力屈膝。出现大腿前方至小腿内前方放射痛,即为股神经牵拉试验阳性(图 14-3-21)。

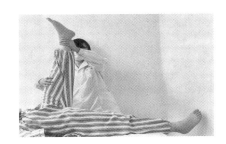

图 14-3-20　直腿抬高试验(Lasègue 试验)

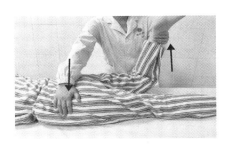

图 14-3-21　股神经牵拉试验

3. 梨状肌紧张试验　是一种用于评估梨状肌是否存在损伤或炎症的临床检查方法。检查时患者取俯卧位,患侧伸髋、屈膝,将髋被动内收内旋,出现下肢放射性疼痛为梨状肌紧张试验阳性,提示坐骨神经被牵张的梨状肌刺激压迫,或梨状肌有解剖变异,坐骨神经由该肌腹穿出而受到压迫(图14-3-22)。

4. 骶髂关节分离试验 也称为髋外展外旋试验、"4"字试验、盘腿试验或 Patrick 试验,是一种常用的骨科检查方法,主要用于诊断髋关节或骶髂关节的病变,如炎症、损伤、股骨头坏死等(图14-3-23)。

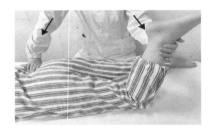 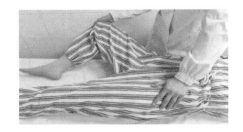

图 14-3-22　梨状肌紧张试验　　　　　　图 14-3-23　骶髂关节分离试验

检查右侧时左腿伸直,将右足靠近左膝部,检查者一手按住左髂前上棘,另一手将右膝向下压,若感右侧骶髂关节部有疼痛为骶髂关节分离试验阳性(腹股沟处的牵扯痛不能作为阳性考虑)。阳性多提示骶髂关节病变,但事先应排除髋关节本身的病变。

5. 椎间孔挤压试验 又称头顶加压试验或斯布灵试验(Spurling 试验),是一种用于诊断神经根型颈椎病的临床检查方法(图14-3-24)。

检查时患者取坐位,头略向患侧屈曲,检查者双手置于患者头顶,向下方挤压颈椎,当出现颈部疼痛并向肢体放射性疼痛或麻木感时,即为阳性。阳性者提示有神经根损害,常见于神经根型颈椎病。

6. 颈脊神经根张力试验 又称臂丛神经拉伸试验、Eaten 试验或 Lasequard 征,是一种用于诊断神经根型颈椎病、臂丛损伤或前斜角肌综合征的临床检查方法。

检查者一手推患者颞部,另一手握住患者腕部牵向相反方向,患肢出现麻木或放射性痛为颈脊神经根张力试验阳性,如牵拉同时再使患肢做内旋动作,则称为 Eaten 加强试验(图14-3-25)。阳性表示颈肩部痛由臂丛神经病变引起,主要见于累及臂丛神经的疾病,如颈椎损伤、颈椎结核、前斜角肌综合征、化脓性疾病、先天畸形、肿瘤压迫或侵及臂丛、强直性脊柱炎、颈椎间盘突出症、颈椎病及手术损伤等。

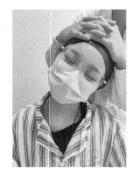 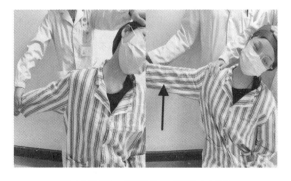

图 14-3-24　椎间孔挤压试验　　　　　　图 14-3-25　颈脊神经根张力试验

(王　佳　邹　玲)

第四节 骨科常用功能评定量表

【重要性】

正确的使用评定量表能够对骨科康复患者进行准确的功能评定,可根据评定结果对患者的康复训练、物理治疗和手术治疗等及时采取必要的干预措施,从而更准确地了解患者的康复进展及评价治疗效果。

【原则】

1.标准化和客观化 评定过程应遵循标准化的程序和要求,确保评定结果的客观性和准确性。使用统一的评定工具和方法,遵循统一的评定标准,以确保评定结果的可比性和可靠性。

2.全面性和系统性 功能评定应涵盖患者的所有相关领域,包括身体功能、活动能力、社会参与等各个方面。同时,评定过程应具有系统性,综合考虑患者的整体状况,避免片面或遗漏。

3.个体化 评定应充分考虑患者的个体差异,包括年龄、性别、文化背景、病情等因素。根据患者的具体情况制订个性化的评定方案,确保评定结果符合患者的实际情况。

4.动态性 患者的病情和康复状况可能随时间发生变化,因此评定过程应具有动态性。定期对患者进行重新评定,及时调整康复计划。

5.尊重患者意愿 在评定过程中,应尊重患者的意愿和隐私,确保他们在评定过程中感受到尊重和关怀。与患者保持良好的沟通和合作,确保他们能够理解并积极配合评定过程。

上肢功能评定常用量表

14-4 导入案例
与思考 1

扫码看视频

【定义】

上肢功能评定常用量表是一种系统化的工具,用于评定患者的上肢功能。这些量表通常包括一系列标准化的评定项目,涵盖了上肢的各种功能方面,如肌力、灵活性、协调性和日常生活活动的执行能力等。

【评定工具】

目前常用的评定量表有以下几种。

1.Constant-Murley 肩关节功能评分量表 用于评定肩关节功能,包括疼痛、功能、活动水平和力量等方面,适用于肩部损伤的评定(表 14-4-1)。

表 14-4-1 Constant-Murley 肩关节功能评分量表

项 目	评 分
疼痛程度(最高分 15 分):	
无疼痛	15 分
轻度痛	10 分
中度痛	5 分
严重痛	0 分
日常生活活动的水平(最高分 20 分):	
全日工作	4 分
正常的娱乐和体育活动	3 分
不影响睡眠	2 分

续表

项　　目	评　　分
手的位置：	
上抬到腰部	2 分
上抬到剑突	4 分
上抬到颈部	6 分
上抬到头颈部	8 分
ROM：前屈、后伸、外展、内收活动分别按以下标准评分，每种活动最高分 10 分，4 项最高 40 分。	
$0°\sim30°$	0 分
$31°\sim60°$	2 分
$61°\sim90°$	4 分
$91°\sim120°$	6 分
$121°\sim150°$	8 分
$151°\sim180°$	10 分
外旋（最高分 10 分）：	
手放在头后，肘部保持向前	2 分
手放在头后，肘部保持向后	2 分
手放在头顶，肘部保持向前	2 分
手放在头顶，肘部保持向后	2 分
手放在头顶再充分向上伸直上肢	2 分
内旋（最高分 10 分）：	
手背可达大腿外侧	0 分
手背可达臀部	2 分
手背可达腰骶部	4 分
手背可达腰部（L3 水平）	6 分
手背可达 T12 椎体水平	8 分
手背可达肩胛下角水平（T7 水平）	10 分
肌力：MMT	
0 级	0 分
Ⅰ 级	5 分
Ⅱ 级	10 分
Ⅲ 级	15 分
Ⅳ 级	20 分
Ⅴ 级	25 分

2. Mayo clinic 肘关节功能指数（Mayo clinic performance index for the elbow，MEPS）　是一个专业人员评定的量表，由 B. F. Morrey 等学者设计开发。该量表有 4 个类目，共 8 个项目，总分 60 分以下提示肘关节功能差（表 14-4-2）。

表 14-4-2　Mayo clinic 肘关节功能指数

功能评价内容	得　分
疼痛(45分)：	
无疼痛	45
轻度疼痛:偶尔疼痛	30
中度疼痛:偶尔疼痛,需服镇痛药,活动受限	15
重度疼痛:丧失活动能力	0
运动功能(20分)：	
运动弧在100°以上	20
运动弧在50°~100°	15
运动弧在50°以下	5
稳定性(10分)：	
稳定:没有明显的内翻/外翻不稳	10
中度不稳:内翻/外翻不稳<10°	5
明显不稳:内翻/外翻不稳>10°	0
日常活动(25分)：	
梳头	5
吃饭	5
个人卫生	5
穿衣	5
穿鞋	5
最高得分	100

评价标准:优,90分以上;良,75~89分;中,60~74分;差,小于60分。

3. 上肢功能指数量表(upper extremity function scale,UEFS)　是一个患者自评量表,包含 20 个测试条目,每个条目最低 0 分,最高 4 分,总分值为 80 分。 研究表明,该量表中文版具有理想的信度和效度(表 14-4-3)。

表 14-4-3　上肢功能指数量表

活　　动	非常困难或无法完成	相当困难	中等困难	一般困难	没有困难
平时工作、家务劳动或学校活动	0	1	2	3	4
平时爱好、娱乐活动、体育活动	0	1	2	3	4
将物品袋提至齐腰水平	0	1	2	3	4
将物品袋举过头顶	0	1	2	3	4
梳头	0	1	2	3	4
做饭(如剥皮、切菜等)	0	1	2	3	4
用双手撑起(从椅子上或浴缸里)	0	1	2	3	4

续表

活　动	非常困难或 无法完成	相当困难	中等困难	一般困难	没有困难
开车	0	1	2	3	4
扫地、吸尘、用扫把收集落叶	0	1	2	3	4
穿衣服	0	1	2	3	4
系纽扣	0	1	2	3	4
使用工具（锤子、扳手、起子等）	0	1	2	3	4
开门	0	1	2	3	4
洗漱	0	1	2	3	4
打领带、系鞋带	0	1	2	3	4
睡眠（患肢对睡眠的影响）	0	1	2	3	4
洗衣（洗、烫、叠）	0	1	2	3	4
开广瓶口	0	1	2	3	4
抛球	0	1	2	3	4
患手携带公文包	0	1	2	3	4

（王慧文　王　佳　谢　馨）

下肢功能评定常用量表

【定义】

下肢功能评定量表是一种用于评定患者下肢功能和活动能力的工具。这些量表通常由专业人员使用，以帮助评定患者在日常生活中的行走、站立、坐下等活动时的下肢功能。

【评定工具】

一、髋关节

Harris 标准是目前国内外最为常用的髋关节功能评定标准。其内容主要包括疼痛、功能、关节活动度和关节畸形 4 个方面（表 14-4-4），适用于术前术后髋关节的功能评定。

表 14-4-4　Harris 标准

项　目		评　分
疼痛 （44 分）	无痛或可以忽略	44
	时有隐痛，不影响活动	40
	轻度疼痛，日常生活不受影响，过量活动可有中度疼痛可服 NSAID 类镇痛药	30
	中度疼痛，可忍受，但常因此废弃一些活动，日常活动稍受限，但能正常工作，常服 NSAID 类镇痛药	20
	剧痛，活动严重受限	10
	卧床仍剧痛，因疼痛被迫长期卧床	0

14-4 导入案例
与思考 2

扫码看视频

续表

项 目				评 分
功能 （47 分）	步态 （33 分）	步态跛行	无	11
			轻度	8
			中度	5
			重度/不能行走	0
		行走距离	不受限	11
			1 km 以上	8
			500 m 左右	5
			室内活动	2
			卧床或坐椅	0
		行走时 辅助工具	不需要	11
			长距离需单手杖	7
			全部时间需单手杖	5
			需单拐	3
			需双手杖	2
			需双拐或无法行走	0
	功能 活动 （14 分）	上下楼梯	正常	4
			能完成,需扶楼梯	2
			勉强上楼	1
			不能上楼	0
		穿鞋袜	容易	4
			困难	2
			不能	0
		坐椅子	任何角度坐椅子,大于 1 h	5
			高椅子坐半个小时以上	3
			坐椅子不能超过半个小时	0
		乘车	能乘坐公共交通	1
			不能乘坐公共交通	0
关节畸形			固定内收畸形＜10°	1
			固定内旋畸形＜10°	1
			肢体短缩＜3.2 cm	1
			固定屈曲畸形＜30°	1
关节活动度		A. 屈曲	0°～45°	×1.0＝(A)	得分为 A、 B、C、D 之 和除以 20
			46°～90°	×0.6＝(A)	
			91°～110°	×0.3＝(A)	
		B. 外展	0°～15°	×0.8＝(B)	
			16°～20°	×0.3＝(B)	
		C. 外旋	0°～15°	×0.4＝(C)	
		D. 内收	0°～15°	×0.2＝(D)	
特征表现		Trendelenburg 试验	阳性（　）	阴性（　）

Harris 评分:左侧(　　),右侧(　　)。

二、膝关节

HSS 膝关节评分表是由美国纽约特种外科医院（HSS）的 Insall 和 Ranawat 等提出的一个膝关节功能评定表。该系统评价总分为 100 分，分为 7 个项目，其中 6 项为得分项目，包括疼痛、功能、关节活动度、肌力、屈膝畸形和关节稳定性；1 项为减分项目，包括是否需要支具内外翻畸形和伸直滞缺程度等（表 14-4-5）。

表 14-4-5　HSS 膝关节评分表

项　　目	评　　分
一、疼痛（30 分）	
任何时候均无疼痛	30
行走时无疼痛	15
行走时轻度疼痛	10
行走时中度疼痛	5
行走时严重疼痛	0
休息时无疼痛	15
休息时轻度疼痛	10
休息时中度疼痛	5
休息时严重疼痛	0
二、功能（22 分）	
行走站立无限制	22
行走 2500～5000 m 和站立半小时以上	10
行走 500～2500 m 和站立可达半小时	8
行走少于 500 m	4
不能行走	0
屋内行走，不需要支具	5
屋内行走，需要支具	2
能上楼梯	5
能上楼梯，但需支具	2
三、关节活动度（18 分）	
每活动 8°得 1 分	最高 18 分
四、肌力（10 分）	
优：完全能对抗阻力	10
良：部分对抗阻力	8
中：能带动关节活动	4
差：不能带动关节活动	0
五、屈曲畸形（10 分）	
无畸形	10
小于 5°	8
5°～10°	5

续表

项　　目	评　　分
大于 10°	0
六、关节稳定性(10 分)	
正常	10
轻度不稳 0°～5°	8
中度不稳 6°～15°	5
严重不稳大于 15°	0
七、减分项目	
单手杖	−1
单拐杖	−2
双拐杖	−3
伸直滞缺 5°	−2
伸直滞缺 10°	−3
伸直滞缺 15°	−5
每 5°外翻	−1
每 5°内翻	−1

HSS 评分:左侧(　　　),右侧(　　　)。

(王慧文　王　佳　邹　玲)

脊柱功能评定量表

【定义】

脊柱功能评定量表是一种医学工具,用于评定患者脊柱的结构、功能和症状。这些评定量表通常由医疗专业人员使用,旨在提供客观的数据以帮助诊断和治疗脊柱相关问题。

【评定工具】

1.JOA 腰痛评价表　由日本矫形外科学会(Japanese Orthopaedic Association,JOA)制定(表14-4-6)。

表 14-4-6　JOA 腰痛评价表

项　　目	评　　分
主观症状(9 分)	
腰部疼痛(LBP)	
无	3
偶有轻度疼痛	2
频发静止疼痛或偶发严重疼痛	1
频发或持续性严重疼痛	0
腿部疼痛	
无	3

14-4 导入案例与思考 3

扫码看视频

续表

项　　目	评　　分
偶有轻度疼痛	2
频发轻度疼痛或偶有重度疼痛	1
频发或持续重度疼痛	0
步行能力	
正常	3
能步行 500 m 及以上,可有疼痛、麻木、肌弱	2
步行<500 m,有疼痛、麻木、肌弱	1
步行<100 m,有疼痛、麻木、肌弱	0
体征(6 分)	
直腿抬高试验(包括腘绳肌紧张)	
正常	2
30°～70°	1
<30°	0
感觉障碍	
无	2
轻度	1
明显	0
肌力	
正常(5 级)	2
4 级	1
0～3 级	0
日常生活活动(ADL)受限(14 分)	
卧位转身	0(很难)、1(较难)、2(容易)
站立	0(很难)、1(较难)、2(容易)
洗、漱	0(很难)、1(较难)、2(容易)
身体前倾站立	0(很难)、1(较难)、2(容易)
坐 1 h	0(很难)、1(较难)、2(容易)
举物、持物	0(很难)、1(较难)、2(容易)
行走	0(很难)、1(较难)、2(容易)
膀胱功能(－6 分)	
正常	0
轻度失控	－3
严重失控	－6
总　　分	

　　2. JOA 颈椎评分　是一种评定颈椎病变(如颈椎病、颈椎间盘突出症等)严重程度和疗效的评分系统,由日本整形外科学会开发,用于评定颈椎病患者的神经功能障碍和临床症状(表 14-4-7)。

表 14-4-7　JOA 颈椎评分

项　目	评　分	
运动功能(左右独立评价)		
肩、肘功能(三角肌、肱二头肌肌力测定):	左	右
MMT≤2(排除肘部疾病所致)	0	0
MMT＝3	2	2
MMT＝4	3	3
MMT＝5(耐久力不足,有脱力感)	4	4
MMT＝5	5	5
手指功能		
吃饭时不能用汤匙、叉子,不能系扣子	0	
吃饭时能用汤匙、叉子,能系大扣子	2	
吃饭时能用汤匙、叉子,不能用刀,勉强可用筷子,能系扣子,但不能解扣子	4	
吃饭时可勉强用力,能用筷子,能系大扣子,但系 T 恤衫的扣子困难	6	
吃饭时能自由运用刀叉,能用筷子,但不灵活,能解或系大扣子,能解或系 T 恤衫的扣子,但稍有不灵活	8	
下肢功能(下肢功能没有明显的左右差别,左右同分)		
能站立,不能行走	0	
能扶着东西站立,能用助行器行走	2	
可用拐杖(单拐)行走,可上楼梯,不能单腿跳	4	
平地可不用拐杖行走,可上下楼梯(下楼时需有扶手),单腿可站立	6	
平地可快速行走,对跑没有信心,下楼梯不灵活,可单腿跳	8	
正常,可单腿跳,步行、上下楼梯很自由	10	
感觉功能(左右独立评价)		
上肢、躯干、下肢%(%为根据患者自己的评价与正常对比所残存感觉的程度)	左	右
感觉消失(0～10%)	0	0
难以忍受的麻木,知道自己接触了物品,但不能识别其形状、质地,麻木得难以入睡(20%～40%)	3	3
能识别所接触物品的形状、质地,但只能感觉出一半,有时要使用药物才能止住疼痛,有麻木感(50%～70%)	5	5
触觉基本正常,有轻微的痛觉钝性麻木(80%～90%)	8	8
正常,无麻木、疼痛(100%)	10	10
膀胱功能		
不能自行排尿或尿失禁	0	
可勉强自行排尿,有时有尿不尽感,或需用尿布	3	
尿频,排尿时无尿线,有时有尿失禁,会弄脏下装	5	
膨胀感正常,但排尿时需等一段时间,尿频	8	
膨胀感、排尿均正常	10	
治疗前(　月　日)总分:		
治疗后(　月　日)总分:		

3. Oswestry 功能障碍指数(Oswestry disability index, ODI)问卷表 是目前国际上最常用的评定腰痛的功能量表,具有良好的效度和信度,已被翻译成 10 多个语言版本,并在脊柱外科领域作为"金标准"来评定和观察治疗效果。

Oswestry 功能障碍指数问卷表共 10 个条目,包括疼痛、单项功能和个人综合功能 3 大领域的评定。每个条目最低得分为 0 分,最高得分为 5 分,分数越高表示功能障碍程度越重;将 10 个条目的答案相应得分相加后,计算其占 10 条目最高分(50 分)的百分比,即为 Oswestry 功能障碍指数(ODI),得分越高说明患者功能障碍越严重(表 14-4-8)。

表 14-4-8　Oswestry 功能障碍指数问卷表

项　　目	得　　分
1.疼痛的程度(腰背痛或腿痛)	
无任何疼痛	0
有很轻微的疼痛	1
有较明显的疼痛(中度)	2
有明显的疼痛(相当严重)	3
有严重的疼痛(非常严重)	4
痛得不能做任何事	5
2.日常生活自理能力(洗漱、穿脱衣服等活动)	
日常生活完全能自理,一点也不伴腰背痛或腿痛	0
日常生活完全能自理,但引起腰背痛或腰痛加重	1
日常生活虽能自理,但由于活动时腰背或腿痛加重,以致动作小心、缓慢	2
多数日常活动可自理,有的需要他人帮助	3
绝大多数的日常活动需要他人帮助	4
穿脱衣服、洗漱困难,只能躺在床上	5
3.提物	
提重物时并不引起腰背或腿痛加重	0
能提重物,但腰背或腿痛加重	1
由于腰背或腿痛,以致不能将地面上重物拿起,但能拿起放在合适位置上的重物,例如放在桌子上的重物	2
由于腰背或腿痛,以致不能将地面上较轻的物体拿起,但能拿起放在合适位置上的较轻的物品,例如放在桌子上的物体	3
只能拿一点轻的东西	4
任何东西都提不起来或拿不动	5
4.行走	
虽有腰背或腿痛,但不妨碍走多远	0
由于腰背或腿痛,最多只能走 1000 m	1
由于腰背或腿痛,最多只能走 500 m	2
由于腰背或腿痛,最多只能走 100 m	3
只能借助拐杖或手杖行走	4
不得不躺在床上,排便也只能用便盆	5

续表

项　　目	得　　分
5. 坐	
随便多高的椅子,想坐多久就坐多久	0
只要椅子高矮合适,想坐多久就坐多久	1
由于疼痛加重,最多只能坐 1 h	2
由于疼痛加重,最多只能坐 0.5 h	3
由于疼痛加重,最多只能坐 10 min	4
由于疼痛加重,一点也不敢坐	5
6. 站立	
想站多久就站多久,疼痛不会加重	0
想站多久就站多久,但疼痛有些加重	1
由于疼痛加重,最多只能站 1 h	2
由于疼痛加重,最多只能站 0.5 h	3
由于疼痛加重,最多只能站 10 min	4
由于疼痛加重,一点也不敢站	5
7. 睡眠	
半夜不会痛醒	0
有时晚上会被痛醒	1
由于疼痛,最多只能睡 6 h	2
由于疼痛,最多只能睡 4 h	3
由于疼痛,最多只能睡 2 h	4
由于疼痛,根本无法入睡	5
8. 性生活	
性生活完全正常,且不会导致疼痛加重	0
性生活完全正常,但会加重疼痛	1
性生活基本正常,但会很痛	2
由于疼痛,性生活严重受限	3
由于疼痛,基本没有性生活	4
由于疼痛,根本没有性生活	5
9. 社会活动	
社会活动完全正常,不会导致疼痛加重	0
社会活动完全正常,但会加重疼痛	1
疼痛限制剧烈活动,如运动,但对其他社会活动无明显影响	2
疼痛限制正常的社会活动,不能参加某些经常性活动	3
疼痛限制参加社会活动,只能在家从事一些社会活动	4
由于疼痛,根本无法从事任何社会活动	5

续表

项　　目	得　分
10. 旅行（郊游）	
能到任何地方去旅行，腰部或腿不会痛	0
能到任何地方去旅行，但疼痛会加重	1
由于疼痛，外出郊游不超过 2 h	2
由于疼痛，外出郊游不超过 1 h	3
由于疼痛，外出郊游不超过 30 min	4
由于疼痛，除了到医院，根本无法外出	5

（王慧文　王　佳）

ICF 康复组合评定

【概述】

国际功能、残疾与健康分类（ICF）康复组合评定（ICF-RS）是由世界卫生组织（WHO）研发的一种评定工具，它建立在国际专家调查和系统化的大型数据分析基础之上，从 1400 多条 ICF 类目中挑选出 30 条类目，对患者从急性期到慢性期的关键功能进行描述。这些功能包括身体功能、身体结构、活动参与等方面。ICF-RS 属于 ICF 核心分类组合的一种，它为患者康复目标的设定和康复措施的选定提供了重要依据。

【评定工具】

一、ICF-RS 标准在骨科中的应用

1. 适用对象　适用于年龄在 18 岁及以上，具有认知能力（简易智力测试≥6 分）的肌肉骨骼系统的康复患者。

2. 结构和组成　本标准共有 30 条类目，包括身体功能 9 条，活动和参与 21 条。类目 1～16 采用问卷调查的方式评定，类目 17～30 采用临床检查的方式评定。

3. 类目功能等级评定　按照 ICF 研发中心制定的一级限定值通用度量表（0～4 级），将患者每个类目的功能障碍严重程度分为五个等级，分别是无功能障碍（0 级）、轻度功能障碍（1 级）、中度功能障碍（2 级）、重度功能障碍（3 级）、完全功能障碍（4 级）。同时，考虑到评定对象的性别及病情等特殊情况，保留了原始等级中的 8 级（未特指）和 9 级（不适用）。

4. 评定注意事项

（1）被评者需具有正常的认知功能：如不能进行有效的语言沟通（如失语等），则需有一定的读写能力（能够完成问卷评定部分的填写）。

（2）本标准在实际运用中不允许空项：如缺少足够的信息描述问题严重程度，应在类目旁标注"未特指"；如果类目不适用于该被评定者，应标注"不适用"。标注为"未特指"和"不适用"的条目均不计分。

（3）被评定者安全及同意：评定需要在征得被评定者同意的前提下进行。评定时需保护被评定者的安全。如完成某类目的评定会给被评定者造成直接或潜在的伤害，则该类目应不予以评定，在旁标注"未特指"。评定时被评定者如果使用矫形器和助行器等辅具不影响得分。

（4）得分有差异时的处理：如果被评定者在不同环境中的评分有所差异，则选择被评定者最常经

历的环境下的得分。类目 23"d450 步行"和类目 24"d465 利用设备到处移动"只选择被评定者最常用的一种方式。

(5)有关主观感受的类目:以被评定者的评定结果为准。

二、ICF-RS

ICF-RS 是 ICF 家族中一个比较理想的普适性功能评价工具(表 14-4-9),临床中可从个案评定开始使用,将 ICF-RS 整合入骨科康复周期。骨科康复周期包括四个主要部分:评定、计划安排、干预治疗、再评定。

表 14-4-9　ICF-RS

姓名:　　　　性别:　　　　年龄:　　　　住院号:							
测评日期:　　年　　月　　日							
开始测评时间:　　时　　分　　　　　　　　结束测评时间:　　时　　分							
0=正常;1=轻度损伤;2=中度损伤;3=重度损伤;4=完全损伤;8=未特指(信息不全);9=不适用(类目不适用)。							
(请选择正确评级并将数字填写在后面的空格中(0、1、2、3、4、8、9),填 8、9 需要备注原因)							
类目 1(b130)能量和驱力功能	0	1	2	3	4	8	9
在过去 2 周内,您觉得您的精力充沛吗?							
0=所有时间都精力充沛;1=绝大多数时间精力充沛;2=一半以上时间精力充沛;3=一半及以下时间精力充沛;4=所有时间精力都不充沛							
类目 2(d240)控制应激和其他心理需求	0	1	2	3	4	8	9
在过去 2 周内,请您选出最能够体现您在应激状态下肢体协调能力的选项							
0=肢体协调能力很好;1=肢体协调能力好;2=肢体协调能力一般;3=肢体协调能力差;4=肢体协调能力极差或无法执行							
类目 3(b134)睡眠功能	0	1	2	3	4	8	9
在过去 2 周内,您存在睡眠问题吗?(在下列 NRS 的评定标准 0~10 中标出对应的数字)							
0 1 2 3 4 5 6 7 8 9 10 完全没有问题───────────────►完全有问题							
0=上述 NRS 评分为 0 分;1=上述 NRS 评分为 1~2 分;2=上述 NRS 评分为 3~5 分;3=上述 NRS 评分为 6~9 分;4=上述 NRS 评分为 10 分							
类目 4(b152)情感功能	0	1	2	3	4	8	9
在过去 2 周内,请您综合评价自己产生、控制和调节情感的能力。(在下列 NRS 的评定标准 0~10 中标出对应的数字)							
0 1 2 3 4 5 6 7 8 9 10 完全没有问题───────────────►完全有问题							
0=上述 NRS 评分为 0 分;1=上述 NRS 评分为 1~2 分;2=上述 NRS 评分为 3~5 分;3=上述 NRS 评分为 6~9 分;4=上述 NRS 评分为 10 分							
类目 5(b280)痛觉	0	1	2	3	4	8	9
在过去 2 周内,请在下列 NRS 评定标准 0~10 中标出对应的数字来表示您对痛觉的一般感受							
0 1 2 3 4 5 6 7 8 9 10 完全没有问题───────────────►完全有问题							

续表

0＝上述 NRS 评分为 0 分;1＝上述 NRS 评分为 1～2 分;2＝上述 NRS 评分为 3～5 分;3＝上述 NRS 评分为 6～9 分;4＝上述 NRS 评分为 10 分

| 类目 6(b640)性功能 | 0 | 1 | 2 | 3 | 4 | 8 | 9 | |

在过去 2 周内,您的性功能存在问题吗?(在下列 NRS 的评定标准 0～10 中标出对应的数字)

0 1 2 3 4 5 6 7 8 9 10

完全没有问题─────────────────────────▶完全有问题

0＝上述 NRS 评分为 0 分;1＝上述 NRS 评分为 1～2 分;2＝上述 NRS 评分为 3～5 分;3＝上述 NRS 评分为 6～9 分;4＝上述 NRS 评分为 10 分

| 类目 7(b620)排尿功能 | 0 | 1 | 2 | 3 | 4 | 8 | 9 | |

在过去 2 周内,您有排尿问题吗?(请勾选被评定者排尿最突出的障碍并测评,以下三种勾选一项"√")

□排尿次数增多(正常排尿次数:日间小于平均 2 h 1 次,夜间 0～2 次)
0＝正常;1＝白天≥平均 2 h 1 次或夜尿≥3 次,但不影响生活和睡眠;2＝白天≥平均 2 h 1 次或夜尿≥3 次,稍微影响生活和睡眠;3＝白天≥平均 2 h 1 次或夜尿≥3 次,生活被频繁打断或睡眠中频繁起夜;4＝白天≥平均 2 h 1 次或夜尿≥3 次,严重影响工作生活或无法入睡

□尿潴留(膀胱内充满尿液不能正常排出)
0＝正常;1＝轻度,不影响生活方式;2＝中度,尿潴留,频繁泌尿系统感染;3＝重度,需要导尿;4＝功能丧失,充溢性尿失禁

□尿失禁
0＝正常;1＝滴沥,弄湿内裤;2＝流尿,流在地上(不穿内、外裤情况下);3＝弄湿裤子(包括内、外裤);4＝尿失禁

| 类目 8(d230)进行日常事务 | 0 | 1 | 2 | 3 | 4 | 8 | 9 | |

请从下列选出与您过去 2 周内最相近的处理日常事务能力的选项

0＝可计划、安排并独立完成;1＝可计划、安排并独立完成,但动作、反应迟缓;2＝可计划、安排并完成,但需要他人监督或一定程度的辅助(一半以下的帮助);3＝可计划、安排并完成,但需要他人持续的监督和很大程度的辅助(一半及以上的帮助);4＝完全依赖他人

| 类目 9(d570)照顾个人的健康 | 0 | 1 | 2 | 3 | 4 | 8 | 9 | |

在过去 2 周内,请选出能体现您照顾自己健康能力的选项(饮食、运动和保健等)

0＝能很好地独自照顾个人健康;1＝基本能独自照顾个人健康;2＝能照顾个人健康,但需要他人协助(一半以下帮助);3＝能照顾个人健康,但整个过程都需要在他人协助之下(一半及以上帮助);4＝完全无法照顾个人健康

| 类目 10(d770)亲密关系 | 0 | 1 | 2 | 3 | 4 | 8 | 9 | |

在过去 2 周内,您在处理夫妻/情侣关系方面存在问题的程度如何?

0＝无功能障碍;1＝轻度功能障碍;2＝中度功能障碍;3＝重度功能障碍;4＝极重度功能障碍

| 类目 11(d510)盥洗自身 | 0 | 1 | 2 | 3 | 4 | 8 | 9 | |

在过去 2 周内,您能否完成清洗并擦干身体各部位? 盥洗包括清洁、冲洗及擦干由颈至足的部位

0＝可用任何适当的方法自行洗澡而无须他人在场监督、提示或协助;1＝除了在准备和收拾时需要协助外,可以洗澡,或过程中需有人从旁监督或提示,以保证安全;2＝能参与大部分活动,但一半以下过程中仍需他人提供协助才能完成整项活动;3＝某种程度上能参与,但在一半或以上活动过程中都需他人提供协助才能完成;4＝完全依赖他人完成洗澡

续表

类目 12(d520)护理身体各部	0	1	2	3	4	8	9	

在过去 2 周内,您能否完成身体各部位的护理? 护理身体各部位包括洗脸、洗手、梳头、保持口腔清洁(包括义齿)、剃须(适用于男性)及化妆(适用于有需要的女性)

0＝不需他人监督、提示或协助。男性可自行剃须,女性可自行化妆及梳头;1＝除准备和收拾需要协助,可自行护理身体各部位,或过程中需有人监督或提示以保证安全;2＝能参与大部分的活动,但在一半以下的过程中仍需要他人提供协助才能完成;3＝某种程度上能参与,但在整个活动的过程中都需要他人提供协助才能完成;4＝完全依赖他人处理个人卫生

类目 13(d530)如厕	0	1	2	3	4	8	9	

在过去 2 周内,您能否完成如厕及事后的清洁? 如厕包括在厕盆上坐下及站起、脱下及穿上裤子、防止弄脏衣物及附近环境、使用厕纸和用后冲厕

0＝可用任何适当的方法自行如厕,而无须他人在场监督、提示或协助;1＝除了在准备和收拾时需要协助,可以自行如厕,或过程中需有人监督或提示以保证安全;2＝能参与大部分的活动,但在一半以下的过程中仍需要他人提供协助才能完成;3＝某种程度上能参与,但在一半或以上活动过程中都需他人提供协助才能完成;4＝完全依赖他人协助如厕

类目 14(d550)进食	0	1	2	3	4	8	9	

在过去 2 周内,您能否采用合适的餐具将食物由容器送到口中? 整个过程包括咀嚼及吞咽

0＝可自行进食,而无须他人在场监督、提示或协助;1＝除了在准备或收拾时需要协助,被评定者可以自行进食,或过程中需有人监督或提示以保证安全;2＝能运用餐具,通常是勺子或筷子,但一半以下的过程中仍需要他人提供协助;3＝某种程度能运用餐具,通常是勺子或筷子,但在一半或以上的活动过程中都需他人协助;4＝完全依赖他人协助进食

类目 15(b455)运动耐受能力	0	1	2	3	4	8	9	

运动耐受能力使用矫形器和助行器等辅具不影响评判得分

0＝完成重度体力活动(如载物上坡行走、打篮球、踢足球、攀岩等);1＝能完成中度体力活动(如中等速度步行或跑步、跳舞、扛重物等);2＝能完成轻度体力活动(如慢走、打扫房间、划船等);3＝能完成极轻度体力活动(如坐、站、绘画、玩牌、打字等);4＝只能卧床

类目 16(b710)关节活动能力	0	1	2	3	4	8	9	

在下表中对被评定者活动受限关节部位画"√",然后在结果评判中选出相对应的选项(主动关节活动)

0 级,无关节活动受限;1 级,1≤受限关节数量≤4;2 级,5≤受限关节数量≤8;3 级,9≤受限关节数量≤17;4 级,所有关节活动均受限		肩	肘	腕	手	髋	膝	踝	足
	左侧								
	右侧								
	颈				躯干				

类目 17(b730)肌肉力量功能	0	1	2	3	4	8	9	

评定者根据被评定者的肌力,在下表中对肌力小于 4 级的部位画"√",然后在结果评判中选出相对应的选项

0 级,无部位肌力小于 4 级;1 级,1≤肌力小于 4 级部位≤4;2 级,5≤肌力小于 4 级部位≤8;3 级,9≤肌力小于 4 级部位≤17;4 级,所有肌力均小于 4 级部位		肩	肘	腕	手	髋	膝	踝	足
	左侧								
	右侧								
	颈				躯干				

续表

类目 18(d410)改变身体基本姿势	0	1	2	3	4	8	9

从下列 7 种体位独立变换为其他身体姿势：①躺；②蹲；③跪；④坐；⑤站起；⑥弯腰；⑦移动身体重心

0＝能独立完成 7 种；1＝能独立完成 6 种；2＝能独立完成 4～5 种；3＝能独立完成 1～3 种；4＝无法完成

类目 19(d415)保持一种身体姿势	0	1	2	3	4	8	9

独立保持蹲、跪、坐、站四种身体姿势

0＝能独立保持全部 4 种；1＝能独立保持其中 3 种；2＝能独立保持其中 2 种；3＝能独立保持其中 1 种；4＝不能保持

类目 20(d420)移动自身	0	1	2	3	4	8	9

包含从一处表面移至另一表面，如椅/床、轮椅/坐便器之间的转移等

0＝可自行移动自身，无须他人从旁监督、提示或协助；1＝除了在准备或收拾时需要协助，被评定者可以自行移动自身或过程中需有人从旁监督或提示，以确保安全；2＝参与大部分活动，但一半以下的过程中仍需他人提供协助才能完成整项活动；3＝某种程度上能参与，但在一半或以上活动过程中都需要他人提供协助才能完成；4＝完全依赖或需要两人从旁边协助或要使用移动器具来帮助转移

类目 21(d450)步行	0	1	2	3	4	8	9

从被评定者站立开始，在平地步行 10 m。被评定者在有需要时可戴上及除下支具或义肢，并能适当地使用助行器（类目 21 与类目 22 选评一条作答）

0＝自己步行 10 m，无须其他人从旁监督、提示或协助；1＝可自己步行一段距离，但不能完成 10 m，或过程中需要有人从旁监督提示，以确保安全；2＝能参与大部分步行活动，但在一半以下的过程中仍需要他人提供协助才能完成整项活动；3＝某种程度上能参与步行，但在一半或以上的活动过程中都需要他人提供协助才能完成；4＝完全不能步行

类目 22(d465)利用设备到处移动	0	1	2	3	4	8	9

被评定者需操控轮椅并移动最少 10 m，包括在平地上推动轮椅、转弯及操控轮椅至桌边、床边或洗手间等

0＝可完全自行操控轮椅并移动最少 10 m，不需要他人从旁监督、提示或协助；1＝可驱动轮椅前进、后退、转弯及移至桌边、床边或洗手间等，但在准备及收拾时仍需协助，或过程中需有人从旁边监督或提示；2＝能参与大部分活动，但一半以下过程中仍需他人提供协助才能完成整项活动；3＝可在平地上自行推动轮椅并移动短距离，但在一半或以上的活动过程中都需要他人提供协助才能完成；4＝完全不能操控轮椅

类目 23(d455)到处移动	0	1	2	3	4	8	9

独立完成下列 5 种移动方式：①爬行；②攀登；③奔跑；④跳跃；⑤游泳

0＝能完成 4～5 种移动方式；1＝能完成 3 种移动方式；2＝能完成 2 种移动方式；3＝能完成 1 种移动方式；4＝不能完成任何一种移动方式

类目 24(d640)做家务	0	1	2	3	4	8	9

在过去 2 周内，您能独立完成以下 6 项吗？①清洗、晾晒衣物；②清洁烹饪区和餐具；③清洁生活区；④使用家用电器；⑤储存日用品；⑥处理垃圾家务劳动

0＝完成全部 6 项；1＝完成 5 项；2＝完成 4 项；3＝完成 1～3 项；4＝无法独立完成 1 项

类目 25(d470)利用交通工具	0	1	2	3	4	8	9

在过去 2 周内，您作为乘客利用公共交通工具的状况如何？

0＝能够独自利用全部公共交通工具（如公共汽车、出租车、地铁、高铁、船、飞机等）；1＝能够独自利用至少一种交通工具（如公共汽车、出租车、地铁、高铁、船、飞机等）；2＝能够利用交通工具，但需要他人协助（一半以下帮助）；3＝能够利用交通工具，但整个过程都需要在他人协助之下（一半及以上帮助）；4＝无法利用交通工具

续表

类目 26(d660)帮助他人	0	1	2	3	4	8	9

在过去 2 周内,请问您帮助他人(学习、交流、生活、活动等)的能力如何?

0＝对他人有极大帮助;1＝对他人有较大帮助;2＝对他人有中等程度的帮助;3＝对他人有少量帮助;4＝对他人没有帮助

类目 27(d710)基本的人际交往	0	1	2	3	4	8	9

评定者在与被评定者的接触过程中,根据被评定者的反应(积极性、恰当性、语言组织能力、表达能力)做出判断

0＝人际交往极好;1＝人际交往好;2＝人际交往一般;3＝人际交往差;4＝人际交往极差

类目 28(d850)有报酬的就业	0	1	2	3	4	8	9

在过去 2 周内,您的就业受身体功能状况的影响程度?

0＝无影响;1＝轻度影响;2＝中度影响;3＝重度影响;4＝极重度影响

类目 29(d920)娱乐和休闲	0	1	2	3	4	8	9

在过去 2 周内,您参加日常的娱乐和休闲活动受身体健康状况的影响程度如何?

0＝无影响;1＝轻度影响;2＝中度影响;3＝重度影响;4＝极重度影响

类目 30(d540)穿着	0	1	2	3	4	8	9

穿着包括穿上、脱下及扣紧衣物;有需要时也包括腰封、义肢及矫形器

0＝自行穿衣,不需要他人在场监督、提示或协助;1＝除了在准备和收拾时需要协助,可以自行穿衣,或过程中需有人监督或提示以保证安全;2＝参与大部分的活动,但一半以下过程中仍需他人提供协助才能完成整项活动;3＝某种程度上能参与,但在一半或以上活动过程中都需他人提供协助才能完成;4＝完全依赖他人协助穿衣

（王慧文　王　佳）

参考文献

CANKAOWENXIAN

[1] 燕铁斌.骨科康复评定与治疗技术[M].5版.北京:科学出版社,2020.

[2] 丁小萍,彭飞,胡三莲.骨科疾病康复护理[M].上海:上海科学出版社,2021.

[3] 李小寒,尚少梅.基础护理学[M].7版.北京:人民卫生出版社,2022.

[4] 李乐之,路潜.外科护理学[M].7版.北京:人民卫生出版社,2021.

[5] 国家卫生健康委加速康复外科专家委员会骨科专家组,中国研究型医院学会骨科加速康复专
     业委员会,中国康复技术转化及促进会骨科加速康复专业委员会.骨科加速康复围手术期疼痛
     管理专家共识[J].中华骨与关节外科杂志,2022,15(10):739-745.

[6] 邱贵兴.推出系列临床指南/专家共识推动中国骨科加速康复外科发展[J].中华骨与关节外科
     杂志,2021,14(4):241-244.

[7] 中国健康促进基金会骨病专项基金骨科康复专家委员会.骨科康复中国专家共识[J].中华医
     学杂志,2018,98(3):164-170.

[8] 裴福兴,谢锦伟.中国骨科加速康复十年发展历程[J].中华骨与关节外科杂志,2022,15(10):
     721-725.

[9] 杨迪生,李建华,范顺武,等.临床骨科康复学[M].北京:中国医药科技出版社,2007.

[10] 白求恩公益基金会,中国康复技术转化及发展促进会,中国研究型医院学会,等.骨科择期手
     术加速康复预防手术部位感染指南[J].中华骨与关节外科杂志,2020,13(1):1-7.

[11] 国家卫生健康委加速康复外科专家委员会骨科专家组,中国研究型医院学会骨科加速康复专
     业委员会,中国康复技术转化及促进会骨科加速康复专业委员会.骨科大手术加速康复围手
     术期营养管理专家共识[J].中华骨与关节外科杂志,2022,15(10):763-767.

[12] 李卡,金静芬,马玉芬.加速康复外科护理实践专家共识[M].北京:人民卫生出版社,2019.

[13] 刘楠,李卡.康复护理学[M].5版.北京:人民卫生出版社,2022.

[14] 关骅,张光铂.中国骨科康复学[M].北京:人民军医出版社,2011.

[15] 张鸣生.呼吸康复[M].北京:人民卫生出版社,2019.

[16] 美国心血管-肺康复协会.呼吸康复指南:评估、策略和管理[M].席家宁,姜宏英,译.北京:北
     京科学技术出版社,2020.

[17] 中国康复医学会康复护理专业委员会.神经源性膀胱护理实践指南(2017年版)[J].护理学杂
     志,2017,32(24):1-7.

[18] 窦祖林.作业治疗学[M].3版.北京:人民卫生出版社,2018.

[19] 裴福兴,陈安民.骨科学[M].北京:人民卫生出版社,2016.

[20] Joliat G R, Kobayashi K, Hasegawa K, et al. Guidelines for perioperative care for liver
     surgery:enhanced recovery after surgery(ERAS) society recommendations 2022[J]. World J
     Surg,2023,47(1):11-34.

[21] Kavanagh A, Baverstock R, Campeau L, et al. Canadian Urological Association guideline:
     Diagnosis,management,and surveillance of neurogenic lowerurinary tract dysfunction-Full

text[J].Can Urol Assoc J,2019,13(6):E157-E176.

[22] 周阳,张玉梅,贺爱兰,等.骨科专科护理[M].北京:化学工业出版社,2020.

[23] 王以国,陈保东,柴中民.创伤后脂肪栓塞19例临床分析[J].中华医学杂志,2004,84(16):1377-1378.

[24] 符气祯,李佛保,黄承达,等.多发骨折合并脂肪栓塞的早期诊断与治疗[J].中华外科杂志,1988,26(12):739-741.

[25] 闫振锋,张宇,王丽飞,等.脂肪栓塞综合征的诊治[J].国际呼吸杂志,2018,38(11):875-880.

[26] 董芳辉,胡三莲.骨折并发脂肪栓塞综合征的护理进展[J].中华现代护理杂志,2009,15(6):596-598.

[27] 盛韶山,潘志军.脂肪栓塞综合征发病机制新认识(文献综述)[J].国外医学.外科学分册,2003,30(5):268-271.

[28] 刘传兰.创伤后脂肪栓塞综合征的观察与护理[J].现代护理,2006,12(16):1521-1522.

[29] 康鹏德,裴福兴.膝关节骨坏死[J].中华骨科杂志,2010,30(12):1235-1240.

[30] Large T M,Adams M R,Loeffler B J,et al. Posttraumatic avascular necrosis after proximal femur,proximal humerus,talar neck,and scaphoid fractures[J]. J Am Acad Orthop Surg,2019,27(21):794-805.

[31] 中国微循环学会骨微循环专业委员会.股骨头坏死临床诊疗技术专家共识(2022年)[J].中国修复重建外科杂志,2022,36(11):1319-1326.

[32] 张玉富,黄强,李蔷,等.20例复杂肱骨近端骨折术后肱骨头坏死的特点分析[J].中华创伤骨科杂志,2022,24(2):138-143.

[33] 蔡晨晨,刘济远,唐休发,等.药物相关性颌骨坏死治疗的研究进展[J].中国医学前沿杂志(电子版),2023,15(5):37-45.

[34] 杨钱冬,陈万,唐康来,等.距骨坏死及距骨假体的研究进展[J].中华医学杂志,2021,101(37):3041-3044.

[35] 赵潇雄,王鹏飞,王玮,等.月骨无菌性坏死的研究进展[J].中华解剖与临床杂志,2023,28(7):486-492.

[36] 中国人民解放军急救医学专业委员会,中国医师协会急诊医师分会,北京急诊医学学会,等.创伤失血性休克中国急诊专家共识(2023)[J].中华急诊医学杂志,2023,32(11):1451-1464.

[37] 骆丽英.基于休克指数指导的急救护理措施在严重创伤失血性休克患者中的应用[J].国际护理学杂志,2023,42(16):3003-3006.

[38] 张政,段红杰,柴家科,等.失血性休克导致器官功能障碍的新研究方向[J].中华危重病急救医学,2024,36(1):93-97.

[39] 朱华栋,周玉淑.失血性休克的病理生理及治疗研究进展[J].中华创伤杂志,2000,16(7):446-447.

[40] 中华医学会骨质疏松和骨矿盐疾病分会.原发性骨质疏松症诊疗指南(2017)[J].中华内分泌代谢杂志,2017,33(10):890-913.

[41] 中华医学会骨质疏松和骨矿盐疾病分会.原发性骨质疏松症诊疗指南(2022)[J].中国全科医学,2023,26(14):1671-1691.

[42] 周静芳,杨晓钟,刘媛媛,等.2型糖尿病患者非酒精性脂肪肝及进展肝纤维化与骨质疏松的关系[J].中华内分泌代谢杂志,2023,39(8):676-682.

[43] 张方洁,王松,张国民,等.绝经后女性非酒精性脂肪肝患者miR-122-5p及FOXO3水平与骨质疏松的相关性研究[J].中华内分泌外科杂志,2023,17(6):748-752.

[44] 卫兰香,王逸骏,熊伟.阿仑膦酸钠片联合降钙素治疗对T2DM合并骨质疏松患者对IGF-1、

PINP 和 S-CTX 水平的影响[J].中华内分泌外科杂志,2023,17(5):554-558.

[45] 孙鸿朔,张治博,李朋,等.儿童股骨干骨折治疗技术进展[J].国际医药卫生导报,2024,30(2):177-181.

[46] 韩冬,王薇姣,孙政文,等.不同体位下牵引联合髓内钉固定对股骨干骨折治疗效果的影响[J].中华生物医学工程杂志,2023,29(5):560-564.

[47] 顾志钰,薛梅,何建芳.良肢位摆放管理对脑卒中偏瘫侧肩关节僵硬、疼痛改善及肌力恢复的影响[J].国际护理学杂志,2023,42(16):2954-2957.

[48] 卢育南,林然,吴加漳,等.儿童及青少年肱骨内上髁合并桡骨颈骨折的诊疗分析[J].中华创伤骨科杂志,2023,25(2):142-146.

[49] 世界中医药学会联合会骨关节疾病专业委员会.腕管综合征中西医结合诊疗专家共识[J].中华医学杂志,2023,103(7):473-482.

[50] 张书豪,王玉强,赵耀,等.手术治疗远端型肌萎缩型颈椎病 10 例疗效分析[J].中华实验外科杂志,2023,40(6):1178-1180.

[51] 魏学磊,孙杰,马宝通.全膝关节置换术后股骨假体周围骨折的治疗进展[J].中华骨科杂志,2023,43(4):269-276.

[52] 中国防痨协会骨结核专业分会《中国防痨杂志》编辑委员会.加速康复外科理念在脊柱结核外科中应用的专家共识[J].中国防痨杂志,2023,45(3):225-234.

[53] 高翠荣,李晖,李芳昱,等.多模式量化康复运动在强直性脊柱炎患者中的应用效果[J].中国实用护理杂志,2023,39(8):593-598.

[54] 牛艳妮.CT 平扫在强直性脊柱炎骶髂关节病变诊断中的应用价值[J].中国实用医刊,2023,50(4):71-74.

[55] 世界中医药学会联合会骨质疏松专业委员会,上海中医药大学附属龙华医院,中日友好医院,等.颈椎病中西医结合诊疗专家共识[J].世界中医药,2023,18(7):918-922.

[56] 马喜宁,白艳娟,孔思铭,等.强直性脊柱炎患者运动指导方案的最佳证据总结[J].中华护理杂志,2023,58(7):864-870.

[57] 雷蕾,陈佳丽,宁宁,等.颈椎前路术后患者早期下床活动的最佳证据总结[J].中华现代护理杂志,2023,29(9):1238-1244.

[58] 胡宇坤,高书涛,盛伟斌,等.化脓性脊柱炎分型和诊疗的研究进展[J].脊柱外科杂志,2023,21(5):350-356.

[59] 中国康复医学会骨质疏松预防与康复专业委员会,中国老年保健协会骨科微创分会.退行性腰椎管狭窄症诊疗专家共识[J].中华骨与关节外科杂志,2023,16(2):97-103.

[60] Kawakami M,Takeshita K,Inoue G,et al. Japanese Orthopaedic Association(JOA) clinical practice guidelines on the management of lumbar spinal stenosis,2021-Secondary publication[J]. J Orthop Sci,2023,28(1):46-91.

[61] 罗凤婷,王毅.强直性脊柱炎病因及发病机制研究进展[J].国际免疫学杂志,2022,45(6):640-645.

[62] 赵琳茹,孔纯玉,李媛,等.强直性脊柱炎的免疫学研究进展[J].国际生物医学工程杂志,2022,45(6):553-557,567.

[63] 麦麦提艾力·阿卜杜热西提,木拉德·买尔旦,胡尔西旦·克里木,等.原发性与脊柱术后化脓性脊柱炎的对比研究及预后因素分析[J].中华骨科杂志,2022,42(15):950-960.

[64] 王倩,张亚超,张磊,等.加速康复外科理念在脊柱结核围手术期护理中的应用效果[J].中国防痨杂志,2021,43(5):463-467.

[65] 宁宁.骨科康复护理学[M].北京:人民军医出版社,2005.

［66］ 潘胜男,柴春香,牟灵英,等.强直性脊柱炎居家患者基于碎片化时间的功能锻炼[J].护理学杂志,2021,36(9):8-11.

［67］ 林杰钊,林雨聪,罗金州,等.化脓性脊柱炎的诊断与治疗(附 67 例病例报告)[J].脊柱外科杂志,2021,19(3):172-176.

［68］ 万大地,袁野,范鑫超,等.腰椎滑脱症的分类及治疗进展[J].中国医药导刊,2021,23(3):190-194.

［69］ 谢雅,杨克虎,吕青,等.强直性脊柱炎/脊柱关节炎患者实践指南[J].中华内科杂志,2020,59(7):511-518.

［70］ 孙庭湖,施少云.颈部肌肉等长收缩训练对内固定术后颈部活动功能的影响[J].中国卫生标准管理,2020,11(11):50-52.

［71］ 钟俊,彭昊,李皓桓.骨科康复技巧[M].北京:人民军医出版社,2013.

［72］ 田伟.实用骨科学[M].北京:人民卫生出版社,2008.

［73］ 杜琳.强直性脊柱炎诊断及治疗新进展[J].中华实用诊断与治疗杂志,2019,33(7):629-631.

［74］ 中华外科杂志编辑部.颈椎病的手术治疗及围手术期管理专家共识(2018)[J].中华外科杂志,2018,56(12):881-884.

［75］ 蔡思逸,陈峰,王树杰,等.青少年特发性脊柱侧凸后路矫形融合手术 加速康复外科实施流程专家共识[J].中华骨与关节外科杂志,2019,12(9):652-662.

［76］ 丁淑贞,丁全峰.骨科临床护理[M].北京:中国协和医科大学出版社,2016.

［77］ 周文娟,刘义兰,胡德英.新编骨科康复护理指南[M].武汉:华中科技大学出版社,2013.

［78］ 马远征,王自立,金大地,等.脊柱结核[M].北京:人民卫生出版社,2013.

［79］ 冯晓东,马高峰.实用康复治疗学[M].北京:人民军医出版社,2012.

［80］ 陆廷仁.骨科康复学[M].北京:人民卫生出版社,2007.

［81］ 刘卓潚,张琨,冯毅.脊柱肿瘤全椎体切除术后钛网下沉原因及预防[J].国际骨科学杂志,2023,44(4):221-223,246.

［82］ 肖渝,夏萍,张漾杰,等.微创技术在脊柱肿瘤中的研究进展[J].肿瘤预防与治疗,2023,36(2):162-167.

［83］ 张英泽,翁习生.骨科学[M].2 版.北京:人民卫生出版社,2022.

［84］ 倪明.2021 版美国国家综合癌症网络(NCCN)《骨肿瘤临床实践指南》更新与解读[J].中国修复重建外科杂志,2021,35(9):1186-1191.

［85］ 胥少汀,葛宝丰,卢世璧.实用骨科学[M].4 版.郑州:河南科学技术出版社,2019.

［86］ 陈孝平,汪建平,赵继宗.外科学[M].9 版.北京:人民卫生出版社,2018.

［87］ 中国医师协会骨科医师分会骨肿瘤专业委员会,郭卫,李建民,等.骨巨细胞瘤临床循证诊疗指南[J].中华骨与关节外科杂志,2018,11(4):276-287.

［88］ 宁宁,侯晓玲.实用骨科康复护理手册[M].北京:科学出版社,2016.

［89］ 杨述华.骨科学教程[M].北京:人民卫生出版社,2014.

［90］ 苏文财,谢卫强,薛云,等.肱骨骨折采用钢板固定的相关研究进展[J].中国医药,2020,15(2):317-320.

［91］ 易桃引,任慧琳.闭合复位带锁髓内钉治疗肱骨骨折的护理[J].医学理论与实践,2010,23(11):1394-1395.

［92］ 魏清风,谢飞林,曾梅珍,等.早期分阶段康复护理在肱骨骨折术后中的效果、疼痛度及预后分析[J].吉林医学,2023,44(1):198-200.

［93］ 伍雅娟.临床护理路径在肱骨骨折患者 106 例中的应用效果[J].医学临床研究,2020,37(3):465-467.

［94］　安德鲁·格林,罗曼·海达,安德鲁·C.赫特.AAOS 骨科术后康复［M］.王雪强,王于领,译.北京:北京科学技术出版社,2021.

［95］　赵森,查晔军,公茂琪,等.成人尺骨鹰嘴骨折的手术治疗进展［J］.骨科临床与研究杂志,2023,8(3):187-190.

［96］　危涛,王勤业,罗亚平,等.两种内固定治疗桡骨远端骨折伴尺骨茎突基底部骨折的疗效比较［J］.临床骨科杂志,2021,24(2):257-260.

［97］　陈园园.护理干预在尺骨骨折后腕关节功能恢复中的应用［J］.航空航天医学杂志,2021,32(4):473-474.

［98］　王雪莲.尺桡骨双骨折患者应用早期康复训练护理的临床效果［J］.中国伤残医学,2021,29(18):51-53.

［99］　中华医学会骨科学分会创伤骨科学组,中华医学会骨科学分会外固定与肢体重建学组.中国成人桡骨远端骨折诊疗指南(2023)［J］.中华创伤骨科杂志,2023,25(1):6-13.

［100］　李明亮,刘忠岐.X 线和螺旋 CT 在桡骨远端骨折诊断中的应用价值比较［J］.中国继续医学教育,2021,13(30):138-141.

［101］　何雨浓,吴挺超,郭圣元,等.尺桡骨骨折的中医疗法研究进展［J］.世界最新医学信息文摘(连续型电子期刊),2023,23(62):8-12.

［102］　田旭,东靖明.桡骨头骨折的诊疗策略［J］.中华骨科杂志,2022,42(4):251-257.

［103］　马成才,张琪琪,丁超,等.桡骨远端骨折内固定与外固定的比较［J］.中国矫形外科杂志,2023,31(5):391-395.

［104］　李帅杰,蔡龙,刘晓虎,等.胫骨平台骨折合并软组织损伤的诊断与治疗［J］.中国全科医学,2020,23(11):1440-1444.

［105］　中华医学会骨科学分会创伤骨科学组,中华医学会骨科学分会外固定与肢体重建学组.中国下肢骨折术后负重专家共识(2023)［J］.中华创伤骨科杂志,2023,25(2):93-100.

［106］　孙镜茗,冯秋颜.基于 CICARE 沟通模式在胫骨平台骨折手术患者中的应用［J］.中国医药导报,2021,18(14):169-172.

［107］　陈惠媛,鲁森,韦鲁玉,等.临床护理路径引导扁平化责任制护理对胫骨平台骨折患者术后恢复的影响［J］.国际护理学杂志,2023,42(14):2596-2600.

［108］　仇珍珍,黄冬梅,黄慧蓉.改良针眼护理方法在骨牵引患者中的应用［J］.实用临床护理学电子杂志,2019,4(32):198.

［109］　华晓琼,李彦杰,张淑芹,等.中医药调控脊髓损伤后肢体痉挛状态的机制及研究进展［J］.中国老年学杂志,2023,43(7):1779-1782.

［110］　Williams J,D'Amore P,Redlich N,et al.Degenerative cervical myelopathy:evaluation and management［J］.Orthop Clin North Am,2022,53(4):509-521.

［111］　李跃.综合性护理干预对锁骨骨折患者术后功能恢复和并发症的效果分析［J］.当代护士(上旬刊),2019,26(5):59-60.

［112］　邹琴,张建萍,徐连.综合护理干预在锁骨骨折患者围术期的应用效果［J］.中国当代医药,2021,28(15):234-236.

［113］　张玉富,谭杰,公茂琪,等.应用天玑骨科机器人导航辅助治疗双侧锁骨中段骨折的临床观察［J］.骨科临床与研究杂志,2023,8(2):118-121.

［114］　马建武,沈晓钟,曹振宇,等.老年锁骨中段移位骨折患者非手术治疗骨折愈合情况及影响因素［J］.中国老年学杂志,2021,41(11):2318-2321.

［115］　刘振宇,王宝军.肩胛骨骨折的手术治疗进展［J］.中华肩肘外科电子杂志,2021,9(1):1-5.

［116］　马姚静,王鑫鑫,余群飞,等.重度特发性脊柱侧凸患者肺康复的最佳证据总结［J］.中华护理

杂志,2023,58(14):1758-1765.

[117] 杨雪凝,李雪儿,王松,等.慢性阻塞性肺疾病患者呼吸肌训练的最佳证据总结[J].中华护理杂志,2022,57(1):49-55.

[118] 李华芬,李平东,曾秋璇,等.慢性阻塞性肺疾病患者肺康复教育的最佳证据总结[J].护理学杂志,2022,37(3):79-83.

[119] 田惠,岳丽霞.以加速康复外科理念为基础的早期冷敷护理对踝关节周围骨折患者疼痛评分及并发症的影响[J].国际护理学杂志,2021,40(17):3157-3159.

[120] 郑佳莉,张桃,吴晓,等.沉浸式虚拟现实技术在肺癌患者肺康复健康教育中的应用[J].护理学杂志,2023,38(19):96-99.

[121] 刘天艺,喻姣花,李素云,等.成人围术期肺康复管理的最佳证据总结[J].护理学杂志,2021,36(2):88-92.

[122] 中国医师协会胸外科医师分会创伤外科学组,中国研究型医院学会胸外科学专业委员会,中国医药教育协会胸外科专业委员会,等.肋骨胸骨肺部创伤诊治专家共识(2022版)[J].中国胸心血管外科临床杂志,2023,30(1):1-9.

[123] 赵宝晶,辛扬眉.早期康复训练对股骨颈骨折手术患者术后功能恢复的影响[J].护理实践与研究,2020,17(2):79-81.

[124] 张滟,夏尔键,陈嘉华.骨病患者诊疗与康复护理[M].长春:吉林科学技术出版社,2023.

[125] 苏琦,付晓庆,刘博阳,等.基于循证理念的康复护理在股骨骨折手术患者中的应用效果[J].当代护士(下旬刊),2022,29(6):100-103.

[126] 童瑞燕.快速康复护理联合气压治疗仪对股骨骨折术后患者深静脉血栓的预防效果[J].中国医药科学,2022,12(14):90-93.

[127] 容可.骨伤疾病全程康复指导[M].郑州:河南科学技术出版社,2022.

[128] 徐林.骨与关节康复指南[M].北京:人民卫生出版社,2022.

[129] 胡宗华,陈雪,郗传荣,等.骨科疾病治疗与术后护理[M].哈尔滨:黑龙江科学技术出版社,2022.

[130] 吴彤.踝关节骨折术后的临床护理[J].继续医学教育,2019,33(4):108-110.

[131] 何月,张晖,王琴.足踝患者围手术期康复护理[M].成都:四川科学技术出版社,2021.

[132] 刘学静.快速康复理念下的早期被动训练在踝关节骨折术后的应用效果[J].临床医学,2023,43(8):74-76.

[133] Xiao M H,Wang Q,Liu T,et al. Effect of Otago exercise programme on limb function recovery in elderly patients with hip arthroplasty for femoral neck fracture[J]. Zhong Nan Da Xue Xue Bao Yi Xue Ban,2022,47(9):1244-1252.

[134] 谢宗辉,喻培根,钟凯,等.生物型人工股骨头置换术治疗高龄股骨颈骨折的疗效[J].临床骨科杂志,2023,26(5):654-658.

[135] 宋宏晖,张鹏,徐炜,等.加速康复外科管理模式对高龄髋部骨折患者护理效果评价[J].中华创伤杂志,2021,37(9):825-832.

[136] Sun X H,Tang L A,Wang R,et al. Effect of predictive nursing in elderly patients with femoral neck fracture after operation and evaluation of Activities of Daily Living Score[J]. Minerva Surg,2022,77(5):495-497.

[137] 中国医师协会骨科医师分会骨循环与骨坏死专业委员会,中华医学会骨科分会骨显微修复学组,国际骨循环学会中国区.中国成人股骨头坏死临床诊疗指南(2020)[J].中华骨科杂志,2020,40(20):1365-1376.

[138] Konarski W，Poboy T，Śliwczyński A，et al. Avascular necrosis of femoral head-overview and current state of the art[J]. Int J Environ Res Public Health，2022，19(12)：7348.

[139] Nazzal E M，Herman Z J，Engler I D，et al. First-time traumatic anterior shoulder dislocation：current concepts[J]. J ISAKOS，2023，8(2)：101-107.

[140] Kelley T D，Clegg S，Rodenhouse P，et al. Functional rehabilitation and return to play after arthroscopic surgical stabilization for anterior shoulder instability[J]. Sports Health，2022，14(5)：733-739.

[141] 何继业，张家红，蔡贵泉，等.关节镜下肩袖损伤修补术后早期运动和制动对肩关节功能的影响[J].中华创伤杂志，2021，37(2)：122-128.

[142] Kaur B，Kaur B，Lathia A，et al. Recurrent hip dislocations in a frail older adult in post-acute care[J]. J Am Med Dir Assoc，2021，22(3)：B7-B8.

[143] Santore R F，Gosey G M，Muldoon M P，et al. Hypermobility assessment in 1004 adult patients presenting with hip pain：correlation with diagnoses and demographics[J]. J Bone Joint Surg Am，2020，102(Suppl 2)：27-33.

[144] Shin C H，Yang E，Lim C，et al. Which acetabular landmarks are the most useful for measuring the acetabular index and center-edge angle in developmental dysplasia of the hip? A comparison of two methods[J]. Clin Orthop Relat Res，2020，478(9)：2120-2131.

[145] 郭锦丽，高小雁，胡靖.骨科临床护理思维与实践[M].2版.北京：人民卫生出版社，2020.

[146] 卫小春.关节软骨[M].2版.北京：科学出版社，2020.

[147] Lisa Maxey，Jim Magnusson.骨科术后康复[M].蔡斌，蔡永裕，译.北京：人民卫生出版社，2017.

[148] 侯树勋.骨科学[M].北京：人民卫生出版社，2015.

[149] 陈启明，戴尅戎.骨关节医学与康复[M].北京：人民卫生出版社，2015.

[150] 胥少汀，葛宝丰，徐印坎.实用骨科学[M].4版.北京：人民军医出版社，2012.

[151] JeMe Cioppa-Mosca，Janet B. Cahill，John T. Cavanaugh，等.骨科术后康复指南[M].陆芸，周谋望，李世民，译.天津：天津科技翻译出版公司，2009.

[152] Zhang S R，Chen G，Li R X，et al. Guidelines on the diagnosis and treatment of lateral meniscal lesions：a consensus statement by the chinese society of sports medicine[J]. Orthop J Sports Med，2022，10(12)：23259671221138082.

[153] 中国膝关节软骨损伤修复重建指南制订工作组，中国医师协会运动医学医师分会.膝关节软骨损伤修复重建指南(2021)[J].中国运动医学杂志，2022，41(4)：249-259.

[154] 张秋艳，王国军，曾超.运动性半月板损伤围手术期康复研究进展[J].辽宁体育科技，2021，43(3)：53-58.

[155] Bruns J，Werner M，Habermann C. Osteochondritis dissecans：etiology，pathology，and imaging with a special focus on the knee joint[J]. Cartilage，2018，9(4)：346-362.

[156] 曹裴娅，吴侃，钱佳慧，等.中国中老年关节炎患病现状及其影响因素分析[J].四川大学学报（医学版），2017，48(2)：268-271.

[157] Smyth M P，Koh J L. A review of surgical and nonsurgical outcomes of medial knee injuries[J]. Sports Med Arthrosc Rev，2015，23(2)：e15-e22.

[158] 张微浩，黄崇峻，赵鹏宇，等.复发性髌骨脱位的手术治疗进展[J].中国骨与关节损伤杂志，2022，37(10)：1113-1117.

[159] 霍云静，黄竞敏.关节镜下髌内侧支持带重建术治疗复发性髌骨脱位的康复护理[J].现代临床护理，2016，15(7)：42-45.

［160］ 贾治源,徐斌,王高远,等.青少年复发性髌骨脱位的围手术期护理及术后康复［J］.临床护理杂志,2019,18(6):63-66.

［161］ 邹亮,李传郡.膝关节滑膜皱襞综合征 MRI 与关节镜研究进展［J］.实用医学杂志,2013,29(12):2055-2057.

［162］ 公伟,杨红梅.膝关节滑膜皱襞综合征的临床诊断和关节镜疗效分析［J］.生物骨科材料与临床研究,2018,15(5):57-59,64.

［163］ 王鑫,马超,黄金勇,等.膝关节滑膜皱襞的分型及滑膜皱襞综合征的诊治［J］.中国临床解剖学杂志,2023,41(5):627-630.

［164］ 赵阳,朱以明,姜春岩.多方向肩关节不稳定的诊治［J］.骨科临床与研究杂志,2021,6(6):378-384.

［165］ 唐康来,龚继承.重视肩关节不稳的诊断和治疗［J］.中华创伤杂志,2017,33(8):687-690.

［166］ 张乃.肩袖损伤的发病机制、分型及治疗进展［J］.实用临床医药杂志,2020,24(16):129-132.

［167］ 张晓萌,王艳华,寇玉辉,等.肩袖损伤分型的发展与现状［J］.中华肩肘外科电子杂志,2020,8(2):180-185.

［168］ 李晓梅,杨志金,徐江.肩袖损伤的康复之路［J］.创伤外科杂志,2023,25(12):959-960,封3.

［169］ 郭美凤,蒋阳,卞胡伟,等.延续护理在肩关节镜下肩袖损伤修复术后患者中的应用效果［J］.护理实践与研究,2023,20(23):3522-3527.

［170］ 刘爽,薛纯纯,陈林,等.五步整肩手法联合肩袖功能锻炼治疗慢性肩袖损伤 30 例［J］.中国中医骨伤科杂志,2022,30(3):39-42,47.

［171］ 王晓岩,吕松岑.肩峰下撞击综合征的研究进展［J］.临床外科杂志,2015,23(1):70-72.

［172］ 董大维.肩峰下撞击综合征解剖因素及多种病因的分析［J］.医学理论与实践,2018,31(19):2879-2881.

［173］ Daqiq O,Sanders F R K,Schepers T. How does mechanism of injury relate to similar fracture patterns in bilateral displaced intra-articular calcaneal fractures? ［J］. J Foot Ankle Surg,2020,59(6):1162-1166.

［174］ 白求恩骨科加速康复联盟,白求恩公益基金会创伤骨科专业委员会,白求恩公益基金会关节外科专业委员会,等.加速康复外科理念下跟骨关节内骨折诊疗规范专家共识［J］.中华骨与关节外科杂志,2020,13(2):97-108.

［175］ Yu Q W,Li Z R,Li J T,et al. Calcaneal fracture maps and their deter minants［J］. J Orthop Surg Res,2022,17(1),39.

［176］ 杨博,韩树峰,康思宁,等.跟骨骨折分型及治疗进展［J］.国际骨科学杂志,2022,43(4):206-212.

［177］ 申君熙,于诗洋,潘德悦.跟骨骨折手术治疗的研究现状及展望［J］.创伤外科杂志,2023,25(10):793-798.

［178］ 刘亚兵,周静,张瑜.格林模式护理干预对跟骨骨折患者术后康复、肢体功能及生活质量的影响［J］.国际护理学杂志,2023,42(9):1695-1700.

［179］ 张博禹,张俊国,谢文勇,等.跟骨骨折术后距下关节炎与足部功能预后的危险因素分析［J］.中华骨与关节外科杂志,2022,15(12):958-963.

［180］ Aicale R,Maffulli N. Chronic lateral ankle instability:topical review［J］. Foot Ankle Int,2020,41(12):1571-1581.

［181］ 白求恩公益基金会创伤骨科专业委员会,中国医疗保健国际交流促进会加速康复外科学分会创伤骨科学组,李庭,等.ERAS 理念下踝关节骨折诊疗方案优化的专家共识［J］.中华骨与关节外科杂志,2019,12(1):3-12.

[182] 冯仕明,翟宏伟,周敬杰,等.全关节镜下距腓前韧带修复技术治疗慢性踝关节外侧不稳定加速康复外科方案江苏专家共识[J].中华骨与关节外科杂志,2022,15(1):1-9.

[183] 中华医学会骨科学分会足踝外科学组,中国医师协会骨科医师分会足踝外科专业委员会,中国中西医结合学会骨伤科分会足踝专家委员会,等.中国慢性踝关节外侧不稳定术后康复专家共识[J].中华骨与关节外科杂志,2019,12(10):747-753.

[184] 王玉仲,梁丹艳,郝江慧,等.跟腱完全断裂评分在急性跟腱断裂中的应用[J].中国康复理论与实践,2020,26(6):707-710.

[185] 中华医学会骨科学分会创伤骨科学组,中华医学会骨科学分会外固定与肢体重建学组,国家骨科与运动康复临床医学研究中心,等.跟腱断裂临床循证诊疗指南[J].中华骨与关节外科杂志,2022,15(5):321-333.

[186] 黄云忠,俞海明.早期负重康复训练在跟腱断裂患者中的应用效果及对患肢功能的影响[J].中国医学创新,2023,20(33):29-33.

[187] 孙洁,李春梅.术后早期主动踝关节屈伸锻炼及早期负重康复训练对急性跟腱断裂病人踝关节功能及活动度的影响[J].全科护理,2023,21(25):3537-3540.

[188] 李双成,王博,窦美静,等.早期负重对跟腱断裂微创术后患者功能及满意度的影响[J].中国骨与关节杂志,2023,12(11):816-822.

[189] Park S H,Lee H S,Young K W,et al. Treatment of acute achilles tendon rupture[J]. Clin Orthop Surg,2020,12(1):1-8.

[190] 高莉敏,张颖,张勇.每日目标化管理模式联合快速康复护理路径在跟腱断裂患者中的应用[J].实用临床医药杂志,2023,27(6):60-63.

[191] 朱绍阳,刘玉强,刘宁.关节镜下清理治疗髌前滑囊炎疗效分析[J].医药论坛杂志,2020,41(11):45-47.

[192] 魏日芳,何晓艳,姚芳,等.软包装冰袋冰敷法结合递进式目标护理对足踝骨折患者疼痛、肿胀程度及康复积极性的影响[J].临床医学研究与实践,2023,8(12):141-143.

[193] 徐院生,吕德珍,张敏敏,等.开放和关节镜微创治疗顽固性跟周滑囊炎的疗效比较[J].安徽医学,2022,43(12):1416-1421.

[194] 程翔宇,熊建义,刘建全,等.双排缝合桥固定技术治疗 Haglund 综合征的临床疗效分析[J].中华骨与关节外科杂志,2020,13(1):41-45.

[195] 崔焱,张玉侠.儿科护理学[M].7 版.北京:人民卫生出版社,2021.

[196] 张江潮,刘振江.磁共振成像分析先天性马蹄内翻足的研究进展[J].中华小儿外科杂志,2023,44(6):573-576,F3.

[197] 徐晨晨,刘振江.先天性马蹄内翻足基因学研究进展[J].临床小儿外科杂志,2022,21(8):725-730.

[198] 李小玲,易银芝,王靖燕,等.家庭护理干预对小儿先天性马蹄内翻足术后康复的影响[J].当代护士(中旬刊),2021,28(7):56-58.

[199] 岳一婷,郝凯敏,郭锦丽,等.对乙酰氨基酚不同给药方式在患儿发育性髋关节脱位术后的应用[J].护理研究,2023,37(16):3029-3032.

[200] 黎艺强,刘行,郭跃明,等.骨盆截骨治疗发育性髋关节脱位闭合复位术后残余畸形的疗效及影响因素[J].中华小儿外科杂志,2023,44(9):828-833.

[201] 汪云云,方继红,尹莹,等.发育性髋关节脱位患儿术后康复质量评价指标体系的构建[J].中华现代护理杂志,2023,29(28):3836-3841.

[202] 赵红,张燕,周振.规范化护理在发育性髋关节脱位手术患儿中的应用[J].齐鲁护理杂志,2021,27(6):17-19.

[203] 陆晶晶,张玮涛,杨美霞,等.肌内效贴贴扎对先天性肌性斜颈患儿头颈部活动度的影响[J].中华物理医学与康复杂志,2023,45(9):811-814.

[204] 罗先勇,陈新让,王家祥.先天性肌性斜颈再手术12例临床分析及预后[J].中华实用儿科临床杂志,2021,36(23):1782-1785.

[205] 苏清彬,石冰,陈玮玮.两种体位在痉挛性斜颈三联术中的效果比较及护理[J].护士进修杂志,2019,34(19):1801-1803.

[206] 郭文,易银芝,王靖燕,等.医护一体化护理对先天性肌性斜颈患儿的临床疗效及对家庭自护知信行的改善作用[J].国际护理学杂志,2023,42(14):2665-2668.

[207] 胡永波,劳永锵,史瑞超,等.计算机导航模板在儿童膝内外翻的初步应用[J].中国数字医学,2020,15(1):134-135,138.

[208] 刘鑫,郑恺,朱锋,等.外侧单髁置换术治疗膝外翻的手术技巧及最大矫正值探讨[J].中国修复重建外科杂志,2023,37(10):1238-1245.

[209] 鲍天萍,甄敬华,吴向玲,等.产前超声诊断胎儿先天性多发性关节挛缩症体会及临床意义[J].中国超声医学杂志,2023,39(2):179-183.

[210] 张志强,蔡奇勋,张菁,等.先天性高肩胛症3D-CT形态分析及手术治疗效果评估[J].中华小儿外科杂志,2019,40(9):830-834.

[211] 邹德宝,李磊,石威,等.先天性高肩胛症合并肩椎骨1例报道及文献复习[J].实用骨科杂志,2023,29(9):854-856.

[212] 马武秀,郑军贤,辛庆峰.关节镜下治疗臀肌挛缩症的研究进展[J].实用骨科杂志,2023,29(8):709-713.

[213] 李兰,陈芬.50例双侧臀肌挛缩症护理方法的效果观察[J].实用临床护理学电子杂志,2019,4(14):60,67.

[214] 刘圣孟,刘秋亮,史龙彦,等.切开复位联合股骨骨盆截骨治疗儿童单侧发育性髋关节脱位疗效分析[J].中华实用诊断与治疗杂志,2021,35(6):599-602.

[215] 武玲,何国龙.多学科合作下1例儿童脆骨症患者行内固定取出术的围手术期护理[J].当代护士(下旬刊),2022,29(9):125-128.

[216] 周春花,薛燕妮,李家福.成骨不全症孕妇围产期多学科管理及文献回顾[J].武汉大学学报(医学版),2019,40(5):823-825.

[217] 顾玉东,王澍寰,侍德.手外科学[M].上海:上海科学技术出版社,2002.

[218] 曹瑾瑾,芮晶,劳杰.腕管综合征临床诊断进展[J].中华手外科杂志,2023,39(2):189-192.

[219] 陈曦,曹瑾瑾,芮晶,等.腕管综合征发病危险因素的病例对照研究[J].中华手外科杂志,2023,39(4):331-335.

[220] 谢振军.腕管综合征诊断和治疗新进展[J].中华实用诊断与治疗杂志,2017,31(11):1041-1045.

[221] 顾玉东.腕管综合征与肘管综合征的临床分型现状与建议[J].中华骨科杂志,2011,31(7):818-819.

[222] Bougea A,Zambelis T,Voskou P,et al. Reliability and validation of the greek version of the boston carpal tunnel questionnaire[J]. Hand(N Y),2018,13(5):593-599.

[223] 吴向东,姜洪丰,苏鹏,等.职业性手指指屈肌腱狭窄性腱鞘炎不同治疗方法的初探[J].中华劳动卫生职业病杂志,2017,35(4):302-303.

[224] 王芳,张君,高文静,等.聚焦超声波治疗桡骨茎突狭窄性腱鞘炎的方案选择及疗效分析[J].中华物理医学与康复杂志,2017,39(5):374-376.

[225] 吴顺军.冲击波结合超短波治疗桡骨茎突狭窄性腱鞘炎的临床疗效[J].按摩与康复医学,

2020,11(19):39-40.

[226] 徐颖,黄臻,罗子芮,等.体外冲击波联合威伐光治疗桡骨茎突狭窄性腱鞘炎的临床疗效观察[J].中国康复医学杂志,2019,34(9):1092-1094.

[227] 俞沁圆,王斌,沈小芳,等.先天性并指畸形康复专家共识[J].组织工程与重建外科杂志,2022,18(3):193-208.

[228] 张世民,李海丰,黄轶刚.骨折分类与功能评定[M].北京:人民军医出版社,2008.

[229] Frick L, Fraisse B, Wavreille G, et al. Results of surgical treatment in simple syndactily using a commissural dorsal flap. About 54 procedures[J]. Chir Main,2008,27(2-3):76-82.

[230] 赵媛媛,宋良松,窦义臣,等.儿童手部肿瘤363例的临床研究[J].中华手外科杂志,2020,36(4):241-243.

[231] 朱学超,刘宏君,薛孝威,等.手足部恶性黑色素瘤21例的外科治疗及预后[J].实用手外科杂志,2019,33(2):195-198.

[232] 洪光祥,裴国献.中华骨科学:手外科卷[M].北京:人民卫生出版社,2010.

[233] 娄湘红,林玲.手外科疾病护理与康复[M].南京:江苏凤凰科学技术出版社,2017.

[234] 张彤,朱春雷,孙汝鑫,等.指外血管球瘤1例[J].实用手外科杂志,2023,37(2):303-304.

[235] 张圣智,芮永军,许亚军,等.医院小儿急诊手外伤的流行病学分析[J].中华手外科杂志,2017,33(6):423-424.

[236] 柳权哲,孙鸿斌,蔡淑玉,等.伴有皮肤软组织缺损手外伤的临床分析[J].中华手外科杂志,2017,33(4):297-299.

[237] 赵书强,王澍寰,徐军,等.手功能评定标准的改进[J].中华外科杂志,1994,32(2):69-72.

[238] Hudak P L, Amadio P C, Bombardier C. Development of an upper extremity outcome measure:the DASH(disabilities of the arm, shoulder and hand)[corrected]. The Upper Extremity Collaborative Group(UECG)[J]. Am J Ind Med,1996,29(6):602-608.

[239] 潘生德,顾玉东,侍德.中华医学会手外科学会上肢部分功能评定试用标准[J].中华手外科杂志,2000(3):130.

[240] 陶泉.手部损伤康复[M].上海:上海交通大学出版社,2006.

[241] 中华医学会创伤学分会,中华医学会组织修复与再生分会.中国创面诊疗指南(2015版)[M].北京:人民卫生出版社,2016.

[242] 李恭驰,李炳辉,王鹏华.糖尿病足及下肢慢性创面修复[M].北京:中国科学技术出版社,2023.

[243] 蒋建新.创伤感染学[M].北京:人民卫生出版社,2015.

[244] 熊元,米博斌,闫晨晨,等.创伤骨科慢性难愈性创面诊疗指南(2023版)[J].中华创伤杂志,2023,39(6):481-493.

[245] 芮永军,戚剑,唐举玉,等.严重肢体创伤创面早期修复专家共识[J].中华显微外科杂志,2023,46(4):368-382.

[246] 徐永清,柴益民,张世民,等.穿支螺旋桨皮瓣专家共识[J].中华显微外科杂志,2019,42(5):417-422.

[247] 高小雁.积水潭手外科护理与康复[M].北京:人民卫生出版社,2015.

[248] 裴国献.显微骨科学[M].北京:人民卫生出版社,2016.

[249] Forbes-Duchart L, Marshall S, Strock A, et al. Determination of inter-rater reliability in pediatric burn scar assessment using a modified version of the Vancouver Scar Scale[J]. J Burn Care Res,2007,28(3):460-467.

[250] 王玉龙.康复功能评定学[M].3版.北京:人民卫生出版社,2018.

[251] 陈丽娟,孙林利,刘丽红,等.2019 版《压疮/压力性损伤的预防和治疗:临床实践指南》解读[J].护理学杂志,2020,35(13):41-43,51.

[252] 葛萍,杨岩岩,安贝贝,等.1 例手术切除感染创面后使用简易 VSD 治疗 4 期压力性损伤的护理[J].护理研究,2021,35(24):4506-4508.

[253] 真启云,姚翔.开放性胫腓骨骨折合并胫后动静脉血管损伤并发骨筋膜室综合征患者的护理[J].护士进修杂志,2020,35(8):742-745.

[254] 金环,杨晓霞,李鑫,等.导管滑脱风险评估量表的编制及信效度检验[J].循证护理,2020,6(7):625-628.

[255] 中国健康促进基金会血栓与血管专项基金专家委员会,中华医学会呼吸病学分会肺栓塞与肺血管病学组,中国医师协会呼吸医师分会肺栓塞与肺血管病工作委员会.医院内静脉血栓栓塞症防治与管理建议[J].中华医学杂志,2018,98(18):1383-1388.

[256] 朱蕾,陈荣昌.成人肺功能诊断规范中国专家共识[J].临床肺科杂志,2022,27(7):973-981.

[257] 马俊,廖刃,倪忠,等.骨科择期手术加速康复围手术期并存呼吸系统疾病华西医院多学科评估与处理专家共识[J].中华骨与关节外科杂志,2020,13(12):969-975.

[258] 朱建英,叶文琴.创伤骨科护理学[M].2 版.北京:科学出版社,2007.

[259] 励建安,许光旭.实用脊髓损伤康复学[M].北京:人民军医出版社,2013.

[260] 党静霞.肌电图诊断与临床应用[M].2 版.北京:人民卫生出版社,2013.

[261] 黄国志.疼痛康复[M].北京:人民卫生出版社,2019.

[262] 金毅,李伟彦.疼痛病学诊疗手册:手术与创伤后疼痛病分册[M].北京:人民卫生出版社,2017.

[263] 史蒂芬·D.沃尔德曼.图解疼痛治疗学[M].2 版.王保国,罗芳,安立新,译.北京:人民卫生出版社,2021.

[264] 侯树勋,邱贵兴.中华骨科学:骨科总论卷[M].北京:人民卫生出版社,2017.

[265] 中国医师协会骨科医师分会,中国医师协会骨科医师分会《成人急性胸腰段脊柱脊髓损伤循证临床诊疗指南》编辑委员会.中国医师协会骨科医师分会骨科循证临床诊疗指南:成人急性胸腰段脊柱脊髓损伤循证临床诊疗指南[J].中华外科杂志,2019,57(3):161-165.

[266] 中国医师协会骨科医师分会,中国医师协会骨科医师分会《成人急性下颈段脊柱脊髓损伤循证临床诊疗指南》编辑委员会.中国医师协会骨科医师分会骨科循证临床诊疗指南:成人急性下颈段脊柱脊髓损伤循证临床诊疗指南[J].中华外科杂志,2018,56(1):5-9.

[267] 中国医师协会骨科医师分会,中国医师协会骨科医师分会《早发性脊柱侧凸循证临床诊疗指南》编辑委员会.中国医师协会骨科医师分会骨科循证临床诊疗指南:早发性脊柱侧凸循证临床诊疗指南[J].中华外科杂志,2019,57(3):166-169.